근육뼈대계의 생체역학 개정 4판

Basic Biomechanics of the Musculoskeletal System

4th Edition

개정 4판

근육뼈대계의 생체역학

(Basic Biomechanics of the Musculoskeletal System)

Margareta Nordin, PT, Dr Med Sci
Professor(Research)
Departments of Orthopaedic Surgery and Environmental Medicine
NYU School of Medicine
Director
Occupational and Industrial Orthopaedic Center
NYU Hospital for Joint Diseases
NYU Langone Medical Center
New York University
New York, New York

Victor H. Frankel, MD, PhD, KNO
Professor
Department of Orthopaedic Surgery
NYU School of Medicine
President Emeritus
NYU Hospital for Joint Diseases
NYU Langone Medical Center
New York University
New York, New York

영 문 출 판 사

■ 역 자 (가나다 순)

강형규 경남대학교 물리치료학과 교수
권미지 광주보건대학교 물리치료과 교수
김영민 한국교통대학교 물리치료학과 교수
김용수 신성대학교 물리치료과 교수
남택길 대전보건대학교 물리치료과 교수
이한숙 을지대학교 물리치료학과 교수
정동훈 나사렛대학교 재활공학과 교수
정형국 안산대학교 물리치료과 교수
차용준 대전대학교 물리치료학과 교수
채정병 마산대학교 물리치료과 교수
황보각 대구대학교 물리치료학과 교수
황윤태 강릉영동대학교 물리치료과 교수

Basic Biomechanics of the Musculoskeletal System, 4e
by Margareta Nordin, PT, Dr Med Sci / Victor H. Frankel, MD, phD, KNO

이 책은 미국 LWW사와 협정을 맺어 공동으로 출판되었다.
(Co-Publish by arrangement with Lippincott Williams & Wilkins/Wolters Kluwer Health, Inc., USA)

Translation adaptation of the fourth American language edition.

근육뼈대계의 생체역학 개정 4판

2013년 10월 21일 초판인쇄
2013년 10월 28일 초판발행

지은이 : Margareta Nordin / Victor H. Frankel
옮긴이 : 정 형 국 외
발행인 : 박 병 조
발행처 : 도서출판 영문출판사
등 록 : 1987년 12월 21일 제2-419호
주 소 : 서울시 강남구 삼성동 69-1
전 화 : (02)514-5590, 776-5590
팩 스 : (02)756-8943
홈페이지 : www.ymsbook.net
E-mail : yeongmunsa@empal.com
정 가 : 45,000원
ISBN 978-89-7224-331-1 93510

※ 파본은 교환해 드립니다.

In Memory of Lars Eric Frankel 1959~2008 and

Anna Ingrid Forssen Nordin 1916~2009

공헌자들
(Contributors)

Gunnar B. J. Andersson, MD, PhD
Professor and Chairman Emeritus
Department of Orthopaedic Surgery
Rush-Presbyterian-St. Luke's Medical Center
Rush University Medical Center
Chicago, Illinois

Sherry I. Backus, PT, DPT, MA
Clinical Supervisor and Research Associate
Leon Root MD, Motion Analysis Laboratory
Rehabilitation Department
Hospital for Special Surgery
New York, New York

Ann E. Barr, PT, DPT, PhD
Vice Provost and Executive Dean
College of Health Professions
Pacific University
Hillsboro, Oregon

Jane Bear-Lehman, PhD, OTR, FAOTA
Associate Professor and Department Chair
Department of Occupational Therapy
Steinhardt School of Education, Culture and Human Development
New York University
New York, New York

Allison M. Brown, PT, PhD
Adjunct Instructor
Department of Rehabilitation & Movement Sciences
Doctoral Program in Physical Therapy
School of Health Related Professions
University of Medicine & Dentistry of New Jersey
Newark, New Jersey

Florian Brunner, MD, PhD
Consultant
Department of Physical Medicine and Rheumatology
Balgrist University Hospital
Zurich, Switzerland

Marco Campello, PT, PhD
Clinical Associate Professor
Department of Orthopaedic Surgery
NYU School of Medicine
Associate Director
Occupational and Industrial Orthopaedic Center
NYU Hospital for Joint Diseases
NYU Langone Medical Center
New York University
New York, New York

Dennis R. Carter, PhD
Professor
Departments of Mechanical Engineering and Bioengineering
Stanford University
Stanford, California

Michael S. Day, MD, MPhil
Department of Orthopaedic Surgery
NYU School of Medicine
NYU Hospital for Joint Diseases
NYU Langone Medical Center
New York University
New York, New York

Carlo D. de Castro, PT, MS, OCS
Senior Physical Therapist/Clinical Specialist
Occupational and Industrial Orthopaedic Center
NYU Hospital for Joint Diseases
NYU Langone Medical Center
New York University
New York, New York

Kharma C. Foucher, MD, PhD
Assistant Professor and Co-Director
Motion Analysis Laboratory
Department of Orthopaedic Surgery
Rush Medical College
Rush University Medical Center
Chicago, Illinois

Victor H. Frankel, MD, PhD, KNO
Professor
Department of Orthopaedic Surgery
NYU School of Medicine
President Emeritus
NYU Hospital for Joint Diseases
NYU Langone Medical Center
New York University
New York, New York

Marshall A. Hagins, PT, PhD, DPT
Professor
Department of Physical Therapy
School of Health Professions
Long Island University
Brooklyn, New York

Clark T. Hung, PhD
Professor
Department of Biomedical Engineering
Fu Foundation School of Engineering and Applied Science
Columbia University
New York, New York

Laith M. Jazrawi, MD
Associate Professor
Department of Orthopaedic Surgery
NYU School of Medicine
NYU Hospital for Joint Diseases
NYU Langone Medical Center
New York University
New York, New York

Charles J. Jordan, MD
Fellow, Orthopaedic Trauma Service
Florida Orthopaedic Institute
Tampa, Florida

Owen Kendall, BA, MFA
Student, Class of 2014
School of Medicine
Boston University
Boston, Massachusetts

Frederick J. Kummer, Phd
Professor
Department of Orthopedic Surgery
NYU School of Medicine
Associate Director
Musculoskeletal Research Center
NYU Hospital for Joint Diseases
NYU Langone Medical Center
New York University
New York, New York

Dawn Leger, PhD
Adjunct Assistant Professor
Department of Orthopaedic Surgery
NYU School of Medicine
New York University
New York, New York

Angela M. Lis, PT, PhD
Associate Clinical Director
Occupational and Industrial Orthopaedic Center
NYU Hospital for Joint Diseases
NYU Langone Medical Center
New York, New York

Tobias Lorenz, MD, MSc
Research Hospital Specialist
Center for Rehabilitation
Klinik Adelheid
Unteraegeri, Switzerland

Goran Lundborg, MD
Professor
Department of Hand Surgery
Skåne University Hospital
Malmö, Sweden

Ronald Moskovich, MD, FRCS
Assistant Professor and Associate Chief of Spinal Surgery
Department of Orthopaedic Surgery
NYU School of Medicine
NYU Hospital for Joint Diseases
NYU Langone Medical Center
New York University
New York, New York

Van C. Mow, PhD
Stanley Dicker Professor of Biomedical Engineering, and Orthopaedic Bioengineering
Department of Biomedical Engineering
Fu Foundation School of Engineering and Applied Science
Columbia University
New York, New York

Robert R. Myers, PhD
Professor
Department of Anesthesiology
Department of Pathology, Division of Neuropathology
University of California San Diego
La Jolla, California

Margareta Nordin, PT, Dr Med Sci
Professor (Research)
Departments of Orthopaedic Surgery and Environmental Medicine
NYU School of Medicine
Director
Occupational and Industrial Orthopaedic Center
NYU Hospital for Joint Diseases
NYU Langone Medical Center
New York University
New York, New York

Kjell Olmarker, MD, PhD
Professor
Musculoskeletal Research
Department of Medical Chemistry and Cell Biology
Institute of Biomedicine
Sahlgrenska Academy
University of Gothenburg
Gothenburg, Sweden

Nihat Özkaya, PhD(deceased)
Research Associate Professor
Departments of Orthopaedic Surgery and Environmental Medicine
NYU School of Medicine
New York University
New York, New York

Evangelos Pappas, PT, PhD, OCS
Associate Professor and Chair
Department of Physical Therapy
School of Health Professions
Long Island University-Brooklyn Campus
Brooklyn, New York

Bjorn Rydevik, MD, PhD
Professor
Department of Orthopaedics
University of Gothenburg
Sahlgrenska University Hospital
Gothenburg, Sweden

Ali Sheikhzadeh, PhD
Research Associate Professor
Departments of Orthopaedic Surgery and Environmental Medicine
NYU School of Medicine
Program Director
Program of Ergonomics and Biomechanics
Occupational and Industrial Orthopaedic Center
NYU Hospital for Joint Diseases
NYU Langone Medical Center
New York University
New York, New York

Peter S. Walker, PhD
Professor of Orthopaedic Surgery
NYU Hospital for Joint Diseases
NYU Langone Medical Center
New York University
Professor
Mechanical and Aeronautical Engineering
New York University—Polytechnic
New York, New York

Shira Schecter Weiner, PT, PhD
Assistant Professor (Clinical)
Department of Orthopaedic Surgery
School of Medicine
Coordinator, Master Program
Program of Ergonomics and Biomechanics
Occupational and Industrial Orthopaedic Center
NYU Hospital for Joint Diseases
NYU Langone Medical Center
New York University
New York, New York

Markus A. Wimmer, PhD
Associate Professor and Director
Department of Orthopaedic Surgery
Rush University Medical Center
Chicago, Illinois

Brett H. Young, MD
Attending Surgeon
Department of Orthopaedic Surgery
Cayuga Medical Center
Ithaca, New York

Joseph D. Zucherman, MD
Professor and Chair
Department of Orthopaedic Surgery
NYU School of Medicine
NYU Hospital for Joint Diseases
NYU Langone Medical Center
New York University
New York, New York

감수자들 (Reviewers)

Kevin A. Ball
University of Hartford

Sébastien Boyas
University of Ottawa

Michael Buck
Ithaca College

Christopher Hughes
Slippery Rock University

Wei Liu
Walsh University

Karen Lomond
University of Vermont

Sharon McCleave
Seneca College of Applied Arts and Technology

Patrick S. Pabian
University of Central Florida

Krystyna Gielo–Perczak
Worcester Polytechnic Institute

Daniel Poulsen
Texas Tech University Health Sciences Center

Donald Rodd
University of Evansville

Roberta L. Russell
Eastern Washington University

Jane Worley
Lake Superior College

Jim Youdas
Mayo Clinic College of Medicine

서 문
(Foreword)

역학과 생태학은 항상 인류의 흥미를 끌어왔으며, 근육뼈대계 생체역학 이해의 중요성은 간과될 수 없다. 최근에 유전, 생태, 생체 분자에 관한 연구가 많은 주목을 받아왔지만, 전체 신체시스템과 구조의 역학연구는 대단히 중요하다. 근육뼈대계 질환은 세계에서 가장 주된 질병 중 하나이며, 인구연령에 따라 계속 증가할 것이다.

이 책에서는 생체역학적 지식을 환자 돌봄을 위한 임상훈련으로 통합하려 했다. 간단한 과제는 아니지만, 생체역학의 기본개념을 일상생활, 회복, 정형외과, 외상학, 환자 돌봄에 연결함으로써 크게 증진시킬 수 있다. 생체역학은 여러 분야에 걸친 전문분야이기 때문에 많은 분야의 국가 및 국제 공헌자들을 초청하여 여러 다른 분야의 개개인이 읽기에 편안하도록 특별한 노력을 기울였다. 이 책은 이제 중국어, 네덜란드어, 일본어, 한국어, 포르투갈어, 스페인어로 번역되었다.

근육뼈대계 생체역학 4판을 소중한 팀과 함께 출간한다. 새로운 개정판은 지난 20년간 책을 사용한 여러 분야의 교수진, 강사, 학생, 주민들의 정보 덕분에 선명하게 개선되었다. 학생을 위해 학생들의 주요 정보로 씌어진 이 책은 앞으로 학생과 주민 교육에 사용되기를 희망한다. 포함된 기본 정보에는 많은 변화가 없지만, 상당한 양의 최신 정보가 책 전체를 통해 제공된다. 또한 생체역학, 정형외과, 회복 분야에서 해설 참고와 중요한 변경으로 특징된다.

공학지식과 임상케어실무 간격의 교량 역할에 항상 관심이 있었다. 이 책은 주로 근육뼈대 기능장애의 평가와 치료에 사용되는 생체역학 원리의 작용 지식을 얻는 임상 치료사, 즉, 정형외과, 재활전문의, 물리치료사, 작업치료사, 내과 어시스턴트, 임상 인간공학연구자, 카이로프랙터, 운동트레이너, 기타 보건전문가와 같은 이들을 위해 씌어졌다. 이 책에서 흥미를 발견하고, 생체역학 분야의 보다 깊은 연구를 추구하기를 희망한다. 우리는 항상 "기초 생체역학 원리를 알면, 근육뼈대계 질환을 보다 잘 이해할 수 있을 것이다."라고 말한다.

Victor H. Frankel, MD, PhD, KNO and
Margareta Nordin, PT, Dr Sci

서론 (Preface)

생체역학은 일반 활동을 하는 동안 신체 부분에 작용하는 다양한 신체 부분과 힘으로 경험하는 운동을 물리학과 공학 개념을 사용하여 설명한다. 힘과 운동의 상호관계는 중요하며, 합리적인 치료 프로그램을 근육뼈대계 질환에 적용하는 경우 이해하고 있어야 한다. 질병으로 영역에 작용하는 힘이 일상생활의 운동이나 기타 활동을 하는 동안 높은 수준으로 상승하는 경우, 해로운 작용이 발생할 수 있다.

이 책의 목적은 이러한 관계 이해에 사용된 다양한 기법과 근육뼈대계 내 힘과 운동의 관계로 독자에게 소개하기 위한 것이다. *근육뼈대계 생체역학* 4판은 개인연구 또는 생체역학 과정 소개의 연계로 교과서처럼 사용하도록 계획한 것이다. 이번 판은 지식의 변화를 반영하기 위해 개정되었고, 생체역학에 관심이 있거나 배우기 원하는 학생을 위해 사용되도록 설계되었다. 본질적으로 공학 배경을 가지고 있지 않지만, 생체역학과 물리학의 기초 개념과 그 인체 적용 방법을 이해하기 원하는 학생을 위해 썼다.

이번 판은 학생으로부터 얻은 정보를 크게 개선하였다. 뉴욕대학교의 인체공학과 생체역학 프로그램에서 20년 동안 사용해 왔는데 그 대상은 변경을 제시하고 개발 개선에 지속적인 관심을 보인 학생과 주민이었다. 이번 판은 지난 여러 해에 걸친 학생의 공헌으로 더욱 강화되었다. 원하는 것을 보다 잘 이해하고 가능한 어디에서든 그들의 제안을 적용하기 위해 포커스 그룹을 만들었다. 근육뼈대계 생체역학의 기초 지식에 필요한 개념을 설명하기 위해 엄선된 사례를 넣었다. 또한 책 전체에 중요한 공학 개념을 계속 사용했다. 응용 생체역학 주제의 세 개 장은 최신 정보로 보강되었다. 환자 사례연구와 계산상자는 각 장에 추가되었다. 플로차트는 교육 도구로 책 전체에서 찾아볼 수 있다.

추가 도서와 개인연구를 통해 얻은 근육뼈대계 생체역학에 대한 보다 깊은 이해를 위한 지침으로 사용될 것이다. 또한 여기 있는 정보는 생체역학의 내용을 평가하도록 독자를 안내한다. 치료적 견본을 제공하려고 시도는 했지만, 그것은 이 영역을 다루는 목적은 아니다. 그 보다 합리적 치료나 실무 프로그램에 대한 잠재된 기초를 설명한다.

소개 장에서는 생체역학 연구의 중요성을 설명하며, 국제적 측정시스템에 대한 부록은 책 전체에 사용된 물리적 측정에 대한 개론으로 제공된다. 책의 자료 이해에 수학 기초 지식만으로 충분하지만, SI 시스템과 그 생체역학 적용에 대한 부록을 검토하는 것이 중요하다.

4판의 본문은 세 부분으로 나눠져 있다. 첫 번째 부분은 근육뼈대계 조직 및 구조의 생체역학이며, 뼈, 인대, 연골, 힘줄, 근육, 신경계의 기초 생체역학을 다룬다.

두 번째 부분은 인체의 모든 관절계를 포함한 관절의 생체역학을 다룬다. 장은 신체의 가장 단순한 관절부터 시작하여 복잡한 관절로 가는 방향으로 구성되어 있다.

예를 들면, 척추부터 시작하여 발목까지 내려가는 것과 같이 장 배열에는 많은 방법이 있다. 교육을 위한 최선의 접근방법은 가장 쉬운 시스템에서 가장 복잡한 시스템으로의 진행이라는 점을 발견했다. 그러므로 이런 경우 무릎에서 시작하여 손목과 손에 관한 부분으로 장을 마치게 된다. 다른 이들은 다른 순서로 교육할 수 있으며, 결정은 강사에게 맡기는 것이 최선이라고 생각한다.

세 번째 부분은 골절고정법, 관절성형술, 보행에 대한 장을 포함한 응용생체역학에 대한 일부 주제를 다룬다. 이러한 기초 장은 응용생체역학의 주제를 소개하는데 사용되며, 주제에 대한 깊은 탐구는 아니다.

마지막으로 *근육뼈대계 생체역학* 4판의 개정과 확장이 생체역학의 중요성에 대한 증진된 인식을 가져오기를 희망한다. 우리의 의도는 주제를 완전히 다루는 것이 아니며, 그 보다는 이 중요한 주제의 향후 연구를 이끌 분야에 기초를 제공하는 것이다.

Margareta Nordin, PT, Dr Sci and
Victor H. Frankel, MD, PhD, KNO

감사의 글
(Acknowledgments)

이 책의 제작은 현저한 많은 개인 공헌자를 통해 가능할 수 있었다. 각각의 장(chapter) 저자의 생체역학 기본 개념에 대한 지식과 이해 그리고 그들의 풍부한 경험이 책의 폭과 깊이를 가져왔다. 지난 20년 동안 학생과 주민에게 받은 질문이 이 책을 보다 나은 교육 도구로 만들었다. 여기에 기록하기에 너무 많은 이름이 있지만, 연구 과정에서 질문이나 제안을 한 모든 학생에게 감사를 표한다.

개정판을 준비하기 위해 일한 모든 공헌자에게 존경과 감사를 드린다. 이번 개정판은 학생을 위한 것으로 저희의 삶과 존재를 증진시키는 지식을 교실에 남겨둔 학생, 주민, 강사, 교수진에 의해 씌어졌다. 저희는 주의 깊게 듣고, 모든 제안을 수용하려고 노력했다.

이 책은 대량의 그림, 설명, 참고를 포함하고 있는데 강력한 편집팀 없이는 제작될 수 없었을 것이다. 프로젝트 편집인 돈 리거의 헌신적 노력과 인내, 신중함이 책 전체를 통해 빛을 발한다. 단순히 편집뿐만 아니라, 친구, 혁신가, 전문가로 실행계획에 기여했다.

Wolters Kluwer Health, Lippincott Williams & Wilkins 출판사 팀, 그리고 특히 이러한 노력을 재정 지원하기 위해 회사에서 제공한 개발 보조금에 대해 감사드린다.

직업병 담당 정형외과센터(OIOC), 관절질환 정형외과기관을 위한 NYU의 정형외과, NYU Langone 의료센터의 동료는 장에 대한 중요한 검토자 겸 공헌자로서 역할을 해주었다. 저희가 이 책에 열중하는 동안 센터를 관리해 준 OIOC의 직원에게 특별한 감사를 드린다.

근육뼈대계 생체역학 4판은 앞으로 진심의 감사를 전할 관절질환 정형외과기관 및 병원행정을 위한 NYU 병원의 연구 및 개발기반에 의해 제작이 지원되었다.

다시 한 번 도움을 주신 모든 분들께 깊이 감사드립니다.

Margareta Nordin, PT, Dr Sci and
Victor H. Frankel, MD, PhD, KNO

역자 서문

M. Nordin과 V. Frankel은 물리치료사를 비롯해 임상가들이 볼 수 있는 생체역학의 바이블이라고 불리는 본 교재를 집필해 왔다. 많은 사람들이 알고 있듯이, 본 교재는 많은 임상적인 부분을 다루고 있어, 임상가들에게 귀중한 교재가 될 것이다. 본 교재는 10년 만에 4판으로 개정되어 출판되었지만, 저번 3판의 구성과 큰 차이를 보이지 않았다. 그러나 각 단락 중간중간에 많은 내용들이 첨가되었고, 크게 눈에 띄는 부분은 3판의 17장인 "서기, 앉기와 눕기의 공학적 접근"이 생략되어, 4판은 총 17장으로 구성되었다.

번역에 참여해주신 여러 역자 중 한 사람으로써 나는 본 교재를 통해 생체역학의 기초를 다져왔고, 현재에도 이 책을 통해 많은 것을 다시 학습하고 있다. 이 책은 생체역학 분야를 다양하게 접근하고 있어, 임상가들은 물론, 체육 분야 및 공학 분야의 사람들에게도 많은 도움을 줄 것으로 생각된다. 따라서 본 교재를 여러 분야의 전문가들에게 강력하게 추천한다.

끝으로 본 교재가 번역으로 출판될 때까지 많은 도움을 주신 영문출판사 박병조 사장님과 임직원분들에게 감사드립니다.

대표 역자 정 형 국

차 례
(Contents)

개정 4판

근육뼈대계의 생체역학

(Basic Biomechanics of The Musculoskeletal System)

제1장

생체역학에 대한 소개: 기초 용어 및 개념

(Introduction to Biomechanics: Basic Terminology and Concepts)

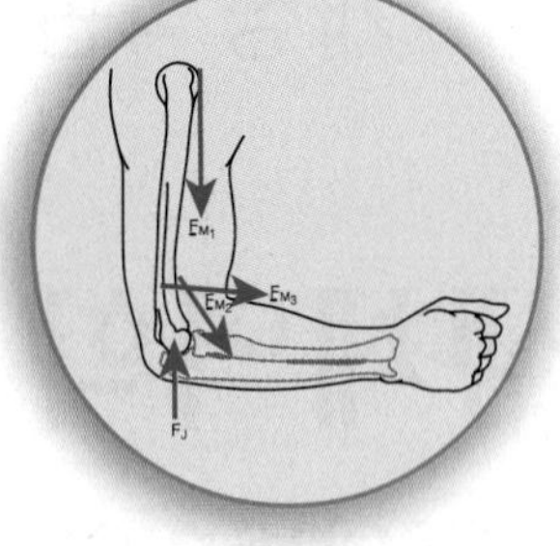

서론 (Introduction)

생체역학(biomechanics)은 생명공학, 생체공학의 한 부문으로 간주된다. 생명공학은 의학적 사용을 위한 설계, 실험, 제조장비, 그리고 생리학 및 생물학 이해, 정의, 문제풀이에 적용되는 공학, 기초과학, 기술의 원리 및 방법 내 많은 학문분야에 관련 있는 분야이다. 생명공학은 생체공학의 일반분야 하의 여러 특별영역 중 하나이다.

생체역학은 생물 및 생리학적 시스템의 분석에 전통역학의 적용을 생각한다. 생체역학의 다른 관점은 응용역학의 다른 부분을 활용하는 것이다. 예를 들면, 정역학의 원리는 근육뼈대계(근골격계)의 다양한 관절 및 근육에 포함된 힘의 강도와 본질을 분석하는 데 응용된다. 동역학의 원리는 운동설명, 보행분석, 분절운동분석을 위해 이용되며, 스포츠 역학에 적용되는 부분이 많다. 고체역학은 다른 부하 조건하에 기능적 행동을 평가하기 위해 사용되는 생물학적 시스템을 위한 필드 구성 방정식 개발을 위한 필수 도구를 제공한다. 유체역학의 원리는 순환계의 혈류, 폐의 기류, 관절의 윤활을 연구하는 데 사용되었다.

생체역학 연구는 인체의 복잡한 구조에 대한 지식 향상에 목표를 둔다. 생체역학의 연구활동은 실험 연구, 모델 분석, 응용 연구의 세 영역으로 분류할 수 있다. 실험 연구는 구성하는 부분 또는 전체로 뼈, 연골, 근육, 힘줄, 인대, 피부, 혈액을 포함한 생물학적 물질의 역학적 특성을 정의하기 위한 것이다. 또한 역학적 모델을 포함한 이론적 연구는 생체역학 연구의 중요한 요소이다. 일반적으로 실험적 발견에 기초한 모델은 연구 실험에 의지하지 않고 환경적, 운영적 요인의 영향을 예측하는 데 사용될 수 있다.

생체역학의 응용연구는 인간존재에 유익한 과학적 지식의 적용이다. 근육뼈대계 부상과 질병은 산업국가의 주요 직업상 위험 중 하나임을 알고 있다. 근육뼈대계가 일반작업 조건에 적응하는 방법을 배우고 인체의 물리적 한계와 자연적 신체운동에 더욱 근접하게 육체노동순응을 보증하는 안내서를 개발하여 이러한 부상에 대항할 수 있을 것이다.

기초 개념 (Basic Concepts)

근육뼈대계 생체역학은 기본 역학의 올바른 이해를 필요로 한다. 역학과 물리학의 기본 용어 및 개념은 인체의 내력을 설명하는 데 이용된다. 이러한 힘 연구의 목적은 연부조직의 부하 조건과 그 역학적 반응을 이해하기 위한 것이다. 이 부분의 목적은 생체역학 문헌과 이 책 전체에 사용된 응용역학의 기초 개념을 재검토하기 위한 것이다.

스칼라, 벡터, 텐서 (Scalars, vectors, and tensors)

역학의 대부분의 개념은 스칼라 또는 벡터이다. 스칼라양은 크기일 뿐이다. 질량, 에너지, 파워, 역학작용, 온도와 같은 개념은 스칼라양이다. 예를 들면, 80 kg 질량 대상을 말하기에 적당하다. 반면, 벡터양은 크기와 그와 관련된 방향이다. 힘, 모멘트, 속도, 가속도는 벡터양의 예이다. 힘을 완전히 설명하기 위해 얼마나 힘이 적용되는지와 그것이 적용된 방향을 제시해야 한다. 벡터의 크기는 또한 스칼라양이기도 하다. 스칼라 또는 벡터양의 크기는 양의 수치적 측정에 대응하는 언제나 양수이다.

그림으로 나타내는 벡터는 화살표로 표시된다. 화살표의 방향은 작용선을 나타내고 화살표 머리는 벡터의 어느 한쪽 방향을 의미한다. 하나 이상의 벡터가 단일 그림에 나타나는 경우, 각 화살표의 길이는 나타낸 벡터의 크기에 대한 비율이다. 스칼라와 벡터 모두 '텐서'라고 부르는 역학의 모든 양의 일반적인 범주의 특정 형식이다. 또한 스칼라는 "0차(zero-order) 텐서"인 반면, 벡터는 "first-order 텐서"라고 알려져 있다. 스트레스와 변형과 같은 개념은 "2차(second-order) 텐서"이다.

힘 벡터 (Force vector)

힘은 역학적 장애 또는 부하로 정의할 수 있다. 대상을 밀거나 당길 때 힘은 그것에 적용된다. 힘은 공을 던지거나 찰 때 적용되기도 한다. 대상에 작용하는 힘은 대상을 변형시키거나, 운동의 상태를 바꾸거나 양쪽 모두에 영향을 줄 수 있다. 힘은 서로 비교된 방향 또는 적용된 대상의 영향에 따라 다양한 방법으로 분류될 수 있다. 예를 들면, 힘은 내적이나 외적, 일반(수직)이나 접선, 또는 인장, 압축, 전단, 또는 중력적(중량), 또는 마찰일 수 있다. 단일 신체에 작용하는 두 개 이상의 힘은 공면(평면에 작용하는), 공선(일반 작용선을 가지는), 공점(단일점에서 교차되는 작용선을 가지는) 또는 평행일 수 있다. 중량은 힘의 특별한 형식이라는 점을 주목하라. 지구 상 대상의 중량은 그 질량에 의해 중력세기로 영향을 받는다. 지구 상 대상의 크기는 약 9.8 m/s² 인 중력가속도 크기를 대상 질량과 곱한 것과 같다. 예를 들면, 10 kg인 대상은 지구 상에서 약 98 뉴턴(N) 중량이다. 중량의 방향은 항상 수직적으로 아래로 향한다.

토크 및 모멘트 벡터 (Torque and moment vectors)

대상에 대한 힘의 영향은 어떻게 힘이 적용되었는지와 어떻게 대상이 지지되었는지에 따라 적용된다. 예를 들면, 당길 때 열리는 문은 벽의 경첩에 따라 가장자리 부분에서 흔들린다. 문의 흔들림은 문의 경첩을 통과하는 축에 적용된 힘에 의해 발생되는 토크이다. 끝이 자유로운 다이빙보드의 끝에 서 있는 경우 보드는 휠 것이다. 휨은 보드의 정지된 끝에 적용된 모멘트 체중이다. 일반적으로 토크는 응용 힘의 회전과 비틀림 운동과 관련되어 있는 반면, 모멘트는 휨 운동과 관련되어 있다. 그러나 토크와 모멘트의 수학적 정의는 동일하다.

토크와 모멘트는 벡터량이다. 한 점에 대한 힘의 토크 또는 모멘트 크기는 힘의 크기를 지레나 모멘트 힘으로 알려진 힘의 지점과 작용선 사이 최단 거리의 길이를 곱한 것과 같다. 운동 기구의 케이블에 연결된 핸들을 잡고 있는 사람을 생각해보자(그림 1-1). 케이블은 도르래 주위에 감겨져 있고 웨이트판에 붙어 있다. 웨이트판의 중량은 케이블을 잡아당겨 케이블의 인장 힘의 크기 F는 웨이트판의 중량과 같다. 이 힘은 핸들을 통해 사람의 손으로 전해진다. 이런 경우, 핸들에 부착된 케이블은 수평으로 0의 각도를 만들고, 케이블에 의해 영향을 미치는 사람 손의 힘 $\underline{F}$ 도 수평으로 0의 각도를 만든다. 팔꿉관절의 회전축 지점이 O라고 하자. O의 힘 $\underline{F}$ 로 인

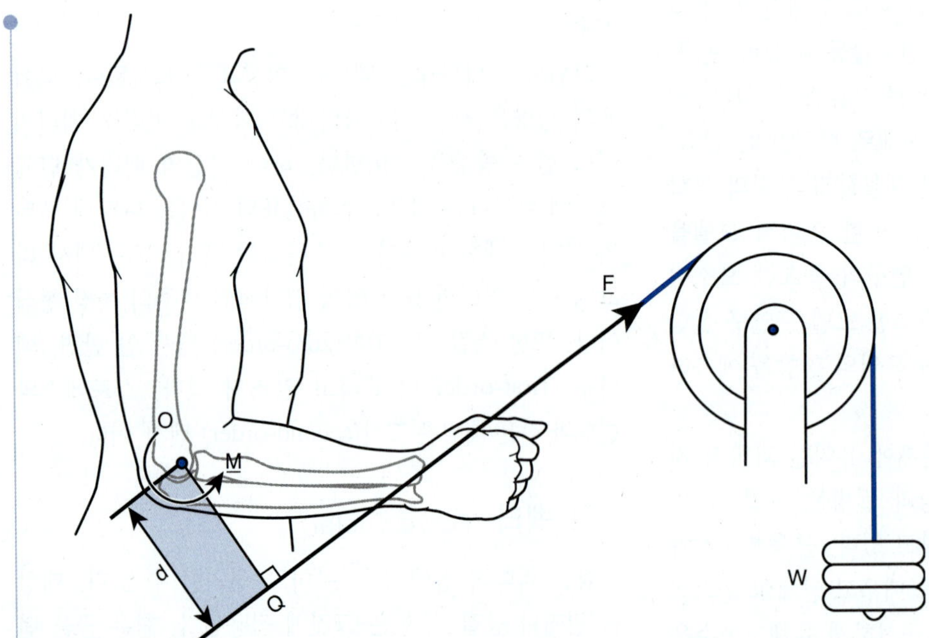

그림 1-1

토크의 정의. 출처: *Özkaya, N. (1998). Biomechanics. In W.N. Rom, Environmental and Occupational Medicine(3rd ed.). New York: Lippincotte-Reven, 1437-1454.*

한 모멘트 크기를 정의하려면, 힘 $\underline{F}$ 의 작용선을 연장하고 오른쪽 각도로 $\underline{F}$ 의 작용선을 잘라 O로부터 선을 내려야 한다. 두 선의 교차점이 Q라면, O와 Q 사이 거리 d 는 스트레스 중심간 거리이고, 팔꿉관절의 힘 F 모멘트 $\underline{M}$ 의 크기는 $M = dF$ 이다. 평면에 직각인 모멘트 벡터의 방향은 $\underline{F}$ 의 작용선과 OQ선 또는 평면의 경우 반시계 방향으로 정의된다.

뉴턴의 법칙 (Newton's laws)

상대적으로 일부 기초 법칙은 적용된 힘과 대응하는 운동 사이의 관계를 지배한다. 이 가운데 아이작 뉴턴에 의해 소개된 역학의 법칙(1642~1727)은 가장 중요하다. 뉴턴의 제1법칙은 대상에 작용하는 순힘이 0인 경우, 정지 상태의 대상은 정지 상태를 유지하거나 운동 중 대상은 일정한 속력으로 직선으로 움직인다고 정의한다. 뉴턴의 제2법칙은 대상에 작용하는 순힘이 0 이 아닌 대상은 힘의 방향으로 가속되며 가속도의 크기는 힘의 크기에 비례한다고 정의하며, $\underline{F} = m\underline{a}$ 공식으로 나타낸다. 여기서 $\underline{F}$ 는 적용된 힘, m은 대상의 질량, $\underline{a}$ 는 힘이 적용된 대상의 선형(이동) 가속도이다. 대상에 하나 이상의 힘이 작용하는 경우 $\underline{F}$는 순힘 또는 합력을 나타낸다(모든 힘의 벡터 합계). 뉴턴의 제2 운동법칙을 정의하는 또 다른 방법은 $\underline{M} = I\underline{\alpha}$ 이며, $\underline{M}$은 대상에 작용하는 전체 힘의 순 모멘트 또는 합력, I는 대상 관성의 모멘트 질량, $\underline{\alpha}$는 대상의 각(회전) 가속도이다. 이 운동 방정식의 질량 m과 관성의 모멘트 질량 I는 운동의 변화에 대한 저항력을 측정한 것이다. 운동이 이미 있는 경우 대상의 관성이 클수록 운동을 설정하거나 정지하기가 더 힘들다.

뉴턴의 제3법칙은 모든 운동에는 반작용이 있으며, 대상의 상호작용 사이 작용과 반작용의 힘은 크기가 같고 방향은 반대인, 동일 작용선을 가진다. 이 법칙은 자유물체도를 구성하는 중요한 활용이다.

자유물체도 (Free-body diagrams)

자유물체도는 시스템의 개별 부분에 작용하는 힘과 모멘트 정의를 돕고, 시스템을 분석하기 위한 역학 방정식의 올바른 사용을 확인하기 위해 구성된다. 이러한 목적을 위해 시스템을 구성하는 부분은 그 주변과 분리되어 있고 주변의 영향은 적합한 힘과 모멘트에 의해 대체된다.

인간 근육뼈대계(근골격계)는 복잡한 힘줄, 인대, 근육, 관절구조를 통해 서로 연결된 많은 부분으로 구성되어 있다. 일부 분석에서의 목적은 다른 자세 및 부하 조건을 위한 인체의 다양한 관절과 그 주변에 포함된 힘을 연구하기 위한 것이다. 이러한 분석은 인체를 자유물체도 일부와 관심 관절의 두 부분으로 나누어 수행할 수 있다. 예를 들면, 그림 1-2에 예시된 팔을 생각해보자. 분석할 팔꿉관절에 포함된 힘을 가정해보자. 그림 1-2의 예시처럼 전체 인체가 팔꿉관절과 자유물체도의 팔뚝 두 부분으로 나누어진 그림이다 (그림 1-2B).

여기서

$\underline{F}$ 는 웨이트판의 중량에 연결된 케이블의 핸들에 의해 손에 적용되는 힘,

$\underline{W}$ 는 팔 아랫부분의 중력 중심에서 작용하는 아래팔의 총 중량,

$\underline{F}_{M_1}$ 은 반경의 위팔두갈래근에 의해 영향을 미치는 힘,

$\underline{F}_{M_3}$ 은 반경의 위팔노근(상완요골근)에 의해 영향을 미치는 힘,

$\underline{F}_{M_2}$ 는 자뼈(척골)의 위팔노관절(상완근)에 의해 영향을 미치는 힘, 그리고

$\underline{F}_j$는 팔꿈치의 위팔자관절(상완척골관절, humeroulnar joint)과 위팔노관절(상완요골관절, humeroradial joint)에 작용하는 힘이다. 근육과 관절 반작용 힘은 아래팔에 대한 위쪽팔 부분의 역학적 영향을 나타냄을 주목하라. 또한 그림 1-2A에서 예시한 것처럼(전체 자유물체도가 아님) 같은 크기지만, 반대 근육과 관절 반작용 힘이 또한 위팔 부분에 작용한다.

평형의 조건 (Conditions for equilibrium)

정역학은 평형의 강체에 대한 힘의 분석으로 고려되는 응용역학 내 분야이다. 강체는 변형을 경험하지 않은 것으로 가정한 것이다. 현실에서는 모든 대상이나 물질은 힘에 의해 작용되는 범위 내에서 변형을 경험할 수 있다. 일부 사례에서는 변형의 양은 아주 작아서 원하는

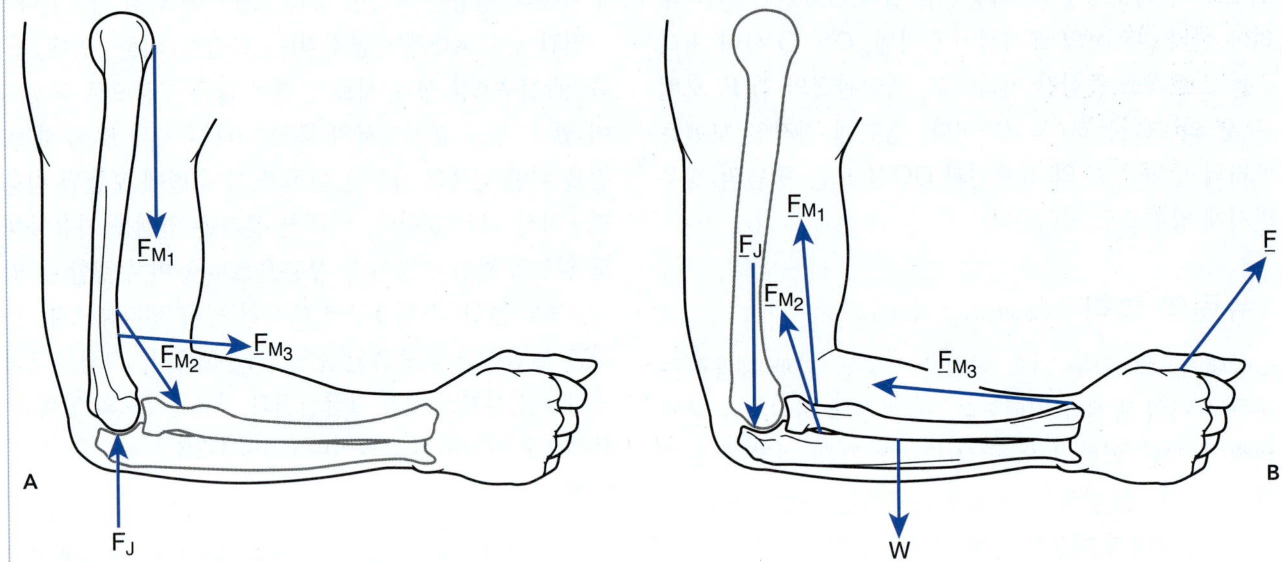

그림 1-2

A. 팔꿉관절과 그 주변에 포함된 힘. B. 자유물체도의 팔 아래부분.
출처: Özkaya, N. (1998). Biomechanics. In W.N. Rom, Environmental and Occupational Medicine(3rd ed.). New York: Lippincotte-Reven, 1437–1454.

분석에 영향을 주지 않을 수 있고 대상이 고정된 것으로 가정한다. 역학에서는 평형이라는 용어는 신체의 관계가 정지 또는 일정한 속도의 운동이라는 사실을 의미한다. 평형 상태의 신체는 이동적, 회전적 평형 양쪽 모두를 가지고 있을 수 있다. 그것에 작용하는 순힘(모든 힘의 벡터 합계)이 0인 경우 신체는 이동적 평형에 있다. 순 힘이 0인 경우, 신체의 선 가속도(선속도의 변동시간률)가 0, 또는 신체의 선 속도가 일정하거나 0이다. 그것에 작용하는 순모멘트(모든 힘의 모멘트 벡터 합계)가 0인 경우, 신체는 회전적 평형에 있다. 순모멘트가 0인 경우, 신체의 각 가속도는 0, 또는 신체의 각 속도는 일정하거나 0이다. 그러므로 평형 상태의 신체에 대해 운동의 평형(뉴턴의 제2법칙)은 다음과 같은 특별한 공식을 가진다.

$$\Sigma \underline{F} = 0 \text{ 그리고 } \Sigma \underline{M} = 0$$

힘과 모멘트가 벡터량이라는 것을 기억하는 것이 중요하다. 예를 들면, 직교(데카르트)좌표계 상 힘과 모멘트 벡터는 x, y, z 방향에 있는 구성요소를 가질 수 있다. 따라서 대상에 작용하는 순힘이 0인 경우, 각 방향에 작용하는 힘의 합계는 0과 같아야 한다($\Sigma F_x=0$, $\Sigma F_y=0$, $\Sigma F_z=0$). 또한 대상의 순모멘트가 0인 경우, 각 방향의 모멘트 합계는 0과 같아야 한다($\Sigma M_x=0$, $\Sigma M_y=0$, $\Sigma M_z=0$). 따라서 3차원 힘 시스템에서는 6개 조건이 있다. 2차원 힘 시스템은 xy면에 있고, 3개 조건($\Sigma F_x=0$, $\Sigma F_y=0$, $\Sigma M_z=0$)만 점검하면 된다.

정역학 (Statics)

정역학(평형 방정식)의 원리는 신체와 그 부분의 다양한 자세 위치의 관절과 그 주변에 포함된 근육과 관절 힘을 연구하는 데 적용될 수 있다. 정역학 분석의 직접적인 목적은 다음과 같은 질문에 답을 제공하는 것이다. 특정한 위치에서 머리를 지지하도록 목폄근이 머리에 영향을 주는 장력은 무엇인가? 사람이 몸을 굽힐 때 5번째 허리뼈(요추)의 척주세움근에 의해 영향을 받는 힘은 무엇일까? 외력과 다른 부분적 배열로 다양한 팔꿈치, 무릎, 발목관절의 압력은 어떠한가? 손으로 운반되는 부하로 다양한 넙다리뼈의 힘은 어떠한가? 다른 운동 조건 동안 다양한 근육집단과 관절에 포함된 힘은 무엇인가?

일반적으로 근육뼈대계를 포함한 정역학 문제에서 알려지지 않은 사실은 관절반응힘과 근육 장력의 크기이다. 뼈대관절의 근육뼈대 분석은 근육긴장의 벡터 특성, 근육접합의 적절한 위치, 신체 위치의 중량, 신체 부분의 중력중심 위치에 대한 지식을 요한다. 역학적 모델은 복잡한 시스템의 간단한 표현이다. 많은 모델은 통계적 정의를 고려하여 시스템을 축소하여 만들어져야 한다는 가정으로 제한된다. 어떤 모델은 다른 근육의 기여를 고려하여 개선될 수 있지만, 미지수가 증가할 것이고, 통계적으로 정의된 것을 모델로 만들어야 할 것이다. 개선된 모델을 분석하기 위해 연구자는 근육 힘과 관련된 추가 정보가 필요할 수 있다. 이 정보는 근육 신호의 근전도 검사측정 또는 특정 최적화 기법을 적용하여 수집할 수 있다. 유사 분석은 근육뼈대계의 기타 주요 관절과 그 주변에 포함된 힘을 조사하기 위해 할 수 있다.

변형의 특성 (Modes of deformation)

외부에서 적용된 힘에 의해 작용할 때 대상은 순힘의 방향으로 이동하고, 이에 작용하는 순토크의 방향으로 회전될 수 있다. 대상이 외부적으로 적용된 힘에 변경될 수 있지만, 정역학 평형 내에 있는 경우 대상 내에서 일부에 대한 형태 변형이 있을 수 있다. 적용된 힘의 영향 아래 일부 형태 변화는 변형으로 알려진다. 대상 변형의 범위는 대상의 물질적 속성, 크기, 형태, 열, 습도와 같은 환경적 요소, 그리고 적용된 힘의 크기, 방향, 지속시간을 포함한 많은 요소에 따라 다를 수 있다.

힘을 구분하는 한 방법은 적용된 대상을 변형하려는 경향을 관찰하는 것이다. 예를 들면, 대상은 적용된 힘의 방향에서 늘어나는 경향이 있는 경우 장력, 그리고 줄어드는 경향이 있는 경우 압력상태에 있다고 말한다. 전단 부하는 전단을 일으키는 힘을 저항하는 면적에 대한 접선방향에 작용하는 힘에 의해 일어나는 장력 및 압력과는 다르며, 장력과 압력 양쪽 모두 그것이 작용하는 면적에 대해 수직으로 적용된 공선 힘에 의해 일어난다. 인장과 압축 힘을 일반부하 또는 축부하, 전단력을 접선력이라고 통상적으로 부른다. 또한 대상은 적용된 힘의 모멘트와 토크 운동에 관련된 굽힘과 비틀림을 일으키는 힘에 따라 변경될 수 있을 때 변형된다.

물질은 다른 부하 배열에 대해 다르게 반응할 수 있다. 주어진 물질에 대해 압축이나 전단 부하와 비교하여 인장부하에 대한 물질반응을 분석하는 동안 고려해야 하는 다른 물리적 속성이 있을 수 있다. 물질의 역학적 속성은 단축 인장과 압축, 비틀기, 굽힘 테스트와 같은 다양한 실험에 따른 스트레스 분석을 통해 설정된다.

정상 및 전단 스트레스 (Normal and shear stresses)

크기 F의 연속 인장 힘에 따라 변경될 수 있는 그림 1-3A의 전체 골격을 생각해보자. 골격은 정역학 평형 내에 있다. 골격 내 유도되는 힘을 분석하기 위한 부분적 방법은 가상으로 골격의 긴축 직각 평면으로 두 부분을 나누어 적용할 수 있다. 전체적으로 골격은 평형 상태에 있기 때문에 두 부분 역시 각각 평형 상태에 있어야 한다. 각 부분의 단면에서 내력은 크기가 같지만 외력과는 반대 방향이어야 한다(그림 1-3B). 내력은 단면의 전체 교차구간에 분포되어 있고, <u>F</u> 는 분포된 힘의 합력을 나타낸다(그림 1-3C). 이 분포된 힘의 강도(각 단위 면적당 힘)는 스트레스로 알려져 있다. 그림 1-3에서 보이는 사례에 대해 단면의 힘 합력이 절단면과 수직이기 때문에 대응하는 스트레스는 일반(수직) 또는 축 스트레스라고 부른다. 통례적으로 수직 스트레스를 말할 때 σ(시그마) 기호를 사용한다. 단면에 분포된 힘의 강도가 골격의 교차 면적 A 상에 일정하다고 가정한다면, $\sigma = F / A$이다. 물질을 늘리는 경향이 있는 힘에 의해 일어나는 수직 스트레스는 인장 스트레스, 줄이는 경향이 있는 힘은 압축 스트레스로 특히 알려져 있다. 표준국제(SI)단위시스템(부록 참고)에 따라 파스칼(Pa)로 알려진 평방미터 당 뉴턴(N/m^2)으로 측정된다.

절단면에 접선(평행)으로 작용하는 내력의 강도 측정인 전단 스트레스는 스트레스의 또 다른 형태이다. 예를 들면, 그림 1-4A의 전체 골격을 생각해보자. 뼈는 긴 축의 직각 평면에 작용하는 여러 평행 힘에 따라 변경될 수 있다. 골격의 긴 축의 직각 평면을 통해 두 부분으로 뼈를 절단한다고 가정하자(그림 1-4B). 전체로 뼈는 평형

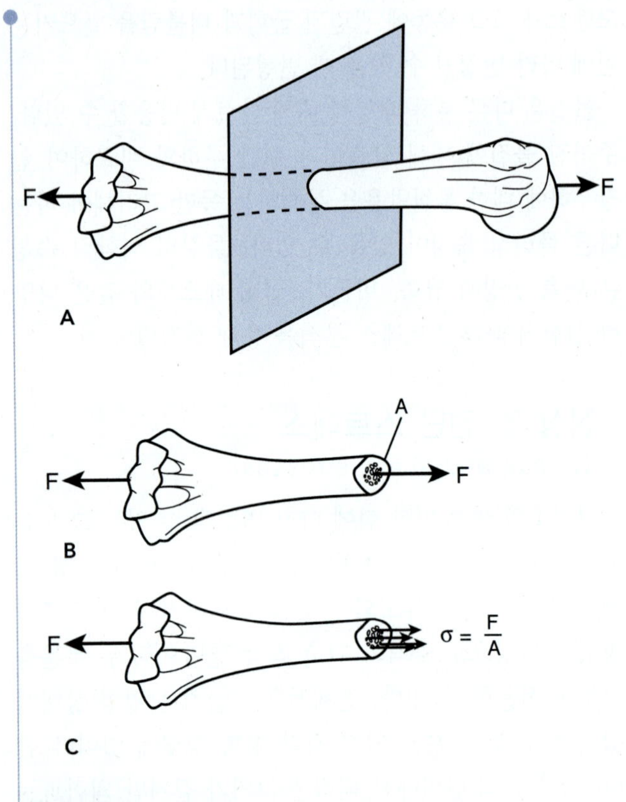

그림 1-3

수직 스트레스의 정의. 출처: *Özkaya, N. (1998). Biomechanics. In W.N. Rom, Environmental and Occupational Medicine (3rd ed.). New York: Lippincotte-Reven, 1437–1454.*

상태에 있고, 그 개별 부분도 평형 상태이어야 한다. 절단면에 대한 방향 접선에 작용하는 절단면에는 내력이 필요하다. 외력의 크기가 알려진 경우 내력의 크기 F는 뼈를 구성하는 부분 중 하나의 이동 및 회전적 평형을 고려함으로써 계산될 수 있다. 절단면에 대한 내력 접선의 강도는 전단 스트레스로 알려져 있다. 통상적으로 전단 스트레스를 말할 때 τ(타우) 기호를 사용한다(그림 1-4C). 절단면에 대한 힘 접선의 강도가 뼈의 교차 면적 A 상에서 일정하다고 가정한다면, $\tau = F/A$ 이다.

정상 및 전단스트레인 (Normal and shear strains)

스트레인은 변형의 정도를 측정하는 것이다. 스트레스의 사례처럼 스트레인의 두 가지 유형으로 구분될 수 있다. 수직 스트레인은 원래(변형되지 않은) 길이에 대

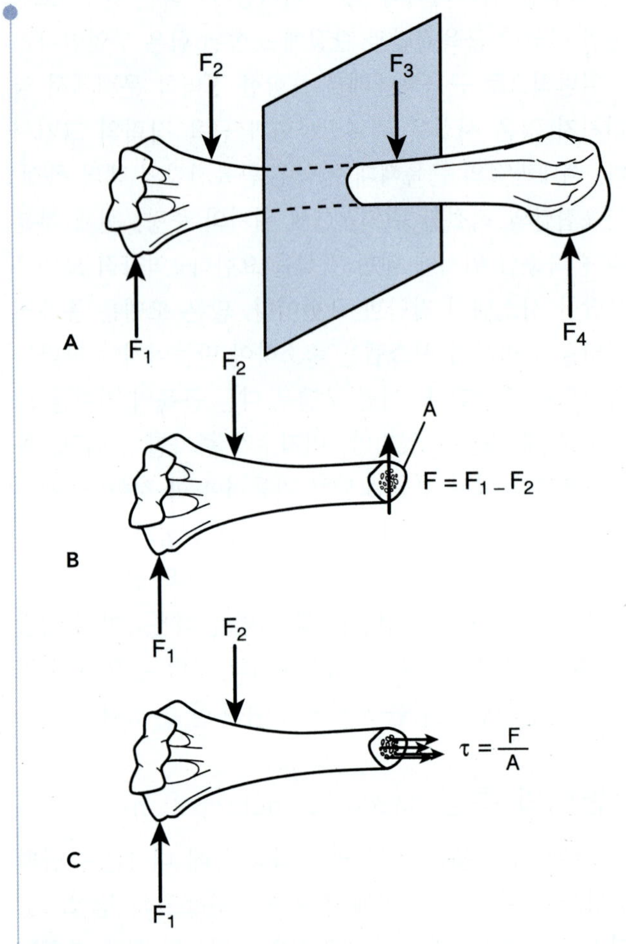

그림 1-4

전단 스트레스의 정의. 출처: *Özkaya, N. (1998). Biomechanics. In W.N. Rom, Environmental and Occupational Medicine (3rd ed.). New York: Lippincotte-Reven, 1437–1454.*

한(증가 또는 감소된) 길이 변화의 비율로 정의되며, 기호 ε(엡실론)으로 표시한다. 그림 1-5의 전체 골격을 생각해보자. 뼈의 전체 길이는 l이다. 뼈가 일련의 인장 힘에 따라 변경되는 경우 그 길이는 l' 또는 $\Delta l = l' - l$ 로 증가될 수 있다. 수직 스트레인은 일반 길이에 비해 늘어난 양의 비율, 또는 $\varepsilon = \Delta l / l$ 이다. 뼈의 길이가 스트레인이 측정된 방향으로 증가하는 경우 스트레인은 인장되며 양성이다. 뼈의 길이가 스트레인이 측정된 방향으로 감소하는 경우 스트레인은 압축되며 음성이다.

전단 스트레인은 전단 스트레스에 의해 일어나는 왜곡과 관련이 있으며 일반적으로 기호 γ(감마)로 표시한다.

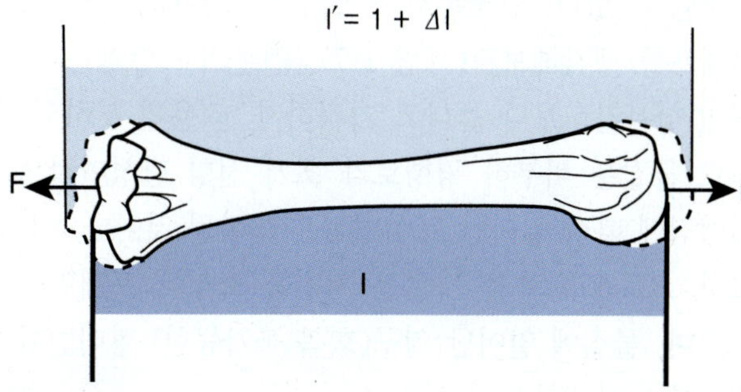

그림 1-5

수직 스트레인의 정의. *출처: Özkaya, N. (1998). Biomechanics. In W.N. Rom, Environmental and Occupational Medicine(3rd ed.). New York: Lippincotte-Reven, 1437-1454.*

사각형에서 평행사변형(AB′C′D)으로 변형된 한 쌍의 접선력에 의해 작용된 그림 1-6에 보이는 사각형(ABCD)을 생각해보자. 사각형의 위와 아래의 상대적 수평 변위가 *d*, 사각형의 높이가 *h*인 경우, 평균 전단 스트레인은 γ(감마)각의 접선과 같은 *d*와 *h*의 비율이다. γ각은 일반적으로 아주 작다. 작은 각에 대한 각의 접선은 반경으로 측정되는 자체 각과 거의 같다. 그러므로, 평균 전단 스트레인은 $\gamma = d/h$ 이다.

스트레인은 길이 단위로 측정된 두 개 양으로 나뉘어 측정된다. 따라서 대부분의 적용에서 변형과 스트레인은 아주 작을 수 있다(예, 0.001). 또한 스트레인은 백분율(예, 0.1%)로 나타낼 수 있다.

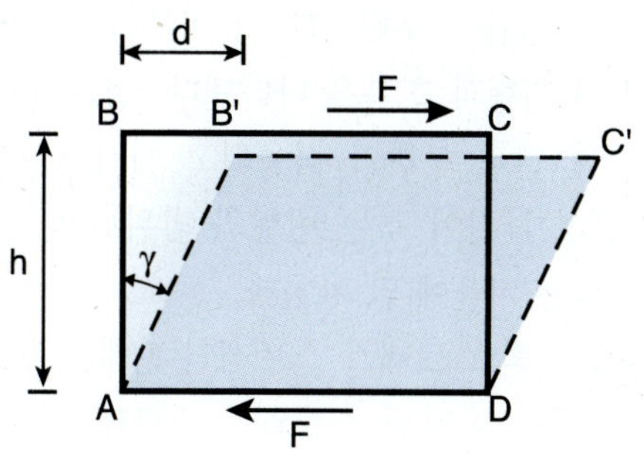

그림 1-6

전단 스트레인의 정의. *출처: Özkaya, N. (1998). Biomechanics. In W.N. Rom, Environmental and Occupational Medicine (3rd ed.). New York: Lippincotte-Reven, 1437-1454.*

스트레스-스트레인 그래프
(Stress-strain diagrams)

다른 물질은 다른 스트레스-스트레인 관계를 증명할 수 있다. 그림 1-7에 보이는 스트레스-스트레인 그래프를 생각해보자. 곡선에는 O, P, E, Y, U, R로 표시된 6개의 특수한 점이 있다. O 지점은 스트레스-스트레인 그래프의 근원으로 초기(부하나 변형이 없는) 상태에 대응된다. P 지점은 한도비를 나타낸다. O와 P 사이에서 스트레스-스트레인은 선형비례이며 스트레스-스트레인 그래프는 직선이다. E 지점은 탄성한도를 나타낸다. Y 지점은 항복점이며, 그에 대응된 스트레인 σ_y는 물질의 항복강도라고 부른다. 스트레인 레벨에서 상당한 연신율(항복)이 부하의 증가에 대응하지 않고 일어날 수 있다. U는 스트레스-스트레인 그래프의 가장 높은 스트레스점이다. 스트레인 σ_u는 물질의 극한강도다. 스트레스-스트레인 그래프의 마지막 점은 R이며, 파단이나 파괴점을 나타낸다. 파괴가 일어나는 지점의 스트레스를 물질의 파괴강도라고 부른다. 일부 물질에서는 탄성한도와 항복점을 구별하기가 쉽지 않을 수 있다. 그러한 물질의 항복강도는 약 0.2%의 스트레스 레벨을 통과하는 스트레스-스트레인 그래프의 선형부분에 평행선을 그림으로써 적용되는 오프셋법으로 정의된다. 스트레스-스트레인 곡선과 이 선의 교차지점은 항복점이 되고, 이 지점에 대응된 스트레스는 물질의 겉보기 항복강도라고 부른다.

주어진 물질이 다른 부하 및 환경 조건하에 다르게 반응할 수 있다. 그림 1-7에 보이는 곡선이 인장부하 하의 물질에 대한 스트레스-스트레인 관계를 나타내는 경우, 압축이나 전단부하 하의 동일한 물질의 스트레스-스트레인 관계를 나타내는 곡선과 유사하지만 다를 수 있다. 또한 온도는 스트레스-스트레인 사이 관계를 변경하는 것으로 알려져 있다. 일부 물질의 스트레스-스트레인 관계는 부하가 물질에 적용된 비율에 달려 있을 수도 있다.

탄성변형 및 소성변형
(Elastic and plastic deformations)

탄성은 적용된 부하 제거 시 그 원래(무스트레스) 크기와 형태를 회복하기 위한 물질의 기능으로 정의된다.

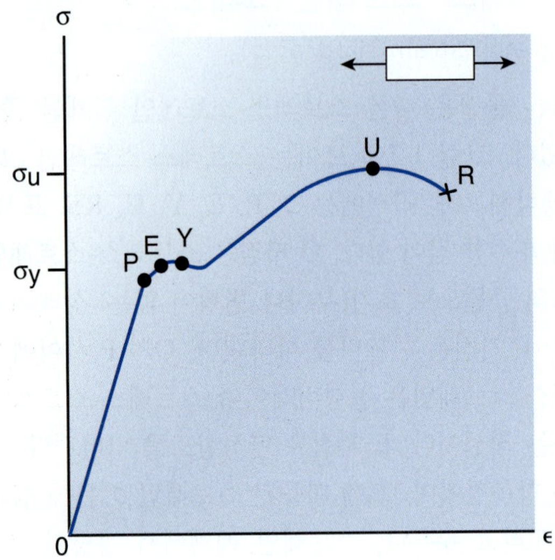

그림 1-7

스트레스-스트레인 그래프. *출처: Özkaya, N. (1998). Biomechanics. In W.N. Rom, Environmental and Occupational Medicine(3rd ed.). New York: Lippincotte-Reven, 1437-1454.*

즉, 물질에서 발생한 스트레스처럼 물질에 적용된 부하가 탄성한도와 같거나 낮다면, 물질에 일어난 변형은 적용된 부하가 제거되면 완전히 회복될 것이다. 스트레스-스트레인 그래프가 직선인 탄성 물질은 선형 탄성물질이라고 부른다. 그러한 물질에 대해 스트레스는 스트레인에 대해 선형 비율적이다. 탄성 영역의 스트레스-스트레인 그래프의 기울기는 물질의 탄성계수 또는 계수(Young's modulus)라고 부르며, 일반적으로 E 로 표시된다. 그러므로, 선형탄성 물질에 대한 스트레스-스트레인 관계는 $\sigma = E\varepsilon$이다. 수직 스트레스-스트레인에 관련된 방정식으로 물질함수라고 부른다. 주어진 물질에서 다른 물질기능이 변형의 다른 특성에 대해 존재할 수 있다. 예를 들면, 일부 물질은 전단부하 하에 선형 탄성반응이 나타날 수 있다. 그러한 물질의 전단 스트레스 τ은 전단 스트레스 γ에 선형 비례적이며, 비율의 상수는 전단계수 또는 강성계수라고 부른다. G가 강성계수를 나타내는 경우, $\tau = G\gamma$이다. 주어진 물질의 모든 가능한 물질기능의 조합이 그에 대한 구성방정식을 형성한다.

소성은 영구변형을 의미한다. 물질은 그 탄성한도를 넘어 부하될 때 따라오는 탄성 변형에 의해 소성변형을 경험할 수 있다. 인장부하 하 물질의 스트레스-스트레인 그래프를 생각해보자(그림 1-7). 견본의 스트레스가 물질의 항복강도보다 높다고 가정하자. 적용된 부하의 제거로 물질은 비부하 평행로가 초기 선형 탄성면적으로 이어짐에 따라 일어난 탄성변형은 회복될 것이다. 이 경로가 스트레스 축을 자르는 지점을 소성 스트레인이라 부르며, 물질에 일어난 영구(회복 불가능한) 형태변화의 범위를 나타낸다.

점탄성은 유체와 고체의 속성 모두를 가진 물질의 특징이다. 대부분의 물질은 유체나 고체로 분류된다. 고체 물질은 외력이 적용될 때 특정 범위까지 변형될 것이다. 유체에 연속적으로 적용된 힘은 연속 변형(흐름)을 일으킨다. 점성은 흐름에 저항하는 양적 물질인 유체 속성이다. 점탄성은 유체와 고체 역학 양쪽의 원리를 활용하기 때문에 어떻게 적용된 역학의 영역이 중복되는가를 보여주는 견본이다.

점탄성 (Viscoelasticity)

상대적으로 낮은 스트레스레벨에서 변경될 수 있을 때 금속과 같은 많은 물질은 탄성물질반응을 나타낸다. 높은 스트레스레벨에서 소성변형을 겪기도 한다. 외부 적용 부하에 따라 변할 수 있을 때 탄성 물질은 즉각적으로 변형되고, 적용된 부하가 제거될 때 거의 즉각적으로 원래 형태를 회복한다. 탄성 물질에 대한 스트레스는 스트레인만의 기능이며, 스트레스-스트레인은 고유하다(그림 1-8). 탄성물질은 시간의존반응을 나타내지 않는다. 고온의 폴리머 성형합금, 거의 모든 생물학적 물질과 같은 다른 물질집단은 부하 그리고 비부하에 따라 변경될 때 점차적인 변형과 회복을 나타낸다. 점탄성 물질의 반응은 얼마나 빨리 부하가 적용되고 제거되는가에 달려 있다. 점탄성 물질이 겪는 변형의 범위는 변형 유발 부하가 적용되는 비율에 달려 있다.

점탄성 물질의 스트레스-스트레인 관계는 고유하지 않지만, 물질에서 발달된 스트레스-스트레인의 시간이나 비례 함수이다(그림 1-9). "점탄성"이라는 단어는 두 단어로 만들어졌다. 점성은 유체 속성이며, 흐름에 대한 저항을 측정한다. 탄성은 고체 속성이다. 따라서 점탄성 물질은 유체와 고체 양쪽 모두의 속성을 가지고 있다.

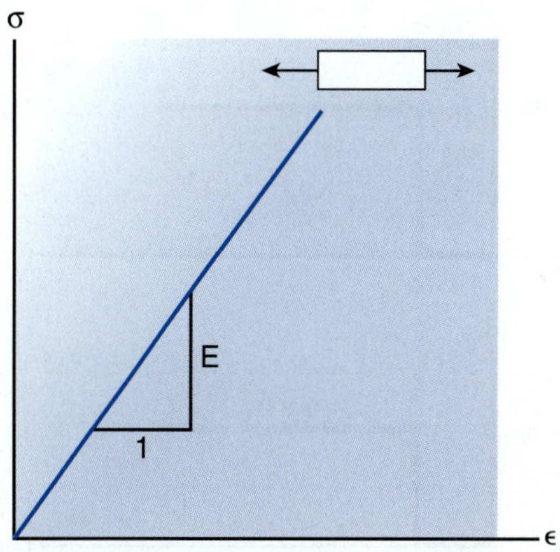

그림 1-8

선형 탄성 물질반응. *출처: Özkaya, N. (1998). Biomechanics. In W.N. Rom, Environmental and Occupational Medicine (3rd ed.). New York: Lippincotte-Reven, 1437-1454.*

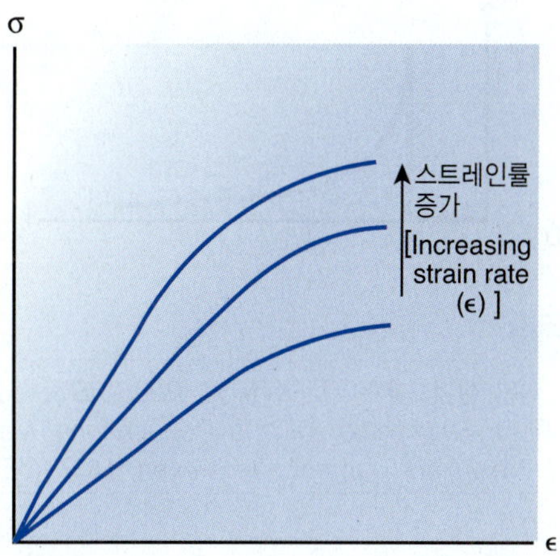

그림 1-9

스트레인 의존 점탄성 물질 반응. *출처: Özkaya, N. (1998). Biomechanics. In W.N. Rom, Environmental and Occupational Medicine(3rd ed.). New York: Lippincotte-Reven, 1437-1454.*

탄성 물질에 대해 물질을 변형시키는 에너지(스트레인 에너지)는 잠재 에너지로 물질에 저장된다. 이 에너지는 적용된 부하가 제거되면, 원래(무스트레스) 크기와 형태로 돌아가는 데 이용된다. 에너지 손실이 없음을 나타내면서 탄성 물질에 부하 비부하 경로가 동시에 일어난다. 대부분의 탄성 물질은 높은 스트레스레벨에서 소성 반응을 나타낸다. 탄소성 물질에 대해 일부 스트레스 에너지는 소성 변형이 일어나는 동안 열로 분산된다. 점탄성 물질에 대해 일부 스트레인 에너지는 잠재 에너지로 물질에 저장되고, 일부는 스트레스레벨이 작든 크든 관계없이 열로 분산된다. 점탄성 물질은 시간의존 물질 반응을 보이며, 탄성과 점탄성 물질 반응 차이는 시간의존 부하조건 하에 가장 명확하다.

여러 실험 기술이 물질 반응의 시간의존 측면을 분석하기 위해 설계되었다. 그림 1-10A에 예시된 것처럼 크립 및 회복 테스트는 일정한 레벨에서 부하를 유지하면서 물질에 부하를 적용하고, 부하를 갑자기 제거하는 동안 물질 반응을 관찰하면서 실행된다. 크립과 회복 테스트 아래 탄성 물질은 부하가 제거될 때까지 일정한 수준으로 유지할 수 있는 순간 스트레인으로 반응할 것이다(그림 1-10B). 부하가 제거된 순간 변형은 즉시 그리고 완전히 회복될 것이다. 동일한 일정 부하 조건에 대해 점탄성 물질은 점차적인 스트레인 증가와 감소로 반응할 것이다. 물질이 점탄성 고체인 경우 회복은 결국 완료될 것이다(그림 1-10C). 물질이 점탄성 유체인 경우 완전한 회복은 결코 이루어지지 않으며 물질에 변형의 잔재가 남을 것이다(그림 1-10D). 그림 1-11A의 예시처럼 스트레스-이완 실험은 물질의 스트레스 반응을 관찰하면서 레벨에 대한 물질을 변형하고 일정한 스트레인을 유지하면서 실행된다. 스트레스-이완실험의 탄성 물질은 즉각적으로 발달된 스트레스에 반응하고 일정한 레벨로 유지될 것이다(그림 1-11B). 즉, 탄성 물질은 스트레스-이완 반응을 나타내지 않을 것이다. 반대로, 점탄성 물질은 시간에 따라 감소되는 최초 높은 스트레스 수준으로 반응할 것이다. 물질이 점탄성 고체인 경우 스트레스 레벨은 절대 0으로 감소되지 않을 것이다(그림 1-11C). 그림 1-11D의 예시처럼 점탄성 유체에 대한 스트레스는 결국 0으로 감소될 것이다.

스트레스-스트레인 그래프에 기초한 물질 특성 (Material properties based on stress-strain diagrams)

두 개 이상 물질의 스트레스-스트레인 그래프는 물질이 상대적으로 더욱 스티프니스(강직/강성)되고, 경성이

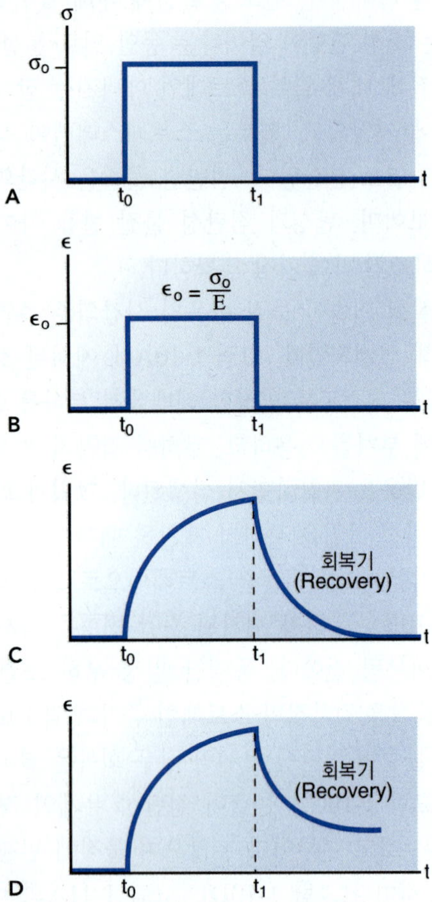

그림 1-10

크립 및 회복 실험. *출처: Özkaya, N. (1998). Biomechanics. In W.N. Rom, Environmental and Occupational Medicine (3rd ed.). New York: Lippincotte-Reven, 1437–1454.*

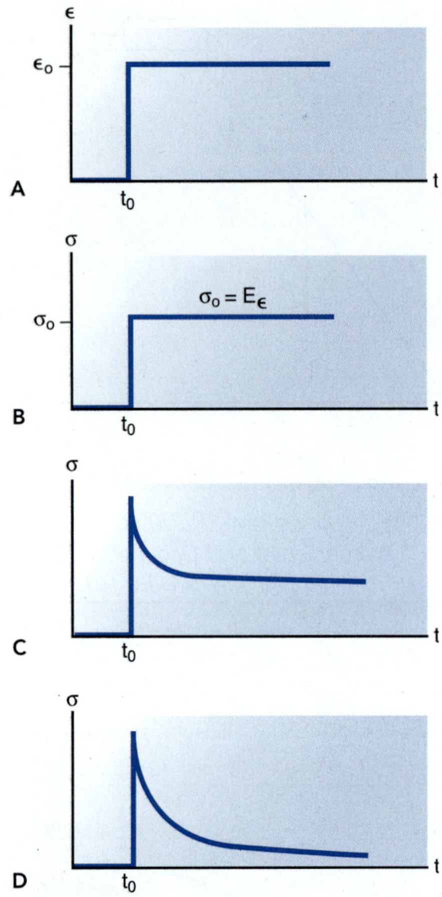

그림 1-11

스트레스-이완 실험. *출처: Özkaya, N. (1998). Biomechanics. In W.N. Rom, Environmental and Occupational Medicine (3rd ed.). New York: Lippincotte-Reven, 1437–1454.*

고, 인성이고, 연성이라는 정의로 비교될 것이다. 예를 들면, 탄성 면적의 스트레스-스트레인 그래프의 기울기는 물질의 상대적 강성을 측정한 탄성계수를 나타낸다. 탄성계수가 높을수록 물질은 더 스티프니스(강직/강성) 되고 변형에 대한 저항은 더 높을 것이다. 연성 물질은 파괴 이전의 큰 소성변형을 나타내는 것이다. 유리와 같은 부서지기 쉬운 물질은 상당한 소성변형을 겪지 않고 급성 파괴(파단)를 보인다. 인성은 영구변형을 유지하려는 물질의 용량을 측정한 것이다. 물질의 인성은 그 스트레스-스트레인 그래프 아래 전체를 고려하여 측정된다. 이것이 클수록 물질은 더 단단하다. 물질 기능은 영구변형 없이 물질의 회복탄력성이라고 부르는 에너지를 저장하거나 흡수한다. 물질의 회복 탄력성은 그 회복 탄력성 계수로 측정되고, 탄성 면적의 스트레스-스트레인 곡선 아래 영역과 같다.

그것이 스트레스-스트레인 그래프에 직접 관련된 것은 아니지만, 기타 중요한 개념이 물질 속성 설명에 사용된다. 예를 들면, 속성이 물질 내 위치 이동이 다양하지 않은 경우 동질 물질이라고 부른다. 속성이 독립적인 방향에 있는 경우 등방성 물질이라고 부른다. 일정한 밀도를 가지고 있는 경우 비압축성 물질이라고 부른다.

주요 스트레스 (Principal stresses)

구조 내 주어진 지점 주변 구성 요소에는 무한히 많은

가능성이 있다. 이러한 가능성 사이에 수직 스트레스가 최대 최소 요소가 있을 수 있다. 이러한 최대 및 최소 수직 스트레스는 주요 스트레스라 부르며, 최대 및 최소 스트레스의 방향에 있는 수직 평면을 기본 평면이라고 부른다. 기본 평면 상 수직 스트레스는 최대 또는 최소이며, 전단 스트레스는 0 이다. 최대 스트레스의 평면을 따라 일어나는 파단 또는 파괴로 알려져 있으며, 구조는 포함된 최대 스트레스를 고려하여 설계되어야 한다. 항복에 의한 파괴(초과 변형)는 최대 주요 스트레스가 물질의 항복강도와 같을 때마다 일어나거나 파단에 의한 파괴는 최대 주요 스트레스가 물질의 극한강도와 같을 때마다 일어난다. 주어진 구조와 부하 조건에 대해 주요 스트레스는 운영 안전 한도 내에 있을 수 있다. 그러나, 구조는 최대 전단 스트레스라 부르는 중요한 전단 스트레스를 점검해야 한다. 최대 전단 스트레스는 수직 스트레스가 동일한 물질 요소에서 일어난다.

피로 및 내구력 (Fatigue and endurance)

주요 스트레스와 최대 전단 스트레스는 정역학 부하 배열에 대한 물질의 반응을 예측하는 데 유용하다. 단일 적용의 구조 파괴를 일으킬 수 있는 부하는 반복적으로 적용될 때 균열을 일으킬 수 있다. 파괴는 적용 부하의 진폭, 물질의 역학적 속성, 구조의 크기, 운영적 조건과 같은 요인에 의해 부하와 비부하의 적거나 많은 주기 후에 일어날 수 있다. 반복된 부하의 결과로 인한 균열을 피로라고 부른다.

여러 실험적 기법이 물질의 피로반응을 이해하기 위해 발달되어왔다. 그림 1-12A의 막대를 생각해보자. 그 막대는 극한강도가 σ_u인 물질로 만들어진다고 가정하자. 처음에는 평균 스트레스레벨 σ_m으로 변형된 다음, 때때로 장력 그리고 그 외에는 압력으로 시간에 따라 수시로 변하는 스트레스가 될 수 있다(그림 1-12B). 스트레스의 진폭 σ_a은 물질의 극한강도보다 적은 최대 인장 스트레스에 따라 좌우될 수 있다. 이 회복가능 주기 스트레스는 균열과 균열에 대한 주기수 N이 기록될 때까지 적용된다. 이 실험은 다양한 진폭의 스트레스를 적용하여 동일한 자료 속성을 가진 견본에 반복된다. 피로의 전형적인 결과는 그림 1-12C의 스트레스 진폭 대 파괴 주기수를 나타낸 도표 상에 나타나 있다. 주어진 N에 대해 대응하는 스트레스값은 주기수에서 물질의 피로강도라고 부른다. 주어진 스트레스레벨에 대해 N은 물질의 피로 생활을 나타낸다. 일부 물질에서 스트레스진폭 대 주기곡선은 레벨을 벗어난다. 피로곡선수준을 벗어난 스트레스 σ_e를 물질의 내구한도라고 부른다. 내구한도 아래에서는 물질에 부과된 스트레스 주기수에 관계없이 피로하지 않을 가능성이 높다.

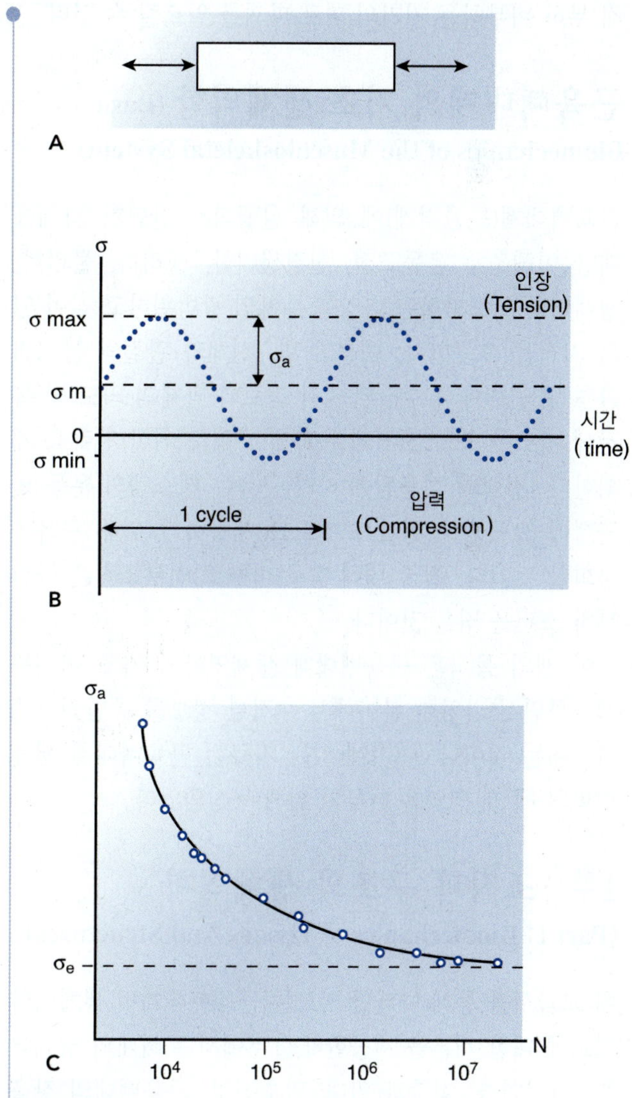

그림 1-12

피로 및 내구. *출처: Özkaya, N. (1998). Biomechanics. In W.N. Rom, Environmental and Occupational Medicine(3rd ed.). New York: Lippincotte-Reven, 1437-1454.*

물질의 피로반응은 여러 요인에 달려 있다. 물질의 온도가 높을수록 피로강도가 낮아진다. 피로반응은 스트레스집중을 일으킬 수 있는 물질 내에서 불연속의 존재와 표면 결함에 대해 민감하다. 피로 파괴는 물질의 파열을 가져오는 반복 부하의 영향하에 증가될 수 있는 물질의 표면상의 작은 균열의 생성으로 시작된다.

정형외과 장비는 환자의 활동과 그 근육 운동의 결과로 반복 부하 비부하를 겪는다. 수 년에 걸쳐 중량 지지 보철기기나 고정기기는 일반 일상활동의 결과로서 상당한 상반스트레스 주기수에 따라 변경될 수 있다. 이 주기적 부하 비부하는 기기의 피로 파괴를 일으킬 수 있다.

근육뼈대계의 기초 생체역학 (Basic Biomechanics of the Musculoskeletal System)

근육뼈대계(근골격계)에 의해 실행되는 간단한 과제에 대한 이해조차 운동조절, 신경생리학, 생리학, 물리학, 생체역학을 포함하는 다양한 분야의 광범위하고 깊이 있는 지식을 요구한다. 예를 들면, 신체와 관절의 물리적 환경 및 근원에서 수집된 지각 정보와 과제의 의도 및 목적에 기초한 중앙 신경계는 과제 수행을 위한 전략을 계획한다. 전략이 적용됨에 따라 근육은 시스템의 운동 및 균형에 요구되는 힘과 모멘트를 제공하기 위해 근육을 강화할 것이다. 결국 내적 힘은 바뀌고 연부조직은 다른 부하 조건을 겪을 것이다.

이 책의 목적은 근육뼈대계 생체역학의 기초 이해를 제공하면서 다양한 분야에서 수집한 정보를 종합적으로 나타내는 것이다. 여기에 있는 자료는 근육뼈대계 생체역학의 세 개 영역을 다루기 위해 구성되었다.

1부: 조직과 구조의 생체역학 (Part I: Biomechanics of Tissues And Structures)

이 교과서를 통해 나타난 자료는 근육뼈대계의 생체역학 기초에 대한 개론을 제공한다. 1부에서는 뼈대의 생체역학, 관절연골, 힘줄과 인대, 말초신경, 근육뼈대의 장을 포함한다. 생물학적 조직의 생체역학 이해에 대한 중요 개념을 설명하기 위해 사례연구와 함께 확대되어 있다.

2부: 관절의 생체역학 (Part II: Biomechanics of Joints)

2부에서는 척추부터 발목까지 인체의 주요 관절을 다룬다. 각 장에는 관절 손상과 질병의 임상 진단 및 관리를 설명한 사례연구와 함께 관절의 구조 및 기능에 대한 정보가 담겨 있다. 장은 각 관절계에 대한 기초 지식을 제공하기 위한 임상의학자들에 의해 집필되었다.

3부: 응용 생체역학 (Part III: Applied Biomechanics)

3부에서는 응용 생체역학의 중요 주제를 소개한다. 여기서는 골절고정법, 관절성형술, 보행의 생체역학을 포함한다. 공부를 시작하는 학생이 다른 임상분야의 생체역학 원리의 적용을 이해하는 데 중요한 부분이다.

요약 (Summary)

- 생체역학은 생리학과 의학의 이해 및 문제해결에 중요할 수 있는 관례적인 공학이론과 방법에 대한 인지에 기초한 새롭고 역동적인 연구분야이다. 생체역학은 생물학적 문제에 대한 전통적 역학의 활용을 생각한다. 생체역학 분야는 생물과학자, 물리학자, 공학자, 기초과학자 사이의 협력으로 발전하고 있다. 이러한 협력에는 특정한 양의 공통 용어가 필요하다. 공학자는 일부 해부학 및 생리학을 배우고, 의학자는 일부 물리학 및 수학 기초 개념을 이해해야 한다.
- 이 책 전체에 있는 정보는 광범위한 학문에서 도출되었다. 저자의 목적은 생물학적 조직 및 관절에 관련된 생체역학의 기초 개념 일부를 소개하는 것이며, 문헌의 포괄적인 검토를 제공할 목적은 아니다. 지식 보강을 위해 다음 추천도서 목록을 참고할 것을 독자에게 권한다.

추천 도서 (Suggested Reading)

Bartel, D.L., Davy, D.T., Keaveny, A.M. (2006). *Orthopeadic Bio-mechanics Mechanics and Design in Musculoskeletal Systems*. New York: Pearson/Prentice Hall.

Chaffin, D.B., Andersson, G.B.J., Martin, B.J. (2006). *Occupational Biomechanics(3rd ed.)*. New York: Wiley-Interscience.

Mow, V.C., Huiskes, R. (2004). *Basic Orthopeadic Biomechanics (3rd ed.)*. New-York: Raven Press.

Nordin, M., Andersson, G.B.j., Pope., M.H. (Eds.). (2007). *Musculoskeletal Disorders in the Workplace(2nd ed.)*. Philadelphia: Mosby-Year Book.

Özkaya,N., Nordin, M. (1999). *Fundamentals of Biomechanics: Equilibrium, Motion, and Deformation (2nd ed.)*. New York: Springer-Verlag.

Whiting,W.C., Zernicke, R.F. (2008). *Biomechanics of Musculoskeletal Injury (2nd ed.)*. New York: Human Kinetics.

Williams,M., Lissner, H.R. (1992). *Biomechanics of Human Motion (3rd ed.)*. Philadelphia: WB Saunders.

Winter, D.A. (2005). *Biomechanics and Motor Control of Human Movement (3rd ed.)*. New York: John Wiley and Sons.

Wright, T.M., Maher, S.A. (2008). Musculoskeletal biomechanics. In J.D. Fischgrund (Ed.): *Orthopaedic Knowledge Update 9*. New York: American Academy of Orthopaedic Surgeons.

부록 A

국제 단위 시스템(SI)

[The International System of Measurement (Le Système International d'Unites)]

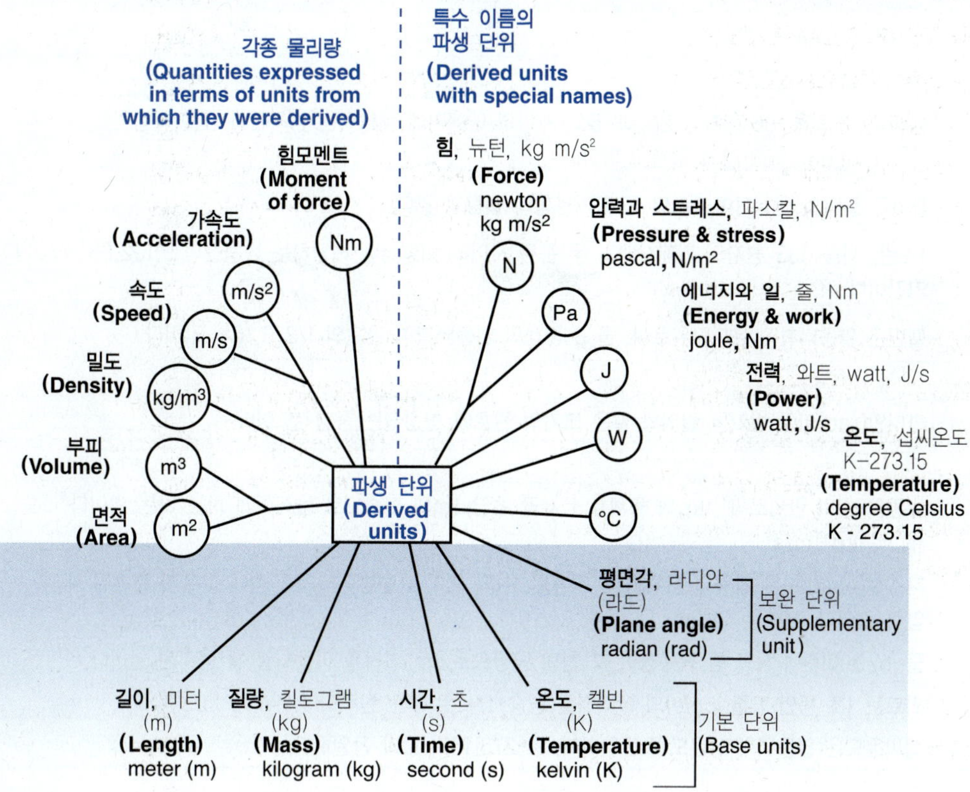

그림 A-1

국제단위계.

국제 단위계(The SI Metric System)

미터법인 국제 측정 단위 시스템(SI)은 가장 정확한 측정단위로 발전해 왔다. 본 장은 역학분야에서 사용하는 국제 측정 단위(SI)를 기술하고 있다. 그리고, 혼돈을 없애기 위해 전기 및 광학 분야에서 사용하는 SI 단위는 기술하지 않는다.

기본 단위(Base units)

SI 단위는 3개 그룹으로 (1) 기본 단위, (2) 보완 단위, (3)파생 단위로 나뉘어진다(그림 A-1). 기본 단위는 독단적으로 정의되어 왔던 표준 측정 단위이다. 길이의 기본단위는 미터(m)이고, 질량의 기본 단위는 킬로그램(kg)이다. 시간과 온도의 기본 단위는 각각 초(s), 캘빈(K)이다. 기본 단위는 과학의 진보와 역량에 따라, 보다 과학적으로 정의되고 있다(표 A-1). 예를 들면, 오늘날 미터는 크립톤-86 원자에서 방출되는 파장을 근거로 정의된다.

보완 단위(Supplementary units)

라디안(rad)은 평면각도를 측정하는 보완 단위이다. 기본 단위처럼, 보완 단위도 임의적으로 정의된다(표 A-1). 비록 라디안이 평면각도의 SI 단위지만, 각도의 단위(°)가 이미 완전하게 정립되었고, 또 세계적으로 폭넓게 사용되어 왔기 때문에 그에 대한 사용은 아직 보류 중에 있다. 각도(degree)는 $\pi/180$ rad와 같다.

파생 단위(Derived units)

대부분의 SI 시스템은 기본 단위로 부터 기본적 물리원리에 입각하여 파생된 파생 단위이다. 이들 단위의 몇몇들은 기본 단위로 표현된다. 그 예로는 면적, 속도와

표 A-1	
국제단위 정의	
기본 단위	
미터(m)	1미터는 크립톤-86 원자의 $2p_{10}$과 $5d_5$ 사이의 이행기에 해당하는 방사선의 방출 파장인 1,650,763.73과 같은 길이이다.
킬로그램(kg)	1kg은 질량의 단위이며, kg의 국제 기본형의 질량과 같다.
초(s)	1초란, 세슘-133 원자의 기저상태의 두 준위 사이의 이행기에 해당하는 방사선의 9,192,631,770의 기간이다.
켈빈(k)	켈빈은 열동역학적 온도단위로써, 물 3 중점의 열동역학적 온도의 1/273.16의 값이다.
보완 단위	
라디안(rad)	라디안(rad)이란 반지름 길이와 같은 크기의 원호에 형성되는 중심각도이다.
특수이름의 파생단위	
뉴턴(N)	뉴톤은 힘의 단위로써, 1kg의 물체를 1 제곱 초당 1m의 가속도로 움직이게 하는 하는 힘이다. $1N = 1kg \cdot m/s^2$
파스칼(Pa)	파스칼(pascal)은 압력의 단위로써, 적용된 1N의 힘이 1 평방미터의 면적에 고르게 분배될 때의 압력 값이다. $1Pa = 1N/m^2$
줄(J)	줄(joule)이란 1 N의 힘 작용점이 그 힘의 방향으로 1m 거리를 이동시킬 때 행해진 일이다.
와트(W)	와트는 1초 동안 1 줄(joule)의 에너지를 상승시킬 수 있는 전력이다. 1W = 1J/s
섭씨도(˚C)	섭씨온도은 열동역학적 온도의 단위이며, K-273.15의 값과 동일하다.

가속도가 있는데, 그들은 각각 SI 단위인, m^2, m/s와 m/s^2로 표현된다.

특수 단위(Specially Named Units)

다른 파생 단위는 기본 단위로부터 비슷하게 설정되지만, 특별한 명칭이 주어져 왔다(그림 A-1과 표 A-1). 이 단위들은 독단적으로 적용된 SI의 기본 단위와 결합하여 물리법칙의 기본방정식을 통해 정의된다. 예를 들면, 뉴톤의 제2 운동법칙은 물체에 힘이 가해지면, 그 힘은 질량에 반비례하고, 가속도에 비례한다. 수학적으로 이 원리는 다음과 같이 표시된다.

$$힘 = 질량 \times 가속도$$

따라서 힘의 국제단위, 뉴턴(N)은 다음과 같은 기본 단위로 정의된다.

$$1N = kg \times 1\ m/s^2$$

압력과 스트레스의 SI 단위는 파스칼(Pa)이다. 압력은 유체정역학에서 면적으로 힘을 나눈 값이다. 수학적으로 표현하면

$$압력 = 힘 / 면적$$

따라서 압력의 국제단위, 파스칼(Pa)은 다음과 같은 기본 단위로 정의된다.

$$1pa = IN/1\ m^2$$

비록 온도의 SI 기본 단위가 캘빈(K)이지만, 파생 단위인 섭씨온도(℃)가 더 널리 사용되고 있다. 섭씨온도는 크기에 있어 캘빈과 같지만, 섭씨온도의 절대값은 캘빈온도의 절대값과 다르다: ˚C = K − 273.15.

기본 단위, 보완 단위나 또는 파생 단위 등의 SI 단위로 물리량의 수치를 나타내게 되면, 그 값이 너무 크거나 작을 수 있다. 예를 들면, 핀(pin)의 머리 부위의 면적을 m^2 단위로 수치화하면, 그 값이 너무 작게 된다. 반대로, 고래의 무게를 뉴톤(N)으로 나타내면, 그 값이 너무 크게 된다. 너무 작은 물리량 수치나 또는 너무 큰 물리량 수치를 편리하게 표현하기 위해, SI 단위 시스템에다 접

표 A-2

곱셈인자와 접두사

곱셈인자	IS 접두사	SI 기호
1 000 000 000 = 10^9	기가	G
1 000 000 = 10^6	메가	M
1 000 = 10^3	킬로	k
1 00 = 10^2	헥토	h
10 = 10	데카	da
0.1 = 10^{-1}	데시	d
0.01 = 10^{-2}	센티	c
0.001 = 10^{-3}	밀리	m
0.000 001 = 10^{-6}	마이크로	μ
0.000 000 001 = 10^{-9}	나노	n
0.000 000 000 001 = 10^{-12}	피코	p

출처: Özkaya, N. Nordin, M. (1999). Fundamentals of Biomechanics: Equilibrium, Notion, and Deformation (2nd ed.). New York: Springer-Verlag, 10.

두사 시스템을 결합시켰다(표 A-2). 각각의 접두사는 고정된 의미를 가지고 SI 단위 시스템에 사용된다. 접두사 시스템이 단위의 이름과 함께 사용될 때, 그 접두사는 10배 수의 승법으로 표현된다. 예로, mm는 $1/10^{-3}$m의 의미로 사용되고, GPa는 파스칼의 1/109 Pa 의미로 사용된다.

과학자 이름으로 명명된 표준 단위 (Standard Units Named for Scientists)

SI 시스템의 또다른 흥미로운 것은 표준 단위로, 과학자의 이름을 딴 것이다. 각각의 경우에 있어, 표준 단위는 그 분야에 중요한 역할을 한 과학자의 이름을 딴 것이다. 표 A-3은 과학자와 그의 이름을 딴 SI 단위 시스템을 기술하고 있다.

예를 들면, 힘의 단위인 뉴톤은 영국의 과학자 Issac Newton(1642~1727)을 기념하여 명명되었다. 뉴톤은 Cambridge의 Trinity 대학을 졸업한 후, 그 대학에서 수학교수로 재직했다. 초기에, 뉴톤은 미분 및 적분학의 기초를 형성하는 데 크게 공헌했다. 그의 위대한 발견은 광학, 천문학, 중력 및 역학 분야에도 크게 공헌했다. 특히, 중력에 대한 그의 업적은 사과나무에서 사과가 떨어지는 것을 보고 발견했다는 설이 있다. SI 단위에서의 1N은 중간 크기의 사과 무게와 거의 일치한다. 1705년에 뉴톤은 과학에 대한 그의 기념비적인 업적으로 인해, Mary 여왕으로부터 기사칭호를 받았다.

파스칼(pascal)은 압력과 스트레스의 단위로써 프랑스 물리학자, 수학자 및 철학자인 Blaise Pascal(1623~

표 A-3

과학자이름으로 명명된 표준 단위

기호	단위	물리량	과학자	출생국가	생애기간
A	암페어(ampere)	전류	암페어, 안드레 마리	프랑스	1775-1836
C	쿨롬(coulomb)	전기량	쿨롬, 찰스 어거스틴	프랑스	1736-1806
℃	섭씨도(degree celsious)	온도	셀시우스, 앤더스	스웨덴	1701-1744
F	패럿(farad)	전기 용량	패러데이, 마이클	영국	1791-1867
H	헨리(henry)	유도 저항	헨리, 조셉	미국	1797-1878
Hz	헤르츠(hertz)	진동수	헤르츠, 하인리히 루돌프	독일	1857-1894
J	줄(joule)	에너지	줄, 제임스 프레스코트	영국	1818-1889
K	켈빈(kelvin)	온도	톰슨, 윌리엄 경(켈빈)	영국	1824-1907
N	뉴턴(neuton)	힘	뉴턴, 아이작 경	영국	1642-1727
Ω	옴(ohm)	전기 저항	옴, 조지 사이먼	독일	1787-1854
Pa	파스칼(pascal)	압력/스트레스	파스칼, 블레즈	프랑스	1623-1662
S	시멘스(simens)	전기 전도	시멘스, 칼 빌헬름(윌리엄)	독일(영국)	1823-1883
T	테슬라(tesla)	자기력 선속 밀도	테슬라, 니콜라	크로아티아(미)	1856-1943
V	볼트(volt)	전기 전위	볼타, 알렉산드로 백작	이탈리아	1745-1827
W	와트(watt)	전력	와트, 제임스	스코틀랜드	1736-1819
Wb	웨버(weber)	자기력 선속	웨버, 빌헬름 에드워드	독일	1804-1891

1662)의 이름을 딴 것이다. Pascal은 진공과 기압계의 특성을 연구실험했고, 또 수학 계산을 할 수 있는 계산기를 발명했다. 유체정역학 분야에서의 그의 업적은 나중에 유체정역학 분야의 토대가 되었다. Pascal은 과학적 열정뿐만 아니라, 종교와 철학에도 관심을 가졌으며, 많은 저서를 출간하기도 했다.

온도의 기본 단위인, 캘빈(kelvin)은 William Thomson Kelvin(1824~1907)의 이름을 딴 것이다. 그는 Glasgow 대학교와 Cambrige 대학교를 졸업한 후, 초기 Paris의 과학연구소에서 스팀(steam)의 열 특성을 연구했다. 32세 때, 그는 Natural Philosophy의 의장을 수락함으로써 Glasgow 대학교로 돌아왔다. 1847년 James Joule과 만남으로써 열(heat)의 특성에 더 깊은 관심을 가지기 시작했고, 결국 Thomson의 절대온도인, Kelvin 온도를 정립했다. 영국 국왕 Edword VII는 열동역학 분야의 Thomson 공헌을 치하하기 위해 그에게 Kelvin 경이라는 기사 직위를 하사하였다.

가장 많이 사용되는 섭씨온도의 단위는 스웨덴의 천문학자이며 발명가인 Anders Celsius(1701~1744)의 이름을 딴 것이다. Celsius는 29세 때 Uppsala 대학교의 천문학 교수로 임용되었고, 죽기 전 14년 동안 그 대학교에서 재직했다. 1742년 Swedish Academy of Sciences에 섭씨온도계(centigrade thermometer)에 대한 논문을 기재했다. centigade temperature scale의 이름은 1948

상자 A-1 단위의 전환

길이
1 centimeter = 0.01 meter(m)
1 inch(in) = 0.0254 m
1 foot(ft) = 0.3048 m
1 yard(yd) = 0.9144 m
1 mile = 1,609 m
1 angstrom(Å) = 10^{-10}m

시간
1 minute(min) = 60 seconds(s)
1 hour(h) = 3,6000 s
1 day(d) = 86,400 s

질량
1 pound mass(1bm) = 0.4536 kiologram(kg)
1 slug = 14.59 kg

힘
1 kilogram force(kgf) = 9.807 newtons(N)
1 pound force(lbf) = 4.448 N
1 dyne(dyn) = 10^{-5} N

압력과 스트레스
1 kg/m-s^2 = 1 N/m^2 = 1 Pascal(Pa)
1 lbf/in^2 (psi) = 6,896 Pa
1 lbf/ft^2 (psf) = 992,966 Pa
1 dyn/cm^2 = 0.1 Pa

모멘트(토크)
1 dyn-cm = 10^{-7} N-m
1 lbf-ft = 1.356 N-m

일과 에너지
1 kg-m^2/s^2 = 1 N-m = 1 Joule(J)
1 dyn-cm = 1 erg = 10^{-7} J
1 lbf-ft = 1.356 J

전력
1 kg-m^2/s^2 = 1 J/s = 1 Watt(W)
1 horsepower(hp) = 550 lbf-ft/s = 746 W

평면각도
1 degree(°) = π/180 radian(rad)
1 revolution(rev) = 360°
1 rev = 2π rad = 6.283 rad

온도
°C = °K−273.2
°C = 5(°F−32)/9

출처: Özkaya, N. Nordian, M. (1999). Fundamentals of Biomechanics: Equilibrium, Notion, and Deformation (2nd ed.). New York: Springer-Verlag, 11.

년에 공식적으로 Celsius로 변경되었다.

다른 단위 시스템에서 국제 단위 시스템으로의 전환(Converting to SI from Other Units of Measurement)

상자 부록-1은 영국식 또는 비영국식 단위체계에서 국제 단위 시스템으로 전환하는 공식을 제시하고 있다. 한 체계에서 다른 체계로의 전환할 때 발생하는 혼돈의 근본 원인 중의 하나는 두 개의 기본 측정 체계가 존재한다는 것이다. SI와 같은 물리적 체계에 있어, 길이, 시간 및 질량의 단위는 독단적으로 정의되고 있고, 힘을 포함하는 다른 단위들은 이들 기본 단위로부터 파생된다. 중력 체계(영국식 시스템과 같은)에서, 길이, 시간 및 힘의 단위는 독단적으로 정의되고 있고, 다른 단위들(질량을 포함한)은 이들 기본 단위로부터 파생된다. 사실 중력체계에서 힘의 단위는 질량이 무게로 전환되기 때문에, SI 단위로의 전환은 지구 중력으로 인한 질량의 가속도에 좌우된다. 중력가속도는 9.806650m/s²이다. 이 값은 상자 부록-1의 몇몇 전환요소들을 설정하는 데 이용되어 왔다.

추천 도서 (Suggested Reading)

Feirer, J.L. (1977). *SI Metric Handbook. New York*: Charles Scribner's Sons.

Özkaya, N., Nordin, M. (1999). *Fundamentals of Biomichanics: Equilibrium, Motion, and Deformation (2nd ed.)*. New York: Springer-Verlag.

Pennychuick, C.J. (1974). *Handy Martrices of Unit Conversion Factors for Biology and Mechanics*. New York: John Wiley and Sons.

World Health Organization. (1977). The SI for the Health Professions. Geneva, Switzerland: WHO.

제 1 부

근육뼈대계 조직과 구조의 생체역학

(Biomechanics of Tissues and Structures of the Musculoskeletal system)

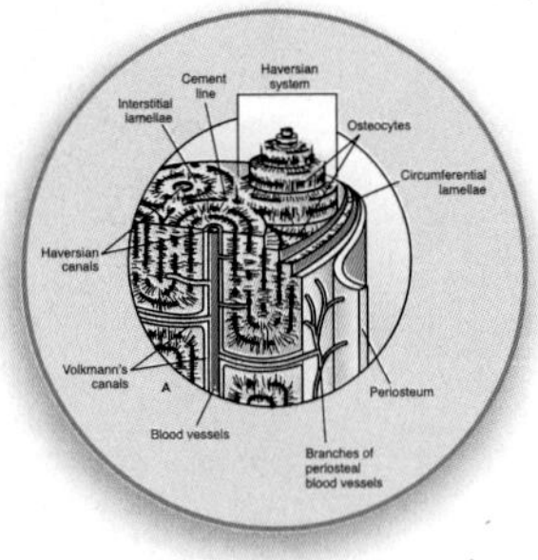

제2장

뼈 생체역학

(Biomechanics of Bone)

서론 (Introduction)

뼈대계의 목적은 내부기관을 보호하고, 강한 운동학적 링크와 근육 부착부위를 제공하고, 근육활동과 신체운동을 조성하기 위한 것이다. 뼈는 그 역할을 수행하기 위해 허용하는 고유한 구조적 역학적 속성을 가지고 있다. 뼈는 신체의 가장 단단한 구조 가운데 있다. 치아의 상아질과 에나멜만이 이보다 더 단단할 뿐이다. 신체의 가장 동적이고 대사적으로 활발한 조직 중 하나이며 일생 동안 활동적으로 유지된다. 고관조직(highly vascular tissue)은 자기보수에 대한 능력이 우수하며 역학적 요구의 변화에 대응하는 속성과 구성요소를 변경할 수 있다. 예를 들면, 뼈밀도의 변화는 사용하지 않은 기간과 크게 증가된 사용기간 이후 일반적으로 관찰된다. 뼈형태의 변화는 골절치유 기간 동안과 특정 수술 이후 나타난다. 그래서 뼈는 그에 놓인 역학적 요구에 따라 적응한다.

이 장은 뼈조직의 성분 및 구조, 뼈의 역학적 속성, 다른 부하조건 아래의 뼈작용을 설명한다. 생체외와 생체 내 뼈의 역학적 작용에 영향을 주는 다양한 요인도 논의된다.

뼈 성분 및 구조 (Bone Composition and Structure)

뼈조직은 그 지원적 보호적 역할에 맞는 견고한 성분의 연결조직이 특징이다. 다른 연결조직과 같이 세포에 의해 생성되는 섬유와 기저수분질의 유기성 세포외 기질 및 세포로 구성되어 있다. 뼈는 유기성 기질과 밀접하게 결합된 무기염의 형태로 무기수분질의 고함유량이 특징이다(Buckwalter, 1995). 뼈의 무기성 구성요소는 조직을 단단하고 강하게 만드는 반면, 유기성 구성요소는 유연성과 회복탄력성을 뼈에 제공한다. 뼈의 성분은 부위, 연령, 식이요법 내력, 질병의 발현에 따라 다르다(Kaplan, 1994).

카보나이트, 불화수분, 기타 분자와 같은 불순수분이 전체에서 발견될 수 있지만, 일반 인체에서 뼈의 무기수분이나 무기성 비율은 $Ca_{10}(PO_4)_6(OH)_2$ 성분의 합성 수산화인회석과 비슷한 작은 결정체 형태로 주로 칼슘과 인산염으로 이루어져 있다(Currey, 2002). 수분이 그 중량의 60%를 차지하는 이 무기질은 수분이 그 중량의 10%를 차지하는 동안 뼈에 고체 상태로 제공된다. 지배적으로 유형 I 콜라겐인 유기 기질은 남아 있는 30%를 만들어 준다. 용량 면의 이 물질의 비율은 약 무기질 40%, 수분 25%, 콜라겐 35%이다. 뼈는 신체의 필수 무기질, 특히 칼슘을 위한 저장소 역할을 한다. 작은 양이 뼈조직으로 영양소를 운반하고 뼈세포가 거주하는 관과 공간에 있지만, 뼈 대부분의 수분은 유기 기질, 콜라겐 섬유와 기저수분질 주변, 그리고 뼈 결정체 주변의 수화 껍질 내에서 발견된다.

뼈 무기질은 세포외 기질의 섬유함유 부분 유기 기질, 단백질 콜라겐의 다양한 연신섬유 내에 묻혀 있다(주로 유형 1). 이러한 콜라겐 섬유는 질기고 유연하지만, 신축에 저항하며 신장성이 적다(Bartel, 2006). 세포외 기질의 90%는 유형 I 콜라겐의 성분이며, 일부 기타 중요하지 않은 콜라겐 유형(3과 4)과 나머지 부분을 구성하는 비콜라겐성 단백질의 혼합으로 되어 있다. 인체의 일반적인 구성요소인 콜라겐은 기타 골격구조의 주요 섬유 구성요소이기도 하다(유형 I 콜라겐의 생체역학적 중요성에 대한 짧은 논의가 이 장 뒷부분에 있으며, 그 미세구조와 역학적 작용의 세부설명이 3장에서 제공된다).

무기질 콜라겐 섬유 주변 젤라틴의 기저수분질은 단백질 다당류 또는 무코다당류(GAGs)로 주로 구성되어 있고, 원래 프로테오글리칸(PGs)이라 부르는 합성고분자의 형태로 되어있다. GAGs는 무기질 콜라겐 섬유층 사이에서 접합질로써 역할을 한다. 이 GAGs는 다양한 비콜라겐성 당단백과 함께 세포외 기질의 약 5%를 구성한다(PGs의 구조는 관절연절부의 필수 구성요소인데 3장에서 자세히 설명한다).

현미경 수준에서 뼈의 기본 구조단위는 뼈단위 또는 하버스계다(그림 2-1). 각 뼈단위의 중앙에는 혈관과 신경섬유를 포함한 작은 경로 하버스관이 있다. 뼈단위는 나무 몸통의 나이테와 유사한 구성요소인 중앙관 주위에 무기질 기질층의 중심과 공유하여 스스로 구성된다.

각 층이나 막의 테두리를 따라 뼈기질 내 스스로 안치하는 뼈세포를 포함한 박막층으로 알려진 작은 공간이다(그림 2-1C). 소관계라 부르는 수많은 작은 경로가 하버스관(harversian)에 근접하고 인접 막의 박막층을 연결

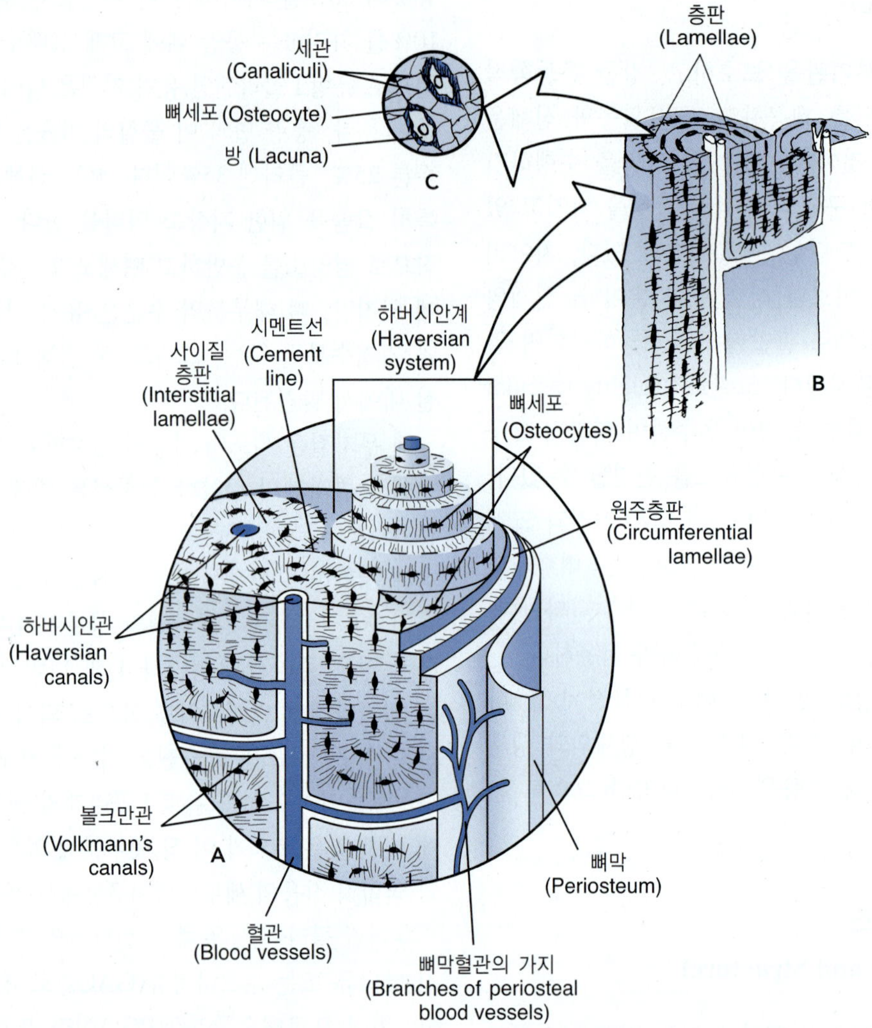

그림 2-1

A. 뼈의 미세구조는 내부 골수 없이 묘사된 긴뼈의 축 부분이 도식으로 설명되어 있다. 뼈단위 또는 하버스계는 뼈의 구조단위로 명확하다. 하버스관은 뼈단위의 중심에 있고, 그것은 뼈의 순환망의 주요 지류를 형성한다. 각 뼈단위는 결합선에 의해 결합된다. 하나의 뼈단위는 뼈(x20)의 연장임을 보여준다. *출처: Smeltzer SC, Bare BG. (2000). Textbook of Medical-Surgical Nursing (9th ed.). Philadelphia: Lippincott Williams & Wilkins.*
B. 박막으로 구성된 각 뼈단위, 동심고리는 하버스관에 둘러싸인 무기질 기반으로 구성되어 있다. *출처: Tortora G.J., Anagnostakos, N.P. (1984). Principles of Anatomy and Physiology (4th ed.). New York: Harper & Row.*
C. 박막의 가장자리를 따라 세포 간극이라고 알려진 작은 공간이 있고, 각각 작은 뼈세포 또는 뼈세포를 담고 있다. 세포 간극으로부터 퍼져나간 작은 관이나 소관계는 뼈세포의 세포질 프로세스로 연장된다. *출처: Tortora G.J., Anagnostakos, N.P. (1984). Principles of Anatomy and Physiology(4th ed.). New York: Harper & Row.*

하고 있는 각 세포방에서 퍼져나간다. 이것은 세포간 커뮤니케이션을 하게 하는데 그 주변 어디에서나 거미를 감지하는 거미줄과 비슷하다(그림 2-2). 반면, 세포 프로세스는 뼈세포에 닿기 위해 하버스관의 혈관으로 영향을 제공하면서 뼈세포에서 소관계로 연장된다.

각 뼈단위 표면에서 주로 GAGs로 구성된 접착제 같은 기저수분질의 좁은 영역 결합선이다. 뼈단위 소관계처럼 뼈기질의 콜라겐 섬유는 뼈단위 내 한 막에서 다른 것으로 연결되지만 결합선을 가로지르지는 않는다. 뼈단위 내 콜라겐 섬유의 효과적 교차연결은 역학적 스트레스에 대한 뼈의 저장을 크게 증가시키고, 결합선이 왜 뼈의 미세구조에서 가장 약한 부분인지를 대부분 설명한

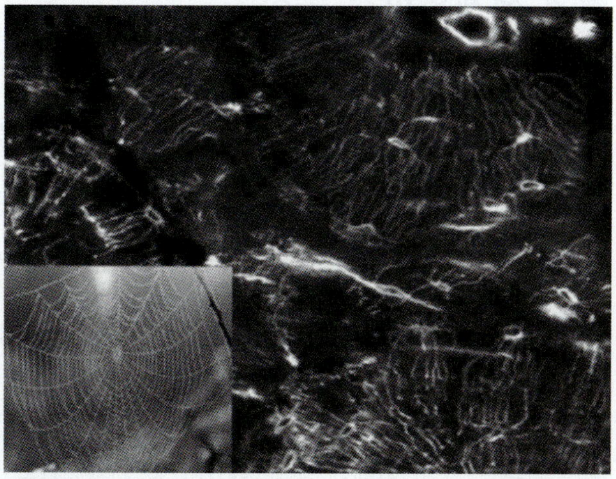

그림 2-2

소관계는 서로 뼈세포에 연결되어 뼈단위 박막에서 거미줄처럼(**왼쪽 아래**) 퍼진다. 균열은 뼈단위 사이 개재 박막에 보인다. *출처: Seeman, E. (2006). Osteocytesmartyrs for the integrity of bone strength. Osteoporos Int, 17, 1444.*

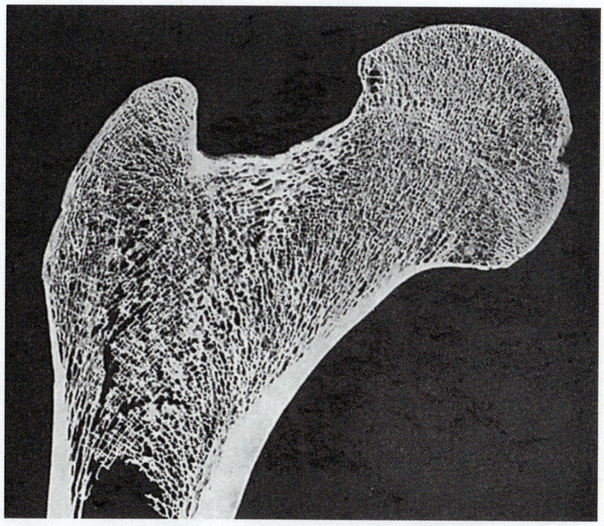

그림 2-3

넙다리뼈머리, 목, 더 큰뼈돌기(대전자) 및 몸통을 통과한 앞쪽의 세로면. 격자에서 유래된 비장의 해면뼈는 겉질뼈 껍질 내에 있다. *출처: Gray, H. (1985). Anatomy of the Human Body(13th American ed.). Philadelphia: Lea & Febiger.*

다. 또한 결합선은 뼈단위 사이 더 밀집한 무기질 간질골, 나이들수록 한정된 균열 및 극소손상을 허용하는 균열 증식을 통해 에너지를 분산함으로 피로 속성 겉질뼈를 개선한다(Henandez and Keveaney, 2006).

대표적인 뼈단위는 지름이 약 200 마이크로미터(μm)이다. 뼈단위의 모든 지점은 중앙에 위치한 혈액 공급으로부터 100 μm 이하이다. 긴뼈에서 뼈단위는 보통 기간에 걸쳐 흐르지만, 자주 나뉘고 서로 폭넓게 문합한다.

소관계의 뼈단위망을 통한 상호연결은 뼈세포가 스트레스를 탐지하게 하고 서로 신호를 보내게 하여 뼈회전을 조성한다.

개재 박막은 완전한 뼈단위 사이 영역에 걸쳐 이어진다(그림 2-1A). 그것은 뼈단위로 지속되고 다른 기하적 구성으로 같은 수분질을 구성한다. 개재 박막에 많은 박막층이 뼈세포에 의해 내재하지 않지만, 뼈단위에서처럼 개재 박막의 지점에서 그 혈액 공급이 100 μm 이하이다. 이런 이유로 개재 박막은 증가된 무기질화 및 취성으로 죽은 뼈 영역이 되는 경향이 있다.

현미경적으로 모든 뼈는 피질(소형) 뼈와 망상(섬유주) 뼈, 두 유형의 골성조직으로 구성된다(그림 2-3). 피질 뼈는 뼈의 외피나 피질을 형성하고 상아와 유사한 촘촘한 구조를 가진다. 이 껍질 내 해면뼈는 헐거운 그물망 구조의 섬유주라는 얇은 간상체나 판으로 구성된다. 섬유주 사이 간극은 적색 골수로 채워져 있다(그림 2-4). 해면뼈 조직은 박막을 포함한 동심박막층에 배열되어 있지만, 하버스관을 포함하지 않는다. 뼈세포는 적색 골수를 통과하는 혈관의 소관계를 통해 영양분을 받는다. 겉질뼈는 항상 해면뼈를 둘러싸고 있지만, 각 유형의 상대적 양은 뼈 사이에 그리고 기능적 요구에 따른 각각의 뼈 내에서 다양하다.

뼈는 현미경으로 무층뼈와 표층뼈 두 가지 형태로 발견된다(그림 2-5). 무층뼈는 미성숙 뼈로 간주된다. 이 유형의 뼈는 태아, 신생아, 균열 굳은살, 성장뼈의 난해한 부분, 게다가 종양, 뼈성형부전, 패짓골에서 발견된다. 표층뼈는 출생 후 1개월 형성을 시작하고 뼈의 더욱 성숙한 형태를 의미하는 무층뼈로 바뀐다.

모든 뼈는 뼈막이라는 밀집섬유막에 둘러싸여 있다(그림 2-1A). 외부 뼈막층은 하버스관이 연결되어 있고 해면뼈로 확장된 볼크만관을 통해 피질로 통과한 혈관(그림 2-6)과 신경섬유로 퍼진다. 뼈세포를 포함한 내부 뼈막층은 성장 및 수리(골아세포) 동안 새로운 뼈를 생

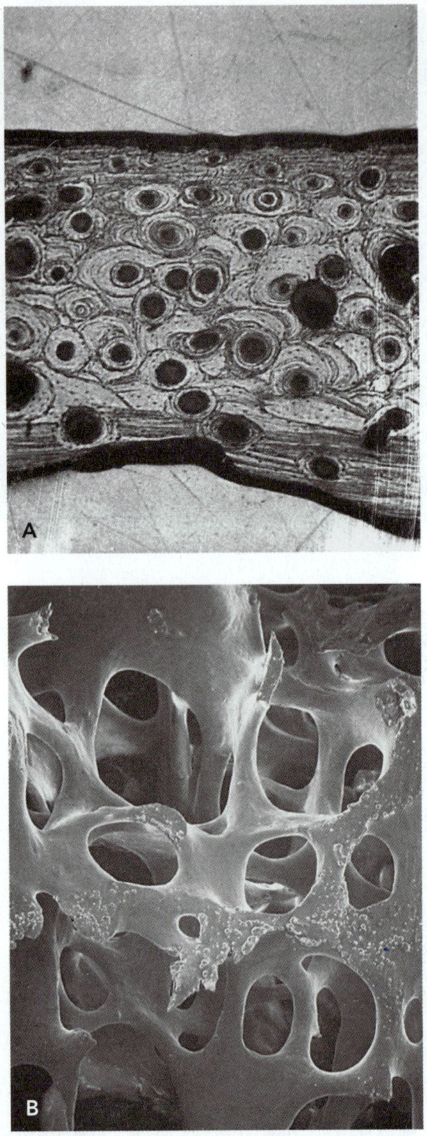

그림 2-4

A. 인체 정강뼈의 겉질뼈 반사광 현미경 사진(x40). B. 인체 정강뼈의 해면뼈 주사전자현미경 사진(x30). *출처: Carter, D.R., Hayes, W.C. (1977). Compact bone fatigue damage. A microscopic examination. Clin Orthop 127, 265.*

성할 책임을 가지고 있다. 뼈막은 관절연골부로 덮인 관절 표면을 제외한 전체 뼈를 포함한다. 긴뼈(장골, long bone)에서 박막, 뼈내막, 선도 중심(수질) 공간은 황색 골수로 채워져 있다. 뼈내막은 골아세포와 용골세포라는 거대 다핵 뼈세포를 포함하며, 둘 다 뼈의 재형성과 흡수에 중요하다.

뼈의 생체역학적 속성 (Biomechanical Properties of Bone)

생체역학적으로 뼈조직은 콜라겐 상과 기타 기저물질로 두 위상(이상) 혼합물질로 평가될 수 있다. 더 약하고 유연한 상에 내제된 부서지기 쉬운 물질, 강한 면에 내재된 이러한 물질(비생물학적 예, 섬유유리)의 조합물질은 어느 하나의 단일 물질보다 중량이 크다(Bassett, 1965).

기본적으로 가장 중요한 뼈의 역학적 속성은 강도, 스티프니스(강직/강성), 인성이다. 이러한 속성과 기타 특성은 부하, 즉 외력의 영향 하에 그 작용을 점검하여 뼈 또는 기타 구조의 이해에 대한 최선일 수 있다. 부하는 구조 범위의 변형이나 변화를 일으킨다. 알려진 방향의 부하는 구조에 부과할 때 그 구조의 변형이 부하 변형 곡선에 측정되고 표시될 수 있다. 강도, 스티프니스, 그리고 구조의 많은 역학적 속성이 이 곡선 시험으로 얻을 수 있다.

뼈의 무기질 구성요소가 뼈에 강도와 스티프니스를 주기 위한 것이라 생각되지만, 유형 I 콜라겐이 뼈세포에 기본적인 인성과 항복 이후 속성을 수여하는 데 가장 중요함을 보여준다(Burr, 2002). 연구는 변성 콜라겐이 뼈의 단단함과 전체 강도를 그림 2-7에 보이는 것처럼 60%까지 감소한다는 것을 보여준다(Wang et al., 2002). 또한 이 연구는 유형 I 콜라겐이 균열의 주요 방지장치라는 제안과 함께 콜라겐 내용물은 뼈조직의 총 파괴 인성과 항복 에너지에 크게 관련되어 있음을 보여준다. 유형 I 콜라겐은 독립된 크기나 기하학적 구조, 기질 항복에 요구되는 에너지와 관련된 주요 요소이다. 그래서 뼈 단단함의 주요 결정요인은 인성계수라 알려진 스트레스-스트레인 곡선 아래 영역으로 정의된다(그림 2-8).

전체 뼈 (Whole bone)

긴뼈와 같이 다소 유연한 섬유 구조에 대한 가상적 부하 변형 곡선이 그림 2-9에 보인다. 곡선의 초기(직선) 부분, 탄성 영역은 구조의 탄성 즉, 부하가 제거된 이후 원형으로 되돌아가는 능력을 보여준다. 부하가 적용되면 변형이 일어나지만 영구적이지는 않다. 비부하일 때

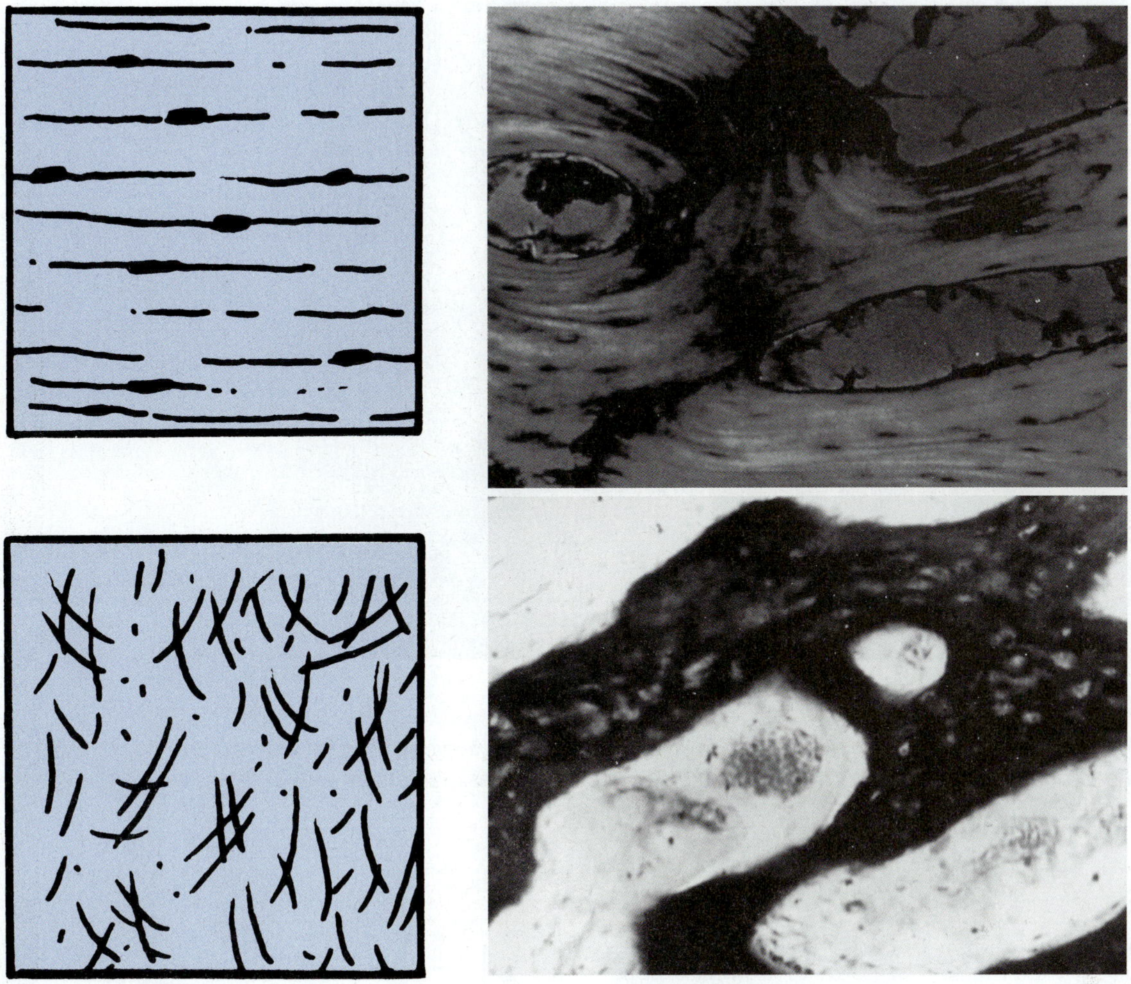

그림 2-5

박막과 무층뼈의 도해 및 현미경 사진. *출처: Kaplan, F.S., Hayes, W.C., Keaveny, T.M., et al. (1994). Form and function of bone. In S.R. Simon(Ed). Orthopaedic Basic Science. Rosemont, IL: AAOS, 129, 130.*

구조가 그 원형으로 회복된다. 부하가 계속되면 구조의 최외각 섬유가 항복되기 시작한다. 이 항복점은 구조의 탄성한도를 나타낸다. 부하가 이 한도를 초과하면 구조는 탄성 영역 곡선의 이차(곡선) 부분에 반영된 탄성 작용을 나타낸다. 부하에서 벗어날 때 원래 규모로 더 이상 되돌아가지 않는다. 일부 남아 있는 변형이 영구적일 수 있다. 부하가 서서히 증가되면 구조는 조금 파괴될 것이다(골절). 이 점은 곡선의 최종 파괴점을 나타낸다.

구조의 강도를 정의하는 (1) 파괴 이전 구조를 유지할 수 있는 부하, (2) 파괴 이전 구조를 유지할 수 있는 변형, (3) 파괴 이전 저장할 수 있는 에너지라는 3개 매개변수가 부하변형 곡선에 반영된다. 부하와 변형 또는 최종 강도 면의 강도가 최종 파괴점에 의한 곡선 상에 나타난다. 에너지 저장 면의 강도가 전체 곡선 아래 영역의 크기로 나타난다. 영역이 클수록 부하가 적용됨으로써 구조에 만들어진 에너지가 더 커진다. 구조의 스티프니스(강직/강성)는 탄성영역의 곡선 기울기로 나타낸다. 기울기가 가파를 수록 더 스티프니스 된다.

부하변형 곡선은 전체 뼈, 전체 인대나 힘줄, 금속 이식과 같은 전체 구조의 역학적 특성을 정의하는 데 유용하다. 이 지식은 골절작용과 수리, 물리적 스트레스에 대한 구조 반응, 다양한 치료 프로그램의 효과에 대한

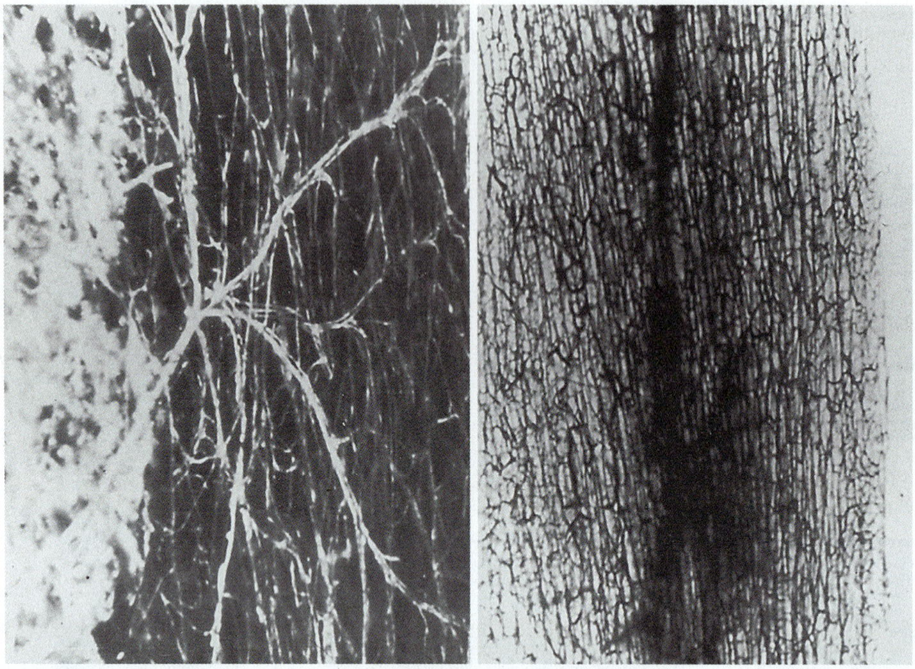

그림 2-6

겉질뼈의 혈관구조를 나타낸 현미경 사진. *출처: Kaplan, F.S. Hayes, W.C., Keaveny, T.M., et al. (1994). Form and function of bone. In S.R. Simon(Ed). Orthopaedic Basic Science. Rosemont, IL: AAOS, 131.*

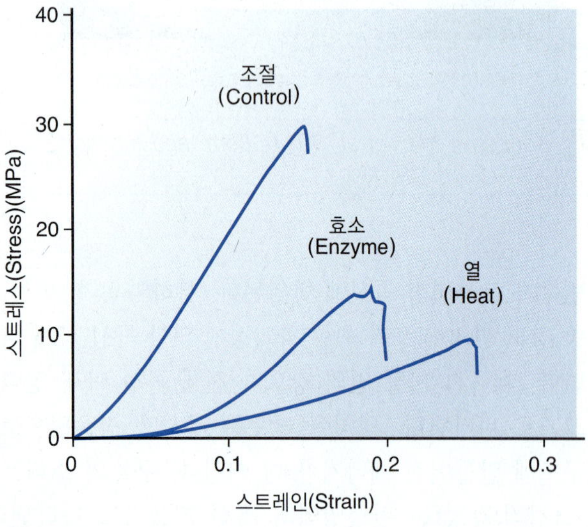

그림 2-7

치료 유무의 콜라겐망 스트레스-스트레인 곡선. 효소 분열의 열에 의해 유도된 콜라겐 변성은 콜라겐망을 보다 약하고 유연하게, 그리고 보다 적은 연성으로 만든다. *출처: Wang, X., Li, X, Bank, R.A., et al. (2002). Effects of collagen unwinding and cleavage on the mechanical integrity of the collagen network in bone, Calcif Tissue Int, 71, 188.*

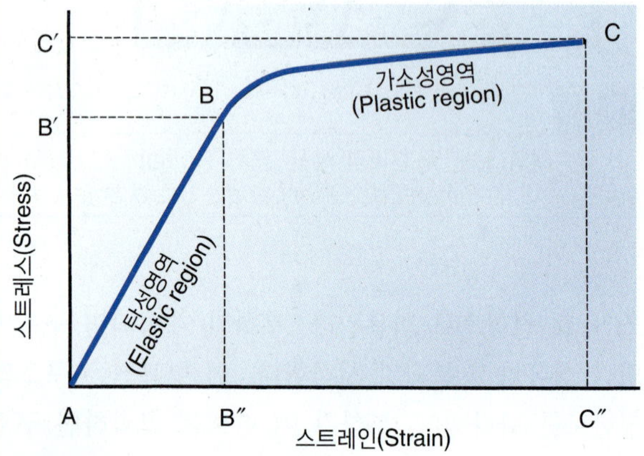

그림 2-8

(당김) 인장에서 시험된 겉질뼈 견본의 스트레스-스트레인 곡선. 항복점(B): 뼈 견본의 일부 영구 변형이 발생한 경과점. 항복스트레스(B′): 성형 변형이 일어나기 전 뼈 견본에 의해 유지된 단위면적당 부하. 항복 스트레인(B″): 성형 변형이 일어나기 전 견본에 의해 지탱된 스트레인. 곡선 탄성 지역의 어느 지점 스트레인은 그 지점 스트레스에 비례적이다. 최종 파괴점(C): 견본의 파괴가 발생한 경과점. 최종 스트레스(C′): 파괴 이전 견본에 의해 유지된 단위면적당 부하. 최종 스트레인(C″): 파괴 이전 견본에 의해 유지된 스트레인. 곡선 아래 이름 붙은 영역은 인성계수로 알려져 있다.

연구에 유용하다.

뼈 물질 (Bone material)

그 기하학적 구조의 독립적 구성 물질 면의 기타 구조나 뼈의 특성화는 시험 견본의 크기와 형태뿐만 아니라 시험조건의 표준도 요구한다. 이러한 표준화 시험은 뼈와 힘줄조직의 상대강도, 또는 보철 이식에 사용된 다양한 물질의 상대적 스티프니스와 같은 두 개 이상 물질의 역학적 속성을 비교하는 데 유용하다. 더욱 정확한 측정 단위는 즉, 견본 규모(스트레인)의 변화 백분율 변화량과 견본(스트레스)의 단위면적당 부하와 같은 표준화된 견본을 시험할 때 사용한다. 생성된 곡선은 스트레스 스트레인 곡선이다.

스트레스는 외부 적용 부하에 반응한 구조 내 평면 표면의 발달된 단위면적당 부하의 강도나 힘을 고려한다. 뼈의 표준화 견본의 스트레스 측정에 가장 일반적으로 사용된 단위는 평방센티미터당 뉴턴(N/cm^2), 평방미터당 뉴턴(N/m^2) 또는 파스칼(Pa), 그리고 평방미터 당 메가뉴턴(MN/m^2), 또는 메가파스칼(Mpa)이다.

스트레인은 외부 적용 부하에 반응한 구조 내 발달 변형(규모의 변경)이다. 스트레인의 두 기초 유형은 견본의 길이 변화를 일으키는 선형 스트레인과 구조 내 가상 선 사이 각 관계의 변화를 일으키는 전단 스트레인이다. 선형 스트레인은 견본의 원래 길이에 의해 나눠진 견본의 선형변형(신장이나 단축)양으로 측정된다. 그것은 백분율로 표시되는 비차원적 매개변수이다(예, 센티미터당 센티미터). 전단 스트레인은 견본의 관심 평면에 있는 양각의 각변화량(γ)으로 측정된다. 그것은 라디안(1 라디안은 약 57.3°이다)으로 표시된다(국제 생체역학 소사이어티, 1987).

스트레스와 스트레인 값은 파괴에 대한 시험 지그 및 부하의 뼈조직 표준견본을 배치하여 얻을 수 있다(그림 2-10). 이 값은 스트레스와 스트레인 곡선에 표시될 수 있다(그림 2-8). 이 곡선의 영역은 부하 변형 곡선의 영역과 유사하다. 탄성 영역의 부하는 영구변형을 일으키지는 않지만, 한 번 항복점을 초과하면 일부 변형은 영구적이다. 먼저 언급했던 것처럼 에너지 저장 면의 물질 강도는 인성계수로 알려져 있고 전체 곡선 아래 영역을

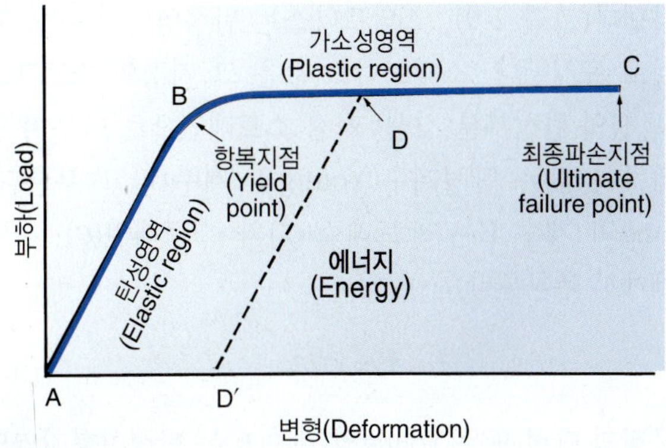

그림 2-9

다소 유연한 물질로 구성된 구조의 부하변형 곡선. 부하가 구조의 탄성범위(곡선의 A~B) 내에 적용되었다 제거된 경우, 영구 변형이 일어나지 않는다. 부하가 항복점을 지나 구조의 성형 범위(곡선의 B~C)로 계속되었다 제거된 경우, 영구변형이 일어난다. 성형범위의 D 지점에 부하되었다 제거된 경우 일어난 영구 스트레인은 A와 D 사이 거리로 표시된다. 부하가 성형범위 내에 계속되면, 최종 파괴점 인성계수에 도달한다.

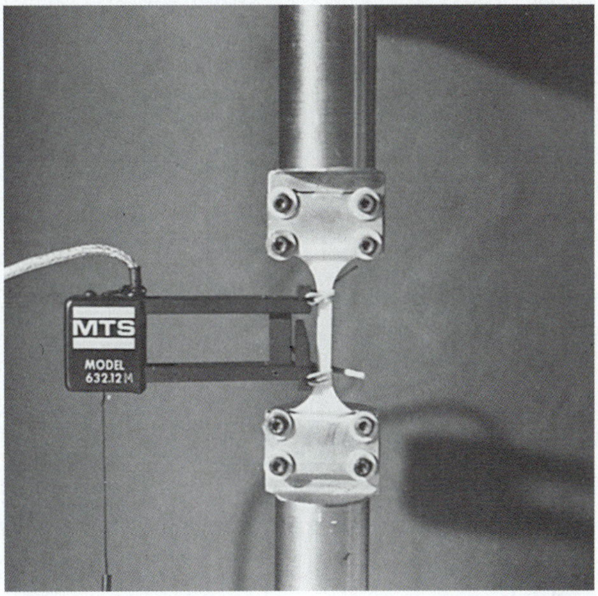

그림 2-10

기계에 의해 시험된 표준 뼈 견본. 두 계측기 팔 사이 뼈 부분의 스트레인은 스트레스 기준으로 측정된다. 스트레인은 측정된 총 부하에서 계산된다. 출처: *Courtesy of Dennis R. Carter, Ph.D.*

나타낸다(그림 2-9). 스티프니스는 탄성영역의 곡선 기울기로 표시된다. 스티프니스 값은 그 지점의 스트레인을 곡선의 탄성부분(직선) 지점 스트레인으로 나누어 얻는다. 이 값은 탄성계수(Young의 계수)라고 부른다. Young의 계수 E는 스트레스(σ)와 스트레인(ε) 사이 관계에서 추론된다.

$$E = \sigma/\varepsilon$$

물질의 탄성 또는 Young의 계수 E 는 탄성선형지역의 스트레스(σ)와 스트레인(ε) 선표의 기울기와 같다. E는 물질의 스티프니스를 나타내고, 보다 높은 탄성계수나 Young의 계수, 보다 스티프니스된 물질을 의미한다(Özkaya and Nordin, 1999).

역학적 속성은 두 가지 뼈 유형에서 다르다. 겉질뼈는 보다 큰 스트레스를 견디지만 항복 이전 더 낮은 스트레인으로 해면뼈보다 더 스티프니스되어 있다. 생체외 해면뼈는 항복 이전 스트레인의 50%까지 유지할 수 있는 반면, 겉질뼈는 스트레인이 1.5~2.0%를 초과할 때 항복되고 파열된다. 다공성 구조이기 때문에 해면뼈는 에너지 저장을 위해 더 큰 용량을 가진다(Keaveny and Hayes, 1993). 두 개 뼈조직 사이의 물리적 차이는 뼈용량 단위에 나타난 뼈조직의 질량으로 정의되는 겉보기 뼈밀도 용어로 측정된다[입방센티미터당 그램(g/cc)]. 그림 2-11은 유사한 조건 하에 시험된 다른 뼈밀도로 겉질뼈와 섬유주골의 전형적인 스트레스 스트레인 품질을 묘사한다. 일반적으로 단일 수치로 뼈강도를 설명하기에 불충분하다. 시험된 상황 하 뼈조직에 대한 스트레스 스트레인 그래프를 시험하는 것이 더 낫다.

뼈, 금속, 유리에 대한 도식으로 나타낸 스트레스 스트레인 그래프는 다양한 역학적 작용 사이 관계를 설명하는 데 유용하다(그림 2-12). 스티프니스의 격차는 탄성영역 곡선의 다른 기울기로 나타난다. 금속의 가파른 기울기는 그 세 개 중 가장 스티프니스되어 있음을 보여준다.

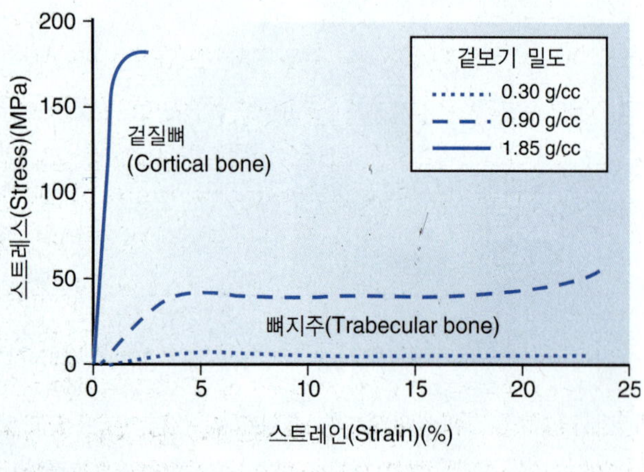

그림 2-11

다른 겉보기 밀도의 겉질뼈와 섬유주골 스트레스-스트레인 곡선 견본. 시험은 압박에서 실행되었다. 수치는 두 뼈 구조의 역학적 작용에서 다름을 나타낸다. 섬유주골은 지속적으로 겉질뼈보다 큰 인성계수를 가졌다(곡선 아래 면적). *출처: Keaveny, T.M., Hayes, W.C. (1993). Mechanical properties of cortical and trabecular bone. Bone, 7, 285–344.*

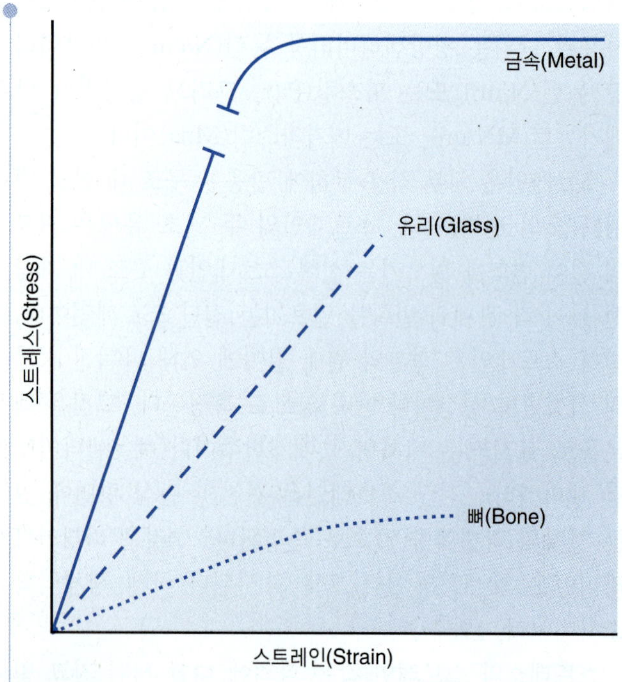

그림 2-12

3개 물질의 도식적 스트레스-스트레인 곡선. 금속은 탄성범위에서 가장 가파른 경사를 가지므로 가장 스티프니스된 물질이다. 금속의 곡선 탄성부분은 직선이며, 선형 탄성 작용을 나타낸다. 금속이 긴 성형 범위를 가진다는 사실은 파괴 이전 광범위하게 전형적 연성 물질이 변형됨을 의미한다. 유리와 같은 취성 물질은 선형 탄성 작용을 나타내지만 거의 변형 없이 돌연히 파괴되며, 스트레스 스트레인 곡선의 성형범위의 부족으로 보여준다. 연성과 취성 양쪽 모두를 가지고 있는 뼈는 탄성범위의 경사 곡선으로 나타내며, 이 지역 내 부하가 있는 동안 일부 항복이 있음을 나타낸다.

유리와 금속의 곡선 탄성부분은 선형탄성작용을 나타내는 직선이다. 가상적으로 항복점 전에 발생하는 항복 없이 도달된다. 비교에 의해 걸질뼈의 정확한 시험은 탄성영역의 부하 동안 뼈가 다소 항복되어 그 작용의 선형탄성이 아님을 나타내면서 곡선의 탄성부분이 직선이 아닌 약간 곡선임을 보여준다(Bonefield and Li, 1967). 표 2-1은 비교에 대한 선택 생체물질의 역학적 속성을 나타낸다. 물질은 항복 이전 확장이나 변형에 따라 취성 또는 연성으로 분류된다. 유리는 전형적인 취성 물질이며, 연질 금속은 전형적인 연성물질이다. 스트레인의 차이는 두 물질의 파단 표면을 반영한다(그림 2-13). 연성물질은 파단 이후 조각이 다같이 원형에 따르지 않는 반면, 취성 물질은 원형에 따른다. 그 연령과 부하된 비율에 따라 뼈는 보다 취성 또는 연성으로 나타난다(어린 뼈는 더 취성함).

항복점에 도달한 이후, 스트레스-스트레인 곡선의 소성역 부재에 의해 나타난 것처럼 유리 변형은 파괴 이전 아주 적게 변형된다(그림 2-10). 대조적으로 금속은 곡선의 긴 소성영역에 의해 나타난 것처럼 파괴 이전 광범위한 변형이 나타난다. 또한 뼈는 파괴 이전에 변형되지만 금속보다 훨씬 적은 범위로 변형된다. 금속과 뼈의 소성거동의 차이는 항복의 미세역학적 이벤트 차이의 결과이다. 금속의 항복(인장이나 당김의 시험)은 소성유동과 소성슬립라인의 형성에 의해 일어난다. 슬립라인은 금속의 격자구조 분자가 교란될 때 형성된다. 뼈의 항복(인장에서의 시험)은 결합선과 미세골절의 뼈단위 결합 제거에 의해 일어나고(그림 2-14), 그 반면 압력의 결과로 인한 뼈의 항복은 뼈단위나 개재 박막층의 균열에 의해 나타난다(그림 2-15).

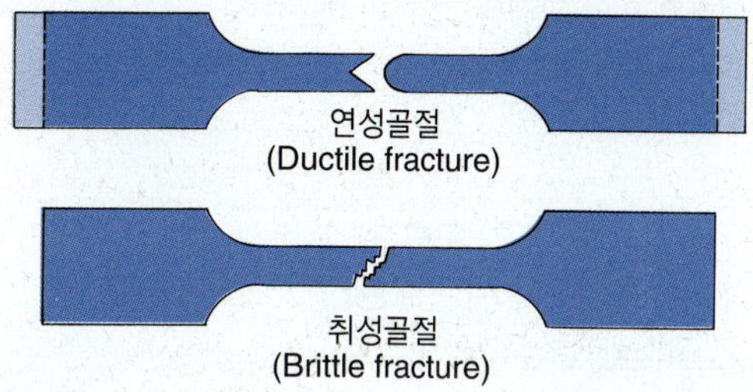

그림 2-13

연성 및 취성 물질의 견본 골절층. 연성 물질의 깨진 선은 변형되기 전 견본의 원래 길이를 나타낸다. 취성 물질은 골절 이전 아주 조금 변형되었다.

표 2-1

선택 생체물질의 역학적 속성

	최종강도(MPa)	*계수(GPa)*	*신장(%)*
금속			
Co-Cr 합금			
캐스트	600	220	8
주조	950	220	15
스테인레스강	850	210	10
티탄	900	110	15
폴리머			
뼈 결합제	20	2.0	2~4
도자기			
산화알루미늄	300	350	<2
생물학			
겉질뼈	100~150	10~15	1~3
뼈지주	8~50		2~4
힘줄, 인대	20~35	2.0~4.0	10~25

출처: Kummer, J.K. (1999). Implant biomaterials. In J.M. Spivak, P.E. DiCesare, D.S. Feldman, et al. (Eds.). Orthopaedics: A Study Guide. New York.: McGraw-Hill, 45-48.

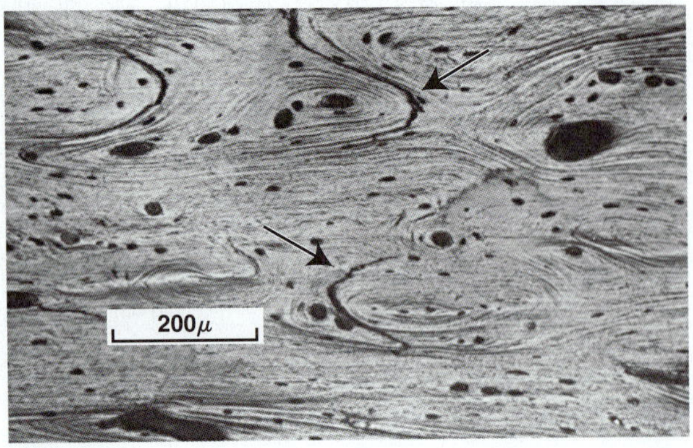

그림 2-14

인장에 시험된 인간 겉질뼈 견본 반사광 현미경 사진(x30). *화살표*는 결합선에서 분리되어 뼈단위에서 당겨져 나옴을 가리킨다. *출처: Dennis R. Carter, Ph.D.*

뼈의 생체역학적 작용 (Biomechanical behavior of bone)

힘과 모멘트의 영향 하 뼈의 역학적 작용은 그 역학적 속성, 기하학적 구조의 특성, 적용된 부하모드, 부하방향, 부하율, 부하 매개변수에 의해 영향을 받는다.

비등방성 (Anisotropy)

뼈는 박막층 형태의 나무와 같이 결을 가지고 있어서 비등방성으로 작용한다. 그것은 그 구조가 가로와 세로 방향에 따라 다르기 때문에 다양한 축을 따라 부하될 때 뚜렷한 역학적 속성을 보임을 의미한다. 한편, 금속과 같은 등방성은 어느 한 방향으로 부하될 때 동일한 속성을 가진다.

그림 2-16은 네 개 방향의 인장에서 시험한 인간 넙다리뼈 몸통의 겉질뼈 강도 및 인장의 다양성을 보여준다 (Carter, 1978; Frankel and Burstein, 1970). 양 매개변수의 값은 세로 방향에서 부하된 견본에서 가장 높다. 그림 2-11은 두 개 방향에서 압축 및 인장으로 시험된 섬유주 뼈강도 및 인장을 보여준다. 섬유주 또는 해면뼈는 약 25% 밀집, 5~10% 스티프니스(강직/강성), 겉질뼈의 연성의 5배이다.

골격 전체 뼈의 부하패턴과 역학적 속성 사이 관계는 매우 복잡하지만, 일반적으로 뼈강도 및 인장은 일상 부하가 가장 일반적으로 부과된 방향에서 가장 크다고 말할 수 있다.

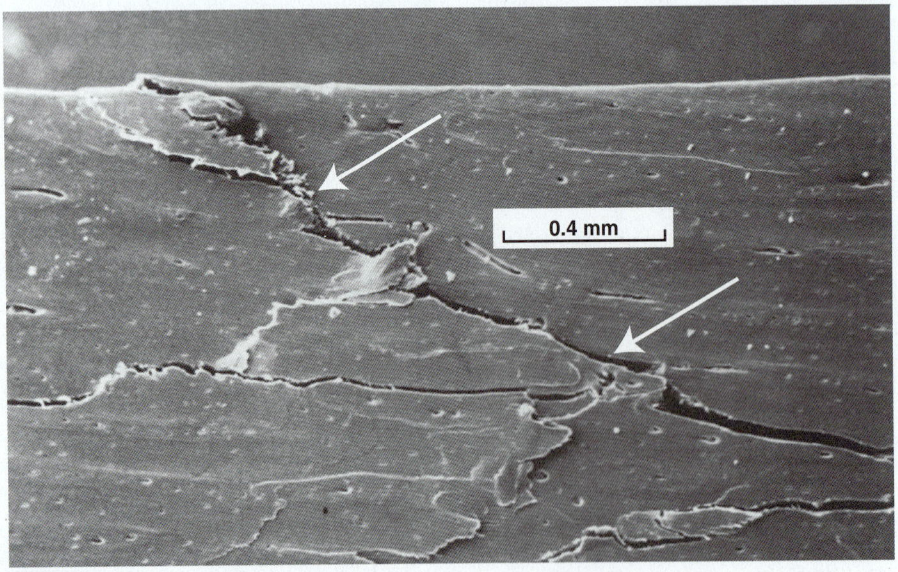

그림 2-15

압박에서 시험된 인간 겉질뼈 견본 주사전자현미경 사진(x30). *화살표*는 뼈단위의 경사 균열을 가리킨다. *출처: Dennis R. Carter, Ph.D.*

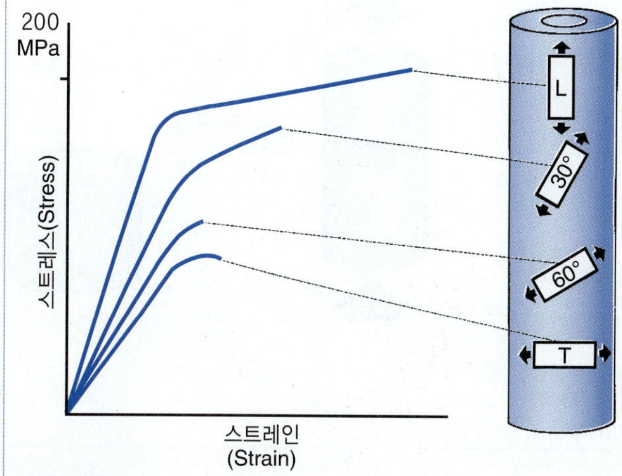

그림 2-16

네 방향 인장(당김)에서 시험된 인간 넙다리뼈 골간 겉질뼈 견본의 비등방성 작용. 뼈의 중성축에 대한 기울기 30° 세로축(*L*), 길고 기울기 60° 가로축(*T*). 인성계수는 명확히 비등방성이고 인장이 세로축에 적용될 때 가장 크다. *출처: Frankel, V.H., Burstein, A.H. (1970). Orthopaedic Biomechanics. Philadelphia: Lea & Febiger.*

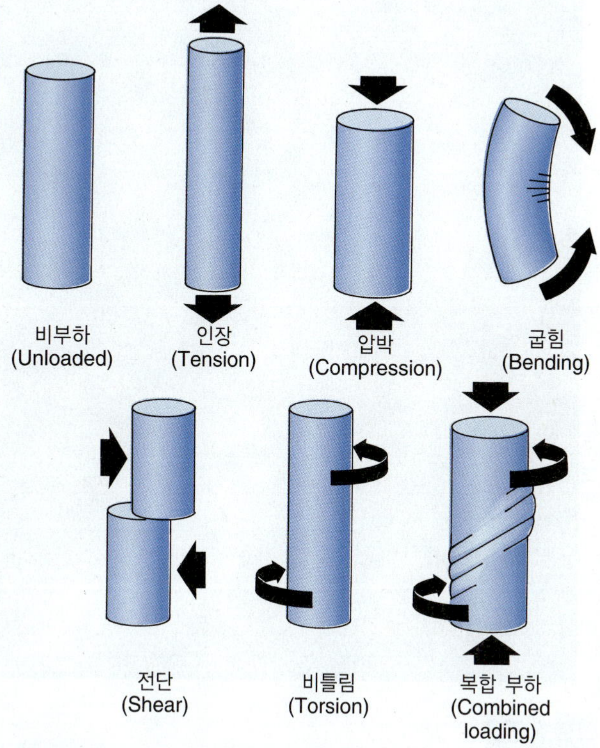

그림 2-17

다양한 부하 모드의 도식.

다양한 부하방법 하의 뼈작용
(Bone behavior under various load modes)

힘과 모멘트는 인장(tension), 압박, 굽힘, 전단, 비틀림, 조합부하로 생산되는 다양한 방향으로 구조에 적용될 수 있다(그림 2-17). 생체 내 뼈는 모든 이러한 부하모드에 따라 변할 수 있다. 이러한 모드의 다음 설명은 부하가 구조의 내적 변형을 생성하면서 평형의 구조에 적용되는 것을 나타낸다(정지나 일정 속도의 움직임).

인장 부하 (Tension)

인장 부하가 있는 동안 동일한 반대 부하가 구조표면에서 외부방향으로 적용되고, 인장 스트레스 및 스트레인은 구조 내부에 영향을 미친다. 인장 스트레스는 구조표면에서 밀어내는 많은 작은 힘으로 생각될 수 있다. 최대 스트레스 인장은 적용 부하에 수직으로 평면에 일어난다(그림 2-18). 인장부하 하에 구조는 길어지고 좁아진다.

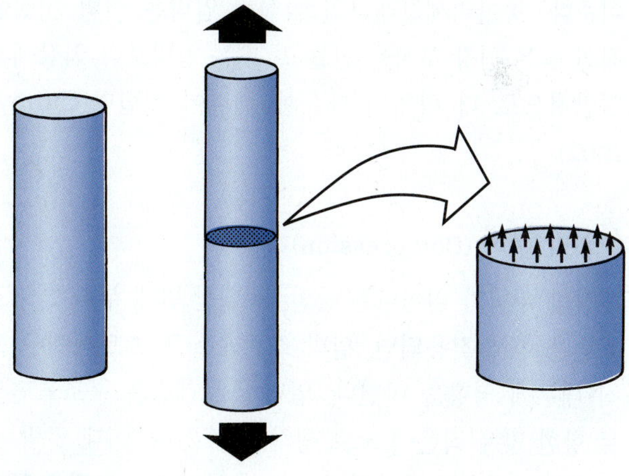

그림 2-18

인장 부하.

임상적으로 인장 부하에서 일어나는 골절은 일반적으로 해면뼈에 많은 부분으로 뼈 내에서 볼 수 있다. 견본은 아킬레스힘줄 결부에 인접한 발꿈치뼈의 골절과 짧은종아리근의 결부에 인접한 다섯 번째 발꿈치뼈의 기본 골절이다. 그림 2-19는 발꿈치뼈를 통한 인장파열을 보

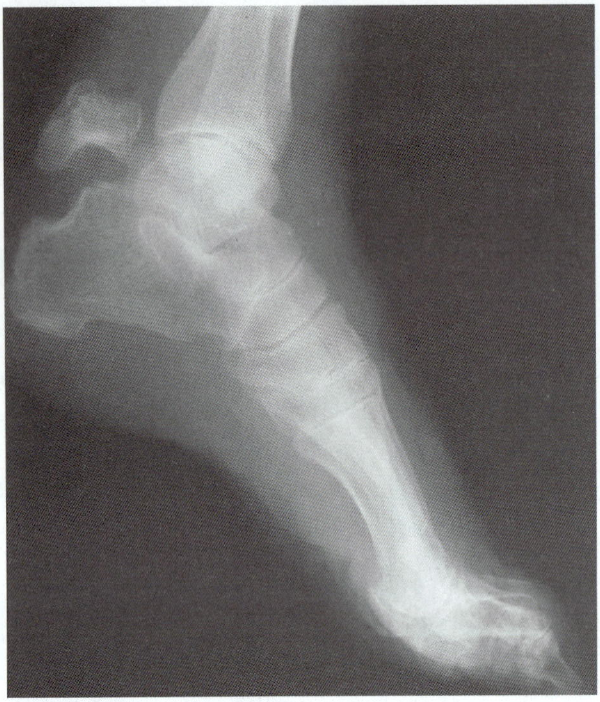

그림 2-19

테니스 시합 중 종아리세갈래근(하퇴삼두근)의 강한 압박에 의해 생성된 발꿈치뼈의 인장 골절. *출처: Robert A. Winquist, M.D.*

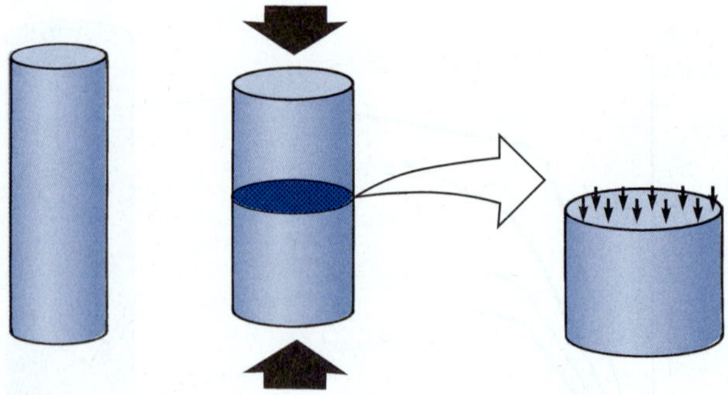

그림 2-20

압박 부하.

여준다. 종아리세갈래근의 극심한 압박은 뼈의 비정상적인 높은 인장 부하를 만들고, 뼈는 압박보다 인장에서 일반적으로 더 약하기 때문에 해결이 어렵다(Currey, 2002).

압박 부하 (Compression)

압박 부하가 일어나는 동안, 동일한 반대 부하가 구조 표면을 향해 적용되면, 압박 스트레스 및 스트레인은 조직 내부에 영향을 미친다. 압박 스트레스는 구조표면으로 향한 많은 작은 힘으로 생각할 수 있다. 최대 압박 스트레스는 적용된 부하의 수직면에 일어난다(그림 2-20). 압박 부하 하 구조는 짧아지고 넓어진다.

임상적으로 압박골절은 압박 부하에 따라 변할 수 있는 척추에서 일반적으로 발견된다. 이 골절은 골다공증 뼈조직의 노인에게서 가장 흔히 보여진다. 그림 2-21은 높은 압박 부하에 따라 변할 수 있는 인간 척추에 일어나는 축소 및 확장을 보여준다. 관절에서 파괴에 대한 압

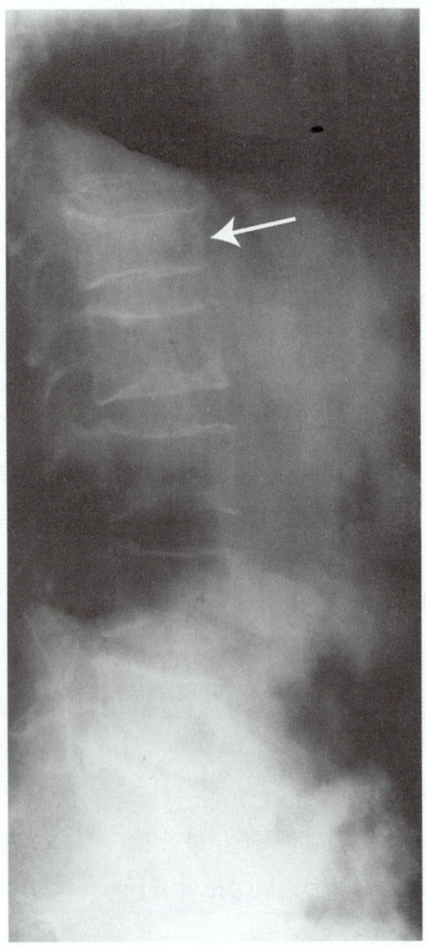

그림 2-21

인간 첫 번째 허리뼈의 압박 골절. 척추는 짧아지고 넓어진다.

박 부하는 주변 근육의 비상상적인 강한 수축에 의해 생성될 수 있다. 이 결과의 예는 그림 2-22에 나타난다. 넙다리목(femoral neck)의 양측성 하부주요 골절은 전기충격 치료를 받는 환자에 의해 확인된다. 엉덩관절 주변 근육의 강한 수축은 손상을 일으키는 관골구에 대한 넙다리뼈머리(femoral head)를 압박한다.

전단 부하 (Shear)

전단 부하 동안 부하는 구조 표면에 평행하게 적용되고, 전단 스트레스 및 스트레인이 구조 내에 일어난다. 전단 스트레스는 적용된 부하에 평행한 평면 상 구조 표면에 작용하는 많은 작은 힘으로 생각할 수 있다(그림 2-23). 전단 부하에 따라 변할 수 있는 구조는 각이 진 방식으로 내부적으로 변형된다. 구조 내 평면의 양각은 둔각이나 예각이 된다(그림 2-24). 구조는 인장이나 압박 부하에 따라 변할 때마다 전단 스트레스가 생성된다. 그림 2-25는 이러한 부하 모드에 따라 변할 수 있는 구조의 각 변형을 설명한다. 임상적으로 전단골절은 해면뼈에 가장 흔히 발견된다. 전단 골절은 적용된 힘의 각이 최대 수직 스트레스의 반값인 45°와 같을 때 가장 크다.

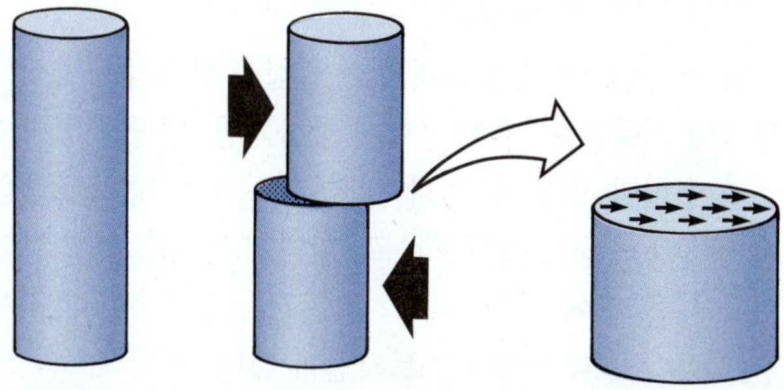

그림 2-23
전단 부하.

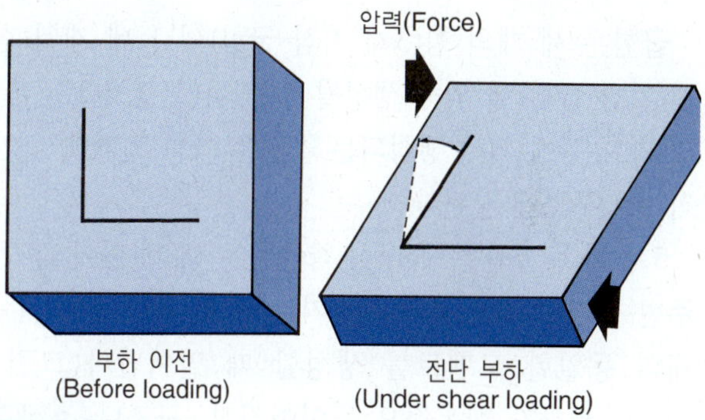

그림 2-24
구조가 전단으로 부하될 때, 구조내 평면 상 양각에 있던 선은 그 방위를 변경하여 둔각이나 예각이 된다. 이 각 변형은 전단 스트레인을 나타낸다.

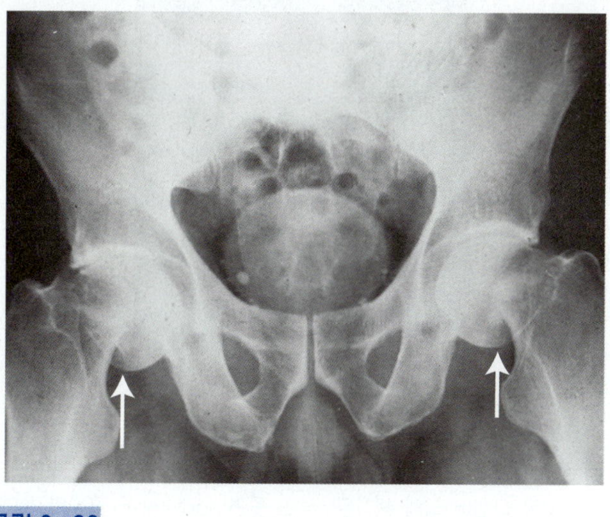

그림 2-22
전기충격치료를 받는 환자의 넙다리목 양측성 하부주요 압박골절.

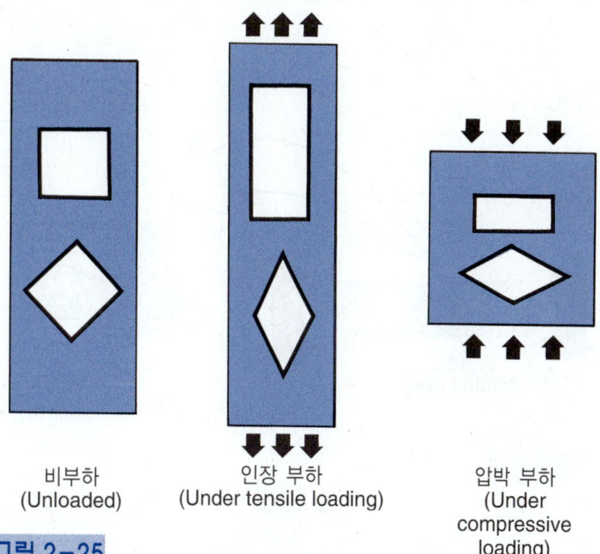

그림 2-25
인장과 압박으로 부하된 구조의 전단 스트레인은 각 변형으로 나타난다.

굽힘 부하 (Bending)

굽힘에서는 부하가 축에 대한 굽힘을 일으키는 방식의 구조에 적용된다. 뼈가 굽힘에 부하되면, 인장과 압박의 조합에 따라 변할 수 있다. 인장 스트레스 및 스트레인은 중성축의 하나에 작용하고, 압박 스트레스 및 스트레인은 다른 면에 작용한다(그림 2-26). 중성축을 따라서는 아무 스트레스이나 스트레인이 없다. 스트레스의 크기는 뼈 중성축에서의 거리에 비율적이다. 스트레스가 중성축에서 멀수록 그 크기는 더 크다. 뼈구조가 비대칭이기 때문에 스트레스는 동일하게 분산되지 않을 수 있다.

굽힘은 세 개의 힘(3개 지점 굽힘)이나 네 개의 힘(4개 지점 굽힘)에 의해 생성될 수 있다(그림 2-27). 굽힘의 양 유형에 의해 생성되는 골절은 특히 긴뼈에서 임상적으로 주로 관찰된다.

3개 지점 굽힘은 구조 상 작용하는 세 개 힘이 각각 두 주변 힘과 그 회전축의 수직거리 중 하나를 생성하는 두 개의 동일한 모멘트를 생성할 때 일어난다(그림 2-27A). 부하가 항복점으로 이어지면, 구조나 조직결함 없이 균일하고 대칭인 경우 구조는 중간 힘의 적용점에서 부서질 것이다.

스키 타는 사람이 신은 "부츠 윗면(boot top)" 골절은 전형적인 3개 지점 굽힘 골절이다. 이 유형은 그림 2-28에 보이는 것처럼 스키 타는 사람이 스키부츠 위로 넘어짐으로써 하나의 굽힘 모멘트가 몸쪽 정강뼈에 작용했다. 고정된 발과 스키에서 생성된 동일 모멘트는 먼쪽 정강뼈에 작용했다. 몸쪽 정강뼈는 앞쪽 굽힘으로 인장 스트레스 및 스트레인이 뼈의 뒤쪽에 작용했고, 압박 스트레스 및 스트레인이 앞쪽에 작용했다. 정강뼈와 종아리뼈는 부츠 윗면에서 골절됐다. 성인 뼈가 압박보다 인장에 약하기 때문에 파괴는 인장으로 측면에서 시작한

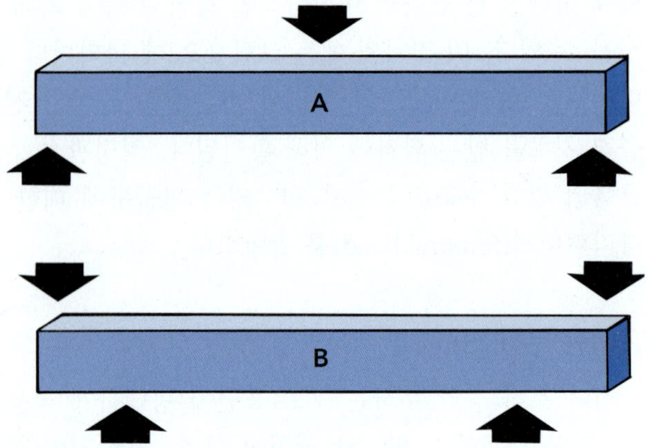

그림 2-27

굽힘의 두 가지 유형. A. 3개 지점 굽힘. B. 4개 지점 굽힘.

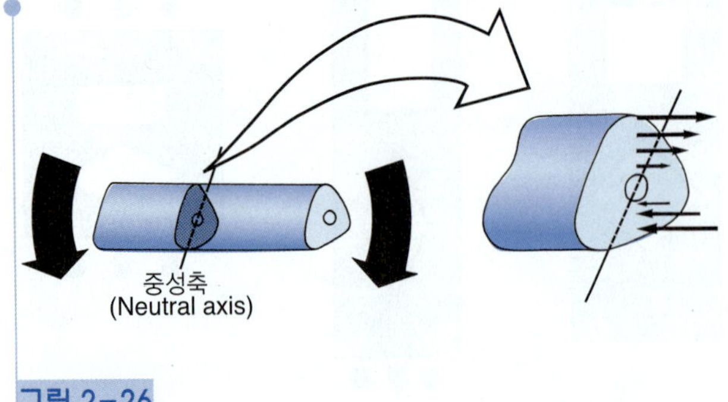

그림 2-26

중성축 주변의 스트레스 분산을 나타내면서 뼈의 가로단면은 굽힘에 따라 변할 수 있다. 인장 스트레스는 겉면에 작용하고, 압박 스트레스는 내면에 작용한다. 스트레스는 뼈의 표면에서 가장 크고 중성 축 주변에서 가장 낮다. 인장과 압박 스트레스는 뼈가 비대칭하기 때문에 같지 않다.

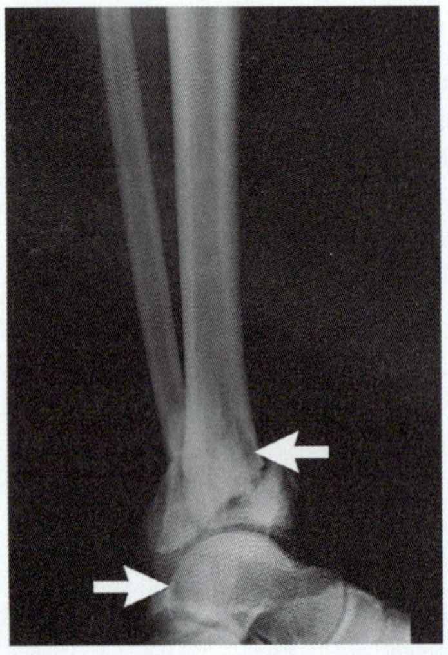

그림 2-28

3개 지점 굽힘에 의해 생성된 "부츠 윗면(boot top)" 골절의 측면 뢴트겐 사진. *출처: Robert A. Winquist, M.D.*

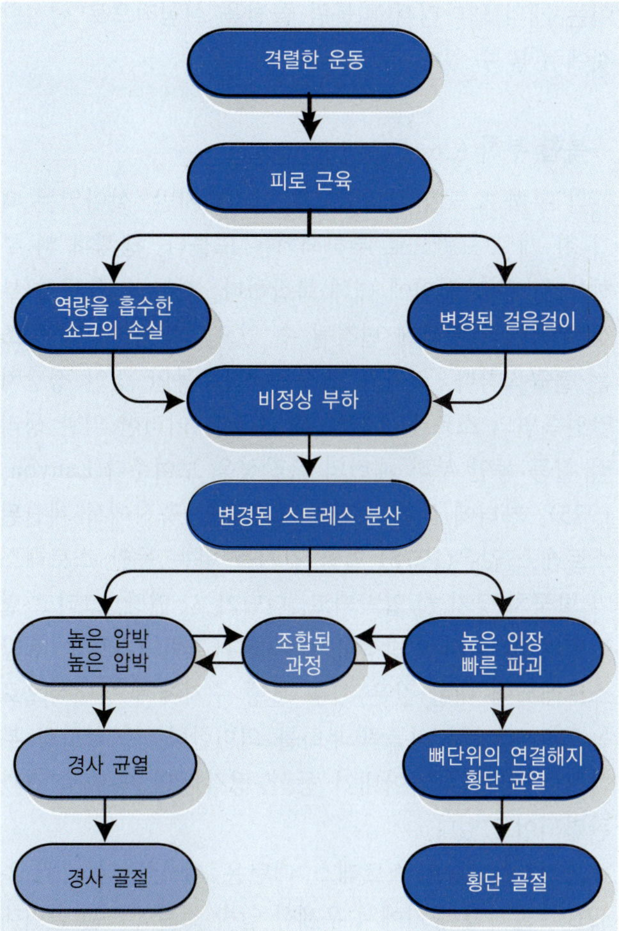

플로 차트 2-1

뼈의 피로 및 스트레스 효과.*

*이 플로차트는 교실이나 집단 토의를 위해 설계되었으며, 완전하지는 않음.

다. 미성숙뼈는 보다 연성이기 때문에 압박에서 최초로 파괴될 수 있고 죔쇠 골절이 압박면에 생길 수 있다(플로차트 2-1).

4개 지점 굽힘은 두 개 힘이 두 동일 모멘트에 생성되는 구조에 작용할 때 일어난다. 그 한 쌍의 힘은 동일한 크기의 반대 방향으로 두 평행 힘이 구조에 적용될 때 형성된다. 굽힘 모멘트의 크기가 한 쌍의 힘 사이 영역 전체에서 동일하기 때문에 구조는 가장 약한 지점에서 부서진다. 4개 지점 굽힘의 예는 사례연구 2-1에서 볼 수 있다.

사례연구 2-1

뼈 파괴

스티프니스 무릎관절은 수술 후 감염 넙다리 골절 환자의 회복기 동안 부정확하게 처리되었다. 처리하는 동안 후방 무릎 관절막과 정강뼈는 한 힘의 쌍 그리고 넙다리뼈머리와 엉덩관절막은 다른 것으로 형성되었다. 굽힘 모멘트는 넙다리뼈에 적용되는 것처럼 원형이었다가 감염된 골절부분이 가장 약한 지점에서 파괴되었다(사례연구 그림 2-1).

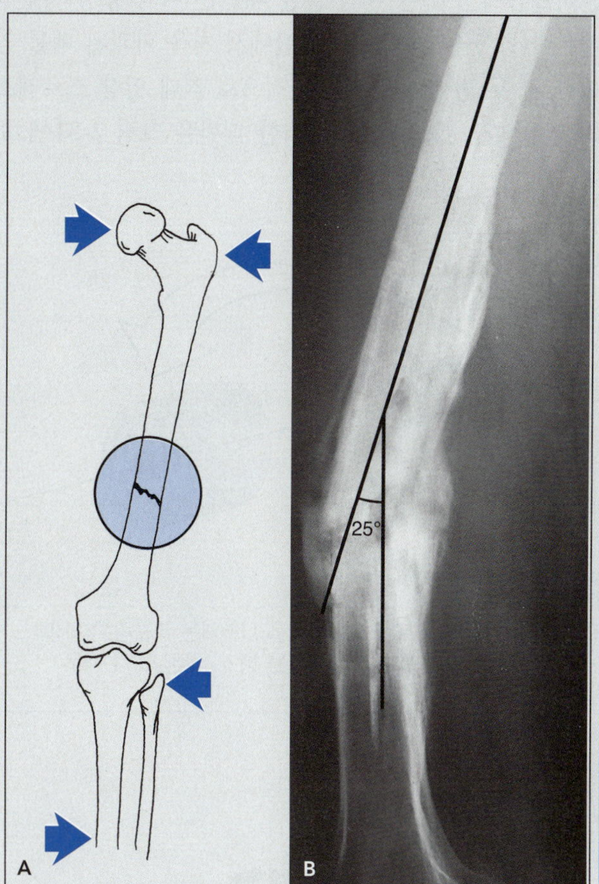

사례연구 그림 2-1 A. 골절 회복 동안 스티프니스 무릎 관절이 조정되는 동안, 원래 골절 부분의 가장 약한 지점에서 넙다리 재골절을 일으킨 4개 지점 굽힘. B. 골절된 넙다리뼈의 측면 방사선. *출처: Kaj Lundborg, M.D.*

비틀림 부하 (Torsion)

비틀림에서는 부하가 축에 비틀리도록 야기하는 방식의 구조에 적용되고, 토크(또는 모멘트)는 구조 내에서 생성된다. 구조가 비틀림에서 부하될 때 전단 스트레스는 전체 구조에 분산된다. 굽힘에서처럼 이 스트레스의 크기는 중성축에서의 거리에 비례적이다(그림 2-29). 스트레스가 중성축에서 멀어질수록 그 크기는 더 커진다.

비틀림의 부하 하에 최대 전단 스트레스는 구조의 중성축에 평행한 수직면에 작용한다. 또한 최대 인장 및 압박 스트레스가 구조의 중성축에 대각선으로 면에 작용한다. 그림 2-30에서는 비틀림에서 부하된 이러한 작은 분할 면들을 설명한다.

비틀림에 부하된 뼈의 골절 패턴은 뼈의 중성축에 평행한 최초 균열 형성으로 전단에서 처음 파괴된 뼈를 암시한다. 두 번째 균열은 일반적으로 최대 인장 스트레스의 면을 따라 형성된다. 그러한 패턴은 그림 2-31에 보이는 개의 넙다리뼈 비틀림 골절을 실험적으로 생성한 것에서 볼 수 있다.

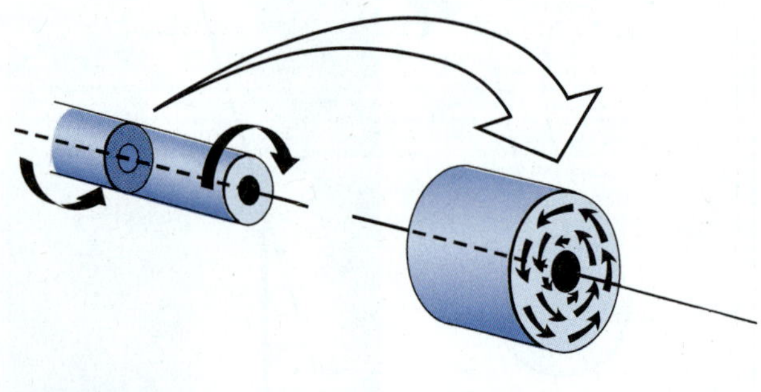

그림 2-29

중성축 주변 전단 스트레스의 분산을 나타내는 비틀림 부하의 원기둥 단면 인장과 압박 스트레스는 뼈가 비대칭하기 때문에 같지 않다.

복합 부하 (Combined loading)

각 부하 모드가 분리적으로 고려되지만, 살아있는 뼈가 한 개 모드만으로 부하되기는 드물다. 생체내 뼈 부하는 두 주요 원인에 대해 복잡하다. 뼈는 다중 방향 부정 부하에 일정하게 변경될 수 있고, 그 기하학적 구조는 불규칙하다. 걷기와 조깅을 하는 동안 성인 정강뼈 앞안쪽면의 스트레인 생체 내 측정은 이러한 일반 생리적 활동 동안 부하 패턴의 복잡성을 보여준다(Lanyon, 1975). 카터에 의한 이러한 스트레인 측정에서 계산된 스트레스 값은(1978) 일반 걷기를 하는 동안 스트레스가 발꿈치 닿기 시 압박되고, 디딤기 시 인장, 그리고 밀어내기 시 다시 압박됨을 보여준다(그림 2-32A). 전단 스트레스에 대한 값은 이후 보행 주기에서 상대적으로 높으며, 상당한 비틀림 부하를 의미한다. 이 비틀림 부하는 디딤기와 밀어내기 동안 정강뼈의 외부 회전과 관련되어 있었다.

조깅하는 동안 스트레스 패턴은 꽤 달랐다(그림 2-32B). 발가락 닿기에서 우세한 압박 스트레스는 밀어내기 동안 고인장 스트레스로 이어졌다. 전단 스트레스는 활보 내내 낮았고, 그것은 최소인장 부하가 대체적 패턴에서 정강뼈의 어느 정도 내외적 회전에 의해 생성됨을

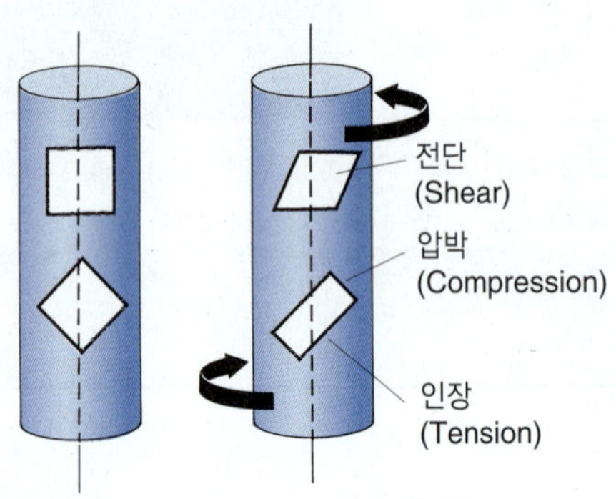

그림 2-30

비틀림에 부하된 뼈의 작은 부분 도식. 중성축에 평행과 지각면에 작용하는 최대 전단 스트레스. 최대 인장 및 압박 스트레스는 이 축에 대각선 면으로 작용한다.

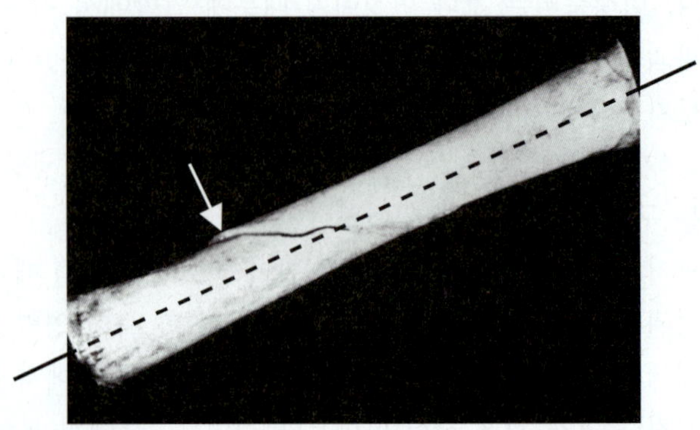

그림 2-31

실험적으로 생성된 개의 넙다리뼈 비틀림 골절. 중성축에 평행한 짧은 균열(*화살표*)은 전단 파괴를 나타낸다. 중성축에 30° 의 골절선이 최대 인장 스트레스 단면에 나타난다.

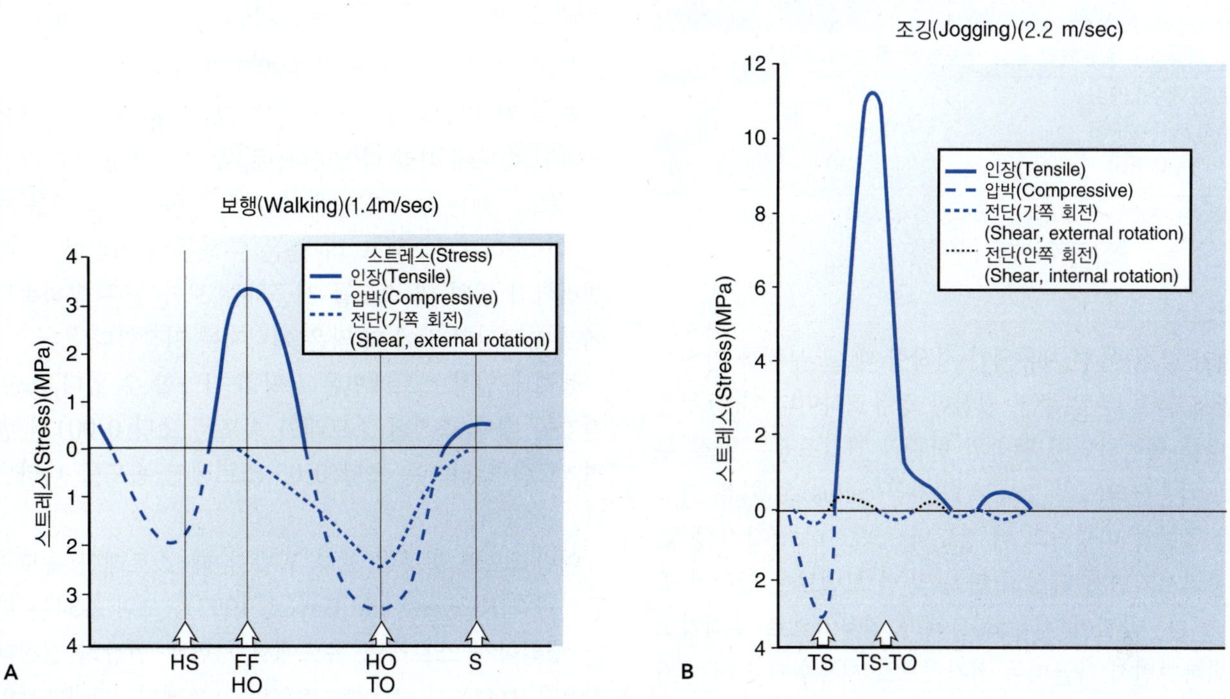

그림 2-32

A. 보행하는 동안 인간 정강뼈 앞쪽 가쪽 겉질의 측정 스트레스. HS, 발꿈치 닿기; FF, 편평발; HO, 뒤꿈치 떼기; TO, 발가락 떼기; S, 스윙. *출처: Lanyon L.E., Hampson, W.G.J., Goodship, A.E., et al., (1975). Bone deformation recorded in vivo from strain gauges attached to the human tibial shaft. Acta Orthop Scand, 46, 256. Courtesy of Dennis R. Carter, Ph.D.*

B. 조깅하는 동안 인간 정강뼈 앞가쪽 겉질의 측정 스트레스. TS, 발가락 닿기; TO, 발가락 떼기. *출처: Lanyon L.E., Hampson, W.G.J., Goodship, A.E., et al., (1975). Bone deformation recorded in vivo from strain gauges attached to the human tibial shaft. Acta Orthop Scand, 46, 256. Courtesy of Dennis R. Carter, Ph.D.*

의미한다. 느린 걷기에서 조깅으로의 속도 증가는 정강뼈의 스트레스와 스트레인 모두를 높였다(Lanyon 1975). 더 큰 속도의 스트레인 증가는 느린 걷기에서 빠른 경보로 스트레인 값의 5배 증가를 보인 보행 연구에서 확인되었다(Lanyon and Bourn, 1979).

골절 (Fracture)

비등방성 속성 때문에 성인 겉질뼈는 압박, 인장, 전단 부하 아래 최종 스트레스가 다른 값으로 나타났다. 표 2-2에서 보이는 것처럼 겉질뼈는 인장보다 압박에서(약 130 Mpa) 그리고 전단보다 인장에서(70 Mpa) 더 큰 스트레스를 견딜 수 있었다. 표 2-3에서처럼 탄성(Young의 계수)은 가로 부하에서 약 11,000 MPa 그리고 세로 또는 축 부하에서 약 17,000 MPa 이다. 압박 시험에 대한 인간 섬유주골 값은 약 50 MPa이고, 인장의 부하인 경우 약 8 MPa로 감소된다. 탄성계수는 낮고(0~400 MPa), 섬유주골의 겉보기 밀도와 부하 방향에 달려있다. 임상 생체역학적 결론은 압박 파괴의 방향이 일반적으로 안정 골절을 가져오는 반면, 인장이나 전단에 의해 개시된 골절은 파국 결과를 가져올 수 있다.

표 2-2

인간 넙다리뼈 겉질뼈의 평균 비등방성 및 비대칭 최종 스트레스 속성*

세로축(MPa)	인장	133
	압박	193
가로축(MPa)	인장	51
	압박	133
전단(MPa)		68

**이 속성은 주요 물질 좌표계를 말한다. 출처: Reilly, D.T., Burstein, A.H. (1975). J. Biomech, 8(6), 393–405.*

표 2-3

인간 넙다리뼈 겉질뼈의 평균 비등방성 및 탄성 속성*

세로축 계수(MPa)	17,000
가로축 계수(MPa)	11,500
전단 계수(MPa)	3,300

*이 속성은 주요 물질 좌표계를 말한다. 출처: Reilly, D.T., Burstein, A.H. (1975). J. Biomech, 8(6), 393-405.

뼈가 골절 이후 치유되기 시작할 때 그 부위를 안정시키면서 골절 부위 주변 밀집한 섬유조직이나 가골(무층뼈)띠를 형성하면서 뼈막의 혈관과 연결조직은 골절 부위로 이동한다(그림 2-33A). 가골(callus)은 치유 기간 동안 굽힘과 비틀림의 뼈 강도와 스티프니스(강직/강성)를 증가시키면서 타성의 면적 및 극 모멘트를 상당히 증가시킨다. 골절이 치유되고 뼈가 점차적으로 수직강도를 회복하면서 가골띠는 점진적으로 재흡수되고 뼈는 가능한 일반 크기와 형태로 되돌아간다(그림 2-33B).

뼈의 스트레인 의존: 점탄성 (Strain rate dependency in bone viscoelasticity)

뼈는 점탄성 물질이기 때문에 그 생체역학적 작용은 부하된 속도에 따라 다양하다(예, 부하가 적용되고 제거된 속도). 뼈는 부하가 높은 속도로 적용될 때 파괴를 위해 더 스티프니스되고 더 높은 부하를 유지한다. 또한 생리학적 범위 내 속도를 제공하는 보다 높은 부하속도에서 파괴되기 전에 더 많은 에너지를 저장한다.

생체내 일상 스트레인은 상당히 다양할 수 있다. 느린 걷기에 대해 측정된 스트레인 속도는 초당 0.001인 반면, 느린 달리기는 초당 0.03 스트레인 속도를 나타낸다.

일반적으로 활동이 보다 활발할 때 스트레인 속도가 증가한다(Keaveny and Hayes, 1993). 그림 2-34는 다른 생리학적 스트레인 속도에서 시험된 인장의 겉질뼈 작용을 보여준다. 보이는 것처럼 스트레인 속도의 동일

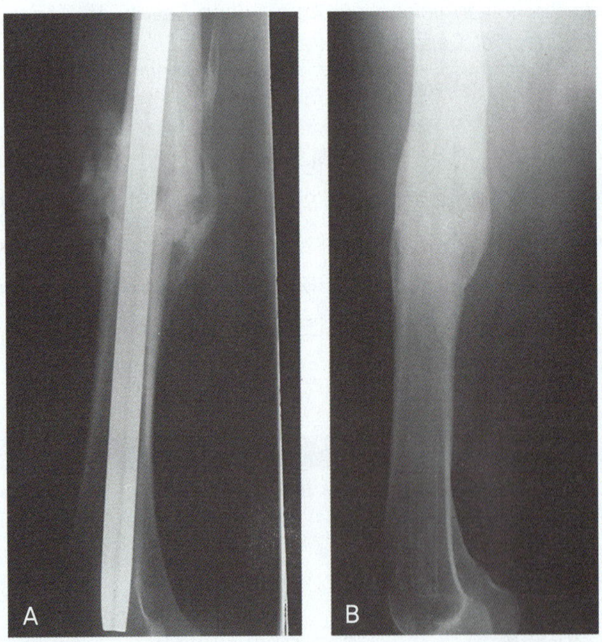

그림 2-33

A. 수내못 고정으로 고정된 넙다리 골절의 초기 가골 형태.
B. 손상 후 9개월, 골절이 치유되어 가고 대부분의 가골띠가 재흡수되었다. 출처: Robert A. Winquist, M.D.

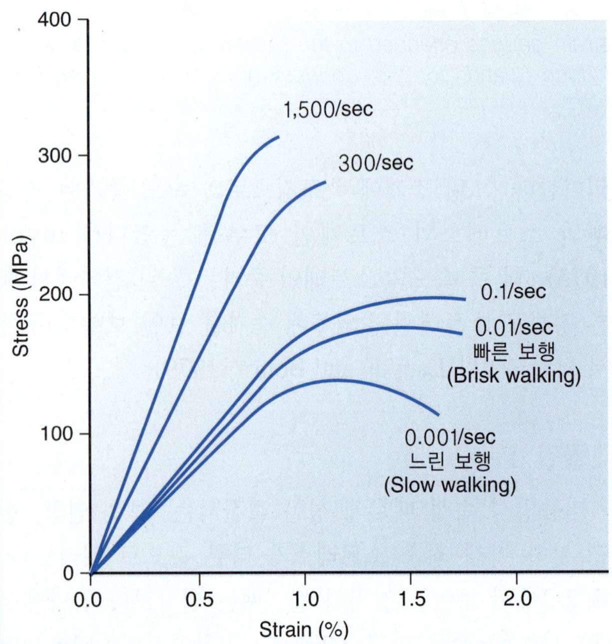

그림 2-34

겉질뼈의 속도의존은 5개 스트레인 속도로 설명된다. 스티프니스(계수)와 강도 모두 증가된 스트레인 속도에서 상당히 증가된다. *출처: McElhaney, J. H. (1966). Dynamic response of bone and muscle tissue. J Apple Physiol, 21, 1231-1236.*

한 변화는 탄성계수보다 극한 스트레스(강도)에서 더 크게 변화가 생성된다. 자료는 뼈가 느린 걷기보다 활발한 걷기에서 약 30%가 더 강해짐을 나타낸다. 외상 영향을 나타내는 아주 높은 스트레인 속도(> 1 초당)에서 뼈는 보다 활발해진다. 겉질뼈의 최종 인장강도와 탄성에 대한 실험적 시험의 전체 범위에서 강도는 세 개 요인 그리고 계수는 두 개 요인에 의해 증가된다(Keaveny and Hayes, 1993).

부하속도는 골절에서 연부조직 손상의 양과골절 패턴 양쪽 모두에 영향을 주기 때문에 임상적으로 중요하다. 뼈가 골절될 때 저장된 에너지는 방출된다. 낮은 부하속도에서 에너지는 단일균열 형성을 통해 분산될 수 있다. 뼈와 연부조직은 뼈 조각의 변위가 없거나 조금 있는 상태로 상대적으로 온전하게 남아 있다. 그러나 높은 부하속도에서 저장된 더 큰 에너지가 뼈의 단일 균열과 분쇄 그리고 광범위한 연부 조직손상 결과를 통해 충분히 빠르게 분산되지는 않을 것이다. 그림 2-35은 높은 부하 속도 인장에서 생체외 시험된 사람의 정강뼈를 보여준다. 수많은 뼈조각이 생성되고 조각의 변위가 나타난다.

임상적으로 뼈 조각은 골절에서 방출된 에너지 양에 기반한 낮은 에너지, 높은 에너지, 아주 높은 에너지의 세 일반 분류로 나눠진다. 낮은 에너지 골절은 단순 비틀림 스키 골절에 의해 예시되고, 높은 에너지 골절은 자동차 사고에서 흔히 나타나고, 아주 높은 에너지 골절은 아주 빠른 초속의 총상에서 발생된다.

근육활동이 뼈의 스트레스 분포에 미치는 영향 (Influence of muscle activity on stress distribution in bone)

뼈가 생체 내에 부하되면, 뼈에 부착된 근육수축이 뼈의 스트레스 분산을 변경한다. 이 근육 수축은 부분적이거나 전체적으로 중성화된 압박 스트레스를 생성하여 뼈의 인장 스트레스를 감소하거나 제거한다.

근육 수축의 결과는 3개 지점 굽힘에 따라 변할 수 있는 정강뼈에서 설명될 수 있다. 그림 2-36A는 굽힘 모멘트로 정강뼈가 변할 수 있는 앞으로 넘어진 스키 타는 사람의 다리를 보여준다. 높은 인장 스트레스는 정강뼈의 뒤쪽에서 생성되고 고압박 스트레스는 앞쪽에 작용한다. 종아리세갈래근의 수축은 큰 인장 스트레스를 중성화하

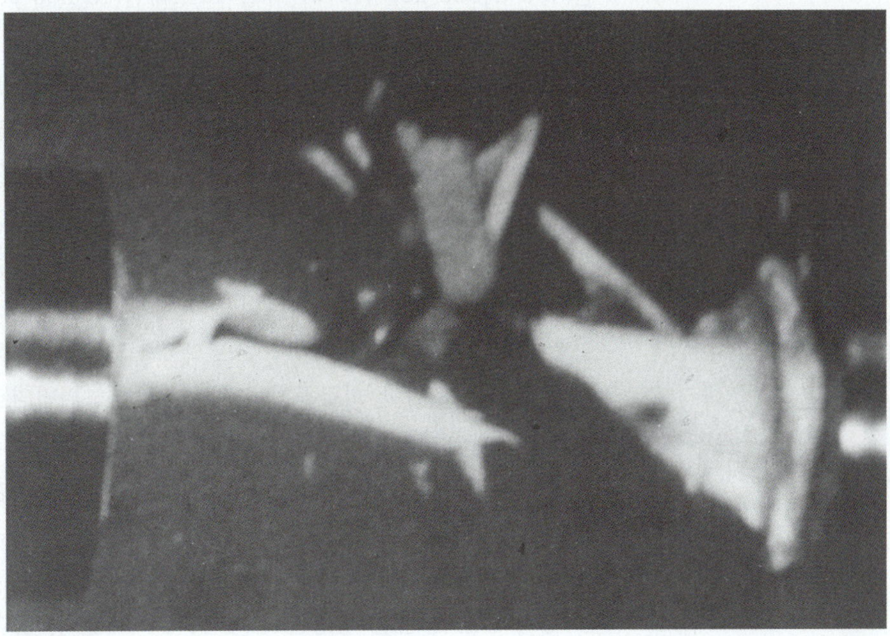

그림 2-35

높은 부하 속도에서 비틀림의 파괴에 대해 시험된 인간 정강뼈. 수많은 조각 변위가 진단되었다.

여 이로 인해 인장 파괴로부터 정강뼈를 보호하면서 앞쪽에 큰 압박 스트레스를 생성한다(그림 2-36B). 이 근육 수축은 정강뼈의 각진 면에 더 큰 압박 스트레스를 가져올 수 있어 파괴로부터 뼈를 보호한다. 성인 뼈는 일반적으로 스트레스를 견디지만, 미성숙뼈는 약해서 압박에 파괴될 수 있다.

근육 수축은 엉덩관절에서 유사 효과를 생성한다(그림 2-37). 보행 동안 굽힘 모멘트는 넙다리목부(femoral neck)에 적용되고 인장 스트레스는 위겉질에 생성된다. 볼기근 중맥근의 수축은 위겉질에 작용하는 압박이나 인장 스트레스 없는 최종 결과로 인장 스트레스를 중성화하는 압박 스트레스를 생성한다. 그래서 그 근육 수축은 넙다리목부를 다른 방법으로 가능한 것보다 더 높은 부하를 지지하게 만든다.

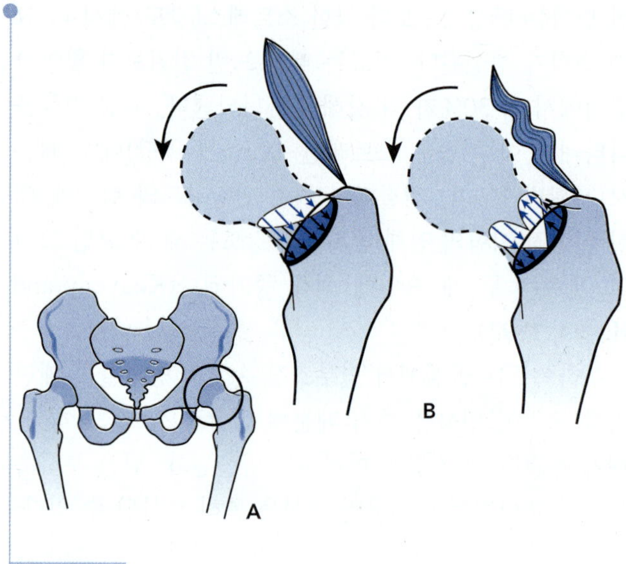

그림 2-37

굽힘에 따른 넙다리목의 스트레스 분산. 중간볼기근이 풀어져 있을 때(A), 인장 스트레스는 외면 겉질에 작용하고, 압박 스트레스는 내부 겉질에 작용한다. 이 근육의 수축(B)은 인장 스트레스를 중성화한다.

반복 부하로 인한 뼈 피로 (Fatigue of bone under repetitive loading)

뼈 골절은 저속 부하의 반복 적용 또는 뼈의 최종 강도를 초과한 단일 부하에 의해 생성될 수 있다. 반복 부하 적용에 의한 골절은 피로골절이라고 부른다. 사례연구 2-1은 높은 부하의 소수 반복의 영향을 보여준다. 사례연구 2-3은 상대적 수직 부하의 많은 반복의 결과를 보여준다. 미세손상을 가져오는 스트레인은 일반 스트레인(400~1,500 $\mu\varepsilon$)과 파괴 유발 스트레인(10,000 $\mu\varepsilon$) 사이에 있다(Warden et al., 2006).

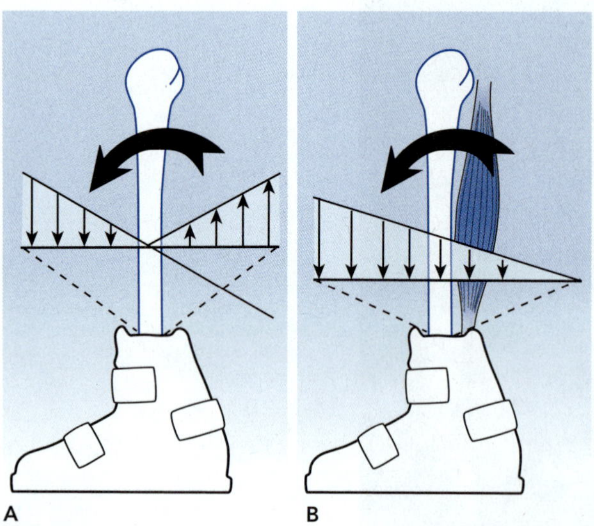

그림 2-36

A. 3개 지점 굽힘에 따른 정강뼈의 압박 및 인장 스트레스의 분산
B. 종아리세갈래근의 수축은 고인장 스트레스를 중성화하면서 앞쪽의 고압박 스트레스를 생성한다.

경미한 피로 골절의 원인으로 이 근육 피로 이론은 플로차트 2-1의 도표에 있다. 피로골절은 두 가지 주요 하위 범위에 속한다. 피로유형 스트레스 골절은 초과 활동 이후 일반 뼈에서 보여지는 반면에, 부족유형 골절은 일반 활동으로 종종 골다공증(osteoporosis)과 골연화증(osteomalacia)에 의해 일어나며 노인에게 가장 일반적으로 나타난다(사례연구 2-4). 스트레스 골절의 이러한 형태는 인장과 압박 피로골절이라는 두 개 하위범위로 나뉜다. 둘 중 더 위험한 것은 인장골절이며, 뼈단위의 비 부착에 의해 일어나 활동을 계속하면 완료되어 최종 변위가 이어지는 "무서운 검은 선" 가로 균열로 나타난다. 한편, 압박골절에서는 혈관절제로 이어지는 뼈의 고립 영역에 간접 균열 형성을 통해 뼈가 파괴된다. 압박골절은 흔히 보다 서서히 나타나고 스스로 가장 잘 치유될 수 있다(Egol and Frankel, 2001).

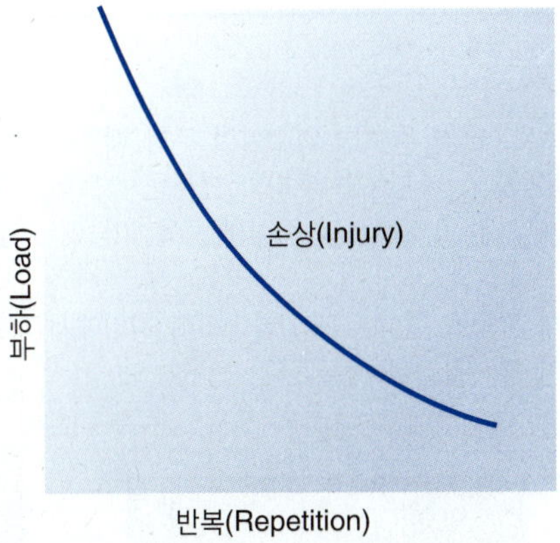

그림 2-38

부하와 반복의 상호작용은 피로곡선에 나타난다.

어떤 물질의 부하 및 반복의 상호작용은 피로 곡선에서 표시될 수 있다(그림 2-38). 일부 물질(예, 일부 금속)에 대해 피로 곡선은 점근선이고, 부하가 일정 수준 아래인 경우 물질은 적용된 반복 횟수에 관계 없이 온전히 유지될 것이다. 생체외 시험 뼈에 대한 곡선은 점근선이 아니다. 뼈는 반복 저부하에 따라 변할 수 있을 때, 미세골절을 입을 수 있다. 또한 생체외 뼈 시험에서 그 항복 강도에 부하나 변형에 다다랐을 때 뼈피로가 빠르게 나타났다. 즉, 반복수가 신속한 골절 손상을 생성하는 데 요구된다. 그림 2-39는 뼈 질량과 형태학 관리의 부하 강도와 주기 수의 뼈 비선형 의존을 보여준다. 그것은 주기수에 대한 부하강도의 최상 비율 이상 어떤 지점이 동화되고(골절 위험을 증가시키는), 그 이하 지점은 재흡수를 자극함을 가정한다.

그림 2-40에 보이는 것처럼 살아 있는 뼈의 반복 부하에서 피로 과정은 부하량과 반복수에 의해서만이 아니라 주어진 시간 내 부하 적용수(부하빈도)에 의해서 영향을 받는다(Burr et al., 1985). 살아있는 뼈는 자가치료적이고, 피로골절은 회전 과정이 피로 과정을 능가할 때 일어날 수 있다. 즉, 부하가 너무 빈번하면 파괴를 방어하기에 필요한 회전을 방해한다. 활동 순서의 변화에 이어지는 새 평형 도달이 요구되는 회전 시간은 대략 한 회전 주기인데 그것은 3~4 개월 정도이다. 활동적인 뼈 회전 단위의 수 증가는 뼈 질량 감소와 골절 위험 증가를 유도하면서 뼈를 일시적으로 제거하기도 한다(Warden, 2006).

효과적 수축을 불가능하게 하는 근육피로는 지속적인 격렬한 신체 활동의 경우, 피로골절로 이어질 수 있다. 결과로써 에너지 저장 능력을 낮추고 뼈에 부과된 스트레스를 결국 중성화시킨다. 뼈의 스트레스 분산의 결과적 대체는 높은 부하 부과를 비정상적으로 일으키고, 피

사례연구 2-2

피로 골절

21세 군인 신병은 등에 다른 신병을 업고 100야드를 달리라는 명령을 받았다. 약 60야드를 달린 후, 왼쪽 넙다리 피로 골절로 쓰러졌다. 근육 피로는 이러한 사례에서 분명히 보이지만, 최종 피로점에 가까운 부하 강도는 일부 적용 이후 피로 골절을 이끄는 주요 이유일 것이다. 그러한 높은 힘의 수 차례 적용 후, 최초 인장 미세손상은 완전 골절로 빠르게 진행되었다(사례연구 그림 2-2).

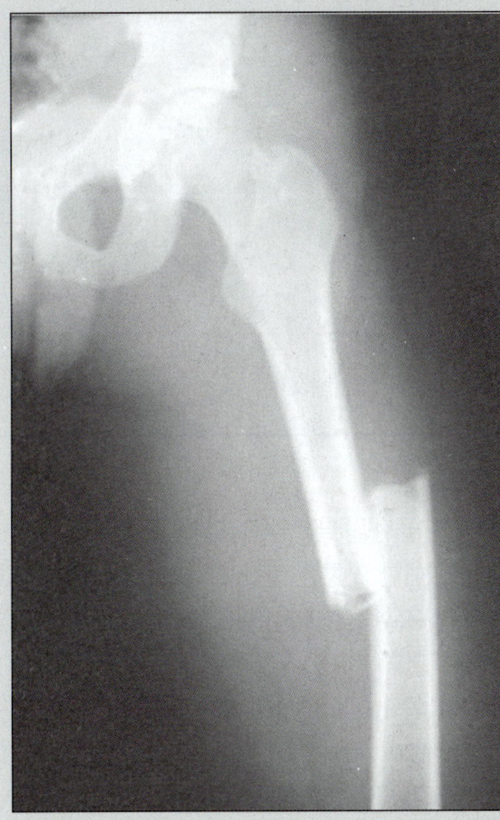

사례연구 그림 2-2 피로 골절 방사선 사진.

사례연구 2-3

뼈 과다부하

23세 신병군인은 여러 주 동안 불편한 자세로 반복 연속 포복을 포함한 강한 과중 신체훈련 상황에 노출되었다(A)(사례연구 그림 2-3). 단기간 동안 부하의 반복 적용과 수많은 적용(부하의 높은 빈도)은 파괴를 방어하는 뼈회전 과정 시간을 초월했다. 근육 피로는 비정상적 부하 패턴과 강한 훈련의 결과로 발생했다. 비정상인 부하와 변경된 스트레스 분산으로 이끌면서 부과된 스트레스의 중성화 근육 기능에 영향을 주었다(B).

격렬한 신체 활동을 한 4주 후, 넙다리뼈 사이에서 피로로 축적된 손상이 경사골절로 이끌었다.

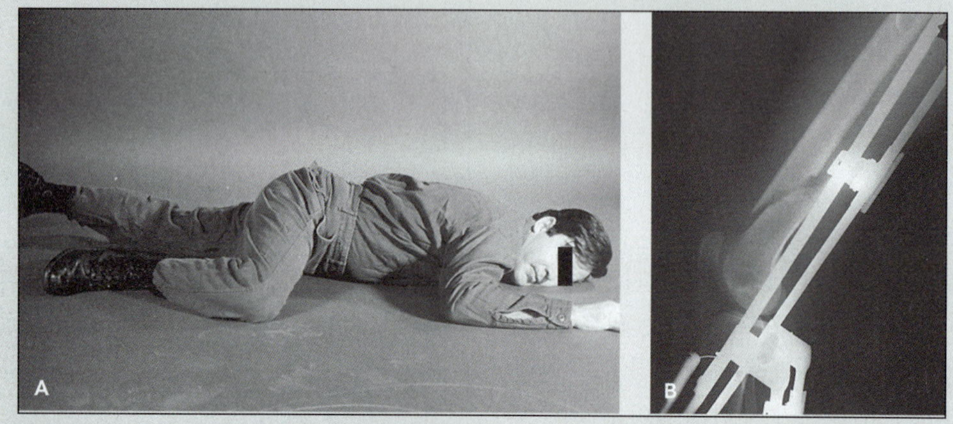

사례연구 그림 2-3 넙다리뼈 골간에 발생한 비정상 부하.

로 손상 축적은 골절을 일으킬 수 있다.

골절 작용에 대한 저항은 인장보다 압박일 때 더 크다(Keaveny and Hayes, 1993). 평균실험에서 부하의 약 5,000 주기는 달리기 10 마일의 걸음 수에 해당한다. 10,000 주기는 약 1,000 마일에 해당한다.

이것은 주당 120 마일까지 달린 대학 집단뿐만 아니라 짧은 기간에 걸친 행진 및 달리기의 격렬한 훈련을 겪은 군인 신병 사이에 보고된 스트레스 골절과 일치한다. *해면뼈(cancellous)*의 개별 비주 골절은 사후 인간 표본에서 관찰되고 피로 축적에 의해 일어날 수 있다. 일반 부위는 허리뼈, 넙다리뼈머리, 몸쪽 정강뼈이다.

연구는 연령 관련 골절, 연골아래뼈의 허탈, 퇴행관절병, 기타 뼈 장애뿐만 아니라 뼈 재형성의 역할을 보여준다. 이러한 미세손상을 입히는 뼈 기능은 에너지 방출의 유일한 대체 수단인 완전 골절에 대한 방어로써 에너지 분산의 주요 수단이기 때문에 중요하다(Seeman and Delmas, 2006).

뼈 재형성 (Bone remodeling)

뼈는 그 위치한 역학적 요구를 충족하기 위해 크기, 형태, 구조를 변경하여 재형성하는 능력이 있다(Buckwalter et al., 1995). 지속된 스트레스 수준에 대한 해면뼈 또는 겉질뼈 획득이나 손실의 이러한 현상은 뼈 재형성은 역학적 스트레스에 의해 영향을 받고 조정된다는 볼프의 법칙으로 요약된다(Wolff, 1892).

골격의 부하는 근육 운동이나 중력에 의해 수행될 수 있다. 플러스적 상관관계가 뼈질량과 체중 사이에 존재한다. 체중이 무거울수록 뼈질량이 더 커지는 것과 연관된다(Exner et al., 1979). 반대로 우주 여행에서 경험하는 무중력의 연장 상태는 체중함유 뼈의 뼈질량 감소를 가져오는 것을 발견할 수 있다. 항공 우주인은 칼슘의 빠른 손실과 연속 뼈 손실을 경험한다(Rambaut and Johnston, 1979; Whedon, 1984). 이러한 변화는 완전히 되돌릴 수 없다.

불사용이나 무활동은 골격에 해로운 영향을 미친다.

사례연구 2-4

뼈 손실과 노화

골절이나 골다공증 병력이 없는 60대 후반 여성에게 징후 개시 시기의 활동 증가 없이 양측성 발목 골절이 나타났다. 오른쪽 발목의 방사선 사진은 종아리뼈의 부정유합뿐만 아니라 경사골절선에 의한 안쪽 복사의 안쪽 전위로 코튼골절을 보였다(사례연구 그림 2-4 A, B). 왼쪽 발목의 방사선 사진은 안쪽 복사의 소량 변위골절과 경사골절선을 보였다(사례연구 그림 2-4 A, C).

인식 가능한 위험 요인만이 양 방사선에서 언급한 광범위골감소증이었다. 이전 이중 에너지 엑스레이 흡수계측법(DXA)은 골다공증과 뼈가 배제되었다. CT와 양전자방출단층촬영에서는 병리학이나 암의 아무 징후도 나타나지 않았다. 또한 류마티스 병전문의는 전신성 염증 관절염의 아무 증거도 발견하지 못했다. 이러한 부족 골절의 가장 짐작되는 이유는 뼈 인장을 낮출 수 있는 광범위골감소증과 콜라겐 교차연결의 감소일 수 있다.

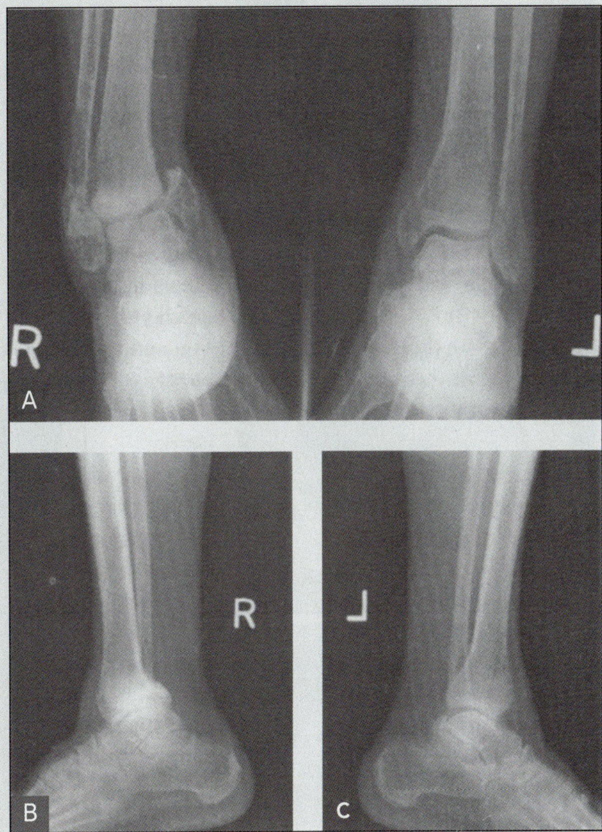

사례연구 그림 2-4 왼쪽과 오른쪽 발목의 수술 전 전후 방사선 사진(A), 오른쪽 발목의 측면 방사선 사진(B), 왼쪽 발목의 측면 방사선 사진(C)은 오른쪽 측면 복사 골절이 있는 양쪽 안쪽 복사 골절을 보여준다.

침대휴식은 주당 약 1%의 뼈질량의 감소를 가져온다(Jenkins and Cochran, 1969; Krolner and Toft, 1983). 부분이나 전체 고정에서 뼈는 보통 역학적 스트레스에 따라 변경되지 않으며, 뼈막 및 뼈막하 재흡수와 뼈의 역학적 속성 감소로 이끈다(예, 강도와 스티프니스). 뼈 강도 및 스티프니스(강직/강성) 감소는 60일간 전신 깁스를 한 고정된 붉은털원숭이로 Kazarian과 Von Gierke(1969)에 의해 증명되었다. 고정된 원숭이와 조절에서 척추 생체외 시험 연속 압박은 고정된 척추의 파괴와 인장에 대한 부하를 3배까지 감소시키는 것을 보여주었다. 스티프니스도 상당히 감소되었다(그림 2-41).

현재 연구는 뼈 재흡수 장소를 인식하고 필요한 재형성을 하도록 신체를 지원하는 두 가지 주요 과정으로 유도하기 때문에 미세손상이 뼈 재형성의 중요한 부분임을 보여준다. 이것은 살아 있는 뼈세포가 뼈 재흡수와 콜라겐 교차연결의 감소를 저지한다고 믿기 때문에 중요한 뼈세포 세포자멸사이다(Seeman, 2006). 뼈의 노화효과는 나중에 논의하지만, 자체 회전 과정이 노화에 의해 매우 영향을 받음을 주목하는 것이 중요하다. 사례연구 2-4에 보이는 것처럼 어린 뼈는 고스트레스 부분에서 재흡수와 회전을 통과하는 장소에서 뼈감소증은 가장 큰 역학적 요구 부분에서 자주 징후를 나타낸다(Rubin et al., 2001).

저강도 초음파와 낮은 크기, 고빈도 역학 자극을 포함

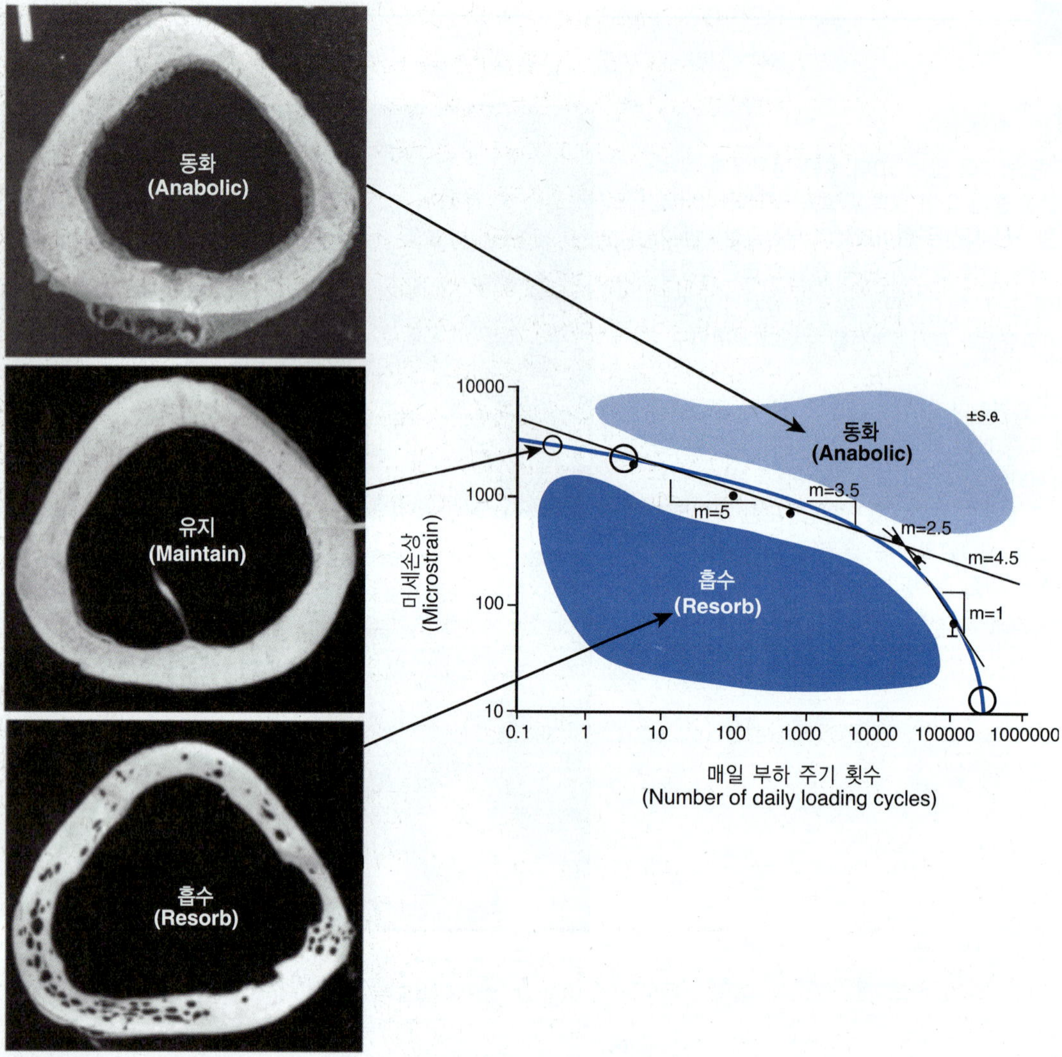

그림 2-39

피로 과정은 부하량과 반복수(주기)뿐만 아니라 주어진 시간(부하 빈도) 내 부하 적용수에 의해 영향을 받는다.

한 볼프의 법칙 이해에 의해 영감 받은 여러 기법이 뼈회전을 촉진하도록 신체를 지원하고, 노인 개인과 체중을 견디기 불가능한 사람의 자체 뼈회전 과정을 지지하기 위해 제시되었다(Rubin et al., 2001).

뼈의 기하학이 생체역학 작용에 미치는 영향 (Influence of bone geometry on biomechanical behavior)

뼈의 기하학은 그 역학적 작용에 크게 영향을 준다(Wright and Maher, 2008). 인장과 압박에서 파괴와 스티프니스에 대한 부하는 뼈의 단면적에 비례적이다. 면적이 클수록 굽힘의 뼈는 더 강하고 더 스티프니스되어 양 단면적과 중성축 주위 뼈조직의 분산이 뼈의 역학적 작용에 영향을 준다. 굽힘에 계산되는 이 두 요인의 양은 타성의 면적 모멘트라고 부른다. 타성 모멘트가 클수록 더 강하고 스티프니스된 뼈가 된다. 그림 2-42에서는 다른 형태의 같은 면적을 가진 세 개의 사각 구조의 파괴 및 스티프니스에 대한 부하의 타성 면적 모멘트 영향을 보여준다. 굽힘에서 Beam III은 세 개 중 가장 스티프니스된 것이고, 물질의 가장 큰 양이 중성축에서의 간격을

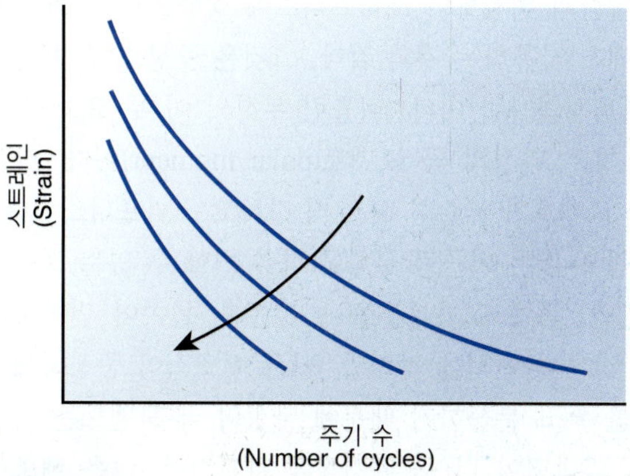

그림 2-40

스트레인과 반복의 상호작용은 이 피로곡선에 표시된다. 스트레인(Y축)과 반복(X축)이 높을수록 뼈가 더 많이 손상된다. 시간(*화살표*)는 더 높은 스트레인 속도를 나타낸다.

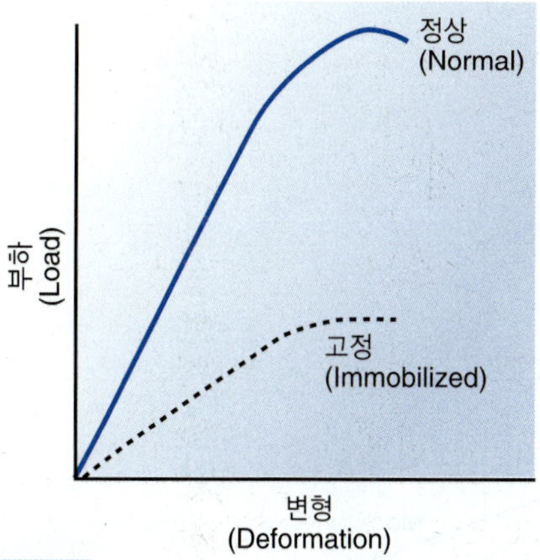

그림 2-41

일반 고정 붉은털원숭이의 척추부분 L5~L7의 부하변형곡선. 고정된 견본의 강도 및 스티프니스의 광범위한 손실을 주목하자. *출처: Kazarian, L.L., Von Gierke, H.E. (1969). Bone loss as a result of immobilization and chelation. Preliminary results in Macaca mulatta. Clin Orthop, 65, 67.*

두고 분산되기 때문에 가장 높은 부하를 견딜 수 있다. 사각 교차부분에 대해 타성의 면적 모멘트 공식은 너비(B)를 높이의 세제곱(H^3)으로 곱한 것을 12로 나눈 것이다.

$$(B \times H^3)/12$$

타성의 면적 모멘트가 크기 때문에 Beam III은 굽힘

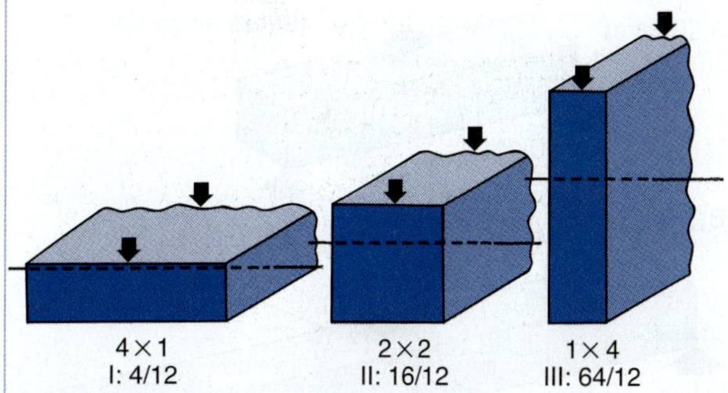

그림 2-42

굽힘에 따라 변할 수 있는 동일 면적 다른 형태의 세 기둥. 타성의 면적 모멘트는 기둥 I은 4/12, 기둥 II는 16/12, 기둥 III는 64/12이다. *출처: Frankel, V.H., Burstein, A.H. (1970). Orthopaedic Biomechanics. Philadelphia: Lea & Febiger.*

의 부하를 Beam I 보다 많은 4배를 견딜 수 있다.

또한 뼈의 길이는 굽힘의 강도와 스티프니스에 영향을 준다. 뼈가 길수록 힘의 적용에 의해 일어나는 굽힘 모멘트의 크기가 더 커진다. 사각 구조에서 스트레스의 크기는 굽힘 모멘트 적용점이 구조 길이에 비례한다. 그림 2-43은 같은 폭과 높이지만, 길이가 다른 두 기둥에 작용하는 힘을 보여준다. Beam B는 Beam A 길이의 두 배이다. 긴 기둥의 굽힘 모멘트는 짧은 기둥의 두 배이다. 결론적으로, 기둥 전체의 스트레스 크기는 높이의 두 배이다. 길이 때문에 골격의 긴뼈가 높은 굽힘 모멘트, 그리고 차례로 높은 인장과 압박스트레스에 따라 변할 수 있지만, 그 관의 형태는 모든 방향의 굽힘 모멘트를 저항하는 능력을 준다.

또한 이 뼈는 많은 뼈조직이 중성축으로부터 거리를 두고 분산하기 때문에 큰 타성의 면적 모멘트를 가진다. 뼈막 연립, 내골 재흡수 및 뼈막 형성은 겉질뼈를 두껍게 하고 중성축에서 멀리 변위하여 뼈의 타성의 모멘트를 증가하는 자연 회전 과정이다. 이것은 뼈의 내경이 좁아지는 여성의 내겉질 표층의 뼈형성을 촉진하는 동안 에스트로겐이 뼈막 형성을 저지하기 때문에 남성 대 여성의 뼈강도 면에서 특히 중요하다(그림 2-44). 폐경기로 인한 에스트로겐 결핍 이후, 내겉질뼈의 많은 양을 제거하여 뼈의 취약함을 유도하면서 뼈내막 회전이 증가한다(Rubin et al., 2002).

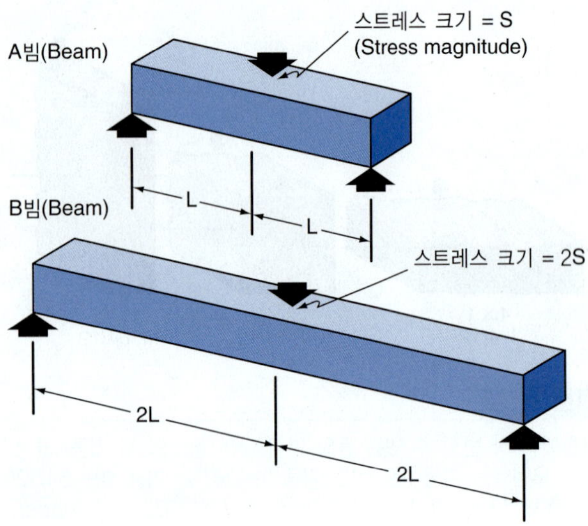

그림 2-43

Beam B는 Beam A 길이의 두 배이고 굽힘 모멘트의 두 배를 견딘다. 그러므로 Beam B 전체의 스트레스 크기는 높이만큼 두 배이다. 출처: *Frankel, V.H., Burstein, A.H. (1970). Orthopaedic Biomechanics. Philadelphia: Lea & Febiger.*

비틀림의 뼈강도와 스티프니스에 영향을 주는 요인은 굽힘에서 작용하는 것과 같다. 그것은 중성축 주변 단면과 뼈조직의 분산이다. 비틀림 부하의 이 두 요소를 고려한 양은 타성의 극 모멘트(polar moment)이다. 타성의 극 모멘트가 클수록 뼈는 더 강하고 스티프니스된다.

그림 2-45는 비틀림 부하에 따라 변할 수 있는 정강뼈의 말단, 몸쪽 교차부분을 보여준다. 몸쪽이 먼쪽보다 약간 작은 뼈면적을 갖지만, 많은 뼈조직이 중성축에서 거리를 두고 분산하기 때문에 타성의 극 모멘트는 아주 높다. 말단면이 더 큰 뼈면적을 가지지만, 많은 뼈조직이 중성축에 근접하여 분산하기 때문에 전단 스트레스는 훨씬 높은 전단 스트레스에 따라 변할 수 있다. 먼쪽의 전단 스트레스 크기는 몸쪽의 약 두 배이다. 이런 이유로 정강뼈의 비틀림 골절은 말단에 주로 발생한다.

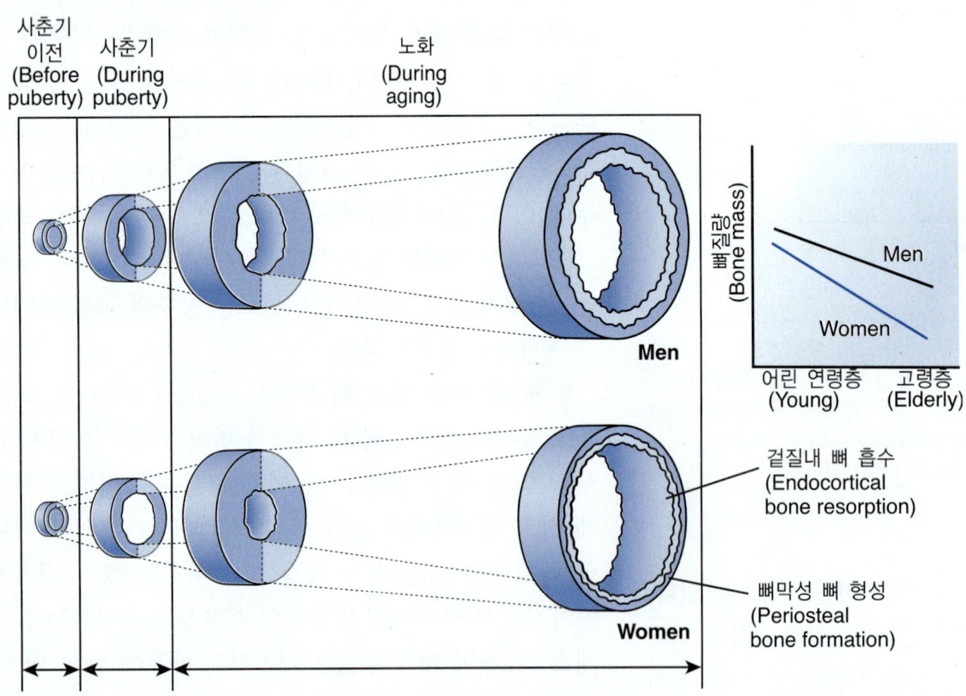

그림 2-44

뼈막 연립상 남성과 여성의 뼈 차이, 그리고 노화 과정의 순수 뼈손실. 출처: *Seeman, E. (2003). Periosteal bone formation-a neglected determinant of bone strength. N Engl J Med, 349(4), 322 .*

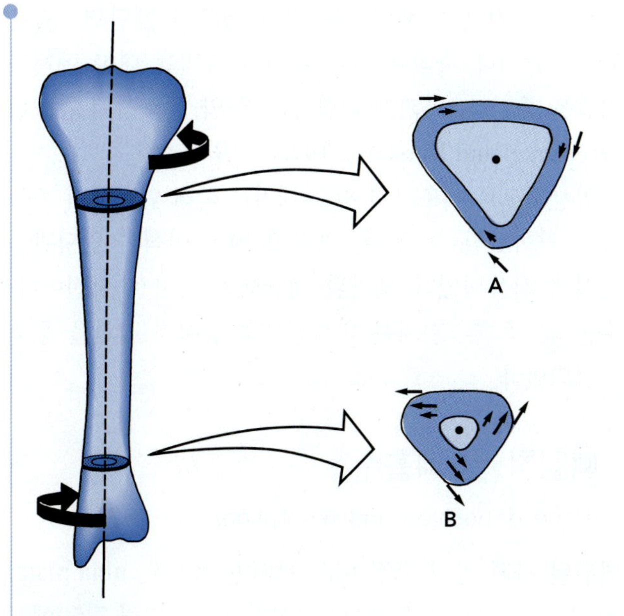

그림 2-45

비틀림 부하에 변할 수 있는 정강뼈의 두 단면 내 전단 스트레스 분산. 더 많은 뼈 물질이 중성축에서 떨어져 분산되기 때문에 몸쪽(A)은 먼쪽(B)보다 더 높은 탄성 모멘트를 가진다. *출처: Frankel, V.H., Burstein, A.H. (1970). Orthopaedic Biomechanics. Philadelphia: Lea & Febiger.*

수술 효과 (Surgical Effects)

특정 수술 방식은 뼈를 크게 약화시키는 손상을 생성하는데 특히 인장에서 그러하다. 이러한 손상은 두 가지로 나눠는데 그 길이가 뼈의 직경보다 적은 손상(스트레스 집중부)과 길이가 뼈 직경을 초과하는 손상(개단면결함)이다.

스트레스 집중부 (Stress raisers)

스트레스 집중부는 뼈의 작은 조각이 제거되거나 나사못이 삽입될 때 수술로 생성된다. 뼈강도는 손상 주변에 집중되는 대신, 뼈 전체에 균등하게 분산되는 것을 막는 부하가 있는 동안 스트레스가 부과되기 때문에 감소한다. 이 손상은 그 주변에 높은 수분 장애를 만들면서 수분을 전환하는 흐름 내 바위와 유사하다. 스트레스 집중부의 약화 영향은 특히 비틀림 부하 하에 현저하다. 이 부하 모드의 뼈강도 총 감소는 60%에 달한다.

Burstein(1972)은 높은 부하 속도 인장에서 시험된 토끼의 뼈 에너지 저장능력 내 나사못과 빈 나사못 구멍에 의해 생성된 스트레스 집중부의 영향을 증명했다. 토끼 넙다리뼈의 천공과 나사못 삽입의 즉각적 영향은 에너지 저장능력의 74% 감소였다. 8주 후 나사못과 빈 나사못 구멍에 의해 생성된 스트레스 집중부의 영향은 뼈가 회전되었기 때문에 완전히 사라졌다. 뼈는 고정화를 위해 나사못 주변이 내려졌고, 빈 나사못 구멍은 뼈로 채워졌다. 시험 전 즉시 나사못이 제거되는 동안 나사못 주위 뼈조직이 미세손상을 입었기 때문에 넙다리에서 뼈의 에너지 저장능력이 50% 감소했다(그림 2-46).

큰 골수 내 이식 수술 삽입은 뼈의 비등방성으로 인해 직접적인 골절로 이어질 수 있다. 예로 수술하는 동안 너무 멀리 넙다리뼈 사이로 유도되어 삽입된 접착되지 않은 엉덩관절때는 결국 골절로 이끄는 둘레 또는 후프(hoop) 스트레스를 생성할 수 있다(Bartel et al., 2006).

열린 단면결함 (Open section defects)

열린 단면결함은 골직경보다 긴 뼈조각의 제거수술에 의해 생기는 뼈의 불연속이다(예, 뼈 생체검사 동안 구멍 절단에 의한). 뼈 단면의 외부면이 더 이상 연속되지 않기 때문에 그 부하 저항력은 특히, 비틀림에서 변경된다.

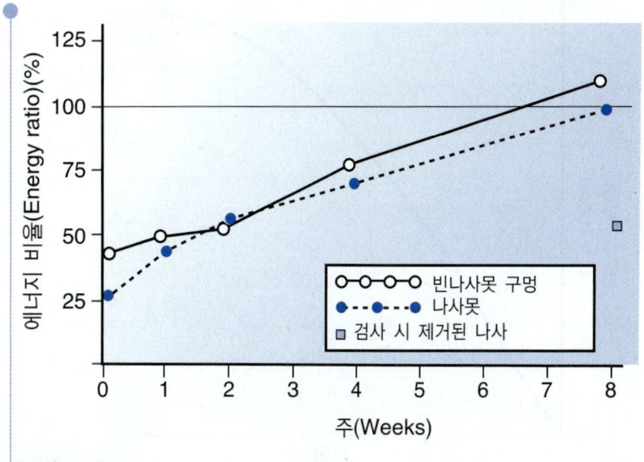

그림 2-46

토끼 넙다리뼈의 에너지 저장능력 상 나사못과 빈 나사못 구멍의 효과. 실험 동물의 에너지 저장은 조정 동물에 대한 총 에너지 저장능력의 백분율로 표현된다. 나사못은 시험 이전 즉시 제거될 때 에너지 저장 능력은 50%로 감소된다. *출처: Burstein, A.H., Currey J., Frankel, V.H. (1972). Bone strength: The effect of screw holes. J Bone Joint Surg, 54A, 1143.*

비틀림에 의해 일반뼈에서 전단 스트레스는 뼈 전체에 분산되고 토크에 저항하기 위해 작용한다. 이 스트레스 패턴은 그림 2-47A에 보이는 긴뼈 단면에서 설명된다(연속되는 외부 표면의 단면을 폐단면이라고 부른다), 개단면결함의 뼈 내에서 전단 스트레스는 뼈의 표면에서 적용된 토크에 저항한다. 전단 스트레스는 불연속을 만나면 방향을 변경하도록 강요된다(그림 2-47B). 뼈의 내부를 통과한 스트레스는 적용된 토크 및 부하가 크게 감소되는 것에 저항하는 뼈조직 양과 평행하게 흐른다.

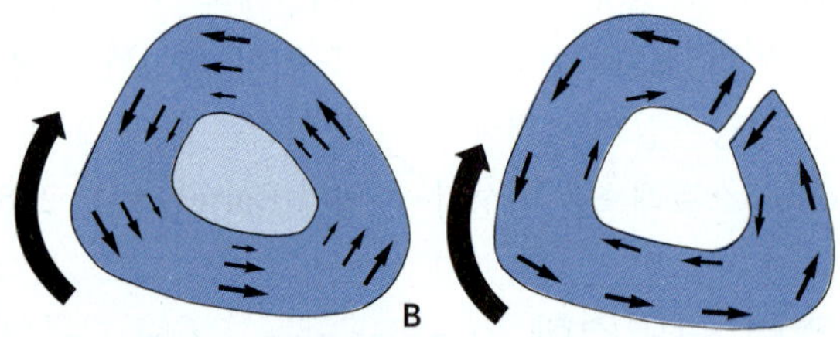

그림 2-47

비틀림 부하 하의 개방 및 폐단면 스트레스 패턴. A. 폐단면에서 모든 전단 스트레스는 적용된 토크에 저항한다. B. 개방면 내에서는 전단 스트레스만이 뼈 표면에서 적용된 토크에 저항한다.

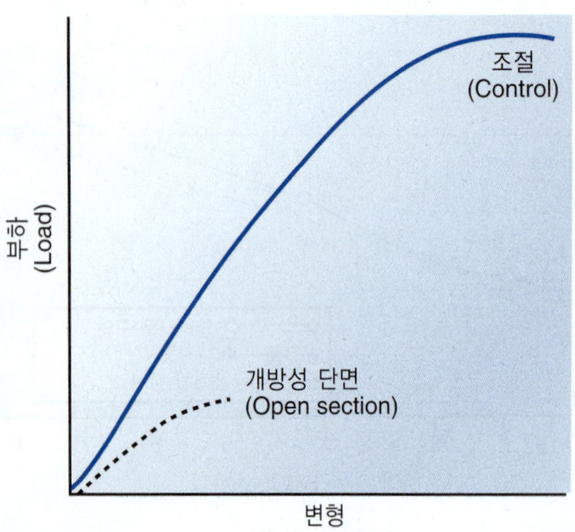

그림 2-48

비틀림 부하 하의 생체외 시험 성인 정강뼈에 대한 부하변형곡선. 조정곡선은 결함 없는 정강뼈를 나타낸다. 개방면 곡선은 개방면 결함이 있는 정강뼈를 나타낸다. *출처: Frankel, V.H., Burstein, A.H. (1970). Orthopaedic Biomechanics. Philadelphia: Lea & Febiger.*

성인 정강뼈 생체외 비틀림 시험에서 개단면결함은 90%만큼이나 파괴에 대한 부하와 파괴에 대한 에너지 저장을 줄인다. 파괴에 대한 변형은 약 70%까지 감소된다(Frankel and Burstein., 1970)(그림 2-48).

임상적으로 뼈조각의 수술 제거는 특히 인장에서 뼈를 크게 약화시킬 수 있다. 그림 2-49는 이식이 엉덩관절 고정에 사용되었다 제거된 정강뼈의 방사선 사진이다. 수술 몇 주 후, 환자는 비틀림으로 넘어져 결함을 통해 골절되었다.

뼈침착 및 뼈흡수

(Bone deposition and resorption)

변위된 자뼈 골절 고정 이후 자뼈판(척골판, ulna plate)의 수술적 제거를 한 30세 남성의 경우, 그림 2-50에서 평판 제거 이후 척골의 앞뒤상(A)과 가쪽(B) 뢴트겐

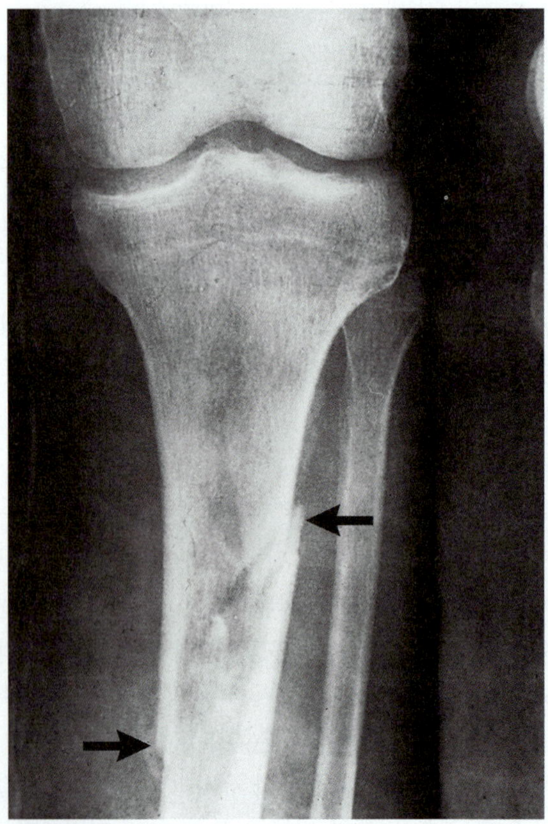

그림 2-49

여성이 생체 검사 후 몇 주 이내 넘어져 수술로 생성된 개방면 결함으로 정강뼈 골절을 입은 환자.

(roentgenograms) 사진을 보여준다.

이식은 급속 치유를 위한 골절 안정화에 사용된다. 그러나 이와 같은 상황에서는 늦은 평판 제거가 뼈회전에 필요한 역학적 스트레스를 감소시킨다. 그것은 평판이 역학적 부하의 대부분이나 모두를 부담할 때 관련되고 골절 치유 이후에도 남게 된다. 그래서 볼프의 법칙에 따라 뼈의 강도 및 스티프니스(강직/강성)를 줄이면서 판 아래 뼈의 감소된 역학적 스트레스 및 자극의 결과로 국한된 뼈 재흡수를 촉진할 것이다.

골절 이후 뼈에 단단히 부착된 이식도 뼈의 강도와 스티프니스를 줄일 수 있다. 뼈에 나사못으로 고정된 평판의 경우, 평판과 뼈는 각 구조의 기하학적 구조와 물질 속성에 의해 정의된 비율로 부하를 공유한다. 높은 부하를 가지는 큰 평판은 큰 범위까지 뼈를 부하하지 않는다. 그 뼈는 부하를 줄이는 데 대한 반응으로 위축한다(뼈는 나사못 미세움직임 감소 시 뼈 나사못 접점에서 비대할 수 있다).

평판 아래 뼈 재흡수는 그림 2-50에서 설명된다. 뼈보다 약 10배정도 더 스티프니스된 물질로 만들어진 압박판은 골절된 자뼈에 적용되어 골절이 치유된 이후에도 남아있었다. 평판 아래 뼈는 일반뼈보다 낮은 부하를 부담했다. 그것은 부분적으로 재흡수되고, 골간의 직경은 현저히 줄어들었다. 뼈직경의 감소는 탄성의 면적 및 극모멘트를 줄이기 때문에 특히 굽힘과 비틀림에서 뼈강도를 크게 줄였다. 뼈직경의 20% 감소는 강도 및 비틀림을 60%까지 줄일 수 있다. 뼈 크기 및 형태의 변화는 강판이 골절 치유 바로 직후 그리고 뼈의 크기가 현저히 줄기 이전 제거되어야 한다는 사실이 그림 2-50에 설명된다. 뼈 크기의 이러한 감소는 온뼈를 더 약화시키는 이차 골다공증에 의해 동반된다(Slätis, 1980).

이식은 결합부분에서 뼈 비대를 일으킬 수 있다. 나사못 주변 뼈 비대의 예는 그림 2-51에 예시되어 있다. 조판이 넙다리목골절에 적용되었고, 뼈는 그 부분에서 증가된 부하에 대한 반응으로 나사못 주위를 비대하게 했다.

또한 비대는 뼈가 일반 생리학적 범위 내 높은 역학적

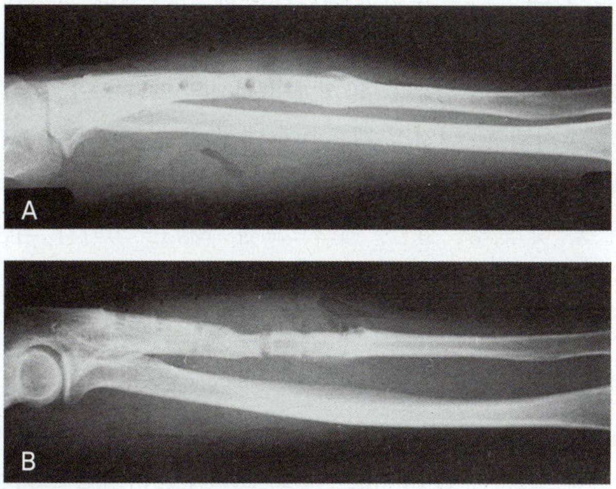

그림 2-50

평판 제거 이후 자뼈의 앞뒤(A)와 바깥쪽(B) 뢴트겐 사진은 판 아래 뼈의 재흡수로 인해 뼈 직경이 감소된 것을 보여준다. 피질이 없어지거나 나사못 구멍이 있어도 뼈를 약화시킨다.
출처: Marc Martens, M.D.

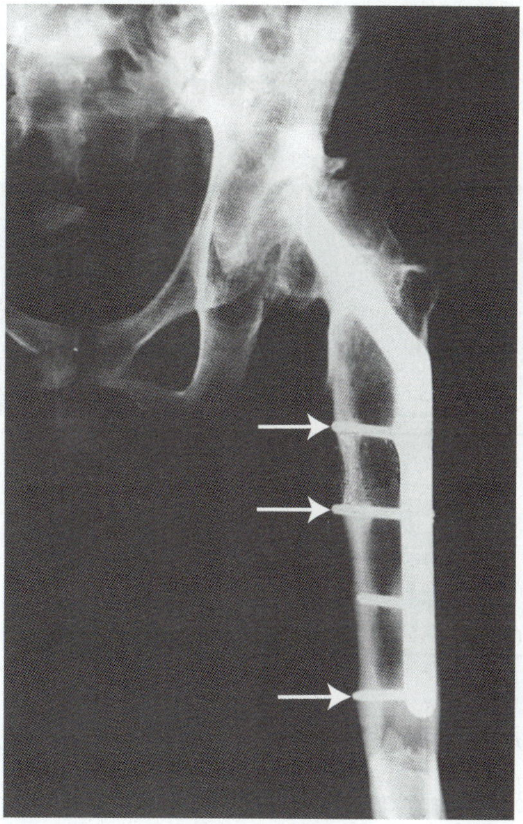

그림 2-51

조판에 적용된 넙다리목골절의 뢴트겐 사진. 부하는 나사못을 통해 평판에서 뼈로 이전된다. 뼈는 부분 증가 스트레스에 기인한 이러한 부하를 견디기 위해 나사못 주변을 낮추었다.

스트레스에 따라 반복적으로 변할 수 있는 경우 일어날 수 있다. 격렬한 운동에 반응하는 일반 성인 뼈의 비대는 뼈밀도의 증가로(Nilsson and Westlin, 1971) 관찰된다(Dalen and Olsson, 1974; Huddleston et al., 1980).

노화와 관련된 뼈의 퇴행적 변화

(Degeneration changes in bone associated with aging)

뼈밀도의 진보적 손실은 일반 노화 과정의 부분으로 관찰된다. 세로축 척추가 가늘어지고 가로축 척추 일부가 재흡수된다(Siffert and Levy, 1981)(그림 2-52). 그 결과 해면뼈 양이 현저히 감소되고 겉질뼈가 얇아진다. 뼈 질량, 연령, 성별 사이 관계는 그림 2-53에서 볼 수 있다. 뼈조직의 감소 및 뼈 크기의 작은 감소는 뼈 강도와 스티프니스(강직/강성)를 줄인다.

인장에서 시험된 크게 다른 두 연령의 성인 정강뼈 견본에 대한 스트레스 스트레인 곡선은 그림 2-53에서 제시된다. 최종 스트레스는 미성숙뼈와 성숙뼈가 거의 유사했다. 그러나 성숙뼈 견본은 뼈 인성의 더 큰 취성과 감소를 나타내면서 스트레인이 미성숙뼈보다 그 반정도만 견딜 수 있었다(Wang and Qian, 2006). 콜라겐 교차연결, 뼈밀도, 강도, 스티프니스(stiffness), 인성의 감소는 뼈 취성을 증가시킨다. 노화관련 뼈 손실은 성별, 연령, 폐경 후 에스트로겐 부족, 내분비이상, 무활동, 불사용, 칼슘 부족을 포함한 여러 요인에 달려 있다. 수 년에 걸쳐 골격 질량은 원 해면뼈의 50% 그리고 피질 질량의 25% 감소될 수 있다. 40대에서 여성은 연간 약 1.5~2%가 손실되고, 내겉질 재흡수에 대해 큰 반면, 남성은 그 반보다 적은 연간 0.5~0.75%이 손실된다. 일반 신체 활동 및 운동, 칼슘, 에스트로겐 보충은 노화가 되는 동안 뼈 무기질 손실의 속도를 줄일 수 있다.

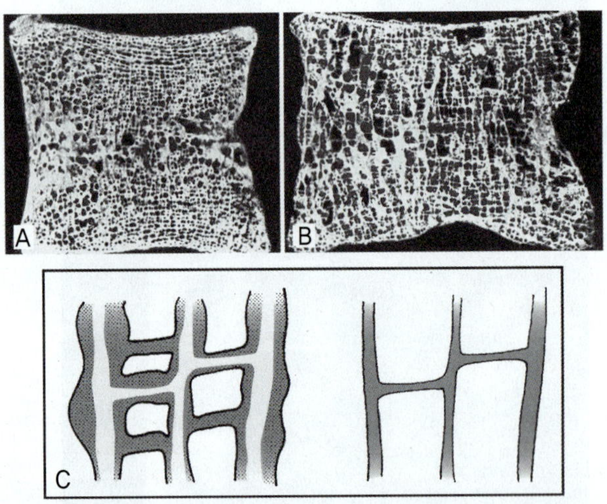

그림 2-52

어린뼈(A)와 늙은뼈(B)의 부검 견본에서의 척추 단면은 후에 해면뼈의 현저한 감소를 나타냈다. 출처: *Nordin, B.E.C. (1973). Metabolic Bone and Stone Disease. Edinburgh, Scotland:Churchill Livingstone.* C. 노화로 인한 뼈 감소를 도식으로 나타낸 것이다. 일반 뼈(**위**)는 노화 과정 동안 재흡수에 따라 변하고(**그림자 부분**), 세로축 척추는 가늘어지고, 일부 가로축 척추는 소실된다(**아래**). 출처: *Siffert, R.S., Levy, R.N. (1981). Trabecular patterns and the internal architecture of bone. Mt. Sinai J med, 48, 221.*

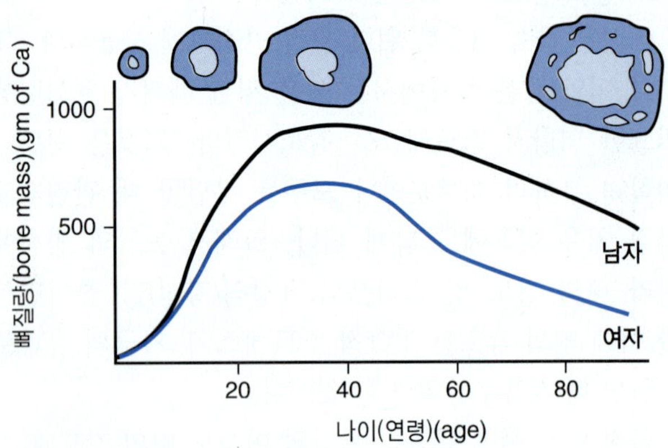

그림 2-53

뼈 질량, 연령, 성별 사이 관계를 보여주는 그래프. 위 그림은 넙다리뼈의 뼈사이 절단면 및 뼈질량 구성을 보여준다. 출처: *Kaplan, F.S., Hayes, W.C., Keaveny, T.M. et al. (1994). Form and function of bone. In S.R.. Simon (Ed.). Orthopaedic Basic Science. Rosemont, IL: American Academy of Orthopaedic Surgeons, 167.*

요약 (Summary)

- 뼈는 복잡한 두 개 층의 혼합물질이다. 한 층은 무기성 무기염 그리고 다른 층은 유형 I 콜라겐의 유기성 기질과 기저 물질로 구성되어 있다. 무기성 요소는 뼈를 단단하고 강하게 만드는 반면, 유기성 요소는 뼈에 유연성과 인성을 준다.

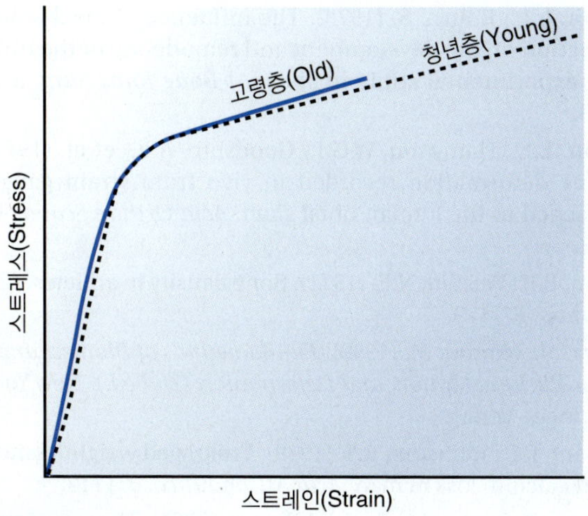

그림 2-54

인장에서 시험된 젊은 성인과 노인 정강뼈의 견본에 대한 스트레스 스트레인 곡선. 뼈강도는 비교 가능하지만, 늙은뼈가 더 취약하고 스트레인을 잃기 쉽다는 사실을 주목하자. 이것은 늙은뼈 견본 인성계수의 지속적 감소를 나타낸다. *출처: Reilly, D.T., Burstein, A.H., Martens, M. (1976). Aging of bone tissue: Mechanical properties. J Bone Joint Surg, 58A, 82.*

- 미시적으로 뼈의 기본 구조단위는 혈관 및 신경섬유를 포함한 중앙관 주변의 무기질 기질의 동심층으로 구성된 뼈단위 또는 하버스계이다.
- 미시적으로 뼈대계는 겉질뼈와 해면뼈로 구성되어 있다. 겉질뼈는 높은 밀도를 가지는 반면, 해면뼈는 넓은 범위로 밀도가 다양하다.
- 뼈는 나무와 같이 결을 가지고 있으며, 다른 방향의 부하가 있으면 다른 역학적 속성을 나타내는 비등방성 물질이다. 성숙한 뼈는 압박에 가장 강하며 스티프니스(강직/강성)되어 있다.
- 뼈는 걷기와 조깅과 같은 일반 생리학적 활동을 하는 동안 복잡한 부하 패턴에 따라 영향을 받을 수 있다. 대부분의 뼈 골절은 여러 부하 모드의 조합으로 생성된다.
- 근육 수축은 뼈에 작용하는 인장 스트레스를 부분 또는 전체적으로 중성화하는 압박 스트레스를 생성하여 뼈의 스트레스 패턴에 영향을 준다.
- 뼈는 점탄성 물질이다. 그러므로 파괴 전 보다 높은 부하를 견디면 더 스티프니스되고, 보다 높은 생리적인 스트레인 속도에서 부하되면 더 많은 에너지를 저장한다.
- 부하빈도가 파괴를 방어하는 데 필요한 회전을 방해하면 살아 있는 뼈는 피로해진다.
- 뼈의 역학적 작용은 그 기하학적 구조(길이, 단면적, 뼈막 연립에 의해 영향을 받는 중성축 주변 뼈조직의 분산)에 의해 영향을 받는다.
- 뼈는 그 위에 위치한 역학적 요구에 대한 반응으로 회전한다. 볼프의 법칙으로 정의된 바와 같이 필요하면 내리고, 필요하지 않으면 재흡수된다.
- 노화로 인해 해면뼈 양은 현저히 감소되고 겉질뼈 두께가 감소된다. 이 변화는 뼈 강도 및 스티프니스, 그리고 뼈 인성을 줄인다.

연습질문 (Practice Questions)

1. 뼈대계는 겉질뼈와 해면뼈로 구성되어 있다. A. 그 두 뼈 사이의 생리학적, 해부학적 차이를 설명하라. B. 그 두 뼈 유형의 생체역학적 속성을 설명하라.
2. 뼈는 비등방성이다. 그 뜻은 무엇인가?
3. 뼈는 회전할 수 있다. 언제, 어떻게, 어디에서 뼈가 회전하는지 논의하라.
4. 노화로 뼈밀도가 변화된다. 그 변화는 겉질뼈와 해면뼈의 생체역학적 속성에 어떻게 영향을 주는가?
5. 뼈밀도 유지와 증가에 대한 최선의 방법은 무엇인가? 뼈 건강의 부정적, 긍정적 요인 모두를 말하라.

참고 문헌 (References)

Bartel, D.L, Davy, D.T., Keaveny, T.M. (2006). *Orthopaedic Biomechanics: Mechanics and Design in Musculoskeletal Systems.* New York: Pearson Prentice Hall.

Bassett, C.A.L. (1965). Electrical effects in bone. *Sci Am, 213,* 18.

Bonefield, W., Li, C.H. (1967). Anisotropy of nonelastic flow in bone. *J Appl Phys, 38,* 2450.

Buckwalter, J.A., Glimcher, M.J., Cooper, R.R., et al. (1995). Bone biology. Part I: Structure, blood supply, cells, matrix and mineralization. Part II: Formation, form, remodelling and regulation of cell function. (Instructional Course Lecture). *J Bone Joint Surg, 77A,* 1256–1289.

Burr, D.B. (2002). The contribution of the organic matrix to bone's material properties. *Bone, 31*(1), 8–11.

Burr, D.B., Martin, R.B., Schaffler, M.B., et al. (1985). Bone remodeling in response to in vivo fatigue microdamage. *J Biomech, 18*(3), 189–200.

Burstein, A.H., Reilly, D.T., Martens, M. (1976). Aging of bone tissue: Mechanical properties. *J Bone Joint Surg, 58A*, 82.

Burstein, A.H., Currey, J., Frankel, V.H., et al. (1972). Bone strength: The effect of screw holes. *J Bone Joint Surg, 54A*, 1143.

Carter, D.R. (1978). Anisotropic analysis of strain rosette information from cortical bone. *J Biomech, 11*, 199.

Carter, D.R., Hayes, W.C. (1977). Compact bone fatigue damage: A microscopic examination. *Clin Orthop, 127*, 265.

Currey, J.D. (2002). *Bones: Structure and Mechanics.* Princeton, NJ: Princeton University Press.

Dalén, N., Olsson, K.E. (1974). Bone mineral content and physical activity. *Acta Orthop Scand, 45*, 170.

Egol, K.A., Frankel, V.H. (2001). Problematic stress fractures. In D.B. Burr, C.M. Milgrom (Eds.). *Musculoskeletal Fatigue and Stress Fractures.* Boca Raton, FL: Lewis Publishers.

Exner, G.U., Prader, A., Elsasser, U., et al. (1979). Bone densitometry using computed tomography. Part 1: Selective determination of trabecular bone density and other bone mineral parameters. Normal values in children and adults. *Br J Radiol, 52*, 14.

Frankel, V.H., Burstein, A.H. (1970). *Orthopaedic Biomechanics.* Philadelphia: Lea & Febiger.

Hernandez, C.J., Keaveny, T.M. (2006). A biomechanical perspective on bone quality. *Bone, 39*(6), 1173–1181.

Huddleston, A. L., Rockwell, D., Kulund, D. N., et al. (1980). Bone mass in lifetime tennis athletes. *JAMA, 244*, 1107.

International Society of Biomechanics (1987). *Quantities and Units of Measurements in Biomechanics* (unpublished).

Jenkins, D.P., Cochran, T.H. (1969). Osteoporosis: The dramatic effect of disuse of an extremity. *Clin Orthop, 64*, 128.

Jones, H., Priest, J., Hayes, W., et al. (1977). Humeral hypertrophy in response to exercise. *J Bone Joint Surg, 59A*, 204.

Kaplan, F.S., Hayes, W.C., Keaveny, T.M., et al. (1994). Form and function of bone. In S.R. Simon (Ed.): *Orthopaedic Basic Science.* Rosemont, IL: American Academy of Orthopaedic Surgeons, 127–184.

Kazarian, L.L., Von Gierke, H.E. (1969). Bone loss as a result of immobilization and chelation. Preliminary results in *Macaca mulatta. Clin Orthop, 65*, 67.

Keaveny, T.M., Hayes, W.C. (1993). Mechanical properties of cortical and trabecular bone. *Bone, 7*, 285–344.

Krolner, B., Toft, B. (1983). Vertebral bone loss: An unheeded side effect of bedrest. *Clin Sci, 64*, 537–540.

Kummer, J.K. (1999). Implant biomaterials. In J M. Spivak, P.E. DiCesare, D.S., Feldman, et al. (Eds.). *Orthopaedics: A Study Guide.* New York: McGraw-Hill, 45–48.

Lanyon, L.E., Bourn, S. (1979). The influence of mechanical function on the development and remodeling of the tibia: An experimental study in sheep. *J Bone Joint Surg, 61A*, 263.

Lanyon, L.E., Hampson, W.G.J., Goodship, A.E., et al. (1975). Bone deformation recorded in vivo from strain gauges attached to the human tibial shaft. *Acta Orthop Scand, 46*, 256.

Nilsson, B.E., Westlin, N.E. (1971). Bone density in athletes. *Clin Orthop, 77*, 179.

Özkaya, N., Nordin, M. (1999). *Fundamentals of Biomechanics: Equilibrium, Motion, and Deformation (2nd ed.).* New York: Springer-Verlag.

Rambaut, P.C., Johnston, R.S. (1979). Prolonged weightlessness and calcium loss in man. *Acta Astronautica, 6*, 1113.

Rubin, C., Bolander, M., Ryaby, J.P., et al. (2001). The use of low-intensity ultrasound to accelerate the healing of fractures. *J Bone Joint Surg Am, 83A*(2), 259–270.

Rubin, C.T., Sommerfeldt, D.W., Judex, S., et al. (2001). Inhibition of osteopenia by low magnitude, high-frequency mechanical stimuli. *Drug Discov Today, 6*(16), 848–858.

Seeman, E. (2003). Periosteal bone formation—a neglected determinant of bone strength. *N Engl J Med, 349*(4), 320–323.

Seeman, E. (2006). Osteocytes—martyrs for integrity of bone strength. *Osteoporos Int, 17*(10), 1443–1448.

Seeman, E., Delmas, P.D. (2006). Bone quality—the material and structural basis of bone strength and fragility. *N Engl J Med, 354*(21), 2250–2261.

Siffert, R.S., Levy, R.N. (1981). Trabecular patterns and the internal architecture of bone. *Mt Sinai J Med, 48*, 221.

Slätis, P., Paavolainen, P., Karaharju, E., et al. (1980). Structural and biomechanical changes in bone after rigid plate fixation. *Can J Surg, 23*, 247.

Wang, X., Qian, C. (2006). Prediction of microdamage formation using a mineral-collagen composite model of bone. *J Biomech, 39*, 595–602.

Wang, X., Shen, X., Li, X., et al. (2002). Age-related changes in the collagen network and toughness of bone. *Bone, 31*(1), 1–7.

Warden, S.J., Burr, D.B., Brukner, P.D. (2006). Stress fractures: Pathophysiology, epidemiology, and risk factors. *Curr Osteoporos Rep, 4*(3), 103–109.

Whedon, G.D. (1984). Disuse osteoporosis: Physiological aspects. *Calcif Tissue Int, 36*, 146–150.

Wolff, J. (1892). *Das Gesetz der Transformation der Knochen.* Berlin, Germany: Hirschwald.

Wright, T.M., Maher, S.A. (2008). Musculoskeletal biomechanics. In J.D. Fischgrund (Ed.): *Orthopaedic Knowledge Update 9.* New York: American Academy of Orthopaedic Surgeons.

Zetterberg, C., Nordin, M., Skovron, M.L., et al. (1990). Skeletal effects of physical activity. *Geri-Topics, 13*(4), 17–24.

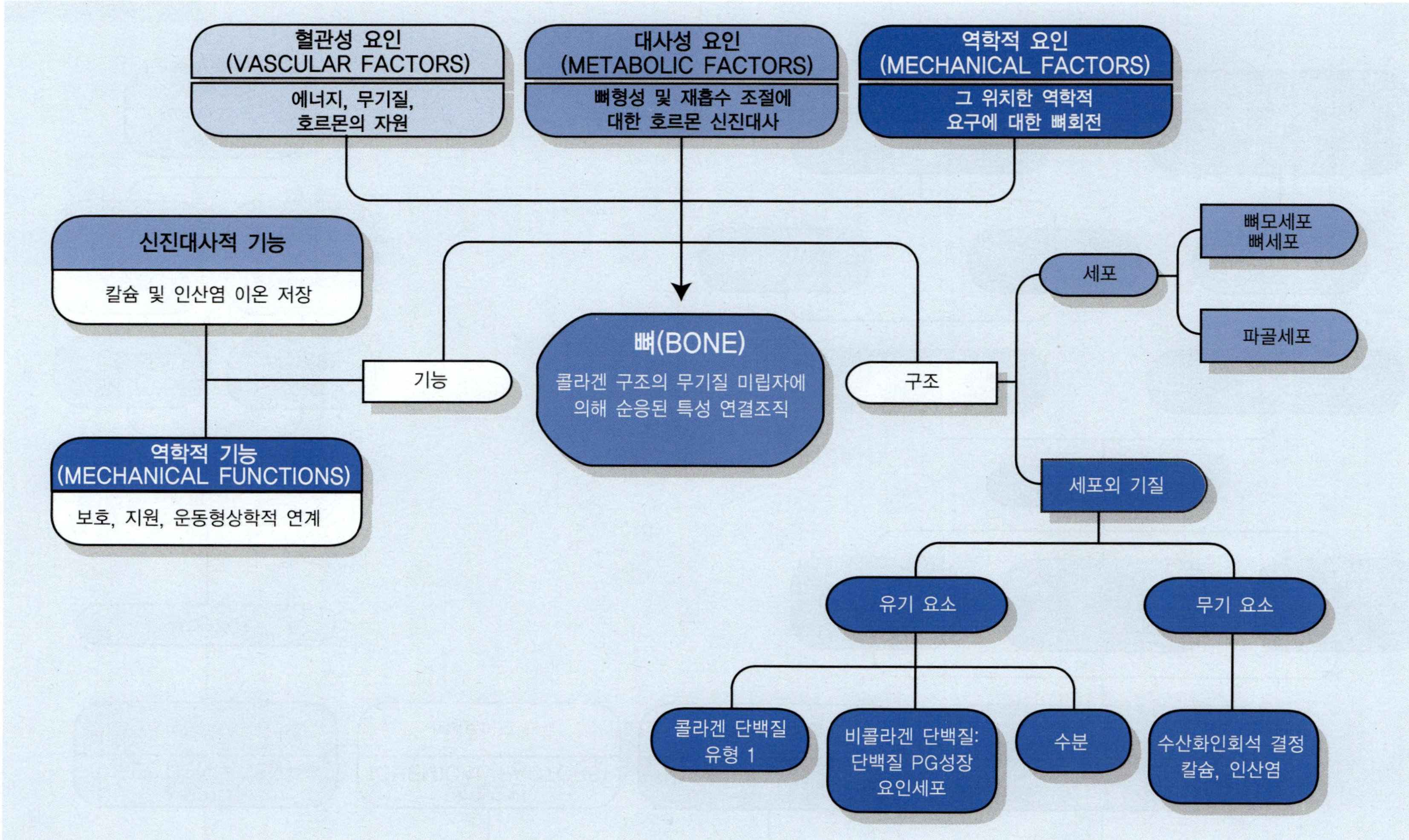

플로 차트 2-2

뼈 구성, 구조, 기능.*

* 이 플로차트는 교실이나 집단 토의를 위해 설계되었으며, 완전하지는 않음.
PG 프로테오글리칸.

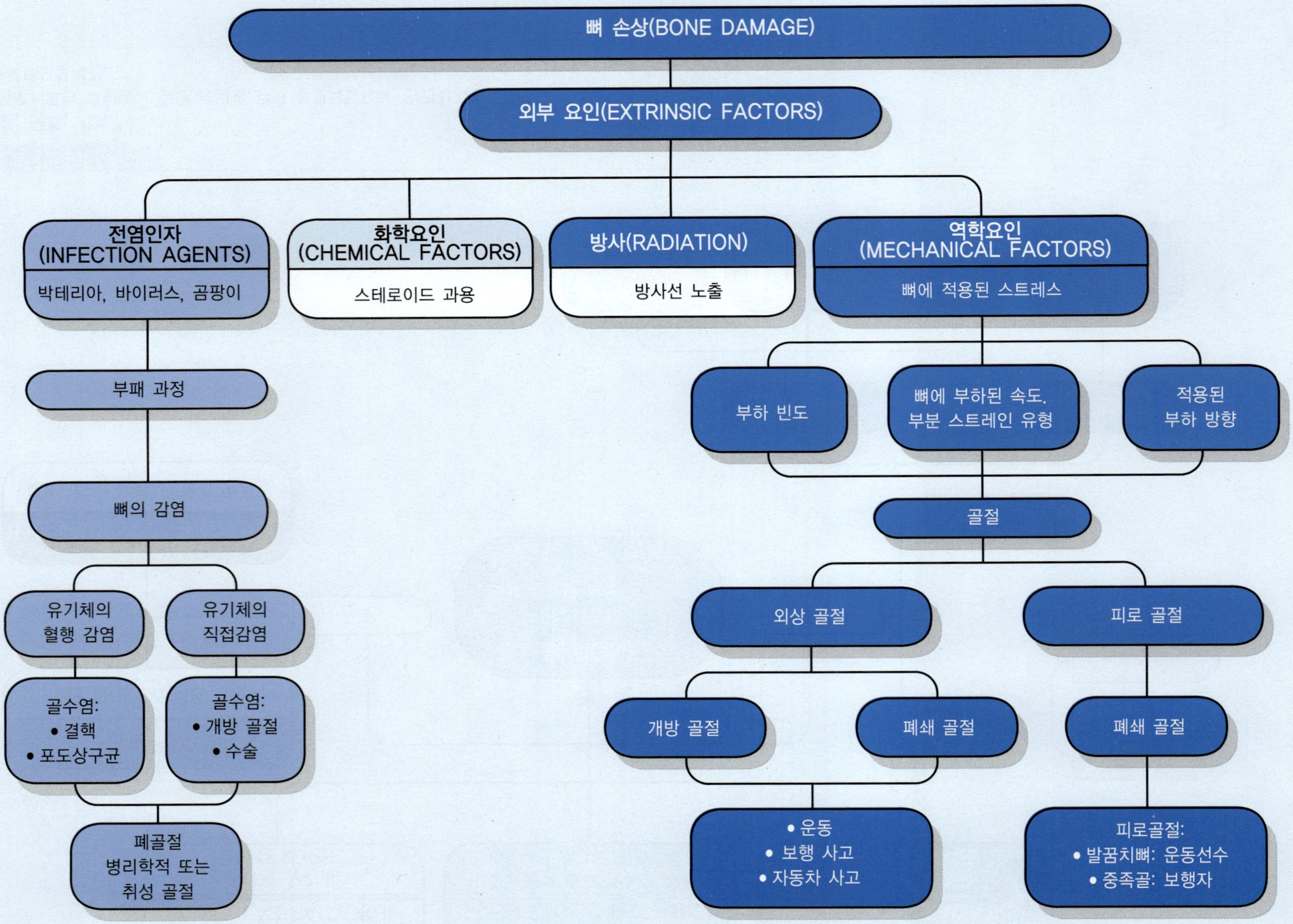

플로 차트 2-3

뼈 손상과 관련된 외부 요인. 임상 견본*

*이 플로차트는 교실이나 집단 토의를 위해 설계되었으며, 완전하지는 않음.

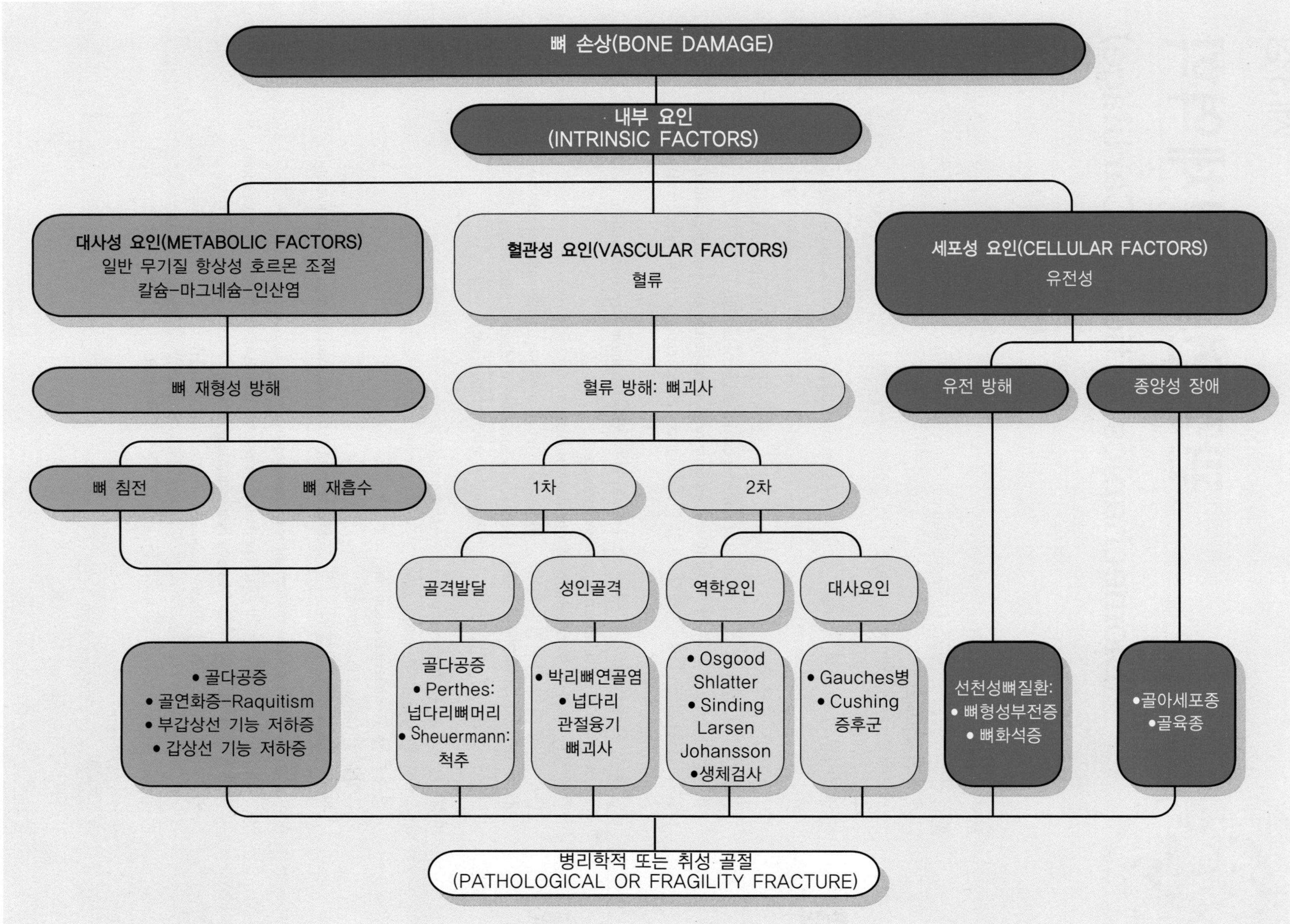

플로 차트 2-4

뼈 손상과 관련된 내부 요인. 임상 견본*

*이 플로차트는 교실이나 집단 토의를 위해 설계되었으며, 완전하지는 않음.

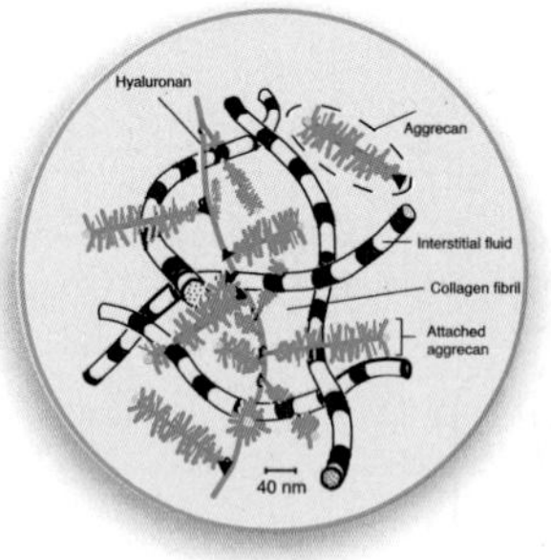

제3장 관절연골 생체역학 (Biomechanics Articular Cartilage)

서론 (Introduction)
관절연골 성분 및 구조 (Composition and Structure of Articular Cartilage)
- 콜라겐 (Collagen)
- 프로테오글리칸 (Proteoglycan)
- 수분 (Water)
- 연결성분의 구조적, 물리적 상호작용 (Structure and physical interaction among cartilage components)

관절연골의 생체역학적 작용 (Biomechanical Behavior of Articular Cartilage)
- 관절연골의 점탄성 성질 (Nature of articular cartilage viscoelasticity)
- 제한압박 삽입물의 부하 형태 (Confined compression explant loading configuration)
- 압박 시 관절연골의 두 형태 크립 반응(Biphasic creep response of articular cartilage in compression)
- 압박 시 관절연골의 두 형태 스트레스-이완 반응(Biphasic stress-relaxation response of articular cartilage in compression)
- 관절연골 투과성 (Permeability of articular cartilage)
- 단축 인장 시의 관절연골의 양상 (Behavior of articular cartilage under uniaxial tension)
- 순수 전단 시 관절연골의 양상 (Behavior of articular cartilage in pure shear)
- 관절연골의 부종 반응 (Swelling behavior of articular cartilage)

관절연골의 윤활 (Lubrication of Articular Cartilage)
- 유막윤활 (Fluid-film lubrication)
- 경계윤활 (Boundary lubrication)
- 혼합윤활 (Mixed lubrication)
- 관절윤활 시 간질액압의 역할 (Role of interstitial fluid pressurization in joint lubrication)

관절연골의 마모 (Wear of Articular Cartilage)
연골 퇴행의 생체역학 가설(Hypotheses on Biomechanics of Cartilage Degeneration
- 생체역학적 요소의 역할 (Role of biomechanical factors)
- 연골세포기능의 영향 (Implications of chondrocyte function)

관절연골의 기능적 조직공학 (Functional Tissue Engineering of Articular Cartilage)
요약 (Summary)
연습질문 (Practice Questions)
감사의 글 (Acknowledgments)
참고문헌 (References)
플로차트 (Flow Charts)

서론 (Introduction)

세 개 유형의 섬유질, 연골, 윤활관절이 인체에 존재한다. 이 중 하나인 윤활 또는 가동관절만이 큰 가동범위를 허용한다. 젊은 일반 관절에서 가동관절의 관절뼈(articulating bone) 말단은 유리연골이라 불리는 얇고(1~6mm) 밀집된 반투명의 흰 연결조직에 덮여 있다(상자 3-1). 관절연골은 평균 개인 수명 동안 파괴 없이 높은 부하 관절 환경을 견디기 위해 정밀히 맞춰진 아주 특별한 조직이다. 그러나 생리학적으로 혈관, 림프관, 신경분포가 없는 실질적으로 독립된 조직이다. 더 나아가 그 세포밀도는 다른 조직보다 낮다(Stockwell, 1979).

가동관절에서 관절연골은 두 주요 기능을 가진다. (1) 넓은 영역으로 관절부하를 분산하기 위해 수축 관절표면에 의해 유지되는 스트레스를 감소한다(Ateshian, 1995; Helminen, 1987). (2) 미세 마찰 및 마모의 관절표면에 저항하는 적절한 운동을 하게 한다(Mow and Ateshian, 1997). 이 장에서는 그 성분 및 구조에 의해 정의된 관절연골의 생체역학적 속성이 어떻게 이러한 기능의 최적 실행을 위해 고려되는지를 설명한다.

상자 3-1 유리연골

유리연골의 정의에 대해 주목할 만한 예외사항은 뼈끝단(골말단)을 덮고 있는 섬유연골이 발견되는 약관절, 윤활관절이라는 것이다. 섬유연골과 유형 III 연골, 탄성연골은 발생학적, 조직학적으로 유리연골과 밀접하게 관련이 있지만, 역학적, 생 체역학적 속성에서 크게 다르다. 섬유연골은 관절주머니 일부 관절 공간의 여백과 뼈 안으로의 인대 및 힘줄 삽입에서 발견되는 이행연골을 대표한다.

또한 섬유연골은 일부 관절의 관절연골 사이 삽입한 반달을 형성하고, 척추사이원반(추간원판), 섬유테의 외부 덮개를 구성한다. 탄성연골은 외부 귀, 유스타키오관의 연골, 후두개, 후두의 특정 부분에서 발견된다.

관절연골 성분 및 구조(Composition and Structure of Articular Cartilage)

관절연골에 드물게 분산된 세포 연골세포는 조직 용량의 10%보다 적은 비율을 차지한다(Stockwell, 1979). 연골세포의 부분 배열은 그림 3-1에서 제시된다. 그 희박한 분산에도 불구하고 연골세포는 세포외기질의 유기성 요소를 제조, 분비, 조직, 유지한다(ECM)(Fosang and Hardingham, 1996; Muir, 1983). 유기성 기질은 프로테오글리칸의 농도액 내에 얽힌 콜라겐 원섬유(대부분 유형 II 콜라겐, 소량의 유형 V, VI, IX, XI)의 밀집망을

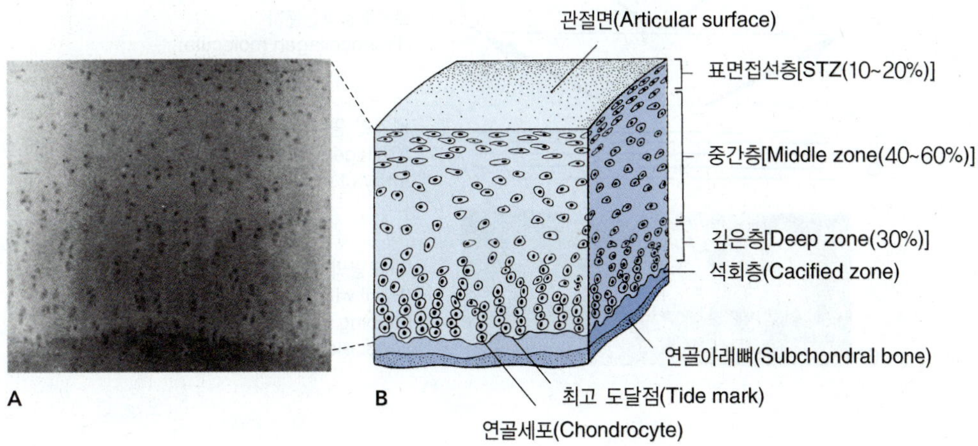

그림 3-1

비석회화연골의 깊이 전체 연골세포 배열의 현미경 사진 (A) 그리고 도식 (B). 표면접선구역의 연골세포는 관절표면에 평행한 긴 축으로 길게 늘어져 있다. 중간구역의 연골세포는 "둥글게" 그리고 무작위로 분산되어 있다. 심층구역의 연골세포는 석회화와 비석회화 조직 사이 구분 표지에 수직으로 지향된 원주 형식으로 배열되어 있다.

구성한다(Bateman, 1996; Eyre, 1980; Muir, 1983). 일반 관절연골에는 콜라겐 습윤 중량 15~20%, PG 4~7%, 수분, 무기성 염, 소량의 기타 기질 단백질, 당단백, 지방질이 60~80% 함유되어 있다(Mow and Ratcliffe, 1997). 각각 상당한 강도의 구조망 형성이 가능한 콜라겐 원섬유 및 PG는(Bromm and Silyn-Roberts, 1990; Kempson, 1976; Schmidt, 1990; Zhu, 1991, 1993) 관절연골에 적용된 부하의 결과인 내부 역학 스트레스를 지지하는 구조적 요인이다. 더욱이 이 조직적 요인은 수분과 같이 이 조직의 생체역학적 작용을 정의한다(Ateshian, 1997; Mow, 1980, 1984; Mow and Ateshian, 1997).

콜라겐 (Collagen)

콜라겐은 신체에서 가장 풍부한 단백질이다(Ateman, 1996; Eyre, 1980). 관절연골에서 콜라겐은 섬유질 미세 구조를 제공하는 높은 레벨의 구조 조직을 가진다 (Clark, 1985; Clarke, 1971; Mow and Ratcliffe, 1997). 콜라겐의 기본 생물학적 단위는 우회전 3중 나선으로 서로 거리를 두고 감긴 각각이 서로 좌회전 나선으로 감긴 세 개의 전아교질 폴리펩타이드 사슬로 구성되어 있다(그림 3-2B). 이 막대기 같은 모아교질 분자는 직경 1.4 nm, 길이 300 nm이고(그림 3-2, 상자 3-2), 큰 콜라겐 원섬유로 중합된다(Bateman, 1996; Eyre, 1980). 관절연골에서 이러한 원섬유는 평균 직경 25~40 nm(그림 3-2C)이지만, 이것은 크게 가변적이다.

예를 들어, 주사전자현미경 연구는 직경 200 nm 범위 섬유를 설명한다(Clarke, 1971). 원섬유의 높은 인장강도로 추가된 이러한 모아교질 분자 사이 공유교차결합이 형성된다(Bateman, 1996).

관절연골의 콜라겐은 조직에 층의 특성을 부여하면서 비동질적으로 배분된다(Lane and Weiss, 1975; Mow and Ratcliffe, 1997). 빛, 투과전자, 주사전자현미경을

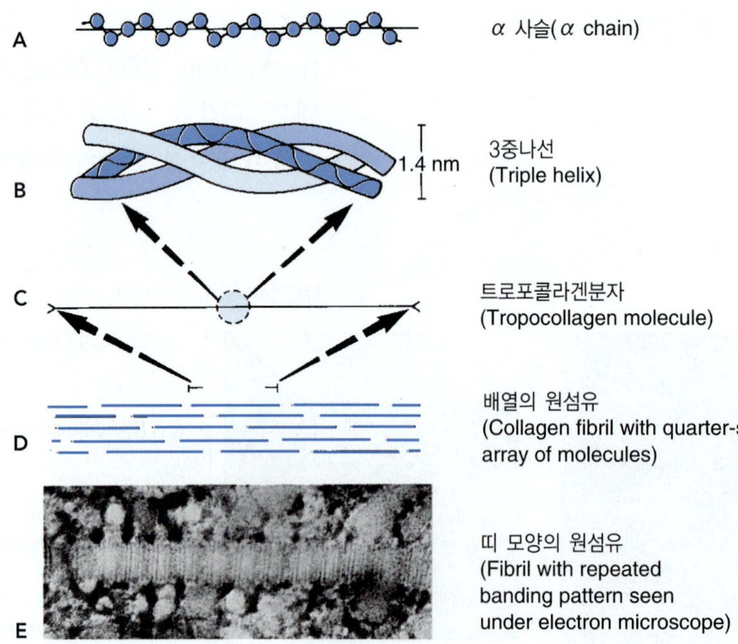

그림 3-2

원섬유에 대한 α 사슬 콜라겐 구조의 분자적 특징. α 사슬의 유연한 아미노산 연쇄 (A)는 우회전 3중 나선 구성으로 단단히 감긴 사슬을 허용하여 (B) 모아교질 분자를 형성한다 (C). 사슬의 단단한 3중 나선 배열은 콜라겐 원섬유의 높은 인장강도에 기여한다 (D). 각 분자가 길이의 약 4분의 1 서로 겹쳐진 개별 모아교질 분자 평행선형은 전자현미경(x20,000)으로 보이는 콜라겐 원섬유의 반복 줄무늬 패턴이다(E). *출처: Donohue, J.M., Buss, D., Oegema, T.R. (1983). The effects of indirect blunt trauma on adult canine articular cartilage. J Bone Joint Surg, 65A, 948.*

상자 3-2 콜라겐 유형의 차이

다양한 신체 조직의 모아교질 α 사슬의 차이는 구체적 분자 종류나 콜라겐 유형에 있다. 유리연골의 콜라겐 유형, 유형 II 콜라겐은 뼈, 인대, 힘줄에서 발견되는 유형 I 콜라겐과 다르다. 유형 II 콜라겐은 연골조직 전체에 콜라겐의 최대 분산을 허용하면서 유형 I 보다 더 얇은 원섬유를 형성한다.

사용한 수많은 연구가 세 개의 분리된 구조 구역으로 정의된다. 예를 들면, Mow(1974)는 그림 3-3A에 도식으로 제시된 콜라겐망의 구역으로 나뉜 배열을 제안했다. 표면접선구역에는 총 두께, 미세면, 밀집 포장 섬유의 10~20%를 나타낸 것이 관절표면에 평행한 면에 무작위로 짜여 있다(Clark, 1971; Redler and Zimny, 1970; Weiss, 1968). 중간구역(총 두께의 40~60%)에는 무작위 지향 섬유와 동종으로 산재 섬유 사이에 더 큰 거리가 있다. 이 아래 심층구역(총 두께의 약 30%)에는 섬유가 더 큰 방사상 구조로 지향된 섬유 다발을 형성하면서 함께 나온다(Redler, 1975). 이 섬유다발은 석회화연골에 들어가기 위해 그 아래 관절연골과 석회화연골 사이 지표 경계면을 가로지른다. 기본 뼈에 연골을 고정하는 연동 "뿌리" 체계를 형성한다(Bullough and Jagannath, 1983; Redler, 1975). 이 비등방성 섬유 방향은 표면에서 가장 높고 심층구역 전체에 상대적 불변을 유지하는 콜라겐 함유의 비동질구역 변이에 의해 반영된다(Lipshitz, 1975). 이 구성 층은 표면 간질액 지원과 마찰 속성을 강화하여 중요한 생체역학적 기능을 제공하기 위해 나타난다(Krishnan, 2003).

연골은 유형 II 콜라겐으로 주로 구성되어 있다. 또한 관절연골 내에 다른 콜라겐(유형 V, VI, IX, XI) 배열이 소량 발견될 수 있다. 유형 II 콜라겐은 척추사이원반, 반달판 뿐만 아니라 관절연골, 코사이막, 복장 연골에 주로 존재한다. 참고로 유형 I 은 인체에 가장 풍부한 콜라겐이며, 뼈와 척추사이원반(주로 섬유테 내), 피부,

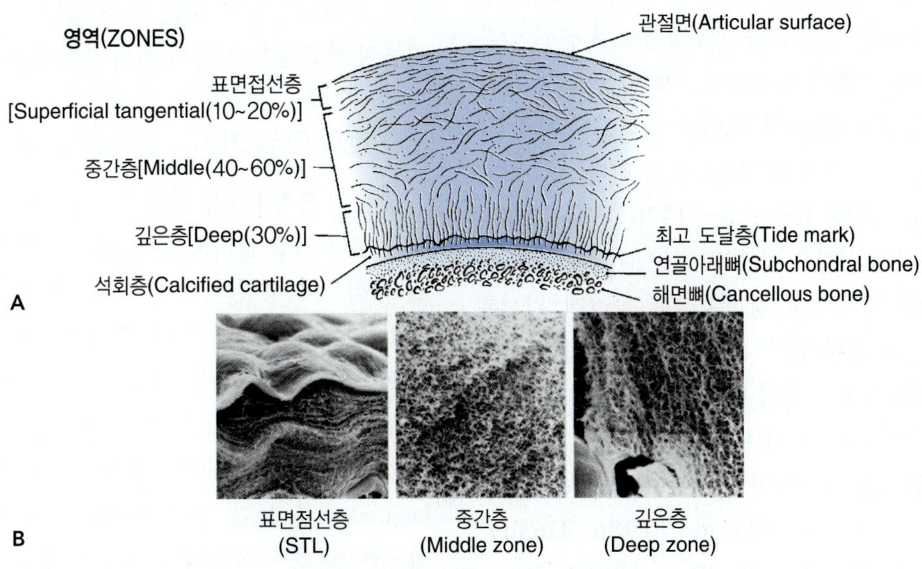

그림 3-3

A. 도식. *출처: Mow, V.C., Lai, W.M., Redler, I. (1974). Some surface characteristics of articular cartilages. A scanning electronmicroscopy study and a theoretical model for the dynamic interaction of synovial fluid and articular cartilage. J Biomech, 7, 449.* B. 관절연골의 깊이 전체 콜라겐망 미세구조배열의 현미경 사진(x3000); Dr. T. Takei, Nagano 동의로 사용). 표면접선구역(STZ)의 콜라겐 원섬유는 관절표면에 평행하게 배열된 피복에 단단히 짜여 있다. 중간구역에는 무작위로 배열된 원섬유가 프로테오글리칸 및 수분의 고농도에 순응하기 위해 적게 밀집되어 묶여 있다. 심층 구역의 콜라겐 원섬유는 지표를 가로지르는 더 큰 방사성 지향 섬유다발을 형성하고, 석회화 구역에 들어가 기초 뼈에 조직을 고정한다. 그림 3-1에서 보이는 연골세포의 콜라겐 섬유 구조와 공간 배열 사이 조화를 주목하자. 현미경 사진 B의 STZ는 중간 및 심층구역이 비체중부하되는 동안 압박 부하 아래 나타난 것이다.

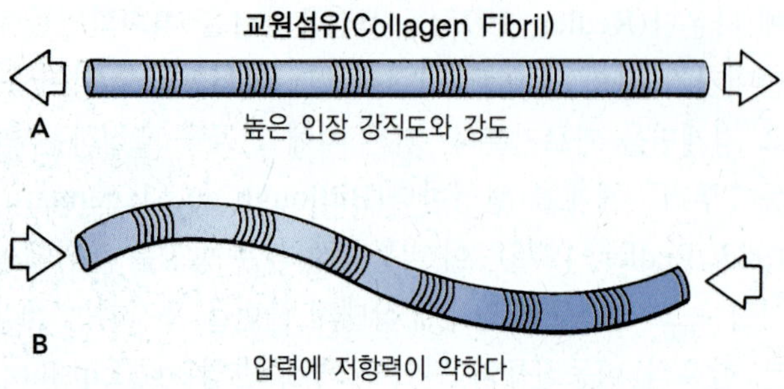

그림 3-4

콜라겐 원섬유의 역학적 속성의 예시: 인장에서 (A) 인장되고 강해지지만, 압박에는 (B) 쉽게 약해지고 비틀린다. *출처: Myers, E.R., Lai, W.M., Mouw, V.C. (1984). A continuum theory and an experiment for the ion-induced swelling behavior cartilage. J Biomech Eng, 106(2), 151–158.*

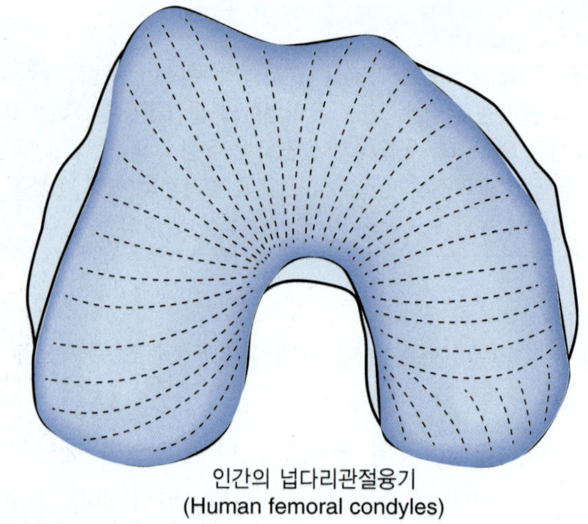

그림 3-5

인간 넙다리관절융기 표면의 분할선 패턴 도해.

반달판, 힘줄, 인대와 같은 연부조직에서 발견된다. 콜라겐 섬유의 가장 중요한 역학적 속성은 그 인장 스티프니스(강직/강성) 강도이다(그림 3-4A). 단일 유형 I 콜라겐 원섬유의 속성은 인장에서 시험되어 860 Mpa로 측정된다(Shen, 2008). 콜라겐 원섬유는 기타 세포외기질 요소뿐만 아니라 다른 원섬유와 상호작용하며 훨씬 낮은 효과적 조직 역학 속성을 생산한다. 예를 들면, 힘줄은 약 80% 콜라겐(건조 중량)이고 인장 스티프니스(강직/강성) 10^3 Mpa, 인장강도 50 Mpa를 가진다(Akizuki, 1986; Kempson, 1979, Kempson, 1976, Woo, 1987, 1997). 비교에 의해 철강은 약 200×10^3 Mpa 인장 스티프니스를 가진다. 인장에서 강할지라도 콜라겐 원섬유는 큰 종횡비율, 두께에 대한 길이의 비율이 압력 부하하에 더 쉽게 비틀리게 만들기 때문에 압박에 거의 저항을 제공하지 않는다(그림 3-4B).

뼈처럼 관절연골은 비등방성이다. 그 물질 속성은 부하의 방향에 따라 다르다(Akizuki, 1986; Huang, 2005; Roth and Mow, 1980, Wang, 2003; Woo, 1987). 그것은 관절 표면에 평행한 평면 내 다양한 콜라겐 섬유 배열에 관련된다. 그러나 콜라겐 PG 상호작용의 변이뿐만 아니라 콜라겐 섬유 교차연결 밀도의 변이도 관절연골 인장 비등방성에 기여한다고 생각할 수도 있다. 인장에서 이 비등방성은 관절표면 분할선의 방향에 따라 일반적으로 설명된다. 이 선은 작은 원형 송곳이 관절표면을 뚫어 생성되는 길게 늘어난 틈새이다(그림 3-5; Hultkrantz, 1898). 패턴 원형은 전에 설명한 관절연골의 인장 스티프니스 및 강도 특성의 방향적 변이와 관련이 있다. 그러나 관절연골이 인장에서 비등방성으로 나타나는지에 대한 이유 또는 그 인장 비등방성의 기능적 중요성은 지금까지 알려져 있지 않다.

프로테오글리칸 (Proteoglycan)

많은 유형의 PG가 관절에서 발견된다. 기본적으로 이것은 하나 이상 글리코사미노글리칸(GAGs)이 붙은 단백질 핵심으로 구성된 큰 단백질 다당류 분자이다(Fosang and Hardingham, 1996; Muir, 1983; Ratcliffe and Mow, 1996). 이러한 분자, 비글리칸, decorin의 가장 작은 분자조차 꽤 크지만(약 1×10^4 mw), 조직 내 존재하는 모든 PG의 10%보다 적게 이루어져 있다. 어그레칸(aggrecan)은 보다 큰 $1–4 \times 10^6$ mw이고, 특정 HA-결합 구역을 통해 히알루론산 분자에 붙은 상당한 용량을 가진다(HA: 5×10^5 mw). 이 결합은 연결 단백질(LP)에 의해 안정화된다($40–48 \times 10^3$ mw). 안정화는 일반연골 기능에 매우 중요하다. PG 분자의 요소는 조직에서 급속하게 벗어난다(Hardingham and Muir, 1974; Harscall, 1977; Muir, 1983).

GAG의 두 유형, 콘드로이틴 황산염(CS), 케라틴 황산염(KS)은 집합체(aggrecan)를 구성한다. 각 CS 사슬이 25~30 이당 단위를 포함하는 반면, 그 보다 짧은 KS 사슬은 13 이당 단위를 포함한다(Muir, 1983). 어그레칸(미국 문헌의 하위 단위, 영국과 유럽 문헌의 단위체)은 약 150 GAG 사슬에 약 200 나노미터 길이 단백질 핵심을 구성하고, O링크와 N링크 올리고당 모두 공유결합으로 붙어 있다(Fosan and Hardingham, 1996; Muir, 1983). 더 나아가 단백질 핵심을 따라 분산된 GAG는 동질적이며, KS와 O링크 올리고당에서 풍부한 부위가 있고, CS에서 풍부한 부위가 있다(그림 3-6A). 그림 3-6A는 집합체의 유명한 "병 닦는 솔(bottle-brush)" 모델을 보여준다(Muir, 1983). 또한 그림 3-6A는 세 개 구형구역을 포함한 단백질 핵심의 동질성을 보여준다. G_1, HABR는 소량의 KS와 N링크 올리고당을 함유한 N 말단, G_2는 HABR-와 KS 풍부 구역 사이, G_3는 핵심 단백질 C 말단에 있다. 1:1 화학양론은 연골의 LP와 G1 결합 구역 사이에 있다. 최근에 다른 두 구형 구역이 광범위하게 연구되었지만(Fosan and Hardingham, 1996), 그 기능적 중요성은 아직 명시되지 않았다. 그림 3-6B는 PG 집합체의 수용된 분자형태이다. Rogenberg (1975)는 이 분자의 전자현미경 사진을 처음 획득했다(그림 3-6C). 원자힘 현미경 사용법(AFM) 기술은 프로테오글리칸의 순분자내 상호작용 힘(Ng, 2003) 측정뿐만 아니라 이미지에 대해서도 사용된다(Seong, 2005).

고유연골에서 대부분의 집합체는 큰 PG 집합체를 형성하기 위해 HA와 연결된다(그림 3-6C). 이 집합체는 그 HABR를 통해 중앙 HA 핵심에 비공유결합으로 붙은 수백 개의 집합체를 가질 수 있으며, 각 구역이 LP에 의해 안정화된다. 그 실모양 HA 핵심분자는 길이가 4mm 정도인 비황산염 이당 사슬이다. PG 생화학자는 그것이 관절연골의 PG 집합체 구조에 아주 밀접하게 포함될 수 있기 때문에 HA를 "명예" PG라고 부른다. PG 집합체에 의해 제공된 안정화는 주요 기능적 중요성을 가진다. 그것은 ECM에 구조적 안정성과 스티프니스(강직/강성)를 추가하면서 미세 콜라겐 섬유주 내 PG의 고정을 촉진한다(Mow, 1989b; Muir, 1983; Ratchlifffe, 1986). 더 나아가 황산데르마탄 PG의 두 부가 형태는 관절연골의 ECM에서 인식된다(Rosenberg, 1985). 힘줄에서 황산데르마탄 PG는 콜라겐 원섬유의 표면에 비공유로 결합된 것을 보여준다(Scott and Orford, 1981). 그러나 관절연골의 황산데르마탄 역할은 생물학적이나 기능적으로 알려져 있지 않다.

일반적으로 집합체가 앞서 설명한 것처럼 기본 구조를 가지지만, 그것은 조직적으로 동일하지 않다(Fosan and Hardingham, 1996). 집합체는 다양한 방식으로 길이, 분자중량, 구성에서 다양하다. 즉, 중합분산한다. 연구에서는 집합체의 두 현저한 개체를 설명한다(Buckwalter, 1985; Heinergard, 1985). 그 첫 번째 개체는 일생을 통해 나타나며 CS에 풍부하고, 두 번째 개체는 KS에 풍부한 PG를 함유하고 성인 연골에서만 나타난다. 관절연골이 성숙하면서 다른 연령관련 변화가 PG 구성과 구조에서 일어난다. 연골 성숙과 함께 수분 함유와 탄수화물/단백질 비율이 점진적으로 감소된다(Garg and Swan, 1981; Roughley and White, 1980). 이 감소는 CA 함유의 감소에 의해 반영된다. 반대로 출생 시 소량 존재하던 KS는 나이가 들면서 증가된다. 그래서 출생 시 CS/KS 비율은 약 10:1 이였다가 성인 연골에서는 약 2:1이다(Roughley and White, 1980; Sweet, 1979; Thonar, 1986). 더 나아가 6이나 4 위치에서 발생할 수 있는 CS 분자의 황산화도 연령 관련 변화를 겪는다. 자궁에서의 콘드로이틴-6-황산염과 콘드로이틴-4-황산염은 같은 분자량으로 존재한다. 그러나 성숙하면서 콘드로이틴-6-황산염: 콘드로이틴-4-황산염 비율은 약 25:1로 증가된다(Roughley, 1981). 또한 다른 연구에서도 집합체의 유체역학 크기의 연령관련 감소를 기록하기도 했다. 관절연골에서 보여지는 이러한 많은 초기 변화는 증가된 체중부하의 증가된 기능적 요구의 가능한 결과로 관절 성숙을 반영할 수 있다. 그러나 인생 후기에 일어나는 일들뿐만 아니라, 이러한 변화의 기능적 중요성은 확실히 정의되지 않았다.

수분 (Water)

관절연골의 가장 풍부한 요소인 수분은 관절표면 부근에 대부분 집중되어 있고(~80%) 심층구역의 약 65%의 농도까지 증가하는 심도로 거의 선형으로 감소된다(Lipshitz, 1976; Maroudas, 1979). 이 유체는 연골의

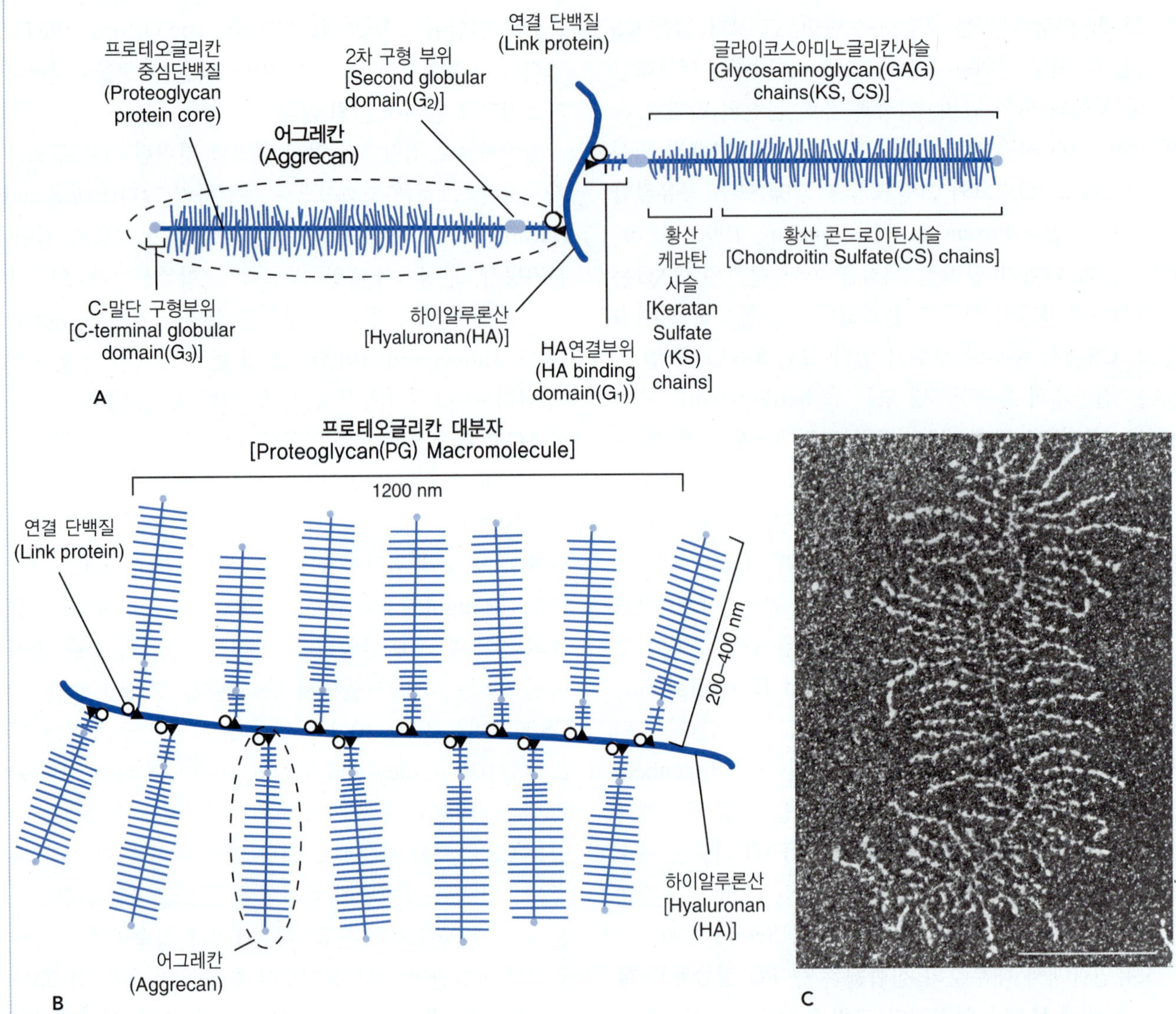

그림 3-6

A. 단백질 핵심 분자에 공유결합되어 있는 케라틴 황산염, 황산 콘드로이틴 사슬로 구성된 어그레칸의 도식. 프로테오글리칸 단백질 핵심에는 케라틴 황산염, 황산 콘드로이틴 풍부 지역뿐만 아니라 세 구형지역이 있다. B. 프로테오글리칸 미분자의 도식. 기질 내 어그레칸은 약 200x10^6 분자량으로 미분자를 형성하기 위해 HA에 비공유로 결합된다. 링크 단백질은 어그레칸과 HA 핵심 분자의 결합 구역 사이 상호작용을 안정화한다. C. 소의 위팔뼈 관절연골로 부터 프로테오글리칸 집합체 어두운 영역의 전자현미경 사진(x120,000). 오른쪽 아래의 수평선은 0.5 μm를 나타낸다. *출처: Rosenberg L., Hellmann, W., Kleinschmidt, A.K. (1975). Electron microscopic studies of proteoglycan aggregates from bovine articular cartilage. J Biol Chem, 250, 1877.*

역학적, 생화학적 작용에 크게 영향을 주는 많은 자유 이동성 양이온(예, Na^{+}, K^{+}, Ca^{2+})을 함유한다(Gu 1998; Lai, 1991; Linn and Sokoloff, 1965; Maroudas, 1979). 또한 관절연골의 유동성 요소는 연골세포와 둘러싼 영양이 풍부한 관절주머니액 사이에서 앞뒤로 가스, 영양, 폐기물 생성 운동을 하게 만들기 때문에 무혈관 조직의 건강에 중요하다(Bollet and Nance, 1965; Linn and Sokoloff, 195; Mankin and Thrasher, 1975; Maroudas, 1975, 1979).

연골 내 수분의 작은 비율은 세포 내 존재하고, 약 30%는 콜라겐원섬유와 강하게 연결되어 있다(Maroudas, 1991; Tozilli, 1982). Donnan(도난) 삼투압을 통한 콜라겐, PG, 수분 사이 상호작용은 ECM의 구조적 조직을 규제하고 그 팽창 속성에서 중요한 기능을 한다고 믿는다(Donnan,1924; Maroudas, 1968, 1975). 대부분의 수분은 ECM의 원섬유간 공간을 차지하고, 부하나 압력 기울기 또는 다른 전자화학적 동력 힘이 조직에 적용되면 자유롭게 움직이게 한다(Gu, 1998; Maroudas, 1979). 압력 힘에 의해 부하되면, 수분의 약 70%가 움직일 수 있다. 간질액 운동은 연골 역학작용과 관절윤활을 조정하는 데 중요하다(Ateshian, 1997, 1998; Hlavacek, 1995; Houet, 1992; Mow and Ateshian, 1997; Mow, 1980).

연결 요소의 구조적, 물리적 상호작용
(Structure and physical interaction among cartilage components)

PG 집합체의 화학적 구조 및 물리적 상호작용은 ECM의 속성에 영향을 준다(Guterl, 2010; Ratchliffe and Mow, 1996). 가깝게 간격을 둔(5~15 angstrom) 황산염, 카르복시는 강한 분자내, 분자내 전하-전하 척력을 형성하는 고농도 고정 음전하를 방치하고, 생리학적 pH에서 용액의 분리된 CS, KS 사슬의 집단을 관리한다(그림 3-7)(Seog, 2005). 이 힘의 속일성 합계는 (조직이 생리학적 식염수 용액에 잠겨 있을 때) 도난 삼투압과 같다(Buschmanna and Grodzinsky, 1995; Donnan, 1924; Gu, 1998; Lai, 1991). 구조적으로 이 전하-전하 척력은 주변 콜라겐망에 의해 형성된 원섬사간 공간으로 PG 미

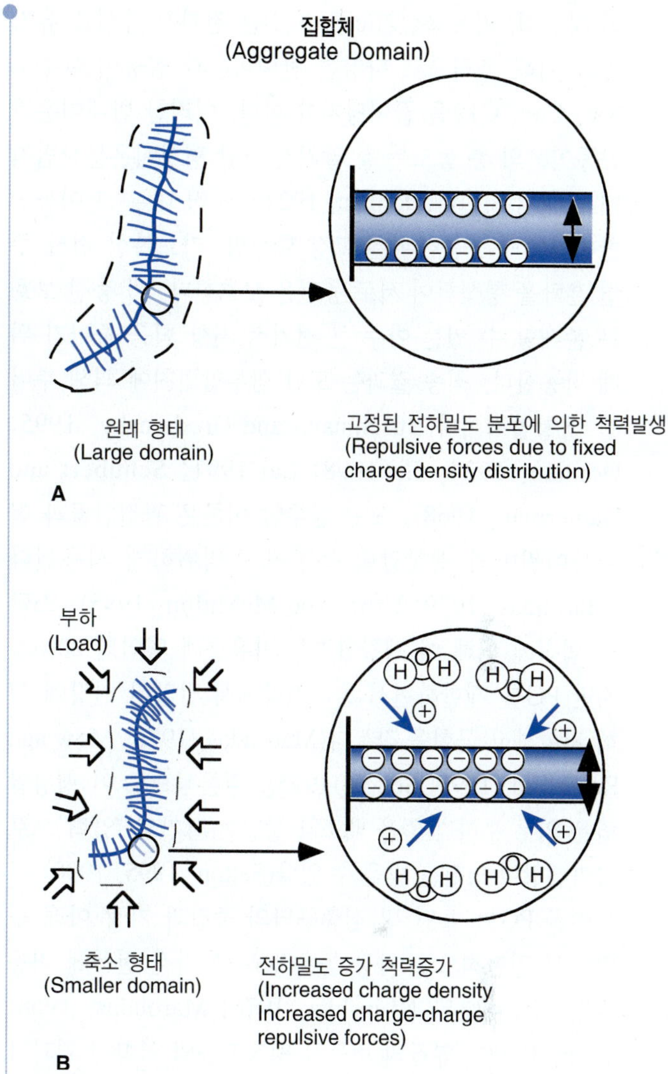

그림 3-7

A. PG 집합체 용액 영역(**왼쪽**) 그리고 집합체의 GAG 고정 음전하 집단과 연관된 반발힘(**오른쪽**) 도해. 이 밀어내는 힘은 큰 용해 영역을 차지하는 스티프니스되어 연장된 형태를 인수하기 위해 집합체를 만든다. B. 적용된 압박스트레스는 집합체 용액 영역(**왼쪽**)을 줄이고, 교대로 전하밀도와 분자간 전하 척력을 증가시킨다(**오른쪽**).

분자를 연장하고 스티프니스(강직/강성)시키는 경향이 있다. 이 힘의 크기를 평가하기 위해 Stephen Hawkin(1998)에 따르면, 이 전자 척력은 중력힘보다 수백만 배 크다(42 zeros).

본질적으로 충전된 신체는 전기적 중성을 유지하기 위해 반대이온을 내보내거나 끌어당기지 않고 오래 가지고 있지 않는다. 그래서 관절연골의 PG를 따라 고정된 충

전 황산염, 카르복실기(carboxyl)는 전기적 중성을 유지하기 위해 조직으로 다양한 반대이온과 공동이온(주로 Na^{+}, Ca^{2+}, $C1^{-}$)을 끌어당겨야 한다. 이러한 반대이온과 공동이온의 총 농도는 잘 알려진 도난 평형이온분산법칙에 의해 주어진다(Donnan, 1924). 조직 내부 그 이동성 반대이온과 공동이온은 고정 황산염, 카르복실 전하 주변 혼탁을 형성하여 서로 충전을 보호한다. 이 충전 보호는 존재할 수 있는 아주 큰 전기적 저항 힘을 줄이기 위해 작용한다. 최종 결과는 도난 삼투압법칙에 의해 주어진 팽창압력이다(Buschmann and Grodzinsky, 1995; Donnan, 1924, Gu 1998; Lai 1991; Schubert and Hamerman, 1968). 도난 삼투압 이론은 관절연골과 척추사이원반의 팽창압력 측정에 광범위하게 사용된다(Maroudas, 1979; Urban and McMullin, 1985). 스탈링 법칙에 의해 이 팽창압력은 자유용액 영역의 20%까지만 PG를 제한하면서 콜라겐망에서 발달된 인장에 의해 저항하고 균형을 잡는다(Maroudas, 1976; Mow and Ratchliffe, 1997; Setton, 1995). 결론적으로 이 팽창압력은 외부 부하가 없을 때조차 상당한 크기의 "압력"으로 콜라겐망이 영향을 받을 수 있다(Setton, 1995, 1998).

연골 PG는 표면 및 심층구역의 중간과 가장 아래 구역에서 일반적으로 가장 높은 농도로 기질 전체에 비동질적으로 배분된다(Lipshitz, 1976; Maroudas, 1968; Venn, 1978). 연골의 비동질 팽창작용의 역학적 결과가 (조직의 깊이 전체 다양한 PG 함유에 의해 일어나는) 최근 양적으로 평가되었다(Setton, 1998). 또한 비동질적 PG 배분을 통합한 최근 모델의 결과는 조직 깊이 전체 간질액 역이온 배분(Sun, 1998)과 연골의 삼투성 환경(Oswald, 2008))에 깊은 영향을 가지고 있음을 보여준다.

압박 스트레스가 연골표면에 적용되면, PG 분자 영역의 변화에 의해 주로 즉각 변형이 일어난다(그림 3-7B). 이 외부 스트레스는 팽창압력을 초과하기 위해 기질의 내부압력을 일으키고 따라서 액체는 조직 밖으로 흘러나오기 시작할 것이다. 유체가 흘러나오면서 PG 농도가 증가하고, 외부 스트레스가 평균일 때까지 교대로 도난 삼투성 팽창압력이나 전하-전하척력과 부피 압박압력을 증가시킨다. 이런 방식에서 PG 젤의 생리화학적 속성은 압력 저항이 가능한 콜라겐망 안에 갇힌다. 이 작용은 이전 설명처럼 인장에서 강하지만 압박에 약한 콜라겐 역할을 보충한다. 압박에 저항하는 PG 능력은 (1) GAG의 단단히 포장된 고정 음이온 집단에 연관된 도난 삼투성 팽창압력, (2) 콜라겐-PG 고체 기질의 부피 압박 스티프니스, 두 가지 근원에서 일어난다. 실험적으로 도난 삼투성 팽창압력은 0.05~0.35 MPa 범위인 반면(Maroudas, 1979), 콜라겐-PG 고체기질의 탄성계수는 0.5~1.5 MPa 범위이다(Armstrong and Mow, 1982; Athanasiou, 1991; Mow and Ratcliffe, 1997).

콜라겐과 PG도 역시 상호작용을 하고 이러한 상호작용은 기능적으로 대단히 중요함이 이제 명확하다. PG의 작은 구역은 콜라겐과 가깝게 연관되어 있고, 개발하기 위해 콜라겐 교차연결에 대해 아주 큰 거리를 재면서 콜라겐 원섬유 사이 접합제로 역할을 할 수 있다(Bateman, 1996; Mow and Ratcliffe, 1997; Muir, 1983).

또한 PG는 콜라겐 원섬유의 정돈된 구조 및 역학적 속성을 유지하는 중요한 역할을 하는 것으로 생각된다(Muir, 1983; Scott and Orford, 1981). 최근 연구는 농도액에서 PG가 상당한 강도의 망을 형성하기 위해 서로 상호작용함을 보여준다(Mow, 1989b; Zhu, 1991, 1996). 더구나 망을 형성하는 상호작용 지역의 밀도 및 강도는 콜라겐뿐만 아니라, 어그레칸(aggrecan)과 집합체 사이 LP 존재에 의존하는 것을 보여준다. 증거는 관절연골의 표면 구역에 더 적은 집합체와 어그레칸보다 더 많은 비글리칸, decorin이 있다고 제시한다. 그래서 심층구역보다 표면구역의 PG와 콜라겐 원섬유 사이 상호작용에서 차이가 있어야 한다(Poole, 1986). 사실 PG와 콜라겐 사이 상호작용은 ECM 조직의 직접적 역할만이 아니라, 조직의 역학적 속성에 직접적으로 기여한다(Kempson, 1976; Schmidt, 1990; Zhu, 1993).

PG와 콜라겐 사이 물리적, 화학적, 역학적 상호작용의 구체적 특성은 아직 완전히 정의되지 않았다. 그럼에도 불구하고 전에 논의한 바와 같이 수분과 이온으로 팽창 그리고 접합관절의 높은 스트레스 및 스트레인에 저항하기 가능한 고체의 모든 주요 역학적 특성을 함유한 투과성, 섬유강화 구성을 형성하기 위해 구조적 대형분자가 상호작용한다는 것을 우리는 알고 있다(Andriacchi, 1997;

Paul, 1976). 이러한 콜라겐-PG 상호작용은 aggrecan, HA 미세섬유, 유형 II 콜라겐, 기타 부 콜라겐 유형, 알려지지 않은 접합인자, 최근 당단백, 그리고/또는 고분자 HA로 정의된 콜라겐 유형 IX와 같은 더 작은 연골 요소를 포함한다는 것이 입증되었다(Poole, 1986). 관절연골의 작은 용량 내 구조적 배열을 묘사한 도해가 그림 3-8에서 제시된다.

관절연골이 외부부하의 지배를 받을 때 콜라겐-PG 고체 기질과 간질액 유동성 기능이 ECM에서 발달된 스트레스 및 스트레인의 높은 레벨에 저항하기 위해 독특한 방법으로 함께 작용한다. 더 나아가 뼈관절염(OA)처럼 ECM의 생화학적 구성과 구조적 조직에 대한 변화는 연골의 생체역학적 속성에 대한 변화에 평행하다. 다음 구역에서는 부하 아래 관절연골의 작용과 연골유동 흐름의 작용이 자세히 논의된다.

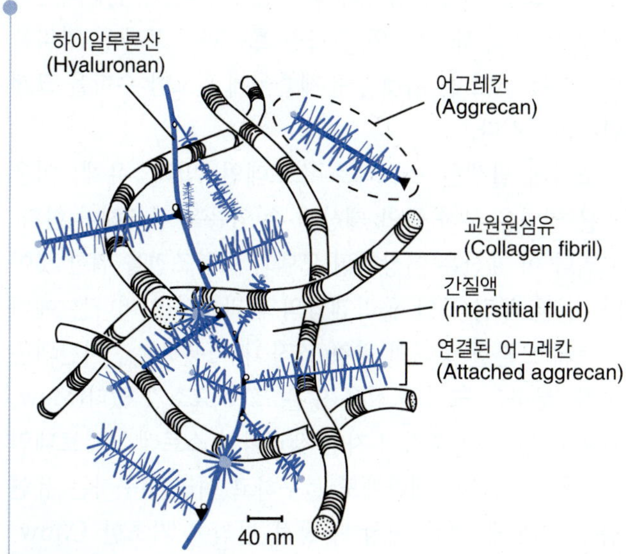

그림 3-8

연골 분자구조의 도해. 수분과 함께 부은 투과성 혼합 섬유강화 유기성 고체기질을 형성하는 연골, 콜라겐, 프로테오글리칸 상호작용의 구조적 구성. 집합체는 큰 프로테오글리칸 대형분자를 형성하기 위해 HA에 공유 결합.

관절연골의 생체역학적 작용 (Biomechanical Behavior of Articular Cartilage)

관절연골의 생체역학적 작용은 조직이 다면매체로 보일 때 가장 잘 이해할 수 있다. 현재 내용에서 관절은 두 개의 본질적으로 압축할 수 없는 혼합되지 않는 현저한 단계, 즉, 간질액 단계와 투과성 고체단계(the ECM)로 구성된 이상 물질로 취급된다(Bachrach, 1998; Mow, 1980). PG 전하, 이온 기여의 명쾌한 분석을 위해 유동성, 이온, 전하 고체의 세 개 뚜렷한 단계를 생각해야 한다(Gu, 1998; Lai, 1991). 현재 내용에서 수분이 그 역학적 속성에 어떻게 기여하는지 이해하기 위해 관절연골은 연골의 기능적 작용에서 각각 구성하는 역할을 하면서 유체로 채워진 투과성(비전하) 이상매체로 고려될 수 있다.

관절에서 관절면의 힘은 거의 0에서 체중의 10배 이상으로 다양할 수 있다(Andriacchi, 1997; Paul, 1976). 또한 접촉 부분은 복잡한 형식으로 다양하고 전형적으로 수 평방 센티미터의 배열이다(Ahmed and Burke, 1983; Ateshian, 1994). 최고 접촉 스트레스는 의자에서 일어날 때 둔부의 20 MPa, 계단을 오를 때 10 MPa에 도달할 수 있다고 측정된다(Hodge, 1986; Newberry, 1997). 그래서 생리학적 부하 조건 하 관절연골은 높은 스트레스를 받은 물질이다. 조직이 어떻게 이러한 높은 생리학적 부하 조건하에 반응하는지 이해하려면, 압박, 인장, 전단의 그 고유역학 속성이 정의되어야 한다. 이러한 속성으로부터 ECM 내 부하 작용을 이해할 수 있다. 따라서 연결 하부구역은 이러한 부하 양식 아래 조직 작용을 특성화할 것이다.

관절연골의 점탄성 성질 (Nature of articular cartilage viscoelasticity)

물질이 일정한(시간의존) 부하나 일정한 스트레인 그리고 시간에 다양한 반응 작용에 지배를 받는 경우, 그 물질의 역학적 작용은 점탄성이라고 할 수 있다. 일반적으로 그러한 물질의 반응은 점성유체(대시포트)과 탄성고체(스프링)의 반성 조합인 점탄성으로 이론적 모델이 될 수 있다.

점탄성 물질의 두 기초 반응은 크립(creep)과 스트레스 이완이다. 크립은 점탄성 고체가 일정한 부하 작용에 영향받을 때 일어난다. 일반적으로 점탄성 고체는 평균 상태에 도달할 때까지 크립으로 알려진 느리게(시간의존) 점진적으로 증가하는 스트레인에 의해 이어진 급속 최초 스트레인으로 반응한다. 스트레스 이완은 점탄성 고체가 일정한 스트레인의 작용 대상일 때 일어난다. 전형적으로, 점탄성 고체는 스트레인을 유지하는 데 요구되는 느리게(시간의존) 점진적으로 감소하는 스트레스에 의해 이뤄지는 높은 급속 최초 스트레스로 반응한다. 이 현상은 스트레스 이완으로 알려져 있다.

크립과 스트레스 이완 현상은 다른 작용에 의해 일어날 수 있다. 단일단계 고체고분자 물질에 대한 이 현상은 스트레스 물질 내 서로 활주하는 긴 고분자 사슬 운동으로 일어난 내부 마찰의 결과이다(Fung, 1981). 힘줄 및 인대의 점탄성 작용은 주로 이러한 작용에 의해 일어난다(Woo, 1987, 1997). 뼈에 대한 장기 점탄성 작용은 간질액 흐름에 따른 뼈단위 내 박막층의 상대적 저화에 의해 일어난다고 생각된다(Lake and Saha, 1979). 관절연골의 압박 점탄성 작용은 간질액 흐름과 이 흐름과 관련된 마찰 항력에 의해 주로 일어난다(Ateshian, 1997; Mow, 1980, 1984). 전단에서 단일 단계 점탄성 고분자 내 콜라겐과 PG와 같은 긴 고분자 사슬 운동에 의해 주로 일어난다(Zhu, 1993, 1996). 간질액 흐름에 의해 일어난 관절연골 점탄성의 구성은 이상 점탄성 작용으로 알려져 있고(Mow, 1980), 대형분자 운동에 의해 일어난 점탄성 구성은 흐름 독립(Hayes and Bodine, 1978) 또는 콜라겐-PG 고체기질의 고유 점탄성 작용으로 알려져 있다.

스트레인 작용이 선형탄성고체(Hirsch, 1944) 또는 점탄성고체(Hayes and Bodine, 1978)라는 용어로 설명되지만, 이러한 모델은 부하지지와 연골 윤활에서 유체 가압 역할을 하는 점탄성 작용과 중요한 기여 내 수분 역할을 인식하게 하지는 못한다(Ateshian, 1998; Elmore, 1963, Mow and Ratchliffe, 1997; Sokoloff, 1963). 최근 실험 측정은 간질액 가압이 부하 즉시 이어진 관절연골에 적용된 부하의 90% 이상을 지지한다고 정의했다(Soltz and Ateshina, 1998). 이 효과는 1000초 이상 지속될 수 있어서 관절부하의 결과인 높은 스트레스의 스트레인으로부터 ECM과 연골세포를 방어할 수 있다. 또한 간질액 압력의 방어 효과는 생리학적 부하조건에 대해 관찰된다(Ateshian, 1998; Caligaris and Ateshian, 2008; Park, 2003, 2004).

제한압박 삽입물의 부하 형태
(Confined compression explant loading configuration)

생체내 연골의 부하는 아주 복잡하다. 부하 하 조직의 스트레인 작용을 더 잘 이해하기 위해 피압으로 알려진 체외이식 부하 형태가 연구자에 의해 채택되었다. 이 형태에서 원기둥 연골 견본은 방사상 방향의 운동과 유체 손실을 억제하는 원기둥 매끈한 벽의 제한 고리에 알맞게 잘 맞는다. 강 투과성 부하 압박을 통한 축 부하조건하(그림 3-9A)에서 유체는 조직에서 투과성 압반으로 흘러갈 것이고, 이것이 발생하여 연골견본을 크립으로 압박하게 할 것이다. 수분과 ECM은 둘 다 각각 본질적으로 압축할 수 없기 때문에 압박양의 몇 배이든 유체 손실량과 동일하다(Bachrach, 1998). 제한 압박 시험의 이점은 조직 비등방성이나 방사성 방향의 속성에 의존하지 않는 조직 내 단축의 일차원 흐름과 스트레인 영역을 만든다는 것이다. 이것은 문제풀이에 필요한 수학을 크게 단순화시킨다.

조직내 발생한 스트레스-스트레인, 압력, 유체, 이온 흐름 영역은 부하 동안 계산될 수 있음을 강조해야 한다. 그러나 이 계산은 이상화된 모델과 시험조건을 위한 것이다. 견본 채집 동안 콜라겐망의 파괴에서 일어나는 예비 스트레스 본질 상태의 변경(조직 내 작용하는), 시간의존 본질, 부하의 크기와 같은 많은 조합 요소가 있다(Mow, 1999). 생체 내 조직의 자연 생리학적 스트레스-스트레인 상태를 정의하는 제한에도 불구하고 여러 연구자는 유연함수 조직에 대한 이상 구성적 법칙에 기초한 (Mow, 1980) 체외이식 부하 연구를 통해 연골의 잠재적인 기계적 신호전달 작용의 이해를 얻었다(Bachrach, 1995; Buschmann, 1992; Kim, 1994; Balhmu, 1998).

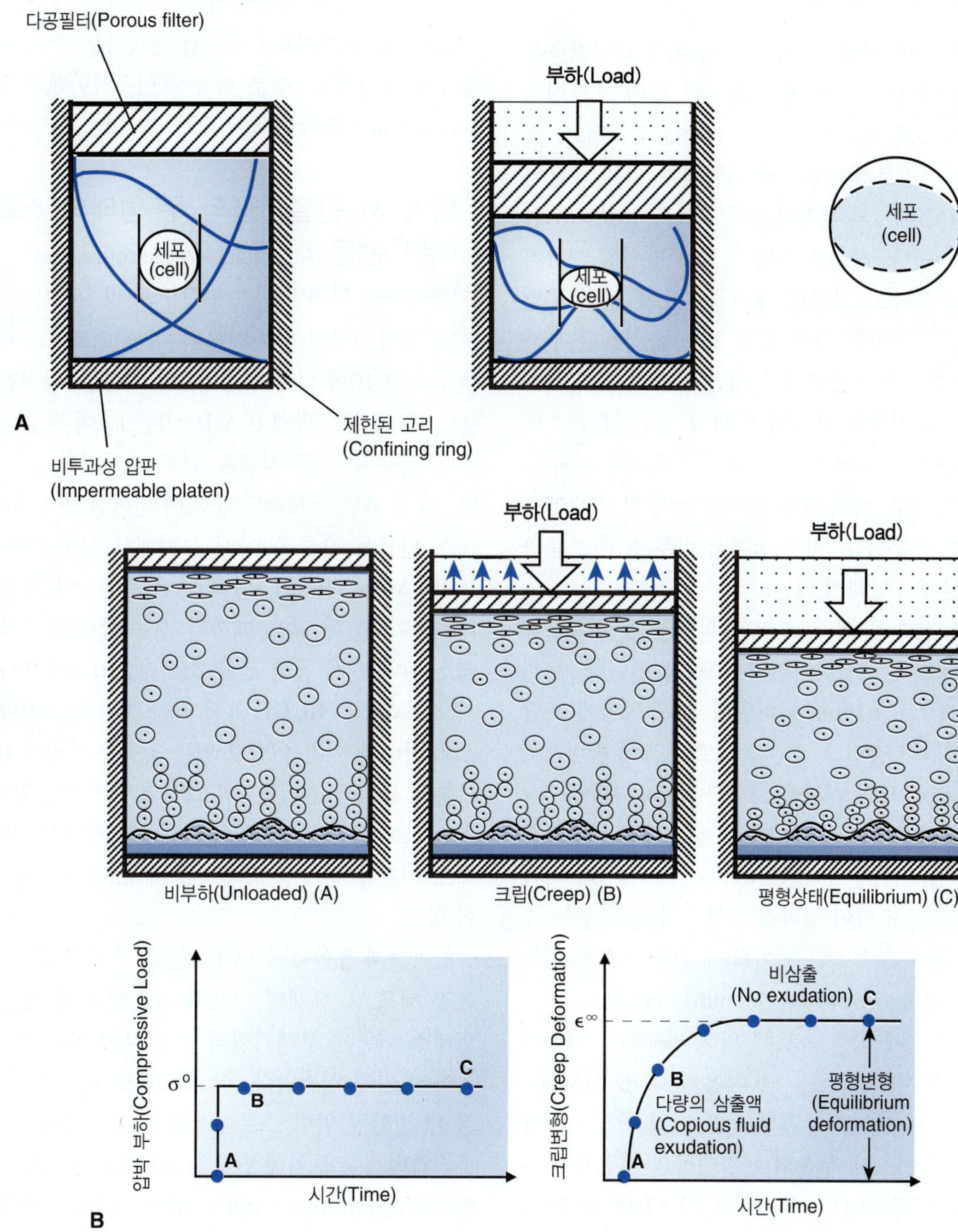

그림 3-9

A. 제한 압박 부하형태의 도식. 원기둥 조직 견본은 방사성 방향의 변형(또는 유체 흐름)을 허용하지 않는 불투과성 제한 고리로 단단히 자리한다. 부하 하 유체 삼출은 수직 방향의 투과성 압판을 통해 발생한다.
B. 관절연골의 견본에 적용된 일정한 스트레스 σ^{o}**(왼쪽 하단)**, 일정 적용 스트레스 아래 견본의 크립 반응**(오른쪽 하단)**. 곡선 위 조직블록의 도해는 견본으로부터 유체의 방대한 삼출을 동반한 크립과 A, B, C 지점으로부터 시간에 따라 감소하는 삼출률을 예시한다. 평균(ε^{∞}) 에서 유체 흐름은 멈추고, 부하는 고체기질(C 지점)에 의해 전체적으로 탑재된다. *출처: Mow, V.C, Kuei, S.C., Lai, W.M. et al. (1980). Biphasic creep and stress relaxation of articular cartilage in compression: Theory and experiments. J Biomech Eng, 102, 73-84.*

압박 시 관절연골의 두 형태의 크립 반응 (Biphasic creep response of articular cartilage in compression)

일차원 제한 압박 실험의 관절연골의 이상 크립반응은 그림 3-9에서 묘사된다. 이 경우 일정한 압박 스트레스(σ_0)은 시간 t_0(그림 3-9 A점)에서 조직에 제공되고, 조직은 최종 평형 스트레인(ϵ_∞)에 크립되기 위해 허용된다. 위쪽 그림에 예시된 관절연골의 크립은 간질액의 삼출에 의해 일어난다. 삼출은 흐름 정지가 발생할 때까지 점차적으로 감소되고, 증가된 초기급속율에 의해 증명된 가장 빠른 개시이다. 크립 동안 표면에 적용된 부하는 삼출 동안 간질액의 흐름에 의해 발생한 마찰 항력과 콜라겐-PG 고체 기질과 유체에 의해 발생된 압박 스트레스에 의해 균형이 맞춰진다. 압박 스트레스가 고체 기질 내에서 발달했을 때의 크립 중지는 적용된 스트레스만 균형잡기에 충분하다. 이 지점에서 아무 유체 흐름과 평형 스트레인에 도달하지 않는다.

전형적으로 상대적 인체 소의 관절연골 두께는 2~4 mm가 크립 평형에 도달하려면 4~16시간 걸린다. 토끼 연골은 일반적으로 1.0mm 이하인데 크립 평형에 도달하려면 약 1시간이 걸린다. 이론적으로 조직에 반비례로 다양한 크립 평형 도달 시간을 보인다(Mow, 1980). 상대적 고부하조건 하에서 > 0.1 MPa, 총유체함유의 50%는 조직에서 압착될 수 있다(Edwards, 1967). 더 나아가 생체외 연구는 조직이 생리적 식염수에 잠겨 있는 경우 이 삼출된 유체가 부하가 제거될 때 완전히 회복 가능함을 증명한다(Elmore, 1963; Sokoloff, 1963).

크립 속도가 유체 삼출 속도에 의해 지배되기 때문에 조직의 투과 계수를 정의하는 데 사용될 수 있다(Mow, 1980, 1989a). 이것은 조직 투과(k)의 간접 측정으로 알려진다. 일반인, 소, 개 무릎뼈 관절연골의 평균가치 투과(k)는 각각 2.17×10^{-15} m^4/N·s, 1.42×10^{-15} m^4/N·s, 0.9342×10^{-15} m^4/N·s 방식으로 얻어진다(Athanasiou, 1991). 평형에서 아무 유체 흐름이 일어나지 않아 평형 변형은 콜라겐-PG 고체기질의 고유 압박계수 H_A를 측정하는 데 사용될 수 있다(Armstrong and Mow, 1982; Mow, 1980). 일반 인간, 소, 개의 무릎뼈 관절연골 압력계수 H_A의 평균값은 각각 0.53, 0.47, 0.55 메가파스칼이다(MPa 참고, 1.0 MPa = 145 lb/in^2). 이러한 계수는 고체기질의 고유 물질속성의 측정이기 때문에 기질 구성으로 어떻게 다양한지를 측정하는 데 의미를 가진다. 그것은 정비례로 k 변이를 결정하는 반면, H_A 는 PG 함유에 정비례로, 수분 함유량에는 역비례로 변이가 있다(Mow and Ratcliffe, 1997).

압박 시 관절연골의 두 형태의 스트레스-이완 반응 (Biphasic stress-relaxation response of articular cartilage in compression)

ID 압박실험의 관절연골의 이상 스트레스-이완 반응은 그림 3-10에 나타나 있다. 이런 경우, 일정한 압박 비율(왼쪽 아래 그림의 0-A-B 선)은 u_0 이 닿을 때까지 조직에 적용된다. B 지점을 넘어서는 변형 u_0 가 유지된다. 이 부과된 스트레인에 의해 일어난 관절연골의 스트레스 반응은 오른쪽 아래 그림에서 보여진다(Holmes, 1985; Mow, 1984). 압박 단계 동안 스트레스는 u_0 에 대응하여 σ_0 에 닿을 때까지 계속 상승하는 반면, 스트레스-이완 단계 동안 평균 스트레스(σ_∞)가 도달할 때까지 스트레스는 BCDE 곡선 따라 계속 감소된다. 스트레스의 상승과 이완을 맡고 있는 작용은 그림 3-10의 아래 부분에 묘사되어 있다. 위 그림의 예시처럼 압박 단계의 스트레스 상승은 유동성 삼출과 관련이 있는 반면, 스트레스 이완은 투과성 고체기질 내 유체 재분배와 연계되어 있다.

압박단계 동안 고스트레스는 표면 부근 고체기질의 압축과 세포 내 유체의 강제된 삼출에 의해 생성된다. 스트레스 이완은 고체기질의 표면 부근 압축 부분의 반동 완화에 의해 일어난다. 이 스트레스 이완과정은 고체기질 내 발달된 압박 스트레스가 u_0 에 대응한 고체기질의 간질압박계수에 의해 발생한 스트레스에 도달할 때 중지될 것이다(Holmes, 1985; Mow, 1980, 1984). 이 스트레스 이완 과정의 분석은 생리학적 부하 조건 하에 스트레스 이완이 세포 내 발달된 스트레스를 급속히 감소시키기 때문에 초과 스트레스 수준은 유지하기 어렵다는 결론으로 유도된다. 이것은 접합 동안 관절 접촉 영역의 급속한 파급을 필수적으로 이끌어야 한다(Ateshian, 1995, 1998; Mow and Ateshian, 1997).

관절 깊이와 H_A의 비동질성이 많은 집중을 받아 왔다(Schinagl, 1996, 1997; Wang, 2002a). 이 자료에 기초한 스트레스 이완 실험 분석에서 비동질성 세포가 균일세포보다 더 빠른 비율로 이완함을 발견했다(Wang and Mow, 1998). 더 나아가 세포 내 스트레스, 스트레인, 압력, 유체흐름영역도 상당히 변경되었다. 그래서 연골층의 생체역학적, 구조적 구성의 변이가 제자리 연골세포 환경 이해에 다른 도전을 제공한다고 여겨진다(Mow, 1999).

관절연골 투과성

(Permeability of articular cartilage)

유체가 채워진 투과성 물질은 삼투가 될 수도 있고 아닐 수도 있다. 투과성 물질의 총 질량에 대한 유체질량의 비율은 다공성으로 알려져 있다(β=V^f/V^T). 그래서 다공성은 기하학적 개념이다. 그러므로 관절연골은 고다공성 물질이다(약 80%). 세공들이 서로 연결되면, 투과성 물질은 삼투가 가능하다. 삼투성은 투과성 물질을 통해 유체가 흘러갈 수 있을 때 쉬운 측정이며, 투과성 삼투 물질을 통해 유체가 흐름으로써 일어나는 마찰적 항력에 반비례한다. 그래서 삼투성은 물리적 개념이다.

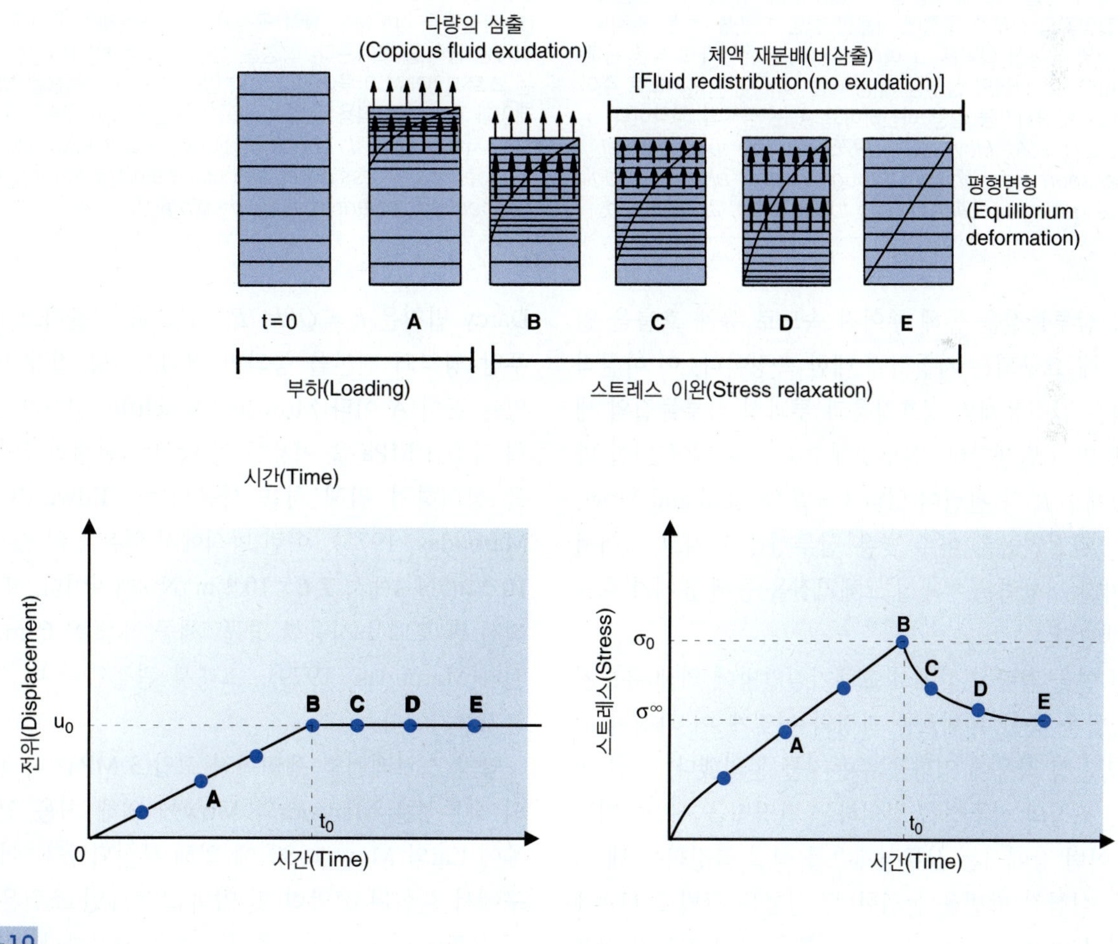

그림 3-10

t_0 에서 시작된 연골 견본에 부과된 조절 사면변위곡선**(왼쪽 아래)**, 단축의 제한압박 실험 내 연골의 스트레스 반응 곡선**(오른쪽 아래)**. 견본은 B 지점에 표현되고 시간 흐름에도 유지된다(B에서 E 점). 스트레스와 반응의 기록은 평형에 도달할 때까지(E 점) 압박단계 동안 상승하고(t_0 에서 B점) 이완단계 동안 감소되는(B에서 D점) 특징적 스트레스를 나타낸다. 이 두 곡선 상 도식은 스트레스 과정 동안의 세포 내 유체흐름(*화살표*로 나타냄)과 고체기질 스트레인을 예시한다. 유동성 삼출은 스트레스 최고점(B점)까지 상승하고, 유동성 재분배는 스트레스 이완 현상까지 상승한다.

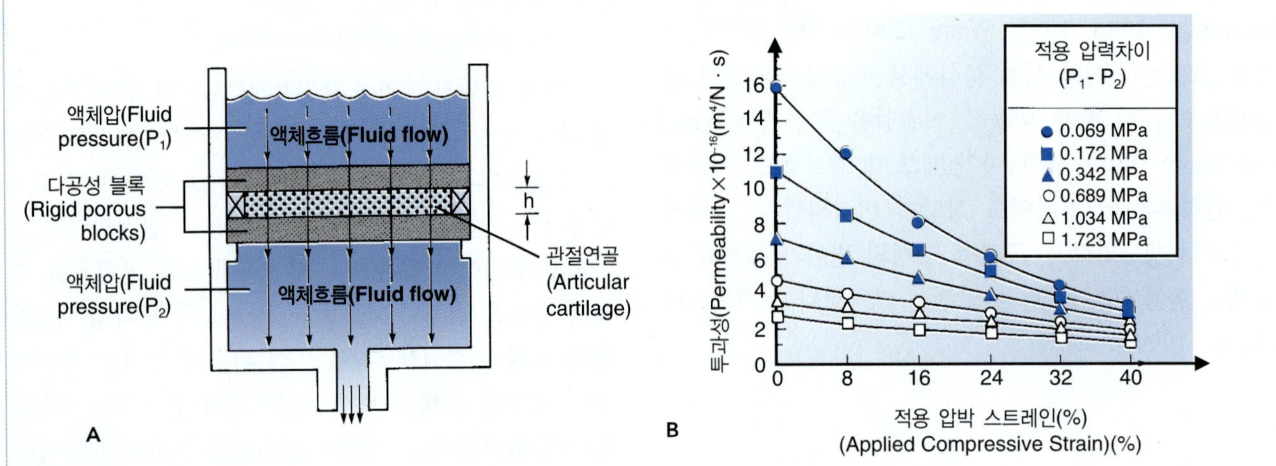

그림 3-11

A. 조직의 견본을 가로지르는 압력 기울기(P_1–P_2)/h 의 적용을 포함한 관절연골의 삼투성 측정에 사용한 실험적 구성 (h 는 조직두께). 견본 위 유동성 압력은 그 아래보다 크고, 유체가 조직을 통해 흐를 것이다. 이 실험의 삼투상 계수 k 는 $Qh/A(P_1–P_2)$ 으로 주어진다. Q 는 단위시간당 질량 비전하이고 A 는 삼투압 영역이다. *출처: Torzilli, P.A., Mow, V.C. (1976). On the fundamental fluid transport mechanisms through normal and pathologic cartilage during function. I. The formulation. J. Biomech, 9(8), 541–552.*

B. 관절연골 삼투성의 실험 곡선은 압박 스트레인의 강한 의존과 적용된 압력을 보여준다. 측정은 적용된 압력 차이(P_1–P_2) 와 적용된 스트레인에서 이루어진다. 삼투압은 증가하는 적용된 압박 스트레인과 증가하는 적용된 압력 양쪽의 기능으로써 지수함수적 방식으로 저하된다. *출처: Lai, W.M., Mow, V.C. (1980). Drag-induced compression of articular cartilage during a permeation experiment. Biorheology 17, 111.*

투과성 삼투물질을 통해 주어진 속도로 유체 흐름을 일으키는 데 요구되는 저항력에 대한 측정이다. 이 마찰적 저항력은 간질유체의 상호작용과 투과성 삼투물질의 세공벽에 의해 발생한다. 삼투성계수 k 는 관계에 의한 마찰항력계수 K 와 관련이 있다 $k = \beta^2/K$ (Lai and Mow, 1980). 관절연골은 아주 낮은 삼투성을 가지고 있어서 높은 마찰 저항력은 투과성 고체기질을 통해 유체가 흐를 때 발생한다.

이전 연골 점탄성 장에서 고체기질압박에 의해 유도된 관절연골을 통한 유체흐름 과정과 어떻게 이 과정이 조직의 점탄성 작용에 영향을 주는지를 논의했다. 또한 이 과정은 조직의 삼투성을 정의하는 간접법을 제공하기도 했다. 이번 장에서는 삼투성계수를 직접 측정하는 데 사용되는 실험적 방법을 논의한다. 실험은 그림 3-11A에 묘사되어 있다. 여기서 조직의 견본은 압력 기울기 작용에 영향을 받는 방에 고정되어 있다. 부과된 상류 압력 P_1 은 하류 압력 P_2 보다 크다. 견본의 두께는 h 에 의해 표시되고, 삼투 교차부분은 A 에 의해 정의된다. 이 단순 실험 설정에서 삼투성 k 를 정의하는 데 사용되는 Darcy 법칙은 $k = Qh/A(P_1 - P_2)$ 를 산출하고, Q가 삼투압 영역의 견본을 통과한 단위시간당 질량 비전하가 있는 곳이 A 이다(Mow and Ratcliffe, 1997). 낮은 압력 약 0.1 MPa 을 이용한 이 방법은 관절연골의 삼투성을 정의하기 위해 처음 사용되었다(Edwards, 1967; Maroudas, 1975). 이런 방식에서 얻은 k 의 값은 1.1×10^{-15} m^4/N·s에서 7.6×10^{-15} m^4/N·s까지이다. 또한 균일 직선 관 모델을 사용한 평균 "세공 직경"은 6 nm로 측정된다(Maroudas, 1979). 그래서 관절연골 내 "세공"은 분자크기이다.

압박 스트레인과 생리학적 고압(3 MPa) 하 관절연골의 삼투성은 Mansour와 Mow에 의해 처음 얻어졌고, 후에 Lai와 Mow(1980)에 의해 분석되었다. 이러한 연구에서 실험된 고압력 및 압박 스트레인 조건은 가동관절 부하에서 발견되는 조건과 아주 유사하다. 이러한 실험에서 k 는 견본 전체 압력 기울기와 견본에 적용된 축의 압력 스트레인, 두 변이의 기능으로 측정되었다. 이 실험의 결과는 그림 3-11B에서 보여진다. 삼투성은 증가하는 압박 스트레인과 적용된 유체 압력 양쪽의 기능으로써 지수함수적으로 감소했다. 그러나 적용된 유체 압력 상 k 의 의존은 삼투된 유체의 의해 발생한 마찰항력의 결과인 고체기질의 압박에서 유발된다는 것이 나중에 나타났다(Lai and Mow, 1980). 세공 구조의 견해에서 고체기질의 압박은 투과성을 저하시키고 따라서 고체기질 내 평균 "세공 직경"을 감소시킨다. 그래서 고체기질 압박은 마찰저항을 증가시킨다(Mow, 1984).

그림 3-11B에 설명된 관절연골의 비선형 삼투압은 조직이 생리학적 조건 아래 중요한 목적을 제공할 수 있는 역학적 피드백 시스템을 가진다는 사실을 제시한다. 간질유체 흐름에 대항하는 증가된 마찰항력 작용을 통한 고부하 영향 하에 있을 때, 조직은 더 스티프니스되고 유체 삼출을 일으키기가 더욱 어려울 것이다. 더 나아가 이 작용은 관절윤활에도 중요하다.

단축 인장 시의 관절연골의 양상 (Behavior of articular cartilage under uniaxial tension)

인장 시 관절연골의 역학적 작용은 아주 복잡하다. 인장에서 조직은 아주 비등방성이고[분할선 패턴에 직각으로 채취되는 것보다 평행으로 채취되는 것이 더욱 스티프니스(강직/강성)되고 아주 비동질성이다(성숙한 동물 조직의 심층에서 채취한 것보다 표면에서 채취한 견본에 보다 스티프니스되고 강함)](Kepson, 1979; Roth and Mow, 1980). 흥미롭게도 미성숙 소의 무릎관절의 관절연골은 이러한 층의 비동일성 변이를 나타내지 않는다. 그러나, 성숙과 미성숙 소의 연골의 표면 구역은 동일한 인장 스티프니스에 나타난다(Roth and Mow, 1980). 성숙관절의 이러한 비등방성과 비동일성 특성은 관절 표면의 다양한 콜라겐과 PG 구조적 조직과 조직 내 발견되는 층진 구조적 배열에 의해 일어난다고 믿는다. 그래서 콜라겐 풍부 표면 구역은 강한 마모저항 방어피부로 관절연골에 제공하기 위해 나타난다(Setton, 1993)(그림 3-3A).

또한 관절연골은 인장의 점탄성적 작용을 나타낸다(Woo, 1987). 이 점탄성적 작용은 간질유체의 흐름과 고분자 운동 양쪽에 관련된 내부 마찰에 기인한다고 생각한다. 인장의 콜라겐-PG 고체기질의 고유 역학적 반응을 시험하기 위해 이상유체 흐름효과를 무효화하는 데 필요하다. 이것을 하려면, 느린, 저스트레인 실험(Akizuki, 1986; Roth and Mow, 1980; Woo, 1987) 또는 스트레스 이완이 스트레인의 각 증가에서 평형으로 진행되도록 허용하는 증진된 스트레인 실험을 실행해야 한다(Akizuki, 1986). 전형적으로 낮은 스트레인(또는 평형 인장에 근접) 실험에서 0.5 cm/분 변위율이 사용되며 견본은 보통 파괴로 당겨진다. 불행하게도 간질액 흐름의 효과를 무효화시키는 이러한 절차가 고체기질의 고유 점탄성 작용 현상도 무효화한다. 그래서 고체기질의 평형 고유 역학적 속성만이 이러한 인장 실험에서 정의될 수 있다. 고체기질의 고유 점탄성 속성은 순전도 연구에서 정의되어야 한다.

일정한 저스트레인 조건하에 시험된 관절연골의 견본에 대한 "평형" 스트레스-스트레인 곡선은 그림 3-12에서 제시된다. 다른 섬유 생물적 조직(힘줄과 인대)처럼 관절연골은 스트레인이 커질 때 증가하는 스트레인으로 스티프니스되는 경향이 있다. 그래서 인장의 스트레인 전범위(60%까지)를 지나서는 관절연골은 단일 Young 계수에 의해 설명될 수 없다. 그 보다 스트레스-스트레인 곡선의 탄젠트에 의해 정의된 접선 계수가 조직의 인

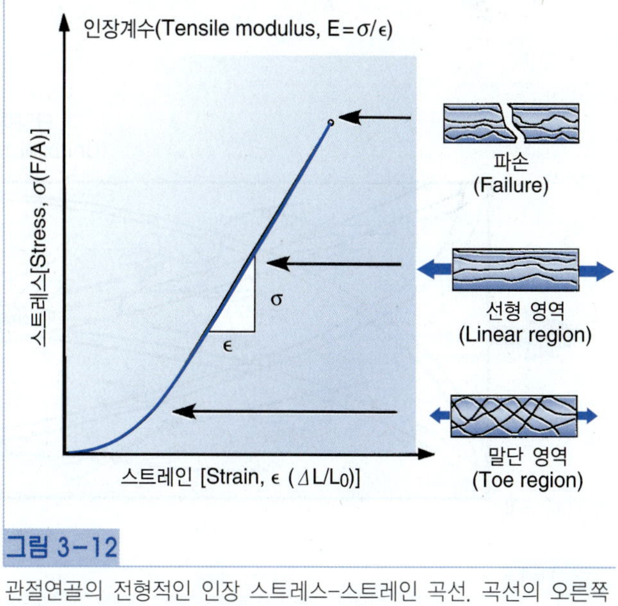

그림 3-12

관절연골의 전형적인 인장 스트레스-스트레인 곡선. 곡선의 오른쪽 그림은 다양한 단계 부하에서의 콜라겐 원섬유의 구성을 보여준다. 발가락 부분의 콜라겐 원섬유 당기기는 인장 부하의 방향에서 스스로 정렬하는 원섬유로 인해 일어난다. 선형 부분에서 정렬된 콜라겐 섬유는 파괴가 발생할 때까지 당겨진다.

장 스티프니스를 설명하는 데 사용되어야 한다. 이 기본적 결과는 인장의 관절연골에 대해 기록된 Young 계수 3~100 MPa 범위로 상승한다(Akizuki, 1986; Kempson, 1979; Roth and Mow, 1980; Woo, 1987). 그러나 생리학적 스트레인 수준에서 관절연골의 선형 Young 계수 15% 이하가 5~10 범위를 차지한다(Akizuki, 1986).

형태상으로 큰 스트레인의 인장 스트레스-스트레인 곡선 형태 원인은 그림 3-12 오른쪽 그림에서 표현된다. 최초 발가락 구역은 인장실험의 개시 부분 동안 콜라겐 섬유 탈출과 재배열에 의해 일어나고, 최종 선형 부분은 직선배열 콜라겐 섬유의 신장에 의해 일어난다. 파괴는 견본 내 포함된 콜라겐 섬유가 파열될 때 일어난다. 그림 3-13A는 신장되지 않은 관절연골 견본을 나타내고, 그림 3-13B는 신장된 견본을 설명한다. 그림 3-14A와

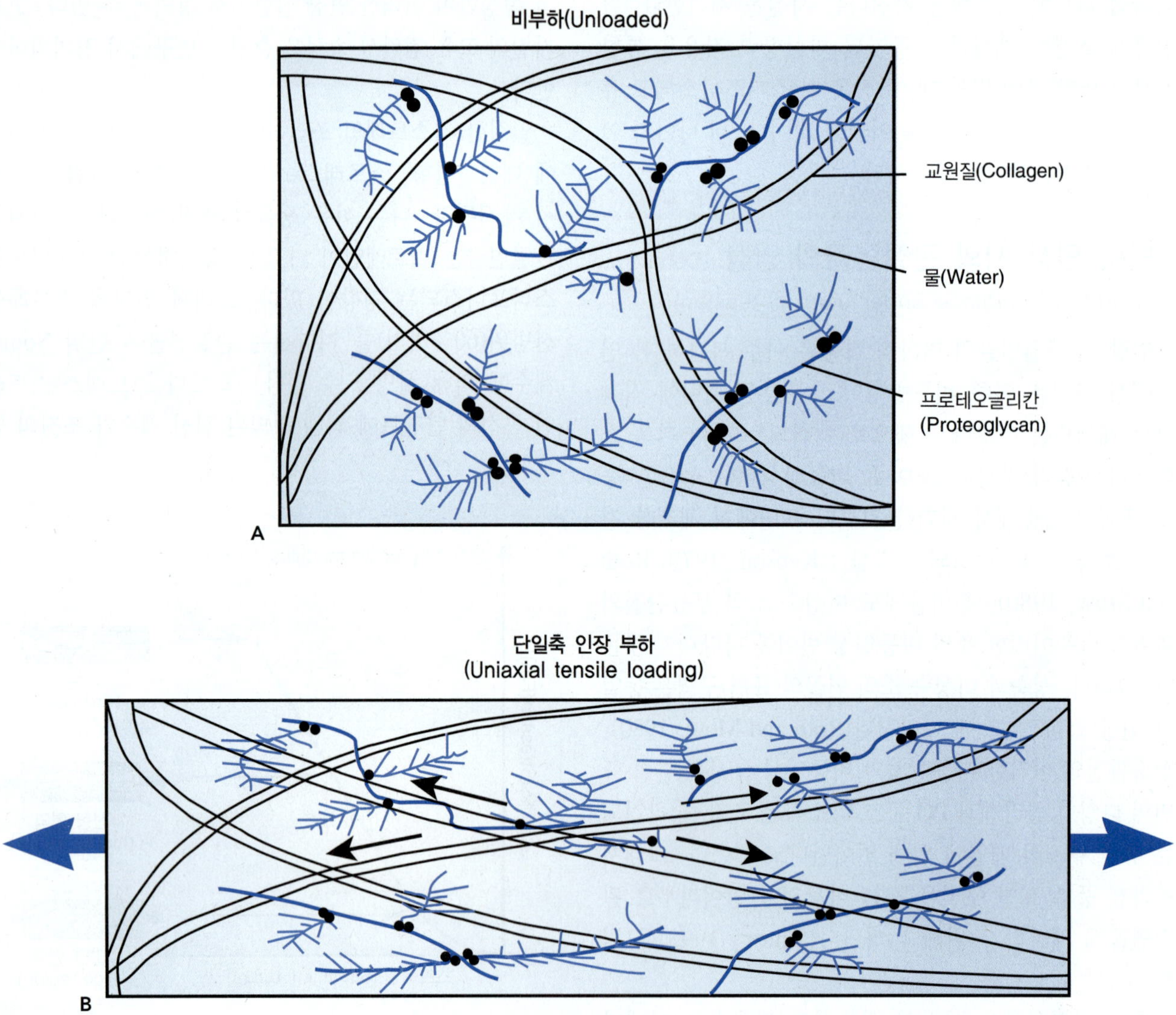

그림 3-13

조직이 비체중부하되었을 때(A) 그리고 인장 부하가 적용될 때(B) 관절연골 주 요소의 도해. 부하는 인장축에 따른 콜라겐 원섬유의 배열에서 일어날 것이다. 출처: *Myers, E.R., Lai, W.M., Mow, V.C. (1984). A continuum theory and an experiment for the ion-induced swelling behavior. J Biomech Eng, 106(2), 151–158.*

B는 0~30% 신장 하 연골 구획의 주사전자 현미경으로 보여주고(오른쪽), 콜라겐 섬유 방위의 대응 분포도가 주사전자현미경 사진으로 정의된다(왼쪽). 인장 스트레스 및 스트레인에 대한 연골 내 반응하는 콜라겐망을 명확히 볼 수 있다(Wada and Akizuki, 1987).

콜라겐망이나 콜라겐섬유 교차연결 내 콜라겐 섬유의 조직인 콜라겐의 분자구조가 변경되는 경우(부드러운 섬유성 연축 또는 OA에서 일어나는 것과 같은), 망의 인장 속성은 변경될 것이다. Schmidt(1990)는 일반 소의 연골의 콜라겐 수산기피리딘양이온(hydroxypyridinium) 교차연결과 인장 스티프니스 및 강도 사이의 명확한 관계를 제시했다. Akizuki(1987)는 부드러운 섬유성 연축부터 OA까지 인간 무릎관절의 점진적 퇴화를 제시하고, 콜라겐-PG 고체기질 고유인장 속성의 점진적 퇴행을 주장했다. 유사한 결과가 OA의 동물 모델에서 최근 관찰되었다(Guilak, 1994; Setton, 1994). 다같이 이러한 관측은 콜라겐망의 분열이 OA 발달을 이끄는 발단의 핵심 요인이라는 사실을 지원한다. 또한 콜라겐망의 느슨해짐은 증가된 팽창으로부터 골관절염 연골의 수분함유를 담당한다고 일반적으로 믿는다(Mankin and Thrasher, 1975; Marouda, 1979). 더 나아가 실험적 배양연구는 생리적 부하조건을 대표하는 스트레스 진폭과 빈도 하에 이러한 속성을 손상하는 콜라겐 분해효소 소화를 설명함으로써 연골의 역학적 압박 속성에 상당히 기여하는 콜

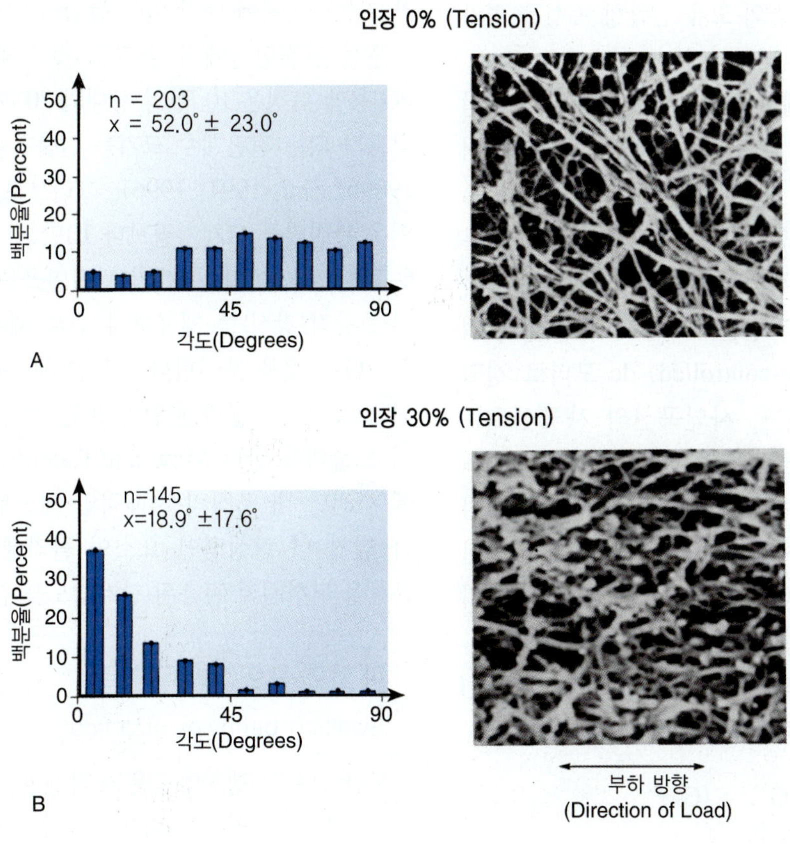

그림 3-14

콜라겐 원섬유 정렬은 0% 신장(A) 그리고 30% 신장(B) 아래 연골구획의 주사전자현미경(x10,000)에 의해 명확히 증명된다(**오른쪽**). 현미경으로 측정된 막대그래프(**왼쪽**)는 적용된 인장의 방향에서 시작된 콜라겐 섬유의 백분율을 반영한다. 0% 이하 신장에서 섬유는 무작위 방위를 가진다. 그러나 30%에서는 적용된 인장의 방향으로 정렬된다. *출처: Wada, T., Akizuki, S. (1987). An ultrastructural study of solid matrix in articular cartilage under uniaxial tensile stress. J Jpn Orthop Assoc, 61.*

라겐을 증명했다(Park, 2008). 증가된 수분함유가 어떻게 관절연골의 감소된 압박 스티프니스(강직/강성)와 증가된 삼투성을 유도하는지는 이미 논의되었다.

순수 전단 시 관절연골의 양상
(Behavior of articular cartilage in pure shear)

인장과 압박 내 콜라겐-PG 고체기질의 평형간질속성만이 정의될 수 있다. 이것은 단축의 인장이나 압박의 영향하에 있을 때 질량적 변화가 물질 내 항상 발생하기 때문이다. 이 질량적 변화는 조직 내 이상 점탄성 효과와 간질액 흐름을 일으킨다. 그러나 관절연골은 미세스트레인 조건 하 순전단에서 시험되는 경우, 압력 기울기나 질량 변화가 물질 내 생성되지 않을 것이다. 따라서 간질액 흐름이 일어나지 않는다(Hayes and Bodine, 1978; Zhe, 1993)(그림 3-15). 그래서 일정한 역학적 순전도 실험이 콜라겐-PG 고체기질의 고유 점탄성 속성을 평가하는 데 사용될 수 있다.

일정한 역학 전단실험에서 콜라겐-PG 고체기질의 점탄성 속성은 그림 3-16에 보여지는 일정한 사인곡선 비틀림 전단에 대한 조직의 얇은 원형 웨이퍼를 주관함으로써 정의된다. 이러한 유형의 실험에서 조직 견본은 두 거친 투과성 압반 사이 정확한 압박량에 의해 유지된다. 아래쪽 압반은 민감한 토크 변환기에 부착되어 있고, 위쪽 압반은 서보조절(servo-controlled) dc 모터로 정밀 역학적 분광계에 부착된다. 사인곡선의 자극신호는 0.01~ 20 헤르츠(Hz) 자극범위의 빈도로 모터에 의해 제공된다. 0.2~2.0% 범위의 전단 스트레인 크기의 점탄성 속성은 탄성저장계수 G′에 의해 동일하게 정의된다. 콜라겐-PG 고체기질의 점성 손실계수 G″는 빈도의 기능으로써 정의될 수 있다(Fung, 1981; Zhu, 1993).

때때로 이것은 다음에 의해 주어진 역학전단계수|G*| 크기와 단계변화 각도를 정의하기에 보다 편리하다.

$$|G^*|^2 = (G')^2 + (G'')^2$$
$$\delta = \tan^{-1}(G''/G')$$

역학전단계수의 크기는 점탄성 물질에 의해 제공된 총 저항으로 측정된다. 일정한 적용 사인곡선 스트레인과 일정한 사인곡선 토크 반응 사이 각도 δ값은 물질 내 총 마찰에너지 분산으로 측정된다. 아무런 내부 마찰 분산이 없는 순탄성물질의 단계변화 각도 δ는 0이고, 순점성액의 단계변화각도 δ는 90°이다.

일반 소의 관절연골 역학전단계수의 크기는 1~3 MPa 범위로 측정되는 반면, 단계변화각도는 9~20° 범위로 측정된다(Hayes and Bodine, 1978; Zhu, 1993). 일정한 역학 전단속성에 따른 콜라겐-PG 고체기질의 고유한 일시 전단 스트레스 이완작용도 측정된다(Zhu, 1986). 이후 연구는 일정한 역학적 결과와 일시적 결과와 함께 Fung(1981)에 의해 제안된 유사선형 점탄성 이론이 제시되었는데 생물학적 물질에 대한 콜라겐-PG 고체기질의 순환독립 점탄성 작용의 정확한 설명을 제공한다. 그림 3-17은 Fung(1981) 유사선형 점탄성 이론의 결과 전단의 일시 스트레스 이완 현상의 이론적 예상 비교를 설명한다. 이 전단연구에서 콜라겐-PG 고체기질이 어떻게 기능하는지에 대한 일부 통찰을 얻을 수 있다.

우선 관절연골에서 발견된 것과 유사한 농도에서의 PG 용액 측정은 10 Pa의 상태와 70°까지 범위 단계변화 각도가 되는 전단계수 크기를 산출함을 주목하자(Mow, 1989b; Zhu, 1991, 1996). 그러므로, 이 농축된 PG 용액은 관절연골 고체기질보다 10만 배 적고, 단계 각도는 6~7배 크다. 이것은 PG가 관절연골을 위해 전단 스티프니스(강직/강성)를 제공하기 위해 제자리에서 기능하지 않는다는 것을 제시한다. 그러므로 관절연골의 전단 스티프니스는 그 콜라겐 함유 또는 콜라겐-PG 상호작용에서 도출해야 한다(Mow and Ratcliffe, 1997). 이 해석에서 전단 내 조직의 지배적인 체중부하 요소와 PG 보다 훨씬 더 탄성적인 요소인 콜라겐의 증가로 마찰적 분산을 저하시켜 관측된 단계각도를 감소시킨다.

관절연골의 부종반응
(Swelling behavior of articular cartilage)

도난 삼투성 팽창압력은 콜라겐망 안에 얽혀 있는 PG 집합체의 부피 압박 스티프니스 뿐만 아니라 GAG 사슬의 밀집되어 묶인 고정 음이온 집단(SO_3^-, COO^-)과 연관되어 있는데 압력에 저항하기 위해 콜라겐 내 PG 젤을 허용한다(Donnan, 1924; Maroudas, 1979; Mow and Ratcliffe, 1997). 연골의 이러한 고정전하밀도(FCD)를

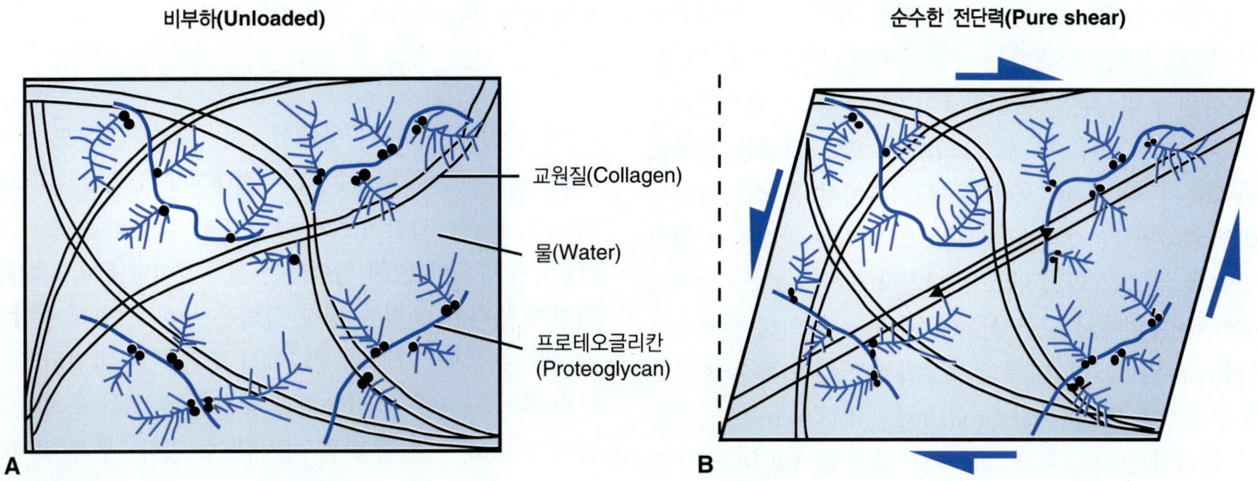

그림 3-15

비부하 연골**(A)** 그리고 순전단 영향 하 연골**(B)**의 도해. 연골이 극미량의 스트레인 조건 하 순전단으로 시험되면, 아무런 질량 변화나 압력 기울기가 생성되지 않고, 따라서 아무런 간질액 흐름이 일어나지 않는다. 또한 이 그림은 전단 스트레인에 저항하는 콜라겐 원섬유의 기능적 역할을 설명한다.

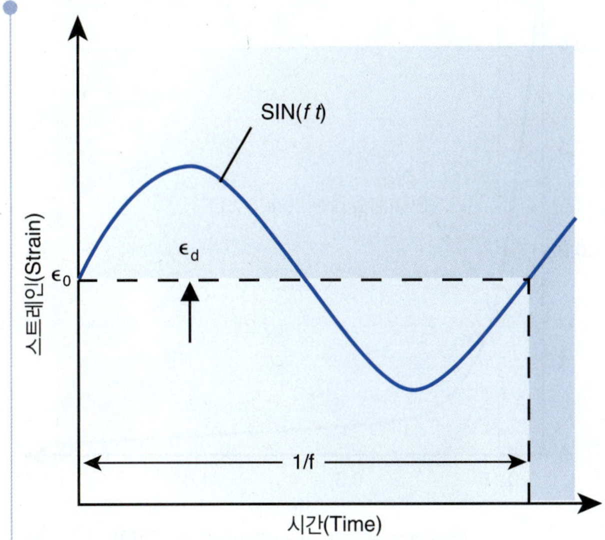

그림 3-16

순전단 내 견본에 부과된 일정한 사인(sine) 곡선 비틀림 전단. 스트레인 진폭 ε_d 과 빈도 f 의 사인곡선의 파동 스트레인.

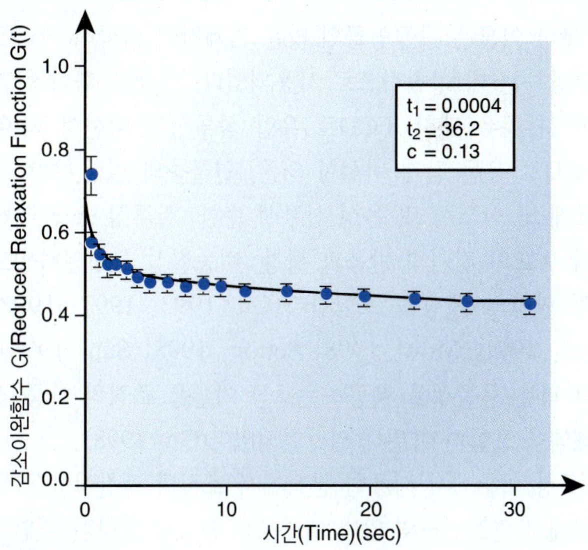

그림 3-17

최초 스트레스에 의해 일반화된 스트레스 이완 10회 주기의 평균으로 표현된 전단 스트레인의 단계변화 후 전형적 스트레스 이완 곡선. *실선*은 유사선형 점탄성 이론의 이론적 예상을 나타낸다.
출처: Trans Orthop Res Soc, 11, 407. Zhu, W.B., Lai, W.M., Mow, V.C (1986). Intrinsic quasi-linear viscoelastic behavior of the extracellular matrix of cartilage. Trans Orthop Res Soc, 11, 407.

계산하기 위해 3상 기계전기 화학, 다중전해질이론은 세 혼합가능 단계, 즉, 콜라겐-PG망을 대표하는 전하고체 단계, 간질액을 대표하는 유동성 단계, 다른 Ca^{2+} 와 같은 다원자 형식뿐만 아니라 1이 양이온 Na^{+}, 음이온 Cl^{-}로 이루어진 이온 단계의 조합으로 연골 모델을 개발했다(Gu, 1998; Lai, 1991). 이 이론에서 총 스트레스는 σ^{solid} 와 σ^{fluid} 가 각각 고체기질스트레스와 간질액 압력인 곳에서 두 조건의 총계로 주어진다($\sigma^{total} = \sigma^{solid} + \sigma^{fluid}$). σ^{fluid} 는 평형에서 도난 삼투성 압력 π 에 의해 주어진다(이후 논의 참고). 기종의 특성화된 이론의 특수 조합을 통한 것(예, Frank and Grodzinsky, 1987a, b)보다 역학과 열역학의 모든 기초 법칙에서 유출한 3상 이론은 전하수화 연부조직의 시간의존 생체화학적, 역학적, 전기적 속성을 설명하기 위해 열역학적으로 허용 가능한 일련의 본질적인 법칙을 제공한다. 더 나아가 3상 다중 전해질 이론은 전하 고분자 용액, 현상학적 이동 이론, 관절연골의 구체적인 면을 연구하는 데 빈번히 사용된 모든 이상 이론의 특성화된 고전 삼투압 이론과 전체적으로 일치함을 보여준다(Donnan, 1924; Katchalsky and Curran, 1975; Mow, 1980; Onsager, 1931).

3상 이론은 관절연골의 많은 기계전기 화학적 작용을 설명하는 데 성공적으로 사용되었다. 이것은 화학적 부하 하 자유 팽창, FCD로 유압 삼투성의 비선형 의존, FCD로 유동 잠재 비선형 의존, 연골층의 컬링, 예비스트레스, 삼투성 및 음성 삼투성 순환, 삼투성 쇼크 부하의 세포의 전기적 반응과 팽창, 비동질성 고정전하밀도의 영양의 예상을 포함한다(Gu, 1993, 1997, 1998; Lai, 1991; Mow, 1998; Setton, 1998; Sun, 1998). 더 많은 융통성을 제공하는 3상 이론은 조직의 다중 전해액을 포함하기 위해 일반화되었다(Gu, 1998).

3상 이론에서 사용한 분석에서 조직의 팽창작용은 평형에서 관절연골의 압박 체중부하 용량의 상당한 책임이 있을 수 있음이 명확해진다(Mow and Ratcliffe, 1997). 예를 들면, 3상 이론은 평형에서 제한 압력을 예측한다. 연골견본에 작용하는 총 스트레스 σ^{total} 는 고체기질의 스트레스 σ^{solid} 와 도난 삼투압 $\sigma^{fluid} = \pi$ 의 총계이다. 도난 삼투압은 FCD와 연관된 이온에 의해 일어나고 연골팽창의 생화학적 운동력을 대표한다(그림 3-18). 삼투압의 고전이론에서 조직 내 이온 분자의 초과에 의해 발생한 도난 삼투압은 다음과 같이 주어진다.

$$\pi = RT[\varphi(2c+c^F) - 2\varphi^*c^*] + P\infty$$

c가 간질이온농도인 곳에서 c^*는 외부이온농도, c^F는 FCD, R은 보편기체상수, T는 절대온도, φ와 φ^*는 삼투성계수, $P\infty$는 일반적으로 없는 거와 다름없는 조직 내 PG 입자 농도에 의해 일어나는 삼투압이다(Lai, 1991). 가볍게 부하된 조직의 팽창 압력은 부하 지원에 상당히 기여할 수 있다. 그러나 생리학적 조건 하에 발견되고 역학적 부하 세포에 확실한 것과 같은 높은 부하 조직의 간질액 압력 σ^{fluid} 는 우위를 차지할 수 있다. 부하 지지에 대한 이 팽창 압력의 기여는 5% 보다 적을 수 있다(Soltz and Ateshian, 1998).

이상 이론과 함께 3상 기계전기화학 이론은 연골의 잠재적 기계변환 작용을 설명하는 데 사용될 수 있다. 예를 들면, 연골세포 기능 상 그 잠재적 영향으로 인해 고체기질의 FCD를 지난 간질액 흐름의 대류에 의해 일어난 이온 운동으로부터 일어난 유동 잠재와 유동 전류와

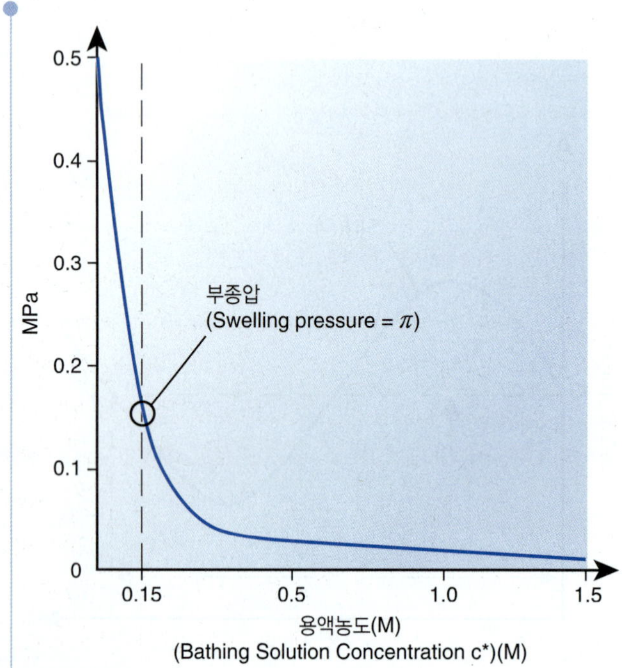

그림 3-18

관절연골 대 수영용액 농도의 팽창 압력(c*). 평형에서 간질액압력은 조직 도난 삼투압(π)에 의해 정의된 팽창압력과 같다.

같은 계면전기현상을 설명하고 예상하는 데 중요하다(Gu, 1993, 1998; Katchalsky and Curran, 1975; Kim, 1994). 두 번째 예로 연골 이식의 폴리에틸렌 글리콜유도 삼투성 부하에 의해 간질액에서 생성된 압력이 유체 정역학 부하나 다른 일반적으로 사용된 역학적 부하 이식실험에서 생성된 압력과 이론적으로 동등하지 않음을 최근 제시했다(Lai, 1998). 이 발견의 조명으로 동등 가정으로 만들어진 연구의 생물학적 자료의 초기 해석을 다시 찾아보게 한다.

관절연골의 윤활
(Lubrication of Articular Cartilage)

이미 논의한 바와 같이 윤활관절(synovial joint)은 부하조건의 아주 큰 범위에 따라 변할 수 있으며, 일반 환경 아래 연골표면은 거의 마모를 견디지 못한다. 그러한 다양한 부하와 연관된 일반 연골의 미세한 마모는 정교한 윤활과정이 관절 내와 조직 표면 내외에서 작용함을 암시한다. 이러한 과정은 운동과 부하 동안 표면의 흡수된 경계윤활과 관절연골표면 사이에 형성된 유막윤활에 기여한다. 관절의 다양성은 여러 작용이 가동관절유막에 반응한다고 제시하기도 한다. 이 윤활을 이해하려면, 기초공학 윤활 개념을 사용해야 한다.

공학적 관점에서 윤활의 두 기초 유형이 있다. 하나는 경계윤활로 각 부담 표면 상 흡수된 윤활 분자나 단일 단층을 포함한 것이다. 다른 하나는 유막윤활로 얇은 유막이 더 큰 지대지 분리를 제공하는 것이다(Bowden and Tabor, 1967). 양 윤활 유형은 다양한 환경 하에 관절연골에서 나타난다. 무손상 윤활관절은 약 0.02 의 아주 낮은 마찰계수를 가진다(Dowson, 1966/1967; Linn, 1968; McCutchen, 1962; Mow and Ateshian, 1997). 유막작용에 의해 일부 최소 윤활된 윤활관절을 제안하면서 경계윤활 표면은 전형적으로 유막윤활 표면보다 높은 크기의 한 두 자리 마찰계수를 가진다. 윤활관절이 주어진 부하조건에서 윤활을 가장 효과적으로 제공하는 작용을 한다. 그러나, 윤활관절이 유막윤활(fluid lubricant)을 생성하는 방식은 아직 해결되지 않았다.

유막윤활 (Fluid-film lubrication)

유막윤활은 부하면 분리를 일으키는 얇은 윤활막을 사용한다. 부하의 부하는 이 유막에서 발달된 압력에 의해 지지된다. 공학 부하와 연관된 유막 두께는 일반적으로 20 μm 이하이다. 유막윤활은 연골의 조합 통계적 표면 두께의 3배 이상인 최소 유막이(유막이론에 의해 예측된) 요구된다(예, 4~25 μm; Clark, 1991; Walker, 1970). 유막윤활은 무겁고 긴 부하, 부적당한 간격 기하학적 구조, 느린 반복분쇄운동 또는 느린 윤활액 점도로 인해 가능하지 않으면, 경계윤활이 있어야 한다(Mow and Ateshian, 1997).

공학에서 정의된 유막윤활의 두 고전적 모드는 유체윤활과 압착윤활이다(그림 3-19A, B). 이 모드는 스테인리스강과 같은 상대적 변형이 일어나지 않는 강 부하에 적용된다. 유체윤활은 유체의 수렴쐐기를 형성하면서 서로 존중하는 접선적인 유막 운동으로 인해 평행하지 않은 스티프니스(강직/강성) 부하면에 윤활될 때 일어난다(예, 서로 slide). 리프팅 압력은 그림 3-19A에 보이는 것처럼 표면 사이 간격으로 부하 운동이 유체를 견인하면서 유체 점도에 의해 쐐기에서 발생한다. 반대로 압착막윤활은 서로 직각으로 부하면이 움직일 때 일어난다. 압박은 간격에서 벗어나도록 지연하는 작용을 하는 유체의 점성 저항의 결과로 유막에 발생된다(그림 3-19B). 압착막 작용은 단기간에 고부하를 부담하기에 충분하다. 그러나 점차적으로 유막은 아주 얇아져 두 부하면 거친 정점 사이에 접촉이 일어난다.

유막층과 표면 거칠기의 상대적 두께 계산은 유체윤활이 존재할 수 있을 때 설정에서 하는 것이 유용하다. 유체윤활과 압착막윤활에서 유막의 두께와 범위는 그 체중부하용량과 마찬가지로 스티프니스 부하면 물질속성의 독립된 특징이다. 이 윤활적 특징은 유동학적 속성, 점성, 탄성, 막 기하학적 구조, 두 부하면 사이 간격의 형태, 상대적 표면운동의 속도와 같은 윤활제의 속성으로 대신 정의된다.

연골은 거의 마찰 없는 속성을 고려한 인공물질과 다르다. 스티프니스와 삼투성 부하의 윤활을 설명하기 위해 개발된 고전이론(예, 강철)은 자연적 가동관절의 윤활을 책임지는 작용을 완전히 설명하지 못한다. 예를 들

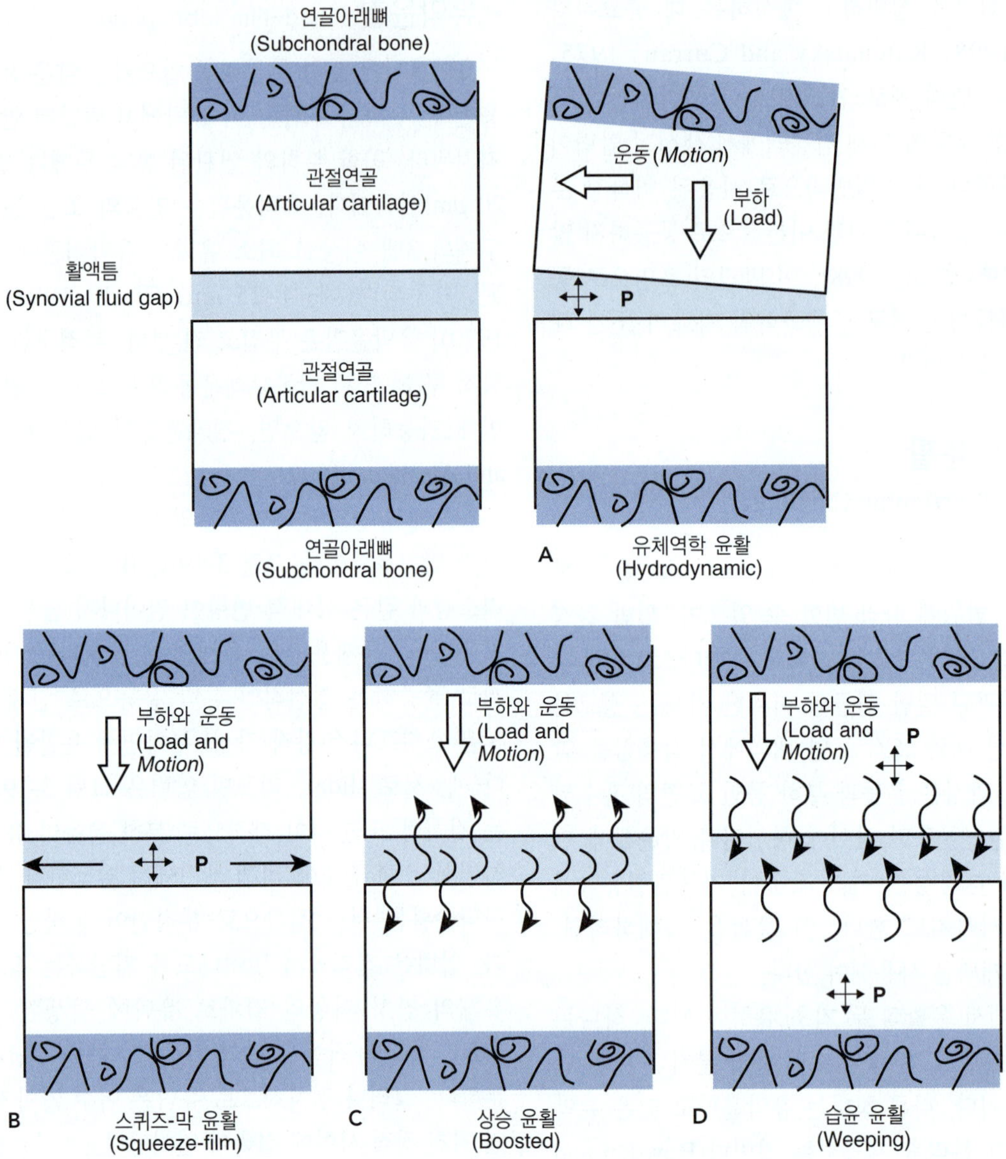

그림 3-19

A. 유체윤활에서 점성액은 윤활제에 발생한 압력장을 일으키는 수렴통로로 견인된다. 유체 점도, 간격 기하학적 구조, 상대적 미끄럼 속도는 체중부하능력을 정의한다. B. 함께 압착된 부하면으로 점성액은 가로방향으로 간격에 강요된다. 이 압착작용은 부하지지를 위한 유체의 유체 압력을 발생한다. 체중부하능력은 표면 크기, 접근 속도, 유체 점도에 달려있다. C. 관절윤활모드를 촉진한 압착막윤활하의 유동흐름의 방향. D. 연골의 간질액의 균일삼출의 위핑윤활 가정 묘사. 유도작용은 조직이 압박될 때 간질액의 자기압력이다.

면, 유막윤활의 유체윤활과 압착막 모드의 변이는 관절마디 표면을 덮고 있는 관절연골과 같이 부하물질이 스티프니스가 아니라 상대적으로 유연할 때 발생한다. 유체탄성역학이라는 용어의 이러한 유형의 윤활은 상대적 연성 부하면이 미끄럼(유체) 또는 압착막 운동을 겪을 때 그리고 유막에서 발생한 압력이 표면을 지속적으로 변형할 때 작용한다(그림 3-19A, B). 이러한 스트레인은 표면 영역 및 조화를 증가시키는 경향이 있어서 유익하게 변경된 막의 기하학적 구조가 된다. 부하접촉영역을 증가시킴으로써 윤활제는 부하면 사이에서 벗어나기가 어렵고, 오래 지속된 윤할제 막이 생성되고, 관절 스트레스가 보다 낮게 더욱 지속 가능하다. 유체탄성역학 윤활은 체중부하 용량을 크게 증가하기 위해 부하를 가능하게 한다(Dowson, 1966/1967, 1990)

여러 연구는 HA의 해중합을 일으킴으로써 그 점성(식염수의)을 감소하는 윤활유동의 유체치료가 윤활에 거의 영향이 없음을 보여준 것을 주목하자(Linn, 1968; Linn and Radin, 1968). 유막윤활이 윤활제 점도에 크게 의존하기 때문에 이러한 결과로 인해 윤활의 대체모드는 관절마디의 낮은 마찰계수에 책임지는 주요 작용임을 강력히 제안한다.

경계윤활 (Boundary lubrication)

가동관절 기능 동안 관절표면의 상대적 운동이 발생한다. 경계윤활의 표면은 직접적 지대지 접촉을 방지하고 대부분의 표면마모를 제거하는 경계윤활제의 흡수층에 의해 보호된다. 경계윤활은 본질적으로 윤활제의 화학적 속성에 거의 대부분 의존하는 대신 윤활제(예, 그 점성)나 부하물질(예, 그 스티프니스)의 물리적 속성에는 독립적이다(Dowson, 1966/1967). 윤활관절에서 구체적인 당단백 "루브리신(lubricin)"이 경계윤활을 책임지는 윤활유동 구성요소로 되기 위해 나타난다(Swann, 1979, 1985). 루브리신은 프로테오글리칸-4로도 알려져 있는데 각 관절표면에 대형분자 단층으로 흡수된다(그림 3-20). 조합두께 범위 1~100 nm로 된 이 두 층은 부하를 부담할 수 있고 마찰을 줄이는 데 효과적으로 나타난다(Swann, 1979). 보다 최근에 Hills(1989)는 윤활유체에서 발견된 경계윤활이 가동관절 포스파티딜콜린 이름의 인지질과 거의 같다고 제안했다. 실험이 경계윤활이 3겹이나 6겹 요인(Swann, 1985, Williams, 1993)에 의해 마찰계수의 감소를 가져올 수 있다고 증명했지만, 그 감소는 초기 기록의 큰 범위(예, 60겹까지)와 비교하면 그다지 대단하지 않다(McCutchen, 1962). 더 나아가 연골의 표면구역 (흡수윤활층) 제거는 그 마찰계수에 영향이 없다(Krishnan, 2004). 비록 그렇다 할지라도 이러한 결과는 경계윤활이 윤활의 상호보완적 모드로 존재함을 제시한다(Gleghorn, 2009, Jay, 2007; Schmidt, 2007).

혼합윤활 (Mixed lubrication)

유막윤활과 경계윤활이 혼합되거나 단순하게 복합된 윤활에는 2종류의 윤활이 있다(Dowson, 1966/1967). 첫 번째 사례는 공간적으로 현저한 위치에서 유막과 경계윤활의 임시 공존을 말하는 반면, 두 번째 사례는 "촉진윤활"이라는 동일 위치 상 시간으로 경계윤활에 대한 유막변위에 의해 특징된다(Walker, 1970).

모든 표면과 같이 관절연골표면은 완전히 매끄럽지 않다. 표면에서 나온 거침 돌출(Clark, 1971; Gardner and McGillivray, 1971; Redler and Zimny, 1970)(그림 3-3B, 3-21). 윤활관절의 상황은 유막두께가 평균 관절표면 거침으로 같은 정렬일 때 일어난다(Walker, 1970).

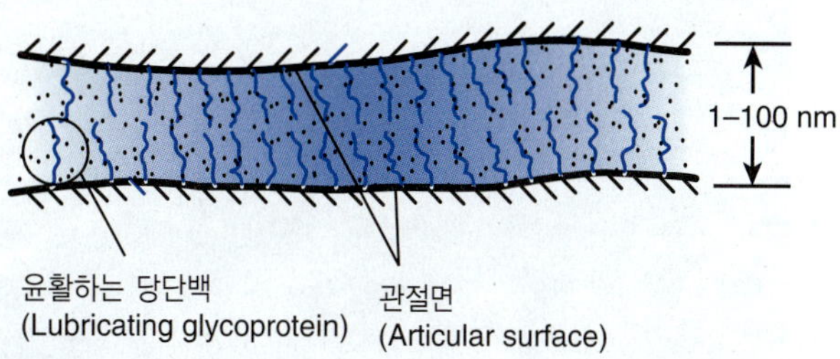

그림 3-20

관절연골의 경계윤활. 부하는 관절연골 상 흡수되는 윤활 당단백(LGP)의 단층에 의해 부담된다. 단층은 효과적으로 마찰 감소에 역할을 하고 연골마모를 방지하는 것을 돕는다. *출처: Armstrong, C.G., Mow, V.C. (1980). Friction lubrication and wear of synovial joints. In R. Owen, J. Goodfellow, P. Bullough (Eds.). Scientific Foundations of Orthopaedics and Traumatology. London, UK: William Heinemann, 223-232.*

이러한 예의 거칩 사이 경계윤활은 작동하기 시작할 수 있다. 이것이 발생되는 경우 윤활의 혼합모드가 거칩 접촉영역의 경계윤활제 루브리신(lubricin)과 비접촉영역의 유막압력에 의해 유지된 관절표면부하로 작용한다(그림 3-22). 이 조합윤활 모드에서 대부분의 부하가 유막에 의해 부담되는 동안 대부분의 마찰(아직 매우 낮은)이 경계 윤활영역에서 발생될 수 있음이 가능하다(Dowson, 1966/1967, 1990).

혼합윤활의 두 번째 모드(상승윤활)는 Walker(1968, 1970)에 의해 제안되었고, Maroudas(1966/1967)는 관절연골로 접근하는 관절표면 사이 간격에서 유체 이동에 기초한다(그림 3-19C). 구체적으로 촉진윤활에서 관절표면은 콜라겐-PG 고체기질을 통과한 윤활유체의 초미세여과에 의해 관절마디부하 동안 보호된다고 믿는다. 이 초미세여과는 부하면을 바르고 윤활하는 HA 단백질 복합 농축 젤을 가져오면서 윤활 유체(수분 및 소전해질)의 용매성분이 압착막 작용 동안 관절연골로 통과하도록 허용한다(Lai and Mow, 1978). 이 이론에 따르면, 윤활유체의 HA 대형분자가 물리적으로 너무 크기 때문에(0.22~0.65 μm) 부하면 사이 간격에서 탈출하기가 각각 서로 두 관절표면에 접근하면서 점진적으로 더 어려워진다(그림 3-23). 수분 및 작은 용매분자는 연골표면 그리고/또는 문자 그대로 관절마디 표면에서 관절마디공간을 통해 여전히 관절연골로 탈출할 수 있다. Hou(1992)의 이론적 결론은 촉진윤활이 발생할 수 있음을 제시하면서 유체가 연골 부하면으로 들어가는 것이 가능하다고 예측한다. 관절마디 윤활의 HA 젤의 역할은 불분명하게 남아 있다. 그러나 Linn(1968)의 연구결과 시각에서 정화된 HA는 저조한 윤활제로 작용함을 증명한다.

요약하면, 부하에서 윤활의 효과적인 모드는 부하면의 적용된 부하와 상대적 점도(운동의 속도 및 방향)에 달려있다. 관절표면에 대한 윤활유동 당단백, 루브리신의 흡수는 고부하, 낮은 상대적 속도, 긴 지속시간의 접촉표면이라는 심한 부하조건 하에 가장 중요하게 여겨진다. 이러한 조건 하에 표면이 함께 눌리면, 경계윤활 단

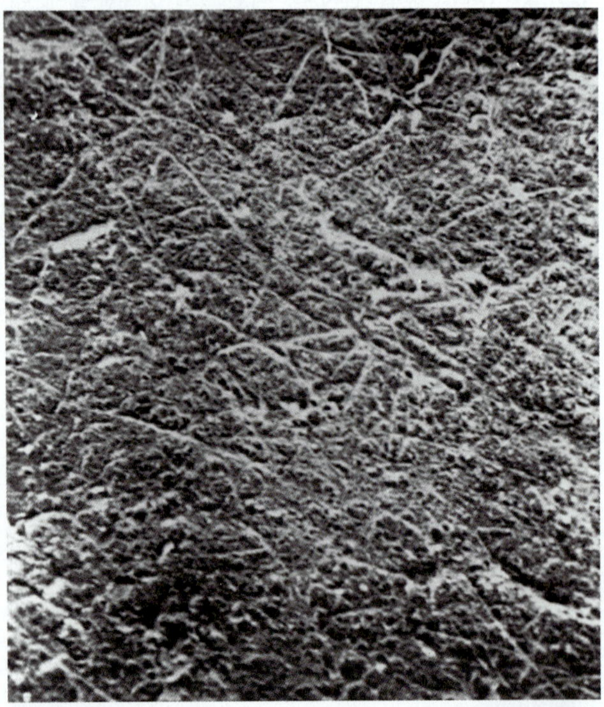

그림 3-21

조직의 전형적인 이상특성을 보이는 일반 젊은 성인의 관절연골 표면 주사전자현미경사진(x3,000). *출처: Armstrong, C.G., Mow. V.C. (1980). Friction, lubrication and wear of synovial. In R. Owen, J. Goodfellow, P. Bullough(Eds.). Scientific Foundations of Orthopaedics and Traumatology. London, UK: William Heinemann, 223-232.*

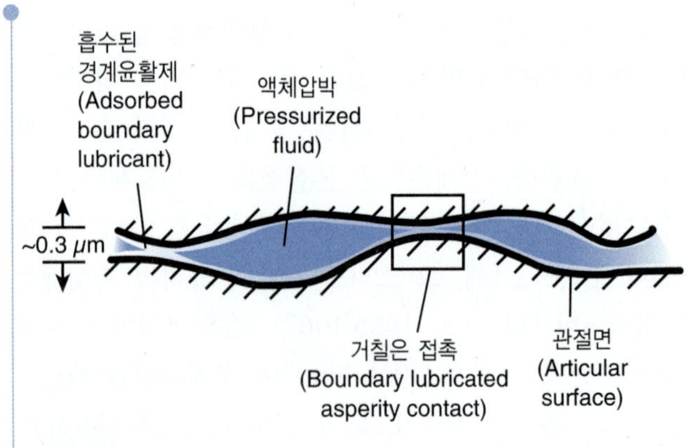

그림 3-22

관절연골에 작용하는 혼합윤활의 도식. 경계윤활은 유막 두께가 부하면의 조도(roughness)와 거칠기와 같은 자리일 때 발생한다. 유막윤활은 보다 넓게 분리된 표면 영역에 자리한다. *출처: Armstrong, C.G., Mow. Joints. V.C. (1980). Friction, lubrication and wear of synovial. In R. Owen, J. Goodfellow, P. Bullough(Eds.). Scientific Foundations of Orthopaedics and Traumatology. London, UK: William Heinemann, 223-232.*

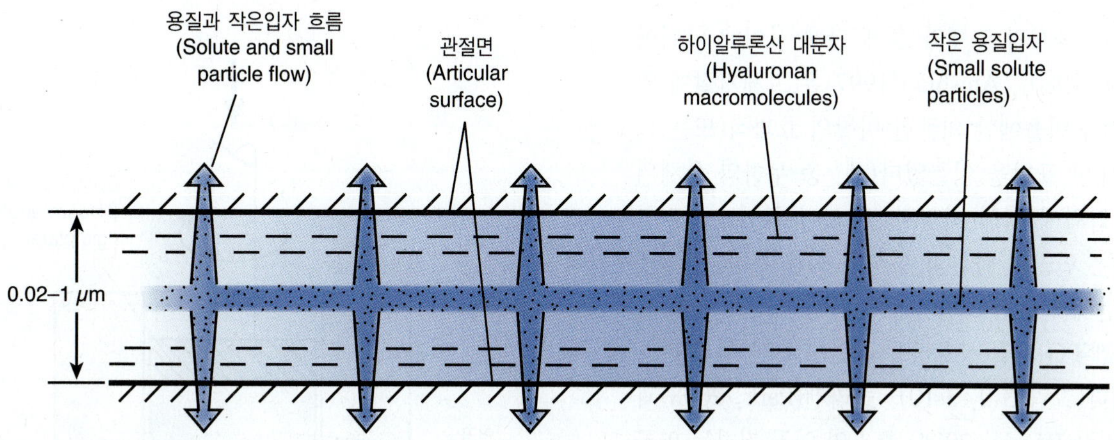

그림 3-23
높은 점성의 젤 안으로 들어가는 활막유체의 초미세여과. 관절표면으로 함께 가는 작은 용매분자는 그 크기 때문에 탈출하기 불가능한 큰 HA 대형분자를 남기면서 관절연골과 측면 관절마디공간으로 탈출한다. 이 HA 대형분자는 관절표면을 윤활하는 1 μm 보다 적은 두께의 농축 젤을 형성한다. 이 가설의 윤활모드는 "촉진윤활"이라고 한다.

층은 관절표면 사이 직접 접촉을 막기 위해 상호작용한다. 반대로 유막윤활은 부하가 낮거나 변동 크기 그리고 접촉면이 높은 상대적 속도에서 움직일 때 다소 까다롭지 않은 조건으로 작용한다. 가동관절의 다양한 요구에서 일반 기능 동안 윤활의 단일 모드만이 존재할 가능성이 없다. 아직까지 특정한 윤활작용이 운용될 수 있는 조건 아래 단정적으로 말할 수 없다. 그럼에도 불구하고 예로써 인간 둔부 사용은 일부 일반 보고에서 가능하다.

1. 미끄럼(유체)과 압착유형 양쪽의 유체탄성역학 유막은 관절윤활에 중요한 역할을 할 것이다. 걸음의 스윙 단계 동안 관절 부하가 최소이면, 윤활유막의 기본 층이 유지될 것이다. 첫 정점 힘 이후, 발꿈치 닿기에서 유동 윤활의 공급은 관절연골에 의해 일어난다. 그러나 이 유막두께는 고부하단계 하에 감소되기 시작하고, 결과적으로 압착막 작용이 일어난다. 걷기 주기의 두 번째 정점 힘 이후, 발가락이 지면을 떠나기 바로 직전 관절이 반대 방향으로 스윙할 때 일어난다. 그래서 스윙 단계 부근 동안 그 부근에 윤활제를 제공하면서 유막의 신선한 공급이 발가락이 떨어졌을 때 발생하는 것은 불가능하다.
2. 서 있는 것과 같은 상대적 운동의 고부하와 저속력 유막은 유체가 표면 사이에서 압착됨으로써 두께가 줄어들 것이다. 이러한 조건하에 압박된 관절연골에서 나온 유체는 막윤활에 대한 주요 기여자가 될 수 있을 것이다.
3. 영향에 이어 서 있는 연장기간 동안과 같은 극한 조건 부하 하에 유막은 지대지 접촉을 허용하면서 제거될 수 있다. 그러나 표면은 초미세 여과된 윤활유동젤의 얇은 층 또는 흡수된 윤활 단층에 의해 여전히 보호될 수 있을 것이다(경계윤활).

관절윤활 시 간질액압의 역할
(Role of interstitial fluid pressurization in joint lubrication)

관절접합 동안 관절을 가로질러 이동된 부하는 유막층이나 양측의 조합을 통해 고체 대 고체 접촉으로 반대관절표면에 의해 지지될 수 있다. 유막윤활이 가능하지만, 그 관절윤활에 대한 기여는 일시적이고 유막두께의 급속 분산의 결과는 관절부하에 의해서이다. 이 경고로 이상이론(Mow, 1980)의 기반을 채택하면서 Ateshian (1997)은 가동관절윤활 뒤 기본 작용을 설명하기 위해 관절연골 경계마찰모델의 수학적 형식을 제안했다. 특히 연골의 마찰계수의 시간의존은 크립과 스트레스 이완 실험동안 기록되었다(Malcolm, 1976; McCutchen,

1962).

부하가 이상 물질의 고체와 유체 단계 사이에 나뉘어 있지만(Mow, 1980), Ateshian(1997)은 고체기질에 의해 지지된 부하 비율에만 의존한 마찰의 효과적(또는 측정) 계수에 대한 표현을 이끌었다(예, 총 부하와 유체의 유체정역학 압력에 의해 지지된 것 사이 차이). 그러한 표현의 함축은 연골의 마찰적 속성이 적용 부하, 간질액의 반영, 이전에 언급한 흐름의존 점탄성 속성에 대해 일어나는 콜라겐-PG 기질 상호작용 동안 시간에 따라 다양하다는 것이다(그림 3-9, 3-10). 콜라겐(Park, 2008)과 프로테오글리칸(Basalo, 2004) 효소의 연골 저하는 연골의 작용적, 마찰적 속성을 변경한다.

Ateshian은 그의 모델을 유효화하기 위해 한정압박형태의 크립 부하를 겪고 있는 연골이식에 마찰적 토크 부하를 적재한 기발한 부하실험을 개발했다(그림 3-24A)(Ateshian, 1998). 보다 구체적으로 원기둥 이상 관절 플러그가 규정한 각 속도에서 회전하면서 삼투성 강 압판에 의해 발생한 일정 적용 부하 하에 제한 고리에서 압박되었다(예, 방사상 운동 및 유체 삼출 억제). 회전을 방지하는 삼투성 여과의 거친 표면 연골의 상호교차로 인한 고정 강 삼투성 여과에 대면하여 플러그 반대 표면 압판이 압축되었다. 이러한 방식에서 마찰적 토크는 조직 내 개발되었다. 순전단을 산출하는 토크 부하의 적용 때문에 미세 변형 하 조직의 질량변화나 유체삼출과 무관하게 유도되고 부하가 조직의 이상 크립 작용과 독립된 마찰적 토크에 의해 발생한다.

실험결과에 근접한 이론적 예측은 최초 부하 동안 간질 압력이 높을 때 마찰계수가 아주 낮을 수 있음을 보여준다(그림 3-24B). 크립 평형이 도달하고 부하가 고체기질로 이전됨으로써 마찰계수가 높아진다(예, 0.15). 이 일시적 반응의 시간 일정성은 관찰된 실험결과와 아주 잘 일치한다(Malcolm, 1976; McCutchen, 1962). DI 연구의 다른 중요한 결과는 유체압력이 습윤윤활에 제안됨으로써 경계 윤활에 공존 유체 삼출 없이 관절 윤활의 기능을 할 수 있다는 것이다(McCutchen, 1962)(그림 3-19D). 동일하게 중요한 이 윤활이론은 증가하는 굴림과 미끄럼 관절점도와 증가하는 관절부하로 효과적인 마찰계수의 관측된 감소를 설명할 수 있다(Linn, 1968).

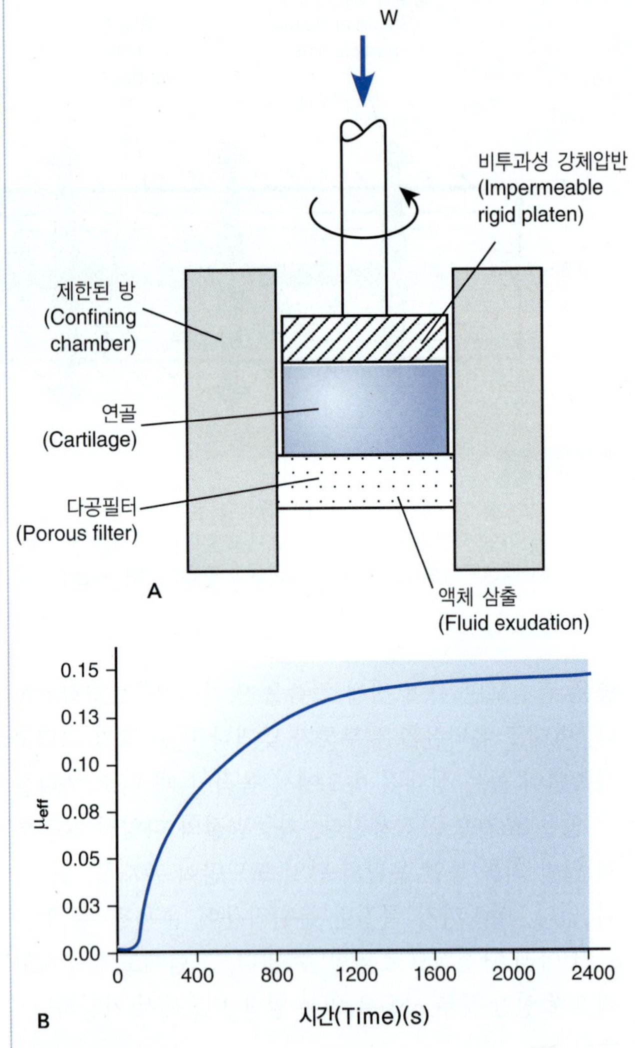

그림 3-24

제한된 압박의 관절연골 이식의 크립 부하로 마찰 토크가 적재된 실험 형태. **A.** 연골의 마찰 속성은 윤활경계에 대한 간질액의 위핑에 달려 있지 않음을 나타내면서 유체삼출이 마찰 부하에 노출된 조직의 반대면에 일어남을 주목하자. **B.** 실험 동안 시간기능으로 이론적 곡선에 보일 수 있는 것처럼 효과적인 마찰계수는 고체기질에 부하된 증가비례에 따라 다양하다. 출처: *Mow, V.C., Ateshian, G.A. (1997). Lubrication and wear of diarthrodial joints. In V.C. Mow, W.C. Hayes (Eds). Basic Biomechanics (2nd ed.). Philadelphia: Lippincott-Raven Publishers, 275-315.*

단축 크립과 스트레스 이완실험 동안 연골 내 간질액 가압은 성공적으로 측정된다(Soltz and Ateshian, 1998). 이상 이론에 의해 예측된 것처럼 간질액 가압은 한정압력의 부하에 이은 수백 초 부하의 90%이상을 지지함을 발견했다(Ateshian and Wang, 1995). 이상 이론적 예측으로 한 측정에 근접한 동의는 가동관절윤활 이해에 주요한 진전을 나타내고 연골의 체중부하능력을 기초한 기초 작용으로 간질액 가압의 역할에 대한 저항하기 어려운 증거를 제공한다. 결과적으로 이 연구는 보다 물리적 부하조건 하의 윤활속성과 연골체중부하 간질액 가압의 중요한 역할을 설명하기 위해 확장되었다(Ateshian, 1998; Soltz and Ateshian, 1998; Park, 2004; Caligaris and Ateshian, 2008; Ateshian, 2009). 기본연골 아래뼈의 삼투성 증가는 과도하게 연골의 체중부하 능력을 위태롭게 하면서 간질액 감압(depressurization)으로 이끌 수 있다(Hwang, 2008). 콜라겐-PG 고체기질이 주변간질액의 유체정역학 압력에 영향을 받는 동안 강조되고, 추측상 아무 역학적 손상을 일으키지 않고 고체기질이나 매립형 연골세포도 변형에 노출되지 않는다(Bachrach, 1998).

관절연골의 마모

(Wear of Articular Cartilage)

마모는 역학적 작용에 의해 고체표면에 원하지 않는 물질 제거가 일어난 것을 말한다. 마모에는 두 가지 요소가 있는데 부담표면의 상호작용 결과인 경계면마모와 부하 아래 부담변형에서 오는 피로마모이다.

경계면마모는 부담표면에 분리할 아무 윤활막(경계나 유체) 없이 직접접촉이 될 때 일어난다. 이 마모 유형은 유착 또는 마멸 두 가지 중 하나로 일어날 수 있다. 유착마모는 각각 서로 표면조각에 붙어 미끄러지는 동안 표면에서 벗겨지는 접촉 부담에서 발생한다. 반대로 마멸마모는 연부 물질이 더 단단한 것에 의해 벗겨질 때 일어난다. 더 단단한 물질은 부담 사이 미분자를 반대로 부담하거나 헐겁게 할 수 있다. 적은 비율의 경계면 마모가 두 연골표면 간 거침 사이에서 드물게 발생할 수 있는 직접 지대지 접촉 생체외 시험 관절연골에서 관찰된다(Lipshitz and Glimcher, 1979). 그러나 이 실험에서 마멸마모도 배제하지 않았다. 협화에서 작용하는 효과적 윤활의 다중 모드는 관절연골의 경계면 마모를 만드는 작용일 것 같지는 않다. 그럼에도 불구하고 유착과 마멸 마모는 윤활관절을 손상시키거나 변질시키지 않는다. 연골표면에 초미세구조 결함 그리고/또는 질량의 감소를 유지하면 보다 부드러운 투과성이 된다(Akizuke, 1986; Armstrong and Mow, 1982; Setton, 1994). 그래서 부담표면에서 분리된 윤활막의 유체는 연골표면에 보다 쉽게 새어나갈 수 있다. 표면사이 윤활액 손실은 마멸 과정의 거칠기와 악화 사이 직접 접촉 확률을 증가시킨다.

부담표면의 피로마모는 지대지접촉에서가 아닌 반복 스트레스 하 부담 물질 내 미세손상의 축적으로 일어난다. 부담표면 파괴는 부하의 크기가 물질의 최종 강도보다 훨씬 낮을지라도 상대적 단기간에 걸친 고부하의 반복 적용이나 연장 기간에 걸친 저부하 반복으로 일어날 수 있다. 부담 물질의 주기적 반복변형으로 인한 피로마모는 잘 윤활된 부담에서조차 일어날 수 있다.

윤활관절의 가장 생리학적인 활동 동안 전체 관절부하의 주기적 변이는 반복 관절연골 압박(변형)을 일으킨다. 또한 돌림과 미끄럼 동안 관절표면 특정부위는 관절부위를 반복적으로 압박하는 부하접촉영역에서 "안팎으로 이동" 한다. 관절연골에 부담된 부하는 콜라겐-PG 기질과 기질 전체 유체이동에서 발생하는 저항에 의해 지지된다. 따라서 반복 관절운동과 부하는 고체기질의 반복압력과 조직 간질액의 반복 삼출 및 흡수를 일으킨다(Mow and Ateshian, 1997). 이 과정은 관절연골에 축적될 수 있는 피로손상에 의한 두 가능 작용을 일으킬 수 있다. 콜라겐-PG 고체기질 및 PG "약효세척"의 파괴.

우선, 반복 콜라겐-PG 기질 압력은 콜라겐섬유, PG 분자, 그리고 이 두 요소 사이 경계면을 파괴할 수 있다. 일반적 가설은 연골피로가 콜라겐섬유망의 인장파괴 결과라는 것이다(Freeman, 1975). 또한 이전에 논의한 관절연골 PG 집단의 현저한 변화는 연령과 질병으로 관측된다(Buckwalter, 1985; Muir, 1983; Roughley, 1980; Sweet, 1979). 이 PG 변화는 축적된 조직 손상의 일부로 간주될 수 있다. 이 분자구조상 변화는 낮은 PG-PG 상호작용 부위에서 일어나 낮은 네트워크 강도를 만들 수 있다(Mow, 1989b; Zhu, 1991, 1996). 두 번째로 간질액의 반복과 대량 삼출 및 흡수는 결국 간질액 부하지지의 스트레스 차폐작용을 물리치고 연골변성의 악성주기를 설정하는 합성 스티프니스(강직/강성)의 감소와 조직의 투과성 증가로 ECM에서 PG를 "약효 세척"으로 분해시킬 수 있다.

손상 및 합성 관절마모의 세 번째 작용은 윤활관절 영향부하, 즉 높은 부하의 급속 적용과 관련이 있다. 일반 생물학적 부하에서 관절연골은 압박된 부위를 통해 윤활액이 스며나오는 압박 동안 표면수축을 겪는다(그림 3-10). 그러나 이전 설명처럼 관절연골 내 유체 재분배는 이 압착 부위를 이완하면서 시간에 따라 발생한다. 스트레스이완의 과정은 급속히 일어나고, 스트레스는 2~5초 내 63%까지 감소될 수 있다(Ateshian, 1998; Mow, 1980). 그러나 부하가 너무 빨리 공급되어 압축부위를 이완하기 위해 내부유체를 재분배할 충분한 시간이 없는 경우, 콜라겐-PG 기질 내 생성된 고스트레스는 손상을 유도할 수 있다(Newberry, 1997; Thompson, 1991). 이 현상은 Radin과 Paul(1971)이 발견한 반복 영향 부하의 극적 관절연골손상 이유를 잘 설명할 수 있다.

이러한 마모 및 손상의 작용은 관절연골 내 관찰된 구조적 손상의 일반적으로 관측된 큰 범위의 이유일 수 있다(Bullough and Goodfellow, 1968; Mecahim and Fergie, 1975)(그림 3-25A). 그러한 손상 중 하나는 연골표면의 분열이다. 잔떨림이라고 알려진 이러한 병터를 나타내는 연골의 수직 부분의 실험은 관절연골의 전체 깊이를 통해 점차적으로 확장됨을 보여준다. 다른 견본에서는 연골층이 갈라짐보다 서서히 파괴되어 나타난다. 이 점진적 파괴는 얇아지는 부드러운 면으로 되는 것으로 알려져 있다.

관절연골에서 주목된 다양한 손상을 고려하면, 단일 마모작용이 모든 것에 대한 책임이라고 짐작되지 않는다. 주어진 지역에서 스트레스 기록은 피로가 파괴작용을 개시하는 것일 수 있다. 다른 관점에서는 윤활조건은 경계면마모가 너무 좋지 않아 연골파괴의 진행을 지배한다고 할 수 있다. 아직까지 주어진 마모작용에 의해 생성된 손상유형에 대한 실험적 정보가 거의 없다.

연골의 콜라겐-PG 기질이 파괴되면, 세 마모작용 중 어느 것에서 기인된 손상이 될 가능성이 있다. (1) 반복 기질압력으로 콜라겐-PG 기질의 향후 파괴 (2) 외인유체운동의 결과로써 PG의 증가된 "약효세척"으로 인한 관절연골의 간질액 부하지지능력의 손상 (3) 연골의 일반체중부하작용의 총 변경으로 인한 관절표면의 증가된 마찰적 전단부하.

모든 이러한 과정은 이미 파괴된 연골 미세구조의 경계 및 피로마모 속도를 가속화할 것이다.

연골 퇴행의 생체역학 가설(Hypotheses on the Biomechanics of Cartilage Degeneration)

생체역학적 요소의 역할 (Role of biomechanical factors)

관절연골은 복구 및 재생에 대한 제한된 능력만을 가지고 있으며, 스트레스의 이상범위로 회부되면 총 파괴를 급속히 겪을 수 있다(그림 3-26). 다음과 관련된 파

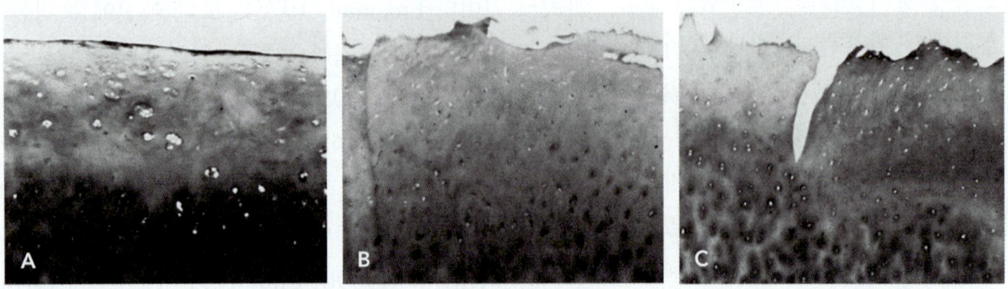

그림 3-25

일반 무손상 표면에 보이는 관절연골의 표면을 통한 수직부위 현미경 사진(A), 서서히 파괴된 관절표면(B), 연골의 전체 깊이를 통해 점차적으로 연장되는 관절표면의 수직 분열 또는 잔떨림.
출처: Photomicrographs courtesy of Dr. S. Akizuki, Nagano, Japan.

괴진행을 가정할 수 있다. 1. 부과된 스트레스의 크기, 2. 유지된 스트레스 최대의 총수, 3. 콜라겐-PG 기질의 고유분자 및 미세구조의 변화, 4. 조직의 고유역학 속성의 변화. 가장 중요한 파괴 최초 요인은 비정상 PG 연장으로 조직팽창을 허용하는 콜라겐망의 "헐거움"으로 나타난다(Marouda, 1976; McDevitt and Muir, 1976). 이러한 변경된 연관 연골 스티프니스 감소와 연골 투과성 증가는(Altman, 1984; Armstrong and Mow, 1982; Guilak, 1994, Setton, 1994) 모두 관절운동 동안 가동관절의 연골기능을 변경한다(그림 3-27)(Mow and Ateshian, 1997).

관절연골에 의해 유지된 스트레스의 크기는 관절의 총부하와 관절표면 접촉영역 상 분포된 부하 방법에 의해 정의된다(Ahmed and Burke, 1983; Armstrong, 1979, Paul, 1976). 접촉영역의 집약 스트레스 집중은 조직붕괴의 주요역할을 할 것이다. 다수의 잘 알려진 조건은 관절연골의 초과 스트레스 집중을 일으키고 연골파괴를 이끈다. 대부분의 이러한 스트레스집중은 비정상적으로 작은 접촉영역의 결과로 관절표면 부조화에 의해 일어난다. 관절 부조화를 일으키는 예는 선천성관골구형성이상에 대한 OA질환, 넙다리뼈머리끝분리증, 관절내골절을 포함한다. 두 가지의 다음 예는 반달뼈의 부하분산기능을 없애는 무릎관절 반달연골절제술(Mow, 1992), 그리고 영향 관절의 초과운동과 비정상 역학 스트레스 발생을 허용하는 인대파열(Altman, 1984; Guilak, 1994; McDevitt and Muir, 1976; Setton, 1994)이다. 이러한 모든 사례에서 비정상 관절접합은 연골을 파괴하는 성향을 나타나게 하는 관절표면에 작용하는 스트레스를 증가시킨다.

현미경을 사용하여 관절표면의 스트레스 지역화와 집중은 더욱더 영향을 가진다. 관절표면 사이 고접촉 압력은 유막윤활의 확률을 감소시킨다(Mow and Ateshian,

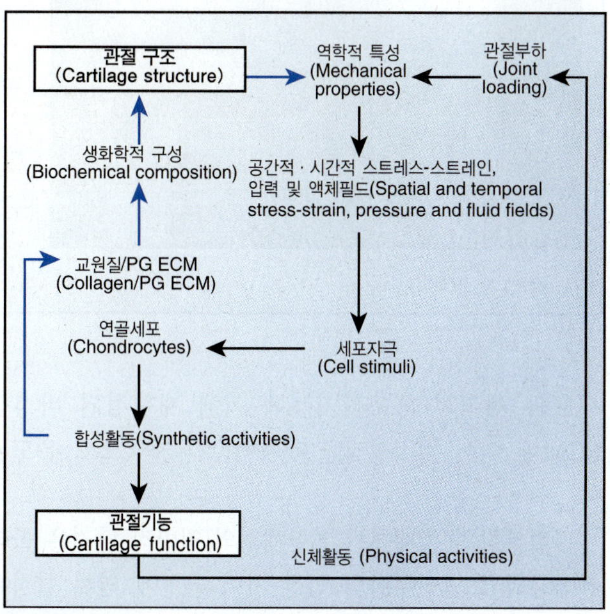

그림 3-26

관절연골의 구조 및 기능 매개의 도식. 물리적 작용은 세포외기질(ECM)을 통해 연골세포로 전이된 관절부하의 결과이다. 연골세포는 환경의 부하에서 생성된 기계전기화학적 자극에 반응한 세포작용을 다양화한다. 뼈관절염의 병인은 명확하지 않지만, 연골세포나 비정상 연골세포 자극과 세포작용을 이끄는 변경된 ECM(예, 부상이나 점차적 마모의 결과)에 대한 본질적인 변화로 추적할 수 있다.

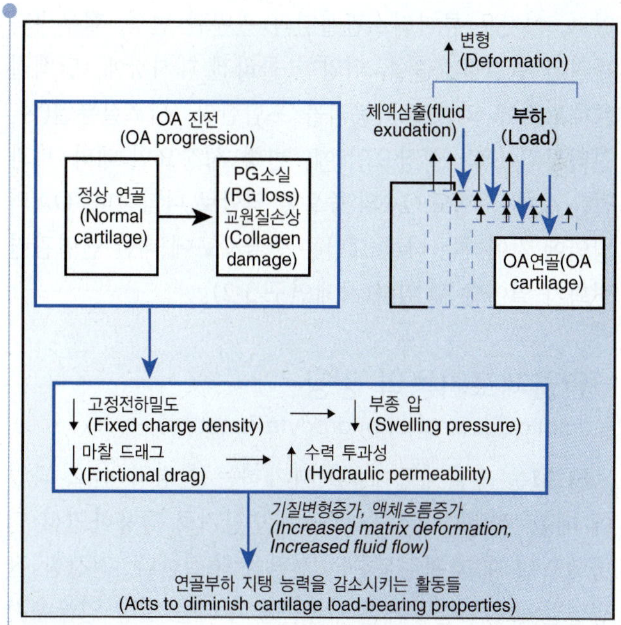

그림 3-27

콜라겐-PG망에 대한 골관절염성 변경이 조직의 체중부하와 관절윤활능력을 기초한 관절연골능력을 간질액 가압을 유지하기 위해 어떻게 타협할 수 있는지 설명한 그림. PG의 손실과 콜라겐섬유의 손상은 증가된 유체투과성(유체흐름에 대한 저항감소)과 고체기질(그리고 연골세포)의 초과부하 및 스트레인을 증가시킨다.

1997). 조도의 연속 실제 지대지 접촉은 향후 조직손상에 책임 있는 미세 스트레스 집중을 일으킬 것이다(Ateshian, 1995, 1998; Ateshian and Wang, 1995)(사례연구 3-1).

축구선수의 무릎과 발레리나의 발목과 같은 특정 직업인의 구체적인 관절 변성 발생은 이러한 개인 관절에 의해 유지된 높고 비정상적인 부하 빈도와 크기를 증가시켜 설명할 수 있다. 일부 사례에서 관절의 최대 힘을 감소시키는 역할을 하는 작용의 부족으로 인해 OA가 일어날 수 있다. 이러한 작용의 예는 관절 유연과 근육 신장의 능동적 과정과 연골아래뼈와 반달뼈에 의한 충격의 수동흡수를 포함한다(Radin, 1976; Mow, 1992).

관절연골의 구조 및 구성에 대한 퇴행적 변화는 비정상 조직 팽창과 기능적 생체역학적 속성으로 이끌 수 있다. 이러한 약화된 상태에서 연골 초미세적 구조는 일반 관절접합의 스트레스에 의해 점차적으로 파괴될 것이다(그림 3-27). OA는 또한 콜라겐-PG 기질의 고유 분자적, 미세구조에 대한 외상으로 이차적으로 일어날 수 있다. 많은 조건은 기질 통합의 그러한 파괴를 촉진할 수 있고, 이것은 류마티스관절염과 관련된 변성, 혈우병과 관련된 관절공간출혈, 다양한 콜라겐 대사장애, 단백질 분해효소에 의한 조직붕괴를 포함한다. 세포질분열(예, 인터루킨-1)과 성장요인(예, 변형 성장요인-베타 1)과 같은 용매 존재도 OA의 중요한 역할로 나타난다. OA의 병인에 기여하는 다른 요인은 연골세포에 대한 연령관련 변화가 일어날 수 있다(사례연구 3-2).

연골세포기능의 영향
(Implications of chondrocyte function)

ECM은 연골세포기능을 매개하는 환경적 신호 과잉에 대한 역학적 부하를 바꾸는 변환기로 작용하면서 연골세포에 대한 관절부하의 전달을 조절한다. 건강한 관절연골에서의 일반관절 기능운동 부하는 일반 연골유지(연골세포에 의한)와 일반 조직기능을 촉진하는 기계전기화학적 자극의 발생을 가져온다(예, 유체정역학 압력, 스트레스 및 스트레인 필드, 흐름 전위)(그림 3-26). 그러나 관절연골 콜라겐-PG망(변환기)의 통합성이 타협할 때, 외상이나 질병과 같은 것에서 일반 관절접합은 연골세포와 체력저하 조직기능에 의해 재형성된 비정상 ECM에 이어 비정상적인 전자역학적 자극으로 유도된다.

관절부하의 존재에서 연골세포의 일반적 환경은 콜라겐섬유와 도난삼투압의 인장 사이 균형에 의해 설정된 자유 스트레스에 의해 특화된다. 조직의 낮은 투과성에 의한 관절부하 동안, 연골세포의 일반환경은 간질액의 유체정역학 압력에 의해 지배된다. 간질유체흐름에서 발생하는 다양한 현상도 존재한다. 영양보급강화에 함축된 간질액 흐름은(예, 비결합 수분) 흐름 전위 및 전류로 불리는 전기적 본질의 세포자극을 일으킨다(Frank and Grodzinsky, 1987a, 1987b; Gu, 1993, 19998).

사례연구 3-1

무릎반달판연골절제술

오른쪽 무릎에 10년 전 반달판연골절제술을 한 40세 남성의 경우를 생각해보자. 현재, 그는 움직임, 팽창, 무릎움직임의 제한과 관련된 고통을 겪고 있다(사례연구 그림 3-1).

무릎반달연골절제술의 병력은 관절표면 일치의 변경뿐만 아니라, 반달판의 부하분산 기능의 제거를 의미한다. 그 영향은 비정상 관절이며, 관절표면에 작용하는 스트레스의 증가에 의해 특성화된 것이며, 연골파괴를 가져온다. 대부분의 이러한 스트레스 집중은 비정상적 소형 접촉영역의 결과로 관절표면 부조화에 의해 일어난다. 이 소형 접촉영역은 유막윤활의 개연성을 저하시키는 높은 접촉압력을 겪고, 실제 표면대 표면 접촉이 손상을 가져오는 미세한 스트레스집중을 일으킬 것이다.

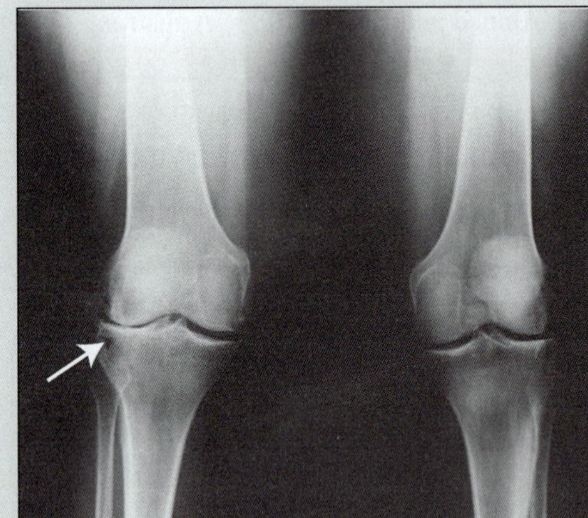

사례연구 그림 3-1

사례연구 3-2

뼈관절염

과체중의 70세 여성은 고통 징후, 움직임 제한, 관절변형, 비정상 보행과 관련된 오른쪽 엉덩관절의 OA를 나타낸다(사례연구 그림 3-2).

OA는 점차적 파괴 연골병터, 연골손실과 파괴, 연골아래뼈 경화증과 낭종, 큰 뼈증식 형성으로 특징된다(Mow and Ratcliffe, 1997). 이 사례에서 환자의 오른쪽 둔부의 뢴트겐 사진은 관절사이 공간의 감소와 경화와 뼈증식 형성으로 뼈표면의 변화를 보여준다. 대부분의 심한 변경은 넙다리뼈 머리 반대연골 표면의 최대 압력점에서 발견된다.

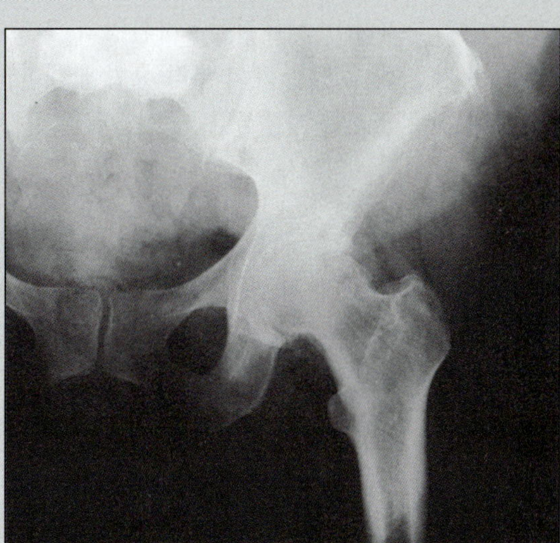

사례연구 그림 3-2

또한 유체흐름에 상당한 저항을 제공하는 일반 연골의 고체기질과 관련된 작은 세공(-50 nm)을 통과하는 간질액흐름은 유체유도기질수축이라는 역학적 현상을 일으킬 수 있다(Lai and Mow, 1980). 간질액과 고체 사이 마찰적 상호작용은 간질액에서 배출된 투과성 삼투 연골 기질과 점성 전단 스트레스를 통과하는 강요된 흐름에 대한 견인 저항을 가져온다. 전에 언급한 간질액의 아주 낮은 흐름속도와 연골기질의 낮은 삼투성이 주어진 마찰적 상호작용 힘의 연골세포 인지는 세포의 직접 점성전단스트레스에서 보다 기질을 통한 흐름의 견인저항에 의해 지배되는 것으로 짐작된다(Ateshian, 2007). 이 마찰적 견인력은 15~30% 상태의 고체기질변형을 생성한다.

이전 논의에서 연골세포 변형은 직접 ECM 변형, 흐름유도 수축, 유체가압과 같은 이중 부하작용에 의해 지배되는 것으로 간주할 수 있다(Mow, 1999). OA에서 증가된 조직 삼투압은 연골의 일반유체 압력부하 지지작용을 저하한다. 그래서 연골세포에 부과된 초과 스트레스 및 스트레인을 일으키는 고체기질 상 부하지지의 변위가 있다(그림 3-27). OA에 나타난 이러한 비정상적인 높은 스트레스 및 스트레인, 기타 기계전기 화학적 변화는 점진적인 연골 변성의 불완전한 주기에 기여할 연골세포 동화, 대사작용의 불균형을 유인할 수 있다. 사실 연골의 생체역학적 구성 및 구조에 대한 변경이 조직과 연골세포기능에 상당한 영향을 줄 수 있다. 이상 이론에서처럼 다중분야 협력과 적합한 이론적 기초가 입수할 수 있는 연골기능, 연골 구조 및 기능, OA의 병인을 지배하는 요인으로 파악된다.

관절연골의 기능적 조직공학 (Functional Tissue Engineering of Articular Cartilage)

관절연골은 무혈성이기 때문에 뼈의 화학적 요소와 세포에 관련된 전형적 상처치유반응을 시작하기가 불가능하다. 이 부족한 치유 능력과 정형외과 이식의 15~20년 수명으로 세포기반 치료법과 관절치료에 대한 공학적 연골조직 개발에 대한 상당한 연구가 이루어졌다. 조직공학적 전략은 손상이나 질병조직과 기관의 치료 및 대체를 위한 가공조직을 키우기 위해 전형적으로 적합한 세포자원(예, 줄기세포, 연골세포) 스캐폴드 물질과 배양 환경(화학적, 생물물리학적 자극)을 결합한다.

생체역학 분야에 뿌리를 둔 기능적 조직공학(FTE)은 체내 이식 이후 그에 부과된 생체역학적 요구를 유지하는데 가능한 기능적, 역학적 속성과 함께 조직대체 개발을 촉진하기 위해 공학적 조직의 체외 배양을 하는 동안 생리학적 부하를 결합하는 것을 말한다(Butler, 2000). 연골의 조직공학은 일반 연골세포 표현형(예, 유형 II 콜라겐과 어그레칸 표현)을 유지하는 3D 스캐폴드와 스캐폴드프리시스템 내 실행된다. 관절부하에서 일어나는 물리적 자극은 3상 이론과 같은 적합한 기본구성 기반으로 짝지어진 연골의 물질적, 생체역학적 속성으로 설명될 수 있다(Lai, 1991). 모두 다같이 연골에서 일어나고 연골세포 작용을 조정하는 조직부하유도 시공 자극의 설명과 예측을 허용한다(Wang, 2002b).

많은 시험도구가 배양의 조직 공학적 연골성장을 양육하기 위해 생리학적 부하 생물반응기 시스템의 영감된 설계를 가진 연골과 같은 연부 유체조직의 물질적 속성을 측정하기 위해 전에 설명되었다. 한정압박 삼투성 생물반응기와 미끄럼 생물반응기는 각각 조직 삼투성과 마찰/마모 속성을 측정하기 위한 고전적 물질시험요소에서 발생했는데 두 가지 예를 나타낸다. 배양의 증가된 조직 성숙으로 공학적 조직은 적용된 부하의 연골작용을 지배하는 많은 중요한 조직기능 관계를 개발하기 위해 보고되었다(예, Mauck, 2002; Vunjak-Novakovic, 1999).

관절부하동안 조직변형은 조직으로 관절을 담그는 활막유체에서 영양의 확산이동을 증가하여 영양을 무혈성 연골의 연골세포에 제공하는 데 중요하다(Albro, 2008; Mauck, 2003a). 그런 것처럼 관절부하는 연골 유지에 중요한 연골세포에 대한 복합 다중차원적 물리자극의 과잉뿐만 아니라 영양을 제공한다. 연골조직공학의 생체공학적 고려 평가(Mow and Wang, 1999), 공학적 구성에 대한 장기 생리학적 변형부하가 개선된 조직발달을 촉진할 수 있다는 것을 설명한 첫 연구가 Mauck(2000)에 의해 보고되었다. 실험에서 변형과 부하 생물반응기는 기계변환(mechanotransduction)과 증가된 영양 이용가능성을 포함한 것으로 짐작되는 작용을 통해 기능적 공학적 연골의 발달을 촉진하는 데 제시되었다(Mauck, 2003b).

실험에서 고유연골 속성에 가까운 조직은 연소자(Lima, 2007)와 성인(Hung, 2009) 연골세포와 적용된 단축 제한되지 않은 압박 변형부하를 이용하여 8주 미만으로 생성된다. 매끄러운 불투과성 압반 사이 한정되지 않은 압박부하는 표면에 대한 일반인 압박 스트레인(예, 부하방향에 평행)과 표면에 접선인 인장 스트레인(예, 부하방향에 수직) 모두의 구성에 달려 있으며(구성을 실험한 다른 물질은 연골의 압박 Young 계수를 정의하는 데 사용된다), 부하의 생리학적 조건 하 제자리 고유연골 경험과 유사하다(Park, 2003). 제한압박과 반대로 부하 동안 원기둥 조직의 외부표면에서 영양과 유체 삼출-흡수를 제공한다(그림 3-28, 위). 보고된 자유팽창 조절 구성과 비교하면 한정되지 않은 압박부하 생물반응기를 사용한(그림 3-28, 아래) 속성을 구성하는 조직 성장과 상당한 증가를 촉진했다(그림 3-28, 오른쪽). 향상된 Young의 계수는 축으로 적용된 부하(예, 표면에 대한 일반)에 대한 측면 조직 연장을 효과적으로 제한하는 방사상 인장속성(예, 표면에 대한 접선) 발달 일부에 기여할 수 있다(Kelly, 2006).

공학적 연골이 기능적 조직공학 전형적인 예와 비부하 공학적 조직 구성의 치료와 비교할 때 상당히 개선된 임상적 성과를 가져오는 역학적 "전처리"를 사용하여 배양된 경우를 살펴보는 것이 남아 있다. 조직개발과 속성의 부하유도차이에 추가하여 체내관절부하환경의 역학에 대한 훈련으로 제공될 수 있는 체외 부하 요법에 대한 연골세포를 주관할 수 있기를 기대한다.

요약 (Summary)

- 가동관절 내 관절연골의 기능은 부하 분산영역(스트레스감소부근)을 증가시키고 매끄러운 마모저항부담 표면을 제공하는 것이다.
- 생체역학적으로 관절연골은 다중단계물질로 봐야 한다. 이중단계물질 면에서 관절연골은 자유유동간질액(습윤 체중의 약 75%)으로 채워진 투과성 삼투 콜라겐-PG 고체기질(습윤 체중의 약 25%)을 구성한다. 관절연골을 3상 매체로 고려하면, 유체와 고체에 더한 부가 단계가 존재한다. 이온단계는 조직의 팽창과 기타 전자역학적 작용을 설명하는 데 필요하다.
- 관절연골의 중요한 생체역학적 속성은 고체기질과 투과성 삼투 고체기질을 통과하는 간질액의 흐름에 대한 마찰적 저항의 고유물질속성이다(매개변수는 조직 삼투성에 반비례). 다같이 이러한 매개변수는 간질액 가압, 조직의 체중부하의 주요 결정요인과 연골에서 발생할 수 있는 윤활능력을 정의한다.
- 어떤 이유로 인한 관절연골 손상은 조직의 일반 간질액 체중부하능력과 조직 내 운영되는 일반윤활 과정을 파괴할 수 있다. 그러므로, 윤활부족은 OA의 병인의 주요요인일 수 있다.
- 2상, 3상, 다중단계 이론과 같은 정확한 이론적 기반의 내용에서 관절연골을 설명할 때, 부하 하 관절연골

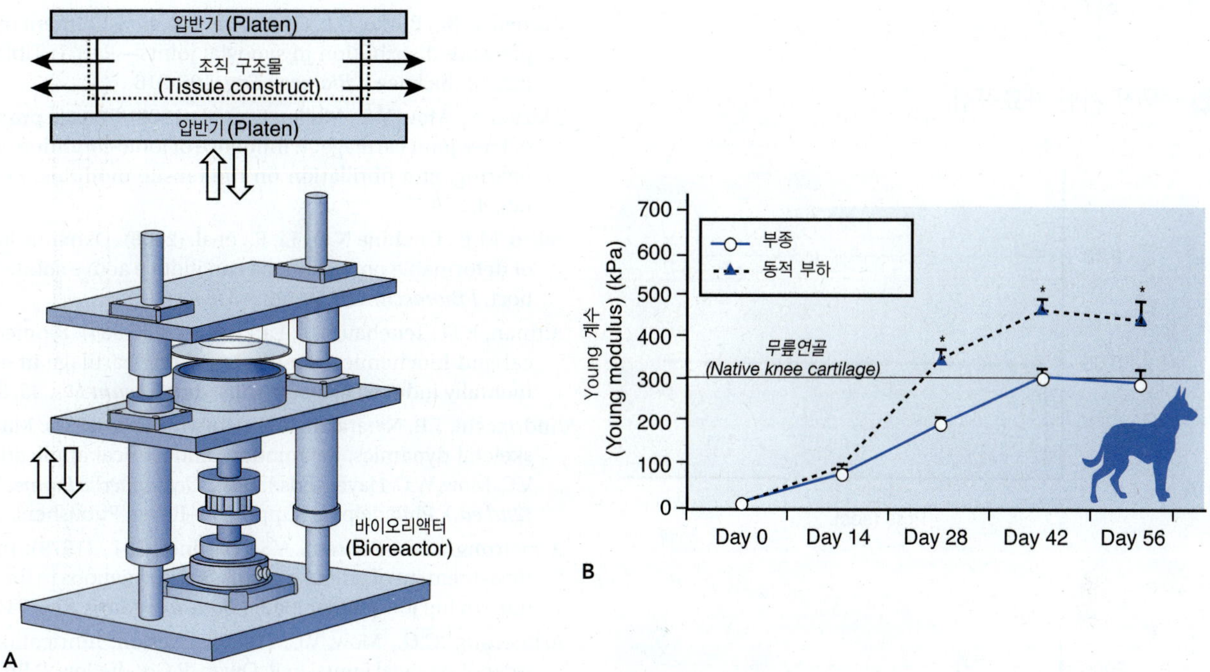

그림 3-28

성견 연골세포는 2개 통로의 성장요인 내복액을 사용한 2D 배양에서 연장되고 2% w/v 아가로스 히드로겔에서 유래되었다. **A.** 구성은 성장요인- β3을 변형하여 보충한 한정 무혈청배지에서 배양되어 **아래 그림**에 묘사된 일반 생물반응기를 사용하거나 자유팽창(또는 비부하)에서 유지된 적용된 변형 부하에 영향을 받는다(**위 그림**에 묘사된 매끄러운 투과성 압반 사이 단축의 한정압박, 10% 피크 대 피크 스트레인, 3시간/일). **B.** 부하의 적용은 조직개발을 촉진하고 자유팽창에 대한 조직속성을 상당히 스티프니스시켰다(Hung, 2009).

의 생체역학적 작용을 정확히 예측하고 그 체중부하와 윤활기능을 관리하는 기본작용을 설명할 수 있다. 더 나아가 제자리 연골세포기능에 영향을 줄 수 있는 물리적 자극의 일시적, 공간적 본질에 대한 통찰이 얻어질 수 있고, 연골의 기능적 조직공학의 안내전략에 사용될 수 있다.

연습질문 (Practice Questions)

1 아래 삼투압 자료는 조직 공학의 스캐폴드 물질로 사용된 하이드로겔 물질로 얻어졌다. 견본의 원 두께는 3 mm이고, 다음 표에 제공된 변위에 의해 압축되어 상대적 삼투압이 Darcy의 법칙에 의해 측정되었다.

(a) 삼투압 자료를 계획하고 히드로겔의 고유 삼투압을 측정하라.

(b) 지수함수가 삼투압의 스트레인 의존을 설명하는 데 사용될 수 있다. k 의 스트레인 의존을 표명하는 계수 M 을 정의하라.

(c) 스트레인 의존 삼투압이 수화 조직의 작용을 지원하는 부하에 유익한 이유는?

변위(mm)	삼투압 $m^4/N \cdot s$
−0.1	2.39×10^{-14}
−0.2	1.96×10^{-14}
−0.3	1.62×10^{-14}
−0.4	1.48×10^{-14}

(d) 실질적 관점에서 실험을 수행하는 데 비부하 부하가 필요한 이유는?

(e) 삼투압 도구의 압반이 자유흐름인 것이 중요한 이유는?

2 물질 시험 자료곡선

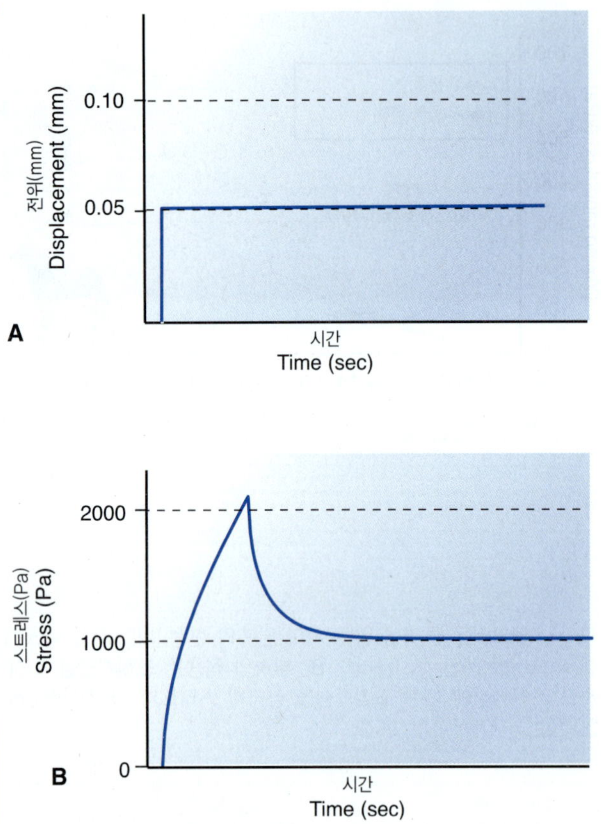

(a) 비제한 압박에 축으로 부하된 원기둥형 견본(두께: 5mm)의 평형계수를 측정하라. X축은 시간(초)이다.

(b) 유체와 고체 단계로 구성된 물질에서 대부분의 최대부하를 위해 존재하는 부하지지 작용을 무엇인가? 설명하라.

(c) 이것은 시험의 어떤 유형인가?

감사의 글 (Acknowledgements)

이 연구는 국가건강기관(the National Institutes of Health) 지원 AR41913, AR42850, AR46568에 의해 후원되었습니다.

참고 문헌 (References)

Ahmed, A.M., Burke, D.L. (1983). In vitro measurement of static pressure distribution in synovial joints—Part 1: Tibial surface of the knee. *J Biomech Eng, 105*, 216.

Akizuki, S., Mow, V.C., Muller, F., et al. (1986). Tensile properties of knee joint cartilage: 1. Influence of ionic condition, weight bearing, and fibrillation on the tensile modulus. *J Orthop Res, 4*, 379.

Albro, M.B., Chahine N.O., Li, R., et al. (2008). Dynamic loading of deformable porous media can induce active solute transport. *J Biomech, 41*(15): 3152–3157.

Altman, R.D., Tenebaum, J., Latta, L., et al. (1984). Biomechanical and biochemical properties of dog cartilage in experimentally induced osteoarthritis. *Ann Rheum Dis, 43*, 83.

Andriacchi, T.P., Natarajan, R.N., Hurwitz, D.E. (1997). Musculoskeletal dynamics, locomotion, and clinical application. In V.C. Mow, W.C. Hayes (Eds.). *Basic Orthopaedic Biomechanics (2nd ed.)*. Philadelphia: Lippincott-Raven Publishers, 31–68.

Armstrong, C.G., Bahrani, A.S., Bardner, D L. (1979). In vitro measurement of articular cartilage deformations in the intact human hip joint under load. *J Bone Joint Surg, 61A*, 744.

Armstrong, C.G., Mow, V.C. (1980). Friction, lubrication and wear of synovial joints. In R. Owen, P. Goodfellow, P. Bullough (Eds.). *Scientific Foundations of Orthopaedics and Traumatology.* London: William Heinemann, 223–232.

Armstrong, C.G., Mow, V.C. (1982). Variations in the intrinsic mechanical properties of human articular cartilage with age, degeneration, and water content. *J Bone Joint Surg, 64A*, 88.

Ateshian, G.A. (1997). Theoretical formulation for boundary friction in articular cartilage. *J Biomech Eng, 119*, 81.

Ateshian, G.A. (2009). The role of interstitial fluid pressurization in articular cartilage lubrication. *J Biomech, 42*(9), 1163–1176.

Ateshian, G.A., Costa K.D., Hung, C.T. (2007). A theoretical analysis of water transport through chondrocytes. *Biomech Model Mechanobiol, 6*(1–2), 91–101.

Ateshian, G.A., Kwak, S.D., Soslowsky, L.J., et al. (1994). A new stereophotogrammetry method for determining in situ contact areas in diarthrodial joints: A comparison study. *J Biomech, 27*, 111.

Ateshian, G.A., Lai, W.M., Zhu, W.B., et al. (1995). An asymptotic solution for the contact of two biphasic cartilage layers. *J Biomech, 27*, 1347.

Ateshian, G.A., Wang, H. (1995). A theoretical solution for the frictionless rolling contact of cylindrical biphasic articular cartilage layers. *J Biomech, 28*, 1341.

Ateshian, G.A., Wang, H., Lai, W.M. (1998). The role of interstitial fluid in pressurization and surface porosities on the boundary friction of articular cartilage. *J Tribol, 120*, 241.

Ateshian, G.A., Kwak, S.D., Soslowsky, L.J., et al. (1994). A new stereophotogrammetry method for determining in situ contact areas in diarthrodial joints: A comparison study. *J Biomech, 27*, 111.

Ateshian, G.A., Lai, W.M., Zhu, W.B., et al. (1995). An asymptotic solution for the contact of two biphasic cartilage layers. *J Biomech, 27,* 1347.

Ateshian, G.A., Wang, H. (1995). A theoretical solution for the frictionless rolling contact of cylindrical biphasic articular cartilage layers. *J Biomech, 28,* 1341.

Ateshian, G.A., Wang, H., Lai, W.M. (1998). The role of interstitial fluid in pressurization and surface porosities on the boundary friction of articular cartilage. *J Tribol, 120,* 241.

Ateshian, G.A., Warden, W.H., Kim, J.J., et al. (1997). Finite deformation biphasic material properties of bovine articular cartilage from confined compression experiments. *J Biomech, 30,* 1157.

Athanasiou, K.A., Rosenwasser, M.P., Buckwalter, J.A., et al. (1991). Interspecies comparison of in situ mechanical properties of distal femoral cartilage. *J Orthop Res, 9,* 330.

Bachrach, N.M., Mow, V.C., Guilak, F. (1998). Incompressibility of the solid matrix of articular cartilage under high hydrostatic pressure. *J Biomech, 31,* 445.

Bachrach, N.M., Valhmu, W.B., Stazzone, E J., et al. (1995). Changes in proteoglycan synthesis rates of chondrocytes in articular cartilage are associated with the time dependent changes in the mechanical environment. *J Biomech, 28,* 1561.

Basalo, I.M., Mauck, R.L., Kelly, T.A., et al. (2004). Cartilage interstitial fluid load support in unconfined compression following enzymatic digestion. *J Biomech Eng, 126*(6), 779–786.

Bateman, J F., Lamande, S.R., Ramshaw, J.A.M. (1996). Collagen superfamily. In W.D. Comper (Ed.): *Extracellular Matrix* (Vol. 2). Amsterdam, Netherlands: Harwood Academic Publishers, 2267.

Bollet, A.J., Nance, J.L. (1965). Biochemical findings in normal and osteoarthritic articular cartilage, II: Chondroitin sulfate concentration and chain length, and water and ash content. *J Clin Invest, 45,* 1170.

Bowden, F.P., Tabor, D. (1967). *Friction and Lubrication.* London, UK: Methuen.

Broom, N D., Silyn-Roberts, H. (1990). Collagen-collagen versus collagen-proteoglycan interactions in the determination of cartilage strength. *Arthritis Rheum, 33,* 1512.

Buckwalter, J.A., Kuettner, K.E., Thonar, E.J.-M.A. (1985). Age-related changes in articular cartilage proteoglycans: Electron microscopic studies. *J Orthop Res, 3,* 251.

Bullough, P.G., Goodfellow, J. (1968). The significance of the fine structures of articular cartilage. *J Bone Joint Surg, 50B,* 852.

Bullough, P.G., Jagannath, A. (1983). The morphology of the calcification front in articular cartilage. *J Bone Joint Surg, 65B,* 72.

Buschmann, M. D., Gluzband, Y.A., Grodzinsky, A.J., et al. (1992). Chondrocytes in agarose culture synthesize a mechanically functional extracellular matrix. *J Orthop Res, 10,* 745.

Buschmann, M.D., Grodzinsky, A.J. (1995). A molecular model of proteoglycan-associated electrostatic forces in cartilage mechanics. *J Biomech Eng, 117,* 170.

Butler, D.L., Goldstein, S.A., Guilak, F. (2000). Functional tissue engineering: The role of biomechanics. *J Biomech Eng, 122*(6), 570–575.

Caligaris, M., Ateshian, G.A. (2008). Effects of sustained interstitial fluid pressurization under migrating contact area, and boundary lubrication by synovial fluid, on friction. *Osteoarthritis Cartilage, 16*(10), 1220–1227.

Clark, J. M. (1985). The organization of collagen in cryofractured rabbit articular cartilage: A scanning electron microscopy study. *J Orthop Res, 3,* 17.

Clarke, I C. (1971). Articular cartilage: A review and scanning electron microscope study—I. The interterritorial fibrillar architecture. *J Bone Joint Surg, 53B,* 732.

Donnan, F.G. (1924). The theory of membrane equilibria. *Chem Rev, 1,* 73.

Donohue, J.M., Buss, D., Oegema, T.R., et al. (1983). The effects of indirect blunt trauma on adult canine articular cartilage. *J Bone Joint Surg, 65A,* 948.

Dowson, D. (1966/1967). Modes of lubrication in human joints. *Proc Inst Mech Eng, 181J,* 45.

Dowson, D. (1990). Bio-tribology of natural and replacement joints. In V.C. Mow, A. Ratcliffe, S-L.Y. Woo (Eds.). *Biomechanics of Diarthrodial Joints.* New York: Springer-Verlag, 305–345.

Dunkelman, N.S., Zimber, M.P., LeBaron, R.G., et al. (1995). Cartilage production by rabbit articular chondrocytes on polyglycolic acid scaffolds in a closed bioreactor system. *Biotech Bioeng, 46,* 299–305.

Edwards, J. (1967). Physical characteristics of articular cartilage. *Proc Inst Mech Eng, 181J,* 16.

Elmore, S.M., Sokoloff, L., Norris, G., et al. (1963). Nature of "imperfect" elasticity of articular cartilage. *J Applied Physiol, 18,* 393.

Eyre, D.R. (1980). Collagen: Molecular diversity in the body's protein scaffold. *Science, 207,* 1315.

Fosang, A.J., Hardingham, T.E. (1996). Matrix proteoglycans. In W.D. Comper (Ed.) *Extracellular Matrix* (Vol. 2). Amsterdam, Netherlands: Harwood Academic Publishers, 200–229.

Frank, E.H., Grodzinsky, A.J. (1987a). Cartilage electromechanics—I. Electrokinetic transduction and effects of pH and ionic strength. *J Biomech, 30,* 615.

Frank, E.H., Grodzinsky, A.J. (1987b). Cartilage electromechanics—II. A continuum model of cartilage electrokinetics and correlation with experiments. *J Biomech, 20,* 629.

Freeman, M.A.R. (1975). The fatigue of cartilage in the pathogenesis of osteoarthrosis. *Acta Orthop Scand, 46,* 323.

Fung, Y.C. (1981). Quasi-linear viscoelasticity of soft tissues. In *Biomechanics: Mechanical Properties of Living Tissues.* New York: Springer-Verlag, 226.

Gardner, S.L., McGillivray, D.C. (1971). Living articular cartilage is not smooth. The structure of mammalian and avian joint surfaces demonstrated in vivo by immersion incident light microscopy. *Ann Rheum Dis, 30,* 3.

Garg, H.G., Swann, D.A. (1981). Age-related changes in the chemical composition of bovine articular cartilage. *Biochem J, 193*, 459.

Gleghorn, J.P., Jones, A.R., Flannery, C.R., et al. (2009). Boundary mode lubrication of articular cartilage by recombinant human lubricin. *J Orthop Res, 27*(6), 771–777.

Grad, S., Lee, C.R., Goma, K., et al. (2005). Surface motion upregulates superficial zone protein and hyaluronan production in chondrocyte-seeded three-dimensional scaffolds. *Tissue Eng, 11*(1–2), 249–256.

Gu, W.Y., Lai, W.M., Mow, V.C. (1993). Transport of fluid and ions through a porous-permeable charged-hydrated tissue, and streaming potential data on normal bovine articular cartilage. *J Biomech, 26*, 709.

Gu, W.Y., Lai, W.M., Mow, V.C. (1997). A triphasic analysis of negative osmotic flows through charged hydrated soft tissues. *J Biomech, 30*, 71.

Gu, W.Y., Lai, W.M., Mow, V.C. (1998). A mixture theory for charged hydrated soft tissues containing multi-electrolytes: Passive transport and swelling behaviors. *J Biomech Eng, 102*, 169.

Guilak, F., Ratcliffe, A., Lane, N., et al. (1994). Mechanical and biochemical changes in the superficial zone of articular cartilage in a canine model of osteoarthritis. *J Orthop Res, 12*, 474.

Guterl, C., Hung, C.T., Ateshian, G.A. (2010). Electrostatic and non-electrostatic contributions of proteoglycans to the compressive equilibrium modulus of bovine articular cartilage. *J Biomech, 43*(7), 1343–1350.

Hardingham, T.E., Beardmore-Garg, M., Dunham, D.G. (1987). Protein domain structure of the aggregating proteoglycan from cartilage. *Trans Orthop Res Soc, 12*, 61.

Hardingham, T.E., Muir, H. (1974). Hyaluronic acid in cartilage and proteoglycan aggregation. *Biochem J, 139*, 565.

Hascall, V.C. (1977). Interactions of cartilage proteoglycans with hyaluronic acid. *J Supramol Struct, 7*, 101.

Hayes, W.C., Bodine, A.J. (1978). Flow-independent viscoelastic properties of articular cartilage matrix. *J Biomech, 11*, 407.

Hayes, W.C., Mockros, L.F. (1971). Viscoelastic properties of human articular cartilage. *J Appl Physiol 31*, 562.

Hawking, S.W. (1988). *A Brief History of Time: From the Big Bang to Black Holes*. New York: Bantam Books.

Heinegard, D., Wieslander, J., Sheehan, J., et al. (1985). Separation and characterization of two populations of aggregating proteoglycans from cartilage. *Biochem J, 225*, 95.

Helminen, H.J., Kiviranta, I., Tammi, M., et al. (Eds.) (1987). *Joint Loading: Biology and Health of Articular Structures*. Bristol, UK: Wright and Sons, Publishers.

Hills, B.A. (1989). Oligolamellar lubrication of joints by surface active phospholipid. *J Rheum, 1–6*, 82–91.

Hirsch, C. (1944). The pathogenesis of chondromalacia of the patella. *Acta Chir Scand, 83*(Suppl), 1.

Hlavacek, M. (1995). The role of synovial fluid filtration by cartilage in lubrication of synovial joints: IV. Squeeze-film lubrication for axial symmetry under high loading conditions. *J Biomech, 28*, 1199.

Hodge, W.A., Fijan, R.S., Carlson, K., et al. (1986). Contact pressure in the human hip joint measured in vivo. *Proc Natl Acad Sci U S A, 83*, 2879.

Holmes, M.H., Lai, W.M., Mow, V.C. (1985). Singular perturbation analysis on the nonlinear, flow-dependent, compressive stress-relaxation behavior of articular cartilage. *J Biomech Eng, 107*, 206.

Hou, J.S., Mow, V.C., Lai, W.M., et al. (1992). An analysis of the squeeze-film lubrication mechanism for articular cartilage. *J Biomech, 25*, 247.

Huang, C.Y., Stankiewicz, A., Ateshian, G.A., et al. (2005). Anisotropy, inhomogeneity, and tension-compression nonlinearity of human glenohumeral cartilage in finite deformation. *J Biomech, 38*(4), 799–809.

Hultkrantz, W. (1898). Ueber die Spaltrichtungen der Gelenkknorpel. *Verh Anat Ges, 12*, 248.

Hung, C.T., Bian, L., Stoker, A.M., et al. (2009). Functional tissue engineering of articular cartilage using adult chondrocytes. In *Transactions of the International Cartilage Repair Society*, Miami, Florida, May 23–26, 2009, 8th World Congress of the International Cartilage Repair Society, 169.

Hung, C.T., Mauck, R.L., Wang, C.-C.B., et al. (2004). A paradigm for functional tissue engineering of articular cartilage via applied physiologic deformational loading. *Ann Biomed Eng, 32*(1), 35–49.

Hwang, J., Bae, W.C., Shieu, W., et al. (2008), Increased hydraulic conductance of human articular cartilage and subchondral bone plate with progression of osteoarthritis. *Arthritis Rheum, 58*(12), 3831–3842.

Jay, G.D., Torres, J.R., Rhee, D.K., et al. (2007). Association between friction and wear in diarthrodial joints lacking lubricin. *Arthritis Rheum, 56*(11), 3662–3669.

Katchalsky, A., Curran, P.F. (1975). *Nonequilibrium Thermodynamics in Biophysics (4th ed.)*. Cambridge, MA: Harvard University Press.

Kelly, T.N., Ng, K.W., Wang, C.-C.B., et al. (2006). Spatial and temporal development of chondroctye-seeded agarose constructs in free-swelling and dynamically loaded cultures. *J Biomech, 39*(8), 1489–1497.

Kempson, G.E. (1979). Mechanical properties of articular cartilage. In M.A.R. Freeman (Ed.). *Adult Articular Cartilage* (*2nd ed*). Tunbridge Wells, UK: Pitman Medical, 333–414.

Kempson, G.E., Tuke, M.A., Dingle, J.T., et al. (1976). The effects of proteolytic enzymes on the mechanical properties of adult human articular cartilage. *Biochem Biophys Acta, 428*, 741.

Kim, Y.J., Sah, R.L., Grodzinsky, A.J., et al. (1994). Mechanical regulation of cartilage biosynthetic behavior: Physical stimuli. *Arch Biochem Biophys, 311*, 1.

Krishnan, R., Caligaris, M., Mauck, R.L., et al. (2004). Removal of the superficial zone of bovine articular cartilage does not increase its frictional coefficient. *Osteoarthritis Cartilage, 12*(12), 947–955.

Krishnan, R., Park, S., Eckstein, F., et al. (2003). Inhomogeneous cartilage properties enhance superficial interstitial fluid support and frictional properties, but do not provide a homogeneous state of stress. *J Biomech Eng, 125*(5), 569–577.

Lai, W.M., Gu, W.Y., Mow, V.C. (1998). On the conditional equivalence of chemical loading and mechanical loading on articular cartilage. *J Biomech, 31*(12), 1181–1185.

Lai, W.M., Hou, J.S., Mow, V.C. (1991). A triphasic theory for the swelling and deformation behaviors of articular cartilage. *J Biomech Eng, 113*, 245.

Lai, W.M., Mow, V.C. (1978). Ultrafiltration of synovial fluid by cartilage. *J Eng Mech Div ASCE, 104*, 79.

Lai, W.M., Mow, V.C. (1980). Drag-induced compression of articular cartilage during a permeation experiment. *Biorheology 17*, 111.

Lakes, R., Saha, S. (1979). Cement line motion in bone. *Science, 204*, 501.

Lane, J.M., Weiss, C. (1975). Review of articular cartilage collagen research. *Arthritis Rheum, 18*, 553.

Lima, E.G., Bian, L., Ng, K.W., et al. (2007). The beneficial effect of delayed compressive loading on tissue-engineered cartilage constructs cultured with TGF-B3. *Osteoarthritis Cartilage, 15*(9), 1025–1033.

Linn, F.C. (1968). Lubrication of animal joints: 1. The mechanism. *J Biomech, 1*, 193.

Linn, F.C., Radin, E.L. (1968). Lubrication of animal joints: III. The effect of certain chemical alterations of the cartilage and lubricant. *Arthritis Rheum, 11*, 674.

Linn, F.C., Sokoloff, L. (1965). Movement and composition of interstitial fluid of cartilage. *Arthritis Rheum, 8*, 481.

Lipshitz, H., Etheredge, R., Glimcher, M.J. (1975). In vitro wear of articular cartilage: I. Hydroxyproline, hexosamine, and amino acid composition of bovine articular cartilage as a function of depth from the surface; hydroxyproline content of the lubricant and the wear debris as a measure of wear. *J Bone Joint Surg, 57A*, 527.

Lipshitz, H., Etheredge, R., Glimcher, M.J. (1976). Changes in the hexosamine content and swelling ratio of articular cartilage as functions of depth from the surface. *J Bone Joint Surg, 58A*, 1149.

Lipshitz, H., Glimcher, M.J. (1979). In vitro studies of the wear of articular cartilage. *Wear, 52*, 297.

Malcolm, L.L. (1976). *An experimental investigation of the frictional and deformational responses of articular cartilage interfaces to static and dynamic loading.* Doctoral thesis, University of California, San Diego.

Mankin, H.A., Thrasher, A.Z. (1975). Water content and binding in normal and osteoarthritic human cartilage. *J Bone Joint Surg, 57A*, 76.

Mansour, J.M., Mow, V.C. (1976). The permeability of articular cartilage under compressive strain and at high pressures. *J Bone Joint Surg, 58A*, 509.

Maroudas, A. (1966/1967). Hyaluronic acid films. *Proc Inst Mech Eng London, 181J*, 122.

Maroudas, A. (1968). Physicochemical properties of cartilage in light of ion-exchange theory. *Biophys J, 8*, 575.

Maroudas, A. (1975). Biophysical chemistry of cartilaginous tissues with special reference to solute and fluid transport. *Biorheology, 12*, 233.

Maroudas, A. (1976). Balance between swelling pressure and collagen tension in normal and degenerate cartilage. *Nature, 260*, 808.

Maroudas, A. (1979). Physicochemical properties of articular cartilage. In M.A.R. Freeman (Ed.), *Adult Articular Cartilage (2nd ed)*. Tunbridge Wells, UK: Pitman Medical, 215–290.

Maroudas, A., Wachtel, E., Grushko, G., et al. (1991). The effect of osmotic and mechanical pressures on water partitioning in articular cartilage. *Biochem Biophys Acta, 1073*, 285.

Mauck, R.L., Hung, C.T., Ateshian, G.A. (2003a). Modeling of neutral solute transport in a dynamically loaded porous permeable gel: Implications for articular cartilage biosynthesis and tissue. *J Biomech Eng, 125*(5), 602–614.

Mauck, R.L., Nicoll, S.B., Seyhan, S.L., et al. (2003b). Synergistic effects of growth factors and dynamic loading for cartilage tissue engineering. *Tissue Eng, 9*(4), 597–611.

Mauck, R.L., Seyhan, S.L., Ateshian, G.A., et al. (2002). The influence of seeding density and dynamic deformational loading on the developing structure/function relationships of chondrocyte-seeded agarose hydrogels. *Ann Biomed Eng, 30*, 1046–1056.

Mauck, R.L., Soltz, M.A., Wang, C.C.-B., et al. (2000). Functional tissue engineering of articular cartilage through dynamic loading of chondrocyte-seeded agarose gels. *J Biomech Eng, 122*, 252–260.

McCutchen, C.W. (1962). The frictional properties of animal joints. *Wear, 5*, 1.

McDevitt, C.A., Muir, H. (1976). Biochemical changes in the cartilage of the knee in experimental and natural osteoarthritis in the dog. *J Bone Joint Surg, 58B*, 94.

Meachim, G., Fergie, I.A. (1975). Morphological patterns of articular cartilage fibrillation. *J Pathol, 115*, 231.

Mow, V.C., Amoczky, S.P., Jackson, D.W. (1992). *Knee Meniscus: Basic and Clinical Foundations.* New York: Raven Press.

Mow, V.C., Ateshian, G.A. (1997). Lubrication and wear of diarthrodial joints. In V.C. Mow, W.C. Hayes (Eds.). *Basic Biomechanics (2nd ed.)*. Philadelphia: Lippincott–Raven Publishers, 275–315.

Mow, V.C., Ateshian, G.A., Lai, W.M., et al. (1998). Effects of fixed charges on the stress-relaxation behavior of hydrated soft tissues in a confined compression problem. *Int J Solids Struct, 35*, 4945–4962.

Mow, V.C., Gibbs, M.C., Lai, W.M., et al. (1989a). Biphasic indentation of articular cartilage–Part II. A numerical algorithm and an experimental study. *J Biomech, 22*, 853.

Mow, V.C., Holmes, M.H., Lai, W.M. (1984). Fluid transport and mechanical properties of articular cartilage: A review. *J Biomech, 17*, 377.

Mow, V.C., Kuei, S.C., Lai, W.M., et al. (1980). Biphasic creep and stress relaxation of articular cartilage in compression: Theory and experiments. *J Biomech Eng, 102*, 73.

Mow, V.C., Lai, W.M., Redler, I. (1974). Some surface characteristics of articular cartilages. A scanning electron microscopy study and a theoretical model for the dynamic interaction of synovial fluid and articular cartilage. *J Biomech, 7*, 449.

Mow, V.C., Ratcliffe, A. (1997). Structure and function of articular cartilage and meniscus. In V.C. Mow, W.C. Hayes (Eds.). *Basic Orthopaedic Biomechanics (2nd ed.)*. Philadelphia: Lippincott-Raven Publishers, 113–177.

Mow, V.C., Wang, C.C.-B. (1999). Some bioengineering considerations for tissue engineering of articular cartilage. *Clin Orthop Rel Res, 367* (Suppl), S204–S223.

Mow, V.C., Wang, C.C., Hung, C.T. (1999). The extracellular matrix, interstitial fluid and ions as a mechanical signal transducer in articular cartilage. *Osteoarthritis Cartilage, 7*(1), 41–58.

Mow, V.C., Zhu, W.B., Lai, W.M., et al. (1989b). The influence of link protein stabilization on the viscoelastic properties of proteoglycan aggregates. *Biochem Biophys Acta, 992*, 201.

Muir, H. (1983). Proteoglycans as organizers of the extracellular matrix. *Biochem Soc Trans, 11*, 613.

Myers, E.R., Lai, W.M., Mow, V.C. (1984). A continuum theory and an experiment for the ion-induced swelling behavior cartilage. *J Biomech Eng, 106*(2), 151–158.

Newberry, W.N., Zukosky, D.K., Haut, R C. (1997). Subfracture insult to a knee joint causes alterations in the bone and in the functional stiffness of overlying cartilage. *J Orthop Res, 15*, 450.

Ng, L., Grodzinsky, A.J., Patwari, P., et al. (2003). Individual cartilage aggrecan macromolecules and their constituent glycosaminoglycans visualized via atomic force microscopy. *J Struct Biol, 143*(3), 242–257.

Onsager, L. (1931). Reciprocal relations in irreversible processes. *I Phys Rev, 37*, 405.

Oswald, E.S., Chao, P.H., Bulinski, J.C., et al. (2008). Dependence of zonal chondrocyte water transport properties on osmotic environment. *Cell Mol Bioeng, 1*(4), 339–348.

Park, S., Hung, C.T., Ateshian, G.A. (2004). Mechanical response of bovine articular cartilage under dynamic unconfined compression loading at physiological stress levels. *Osteoarthritis Cartilage, 12*(1), 65–73.

Park, S., Krishnan, R., Nicoll, S.B., et al. (2003). Cartilage interstitial fluid load support in unconfined compression. *J Biomech, 36*(12), 1785–1796.

Park S., Nicoll, S.B., Mauck, R.L., et al. (2008). Cartilage mechanical response under dynamic compression at physiological stress levels following collagenase digestion. *Ann Biomed Eng, 36*(3):425–434.

Paul, J.P. (1976). Force actions transmitted by joints in the human body. *Proc Roy Soc Lond, 192B*, 163.

Pazzano, D., Mercier, K.A., Moran, J.M., et al. (2000). Comparison of chondrogensis in static and perfused bioreactor culture. *Biotechnol Prog, 16*(5), 893–896.

Poole, A.R. (1986). Proteoglycans in health and disease: Structure and function. *Biochem J, 236*, 1.

Radin, E.L. (1976). Aetiology of osteoarthrosis. *Clin Rheum Dis, 2*, 509.

Radin, E.L., Paul, I.L. (1971). Response of joints to impact loading. I. In vitro wear. *Arthritis Rheum, 14*, 356.

Ratcliffe, A., Mow, V.C. (1996). Articular cartilage. In W.D. Comper (Ed.), *Extracellular Matrix* (Vol. 1). Amsterdam, Netherlands: Harwood Academic Publishers, 234–302.

Ratcliffe, A., Tyler, J., Hardingham, T.E. (1986). Articular cartilage culture with interleukin 1: Increased release of link protein, hyaluronate-binding region and other proteoglycan fragments. *Biochem J*, 238, 571.

Redler, I., Zimny, M.L. (1970). Scanning electron microscopy of normal and abnormal articular cartilage and synovium. *J Bone Joint Surg, 52A*, 1395.

Redler, I., Zimny, M.L., Mansell, J., et al. (1975). The ultrastructure and biomechanical significance of the tidemark of articular cartilage. *Clin Orthop Rel Res, 112*, 357.

Rosenberg, L., Choi, H.U., Tang, L.-H., et al. (1985). Isolation of dermatan sulfate proteoglycans from mature bovine articular cartilage. *J Biol Chem, 260*, 6304.

Rosenberg, L., Hellmann, W., Kleinschmidt, A.K. (1975). Electron microscopic studies of proteoglycan aggregates from bovine articular cartilage. *J Biol Chem, 250*, 1877.

Roth, V., Mow, V.C. (1980). The intrinsic tensile behavior of the matrix of bovine articular cartilage and its variation with age. *J Bone Joint Surg, 62A*, 1102.

Roughley, P.J., White, R.J. (1980). Age-related changes in the structure of the proteoglycan subunits from human articular cartilage. *J Biol Chem, 255*, 217.

Roughley, P.J., White, R.J., Santer, V. (1981). Comparison of proteoglycans extracted from high and low-weight-bearing human articular cartilage, with particular reference to sialic acid content. *J Biol Chem, 256*, 12699.

Schinagl, R.M., Gurskis, D., Chen, A.C., et al. (1997). Depth-dependent confined compression modulus of full-thickness bovine articular cartilage. *J Orthop Res, 15*, 499.

Schinagl, R.M., Ting, M.K., Price, J.H., et al. (1996). Video microscopy to quantitate the inhomogeneous equilibrium strain within articular cartilage during confined compression. *Ann Biomed Eng, 24*, 500.

Schmidt, M.B., Mow, V.C., Chun, L.E., et al. (1990). Effects of proteoglycan extraction on the tensile behavior of articular cartilage. *J Orthop Res, 8*, 353.

Schmidt, T.A., Gastelum, N.S., Nguyen, Q.T., et al. (2007). Boundary lubrication of articular cartilage: Role of synovial fluid constituents. *Arthritis Rheum, 56*(3), 882–891.

Schneiderman, R., Keret, D., Maroudas, A. (1986). Effects of mechanical and osmotic pressure on the rate of glycosaminoglycan synthesis in adult femoral head cartilage: An in vitro study. *J Orthop Res, 4*, 393.

Schubert, M., Hamerman, D. (1968). *A Primer on Connective Tissue Biochemistry.* Philadelphia: Lea & Febiger.

Scott, J.E., Orford, C.R. (1981). Dermatan sulphate-rich proteoglycan associates with rat tail-tendon collagen at the d band in the gap region. *Biochem J, 197*, 213.

Seog, J., Dean D., Rolauffs, B., et al, C. (2005). Nanomechanics of opposing glycosaminoglycan macromolecules. *J Biomech, 38*(9), 1789–1797.

Setton, L.A., Gu, W.Y., Lai, W.M., et al. (1995). Predictions of the swelling induced pre-stress in articular cartilage. In A.P.S. Selvadurai (Ed.): *Mechanics of Porous Media.* Kluwer Academic Publishers. Dordrecht, Netherlands, 299–322.

Setton, L.A., Mow, V.C., Muller, F.J., et al. (1994). Mechanical properties of canine articular cartilage are significantly altered following transection of the anterior cruciate ligament. *J Orthop Res, 12*, 451.

Setton, L.A., Tohyama, H., Mow, V.C. (1998). Swelling and curling behavior of articular cartilage. *J Biomech Eng, 120*, 355.

Setton, L.A., Zhu, W.B., Mow, V.C. (1993). The biphasic poroviscoelastic behavior of articular cartilage in compression: Role of the surface zone. *J Biomech, 26*, 581.

Shen, Z.L., Dodge, M.R., Kahn, H., et al J. (2008). Stress-strain experiments on individual collagen fibrils. *Biophys J, 95*(8), 3956–3963.

Sokoloff, L. (1963). Elasticity of articular cartilage: Effect of ions and viscous solutions. *Science, 141*, 1055.

Soltz, M.A., Ateshian, G.A. (1998). Experimental verification and theoretical prediction of cartilage interstitial fluid pressurization at an impermeable contact interface in confined compression. *J Biomech, Oct 31* (10), 927–934.

Stockwell, R.S. (1979). *Biology of Cartilage Cells.* Cambridge, UK: Cambridge University Press.

Sun, D.N., Gu, W.Y., Guo, X.E., et al. (1998). The influence of inhomogeneous fixed charge density on cartilage mechanoelectrochemical behaviors. *Trans Orthop Res Soc, 23*, 484.

Swann, D.A., Radin, E.L., Hendren, R.B. (1979). The lubrication of articular cartilage by synovial fluid glycoproteins. *Arthritis Rheum, 22*, 665.

Swann, D.A., Silver, F.H., Slayter, H.S., et al. (1985). The molecular structure and lubricating activity of lubricin from bovine and human synovial fluids. *Biochem J, 225*, 195.

Sweet, M.B.E., Thonar, E.J.-M.A., Marsh, J. (1979). Age-related changes in proteoglycan structure. *Arch Biochem Biophys, 198*, 439–448.

Thompson, R.C., Oegema, T.R., Lewis, J.L., et al. (1991). Osteoarthrotic changes after acute transarticular load. An animal model. *J Bone Joint Surg, 73A*, 990.

Thonar, E.J.-M.A., Bjornsson, S., Kuettner, K.E. (1986). Age-related changes in cartilage proteoglycans. In K. Kuettner, R.S. Schleyerbach, V.C. Hascall (Eds.). *Articular Cartilage Biochemistry.* New York: Raven Press, 273–287.

Torzilli, P.A., Mow, V.C. (1976). On the fundamental fluid transport mechanisms through normal and pathologic cartilage during function. I. The formulation. *J Biomech, 9*(8), 541–552.

Torzilli, P.A., Rose, D.E., Dethemers, S.A. (1982). Equilibrium water partition in articular cartilage. *Biorheology, 19*, 519.

Urban, J.P.G., McMullin, J.F. (1985). Swelling pressure of the intervertebral disc: Influence of collagen and proteoglycan content. *Biorheology, 22*, 145.

Valhmu, W.B., Stazzone, E.J., Bachrach, N.M., et al. (1998). Load-controlled compression of articular cartilage induces a transient stimulation of aggrecan gene expression. *Arch Biochem Biophys, 353*, 29.

Venn, M.F. (1978). Variation of chemical composition with age in human femoral head cartilage. *Ann Rheum Dis, 37*, 168.

Vunjak-Novakovic, G., Martin, I., Obradovic, B., et al. (1999). Bioreactor cultivation conditions modulate the composition and mechanical properties of tissue-engineered cartilage. *J Orthop Res, 17*, 130–138.

Wada, T., Akizuki, S. (1987). An ultrastructural study of solid matrix in articular cartilage under uniaxial tensile stress. *J Jpn Orthop Assoc*, 61.

Walker, P.S., Dowson, D., Longfeild, M.D., et al. (1968). 'Boosted lubrication' in synovial joints by fluid entrapment and enrichment. *Ann Rheum Dis, 27*, 512.

Walker, P.S., Unsworth, A., Dowson, D., et al. (1970). Mode of aggregation of hyaluronic acid protein complex on the surface of articular cartilage. *Ann Rheum Dis, 29*, 591.

Wang, C.B., Mow, V.C. (1998). Inhomogeneity of aggregate modulus affects cartilage compressive stress-relaxation behavior. *Trans Orthop Res Soc, 23*(1), 481.

Wang, C.C., Chahine, N.O., Hung, C.T., et al. (2003) Optical determination of anisotropic material properties of bovine articular cartilage in compression. *J Biomech, 36*(3), 339–353.

Wang, C.C.-B., Deng, J.M., Ateshian, G.A., et al. (2002a). An automated approach for direct measurement of strain distributions within articular cartilage under unconfined compression. *J Biomech Eng, 124*, 557–567.

Wang, C C.-B., Guo, X.E., Sun, D., et al. (2002b). The functional environment of chondrocytes within cartilage subjected to compressive loading: Theoretical and experimental approach. *Biorheology, 39*(1–2), 39–45.

Weiss, C., Rosenberg, L., Helfet, A.J. (1968). An ultrastructural study of normal young adult human articular cartilage. *J Bone Joint Surg, 50A*, 663.

Williams, P.F., Powell, G.L., Laberge, M. (1993). Sliding friction analysis of phosphatidylcholine as a boundary lubricant for articular cartilage. *Proc Inst Mech Eng H, 207*, 59.

Woo, S.L.-Y., Mow, V.C., Lai, W.M. (1987). Biomechanical properties of articular cartilage. In *Handbook of Bioengineering.* New York: McGraw-Hill, 4.1–4.44.

Woo, S.L.Y., Levesay G.A., Runco, T.J., et al. (1997). Structure and function of tendons and ligaments. In V.C. Mow, W.C. Hayes (Eds.). *Basic Orthopaedic Biomechanics* (2nd ed.). Philadelphia: Lippincott-Raven Publishers, 209–251.

Zhu, W.B., Iatridis, J.C., Hlibczjk, V., et al. (1996). Determination of collagen-proteoglycan interactions in vitro. *J Biomech, 29*, 773.

Zhu, W.B., Lai, W.M., Mow, V.C. (1986). Intrinsic quasi-linear viscoelastic behavior of the extracellular matrix of cartilage. *Trans Orthop Res Soc, 11*, 407.

Zhu, W.B., Lai, W.M., Mow, V.C. (1991). The density and strength of proteoglycan-proteoglycan interaction sites in concentrated solutions. *J Biomech, 24*, 1007.

Zhu, W.B., Mow, V.C., Koob, T.J., et al. (1993). Viscoelastic shear properties of articular cartilage and the effects of glycosidase treatments. *J Orthop Res, 11*, 771.

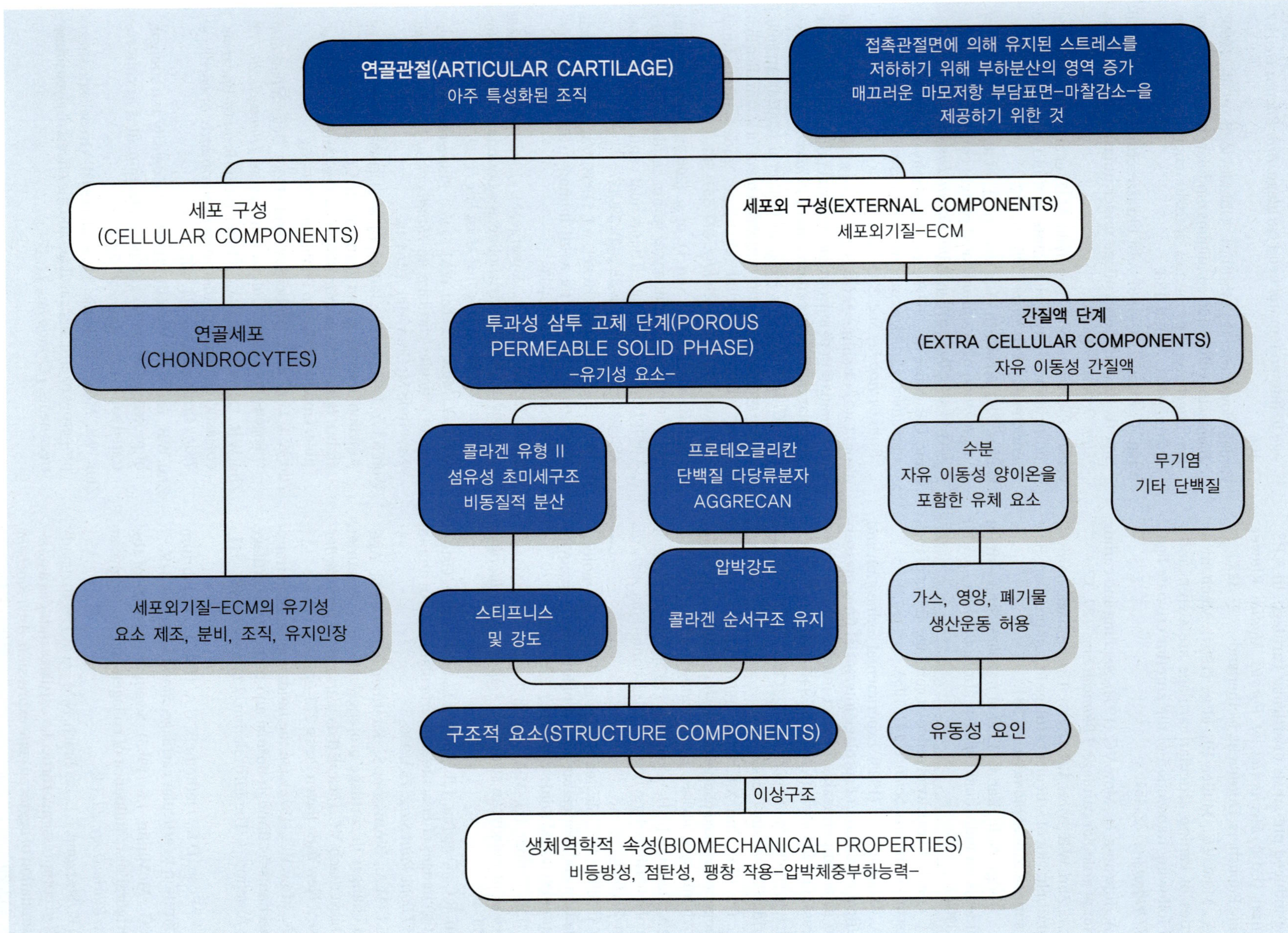

플로 차트 3-1

관절연골 구조 및 생체역학적 속성.*

* 이 플로차트는 교실이나 집단 토의를 위해 설계되었으며, 완전하지는 않음.

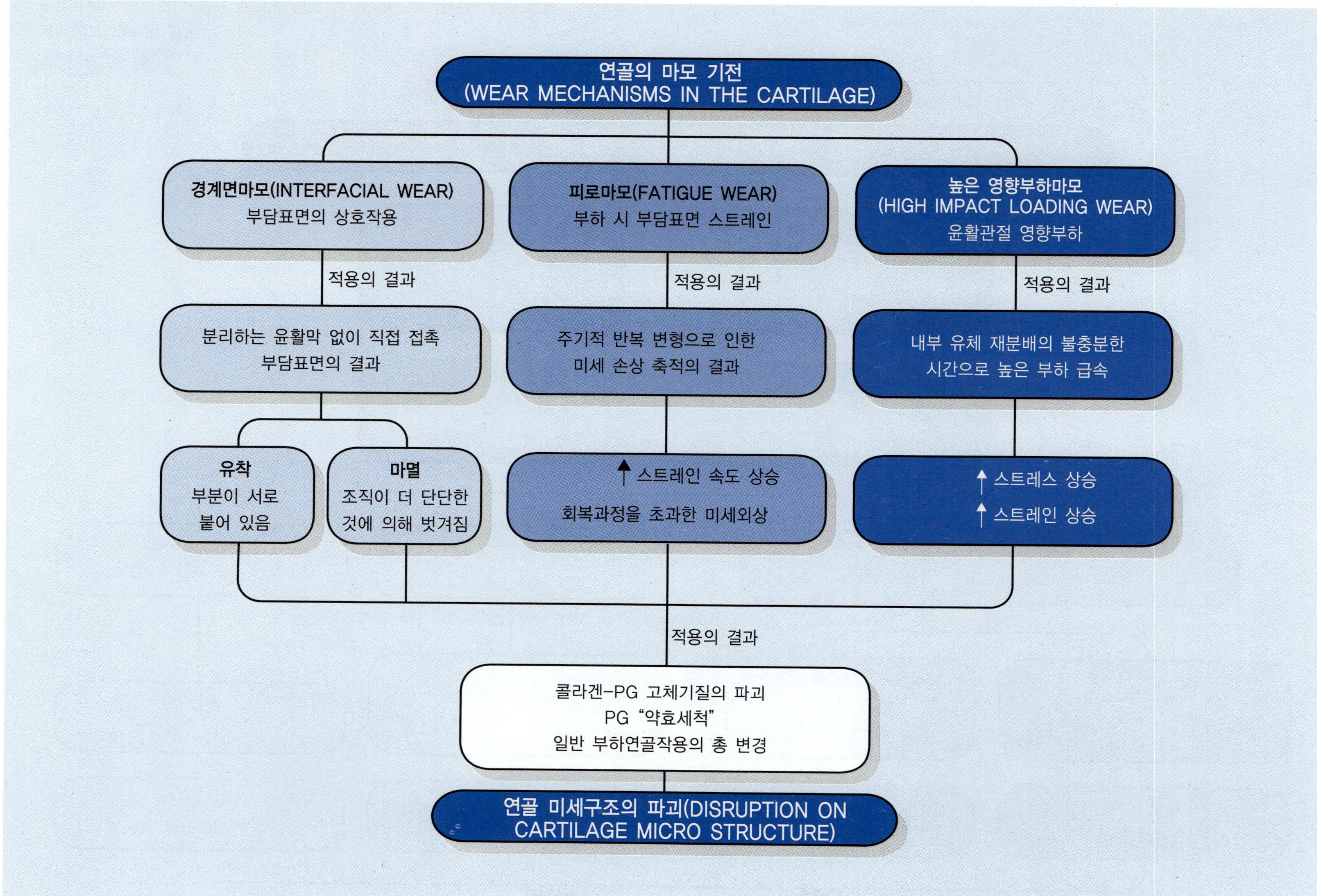

플로 차트 3-2

관절연골 마모작용.*

* 이 플로차트는 교실이나 집단 토의를 위해 설계되었으며, 완전하지는 않음.

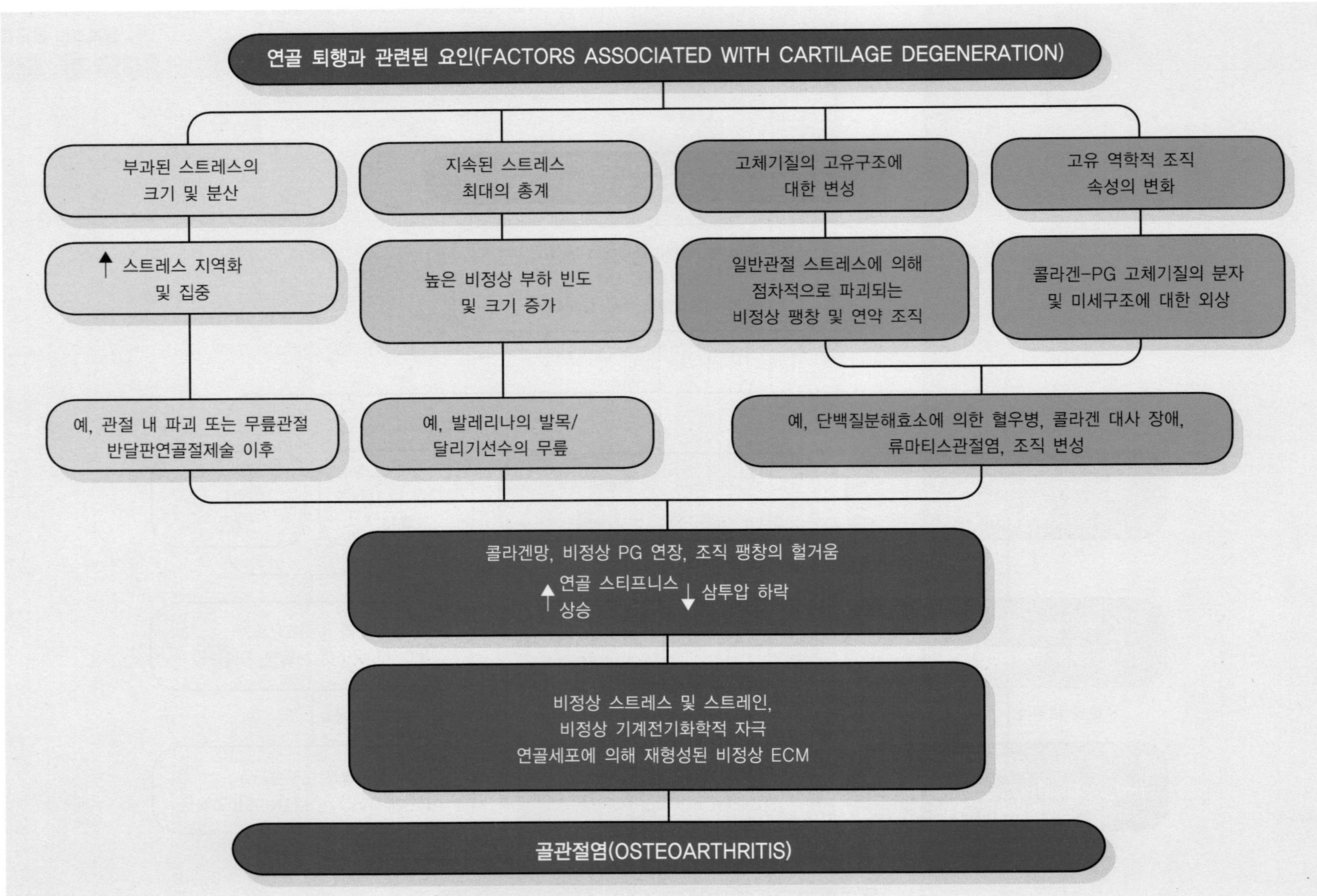

플로 차트 3-3

연골 퇴행성과 관련된 요인.*

* 이 플로차트는 교실이나 집단 토의를 위해 설계되었으며, 완전하지는 않음.

PG-프로테오글리칸, ECM-세포외기질.

제4장

힘줄 및 인대의 생체역학

(Biomechanics of Tendons and Ligaments)

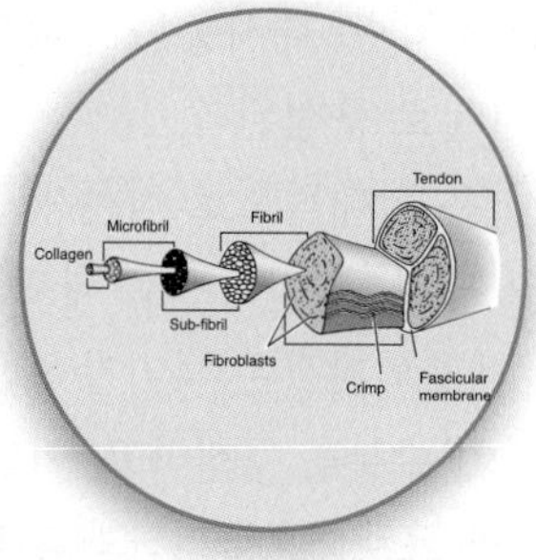

서론 (Introduction)

뼈대계의 관절을 가까이 둘러싸고 연결하는 세 주요 구조는 힘줄(건, tendon), 인대, 관절주머니(관절낭, joint capsule)이다. 이러한 구조가 역학적으로 수동 구조물이지만(예, 힘줄처럼 수축하지 않고 운동을 생성하지 않는다), 각각 관절운동과 안정성에 중요한 역할을 한다.

뼈와 뼈를 연결한 인대와 관절주머니의 역할은 관절운동으로 안내하고, 초과운동을 막고, 고유감각이나 위치감각에 기여하는 관절의 역학적 안정성을 증대하는 것이다. 인대와 관절주머니는 고정 구속으로 작용한다. 힘줄의 기능은 관절운동을 생성하거나 뼈 안정성을 촉진하고 체위를 유지하는 데 기여하기 위해 뼈에 만들어진 인장부하를 전달하고 근육을 부착하는 것이다. 힘줄과 근육은 역동적 구속과 근육길이의 증가가 필요 없이 관절에서 최적의 거리로 사전배치하도록 근육을 허용하는 작용을 하는 근육힘줄 단위를 구성한다.

또한 힘줄, 인대, 관절주머니는 공간의 관절위치와 관련된 일정한 피드백을 제공하는 신경구조를 포함하기 때문에 운동조절의 중요한 역할을 한다. 힘줄 및 인대의 손상과 장애는 일반적이다. 이러한 장애에 대한 적합한 관리에는 힘줄과 인대의 생체역학적 속성 및 기능 그리고 그 치유작용의 이해가 필요하다. 이 장에서는 다음의 힘줄 및 인대 관점을 논의한다.

1. 성분과 구조
2. 일반 생체역학적 속성 및 작용
3. 손상 후 생체역학적 속성 및 작용
4. 힘줄과 인대의 생체역학적 기능에 영향을 주는 요소

힘줄의 성분 및 구조 (Composition and Structures of Tendons)

힘줄은 근육수축이나 수동신장을 통해 발생한 인장 부하를 전달하게 하면서 근육에서 뼈 삽입으로 연장하여 뼈에 근육을 연결한다. 또한 불안정으로부터 관절을 보호한다. 인장부하 전달과 불안정 위치로부터의 관절보호를 위해 힘줄은 밀집한 연결조직으로 구성된다. 평행섬유콜라겐망과 힘줄세포(tenocyte)라는 대사능동 섬유아세포에 의해 지배되는 세포외기질로 구성된다.

다른 연결조직과 같이 힘줄은 상대적으로 적은 세포와 풍부한 세포외기질을 가지고 있다. 일반적으로 세포물질은 총조직 부피의 약 20%, 세포외기질은 나머지 80%를 차지한다. 기질의 약 55~70%가 수분을 구성하고, 이의 실질부분이 세포외기질(ECM)의 프로테오글리칸과 관련이 있다. 나머지는 프로테오글리칸(< 0.2%), 소량의 엘라스틴(-2%), 기타 단백질(-4.5%)과 같은 무기성 물질, 주로 콜라겐으로 이루어진 고체이다 (Kjaer, 2004).

힘줄세포 [Tedon cells(tenocytes)]

힘줄물질내 세포는 힘줄세포라는 특성화된 섬유아세포이다. 이 세포의 주요역할은 힘줄대사를 조절하고(세포외기질의 생성과 퇴행), 힘줄에 적용된 역학적 자극에 대응하는 것인데 기계변환(mechanotransduction)으로 알려진 프로세스의 콜라겐 생산에 대한 신호로 일하는 인장 부하에서 특히 그렇다. 이러한 세포는 스트레스된 인장부하에 이어 콜라겐원섬유를 따라 세로선으로 누워 있다. 힘줄세포가 간격 교차점을 통해 3차원적 세포내 커뮤니케이션을 허용하면서 세포외기질 내 광범위하게 뻗은 다중 신장선을 가진 것을 발견했다(Kjaer, 2004). 체외 간격 교차점을 차폐하면서 인장 부하에 대응하여 콜라겐 생성을 중지했다(Benjamin, 2008).

세포외기질 [Extracellular matrix(ECM)]

힘줄의 세포외기질은 콜라겐섬유망과 더 적은 프로테오글리칸, 엘라스틴, 기타 단백질로 주로 구성된다. 이러한 성분의 주요기능은 힘줄의 구조를 유지하고 역학적 부하에 대한 생체역학적 반응을 조성하는 것이다.

콜라겐 (Collagen)

콜라겐망은 유형 I 섬유가 지배적이지만, 기타 유형(예, III, IV, V, VI)도 존재한다(Benjamin, 2008; Kjaer, 2004). 콜라겐 유형 I 섬유는 순응도와 역학적 변형의 일부 수준을 허용하면서 큰 인장부하를 유지하는 능력에 의해 특성화된다. 콜라겐은 콜라겐 분자의 품질

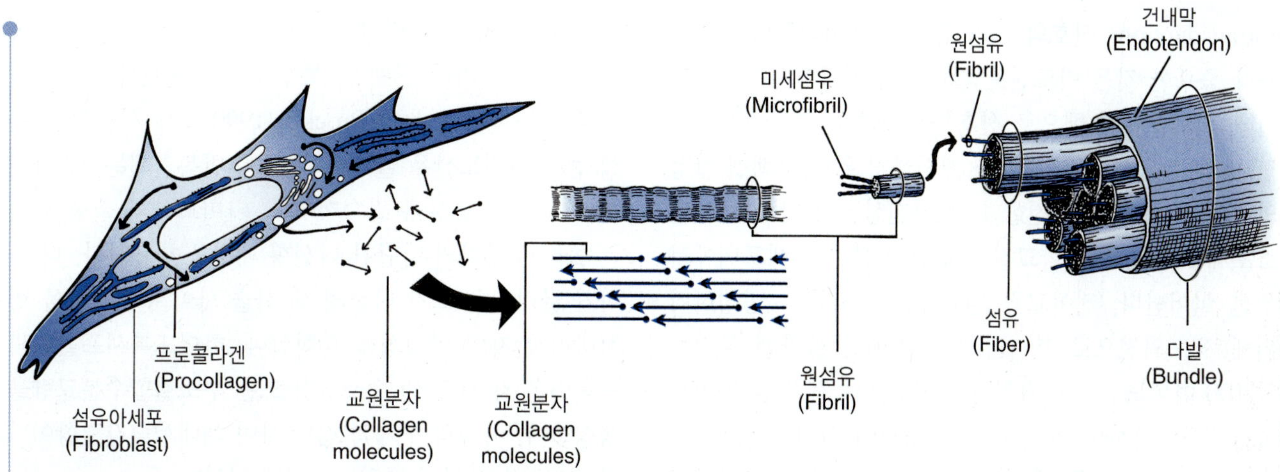

그림 4-1

콜라겐 원섬유, 섬유, 힘줄다발, 콜라겐 인대(크기에 대한 도출은 아님) 도해. 섬유아세포에 의해 합성되고 분비되는 콜라겐 분자, 3중 나선형으로 감긴 폴리펩타이드사슬. 이러한 분자(양성과 음성극 전하를 나타내기 위해 "머리"와 "꼬리"로 묘사)는 미세원섬유와 원섬유를 형성하기 위해 평행정렬의 세포외기질 내에 모인다. 각각 서로 겹친 분자의 노련한 배열은 전자현미경 아래 콜라겐원섬유가 띠모양으로 나타난다. 원섬유는 밀집된 다발로 다 같이 섬유로 모인다.

과 안정성에 궁극적으로 기여하는 고유과정 내 힘줄세포(tenocyte)에 의해 합성된다(그림 4-1). 이 콜라겐 합성의 과정은 생성된 콜라겐 유형에 기반한 일부 차이와 함께 모든 연결조직과 유사하다. 그러므로, 콜라겐 유형 I을 공유하는 힘줄, 인대, 뼈는 유사한 합성 및 퇴행 과정을 가진다.

합성 과정은 섬유아세포막(힘줄세포)에서 시작된다(그림 4-2). 이 수준에서 세포뼈대와 ECM 사이 직접 링크로써 역할을 하는 인테그린 분자가 있다. 인테그린은 세포내외부의 역학적 부하 이동에 민감하기 때문에 콜라겐 생성에서 핵심 역할을 한다. 인테그린은 전달된 힘을 통해 다리역할을 하는 센서로 가정된다. 세포막에서 인장 스트레인에 민감하다고 믿어지며(Kjaer, 2004), 세포의 적응성 있는 반응으로 역학적 자극을 변환하는 능력을 가진다. 그래서 변형 성장요인-β(TGF-β), 인슐린 같은 성장요인(IGF), 인슐린 같은 성장요인과 접합용 단백질(IGF-BP), 세포아세포 성장요인(FGB), 혈관작용내피 성장요인(VEGF)과 같은 존재와 함께 기계변환(mechanotransduction)은 콜라겐 생성의 주 조정자로 추정된다. 또한 인터류킨(IL-1, IL-6)과 프로스타글란딘(PGs)도 이러한 프로세스에 관련된다.

앞서 언급한 조정자와 세포핵 사이 기계변환(mecha-

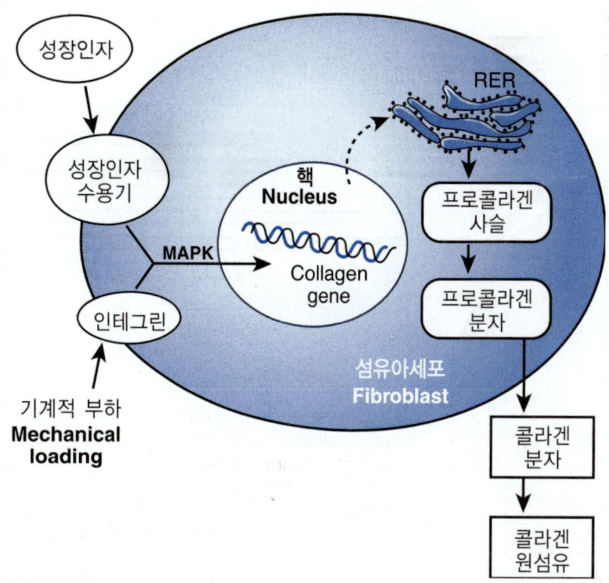

그림 4-2

기계변환(mechanotransduction) 과정을 단순화한 도식. 역학적 부하와 핵심성장요인의 존재에서 섬유아세포는 조면소포제(RER)에 의한 생성을 유발하기 위해 인테그린, 미토겐활성화단백질키나아제(MAPK), 세포핵의 신호와 관련된 여러 사건에 반응한다. *출처: Kjaer M. (2004). Role of extracellular matrix in adaptation of tendon and skeletal muscle to mechanical loading. Physiol Rev, 84(2), 658.*

notransduction) 신호의 여러 통로가 제시되었다. 그 중 가장 중요한 것은 미토겐활성화단백질키나아제(MAPK)인데 시토졸에서 핵으로 신호를 유도하는 효소이다. 이 정보매개는 전아교질 생성을 개시하기 위해 단백질 합성의 활동과 표현을 유전한다. 콜라겐섬유의 합성은 조면소포제(RER) 내 전아교질의 조립과 분비로 세포내에서 우선 일어난다. 전아교질 원섬유는 콜라겐을 형성하기 위해 세포외적으로 분비되고 쪼개진다. 콜라겐 분자는 약 100 아미노산으로 좌회전 나선형으로 각각 감겨진 세 폴리펩타이드사슬(α 사슬)로 구성되어 있다(그림 4-3). 펩타이드사슬 중 두 개(α-1 사슬)는 동일하고, 하나(α-2 사슬)는 약간 다르다. 세 개의 α 사슬은 고유하고 특징적 기능이 있으며, 분자를 막대기 같은 형태로 주는 우회전 3중나선형으로 결합되어 있다(Prockp, 1990). 분자의 길이는 약 280 nm이며, 그 직경은 약 1.5 nm이다.

아미노산의 약 300 반복 연쇄(글리신, 프롤린, 히드록시프롤린)는 기타 단백질, 특성화 콜라겐에서는 일반적으로 발견되지 않는다(Prockp, 1990). 각 사슬의 모든 세 번째 아미노산은 글리신이며, 이 반복연쇄는 3중나선형의 적합한 형성에 필수적이다. 아미노산의 소형 크기는 콜라겐 분자의 단단한 나선형 패킹을 허용한다. 더 나아가 글리신은 고차 나선의 세 사슬 사이 수소결합을 형성하여 분자의 안정성을 강화한다. 하이드록시프롤린과 프롤린은 각 사슬 내 수소결합 또는 수소결합수분교량을 형성한다. 사슬의 구체적 집단 사이 쇄내사슬간결합이나 교차연결은 분자의 안정성에 필수적이다.

또한 교차연결은 콜라겐 분자 사이에 형성되고 원섬유 모임에 중요하다. 구성된 조직에 강도를 주고 역학적 스트레스 아래 기능을 조직에 허용하는 것이 콜라겐 원섬유 교차연결의 성격이다. 원섬유 내 분자는 "머리-꼬리"

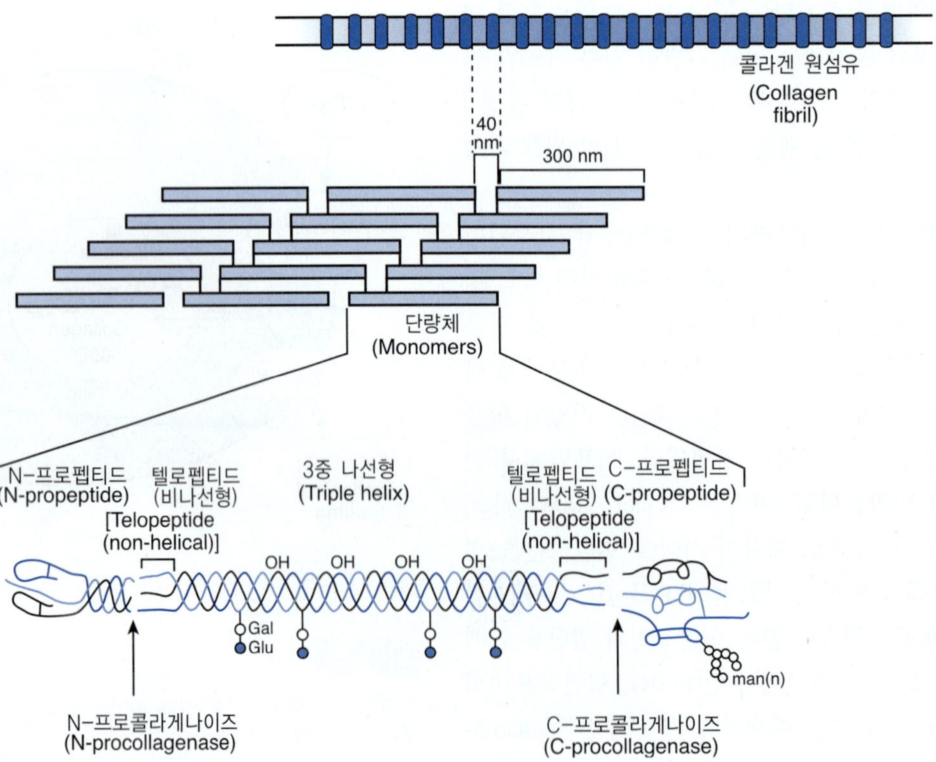

그림 4-3

콜라겐 미세구조의 도식. 콜라겐 분자는 3중 나선형의 세 알파사슬로 구성되어 있다(**아래**). 여러 콜라겐 분자는 노련한 평행정렬로 모인다. 구멍 구역과 겹치는 구역을 만드는 노련함은 전자현미경에서 콜라겐원섬유 내 교차 줄무늬(띠모양 무늬)를 만든다. 갤과 글루타민산(아미노산); OH는 수소결합을 나타낸다.

상호작용으로 교차연결되지만, 더욱 복잡한 본질의 원섬유사이 교차연결도 발생할 수 있다.

새로 형성된 콜라겐에서 교차연결은 상대적으로 소수이고 환원가능하다. 콜라겐은 중성염 용액과 산용액에서 용해될 수 있고, 교차연결은 열에 알맞고 쉽게 변성된다. 콜라겐이 노화됨에 따라 환원가능 교차연결의 총수는 최소로 감소되고, 많은 안정 비환원성 교차연결은 당화반응으로 인해 일어난다. 성숙 콜라겐은 중성염용액이나 산성용액에 용해되지 않고, 더 높은 변성온도를 견딘다. 이것은 고급 당화반응 생성의 축적과 관련 있는 것으로 생각된다(Riley, 2004).

4차 원섬유는 구조의 여러 콜라겐 분자의 집합체에 의해 형성된다. 각 분자가 서로 겹쳐져 있는 이 구조는 전자현미경 상 원섬유에서 관찰되는 반복 띠를 관리한다(그림 4-3). 콜라겐의 4차 구조는 콜라겐 분자를 안정되고 낮은 활동성 생물 단위로 조직하는 데 관련이 있다. 4분의 1 엇갈림 부근 콜라겐 분자 정렬에 의해 반대로 주관되는 아미노산이 정렬된다. 이 안정된 구조는 그 분자를 분리하여 구조의 강도에 기여하는 큰 양의 에너지와 힘이 요구될 것이다. 이러한 방식으로 조직된 콜라겐 분자(5)는 미세원섬유, 하위원섬유, 원섬유의 단위를 형성한다(그림 4-4)(Simon, 1994). 원섬유는 광학현미경 상 보이는 콜라겐 섬유를 형성하기 위해 모이게 된다. 다발과 tenocyte로 모인 섬유는 역학적 부하의 방향에서 정렬되는 다발 사이 열로 늘어난다(그림 4-5).

원섬유 분절은 형태에서 다양한 직경으로 수 마이크론에서 약 100 μm 의 길이가 될 수 있다(Kjaer, 2004). 인장 부하 동안 이 진동하는 구성의 직선화에 대한 공간을 허용하는 중요한 생체역학적 기능을 하는 특성인 압착으로 특징적 물결 모양 형태를 가진다(그림 4-4)(Benjamin, 2008; Kjaer, 2004). 압착과 섬유질 세포외기질 사이 상호작용은 이 조직 사이 비선형 점탄성 속성을 책임질 수 있다고 제시했다(예, 발가락 부위 변형)(Dourte, 2008; Riley, 2004).

콜라겐 섬유의 대사적 회전율은 세포내와 세포외적으로 일어날 수 있다. 세포내 퇴행은 식균작용을 통해 발생한다. 세포외적으로 특히 유형 I 콜라겐 내에서 기질금속단백분해효소(MMP)와 기질금속단백분해효소의 조직억제제(TIMP)는 손상과 염증의 콜라겐 파괴 조성에서 발견된다. 그러나 MMP와 TIMP가 일반 생리학적 콜라겐 회복율 동안 역할을 하는지는 분명하지 않다. 성숙한 동물의 콜라겐은 아주 긴 반생을 살고, 대부분의 분자는 일생동안 지속된다(Kjaer, 2004).

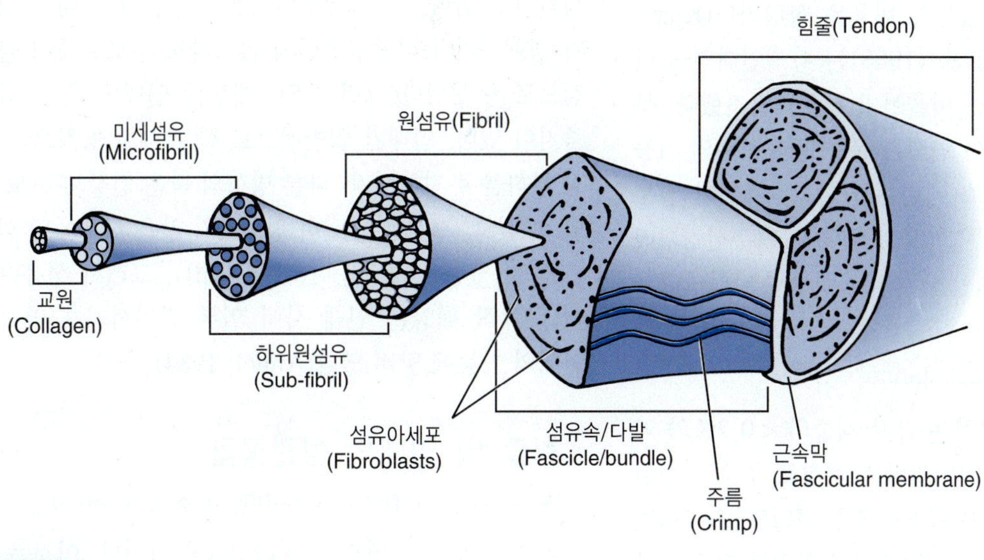

그림 4-4

힘줄의 미세구조의 도해.

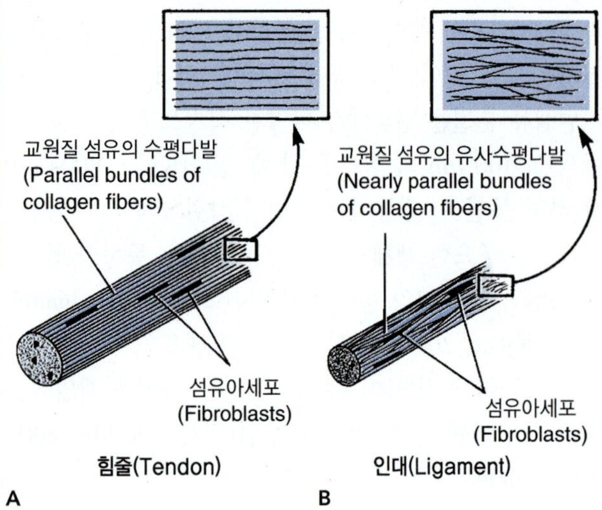

그림 4-5

힘줄 A와 인대 B 섬유의 구조적 방위 도해. **삽입 그림**은 세로면을 나타냄. 양 구조에서 섬유아세포는 기능방향의 축을 따라 늘어난다. *출처: Snell R.S. (1984). Clinical and functional histology for Medical Students. Boston: Little, Brown and Company.*

엘라스틴 (Elastin)

힘줄과 인대의 역학적 속성은 콜라겐 섬유의 구조와 속성이 아니라 엘라스틴의 비율에 달려 있다. 단백질 엘라스틴은 건조 중량의 약 2%를 구성하는 대부분 인대와 소량 힘줄에 존재하고, 황색인대와 같은 엘라스틴 인대 내에 있는데 엘라스틴 섬유의 비율은 상당하다(Kjaer, 2004). Nachemson과 Evans(1968)는 황색인대의 콜라겐 섬유에 대한 엘라스틴 비율이 2:1임을 발견했다. 부근 척추의 층에 연결된 이 인대는 운동부분(척추의 기능적 단위)을 예비스트레스(예비부하)하고, 척추에 일부 고유안정성을 제공하는 역학적 충격에서 척추신경뿌리를 보호하는 특성화된 역할을 가지는 것으로 나타난다.

기저물질 (Ground substance)

힘줄과 인대의 기저물질은 각각 체중의 < 0.2%와 약 4.5%로 계산되는 무기질과 기타 단백질로 주로 구성된다. 무기성물질의 대부분 우열분자는 프로테오글리칸(PG)인데 관절연골의 기저물질에서 발견되는 것과 같은 아주 큰 분자무게 PG 집합체를 형성하는 긴 히알루론산(HA)사슬에 핵심 단백질이 접합된 다양한 황산화 글리코사미노글리칸을 구성하는 대형분자이다. 소량의 PG만이 기저물질에서 발견되는데 생체역학적, 점탄성적 속성에 기여하기 위해 발견되는 것의 대부분이 데코린(decorin)과 연골 올리고매트릭스(oligomatrix) 단백질(COMP)이다 (Kjaer, 2004).

PG 집합체는 무정형용액이라기 보다 아주 구조적인 젤성 기질을 만들면서 힘줄 및 인대의 세포외 수분 대부분에 묶여 있다. 동시에 힘줄 및 인대의 콜라겐 골격 안정화를 돕고 이 구성 구조의 전체 강도에 기여할 수 있는 접합제와 같은 물질로 작용하면서 이 조합은 콜라겐 미세원섬유 사이 공간과 윤활을 허용한다. 데코린과 COMP와 분리된 다른 PG는 힘줄 및 인대의 물질 내에서 발견된다. 그러나 이 분자는 HA 사슬로 모이지 않기 때문에 그 기능은 불분명하게 남아 있다(Kjaer, 2004).

인대의 성분 및 구조 (Composition and Structure of Ligaments)

인대는 일부 주요 차이와 함께 힘줄과 동일한 일반 구성을 가진다. 힘줄세포와 유사한 인대는 콜라겐원섬유와 정렬된 인대물질 내에서 발견되는 섬유아세포를 가진다. 힘줄세포처럼 인대 섬유아세포도 간격 교차점에서 연결된 세포질연장선을 통한 기타 세포와 광범위한 망을 형성하기도 한다. 또한 세포외기질은 힘줄과 반대로 섬유가 평행하거나 다중방향이지 않더라도 주로 유형 I 콜라겐으로 구성된다(그림 4-5). 대부분 인대의 축과 함께 줄지어 있다. 인대가 일반적으로 한 우세한 방향으로 인장 부하를 유지하지만, 다른 방향의 작은 인장 부하도 견딜 수 있고, 그것은 완전히 평행하지 않은 경우에도 섬유가 엉켜 있음을 보여준다(그림 4-5B). 그래서 섬유다발의 구체적 배양은 인대 사이 일부 범위까지 다양하며 인대의 기능에 달려 있다(Amiel, 1984).

힘줄 및 인대의 혈관공급 (Vascular supply of tendons and ligaments)

힘줄 및 인대는 제한된 혈관신생을 가진다. 이것은 회복과 치유 동안 가장 정밀하게 대사작용에 직접적으로 영향을 미친다. 힘줄의 혈관은 세포외기질의 약 1~2%

뿐이다(Kjaer, 2004). 그래서 배양된 혈관에 가까운 적색 근육과 비교하면 흰색으로 보인다. 제한된 혈관분포 외에도 해부학자세, 형태, 이전 손상, 신체활동의 수준과 같은 여러 요인이 혈액공급에 기여하기도 한다. 예를 들면, 해부학 자세, 부착, 또는 형태와 기능에 따른 혈관이 더 많이 일부 인대와 힘줄에 있다는 증거이다(예, 뼈도르래에 덮인 긴굽힘근의 무혈관 영역). 또한 혈류는 집중부하(Kjaer, 2004) 에서 그리고 이전 무혈관 영역에서 혈관재생, 혈관신생을 유발하는 손상 이후조차 조직허혈의 증거 없이 힘줄과 인대 그리고 증가된 물리적 작용 기간에 이어 주변조직에서 증가된다는 것을 증명한다(Benjamin, 2008). .

힘줄은 힘줄옆조직이나 메조테논(mesotenon)의 혈관을 경유하여 근육다발막, 뼈막 삽입, 주변조직의 혈관에서 직접 혈액공급을 받는다. 힘줄옆조직에 둘러싸인 힘줄은 혈관힘줄이라 하고, 무혈관 힘줄로 힘줄집에 둘러싸여 있다. 이 무혈관 힘줄이 메조테논을 통해 흐르는 혈관을 소유하기 때문에 이것은 유명무실하다. 혈관힘줄에서는 혈관이 표면의 많은 지점에서 들어가고, 모세혈관 세로 시스템으로 문합되고, 섬유다발 주변 엔도테논(endotendon)을 통해 통과된다(다발)(그림 4-6).

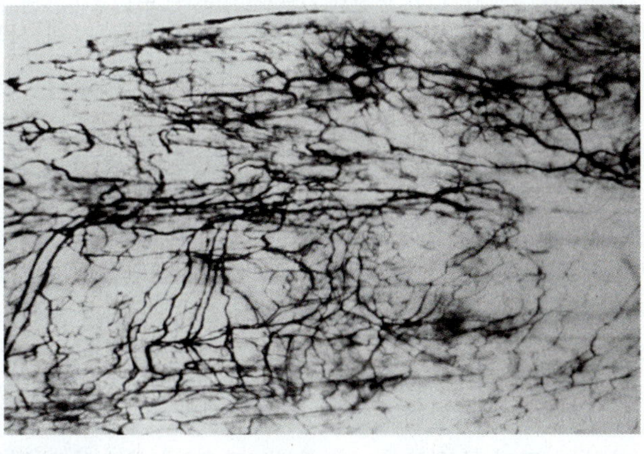

그림 4-6

힘줄옆조직이 덮인 힘줄의 맥관구조를 예시하는 인디아 잉크가 주입된 토끼의 발꿈치뼈힘줄(Spalteholz 기법). 혈관이 표면의 많은 지점에서 들어가 모세혈관 세로 시스템으로 문합된다. *출처: Woo, S.L.Y., An, K.N., Arnoczky, D.V.M. (1994). Anatomy, biology, and biomechanics of the tendon, Science Rosemont, IL: American Academy of Orthopaedic Surgeons.*

집에 둘러싸인 힘줄은 다른 혈액공급작용을 가지고 집내 활막유체에 잠기기도 한다. 혈관은 vinculae(끈)으로 알려진 포개지거나 늘어난 구조로 보일 수 있는 메조테논을 통해 흐른다(그림 4-7). 후자는 손가락힘줄에서 발견된다. 끈은 증감 혈관분포 영역을 만들면서 일정 간격으로 힘줄로 힘줄집을 연결한다(Benjamin, 2008). 피부아래혈관 구역은 다양한 연구자를 힘줄영양의 이중통로, 혈관 통로 그리고 피하혈관 구역을 위한 활막(분산)통로 제안을 유도한다. 회복과 치유가 유착을 없애는 집에 밀폐된 힘줄에 대한 것을 함축하기 때문에 분산 영양의 개념은 주요한 임상적인 중요성이 있다.

힘줄과 대조적으로 인대는 인접 뼈의 뼈막에 바로 연결되어 있고, 드문 혈관공급의 대부분을 주로 포함한 epiligament라 불리는 식별이 어려운 외층을 가진다. 내부관절인대에서 epiligament는 윤활막에 의해 대체된다(Frank, 1999; 2004). 그럼에도 불구하고 인대는 둘러싸인 조직과 비교되는 피하혈관이다. 혈관시스템의 작은 크기와 제한된 혈류에도 불구하고 인대 유지의 주요 중요성이 있다. 구체적으로 영양을 공급하고 기질합성 및 치유의 연속 과정 유지에 의해 일어난다. 그 부재의 일반 작용 축적(피로)과 인대손상은 파열의 위험이 있을 수 있다(Woo, 1994).

힘줄 및 인대의 신경요소
(Neural components of tendons and ligaments)

힘줄 및 인대는 인간과 동물연구 모두에서 다양한 특정 신경말단과 기계적 자극수용기가 있음을 보여준다. 관절의 기능과 직접 연관되어 있고, 힘줄 및 인대의 혈류조절에서 가능한 관절 고유감각, 통각에서 중요한 역할을 한다. 연구는 힘줄 치료의 만성적 고통에서 역할 한다고 추정되는 신경혈관 성장의 증거가 만성 힘줄염과 같은 장애에 있음을 발견했다. 힘줄 성장은 치유를 위해 힘줄에 시도되지만, 성장에 따라 고통 민감성이 덜한 영역을 민감하게 하는 신경일 수 있다(Benjamin, 2008). 그 증거는 고유감각에서뿐만 아니라 통각에서 중성요소의 중요성을 강하게 제시한다.

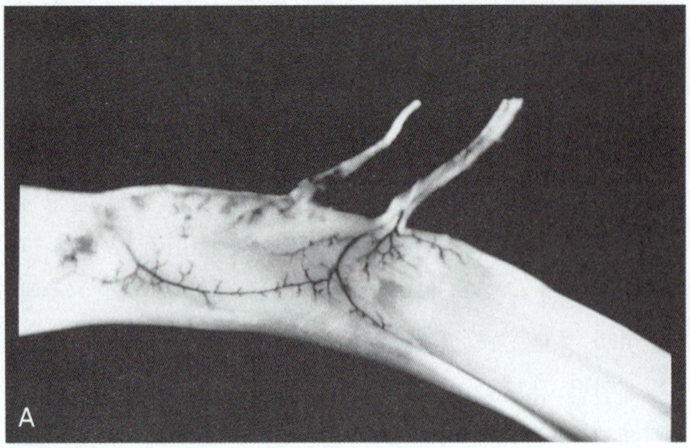

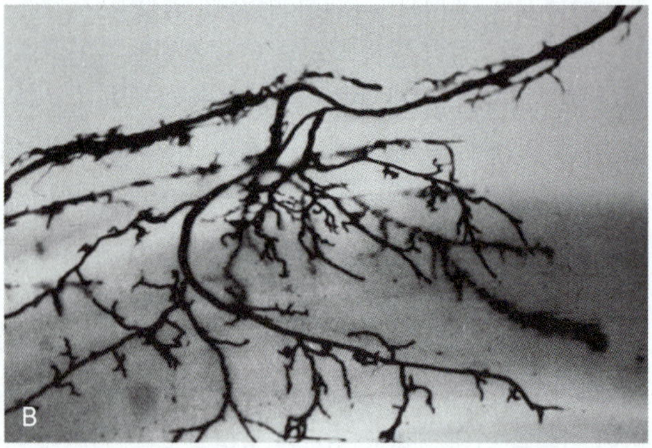

그림 4-7

A. 긴 끈을 통해 인간의 깊은손가락굽힘근의 혈관공급을 예시한 인디아 잉크가 주입된 견본. B. 긴 끈에서 혈관공급의 신장을 보여주는 확대 견본(Spalteholz 기법). 끈의 혈관은 힘줄물질로 혈관루프를 발산하면서 등, 몸쪽, 먼쪽 지점으로 갈라진다. *출처: Woo, S.L.Y., An, K.N., Arnoczky, D.V.M. et al. (1994). Anatomy, biology, and biomechanics (Ed.). Orthopaedic Basic Science. Rosemont IL: American Academy of Orthopaedic Surgeons.*

외부구조 및 뼈 내부 삽입 (Outer structure and insertion into bone)

특정 유사성은 힘줄 및 인대의 외부 구조에서 발견되지만 기능과 관련된 중요한 차이이기도 하다. 힘줄 및 인대 모두 헐거운 유륜연결조직에 둘러싸여 있다. 인대에서 이 조직은 eiligament라고 부르고, 힘줄에서는 힘줄옆조직이라 한다. eiligament보다 더 구조적인 힘줄옆조직은 인대를 방어하고 활주를 강화하는 집을 형성한다. 힘줄 집은 벽쪽 외부층, 내부내장이라는 두 연속층으로 되어 있다. 내장층은 활막유체를 생성하는 활막세포에 의해 싸여 있다. 가락의 굽힘힘줄과 같은 일부 힘줄에서 집은 힘줄의 길이로 흐르고, 다른 곳에서 집은 관절과 협화에 힘줄이 굽히는 지점에서만 발견된다. 유착은 힘줄이 활주하기 불가능한 정제와 움직임이 심하게 손상된 만성 염증에서처럼 집 내에서 일어나야 한다 (Benjamin, 2008).

힘줄이 특히 높은 마찰력에 영향받는 위치(예, 손바닥, 손가락, 손목관절수준) 윤활층벽이 힘줄옆조직 바로 아래에서 발견된다. 에피테논(epitenon)이라 부르는 윤활막 같은 막은 여러 섬유다발에 싸여 있다. 활막유체는 힘줄의 활주를 촉진하는 에피테논의 윤활세포에 의해 생성된다. 힘줄이 마찰에 적게 영향을 받는 위치에서 힘줄옆조직으로만 둘러싸여 있다.

각 섬유다발은 근육다발막으로 근육힘줄(근건, musculotendinous)이음부에서 연속되는 엔도테논(endotendon)에 의해 다같이 결합된다(그림 4-1). 힘줄뼈이음부에서 엔도테논의 콜라겐 섬유는 샤피관통섬유로 뼈로 이어지고 뼈막으로 연속된다(Woo, 1988).

뼈로 삽입된 구조는 인대와 힘줄에서 유사하고, 4개 구역으로 이루어져 있다. 그림 4-8은 힘줄의 이러한 구역을 설명한다. 힘줄의 마지막에서(구역 1) 콜라겐 섬유는 섬유연골(구역 2)과 같이 딱 맞게 된다. 이 섬유연골은 점차적으로 무기화섬유연골(구역 3)이 된 다음 겉질뼈(피질골)(구역 4)로 결합된다. 힘줄 보다 뼈 물질로의 변화는 조직의 역학적 속성의 점진적인 변경을 만들고(예, 증가된 경직), 경직된 뼈로의 힘줄 삽입에서 저하된 스트레스 집중효과를 가져온다(Cooper and Misol, 1970).

또한 힘줄과 인대가 끈으로 밀접하게 연결된 것을 첨가하기 위해 중요하다. 이 내부연결은 세 중요한 생체역학적 기능을 한다고 제안했는데 그것은 마모와 열상을 감소하기 위한 부하의 분산, 역학적 사슬 형성을 위한 연결, 힘줄의 경우 비수축성 조직으로 힘 전이를 경유한 근육 효율성 개선이다(Benjamin, 2008).

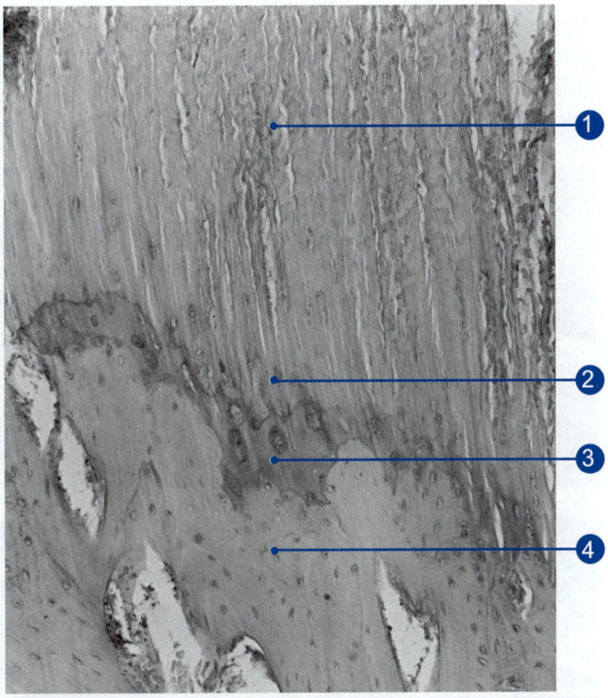

그림 4-8

개의 무릎힘줄삽입 네 구역을 보여주는 전자현미경 사진(x25,000). 영역 1. 무릎 콜라겐 섬유; 영역 2. 비수분 섬유연골; 영역 3. 수분 섬유연골; 영역 4. 겉질뼈. 인대뼈이음부(사진에 찍히지 않은)는 유사모양을 가진다. *출처: Cooper, R.R., Misol, S. (1970). Tendon and ligament insertion. A light and electron microscopic study. J Bone Joint Surg, 52A, l.*

힘줄 및 인대의 생체역학적 속성 (Biomechanical Properties of Tendons and Ligaments)

힘줄 및 인대는 고유 역학적 속성을 가진 점탄성 구조이다. 힘줄은 관절 운동 동안 근육수축에서 높은 인장력을 유지하기에 충분히 강하지만, 뼈표면 주위를 각지게 하고 근육당김의 최종 방향을 변하게 하기 위해 피부지지 밑을 빗나가기에 충분히 유연하다. 인대는 부착한 것에 대한 뼈의 중성운동을 허용하면서 유연하고 구부릴 수 있지만, 늘릴 수 없고 강해 적용된 힘에 알맞은 저항을 제공한다. 양 구조는 일반 및 초과부하 동안 주로 인장 부하를 유지한다. 손상이 발생할 때 손상정도는 부하량뿐만 아니라, 부하속도와도 관련이 있다.

힘줄 및 인대의 생체역학적 속성은 뼈-인대-뼈 고정과 같은 견본을 사용하여 흔히 평가된다. 그러나 최근 진보로 인간의 제자리 힘 측정에 사용되는 일부 기구사용을 허용한다. 이것에는 쬠쇠변환기, 삽입부위의 기계사용, 전극반응 이미지, 운동학적 연결측정, 이식 가능 변환기를 포함한다. 유한요소모델(FEM), 탄성 그래픽 이미지, 로보트/일반 힘-운동센서(UFS) 시험과 같은 기타 기법의 발달은 조직 생체역학의 이해에 가치 있는 정보를 준다(Dourte, 2008). 힘줄 및 인대의 구조적, 역학적 속성 부하신장곡선과 스트레스 스트레인 그래프를 얻기 위한 위 기법을 사용하여 분석된다.

부하 신장 곡선은 힘줄이나 인대 부하 실패 이후 힘줄-인대 구조의 인장력에 대한 정보를 제공한다. 부하 신장 곡선(그림 4-9A)에서 구조의 강직성(N/nm)은 신장의 두 제한 사이 곡선의 기울기이다. 그것은 파괴 이전 구조가 견딜 수 있는 부하나 신장을 나타낸다. 최종부하(N)는 파괴이전 구조의 최고 부하다. 최종신장(mm)은 파괴에서 혼합된 최대신장이다. 결론적으로 파괴에서 흡수된 에너지(N/nm)는 에너지 곡선 아래 영역인데 혼합에 의해 저장된 최대 에너지를 나타낸다(Woo, 2000).

부하 신장 곡선은 조직의 작용을 특성화하는 여러 구역을 가진다(그림 4-9). 부하 신장 곡선의 첫 번째 구역은 “말단” 구역이라고 불린다. 이 구역에 반영된 신장은 파동 패턴이나 이완된 콜라겐 섬유의 주름잡기(그림 4-9) 변화 결과라고 믿는다. 이 구역에서 조직은 많은 힘이 가해지지 않고도 쉽게 늘어나고, 콜라겐 섬유는 파동 모양을 잃고 직선이 되며, 부하 과정으로 원섬유와 신경섬유속 사이에 미끄럼이 일어난다(Woo, 1994). 그림 4-10은 전자현미경 상 이완되고 부하된 콜라겐 섬유의 모습이 나타난다.

부하가 계속되면서 조직의 경직이 증가되고 조직신장의 합력이 변화된다. 이 구역은 탄성이나 곡선의 직선구역이라 불린다. 발가락 구역에 이어 곡선 기울기의 돌발 증가가 관찰된다. 직선구역이 경과하면서 섬유다발의 주요파괴가 예측 불가능한 방식으로 일어난다. 곡선은 되돌릴 수 없는 변화(파괴)로 곡선이 내려가거나 갑자기 끝날 수 있다(Woo, 1994). 견본의 최종 인장강도를 반영한 최대부하 도달로 완전 파괴가 급속히 일어나고, 힘줄이나 인대의 부하지지력이 잠재적으로 감소된다(완전

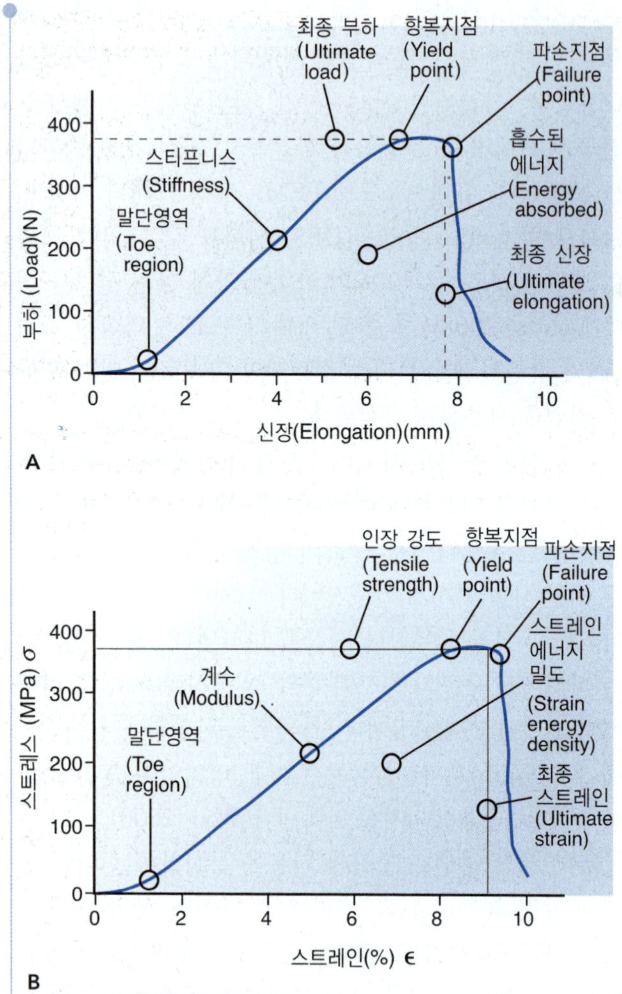

그림 4-9

A. 파괴 부하 이후 힘줄-인대 구조 부하신장곡선. X축은 부하결과로 구조가 견디는 신장으로 mm로 측정된다. Y축은 조직에 적용된 인장부하며 뉴턴(N)으로 측정된다. 구조의 강직성(N/nm)은 신장의 두 제한 사이 곡선의 기울기이다. 최종부하(N)는 파괴이전 구조에 있는 최고 부하다. 최종신장(mm)은 파괴에서 혼합된 최대 신장이다. 결론적으로 파괴에서 흡수된 에너지(N/nm)는 에너지 곡선 아래 영역인데 혼합에 의해 저장된 최대 에너지를 나타낸다.
B. 인장 부하 하 힘줄/인대 스트레스 스트레인 곡선. X축은 스트레인(ε)으로 표현된 변형(신장)의 백분율이고, Y축은 조직의 인장강도를 말하는 스트레스(σ)로 표현된 단위면적당 부하 스트레인(MPa)이다. 탄성계수(N/mm^2 또는 MPa)는 성취된 최대 스트레인이고, 최종 스트레인(백분율의)은 파괴에서의 스트레인이고, 스트레인 에너지밀도(MPa)는 스트레스 스트레인 곡선 아래 면적이다.
출처: Woo, S.L.Y. et al. (2000). Injury and repair of ligaments and tendons. Ann Rev Biomed Eng, 2, 86.

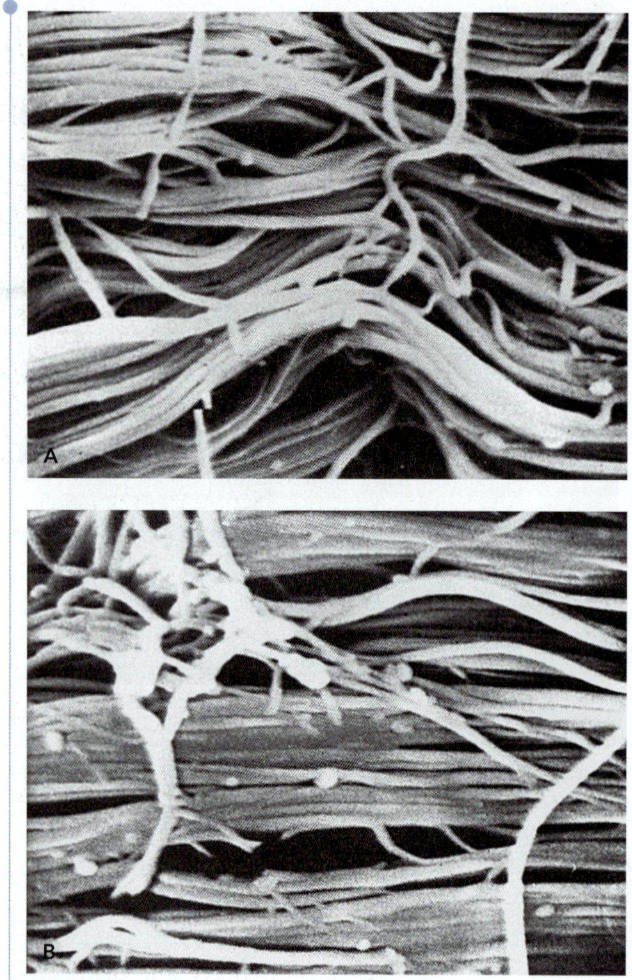

그림 4-10

인간 무릎인대의 비부하(이완) 및 부하 콜라겐 섬유 주사전자현미경 사진(x10,000). A. 비부하 콜라겐 섬유는 파동구성을 가진다.
B. 콜라겐 섬유는 부하 하에 직선으로 펴진다. *출처: Kednnedy, J.C., Hawkins, R.J., Willis, R.B. et al. (1976). Tension studies of human knee ligaments. Yield point, ultimate failure, and disruption of the cruciate and tibial collateral ligaments. J Bone Joint Surg, 58A, 350.*

파괴). 조직은 파열할 때까지 신장되며 결과 힘이나 부하(P)가 구상된다.

곡선수준이 연장축에서 떨어질 때 부하값은 P_{lin}으로 부른다. 이 값이 도달한 지점은 조직에 대한 항복점이다. P_{lin}으로 들어올리는 에너지는 직선구역 마지막까지 곡선 아래 영역으로 나타난다.

인장변형에 더 추가된 시험 힘줄 및 인대의 스트레스 스트레인 그래프가 생성된다(그림 4-9B). 스트레스 스트레인 그래프에서 신장은 흔히 스트레인(ε)으로 표현되는데 조직의 변형이 견본 원 길이의 백분율로 측정된다. 단위면적당 힘은(이 사례 분석 아래 힘줄이나 인대 횡단면적의 단위당 총 인장부하) 스트레인(σ)으로 표현된다. 스트레스 스트레인 곡선(그림 4-9B)에서 계수는 인장강도(N/mm²)가 최대 스트레스 성취 지점, 최종 스트레인의 파괴 스트레인 지점, 스트레인 에너지 밀도(백분율의)가 스트레스 스트레인 곡선 아래 영역에서 스트레인(변형)의 두 한계 사이 스트레스 스트레인 곡선 선형 기울기로 얻을 수 있다. 힘줄 및 인대의 탄성계수는 여러 연구에서 정의되고(Fung, 1967, 1972; Viidik, 1968), 부하와 변형 또는 스트레스 및 스트레인 사이 선형, 비율 관계를 나타낸다.

$E = \sigma/\varepsilon$ (E 는 탄성계수, σ= 스트레스, ε =스트레인)

부하신장 곡선은 일반적으로 힘줄과 인대끝에 적용하기 위해 분석되었다. 탄성 섬유의 높은 비율을 가진 황색인대의 곡선은 다르다(그림 4-11). 인간 황색인대의 인장시험에서 견본의 신장은 상당히 증가된 강직성 이전 50%에 미친다. 이 지점 이상 강직성은 추가 부하로 크게 증가했고 인대는 다른 변형 없이 돌연 파괴되었다(P_{max}에 도달)(Nachemson and Evan, 1968). 탄성 단백질의 큰 비율과 황색인대의 합력 탄성력은 파괴 이전 신장되기 위해 보다 큰 능력 내에 일어난다(파괴에 대한 큰 스트레인).

인대 및 주머니의 탄성 단백질 비율은 인장 스트레인과 에너지 저장 및 손실 아래 견디는 작은 탄성 변형을 위해 아주 중요하다. 신장의 두 한계 사이 인대의 부하 및 비부하 아래 탄성섬유는 물질변형 이후 그 원형 및 크기로 돌아가게 한다. 그 동안 에너지 소비의 일부가 저장된 된다. 남아있는 것은 주기 동안 에너지 손실을 나타내며 이력현상(hysteresis)이라고 부른다. 루프에 의해 둘러싸인 영역은 에너지 손실을 나타낸다(그림 2-12).

인장 부하에 대한 힘줄 및 인대의 점탄성 작용 (Viscoelastic behavior in tendons and ligaments to tensile loads)

힘줄 및 인대와 같은 부하 시 생물적 물질은 시간의존

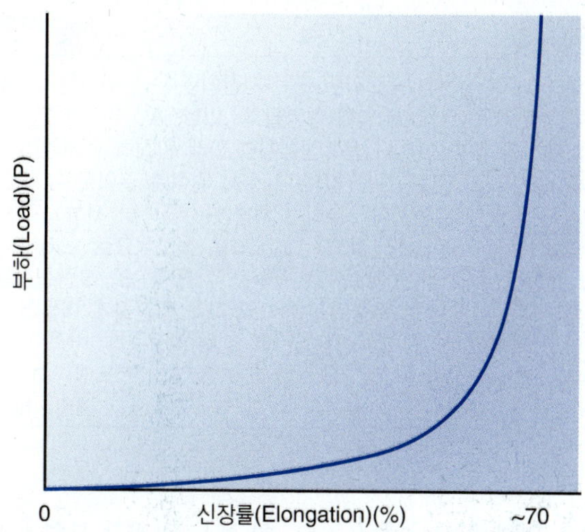

그림 4-11

파괴 인장에서 시험된 인간 황색인대(69~70% 탄성섬유)에 대한 부하신장곡선. 약 70% 신장에서 인대는 추가부하로 강직성이 크게 증가되고 더 이상 변형 없이 돌연 파괴된다. *출처: Nachemson, A.L. Evans, J.H. (1968). Some mechanical properties of the third human lumbar interlaminar ligament(ligamentum flavum). J Biomech, 1, 211-220.*

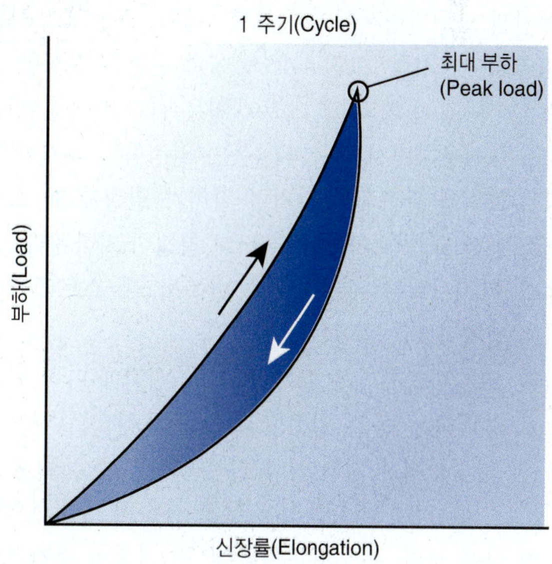

그림 4-12

무릎인대 인장시험의 전형적 부하(**위**) 및 비부하(**아래**) 곡선. 두 비선형 곡선은 이력 곡선을 형성한다. 곡선 사이 영역은 이력 영역이라 부르는데 조직 내 에너지 손실을 나타낸다.

점탄성 양성을 나타내고 그 역학적 속성은 다른 속도의 부하로 변한다. 힘줄과 인대 모두 그 구성요소 복합 상호작용의 결과로 추정되는 점탄성 작용을 나타낸다(예, 콜라겐, 수분, 주변 단백질, 기저물질)(Woo, 2000). 힘줄 및 인대 견본이 증가부하비율 영향 아래 있을 때, 스트레스 스트레인 곡선의 선형부분은 더 경사지는데 높은 스트레인에서 조직이 보다 많이 경직됨을 의미한다. 높은 스트레인의 고립된 힘줄과 인대는 더 많은 에너지를 저장하고, 파열에 보다 많은 힘이 요구되고, 보다 크게 신장된다(Kennedy, 1976).

특정간격으로 부하가 적용되고 제거되는 힘줄 및 인대의 주기시험 동안 스트레스-스트레인 곡선은 각 부하주기와 함께 신장(스트레인) 축을 따라 오른쪽으로 변위될 수 있다. 이것은 모든 부하주기로 점진적으로 크게 변하는 조직의 영구 변형에 의해 특징지어진 비탄성(성형) 요소를 나타낸다. 또한 견본은 반복부하 과정에서 성형변형(분자변위)의 결과로 탄성경직의 증가를 보여준다. 미세파괴는 경직이 저하되는 이미 손상된 구조에 잦은 부하가 부과되는 경우 생리학적 범위 내에서 일어날 수 있다. 이 현상은 사례연구 4-2에 설명된다.

두 표준 실험적 시험은 힘줄 및 인대의 점탄성, 시간의존, 비선형 작용을 설명하는 데 사용된다. 이것은 스트레스 이완과 크립변형시험이다(그림 4-13). 스트레스 이완시험(부하이완시험, 그림 4-13A)에서 견본은 일정한 길이로 늘어나고(변형되고), 스트레인은 시간에 다양한 스트레스를 허용하면서 신장기간 동안 일정함을 유지한다. 그림 4-13A에 관측되는 것처럼 길이가 일정할 때 스트레스는 우선 급속히 저하된 다음 더 천천히 저하된다. 스트레스 이완시험은 주기적으로 반복될 때 스트레스의 저하는 점차적으로 줄어든다.

한편, 크립변형시험은 길이(변형)가 시간에 따라 점진적으로 증가하는 동안 일정한 부하(스트레스는 신장기간 동안 일정하게 유지된다)로 견본을 다루는 것을 포함한다(그림 4-13B). 스트레인은 우선 급속히 상대적으로 증가한 다음 보다 천천히 증가한다. 이 시험이 주기적으로 실행될 때 스트레인의 증가는 점차적으로 줄어든다.

신장 기간에 걸친 연부조직에 대한 일정한 저부하의 임상적 적용은 크립반응의 장점을 취하는데 여러 형태의 변형을 위한 치료에 유용하다. 한 예는 일정한 부하가 비정상 굽은 척추주변 연부조직을 신장한 척추영역에 적용된 것으로 인한 브레이스한 특발 굽음증의 치료 또는 석고붕대로 일정한 부하 대상인 어린이 휜발의 조정이다(그림 4-14).

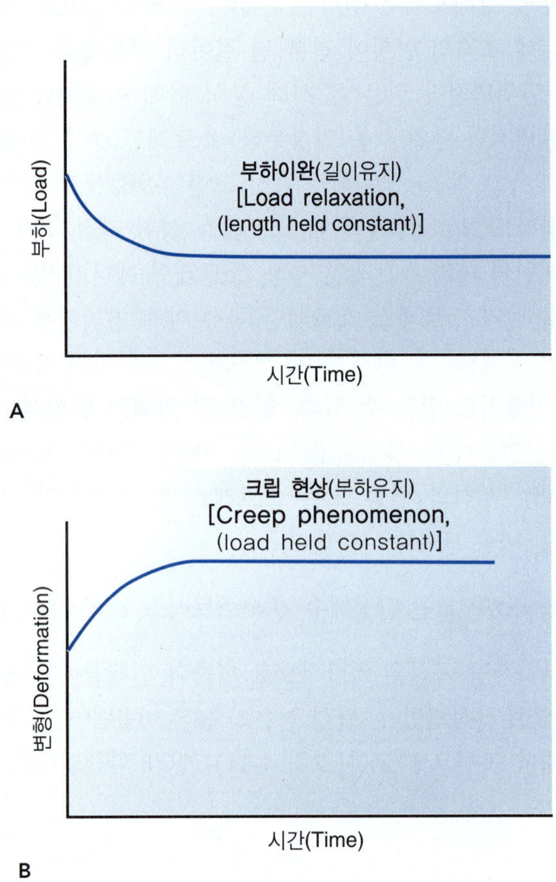

그림 4-13

힘줄 및 인대의 점탄성(속도의존 또는 시간의존)은 부하이완시험과 크립시험, 두 표준 시험에 의해 설명될 수 있다. **A.** 부하이완은 견본의 부하가 부하변형 곡선의 선형지역 아래 안전하게 머물러 있을 때 설명되고, 견본은 신장기간에 걸쳐 일정한 길이로 유지된다(예, 신장량은 일정하다). 부하는 처음에는 급속히 저하되고(예, 부하의 처음 6~8시간 동안), 그런 다음 점차적으로 느려지지만, 그 현상은 수 개월간 저속으로 계속될 수 있다. **B.** 크립현상은 견본의 부하가 부하변형 곡선의 선형지역 아래 안전하게 머물러 있을 때 일어나고, 부하량은 신장기간에 걸쳐 일정하다. 변형은 처음에는 급속히 상승하고(예, 부하의 처음 6~8시간 동안), 그다음 점차적으로 느려지지만, 그 현상은 수 개월간 저속으로 계속된다.

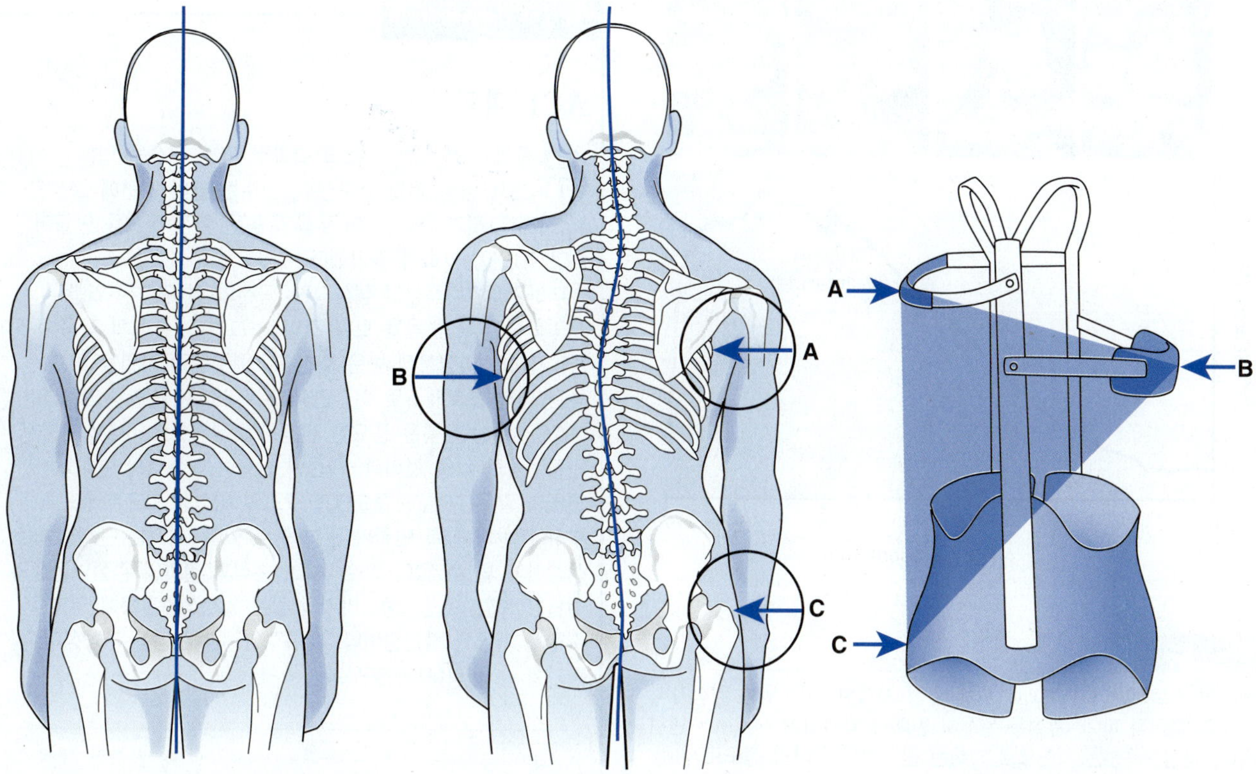

그림 4-14

신장기간에 걸친 연부조직에 대한 일정한 저부하의 임상적 적용을 설명한 견본. 그림은 일반 척추 곡선, 척추측만, 측만교정이 사용된 전형적 밀워키보조기(Milwaukee brace)를 설명한다. *화살표*는 교정힘이 적용된 영역을 나타낸다.

비인장부하에 대한 힘줄 및 인대의 생체역학적 반응 (Biomechanical response of tendons and ligaments to nontensile loads)

또한 힘줄 및 인대는 압박과 전단에 영향받을 수 있다. 일부 연구자가 이러한 부하 조건 아래 조직의 역학적 속성을 연구했지만, 이러한 힘에 대한 적응이 힘줄 및 인대 구조에 명확함을 발견했다. 가락의 긴굽힘힘줄의 사례에서 압박부하는 인장부하가 이로부터 벗어나 옆에 존재할 때 섬유연골이 부하에 대한 역학적 적응으로 점을 따라 발견되는 뼈도르래 부근 힘줄 옆에 존재한다 (Benjamin, 2008). 또한 마찰전단은 뼈융기 또는 다른 근육에 마찰한 힘줄에서 일어난다. 인대는 관절운동을 안내하고 부분을 안정하기 위해 기능을 실행할 때 전단, 압박, 마찰력을 자주 마주친다. 특히 전단력에 대한 인대반응이 부하속도에 독립적이고 비선형임을 발견했다(Weiss, 2002).

인대파괴 및 힘줄손상 기전 (Ligament failure and tendon injury mechanisms)

손상의 작용은 인대와 힘줄에서 유사하며, 다음 두 가지 일반 범주에 들어가거나 양쪽을 결합한 것으로 나타난다. 높은 수준의 스트레인이나 부하(외부폭력이 발생한 경우), 높은 스트레인(회복과정을 경과한 손상이나 반복 미세외상 과용), 또는 높은 수준의 스트레스 및 스

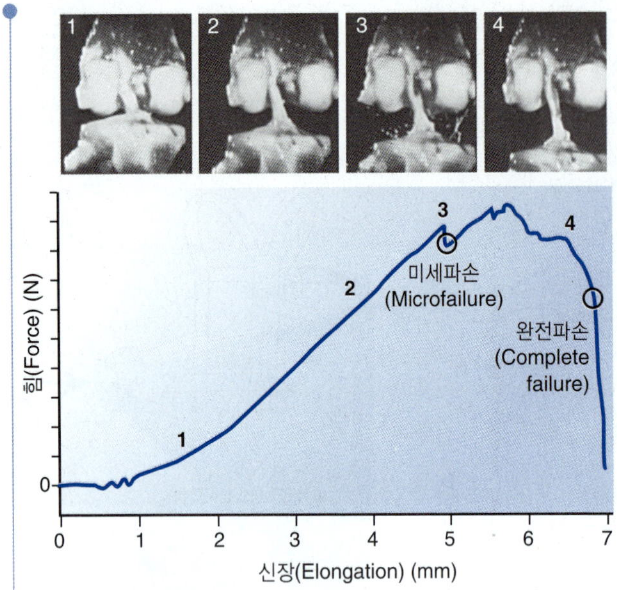

그림 4-15

생리적 스트레인에서 파괴에 대해 인장 시험된 사체 무릎 앞십자인대의 점진적 파괴. 관절은 완전히 인대가 파괴되기 전 7mm 변위된다. 힘신장곡선은 사진으로 기록된 관절변위의 다양 정도로 상관관계 동안 생성되었다. 사진은 곡선 상 유사한 수치점에 대응된다.
출처: Noyes, F.R., Grood, E.S. (1976). The strength of the anterior cruciate ligament in humans and rhesus monkeys. Age-relate and species-related changes. J. Bone Joint Surg, 58A, 1074-1082.

트레인(접촉 충돌운동의 인대손상).

체내의 인대가 생리학적 범위를 초과한 부하에 영향받을 때 미세파괴는 항복점(P_{lin})이 도달하기 전에서도 일어날 수 있거나(예, 인대의 부분 파열) P_{lin}이 초과한 경우 인대는 순파괴(완전파열)를 겪을 것이다. 이것이 발생하면, 관절은 동시에 비상적으로 변위되고 불안정 신호를 보이기 시작할 것이다. 또한 이 변위는 이 구조를 차지하는 관절주머니, 인접인대, 혈관과 같은 주변 구조를 손상할 수 있다. Noyes(1976)는 앞십자인대(ACL)의 점진적 파괴와 정강넙다리관절 변위를 ACL 파괴점까지의 사체 무릎에 대한 앞전위 임상 시험을 적용하여 설명했다(그림 4-15).

최대부하에서 관절은 탄성지역 너머 인대 신장의 점진적 증가를 생성하면서 수 밀리미터를 치환했다. 그래서 인대가 연속성에 있더라도 합력 구조적, 역학적 손상으로 광범위 신장, 광범위 대형파괴와 미세파괴를 겪었다.

사례연구 4-1

ACL 파괴

무릎의 회전 비정상 토크 결과로 ACL 손상을 입은 25세 남성 직업 축구선수. 선수는 발이 지면에 고정된 채 아래 다리가 축이 되어 무릎의 높은 회전 토크를 만들어 ACL의 인장 부하가 증가했다.

부하관절변위곡선이 생성되면, 곡선의 첫 구역은 일반 생리학적 부하 반응을 보일 것이다. 그러나, 손상의 작용(이 사례의 비정상적 높은 회전 토크)은 완전 파열을 이끄는 높은 내부 스트레스로 이끌면서 스트레인 변형을 증가시켰다.

ACL 손상 무릎은 중요한 안정화의 부족으로 비정상 내부 관절운동을 겪을 것이다. 회전의 관절중심 통로의 변화와 연골과 같은 다른 관절표면과 구조의 비정상 고스트레스 부하 분산의 합력 변화가 관찰될 수 있다. 이것은 관절질병을 생성하게 할 수 있다. 또한 ACL 손상의 결과인 관절안정성의 결핍은 보행, 조깅, 웅크리기와 같은 일상생활활동에 영향을 주면서 기능적 불안정이나 "무릎꺾임" 감각 경험 가능성이 증가할 수 있다(사례연구 그림 4-1).

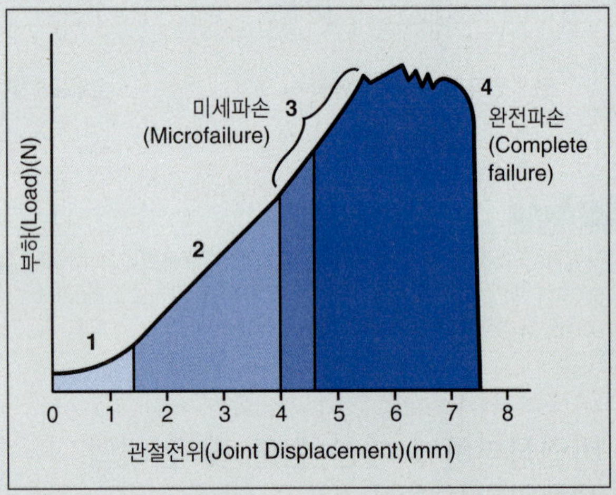

사례연구 그림 4-1 이것은 무릎 앞십자인대의 점진적 파괴에 대한 부하(Y축) 신장(X축) 곡선을 나타낸 것이다. 영역 1은 발가락 지역이다. 영역 2와 3은 각각 탄성구역과 소성구역을 나타낸다. 미세파괴는 성형구역에서 시작되는 영구변형으로 시작된다. 부하/변형이 지속되면서 완전파괴에 도달한다. 손상구역은 미세파괴와 인대 내 완전파괴를 나타낸다.

그림 4-15에 보이는 것처럼 힘 신장 곡선은 인대의 미세파괴가 사진으로 기록된 관절변위의 다양한 단계와 비교하기 시작했을 때를 나타낸 실험 동안 생성되었다.

임상 발견으로 체외 시험 결과의 상관관계는 일반일상활동과 다양한 정도의 손상 동안 ACL에 일어난 미세사건을 조명한다. 그림 4-15의 사체 무릎의 실험적 연구에 대한 곡선은 각각 다음에 대한 대응으로 네 구역으로 나눠져 있다. 1. 임상적으로 실행된 무릎관절 안정성 시험 동안 ACL에 부과된 부하, 2. 생리학적 활동 동안 인대에 놓인 부하, 3. 인대에 부과된 부하, 미세파괴 시작에서의 결과영구변형, 4. 완전파열(사례연구 4-1).

인대손상은 심각 정도에 따라 세 가지 방식으로 임상적으로 분류된다(Magee, 2007). 첫 번째 범주의 손상(1급 삠)은 무시할 만한 징후를 만든다. 일부 고통은 남지만, 콜라겐 섬유 일부 미세파괴가 있어도 관절 불안정이 감지되지 않는다. 인대섬유의 파열이 육안으로 관측되지 않는다.

두 번째 범주의 손상(2급 삠)은 심한 고통을 생성한다. 일부 관절 불안정이 감지되거나 경험될 수 있다. 부분적 인대 파열의 결과로 콜라겐 섬유의 점진적 파괴가 일어난다. 인대의 강도 및 경직은 주로 비손상 섬유량이 감소되기 때문에 섬유파열의 백분율에 따라 50% 이상 저하될 수 있다. 결과적으로 일부 경우 근육에 의해 전해진 기능적 안정성에 따라 징후가 있을 수도 없을 수도 있는 관절 불안정이 있을 수 있다.

세 번째 범주의 손상(3급 삠)은 손상 후 적은 고통인 외상 과정 동안 심한 고통을 생성한다. 관절은 완전히 불안정하게 나타난다. 기능을 실행하기 불가능할지라도 인대 연속성을 보이면서 전체 파열이 일어나거나 대부분 콜라겐 섬유가 일부 남은 무손상으로 파열된다.

인대손상으로 인한 불안정한 관절부하는 관절연골의 비정상적 고스트레스와 관련된다. 관절 마모작용은 변성적 관절질병의 초기 개시를 유도하면서 비정상적 증가부하와 부하패턴의 변화에 의해 발생된다. 손상기전이 일반적으로 인대와 힘줄에서 비교 가능하지만, 근육에 붙어 있기 때문에 두 추가 요인 즉, 힘줄에 부착된 근육과 그 근육과 연관된 힘줄의 교차부분의 수축에 의해 생성되는 힘의 양이 힘줄에 중요해진다. 힘줄은 근육수축에 따른 증가하는 스트레스에 영향을 받는다. 근육이 최대로 수축되면, 힘줄의 인장 스트레스는 높은 수준에 도달한다. 근육수축의 유형은 생성된 부하에 영향을 준다. 비정상 수축은 집중수축 생성이 최소이더라도 최대 인장부하를 생성한다.

근력은 생리학적 교차부분에 달려 있다. 근육의 교차부분이 클수록 수축에 의해 더 큰 힘이 생성되어서 인장부하가 힘줄을 통해 전달된다. 유사하게 인장의 교차부분이 클수록 부하를 견딜 수 있는 힘이 커진다. 근육의 파괴에 대한 최대 스트레스가 정확히 계산되기 어렵지만, 건강한 힘줄의 인장강도가 근육의 두 배 이상일 수 있다는 측정이 제시되었다(Elliott, 1967). 이 발견은 근육파열이 힘줄을 통한 파열보다 흔하다는 사실을 임상적으로 지지한다. 일반적으로 큰 근육은 큰 교차부분의 힘줄을 가진다. 예를 들면, 무릎힘줄의 넙다리네갈래(대퇴사두근)과 아킬레스힘줄의 종아리세갈래근(하퇴삼두근)이다. 일부 작은 근육은 큰 힘줄의 작은 근육인 장딴지빗근과 같은 큰 횡단면적의 힘줄을 가진다.

힘줄손상이 운동손상과 같은 심한 파열과 같은 고부하와 관련될 때 평가하기 쉽다. 그러나 문헌에서 설명된 힘줄에서 보이는 두 가지 가장 일반적인 병리학적 문제는 [힘줄염, 세포층힘줄만성장애(tendinosis)] 고부하와 자주 관련되지 않으며, 차라리 그 반대이다. 고통스러운 힘줄이상은 흔히 힘줄염이라고 부른다. 이 상태의 염증 증거 부족이 이 용어를 부적합하게 만든다. 대체 용어는 *세포층힘줄만성장애(tendinosis)*(세포층힘줄만성손상)이며, 무증상 변성조건을 제시하면서 힘줄파열로 이끌 수 있다. 이러한 면의 제한은 변성과정의 존재를 확인하기 위해 증상발달 이전 힘줄의 상태를 보는 데 극히 어려울 수 있다. *힘줄장애(tendinopathy)*는 힘줄 병리학과 관련된 모든 조건을 포함하기 때문에 가장 적합한 용어이다(Riley, 2004). 다중요소가 함축되어 있지만, 힘줄병리의 일반작용이 높은 스트레인과 연관되어 있음에 동의할 수 있다(사례연구 4-2).

힘줄 및 인대의 치유
(Healing of tendons and ligaments)

힘줄과 인대는 연속 발생하는 동일한 세 단계, 염증단계, 증식단계 또는 섬유증식증, 재형성 및 성숙단계로 손상에 이어 다른 조직의 동일 방식으로 치유된다. 그러나 이 과정은 조직의 제한된 혈관때문에 힘줄과 인대에서 느려진다. 그 최종결과는 일반조직을 생체역학적으로 약하게 만드는 지속적 결함, 비정상 ECM 요소, 콜라겐 섬

사례연구 4-2

드퀘르뱅 힘줄윤활막염

증가된 업무량으로 인한 최근 장시간 일을 한 45세 여성 그래픽디자이너는 주요 손목의 뒤가쪽면을 따라 고통과 불편이 생겼다. 엄지의 활성 벌림근으로 증가된 증상이나 벌림으로 수동자뼈치우침은 손목을 통과하여 긴엄지벌림근(장무지외전근), 짧은엄지폄근(단무지신근), 일반 집(sheath)에 영향을 주는 고통상황인 드퀘르뱅(De Quevain) 힘줄윤활막염이 증명되었다(사례연구 그림 4-2).

이것은 높은 스트레인에 대한 상황의 누적 노출이 있는 부위 반복 스트레인 손상의 좋은 예이다(높은 반복, 낮은 힘 업무의 조합). 이러한 사례에서는 염증반응, 뒤이은 고통, 대체기능을 생성하면서 영향 구조의 역학적 허용오차를 초과하고, 미세외상이 발생한다. 스트레스-스트레인 곡선이 만들어지면, 더 큰 변형과 가능한 분자변위(성형변형)를 나타내면서 오른쪽으로의 변위가 주기적 부하과정으로 관찰될 수 있다. 시간 경과에 따라 손상의 반복 본질에 기인한 손상은 치유과정을 경과하면서 끝을 맺는다. 이것은 완전파괴에 대한 민감성을 높이고 최종 인장강도를 초과하면서 더욱 더 손상으로 보다 민감하게 조직을 만드는 만성 염증반응으로 이끈다. 이것은 De quevain 힘줄윤활막염 환자에게 흔히 관찰될 수 있지만 돌림근띠 힘줄장애인에게 더 흔하다.

이 사례의 주요 위험요인은 활동의 반복으로 여겨진다. 그러나 요인의 조합을 제안하는 현재 증거는 증상 개시에 최종 기여하는 것이다. 이것은 변형, 일 조직, 개인 소인(동반질병)의 증가된 빈도 이전 연령, 힘, 자세, 진동, 온도, 힘줄상태를 포함한다. 고통은 염증 존재에 의해 설명될 수 있지만, 일부 사례의 염증 형성 부재는 증가되는 부하 또는 변형에 적응하기 위한 힘줄의 시도가 신혈관 내부성장을 유발한다고 제안했다. 이것은 영역의 혈관에서 증가될 뿐만 아니라 신경에서 힘줄을 고통에 보다 민감하게 만들었다(Barr and Barbe, 2002; Benjamin, 2008).

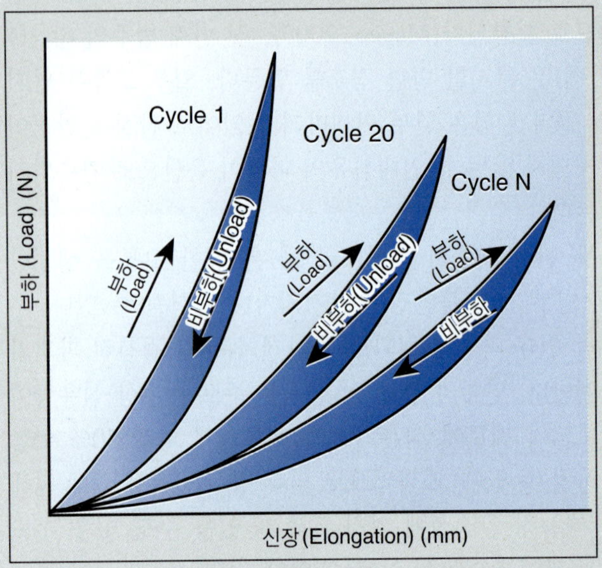

사례연구 그림 4-2 이 굴곡은 전형적 부하 및 비부하 주기를 나타낸다. Y축은 적용된 부하에 대한 반응이고 X축은 조직 내 신장에 대한 것이다. 곡선 사이 영역은 조직 내 에너지 손실을 나타낸다(이력 현상). 주기 수가 증가하면서 변형 백분율이 증가하는데 더 큰 변형과 가능한 분자파열을 나타낸다.

유 직경의 비정상적 감소로 특징되는 흉터 조직의 형성이다. 흉터 조직이 부하에 반응하고 적응될 수 있지만, 일반조직 속성의 단 10~20% 내에서만 개선할 수 있다(Frank, 2004).

또한 힘줄 및 인대의 치유능력은 다양하다. 좋은 예로 수술적 개입에 대한 요구 없이 전체 파열 이후 완전히 치유될 수 있는 무릎의 곁인대(측부인대, collateral ligament)이다(Woo, 2000). ACL과 같은 다른 인대는 완전 파열에 이어 이식과 재부착이 필요하다. 유사하게 힘줄의 경우, 불완전 열상은 특히 아킬레스힘줄의 경우 치유될 수 있다. 그러나 완전 파열에 이은 수술적 재부착 없이 긴손가락굽힘근의 치유는 거의 불가능하다.

이식 (Grafts)

특히 앞뒤십자인대, 열상인대의 재구성은 이제 흔한 처리방법이다. 재구성에 대한 필요는 연령, 활동수준, 관련손상과 관련이 있다. 동일 종의 다른 개인에서 유도된 이식은 동종이식이라고 부른다. 동일 개인에서 유도된 이식은 자가이식이라고 한다. 동종이식 조직 유지가 거부와 감염율을 낮추고 구조적 속성의 영향을 제한하기 위해 냉각건조와 소량조사를 통해 된다. 무릎뼈, 힘줄-뼈, 아킬레스힘줄은 동종이식 조직으로 사용되는 반면, 무릎힘줄의 중앙 조직은 일반적으로 자가이식 조직으로 사용된다.

여러 작가들이 인간의 ACL 재구성에 대한 타지성과

자가이식 처리방법을 설명했다(Shino, 1995; Strocchi, 1992). 일반 힘줄이식이나 일반 ACL을 닮지 않은 콜라겐원섬유 프로파일을 보여주는 신장된 이어진 동종이식 이후 동종이식 조직보다 자가이식 조직 사용 장점이 명백하다.

열상 ACL을 재구성하기 위해 자가이식된 무릎힘줄의 생체검사는 자가이식이 시간 경과에 따라 상당한 변화를 겪고 24개월 이후 일반인대조직이 나타남을 보여주었다. 그런 다음 Strocchi(1992)는 무릎힘줄 자가이식이 일반 역학적 활동을 실행하려는 환자를 위한 유효 기능적 ACL 대체라고 제안했다. 여전히 완전통합 이식조차 고유 ACL을 복제할 수 없지만 무릎기능을 증가시키는 점검 고삐로 대신 작용한다(Corsetti and Jackson, 1996).

힘줄 및 인대의 생체역학적 속성에 영향을 주는 요인 (Factors That Affect the Biomechanical Properties of Tendons and Ligaments)

수많은 요인이 힘줄과 인대의 생체역학적 속성에 영향을 준다. 가장 일반적인 것은 노화, 임신, 가동과 고정, 동반질병(당뇨병, 연결조직장애, 신장질병), 약제(스테로이드, 비스테로이드소염제 또는 NSAID)이다.

성숙 및 노화 (Maturation and aging)

구성하는 조직과 콜라겐의 물리적 속성은 콜라겐 분자 내 그리고 사이의 교차연결 수와 품질과 가깝게 연관되어 있다. 힘줄과 인대의 인장강도가 증가하면서 성숙하는 동안(20세까지) 교차연결 수와 품질은 증가한다(Viidik et al., 1982). 교차연결이 조직강도 및 성숙과 상관관계가 있지만, 영구 교차연결의 최적수준이다. 이 이상적 수준 이상 조직의 생체역학적 속성의 감소가 나타나면 관찰되고, 노화와 함께 생체역학적 소성의 퇴행으로 설명된다(Dressler, 2002). 성숙 이후 노화 과정으로 콜라겐은 조직의 인장 강도 및 경직이 감소 시작 이후 역학적 속성 면으로 고원에 도달한다.

콜라겐원섬유 직경의 증가는 특히 어린 대상(20세 미만) 크기 범위 20~180 nm(Strocchi, 1996)의 높은 변이로 관찰된다(Parry, 1978). 성인(20~60세)과 노인(60세 이상)의 직경은 현저히 감소되지만(각각 120, 110 nm), 좀더 배분되어 일어난다. Strocchi(1996)는 인간 ACL 콜라겐원섬유의 노화관련변화를 조사하고, 젊은이 68 원섬유/mu² 노인 140 원섬유/mu²로 원섬유 농도의 증가를 보고했다. 그러나 Amiel(1991)은 수분함량과 콜라겐 농도가 2-, 12-, -39개월 토끼의 안쪽 십자인대에서 상당히 감소한다고 했다. 또한 Dressler(2002)는 노화하는 토끼의 원섬유 직경과 무릎힘줄의 일반 생체역학적 속성이 저하되고, 유형 V 콜라겐의 증가가 증가된 조직 경직과 관련된 것을 발견했다.

또한 세포내 커뮤니케이션과 콜라겐 생성과 성숙에 대한 기계변환(mechanotransduction)의 역량이 감소됨을 제안하면서 노화와 함께 tenocyte는 수가 감소하고 보다 적은 세포질 연장으로 편평해지는 경향이 있음을 발견했다(Benjamin, 2008). 골격성숙이 섬유아세포 활동을 유도하기 위해 성장요인 능력을 저하함을 발견하기도 했다.

임신 및 산후기 (Pregnancy and the postpartum period)

일반 임상적 관찰은 호르몬 이완에 기여하는 임신말기와 산후기 동안 일반 영역의 힘줄 및 인대의 증가된 이완이 있다. 이완은 조직의 생체역학적 속성 일시 변화의 최종 결과인 섬유아세포의 대체 유전자 표현으로 가능한 성장요인과 같은 인슐린이다(Frank, 1999). 이 관찰은 동물연구에서 증명된다. Rundgren(1974)은 힘줄의 인장강도와 속도의 일반 유합이 임신말기와 산후기에 감소함을 발견했다. 이러한 구조의 경직은 초기 산후기에 감소되었지만 후에 회복되었다.

가동 및 고정 (Mobilization and immobilization)

살아 있는 조직은 역동적이고 조직의 최적 운용과 기능적 적응을 이끄는 스트레스에 대한 역학적 속성을 변경한다.

뼈와 같이 인대와 힘줄은 그에 자리한 역학적 요구에 대응하는 재형성에 나타난다. 스트레스가 증가할 때 강도와 강직성이 증가하고, 스트레스가 감소할 때 강도와 강직성이 약해진다(Noyes, 1977).

운동은 힘줄과 인대뼈 경계의 인장 강도를 증가하는

데 발견된다(Woo, 1981). 힘줄의 횡단면적은 과다부하 및 파열에 대한 복원력의 증가에 기여하는 연속 훈련으로 증가되었다(Kjaer, 2004). 콜라겐의 임시 순 손실을 유도한 최초 훈련은 재구성의 과정과 적응에 일정한 것으로 추측된다. 연속 훈련으로 최종적으로 보다 강하고 회복력있는 조직으로 이끌 수 있는 부하에 대한 생체역학적 적응과 동시 반복 과정으로 순 증가일관성이 있다(Benjamin, 2008). 반대로 고정과 관련된 스트레스 손실은 콜라겐 합성의 감소와 조직의 역학적 속성을 최종적으로 감소하는 콜라겐 파손에 연결된 효소인 기질금속단백분해효소(MMP)의 증가와 연관 있음을 발견되었다(Dourte, 2008; Kjaer, 2004).

고정은 인대의 인장 강도 감소에서 발견된다(Newton, 1995; Walsh, 1993). Amiel(1982)은 9주된 토끼 고정의 곁인대의 강도 및 경직의 감소를 발견했다. 견본의 교차부분이 현저하게 변화되지는 않았기 때문에 역학적 속성의 변성은 인대물질 자체의 변경에 기여한다. 조직 대사는 콜라겐 분자 사이 교차연결의 양과 질의 감소로 비율적으로 보다 성숙한 콜라겐을 이끌면서 증가되었다. 또한 뉴턴(1995)은 고정된 토끼무릎의 인대교차 부분이 조절값의 74%임을 보고했다.

동반질병 (Comorbidities)

힘줄과 인대와 관련된 근육뼈대 질환에 직간접적으로 기여하는 많은 조건이 있다. 이 중 일부가 다음 부분에서 설명된다.

당뇨병 (diabetes mellitus)

당뇨병은 보다 빈번히 인슐린의존형 질병(유형 I 당뇨)으로 주변관절조직에 콜라겐 축적을 촉진하고 미세혈관 분포에 직접 영향을 주는 대사적 기능과 연결적 조직의 변화와 관련된 것에 기인한 근육뼈대장애와 상관된 것으로 알려져 있다(Riley, 2004). 당뇨와 연관된 구체적 힘줄과 인대 병리학은 당뇨 손관절증(손경직증후군), 굽힘근 윤활막염(de Quervain 증후군), 듀프이트렌구축, 유착성 관절주머니염(오십견), 석회화관절주위염을 포함한다(Kim, 2001).

결합조직 질환 (connective tissue disorders)

류마티스성 조건과 같은 연결조직장애(예, 류마티스 관절, 척추관절증)는 콜라겐 조직의 파괴를 조장하는 염증침투와 연관되어 있다. 또한, 유전적 조건(예, 마르판 증후군, 엘러스-단로스증후군)은 힘줄과 인대의 콜라겐 유형이나 분량의 결핍, 원섬유조직의 비정상, 역학적 속성을 대체하는 엘라스틴과 기타 단백질의 양의 불균형을 가져올 수 있다(Riley, 2004).

콩팥 질환 (renal disease)

개인적인 혈액투석 수여자 가운데 36%에 달하게 힘줄파열과 더불어 만성콩팥 기능상실로 인한 힘줄장애가 초래된다. 장기간 혈액투석을 수여한 개인에게 힘줄과 인대의 혈액투석 74%, 무릎힘줄신장 49%, 관절운동기능과잉증 51%로 발견된다(Rillo, 1991). 투석관련 아밀로이드증은 힘줄 윤활막의 아밀로이드 침착을 일으킬 수 있다. 아밀로이드원섬유의 주요 구성요소는 베타 2-마이크로글로불린이다(Bardin, 1985; Honda, 1990; Mortia, 1995). 엘라스틴과 콜라겐 파괴의 증가량도 제안되었다(Riley, 2004).

약제 (Pharmacologic agents)

스테로이드, 비스테로이드소염제(NSAID), 날리딕스산추출항생제(fluoroquinolone)와 같은 기타 약물을 포함한 체계적 투약은 힘줄과 인대 대사에 영향을 줄 수 있다.

스테로이드 (steroids)

힘줄과 인대의 스테로이드 단기 및 장기 효과에 대해 상반하는 증가가 있다. 그러나 콜라겐합성의 억제, 뒤이은 대체 치유, 조직의 최대 부하의 감소와 연관되어 있다(Campbell, 1996; Liu, 1997; Oxlund 1980; Walsh, 1995; Wiggins, 1994, 1995).

비스테로이드항염증제 (NSAIDs)

비스테로이드항염증제(NSAIDs)는 염증상태 조절에 널리 사용된다. 힘줄과 인대의 염증장애 치유의 효과를 지지하는 일부 증가가 있다(특히 indomethacin, diclofenac). NSAID 사용으로 힘줄과 인대의 생체역학적 속성 강화를 지지하는 일부 증가가 있지만, 이 목적을 위해 이러한 약물은 거의 사용되지 않는다(Carlstedt, 1986a, 1986b; Marsolais, 2003; Vogel, 1977).

날리딕스산추출항생제 (fluoroquinolones)

날리딕스산추출항생제, 화학요법항생제 투약은 MMP 활동을 증진시키는 원인이며 콜라겐의 증가 퇴행을 촉진함을 발견했다(Kjaer, 2004).

요약 (Summary)

- 힘줄과 끝 인대는 구조에 그 특성적 강도와 유연성을 주는 역학적 안정성의 콜라겐으로 주로 구성된다. 엘라스틴의 비율은 신장의 변이로 계산된다.
- 콜라겐 섬유의 배열은 높은 단일방향 부하를 견디도록 갖춘 힘줄에 거의 평행하다. 인대의 덜 평행적 정렬은 구조를 한 방향의 인장 스트레스와 다른 방향의 작은 스트레스를 유지하게 한다.
- 힘줄과 인대는 대사, 치유, 고유감각, 고통 생성에 상당한 역할을 하는 혼합 신경혈관을 공급한다.
- 힘줄과 인대의 보다 경직된 골로의 삽입에서 뼈 물질에 대해 더 많은 섬유질의 점차적 변화가 감소된 스트레스 집중으로 나타난다.
- 힘줄과 인대는 파괴 이전 변형을 겪는다. 이 구조의 최종인장강도가 경과하면, 완전파괴가 급속히 발생하고, 그 부하부담능력이 지속적으로 감소된다.
- 힘줄의 손상작용은 근육과 관련된 힘줄의 교차부분과 부착된 힘줄에 대한 근육의 수축에 의해 생성된 힘의 양에 의해 영향을 받는다.
- 힘줄과 인대의 생체역학적 작용은 점탄성 또는 속도 의존적이며, 따라서 이 구조는 증가 부하속도 강도 및 강직성의 증가를 나타낸다.
- 속도의존의 추가 효과는 힘줄과 인대가 연장기간에 걸쳐 일정한 저부하에 영향을 받을 때 일어나는 느린 변형 또는 크립이다. 스트레스 이완은 구조가 시간에 걸쳐 일정한 신장을 유지할 때 일어난다.
- 역학적 요구에 반응한 힘줄과 인대 재구성은 그 위에 일어난다.
- 동종이식과 자가이식이 인대 재구성에 유용하지만, 물질속성은 일반수준으로 완전히 되돌아가지 않는다.
- 노화는 힘줄과 인대의 역학적 속성의 저하를 가져온다(강도, 강직성, 변형 저항력).
- 임신, 고정, 조직 상태, 특정 약제는 힘줄과 인대의 생체역학적 속성에 영향을 준다.

연습질문 (Practice Questions)

1. 힘줄과 인대 사이 콜라겐 섬유 배양의 구조적 차이는 무엇인가? 콜라겐 섬유 배양과 그 각각의 기능 사이 관계는 무엇인가?

2. 힘줄-인대 살아 있는 조직에 대한 가설적 부하신장 그래프를 그리고, 곡선 상 모든 구역을 표시하고, 축에 라벨을 붙여라.

3. 항복점과 최종파괴점 사이 차이를 설명하라.

4. 인대와 힘줄은 시간에 따라 다양하게 반응하고 부하 아래 속도의존작용을 나타내는 조직이다. 그 반응의 생체역학적 속성은 무엇인가? 스트레스 이완과 크립변형곡선을 이용한 속성을 명확히 설명하라.

5. 외부 고부하, 저부하의 고스트레인, 그리고 고스트레인으로 조합된 고부하가 있는 부위 힘줄과 인대 손상의 대사를 설명한 실제 각본 세 개를 예시하라.

참고 문헌 (References)

Amiel, D., Frank, C., Harwood, F., et al. (1984). Tendons and ligaments: A morphological and biochemical comparison. *J Orthop Res, 1*, 257.

Amiel, D., Kuiper, S.D., Wallace, C.D., et al. (1991). Age-related properties of medial collateral ligament and anterior cruciate ligament: A morphologic and collagen maturation study in the rabbit. *J Gerontol, 46*(4), B156–B165.

Amiel, D., Woo, S.L.Y., Harwood, F.L., et al. (1982). The effect of immobilization on collagen turnover in connective tissue. A biochemical-biomechanical correlation. *Acta Orthop Scand, 53*, 325.

Barbe, M.F., Barr, A.E. (2006). Inflammation and the pathophysiology of work-related musculoskeletal disorders. *Brain Behav Immun, 20*(5), 423–429.

Bardin, T., Kuntz, S., Zingraff, J., et al. (1985). Synovial amyloidosis in patients undergoing long-term hemodialysis. *Arthritis Rheum, 28*(9), 1052–1058.

Barr, A.E., Barbe, M.F. (2002). Pathophysiological tissue changes associated with repetitive movement: A review of the evidence. *Phys Ther, 82*(2), 173–187.

Benjamin, M., Kaiser, E., Milz, S. (2008). Structure-function relationships in tendons: A review. *J Anat, 212*(3), 211–228.

Campbell, R.B., Wiggins, M.E., Cannistra, L.M., et al. (1996). Influence of steroid injection in ligament healing in the rat. *Clin Orthop, 332*, 242–253.

Carlstedt, C.A., Madson, K., Wredmark, T. (1986a). The influence of indomethacin on collagen synthesis during tendon healing in the rabbit. *Prostaglandins, 32*, 353.

Carlstedt, C.A., Madson, K., Wredmark, T. (1986b). The influence of indomethacin on tendon healing. A biomechanical and biochemical study. *Arch Orthop Trauma Surg, 105*, 332.

Cooper, R.R., Misol, S. (1970). Tendon and ligament insertion. A light and electron microscopic study. *J Bone Joint Surg, 52A*, l.

Corsetti, J.R., Jackson, D.W. (1996). Failure of anterior cruciate ligament reconstruction: The biologic basis. *Clin Orthop, 325*, 42–49.

Dourte, L.M., Kuntz, A.F., Soslowsky, L.J. (2008). Twenty-five years of tendon and ligament research. *J Orthop Res, 26*(10), 1297–1305.

Dressler, M.R., Butler, D.L., Wenstrup, R., et al. (2002). A potential mechanism for age-related declines in patellar tendon biomechanics. *J Orthop Res, 20*(6), 1315–1322.

Elliott, D.H. (1967). The biomechanical properties of tendon in relation to muscular strength. *Ann Phys Med, 9*, 1.

Frank, C.B. (2004). Ligament structure, physiology and function. *J Musculoskelet Neuronal Interact, 4*(2), 199–201.

Frank, C.B., David, A.H., Shrive, N.G. (1999). Molecular biology and biomechanics of normal and healing ligaments—a review. *Osteoarthritis Cartilage, 7*(1), 130–140.

Fung, Y.C.B. (1967). Elasticity of soft tissues in simple elongation. *Am J Physiol, 213*, 1532.

Fung, Y.C.B. (1972). Stress-strain-history relations of soft tissues in simple elongation. In Y.C. Fung, N. Perrone, M. Anliker (Eds.). *Biomechanics: Its Foundations and Objectives*. Englewood Cliffs, NJ: Prentice-Hall, 181–208.

Honda, K., Hara, M., Ogura, Y., et al. (1990). Beta-2-microglobulin amyloidosis in hemodialysis patients. An autopsy study of intervertebral disks and posterior ligaments. *Acta Pathol Jpn, 40*(11), 820–826.

Kennedy, J.C., Hawkins, R.J., Willis, R.B., et al. (1976). Tension studies of human knee ligaments. Yield point, ultimate failure, and disruption of the cruciate and tibial collateral ligaments. *J Bone Joint Surg, 58A*, 350.

Kim, R.P., Edelman, S.V., Kim, D.D. (2001). Musculoskeletal complications of diabetes mellitus. *Clin Diabetes, 19*(3), 132–135.

Kjaer, M. (2004). Role of extracellular matrix in adaptation of tendon and skeletal muscle to mechanical loading. *Physiol Rev, 84*(2), 649–698.

Liu, S.H., Al-Shaikh, R.A., Panossian, V., et al. (1997). Estrogen affects the cellular metabolism of the anterior cruciate ligament. A potential explanation for female athletic injury. *Am J Sports Med, 25*(5), 704–709.

Magee, D.J. (2007). *Orthopedic Physical Assessment*. Saint Louis, MO: Saunders Elsevier, 859.

Marsolais, D., Cote, C.H., Frenette, J. (2003). Nonsteroidal anti-inflammatory drug reduces neutrophil and macrophage accumulation but does not improve tendon regeneration. *Lab Invest, 83*(7), 991–999.

Morita, H., Shinzaato, T., Cai, Z., et al. (1995). Basic fibroblast growth factor-hepatin sulphate complex in the human dialysis-related amyloidosis. *Virchows Arch, 427*(4), 395–400.

Nachemson, A.L., Evans, J.H. (1968). Some mechanical properties of the third human lumbar interlaminar ligament (ligamentum flavum). *J Biomech, 1*, 211–220.

Newton, P.O., Woo, S.L., Mackenna, D.A., et al. (1995). Immobilization of the knee joint alters the mechanical and ultrastructural properties of the rabbit anterior cruciate ligament. *J Orthop Res, 13*(2), 191–200.

Noyes, F.R., et al. (1977). Functional properties of knee ligaments and alterations induced by immobilization. *Clin Orthop*, 123, 210–242.

Noyes, F.R., Grood, E.S. (1976). The strength of the anterior cruciate ligament in humans and rhesus monkeys. Age-related and species-related changes. *J Bone Joint Surg, 58A*, 1074–1082.

Oxlund, H. (1980). The influence of a local injection of cortisol on the mechanical properties of tendons and ligaments and the indirect effect on skin. *Acta Orthop Scand, 51*(2), 231–238.

Parry, D.A.D., Barnes, G.R.G., Craig, A.S. (1978). A comparison of the size distribution of collagen fibrils in connective tissues as a function of age and possible relation between fibril size and mechanical properties. *Proc R Soc Lond, 203*, 305–321.

Prockop, D.J. (1990). Mutations that alter the primary structure of collagen. *J Biol Chem, 265*(26), 15349–15352.

Prockop, D.J., Guzman, N.A. (1977). Collagen diseases and the biosynthesis of collagen. *Hosp Pract, 12*(12), 61–68.

Riley, G. (2004). The pathogenesis of tendinopathy. A molecular perspective. *Rheumatology, 43*(2), 131–142.

Rillo, O.L., Babini, S.M., Basnak, A., et al. (1991). Tendinous and ligamentous hyperlaxity in patients receiving long-term hemodialysis. *J Rheumatol, 18*(8), 1227–1231.

Rundgren, A. (1974). Physical properties of connective tissue as influenced by single and repeated pregnancies in the rat. *Acta Physiol Scan Suppl, 417*, 1–138.

Shino, K., Oakes, B.W., Horibe, S., et al. (1995). Collagen fibril populations in human anterior cruciate ligament allografts. Electron microscopic analysis. *Am J Sports Med, 23*(2), 203–208.

Simon, S.R. (1994). *Orthopedic Basic Science*. Rosemont, IL: American Academy of Orthopaedic Surgeons.

Snell, R.S. (1984). *Clinical and Functional Histology for Medical Students*. Boston: Little, Brown and Company.

Strocchi, R., De Pasquale, V., Facchini, A., et al. (1996). Age-related changes in human anterior cruciate ligament (ACL) collagen fibrils. *Ital Anat Embryol, 101*(4), 213–220.

Strocchi, R., De Pasquale, V., Guizzardi, S., et al. (1992). Ultrastructural modifications of patellar tendon fibres used as anterior cruciate ligament (ACL) replacement. *Ital J Anat Embryol, 97*(4), 221–228.

Viidik, A. (1968). Elasticity and tensile strength of the anterior cruciate ligament in rabbits as influenced by training. *Acta Physiol Scand, 74*, 372.

Viidik, A., Danielsen, C.C., Oxlund, H. (1982). Fourth International Congress of Biorheology Symposium on Mechanical Properties of Living Tissues: On fundamental and phenomenological models, structure and mechanical properties of collagen, elastin and glycosaminoglycan complexes. *Biorheology, 19*, 437.

Vogel, H.C. (1977). Mechanical and chemical properties of various connective tissue organs in rats as influenced by non-steroidal antirheumatic drugs. *Connect Tissue Res, 5*, 91.

Walsh, S., Frank, C., Shrive, N., et al. (1993). Knee immobilization inhibits biomechanical maturation of the rabbit medial collateral ligament. *Clin Orthop, 297*, 253–261.

Walsh, W.R., Wiggins, M.E., Fadale, P.D., et al. (1995). Effects of delayed steroid injection on ligament healing using a rabbit medial collateral ligament model. *Biomaterials, 16*(12), 905–910.

Weiss, J.A., Gardiner, J.C., Bonifasi-Lista, C. (2002). Ligament material behavior is nonlinear, viscoelastic and rate-independent under shear loading. *J Biomech, 35*(7), 943–950.

Wiggins, M.E., Fadale, P.D., Barrach, H., et al. (1994). Healing characteristics of a type I collagenous structure treated with corticosteroids. *Am J Sports Med, 22*(2), 279–288.

Wiggins, M.E., Fadale, P.D., Barrach, H., et al. (1995). Effects of local injection of corticosteroids on the healing of ligaments. A follow-up report. *J Bone Joint Surg Am, 77*(11), 1682–1691.

Woo, S.L.Y. (1988). Ligament, tendon, and joint capsule insertions to bone. In Woo, S.L.Y., Buckwalter, J. (Eds.). *Injury and Repair of the Musculoskeletal Soft Tissues.* Park Ridge, IL: American Academy of Orthopaedic Surgeons, 133–166.

Woo, S.L.Y., An, K.N., Arnoczky, D.V.M., et al. (1994). Anatomy, biology, and biomechanics of the tendon, ligament, and meniscus. In S.R. Simon (Ed.): *Orthopaedic Basic Science.* Rosemont, IL: American Academy of Orthopaedic Surgeons, 52.

Woo, S.L.Y., Debski, R.E., Zeminski, J., et al. (2000). Injury and repair of ligaments and tendons. *Ann Rev Biomed Eng, 2*, 83–118.

Woo, S.L.Y., Gomez, M.A., Amiel, D., et al. (1981). The effects of exercise on the biomechanical and biochemical properties of swine digital flexor tendons. *J Biomech Eng, 103*, 51.

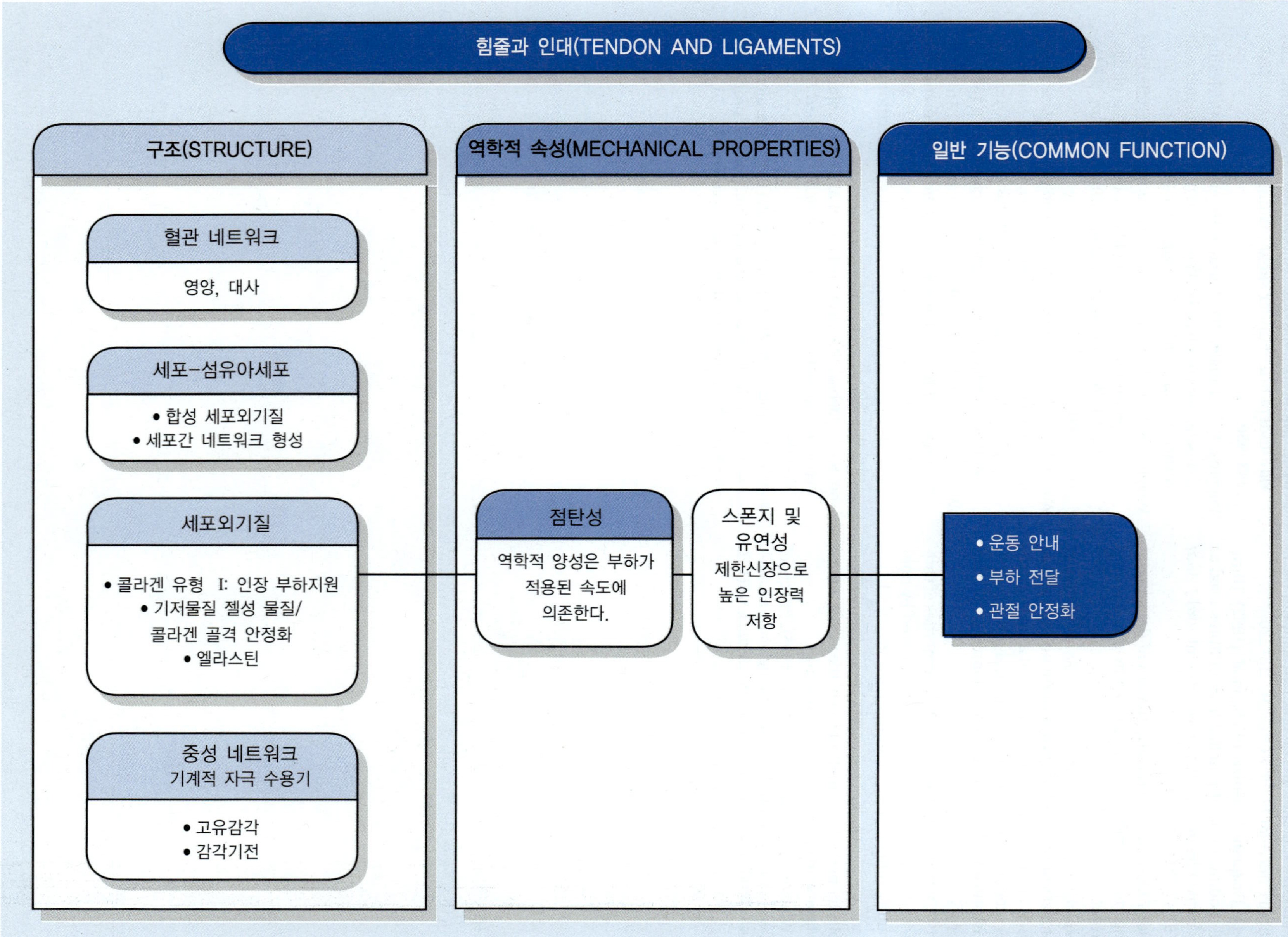

플로 차트 4-1

힘줄과 인대의 일반 구조 및 역학적 속성

*이 플로차트는 교실이나 집단 토의를 위해 설계되었으며, 완전하지는 않음.

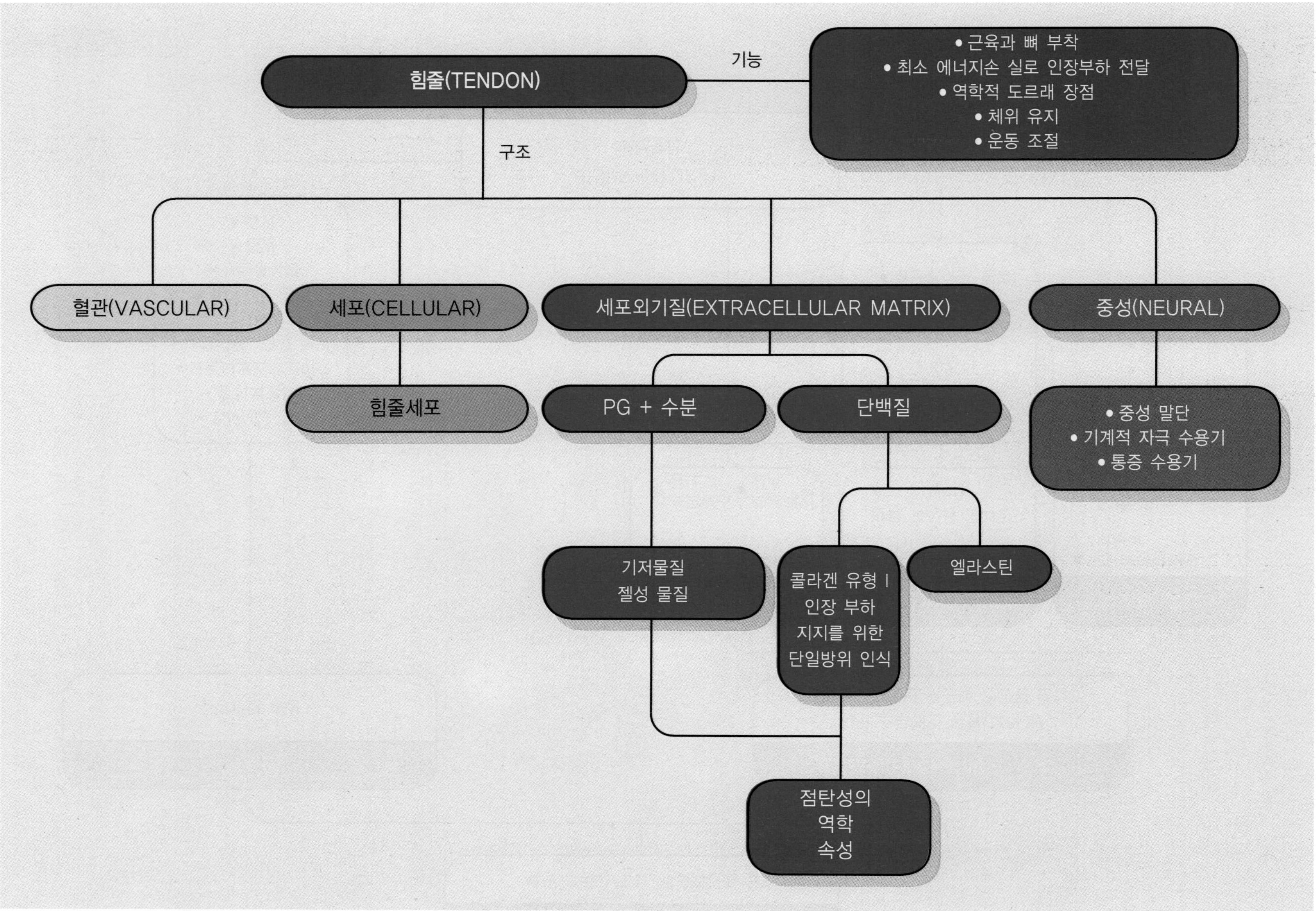

플로 차트 4-2

힘줄 구조 및 역학적 속성.*

*이 플로차트는 교실이나 집단 토의를 위해 설계되었으며, 완전하지는 않음.

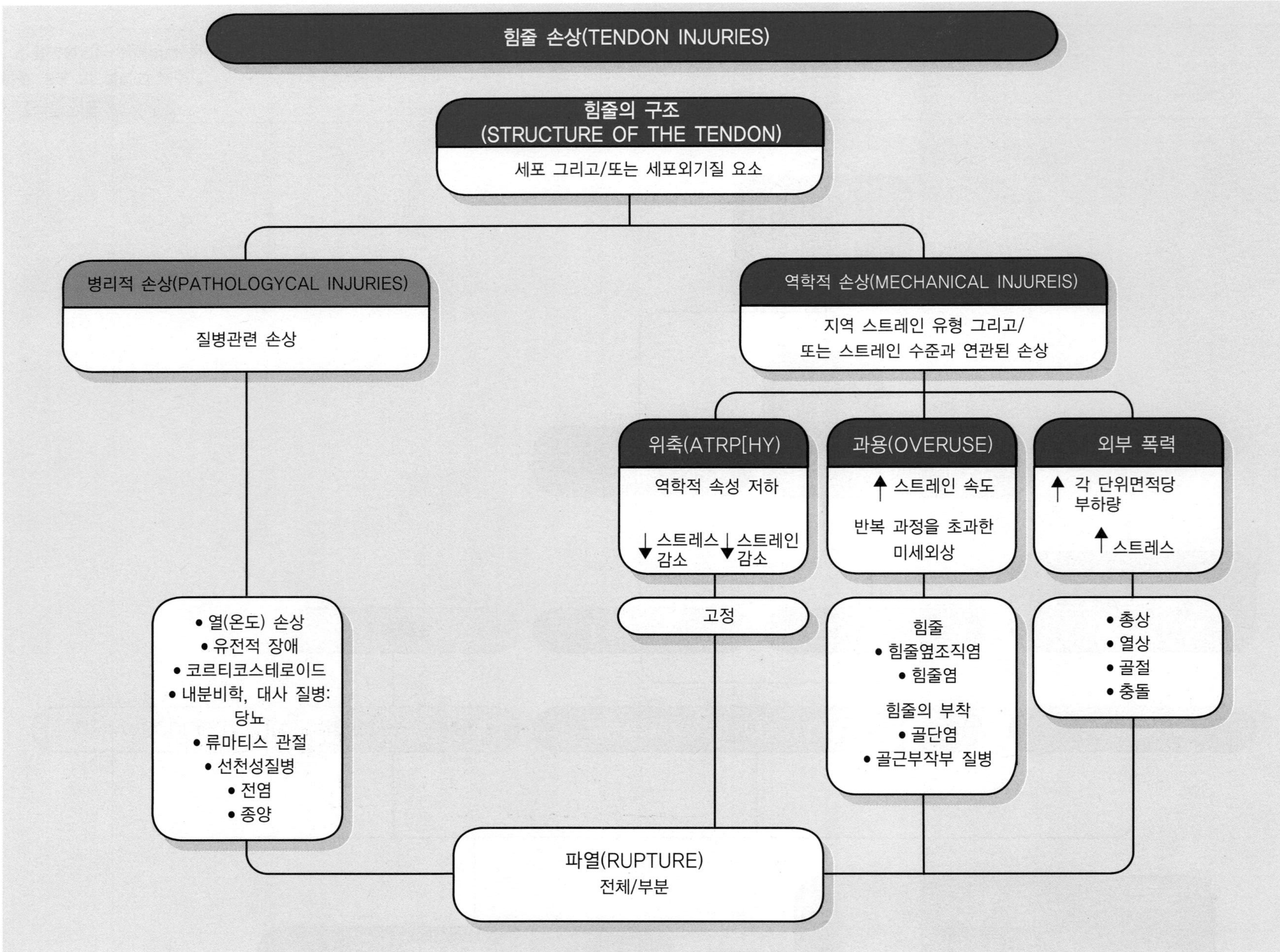

플로 차트 4-3

힘줄 손상. 임상 견본*

*이 플로차트는 교실이나 집단 토의를 위해 설계되었으며, 완전하지는 않음.

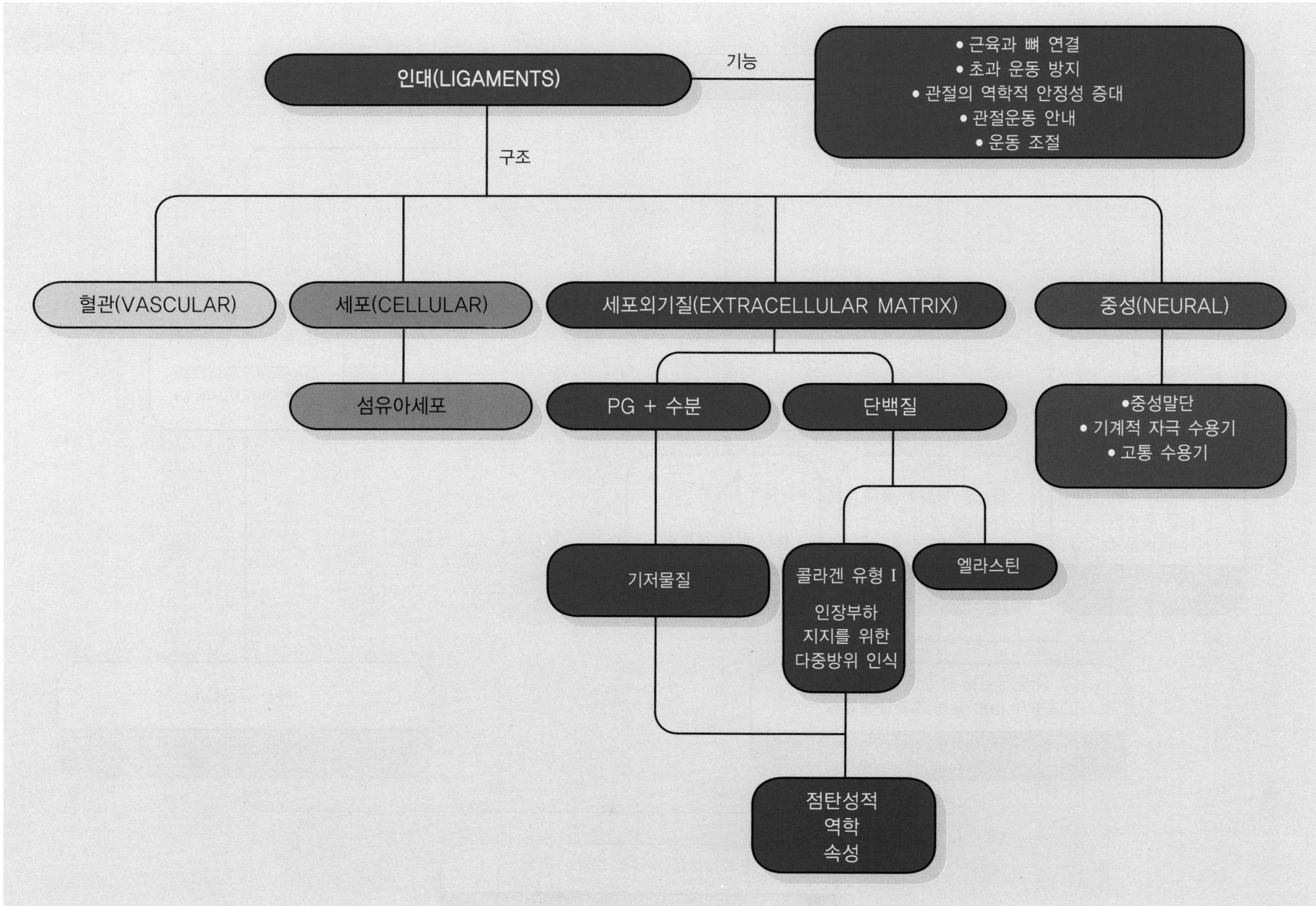

플로 차트 4-4

인대 구조 및 역학적 속성*

*이 플로차트는 교실이나 집단 토의를 위해 설계되었으며, 완전하지는 않음.

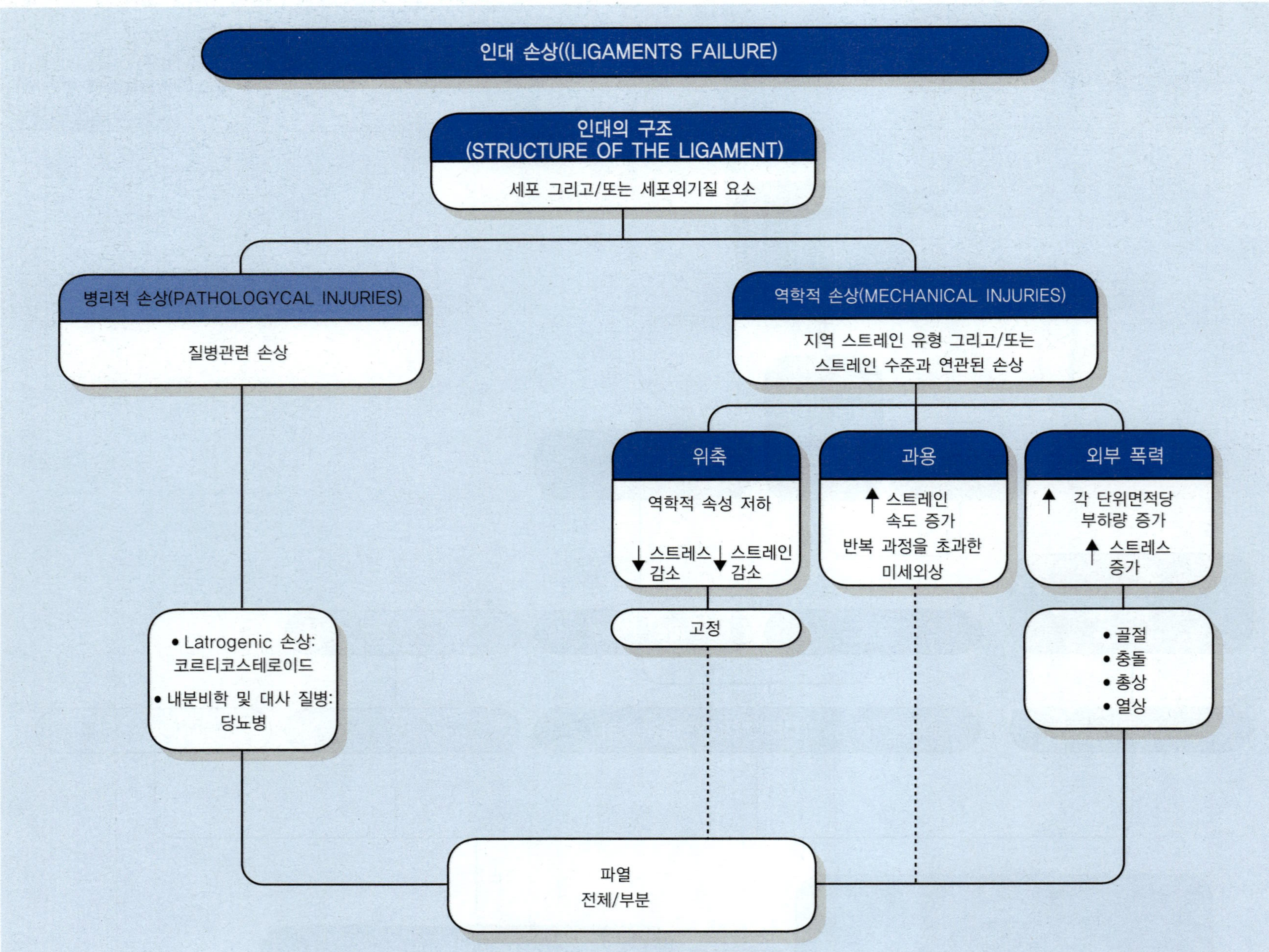

플로 차트 4-5

인대 손상. 임상 견본.*

* 이 플로차트는 교실이나 집단 토의를 위해 설계되었으며, 완전하지는 않음.

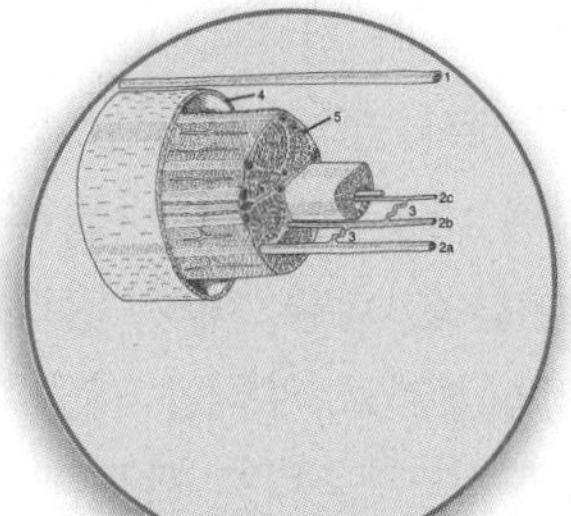

제5장

말초신경 및 척수신경뿌리의 생체역학(Biomechanics of Peripheral Nerves and Spinal Nerve Roots)

서론 (Introduction)

신경계는 신체조절센터와 커뮤니케이션망으로 작용하고, 다음과 같은 세 개의 광범위한 역할을 한다. 신체와 외부 환경의 변화를 감지하고, 이러한 변화를 해석하고, 근육수축과 샘분비 개시활동으로 이 변환에 반응한다.

설명 목적을 위해 신경계는 뇌와 척수로 이루어진 중앙신경계, 그리고 뇌와 척수에서 연장된 다양한 신경과 정으로 이루어진 말초신경계, 두 부분으로 나뉠 수 있다. 말초신경은 피부, 관절, 근육, 힘줄, 내장, 감각조직의 감각수용기로부터 중앙신경계로 자극을 제공하고, 그것에서부터 효과기(근육과 선)로 출력을 제공한다. 말

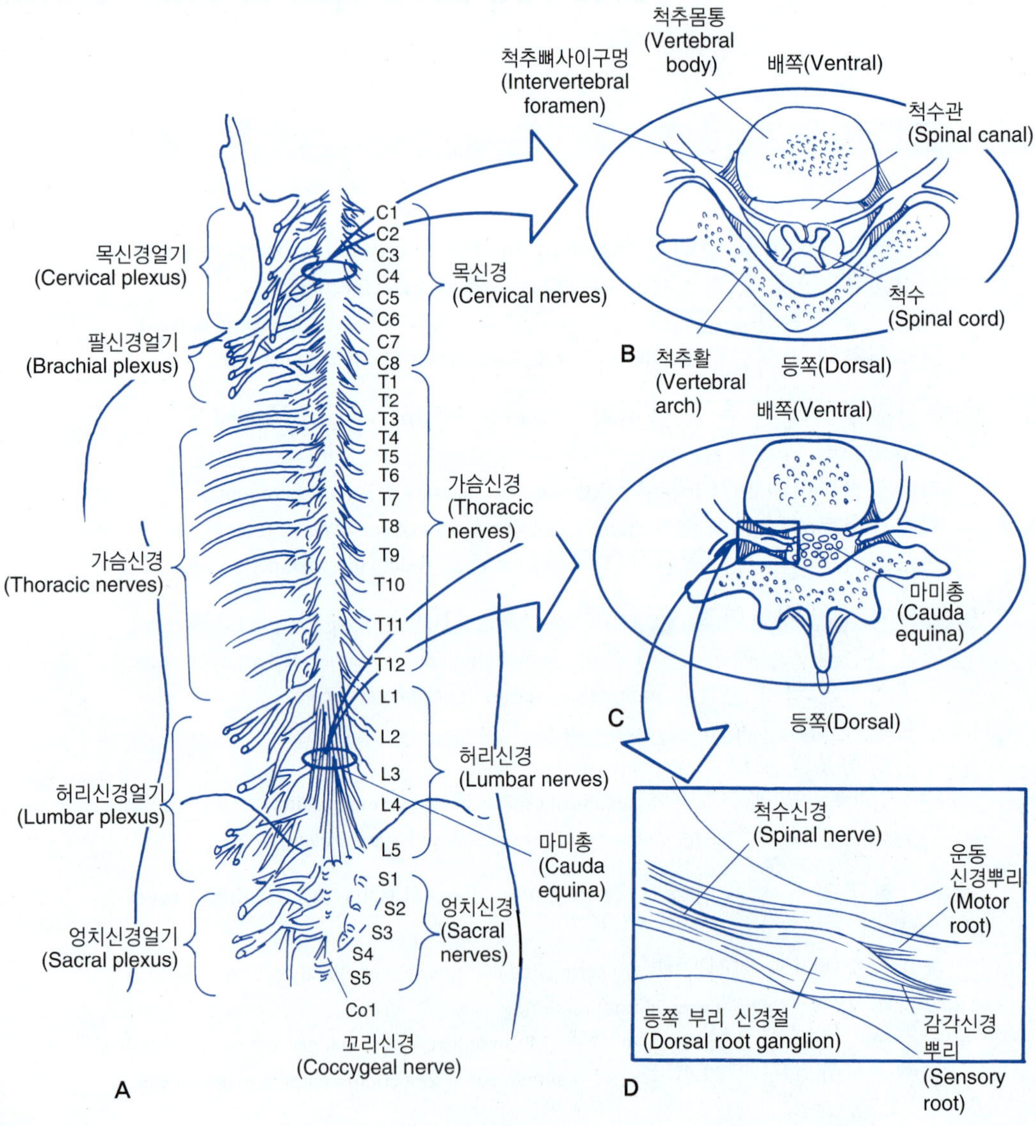

그림 5-1

A. 척수 및 척수신경(후면)의 도해. 척수신경은 척추사이공간을 통해 척추관에서 나타난다. 이 곳에는 8쌍의 목신경, 12쌍의 가슴신경, 5쌍의 허리신경, 5쌍의 엉치신경, 그리고 1쌍의 꼬리신경이 있다. 2~11 번째 등뼈(T2~T11)를 제외한 신경은 척추사이공간 뒤신경얼기라는 복잡한 망을 형성한다. 각 신경의 주요 가지, 앞쪽 가지만 묘사되어 있다. **B.** 척추사이공간을 통해 존재하는 척추관 및 신경뿌리의 척수를 보여주는 목뼈의 단면 **C.** 척추관의 말총 신경뿌리를 보여주는 허리신경의 단면. **D.** 척추사이공간에 각각 존재하는 신경뿌리혼합은 운동신경뿌리, 감각신경뿌리, 등쪽 뿌리신경절로 구성된다.

초신경계는 12쌍의 뇌신경과 가지, 그리고 31쌍의 척수신경과 가지를 포함한다(그림 5-1A). 그 가지들을 말초신경이라 부른다.

각 척수신경은 등쪽 뿌리(후근, dorsal root)와 앞쪽 뿌리(전근, ventral root)를 통해 척수와 연결되고, 척추사이공간에서 척수신경을 형성하기 위해 결합한다(그림 5-1D). 뒤쪽 뿌리는(피부, 근육, 힘줄, 관절의 수용기에서 중앙신경계로 감각정보를 관리하는) 감각신경섬유를 포함하고, 앞쪽 뿌리는(중앙신경계에서 근육섬유와 같은 말단부에 자극을 관리하는) 운동신경의 주요 섬유를 포함한다.

신경계가 척추사이공간(추간공, intervertebral foramina)을 벗어난 직후 두 주요 가지로 나뉜다. 등쪽 가지는 머리, 목, 등의 근육과 피부신경을 발달시키고, 일반적으로 더 크고 중요한 앞쪽 가지는 상하부 말단뿐만 아니라 구조의 앞쪽과 곁부위 신경을 발달시킨다. 가슴 구역을 제외한 앞쪽 가지는 구조에 직접 흐르지 않고, 신경을 발달시키지만 인접신경으로 교차망이나 신경얼기를 우선 형성한다(그림 5-1A).

이 장은 말초신경과 척수신경뿌리 모두에 중점을 두는데 신경섬유뿐만 아니라, 연결조직 요소와 신경섬유를 둘러싸고 있는 앞쪽 구조를 포함한다. 신경은 스트레칭(인장) 및 압박과 같은 역학적 손상으로부터 신경을 보호하기 위해 역할을 하는 일부 특별 해부학적 속성을 가지고 있다. 이 장에서는 말초신경과 척수신경뿌리의 기본 미세해부학을 방어의 고유 작용에 대한 특별 참고와 함께 검토한다. 인장 및 압박에 대한 말초신경의 역학적 작용도 일부 상세히 설명된다.

말초신경의 해부 및 생리학

(Anatomy and Physiology of Peripheral Nerves)

말초신경은 신경섬유, 연결조직, 혈관으로 구성된 복합 구성 구조이다. 세 조직 요소는 다른 방식으로 신경을 외상에 작용하도록 만들고, 손상 후 신경의 기능적 퇴행에 현저한 역할을 할 수 있는데 그 각 요소를 따로 설명한다.

신경섬유: 구조 및 기능

(The nerve fibers: structure and function)

신경섬유는 말이집(myelin sheath)과 슈반세포(Schwann cell)를 따라 신경세포체에서 연장된 신장과정(축삭)을 말한다(그림 5-2, 5-3). 감각신경의 신경섬유는 피부, 뼈대근육, 관절에서 중앙신경계로의 자극을 관리한다. 운동신경의 신경섬유는 근육수축을 일으키면서 중앙신경계에서 뼈대근육으로 자극을 전달한다(근육수축 작용의 자세한 설명은 6장 참고).

신경섬유는 자극을 전달할 뿐만 아니라 신경세포체와 그 말단기관 사이 해부학적 연결에 역할을 한다. 연결은 세포체에서 신경으로 반대방향으로 운반된 세포체(예,

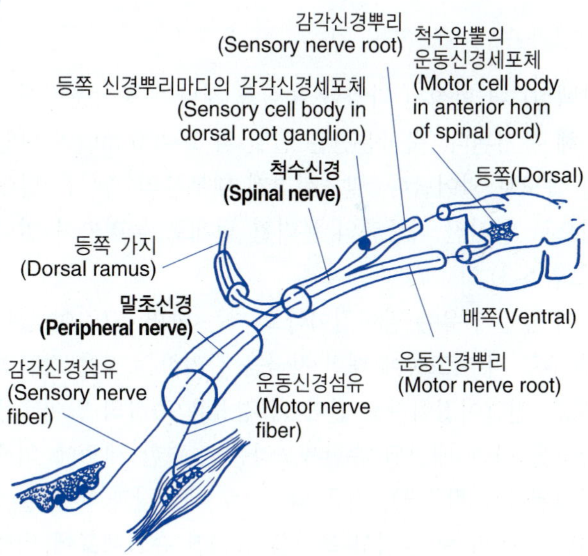

그림 5-2

그 등쪽 신경뿌리 및 앞쪽 신경뿌리에서 나타나는 전형적인 척수신경의 배열을 나타낸 도해. 말초신경은 등쪽 가지에서 분리된 후 시작된다(단순함을 위해 얼기에 들어간 신경은 나타내지 않음). 척수신경과 대부분의 말초신경은 혼합신경이며 감각(구심)과 운동(원심)신경섬유 모두를 포함한다. 세포체와 그 신경섬유는 신경단위를 만든다. 운동신경단위의 세포체는 척수의 앞뿔에 위치해 있고, 감각신경단위의 것은 등쪽 뿌리신경절에서 발견된다. 여기 운동신경섬유는 근육을 지배하고, 감각신경섬유는 피부신경의 자극을 나타낸다. *출처: Rydevik, B., Brown, M.D., Lundborg, G. (1984). Pathoanatomy and pathophysiology of nerve root compression. Spine, 9,7.*

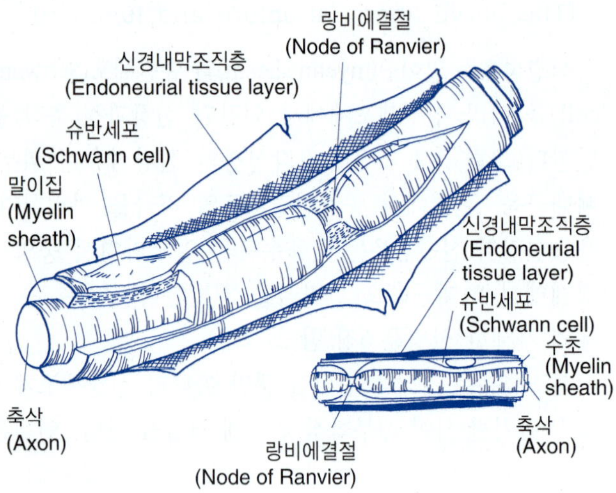

그림 5-3

말이집신경섬유의 구조적 특징의 도해. *출처: Sunderland, S. (1978). Nerves and Nerve Injuries (2nd ed.). Edinburgh: Scotland Churchill Livingstone.*

단백질) 내 합성된 다양한 물질을 지나는 축삭운반계에 의해 유지된다. 축삭운반은 일일 약 1~400 mm의 다양한 속도로 일어난다. 말초신경계 대부분의 축삭은 말이집으로 알려진 다중층의 분리된 덮개로 둘러싸여 있다 (그림 5-3).

이 덮인 섬유는 말이집이라고 하는 반면, 그것이 없는 것(주로 피부 고통에 대한 자극을 관리하는 작은 감각섬유)은 민말이집이라고 한다. 신경섬유 축삭의 말이집은 축삭을 따라 배열된 슈반세포라는 편평한 세포에 의해 생성된다(그림 5-3). 집은 외층으로 세포질과 핵을 밀어내면서 여러 번 감기고 축삭을 둘러싼 슈반세포에 의해 형성된다. 랑비에르결절이라 불리는 민말이집 간격은 말이집의 분절 사이에 약 1~2 mm 떨어져 있다.

말이집은 신경자극의 수축속도를 높이고, 축삭을 분리하고 유지한다. 자극은 연속으로 천천히 민말이집 신경섬유를 따라 증식되는 반면, 말이집 신경섬유의 자극은 도약전도라는 과정에서 하나의 랑비에르결절에서 다음 결절로 고속 "도약"을 한다. 말이집신경의 전도속도는 섬유직경에 비례하고, 보통 2~20 mm 범위이다. 근골섬유를 발달시키는 운동섬유는 뼈대근 인장 및 관절위치와 같은 당기, 압력, 열, 냉, 운동감각으로 연결된 자극을 중계하는 감각섬유처럼 직경이 크다. 고통을 무디게 하고 분산하는 자극을 전도하는(날카롭고 즉각적인 고통에 맞서) 감각섬유는 가장 작은 직경을 가진다. 신경섬유는 스스로 신경을 만드는 다발로 정렬되는 다발부근에 묶여 있다. 다발은 신경의 기능적 하위단위이다.

말초신경의 신경내 결합조직 (Intraneural connective tissue of peripheral nerves)

결합조직의 연속층은 신경속막(신경내막, endoneurium), 신경다발막, 신경바깥막(신경외막, epineurium)이라는 신경섬유에 둘러싸여 있고, 섬유의 연속성을 보호한다(그림 5-4). 이 연결조직층의 방어기증은 신경섬유가 최대로 스트레칭과 압박을 허용하기 때문에 중요하다.

가장 바깥층, 신경바깥막은 다발과 신경의 표면 사이에 위치한다. 이 느슨한 연결조직층은 외적 외상으로부터 다발을 보호하고 신경바깥막혈관을 통해 산소공급계를 유지하면서 신경의 운동 동안 쿠션으로 역할을 한다. 신경바깥막 연결조직은 동일한 섬유 내에 다른 레벨로 섬유 가운데 다양하다. 신경은 뼈에 가까이 놓여 있거나 관절을 지나가는 부위 보호가 이 부분에 크게 필요하기 때문에 신경속막은 종종 다른 곳보다 더 풍부하다. 척수신경뿌리는 신경속막과 신경다발막이 둘 다 없기 때문에 신경뿌리의 신경섬유는 보다 외상에 영향을 받을 수 있다(Rydevik, 1984).

신경다발막은 각 다발을 둘러싼 표층집이다. 이 집은 구체적인 생체역학적 장애뿐만 아니라 큰 역학적 강도를 가진다. 그 강도는 다발이 신경다발막 파열 이전 약 1,000 mm 수은압력으로 유체에 의해 팽창한다는 사실로 설명된다.

신경다발막의 기능장애는 화학적으로 그 주변으로부터 신경섬유를 분리시켜 특별내환경, 다발의 내부 이온환경을 유지한다. 다발내부 연결조직인 신경속막은 섬유모세포와 콜라겐으로 주로 구성된다.

다발의 간질세포압력, 신경속막 유압[+1.5±0.7 mmHg (Myers and Powell, 1981)]은 피하조직(-4.7±0.8 mmHg)과 근육조직(-2±2 mmHg)과 같은 주변조직 압력과 비교하면 일반적으로 약간 높다. 상승된 신경속막 유압은 신경섬유의 탈출 결과로 신경다발막 절개 부근 현상에 의해 설명된다. 신경속막 유압은 연속 부종의 신경외상으로 한층 더 증가될 수 있다. 이러한 압력 증가는 신경의 미세순환과 기능에 영향을 줄 수 있다.

말초신경의 미세혈관계 (The microvascular system of peripheral nerves)

신경다발막 신경은 신경속막, 신경다발막, 신경바깥막 내 혈관망을 포함한 적절한 혈관구조이다. 자극증식과 축삭운반 양쪽 모두 지역산소공급에 의존하기 때문에 미세혈관계는 큰 저장력을 가지는 것이 당연하다.

전체로써 말초신경에 대한 혈액공급은 그 과정에 따라 신경분절로 접근하는 큰 혈관에 의해 제공된다. 이 지역 영양혈관은 신경이 도달하면 상하 가지로 분리된다. 이 혈관은 세로로 흐르고, 종종 신경속막, 신경다발막의 혈관으로 문합한다. 신경바깥막 내 큰세동맥과 세정맥은 50~100mm 직경으로 세로축 혈관계를 구성한다(그림 5-4).

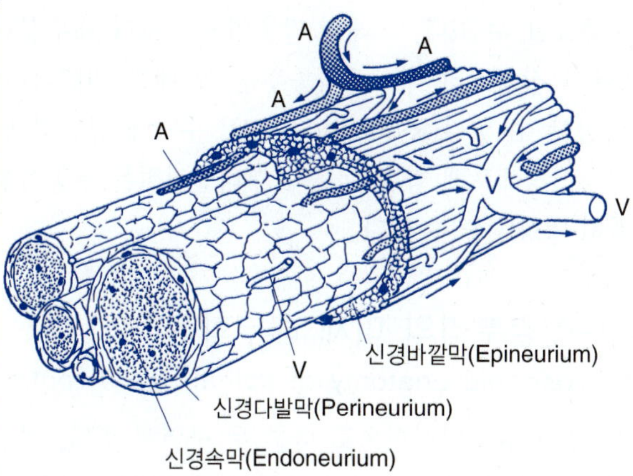

그림 5-4

신경다발막 신경의 분절 도해. 개별신경섬유는 신경속막 내 위치한다. 각각 강한 집, 신경다발막에 둘러싸인 각 다발 내에 밀접하게 묶여 있다. 다발은 헐거운 연결조직, 신경바깥막에 숨겨져 있다. 혈관은 신경의 모든 층에 존재한다. A, 세동맥(음영부분); V, 세정맥(비음영부분). *화살표*는 혈류의 방향을 나타낸다. *출처: Rydevik B (1979). Compression injury of peripheral nerve, University of Gothenbur, Sweden, 1979.*

각 다발 내 다양한 수준에서 루프 형성으로 세로축 모세혈관총에 놓여 있다. 모세혈관계는 신경다발막을 통과하는 직경 25~150 mm 세동맥에 의해 공급된다. 이 혈관은 신경다발막을 통해 비스듬한 경로로 흐르고, 특정 구조 때문이라고 믿어지는데 다발 증가 내 조직압력에 밸브처럼 쉽게 근접한다(Lunborg, 1975; Myers, 1986). 연결신경다발막 경유혈관의 공학구조적 분석은 신경속막 압력의 온건한 증가는 혈관을 압박하고 신경혈류를 감소한다고 제시한다. 소위 병리학적 밸브작용은 신경허혈에 대한 생체역학적 작용이고, 지역 마취용액 3% 2-chloroprocaine HCL의 적용으로 일어나는 온건한 신경속막 부종 상태 내 연차적 조직학 부분의 분석에 의해 검증된다. 이 현상은 신경속막 유압의 제한된 증가에서조차 다발내 혈류의 감소와 연관되는 이유를 설명할 수 있다.

지역분절혈관이 가로 절개되는 경우 세로축 문합의 고유안전시스템은 큰 안전 여백을 제공한다. 체내 모델의 동물실험에서 부분수술 절차에 의해 신경으로 완전 허혈을 유도하기가 아주 어렵다. 예를 들면, 토끼의 전체 궁둥신경-정강신경복합체(15 cm 길이)가 주변조직으로부터 분리되고 지역영양혈관이 절단된 경우, 생체현미경 기법에 의해 연구된 신경내섬유속 혈류의 감지할 만한 감소가 없다. 유동신경이 말단에서 기부에 가깝게 절단된 경우, 말단에서 최소한 7~8 cm에서 미세순환을 유지할 수 있다. 고정신경이 절단된 경우, 신경의 맨 끝에서조차 완전한 미세순환이 여전히 일어난다. 이 현상은 신경내혈관보충이 충분함을 증명한다. 그러나 다른 쥐 연구에서 하부신경다발막 신경섬유의 말이집탈락을 일으키는 섬유다발에서 신경바깥막 순환 제거가 나타났다.

척수신경뿌리의 해부 및 생리학 (Anatomy and Physiology of Spinal Nerve Roots)

초기 발생학 발달단계에서 척수는 척추 세로단과 동일한 길이를 가진다. 그러나 완전히 성장한 개인에게 척수는 첫 허리뼈 레벨에서 척수원뿔로 끝난다. 허리나 엉치척추의 내부혈사이구멍을 통과하는 척수를 떠난 신경뿌리는 흉부척추하단 내 척추에서 탈출점인 척수를 남겨둔 지점을 통과해야 한다(그림 5-5). 척수는 첫 허리신경척추 아래 있지 않기 때문에 척추관의 신경함유는 허리엉치신경뿌리로만 이루어져 있다. 허리신경내 신경뿌리의 다발과 척추관의 엉치뼈(천골, sacrum) 부분은 말의 꼬리와 유사하고 따라서 흔히 말총(마미)이라는 말의 꼬리라고 불린다.

신경뿌리의 두 다른 유형은 허리엉치척추(요천골, lumbosacral), 앞쪽 뿌리/운동뿌리, 등쪽 뿌리/감각신경뿌리 내에서 발견된다. 운동 축삭의 세포체는 척수 회색물질의 앞나팔에 위치해 있고, 이 신경뿌리는 앞쪽 면의 척추 모드를 남기기 때문에 앞쪽 뿌리라고도 불린다. 이름이 제안됨에 따라 이 신경뿌리는 주로 감각(예, 구심) 축삭으로 구성되고 척수의 등쪽 지역에서 척수에 도달한다. 감각 축삭의 세포체는 신경뿌리신경절이라는 상대적 등쪽 신경뿌리의 가장 꼬리부분의 팽창에 위치한다. 신경절은 내부혈관구멍 내부나 가까이 위치한다. 신경뿌리와 달리 등쪽 뿌리신경절은 뇌척수액과 수막에 싸여 있지 않다. 대신 말초신경의 신경다발막과 유사한 다중층 연결조직집과 신경바깥막이라는 헐거운 결합조직층에 의해 싸여 있다.

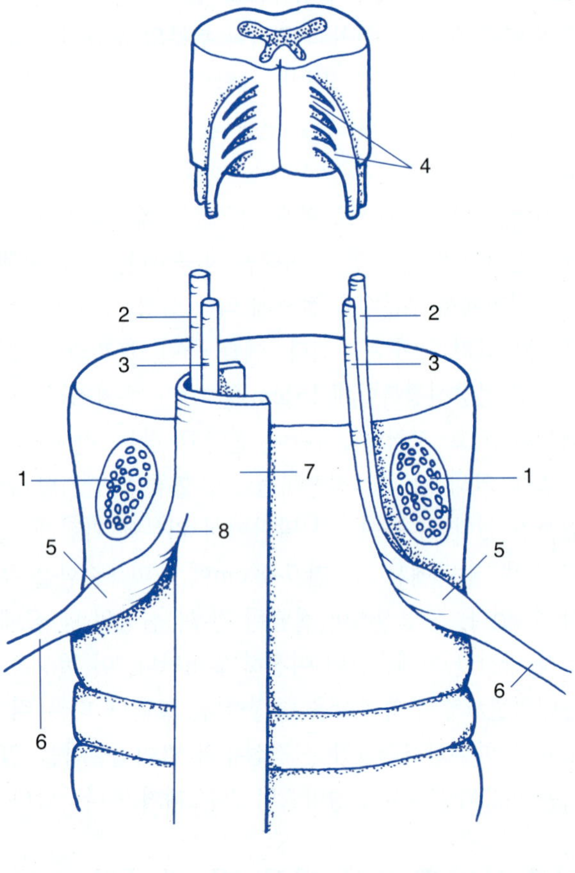

그림 5-5

뒤에서 본 내부척수신경구조. 척추뼈고리는 줄기를 잘라 제거되었다(1), 앞쪽(2), 등쪽(3), 신경뿌리는 작은 곁뿌리로 척수를 남긴다(4), 척추관을 떠나기 전에 등쪽 뿌리는 등쪽 뿌리신경절이라는 팽창을 형성한다(5), 척수신경을 형성하기 전 앞쪽 신경뿌리와 함께 감각세포체를 포함한다(6), 신경뿌리는 중간 이중주머니(7), 또는 신경뿌리소매라는 주머니의 연장으로 덮여 있다(8). *출처 : Olmarker, K. (1991). Spinal nerve root compression. Nutrition and function of the porcine cauda equina compressed in vivo. Acta Orthop Scand Suppl, 242, 1–27.*

신경뿌리가 내부혈관구멍에 접근할 때 근슬리브는 점차적으로 보다 단단히 신경조직을 감싼다. 각 신경뿌리 쌍을 둘러싼 뇌척수액의 거미막밑공간(지주막하공간, subarachnoid space) 꼬리방향으로 점차적으로 감소된다. 신경뿌리의 압박손상은 부종형성의 결과로 신경속막 모세혈관의 투과성 증가를 유도할 수 있다(Olmarker, 1989b; Rydevik and Lundborg, 1977). 이것은 신경으로 영양 전달의 신경내액과 연속손상 증가로 이끌 수 있다(Myers, 1998; Myers and Powell, 1981). 그러한 작용은 신경뿌리가 연결조직에 의해 단단히 싸여진 곳에서 특히 중요할 수 있다. 그래서 말총의 중앙보다 내부혈관구멍에서 신경뿌리 내 "포착증후군"에 대한 위험이 보다 확실할 수 있다(Rydevik, 1984). 수막에 단단히 싸인 감각신경세포체 함유로 등쪽 뿌리신경절은 부종형성에 특히 영향받을 수 있다.

척수신경뿌리의 미세 해부학
(Microscopic anatomy of spinal nerve roots)

신경뿌리에는 미시적으로 다른 두 구역이 있다. 척수에 가장 근접한 것은 척수나 뼈에서 중앙신경구조의 미시적 조직을 닮은 신경아교세포를 구성하는 중앙 아교세포분절이다. 아교세포분절은 척수에서 몇 밀리미터의 반구형교차점의 비아교세포분절로 이동된다. 비아교세포분절은 신경아교세포 대신 슈반세포, 말초신경의 신경속막과 동일한 방식에서 조직된다. 그러나 일부 작은 아교세포섬 또한 다른 혈관조직 신경속막에서 발견된다.

척수신경뿌리의 막성덮개 (Membranous coverings of spinal nerve roots)

신경속막의 축삭은 뿌리말이집(근집)이라 불리는 결합조직의 얇은 층에 의해 뇌척수액으로부터 분리된다. 이 근집은 척수를 덮고 있는 연질막에 대한 구조적 유사체이다. 일반적으로 근집에는 2~5세포층이 있지만, 12층만큼 많은 층도 인식된다. 근집의 외층쪽 부분의 세포는 척수의 연세포와 유사하고, 떨어진 부분의 세포는 척추 경질막의 지주막세포와 보다 유사하다. 근집의 내부층은 혈관신경의 신경다발막의 세포에 대한 유사성을 보여주는 세포로 구성된다. 차단된 기초막은 각각 이러한 세포로 싸여 있다. 근집의 내부층은 신경뿌리와 뇌척수액의 신경속막 사이 분산벽을 구성한다. 이 벽은 상대적으로 약하고 대형분자의 통과만 막을 수 있다.

척추 경질막은 신경뿌리와 뇌척수액을 에워싸고 있다. 두 층은 척추관에 들어가 그 외층은 척추관을 맞이하는 목뼈 일부의 뼈막과 결합된다. 내부 층은 지주막에 결합되어 척추 경질막이 된다. 근집에 대조적으로 척추 경질막은 효과적인 분산벽이다. 벽의 속성은 경질막과 신경피라는 지주막사이 결합조직집에 위치한다. 근집의 내부층과 유사하게 신경피는 말초신경의 신경다발막과 유사하다. 신경뿌리가 척추를 떠나면서 말초신경으로 전환될 때 신경다발막을 이 두 층이 사실상 형성한다고 제시한다.

척수신경뿌리의 미세혈관계 (The microvascular system of spinal nerve roots)

신경뿌리의 혈관해부학에 대한 정보는 척수의 혈관신생에 대한 연구에서 주로 파생되었다. 그러므로 다양한 혈관의 명명법은 다소 혼란스러울 수 있다. 신경뿌리 혈관구조에 대한 기존 지식 요약은 다음 문단에 제시된다.

일반적으로 부분동맥은 내부혈관구멍에 접근할 때 세 가지로 나뉜다. (1) 뒤배벽과 허리신경얼기를 공급하는 앞쪽 가지, (2) 척추옆근육과 관절면을 제공하는 후방가지, (3) 척추관의 내용을 공급하는 중간가지. 중간가지는 등쪽 뿌리신경절 수준에서 신경뿌리와 합류된다. 일반적으로 혈관의 세 가지는 각각 앞쪽 뿌리, 등쪽 뿌리, 척추의 곧은 혈관이다.

속질동맥이라는 척수의 곧은 혈관에 대한 가지는 일정하지 않다. 성인의 인생 발생학적 기간에서 128명 중 7~8명만이 남고, 각 공급은 척수의 한 분절 이상을 공급한다. 척추 가슴구역의 주요 골수동맥은 1881년 Adamkiewicz에 의해 발견되었고 아직 그 이름이 유지된다. 속질동맥은 신경뿌리에 평행하게 흐른다(그림 5-6). 인간에게는 이 혈관과 신경뿌리의 혈관망 사이 아무런 관계가 없다. 속질공급동맥은 혈액으로 신경뿌리에 자주 공급되기 때문에 말총의 외부혈관계로 언급된다.

신경뿌리의 혈관구조는 말단으로 분절동맥의 중간가지와 가까운 척수의 곧은혈관의 가지에서 형성된다. 속질동맥에 반대로 이 혈관망은 말총의 고유혈관계로 불린다. 등쪽 뿌리에 대한 먼 가지는 우선 등쪽 뿌리신경절 내 신경절얼기를 형성한다. 근집의 외층 내 흐르는 혈관은 연질바깥 조직이라 한다. 말단과 근접한 방향 양쪽에서 나온 혈관처럼 신경뿌리는 두 분리된 혈관계에 의해 공급된다. 두 시스템은 척수에서 신경뿌리의 약 3분의 2에서 문합된다. 이 거리는 덜 발달된 혈관망 구역을 설명하고 신경뿌리의 특히 약한 부분을 제시했다.

고유시스템 동맥은 T-같은 방식의 신경조직 깊은 부분으로 가지를 내려보낸다. 신경뿌리 신장에 대한 보충으로 동맥은 다른 다발 사이 세로축과 가파르게 흐르는 가지 모두에 감긴다(그림 5-6). 말초신경과 달리 세정맥은 신경뿌리의 동맥에서 함께 나가지 않지만 대신 일반적으로 신경의 깊은 부분에 나선형 경로가 있다.

중앙신경계의 혈액-뇌 벽과 유사한 혈관-신경 벽이라는 말초신경의 신경속막 모세혈관의 벽이 있다(Lundborg, 1975; Rydevik and Lundborg, 1977). 신경뿌리의 대응 벽은 의문이다. 존재한다면, 신경뿌리의 혈액-신경벽은 말초신경의 신경속막 모세혈관처럼 발달되지 않는다고 여겨지고, 부종은 말초신경보다 신경뿌리에서 보다 쉽게 형성될 수 있다는 의미를 함축한다(Rydevik, 1984).

말초신경의 생체역학적 양상
(Biomechanical Behavior of Peripheral Nerves)

팔다리에 대한 외상과 신경포착은 신경기능의 퇴행을 가져오는 말초신경의 역학적 변형을 생성할 수 있다. 역학

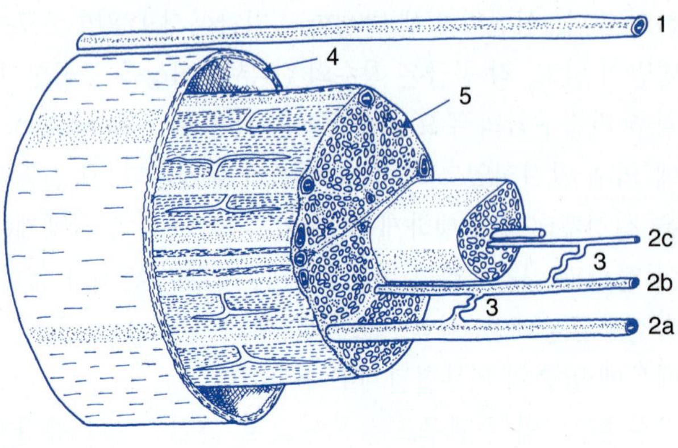

그림 5-6

척수신경뿌리 내재동맥의 일부 해부학적 특징의 도해. 말총 내 세동맥은 외부(1)나 고유(2) 혈관계로 말할 수 있다. 표면적 내재 세동맥에서 다발 사이 거의 양각으로 내려오는 가지이다. 이 혈관은 종종 나선형 경로로 흘러 혈관 "코일"을 형성한다(3). 특정한 다발에 도착할 때 다발내세동맥을 형성하면서 T-같은 방식으로 한 가지는 머리뼈, 또 한 가지는 꼬리로 흐르는 가지가 된다(2b). 다발내세동맥은 신경속막 모세혈관망을 공급하는 다발이 들어가는 작은 가지다(2c). 외부신경계의 세동맥은 척추경질막 외부를 흐르고(4), 지역 혈관가지에 의해 고유계와 연결되지 않는다. 이 표면적 고유 세동맥(2a)은 근집 내에 위치한다(5). *출처 : Olmarker, K.(1991). Spinal nerve root compression. Nutrition and function of the porcine cauda equina compressed in vivo. Acta Orthop Scand Suppl, 242, 1-27.*

적 외상이 일정 정도를 초과하면, 방어 고유작용이 신경 구조 및 기능의 변화로 충분하지 않을 수 있다. 신경손상의 일반모드는 스트레칭과 압박인데 급속 연장 및 으깸에 의해 각각 충격을 받을 수 있다.

말초신경의 스트레칭(인장) 손상 [Stretching (tensile injuries of peripheral nerves]

신경은 상당한 인장 강도로 된 강한 구조이다. 정중신경, 자신경에 의해 지지될 수 있는 최대 부하는 각각 70~220 N과 60~150 N이다. 신경파괴 오래 전 인장에 의해 생성된 심한 신경내 조직손상이기 때문에 이 수치는 교육적 관점만을 위한 것이다.

신경의 탄성 및 생체역학적 속성에 대한 논의는 신경이 동질성 물질이 아니라, 그 자체의 생체역학적 속성을 가진 각 조직요소의 혼합구조라는 사실로 인해 복잡할 수 있다. 신경바깥막, 신경다발막의 연결조직은 주로 세로축 구조이다.

인장이 신경에 적용될 때 아주 작은 부하 하 신경의 최초 신장은 탄성물질의 선형관계 특성을 보이는 스트레스와 신장의 간격에 의해 이어진다(그림 5-7). 선형구역 제한에 접근함에 따라 신경섬유는 신경외막 내부와 무손상 신경다발막 내부에서 파열이 시작된다. 신경다발막집은 체내길이 이상 약 25~30% 신장(최종 스트레인)에서 파열된다(Rydevik, 1990). 이 지점 이후, 탄성속성의 붕괴가 있고, 신경은 보다 성형물질처럼 움직인다(예, 부하제거에 대한 반응은 불완전회복이다).

다양한 신경의 인장 강도에 변이가 존재하지만, 탄성한계에서 최대 신장은 약 20%이고, 완전한 구조적 파괴는 약 25~30%의 최대 신장에서 일어나는 듯하다. 이 값은 정상 신경의 수치이다; 신경에 대한 손상은 소위 증가된 경직과 저하된 탄성의 역학적 속성의 변화를 유도할 수 있다.

스트레칭이나 인장, 말초신경의 손상은 높은 에너지 인장이 고속차량 충돌이나 높은 곳에서의 추락으로 인한 출산관련 손상과 관련된 위팔얼기에 적용될 때와 같은 심한 사고와 일반적으로 연관된다. 이러한 신경얼기손상은 상체 말단의 신경 일부나 전부의 부분적 또는 전체적 기능 손실을 가져올 수 있고, 결과적 기능결핍은 감각과 운동상실이라는 상당한 무능력을 나타낸다. 신경의 조직요소에 달린 성과는 신경손상 한도에서도 손상된다. 임상적 중요성에서 신경표면의 가시적 손상 없이 스트레칭에 의해 유발되는 상당한 구조적 손상(신경다발막집 손상)이 일어날 수 있다는 것이 관찰된다(사례연구 5-1).

고에너지 신경얼기 손상은 돌연 폭력외상에 의해 일어나는 스트레칭 손상의 극단유형을 나타낸다. 상당한 임상적 관점의 다른 스트레칭 상황은 온건한 인장 하 잘린 신경 양쪽 말단의 봉합이다. 신경줄기의 연속성에 실질적 간격이 있을 때 그리고 연속성의 회복이 신경말단을 함께 되돌리기 위해 인장의 적용이 요구될 때 일어난다. 이러한 사례의 신경에 적용된 온건하고 점차적인 인장은 지역공급혈관을 늘리고 각지게 할 수 있다. 또한 가로다발 교차영역을 감소하고 신경내 영양모세혈관 흐름을 손상하기에 충분할 수 있다(그림 5-8).

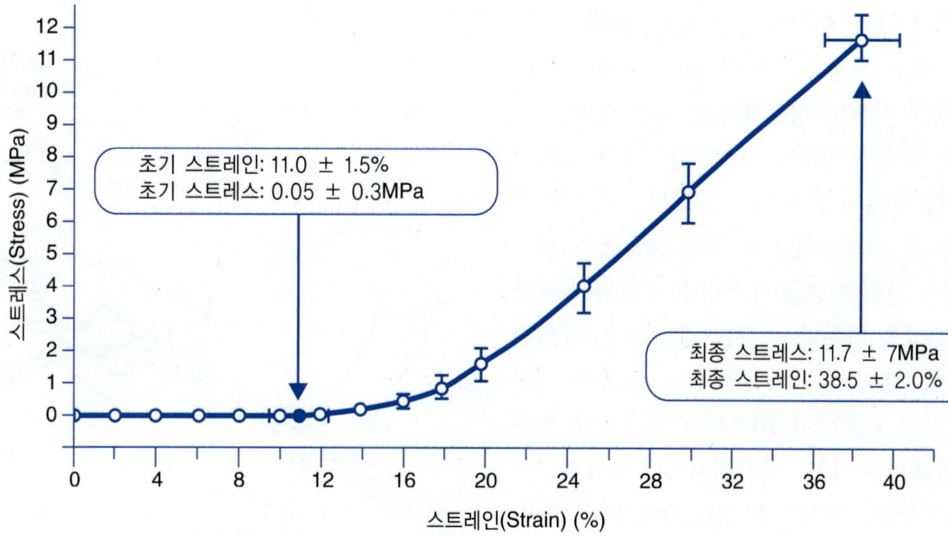

그림 5-7

토끼 정강신경의 스트레스-스트레인 작용. 신경은 약 15%의 낮은 강직성 말단 구역을 나타내고, 20% 이상에서는 스트레인 증가로 상당한 인장을 유지하기 시작한다. *출처 : Rydevik, B.L., Kwan, M.K., Myers, R.R., et al. (1990). An in vitro mechanical and histologic study of acute stretching on rabbit tibial nerve. J Orthop Res, 8, 694-701.*

사례연구 5-1

팔신경얼기(상완총) 마비

출생과정 동안 신생아는 왼쪽 팔신경얼기에 당김손상을 입었다. 몇 개월 후, 그는 왼팔의 어깨관절이 모음과 안쪽 돌림되고, 팔꿉관절이 펴되고 아래팔이 뒤침되고, 손목이 굽힘되는 자세를 취할 것이다. 어깨에 감각자극에 반응이 없고, 위팔두갈래근과 위팔노근의 무반사가 나타날 것이다. C5~C6 신경뿌리의 돌연 변형과 고인장 스트레인 손상이 어깨위팔리듬에 대한 책임을 맡은 근육에 주로 조합(운동 및 감각)신경기능에 영향을 주었다(12장 참고).

Erb 마비가 진단되었다. 당김 동안 겪은 돌연 신장은 신경내혈류와 자극전달의 손상을 생성하면서 구조적 손상과 가로다발 횡단면적의 감소를 가져올 수 있다.

덜 심한 사례에서 기능적 회복은 몇 주 또는 몇 개월 내에 일어날 수 있다. 보다 심한 사례의 치유는 처음 2~3년 동안 일어날 수 있지만, 조직신경손상이 심한 경우 상당히 장기적인 기능장애를 가져올 수 있다. 신경줄기의 구조적 장애가 발생하면, 신경이식이 요구될 수 있다.

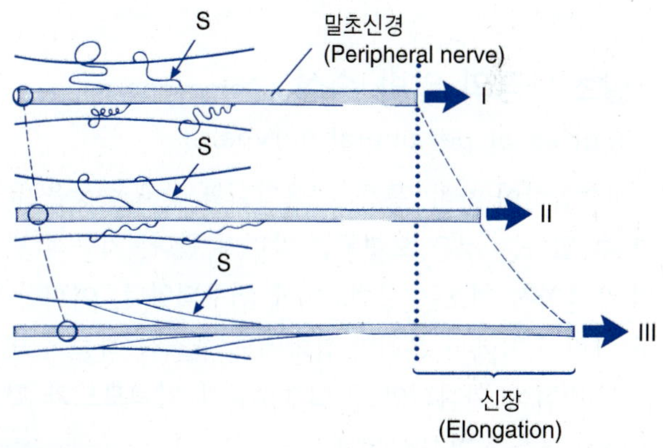

그림 5-8

스트레칭 동안 세 단계 혈액공급과 말초신경의 도해. I. 분절혈관(S)은 신경의 생리학적 운동을 허용하기 위해 일반적으로 감긴다. II. 점차적 증가 신장 아래 이 구역 혈관은 늘어나고 그 안의 혈류는 손상된다. III. 신경의 횡단면적(원 내부에 나타낸)은 스트레칭 동안 감소되고 신경내혈류는 한층 더 손상된다. 신경의 모든 혈류의 완전 정지는 보통 약 15% 신장에서 일어난다. *출처 : Lundborg, G. & Rydevik, B. (1973). Effects of stretching the tibial nerve of the rabbit: A preliminary study of the intraneural circulation and the barrier function of the perineurium. J Bone Joint Surg, 55B, 390.*

봉합된 신경이 신장나면 신경다발막이 타이트해진다. 결과로 신경속막 유압이 증가하고, 다발내 모세혈관이 제거될 수 있다. 또한 신경외막의 큰 혈관 내에서 그리고 신경내 미세회전 사례 특정단계에서 그런 것처럼 흐름이 분절, 공급, 배출혈관에서 손상된다. 토끼 정강신경 신경내 혈류의 생체내 관찰에서 유도된 손상혈류의 8% 신장과 보다 큰 신장에서조차 15% 신장에서 모든 신경내 미세회전이 완전히 멈출 때까지 모세혈관과 세동맥 흐름의 연속손상을 만든다는 것을 제시했다. 동일한 신경, 6%의 신장(스트레인)은 1시간의 회복 동안 일반값에 대한 1=시간의 회복에서 70%까지 신경작용 잠재진폭 감소가 유발되었다. 12% 신장에서 전도는 1시간까지 완전히 차단되었고 경미한 회복을 나타냈다(Wall, 1992). 이러한 자료에는 신경 회복, 팔다리 외상, 팔다리 연장의 임상적 암시가 있다.

보다 점차적인 스트레칭 상황이 장시간에 걸쳐 적용되면 신경초종(schwannomas)과 같은 신경내 종양이 성장한다. 이러한 상황에서 신경섬유는 점차적으로 확장된 종양 주변 원주 경로로 강요된다. 아주 점차적 스트레칭의 경우 기능적 변화는 흔히 경미하거나 존재하지 않는다.

말초신경의 압박 손상 (Compression injuries of peripheral nerves)

신경압박이 마비, 통증, 근육약화와 같은 증상을 유발할 수 있다는 것은 오랫동안 알려져 왔다. 기능적 변경의 생물학적 기초는 광범위하게 연구되었다. 이러한 연구(그림 5-9)에서 온건한 압박에도 구조적 기능적 변화를 유발함이 관찰되었고, 압력수준과 압력모드와 같은 역학적 요소를 확실히 알게 되었다.

주요 압력수준 (critical pressure levels)

실험적, 임상적 관찰에서 신경내혈류, 축삭운반, 신경기능에서 장애가 일어날 때의 임상적 압력수준 일부 자료를 제시했다. 특정압력수준은 신경에서 유도된 구조적, 기능적 변화 측면에서 잘 정의된 듯하다. 또한 압력의 기간도 이러한 변화 발달에 영향을 미친다.

부분 압력의 30 mmHg에서 기능적 변화가 신경에 일어날 수 있고, 그 생존능력은 압력수준에서 연장된 압력 동안(4~6시간) 위험할 수 있다(Lundborg, 1982). 이러한 변화는 신경 압박부분의 혈류손상에 의해 일어나 나타날 수 있다(Rydevik 1981). 대응 압력수준(약 32 mmHg)은 손목굴증후군의 환자 손목굴의 정중신경에 가깝게 기록되는 반면, 조절대상집단의 손목굴의 압력은 평균 2 mmHg이다. 저압수준(약 30~80 mmHg)에서 장기 압력이나 중기 압력은 신경내 부종을 유발하고, 결국 신경의 섬유증흉터를 형성하게 된다(Rydevik and Lundborg, 1977).

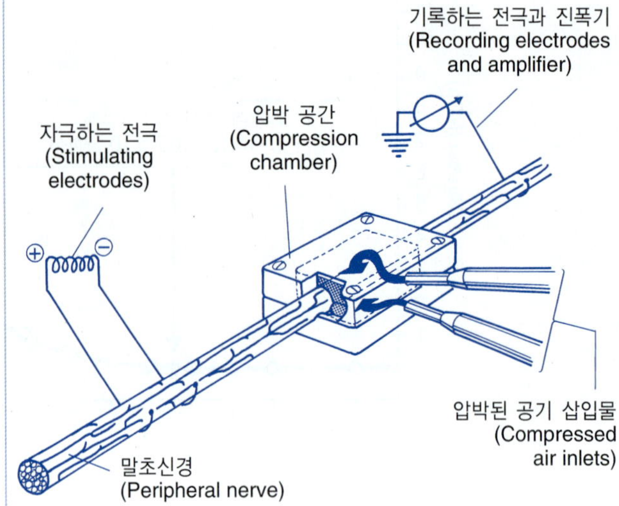

그림 5-9

압박 동안 신경기능의 퇴행 연구에 대한 실험적 설정의 도해.
출처 : *Dahlin, L.B., Danielsen, N., Ehira, T., Lundborg, G., Rydevik, B. (1968). Mechanical effects of compression of peripheral nerves. J Biomech Eng, 108, 120–122.*

또한 약 30 mmHg의 압력은 축삭운송시스템의 변화를 가져오고, 장기 압력은 압력 지역에 대한 축삭운송 단백질말단을 감소시킬 수 있다. 부분압력(꼬집기)에 의한 축삭운송 장애는 소위 이중-으깸증후군(double-crush syndrome)이라는 부가압력말단을 축삭에 더욱 영향받게 할 수 있다.

약간 높은 압력(예, 80 mmHg)은 신경내혈류의 완전 중단을 일으킨다. 부분압력 분절의 신경은 완전히 허혈된다. 그러나 2시간 이상의 압력에서 조차 혈류는 압박이 풀어지면 신속히 회복된다(Rydevik 1981). 신경에 직접 적용된 높은 압력(예, 200~400 mmHg)은 보다 단기간 압박 후 불완전회복으로 구조적 신경섬유 손상과 신경기능의 급속퇴행을 유발할 수 있다. 적용된 압력의 크기와 유발된 압박 손상은 상관되어 나타난다.

압력적용의 모드 (mode of pressure application)

압박수준은 압박에 의해 발생되는 심한 신경손상에 영향을 주는 단일 요인이 아니다. 실험적, 임상적 증거는 압력적용 모드가 주요 중요성의 의한 것임을 나타낸다. 그 중요성은 신경 주변의 작은 팽창띠로 400 mmHg의 직접 압박이 극단으로 적용된 압박띠를 통한 1,000 mmHg에서 신경압박을 보다 심한 신경손상을 유발한다는 사실에 의해 설명된다. 이전 상황의 신경에 작용하는 유체정역학 압력이 후자의 반 이하이더라도 직접 압력은 압력도구와 신경을 "강화"하는 신경 사이 조직 층에서 간접 압력보다 확연한 변형(특히, 가장자리에서)을 일으킬 수 있기 때문에 신경손상은 더 심각하다. 또한 압박에 의한 신경손상은 압박신경분절 중앙의 높은 유체정역학 압력에 직접 관련되기보다 적용된 압력에 의해 유도된 특정 역학적 변형에 달려 있다는 결론을 내릴 수 있다.

신경압박의 역학적 측면 (Mechanical aspects of nerve compression)

개코원숭이 뒷다리 종아리신경의 신경섬유 변형에 대한 전자현미경적 분석은 소위 가장자리 효과에 의해 설명된다. 즉, 특정 손상은 압박된 신경분절의 양 가장자리에 신경섬유에서 유발되었다. 랑비에르결절은 신경의 비압박 부분을 향해 변위되었다. 유체정역학 압력이 가장 높은 압박분절 중앙의 신경섬유는 일반적으로 심하게 영향받지 않았다. 큰 직경의 신경섬유는 보통 영향을 받지만, 가는 섬유는 손상되지 않았다. 이 발견은 주어진 압력에서 굵은 신경섬유가 가는 섬유보다 상대적으로 더 큰 변형을 겪는다는 이론적 계산을 증명한다. 또한 임상적으로 신경의 압박손상은 우선 굵은 섬유(예, 운동기능 운반)에 영향을 주는 반면, 가는 섬유(예, 고통감각 조정)는 흔히 보존된다. 또한 신경내 혈관은 압박분절 가장자리에서 손상됨을 나타낸다(Rydevik and Lundborg, 1977). 기본적으로 신경섬유와 혈류의 손상은 압력 진전의 결과이며 압박분절의 가장자리에서 최대이다.

신경압박의 역학적 효과를 고려할 때 주어진 압력의 결과는 적용된 방식에 달려 있음을 기억하자. 압박이 다양한 드문 분산으로 적용되더라도 압력적용의 두 기본 유형은 일반적으로 실험적 설정과 병리학적 조건에서 직면한다. 한 유형은 신경이나 사지의 세로축 분절의 전체 주변으로 적용된 균일한 압력이다. 이것은 일반 공기압박띠에 의해 적용된 순 방사상 압력의 일종이다. 또한 개인 신경의 조절 압력을 생성하기 위해 축소기구에서 사용되기도 한다(Rydevik and Lundborg, 1977)(그림 5-9). 임상적으로 이 유형의 신경 부하는 특정 증후군을 생성하면서 중앙섬유의 압력이 손목굴에서 상승될 때 일어날 수 있다.

역학적 작용의 다른 유형은 신경이 측면에서 압박될 때 일어난다. 신경이나 팔다리가 두 평행하고 편평한 강면 사이에 놓여 신경이나 팔다리를 압착하면서 각각을 향해 이동할 때 일어나는 변형의 일종이다. 이 변형의 유형은 기본 뼈의 표면에 대해 신경을 압착하는 강물질에 의해 돌연 타격될 때 발생한다. 또한 나선형 신경이 척추사이원반탈출에 의해 압박될 때 일어나기도 한다(사례연구 5-2).

신경변형의 세부사항은 두 부하 사례에서 상당히 다를 수 있다. 공기압박띠에 의해 적용된 것과 같은 균일한 주변 압박에서 사지나 신경의 교차부분은 원형으로 남는 경향이 있지만 부하 부분의 직경은 감소한다(그림 5-10). 조직의 물질은 상대적으로 압박할 수 없기 때문에 이 방사상 압력은 자유가장자리 각각을 향해 중앙선에서 밖으로 이동하면서 압박띠 아래 조직의 압착을 요구한다. 조직의 변위가 압박띠 가장자리에서 최대로 중앙선에서 0으로부터 만들어지는 것을 이미 볼 수 있다. 그것은 체내 실험에서 관찰된 가장자리 효과를 일으킨다고 믿어지는 동반 전단 스트레스를 따른 큰 변위이다. 이 구역은 최대 압력 경사와 최대 변위 양쪽 모두 유지한다.

가쪽 압력은 물질의 축성 운동을 생성할 필요가 없지만, 거의 원형보다 타원형에 가까운 그림 5-11에 보이는 단순한 교차부분 변형일 수 있다. 압박의 이러한 유형 압박 방향 직각에서 명확할 때(x) 신경은 연장되어야 한

사례연구 5-2

궁둥뼈 신경통

35세 남성 건설업자는 드는 활동과 연장된 위치로 왼쪽 무릎 아래에서 퍼져나간 심각한 만성 허리통증을 가지고 있다. 자세한 검사 후 특정 신경징후가 발견되었다. 일직선 다리앞으로 들기, L5 운동 및 감각기능이 영향을 받았다.

MRI는 왼쪽 L5 신경뿌리를 측면으로 압박하는 뒤가쪽 돌출의 L4~L5에서 척추사이원반탈출증이 나타날 것이다. 신경의 압박은 스트레인과 스트레스 부하가 증가하면서 타원형으로 변형되었다. 부하로부터의 압박과 기계적 변형 합력의 결과는 조직세포, 그 영양, 전달기능에 영향을 주었다. 신경속질에 의해 유발된 신경뿌리의 염증은 신경뿌리를 민감화하여 역학적 신경뿌리 변형은 궁둥신경 통증을 유발한다(사례연구 그림 5-2).

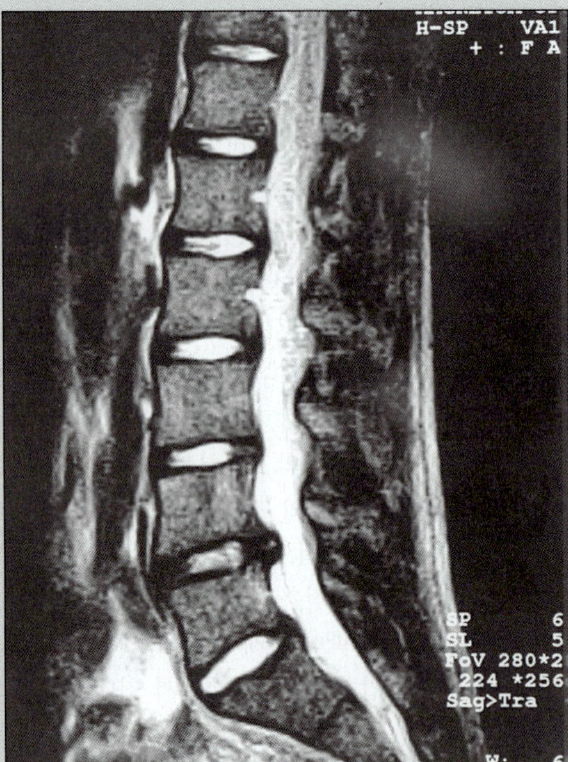

사례연구 그림 5-2

다. 이 연장은 압박 동안 G-G′ 지점 운동으로 예시된다. 동시에 A-A′ 지점 이동은 부하 방향에서 단축이나 압박을 나타낸다. 압박 정도는 최대연장비율(l)에 의해 측정되는데 신경의 최초 직경에 의해 나뉜 최대 직경으로 정의된다. 이론적으로 계산된 형태는 l 의 1.1, 1.3, 1.5 값으로 나타난다. 그림에 제시된 이론적 결과는 탄성 이론에 기초한다. 변형 동안 B점은 B′ 점, C점은 C′ 점, 등으로 이동한다.

축삭형질과 중성막의 기능 상 그림 5-11에 제시된 것과 같은 변형의 결과는 알려져 있지 않다. 기능의 최초 변성은 막의 손상과 관련될 수 있는 듯하다. 그림 5-11에 보이는 신경의 교차부분이 변형 동안 일정하게 남아 있는 경우 매개변수는 최초 원형에서 최종 타원형으로의 이동을 증가해야 한다. 이 증가는 투과성과 전기적 속성에 영향을 줄 가능성이 있는 막의 스트레칭이 있어야 한다. 이 변형은 파치니소체와 유사하고, 감각압력은 피부에 적용된다. 이러한 유형의 변형은 신경섬유가 측면에서 압박될 때 고통감각에 영향을 주며 신경의 발화를 유발할 수 있다. 신경의 변형과 그 기능적 결과에 대한 세부사항은 광범위하게 연구되지 않았고 설명에 대한 향후 연구가 요구된다.

압박시간과 압박수준
(duration of pressure versus pressure level)

신경압박손상의 생성에서 압력과 시간 각각의 상대적 중요성에 대한 지식은 제한되어 있다. 역학적 요인은 낮은 압력보다 고압에서 상대적으로 보다 중요하게 여겨진다. 시간은 고압과 저압 모두에서 중요한 요인이지만, 허혈은 장기압력에서 우세한 역할을 한다. 이 현상은 직접신경압박이 2~4시간 동안 30 mmHg에서 되돌릴 수 있는 변화를 생성하는 반면, 연장 압력은 같은 시간 같은 압력에서 되돌릴 수 없는 손상을 일으킬 수 있다는 사실에 의해 설명된다(Rydevik and Lundborg, 1981). 400 mmHg에서 압박은 15분 이후보다 2시간 이후 더 크게 심한 신경손상을 일으킨다. 이러한 정보는 손상을 일으킨 특정 시간에 대해 고압에서조차 "활동"해야 한다는 것을 나타낸다. 또한 이 자료는 말초신경조직의 점탄성(시간의존) 속성에 대한 일부 정보를 제공하기도 한

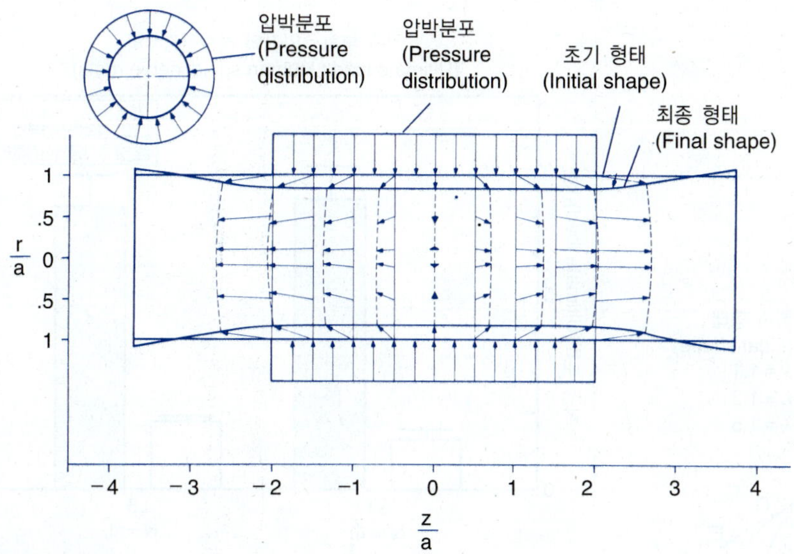

그림 5-10

반지름 범위의 모델 원기둥(a)에 적용된 압력띠 아래 이론적 변위 필드. 반지름 범위의 변위(r)와 세로축(z) 방향은 등방성 물질속성과 탄성이론의 기초에서 계산되어 변형은 압력에 비례적이다. *화살표*는 변위벡터를 나타낸다.

다. 영구변형에 대해 발달하려면 충분한 시간이 경과되어야 한다.

척수신경뿌리의 생체역학적 작용

(Biomechanical Behavior of Spinal Nerve Roots)

힘줄집주머니의 신경뿌리는 신경바깥막, 신경다발막이 부족하지만, 인장부하 아래 탄성과 인장 강도 모두 나타낸다. 힘줄집주머니의 앞쪽 척수신경뿌리에 대한 최종부하는 2~22 N이고, 힘줄집주머니의 등쪽 신경뿌리 부하는 5~33 N이다. 신경공에 대한 척수의 신경뿌리 길이는 L1에서 약 60 mm, S1에서 약 170 mm로 차이가 있다. 인간 척수신경뿌리의 역학적 속성은 중앙 척추관과 측면 척추사이공간(추간공)의 위치에서 주어진 신경뿌리에 대해 다르다. S1에서 S1 인간 신경뿌리의 힘줄집내 부분에 대한 최종부하는 약 13 N이고, 신경공부분에 대한 것은 약 73 N이다. L5 인간 신경뿌리에 대응하는 값은 각각 16 N과 71 N이다(그림 5-12). 그래서 최종부하의 값은 인장 부하 하 동일한 신경뿌리의 힘줄집내 부분에 대한 것보다 척수신경뿌리의 신경공부분에 대해 5배 가량 높다. 그러나 척추사이공간의 신경뿌리의 십자영역은 힘줄집주머니의 동일한 신경뿌리의 것보다 상당히 크다. 그래서 최종인장 스트레스는 두 위치에 대해 보다 유사하다. 인장부하 하 최종 스트레인은 인간 신경뿌리 L5~S1에서 13~19%이다(그림 5-13).

척추의 신경뿌리는 정적 구조가 아니다. 모든 척추 운동으로 주변 조직에 상대적으로 움직인다. 예를 들면, 추간공의 신경뿌리 운동을 허용하기 위해 활주 능력이 있어야 한다. 섬유근 주변 뒤이은 섬유질의 만성 자극은 척추사이원반탈출 그리고 척추사이공간협착증과 관련되어 있는데 신경뿌리의 활주 능력을 손상할 수 있다. 이것은 일반척추운동에서조차 신경뿌리의 반복 "미세스트레칭" 손상을 생성하는데 신경뿌리 구성의 조직 자극을 유발할 수 있다고 추측할 수 있다.

인간 허리신경척추 신경뿌리의 일반 가동범위는 시체실험에서 측정되었다. 약 2~5 mm 척추사이공간 수준에서 직선 다리앞으로 들기 신경뿌리를 움직임이 발견되었다.

특정 생체역학적 요인이 신경원반탈출, 척추관협착증, 고통 발산 결과와 관련된 신경뿌리 변형에 의해 유

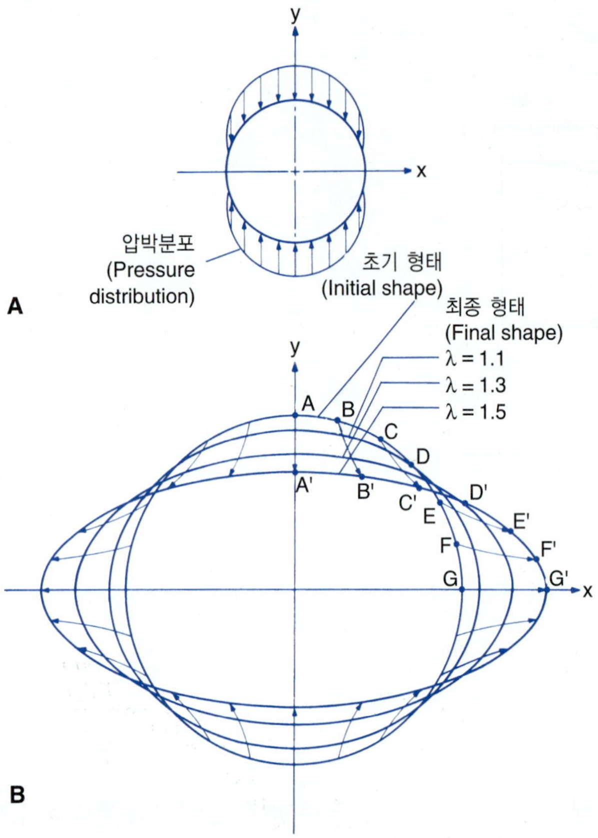

그림 5-11

A. 균일한 조임압력으로 인한 측면 압력하 이론적 변위 필드.
B. 원형과 변형 교차부분은 x 방향 10%, 30%, 50%의 최대 신장을 나타낸다. A-A′, B-B′ 등에 제시된 벡터는 변형 동안 특정 지점 A, B에 이어진 경로를 나타낸다.

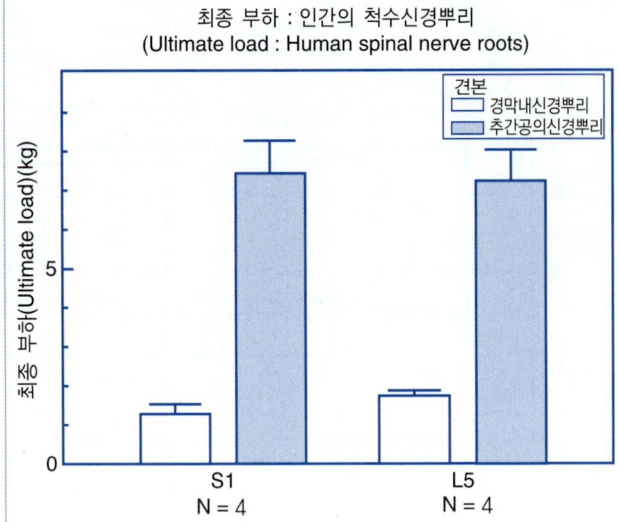

그림 5-12

인장 부하 시 인간 척수신경뿌리에 대해 획득된 최종 부하에 대한 값을 예시한 도해. *INR*– 경막내신경뿌리, *FNR*-추간공의 신경뿌리. 신경뿌리의 경막내 신경공부분 최종부하의 표시된 차이를 주목하라. 오류 막대는 표준 편차를 나타낸다. *출처 : Weinstein, J.N., LaMotte, R., Rydevik, B., et al.(1989). Nerve. In J.W. Frymoyer & S.L. Gordon (Eds.). New Perspectives on Low Back Pain. Park Ridge, IL: American Academy of Orthopaedic Surgeons, 35-130. [Based on a workshop arranged by the National Institutes of Health (NIH) in Airlie, Virginia, May 1988].*

발된 다양한 병리학적 징후에 명백히 관련되어 있다. 한 신경뿌리만이 일반적으로 압박된다. 가로 척추사이원반 상하 주변 조직에 일반적으로 붙어 있는 개별 신경뿌리는 압박이 신경내 인장에서 상승될 수 있다. Spencer (1984)는 사체의 모의 척추사이원반 탈출과 변형된 신경뿌리 사이 수축력을 측정했다. 수축영역을 계산하면서 약 400 mmHg의 수축압력이 추정되었다. 감소된 척추사이원반 높이와 함께 실험적 척추사이원반탈출과 신경뿌리 사이 수축력과 압력은 감소되었다. 이러한 발견은 화학핵소체용해술 이후 궁둥뼈 통증이 완화된 이유, 그리고 척추사이원반 변성이 시간에 따라 진행되면서 척추사이원반 높이가 그로 인해 감소하는 일부를 설명할 수 있다고 제안했다.

중앙 척추관협착증의 신경뿌리 압박의 역학은 다르다. 이러한 조건 하 압력은 천천히 점차적으로 말총의 신경뿌리 둘레에 적용된다. 신경뿌리와 다른 말총신경 내 중앙으로 신경뿌리가 더 측면에 신경원반 가까이 위치한 이러한 다른 변형 요소는 척추관협착증과 신경원반 탈출에서 발견되는 다른 징후의 일부를 설명할 수 있다.

척수신경뿌리의 외적 압박 (Experimental compression of spinal nerve roots)

실험적 모델의 신경뿌리 압박 연구에 대해 과거에는 온건한 관심이 있었다. 1950년대와 70년대의 초기 연구는 신경뿌리가 말초신경보다 압박에 더욱 영향을 받는다는 사실을 발견했다. 최근에는 그러나 신경뿌리 병리생리학의 관심이 상당히 증가되고, 수많은 연구가 다음 문단의 검토 사실을 실행했다.

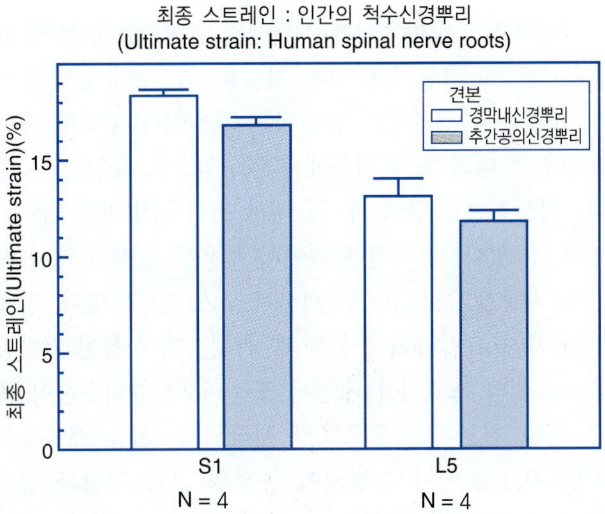

그림 5-13

인장 부하 시 인간 척수신경뿌리에 대한 최종 스트레인. *INR*-경막내 신경뿌리, *FNR*- 추간공의 신경뿌리. *출처 : Weinstein, J.N., LaMotte, R., Rydevik, B., et al.(1989). Nerve. In J.W. Frymoyer & S.L. Gordon(Eds.). New Perspectives on Low Back Pain. Park Ridge, IL: Park Ridge, IL: American Academy of Orthopaedic Surgeons, 35-130. [Based on a workshop arranged by the National Institutes of Health (NIH) in Airlie, Virginia. May 1988.]*

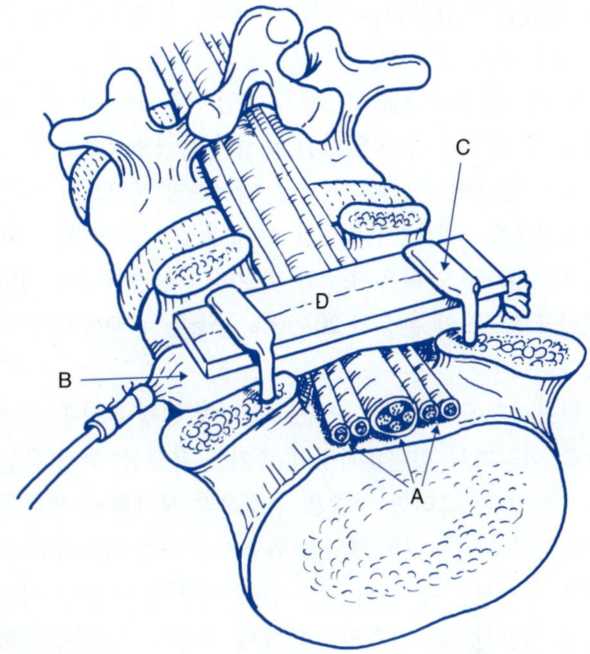

그림 5-14

실험모델의 도해. 말총(A)은 팽창 풍선에 의해 압박되었고(B), 두 L자형 핀(C)과 플렉시유리판(D)에 의해 척추가 고정된 것이다. *출처 : Olmarker, K., Rydevik, B., & Holm, S. (1989a). Edema formation in spinal nerve roots induced by experimental, graded compression. An experimental study on the pig cauda equina with special reference to differences in effects between rapid and slow onset of compression. Spine, 14, 579.*

몇 년 전 모델에서는 돼지의 말총신경(cauda equina) 압박결과와 동일하게 나타났고, 실험이 허용된 처음에는 알려진 압박수준에서 말총신경 신경뿌리의 압박을 등급으로 나누었다(Olmarker, 1991)(그림 5-14). 이 모델의 말총신경은 척추에 고정된 팽창 풍선에 의해 압박되었다. 또한 말총신경은 반투명 풍선을 통해 관찰되었다. 모델은 내재신경뿌리 혈관이 다양한 압력수준의 흐름 연구에 가능하도록 만들어졌다(Olmarker, 1989a). 실험은 압력풍선의 압력이 매 20초마다 5 mmHg 상승하는 방식으로 설계되었다. 고유혈관의 혈류와 혈관은 동시에 생체현미경을 사용한 풍선을 통해 관찰되었다. 세동맥의 평균 교합 압력은 약간 낮고, 수축혈압과 직접 연관되어 있지 않으며, 모세혈관망의 혈류는 주변 세정맥의 혈류에 밀접하게 의존함을 발견했다. 이것은 세정맥 정체가 모세혈관 정체를 유발하여 신경조직의 미세순환에서 변환하고, 손목굴증후군에 관련된 것으로 제안된 작용의 이전 연구와 관련되어 있다는 가정을 확증한다.

세정맥의 평균 교합 압력은 큰 변이를 설명한다. 그러나 5~10 mm Hg 압력은 세정맥교합 유도에 대해 충분할 수 있음을 발견했다. 역행정체로 인해 모세혈관 혈류는 그러한 상황에서와 마찬가지로 영향을 받을 수 있음이 가정될 수 있다.

같은 실험 설정에서 점차적 감압(decompression)의 결과는 최초 심한 압박이 잠깐 동안 유지된 이후 연구되었다. 혈류 시작의 평균 압력은 세동맥, 모세혈관 세정맥의 압박보다 감압에서 약간 낮다. 그러나 이러한 혈류의 프로토콜, 완전 복원은 압박이 5~0 mmHg로 낮아지기까지 일어나지 않았다. 이 관찰은 혈관손상이 저압수준에서조차 나타나는 이전 가설을 지지한다.

혈관구조의 압박유도 손상은 신경뿌리의 영양이 영향받을 수 있기 때문에 신경뿌리 기능장애의 한 작용일 수 있다. 그러나 신경뿌리는 뇌척수액으로부터 분산을 통해 상당한 영양공급을 받을 수 있다. 신경뿌리에 모든 기여에 대한 압박유발 결과를 평가하려면, 실험이 3H-분류 메칠글루코스를 시스템적 주입 이후 혈관과 뇌척수액 분산 모두를 통해 압박된 분절의 신경조직으로 이동되도록 허용해야 한다. 결과는 뇌척수액 분산으로 아무 보상작용을 저압에서 기대할 수 없음을 나타냈다. 반대로 10 mmHg 압력은 조절과 비교하면 신경뿌리에 대한 메칠글루코스의 운송의 20~30% 감소를 유발하기 충분했다.

말초신경에 대한 실험연구로 압박이 신경내 부종 형성으로 이끌면서 혈관투과성의 증가를 유도할 수 있음을 알 수 있다. 그러한 부종은 신경속막 모세혈관 혈류를 손상하고 신경뿌리의 영양을 위험하게 하는 신경속막 유압을 증가시킬 수 있다. 압박인자 제거 이후 일부 시간 동안 일반적으로 지속되기 때문에 부종은 그 자체 압력보다 장기적으로 신경뿌리에 영향을 부정적으로 미칠 수 있다. 신경내 부종 존재는 신경내 섬유증의 연속형성과 관련이 있고, 신경압박장애의 일부 환자에서 보이는 느린 회복에 기여할 수 있다. 신경내 부종이 압박의 결과로 신경뿌리에 형성될 수 있는 경우를 평가하려면, 신경조직의 에반스블루 분류 알부민의 분산을 다양한 압력과 기간에서의 압박 이후 분석해야 한다(Olmarker, 1989b). 연구는 부종이 저압에서조차 형성됨을 보여주었다. 지배적인 위치는 압박구역의 가장자리이다.

신경뿌리의 기능은 직접 전기적 자극에 의해 연구되어 그 자체 신경이나 근육분절에 대응하여 기록되었다. 2시간의 압박 동안 근육작용 잠재진폭의 감소를 유발하는 주요한 압력수준이 50~75 mmHg 사이인 듯 했다. 고압수준(100~200 mmHg)은 압박이완 이후 회복의 다양한 정도로 총 전도 블록을 유발할 수 있다. 감각신경섬유의 압박 결과를 연구하려면 엉치뼈의 전극이 꼬리, 즉, 압박구역 말단의 감각기간 자극 이후 종합 신경작용 잠재력을 기록하는 데 사용되었다. 결과는 감각섬유가 운동섬유보다 압박에 조금 많이 영향을 받을 수 있음을 나타냈다. 또한 신경뿌리는 혈압이 낮은 경우 압박손상에 보다 약물학적으로 영향 받을 수 있다. 이것은 신경뿌리의 기능적 속성을 유지하기 위해 혈압공급의 중요성을 보다 더 암시한다.

압박의 개시율 (Onset rate of compression)

신경조직의 압박외상에서 완전히 인식되는 않는 한 요소는 압박의 개시 속도이다. 개시율, 즉, 전체 압박의 시작 시간은 변성과정과 관련된 수개월이나 수년에 대한 외상적 상태의 초의 비율에서 임상적으로 다양할 수 있다. 임상적으로 급속 개시율에서 조차 광범위한 변이가 있을 수 있다. 제시된 모델에서 적용된 압박의 개시 시간이 다양할 수 있고, 두 개시 속도가 연구되었다. 압력이 존재하고 압박이 풍선을 팽창하는 데 사용된 압박공기시스템의 스위치를 켜면서 또는 압박 압력수준이 20초 동안 천천히 올림으로써 시작된다. 처음 개시율은 0.05~0.1 초에서 측정되어 풍선의 급속 팽창과 급속 압박 개시를 제공한다.

이러한 급속 개시율은 메칠글루코스 운송 부종 형성에 보다 확실한 영향을 유발하고, 느린 개시율보다 전달을 자극한다는 것이 발견되었다(Olmarker, 1991). 메칠글루코스 운송과 관련하여 결과는 압박구역 내 수준이 압력 수준 대응에서 느린 개시율보다 급속개시에서 보다 설득력 있음을 나타낸다. 또한 압박구역 외부 상당한 분절이 있을 때 두 개시율 사이 현저한 차이가 있기도 하다. 느린 개시 계열은 급속개시 계열보다 압박구역에 더 가깝게 기본값에 접근했다. 이것은 압박구역 근처 신경조직의 영양운동의 연이은 감소로 급속개시 계열의 보다 확실한 가장자리 구역 부종 존재를 암시할 수 있다.

척추관협착증보다 척추외상이나 척추사이원반 탈출에 더 가깝게 있을 것 같은 급속개시 압박의 1초간 유지된 600 mmHg 압력은 압박이 끝난 이후 2시간 연구 동안 신경전도의 점차적 손상을 유발하기에 충분하다. 전체적으로 다른 개시율 사이 이 확실한 차이에 대한 작용은 분명하지 않지만 신경조직의 점탄성 속성으로 인한 비압박부분을 향한 압박신경조직의 변위율의 차이와 관련이 있을 수 있다. 이러한 현상은 신경섬유에 대한 구조적 손상뿐만 아니라 연이은 부종 형성으로 혈관의 구조적 변화로 이끌 수 있다.

신경내 부종의 점진적 형성은 두 개시율 사이 신경전도손상의 점진적 증가 차이의 관찰과 밀접하게 관련되어 있을 수 있다(Olmarker, 1989b).

척수신경뿌리 압박의 다양한 수준 (Multiple levels of spinal nerve root compression)

척추관협착증의 이중이나 다중 레벨의 환자는 한 레벨의 환자보다 확실한 증세를 가질 수 있다. 제시된 모델은 이러한 흥미로운 임상적 질문을 이야기하기 위해 수정되었다. 풍선 사이 10 mm 비압박신경분절을 가져 온 두 근접한 신경원반 레벨의 두 풍선을 사용하여 대응하는 압력레벨에서 이전에 발견되는 것보다 신경자극전도의 확실한 손상을 유도했다(Olmarker and Rydevik, 1992). 예로, 두 풍선의 10 mmHg의 압력은 2시간의 압박 동안 신경자극 진폭의 60% 감소를 유발하는 반면, 한 풍선의 50 mmHg는 아무 감소도 나타내지 않았다.

단일과 이중 압박 사이 차이에 대한 작용은 이중 레벨 압박의 한 압박구역 이상을 신경자극이 통과해야 한다는 사실에 단순히 기반을 둘 수만은 없다. 또한 신경뿌리의 부분 혈관해부학에 기초를 둔 작용도 있을 수 있다. 말초신경과 달리 척수신경뿌리 내 신경내 혈관계에 대한 주변 구조로부터 아무 지역 영양 동맥이 없다. 두 레벨에서의 압박은 두 압박 지역 사이 영양적으로 손상된 구역을 만들 수 있다. 이런 방식으로 압박에 영향을 받은 분절은 사이신경분절(30 mm)을 포함한 한 풍선 직경(10 mm)에서 두 풍선 직경으로 확대될 수 있다.

이 가설은 두 압박 풍선 사이에 위치한 비압박 신경분절의 총 혈류의 계열 분석 경험에서 부분적으로 확인되었다(Takahashi, 1993). 결과는 비압박 분절 총 혈류의 64% 감소는 양 풍선이 10 mmHg로 팽창되었을 때 유발되었다는 사실을 제시했다. 시스템적 혈압에 근접한 압력에서 신경분절의 완전한 허혈이 있었다. 그래서 실험적 증거는 신경뿌리의 두 압박부분 사이 위치한 신경분절에 대한 혈액공급이 신경분절 자체가 압박되지 않더라도 심하게 손상된다는 것을 보여주었다. 신경전도와 관련된 결과는 압박풍선 사이 거리가 하나에서 두 척추마디로 증가되는 경우 결과는 한층 강화되었다(Olmarker and Rydevik, 1992). 이것은 기능적 손상이 두 압박부분 사이 거리와 직접 관련 있을 수 있음을 암시한다.

실험에서의 만성 신경뿌리 압박 (Chronic nerve root compression in experimental models)

신경뿌리의 압박유도 결과 논의는 심한 압박, 즉, 일부 시간 동안 지속되는 압박과 동물의 생존 없이 지속되는 압박으로 주로 다루어진다. 다양한 임상적 상황의 개선된 모방을 위해 압박은 보다 긴 시간에 걸쳐 적용되어야 한다. 축삭과 혈관구조의 적응과 같은 신경조직의 많은 변화가 있을 수 있고, 환자에게 일어날 수 있지만 1~6시간 압박을 사용한 실험적 모델로 연구될 수 없다. 이 상황의 다른 중요한 요인은 이전에 논의한 개시 속도이다. 신경뿌리 압박의 임상적 증후에서 개시 시간은 많은 경우 상당히 느릴 수 있다. 예를 들면, 척추관협착증을 유발하기 위한 척추뼈의 점진적 재형성이 수년의 개시 시간으로 이끌 수 있다. 그것은 물론 실험적 모델에서 그러한 상황을 흉내내기 어려울 것이다.

또한 압력 적용에 대한 신경조직의 재형성과 적응 때문에 만성적 모델의 신경뿌리에 작용하는 압력 전체에 조절되기가 불가능할 것이다. 그러나 정확한 압박에 대한 지식은 심한 압박 상황보다 만성에서 덜 중요할 수 있다. 대신 만성적 모델은 쉽게 재생산할 수 있는 느린 개시 시간으로 조절된 압박을 유도할 수 있다. 이러한 모델은 수술이나 약물에 의한 중재뿐만 아니라 병리생리학적 사건의 연구에도 잘 맞을 수 있다. 일부 시도는 그러한 압박을 유발하도록 만들어질 수 있다.

Delamarter(1990)는 수축 플라스틱 밴드를 적용한 개의 말총의 모델을 제시했다. 그 밴드는 횡단면적의 25%, 50%, 75% 감소를 유발하기 위해 힘줄집주머니 주위를 단단히 조였다. 그 밴드는 다양한 시간을 위한 장소를 남겨두었다. 분석이 실행되어 기능적, 구조적 변화가 수축 정도 비율에 비례적임을 보여주었다.

느린 개시와 잘 조절된 압박을 유발하기 위해 Cornefjord(1997)는 돼지의 신경뿌리를 압박하는 협착기를 사용했다(그림 5-15). 협착기는 처음에는 개의 실험적 허혈조건의 혈관교합을 유도하기 위해 의도되었다. 협착기는 유체와 접촉할 때 연장되는 아마로이드(amaroid)라는 물질로 덮인 내부의 외부 금속껍질로 이루어져 있다. 금속껍질로 인해 아마로이드는 신경뿌리의 압박에서 협착기의 중

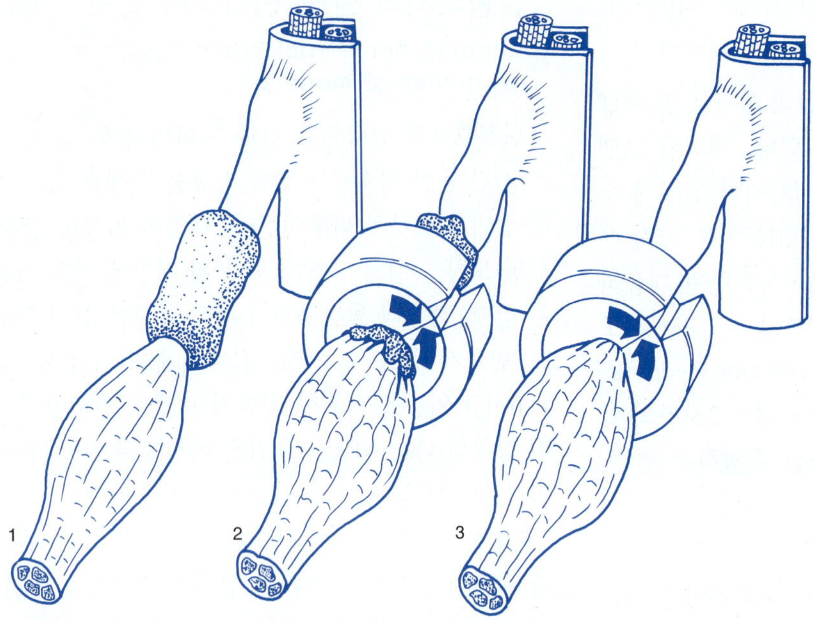

그림 5-15

신경핵속질 신경전도속도의 결과를 분석한 실험적 연구(1), 속질핵과 압박의 조합(2), 압박 만(3). 속질핵과 협착기는 돼지의 엉치신경뿌리에 처음 적용되었다. 반대쪽 신경뿌리는 조절자로 역할한다. 출처 : *Cornefjord, M., Sato, K., Olmarker, K., et al. (1997). A model for chronic nerve root compression studies. Presentation of a porcine model for controlled slow-onset compression with analyses of anatomic aspects, compression onset rate, and morphologic and neurophysiologic effects. Spine, 22, 946–957.*

앙 구멍에 위치하여 2주 후 최대 연장으로 안쪽으로 연장되었다. 돼지의 첫 엉치신경뿌리(sacral nerve root)의 압박은 정의된 원 직경의 협착기를 사용한 신경전도속도와 축삭손상의 상당한 감소를 가져왔다. 신경뿌리 물질 P의 증가와 그러한 압박에 이은 등쪽 뿌리신경절도 발견되었다. 물질 P는 통증전달과 관련된 신경전달물질이고, 연구는 신경뿌리의 압박이 통증을 생성할 수 있다는 실험적 증거를 제공할 수 있었다.

협착기 모델은 신경뿌리 혈관구조의 혈류변화 연구에 사용되기도 했다. 그것은 혈류가 압박부분 바로 외부에서는 감소되지 않지만, 협착기 내부에 위치한 신경뿌리의 부분을 상당히 감소시킴을 관찰할 수 있었다. 이 내용에서는 신경원반 탈출 경우의 신경뿌리가 신경원반 조직(속질핵)의 물질에 의해 민감화될 수 있어 역학적 근변형이 엉덩뼈 통증을 유발할 수 있음을 주목해야 한다(Olmarker, 1993, 2002).

신경손상과 통증 (Nerve Injury and Pain)

이전에 논의한 역학적 요인은 신경섬유나 세포체에 대한 대사적 독성 상해를 줄 수 있으므로 고통스러운 신경손상의 중요한 원인일 수 있다. 과거 20년간 신경손상 설쥐 모델을 광범위하게 사용하는 동안 고통과 같은 행위의 양적 평가 결합이 신경병리학과 병리생리학 고통에 대한 상당한 통찰을 가져다주었다. 특히 신경손상의 두 압박 모델이 표준화되었다.

우선, Bennett와 Xie(1988)는 말초신경 포착과 같은 낮은 압박 신경병 모델을 개발했다. 이 모델은 궁둥신경(좌골신경, sciatic nerve) 주변 만성적 장결찰을 헐겁게 묶어 수주간 지속되는 강한 열 통각과민증을 생성했다. 두 번째 모델(Kim and Chung, 1991)은 (전형적) L5 척추신경의 단단한 묶음에 기초하였으며, 궁둥신경의 분산에 연장된 역학적 무해자극통증을 생성하는 데 주목했다.

월러변성, 축삭과 슈반세포 부스러기의 큰포식세포 포식에 이은 축삭형질과 축삭집의 붕괴와 변성으로 시작되는 시토카인중재과정, 이 모델 모두 유사한 기초 병리학적 변화를 가지고 있다(Stoll, 2002). 사실 신경손상에 대한 통각과민증반응의 크기와 그 지속성 모두 월러변성의 크기, 즉, 월러변성을 겪고 있는 섬유의 백분율과 직접 관련 있음을 제시했다(Myers, 1996).

연속 연구는 월러변성 및 고통이 종양 괴사요인 알파의 표현에 연계되어 있고, 슈반세포에 의한 신경손상 직후 해방되어 순환으로부터 손상 신경을 침투하는 큰포식세포에 의해 상당히 증가된다(Myers, 1996). 이 신경염증상태는 안티시토카인 치료에 잠재적으로 유순하고, 임상적 시도가 말초신경 및 신경뿌리에 대한 손상의 기타 역학적 형성, 압박과 관련된 신경병 고통 치료에 대한 미래에 성공적인 희망을 제공한다.

요약 (Summary)

- 말초신경은 신경섬유, 결합조직층, 혈관으로 이루어져 있다.
- 신경섬유는 외상에 아주 영향을 받기 쉽지만, 연결조직의 연속층(신경바깥막과 신경다발막)에 둘러싸여 있기 때문에 역학적으로 보호된다.
- 스트레칭은 신경줄기 파열 전 신경내혈류와 신경섬유 구조의 변화를 유발한다.
- 신경의 압박은 주로 압박된 신경마디 가장자리에서 신경의 신경섬유와 혈관 모두에 손상을 일으킬 수 있지만, 허혈작용에 의해서도 일어날 수 있다.
- 압박 동안 압력수준과 모드의 적용은 신경손상 발달에 상당히 가변적이다.
- 척수신경뿌리는 말초신경과 해부학적으로 다르므로 역학적 변형에 다르게 반응한다.
- 척수신경뿌리는 방어적 연결조직층이 신경뿌리에 부족하기 때문에 역학적 변형에 대해 말초신경 보다 많은 영향을 받는다.
- 신경뿌리 또는 말초신경에 대한 역학적 손상은 신경병통증으로 유도하는 신경염증상태와 신경변성을 일으킬 수 있다.

연습질문 (Practice Questions)

1. 역학적 부하의 결과에 대해 신경을 보호하는 말초신경의 해부학적 구조를 설명하라. 이러한 구조가 어떻게 신경을 보호하는지 설명하라.
2. 말초신경과 척수신경뿌리 사이 해부학적 구조와 생체역학적 속성 면의 차이를 설명하라.
3. 어떤 유형의 역학적 부하가 말초신경에 손상을 입힐 수 있나? 어떤 유형의 역학적 부하가 척수신경뿌리에 손상을 입힐 수 있나? 척수신경뿌리와 말초신경에 대한 손상이면 작용 사이 유사점과 차이점을 논하라.
4. 말초신경 손상을 나타내는 징후 그리고/또는 징표를 설명하라. 척수신경뿌리 손상을 나타내는 징후 그리고/또는 징표를 설명하라.
5. 고통스러운 말초신경과 척수신경뿌리 손상에 관련될 수 있는 생물학적, 생체역학적 요인을 논하라. 실제 사례연구의 예를 제시하라.

참고 문헌 (References)

Bennett, G.J., Xie, Y.K. (1988) A peripheral neuropathy in rat that produces disorders of pain sensation like those seen in man. *Pain, 33*, 87–107.

Cornefjord, M., Sato, K., Olmarker, K., et al. (1997). A model for chronic nerve root compression studies. Presentation of a porcine model for controlled slow-onset compression with analyses of anatomic aspects, compression onset rate, and morphologic and neurophysiologic effects. *Spine, 22*, 946–957.

Dahlin, L.B., Rydevik, B., Lundborg, G. (1986). The pathophysiology of nerve entrapments and nerve compression injuries. In A.R. Hargens (Ed.). *Effects of Mechanical Stress on Tissue Viability*. New York: Springer-Verlag.

Delamarter, R.B., Bohlman, H.H., Dodge, L.D., et al. (1990). Experimental lumbar spinal stenosis. Analysis of the cortical evoked potentials, microvasculature and histopathology. *J Bone Joint Surg, 72A*, 110–120.

Kim, S.H., Chung, J.M. (1992) An experimental model for peripheral neuropathy produced by segmental spinal nerve ligation in the rat. *Pain, 50*, 355–363.

Lundborg, G. (1975). Structure and function of the intraneural microvessels as related to trauma, edema formation and nerve function. *J Bone Joint Surg, 57A*, 938.

Lundborg, G., Gelberman, R.H., Minteer-Convery, M., et al. (1982). Median nerve compression in the carpal tunnel: The functional response to experimentally induced controlled pressure. *J Hand Surg Am, 7*, 252.

Lundborg, G., Rydevik, B. (1973). Effects of stretching the tibial nerve of the rabbit: A preliminary study of the intraneural circulation and the barrier function of the perineurium. *J Bone Joint Surg, 55B*, 390.

Myers, R.R. (1998). Morphology of the peripheral nervous system and its relationship to neuropathic pain. In T.L. Yaksh, C. Lynch III, W.M. Zapol, et al., (Eds.). *Anesthesia: Biologic Foundations*. Philadelphia: Lippincott-Raven Publishers, 483–514.

Myers, R.R., Campana, W.M., Shubayev, V.I. (2006) The role of neuroinflammation in neuropathic pain: Mechanisms and therapeutic targets. *Drug Discov Today, 11*, 8–20.

Myers, R.R., Heckman, H.M., Powell, H.C. (1996) Axonal viability and the persistence of thermal hyperalgesia after partial freeze lesions of nerve. *J Neurol Sci, 139*, 28–38.

Myers, R.R., Murakami, H., Powell, H.C. (1986). Reduced nerve blood flow in edematous neuropathies—A biomechanical mechanism. *Microvascular Res, 32*, 145–151.

Myers, R.R., Powell, H.C. (1981). Endoneurial fluid pressure in peripheral neuropathies. In A.R. Hargens (Ed.). *Tissue Fluid Pressure and Composition*. Baltimore: Williams & Wilkins, 193.

Olmarker, K. (1991). Spinal nerve root compression. Nutrition and function of the porcine cauda equina compressed in vivo. *Acta Orthop Scand Suppl, 242*, 1–27.

Olmarker, K., Rydevik, B. (1992). Single versus double level compression. An experimental study on the porcine cauda equina with analyses of nerve impulse conduction properties. *Clin Orthop, 279*, 3539.

Olmarker, K., Rydevik, B., Holm, S. (1989a). Edema formation in spinal nerve roots induced by experimental, graded compression. An experimental study on the pig cauda equina with special reference to differences in effects between rapid and slow onset of compression. *Spine, 14*, 579.

Olmarker, K., Rydevik, B., Holm, S., et al. (1989b). Effects of experimental graded compression on blood flow in spinal nerve roots. A vital microscopic study on the porcine cauda equina. *J Orthop Res, 7*, 817.

Olmarker, K., Rydevik, B., Nordborg, C. (1993). Autologous nucleus pulposus induces neurophysiologic and histologic changes in porcine cauda equina nerve roots. *Spine, 18*, 1425–1432.

Olmarker, K., Størkson, R., Berge, O.G. (2002). Pathogenesis of sciatic pain: A study of spontaneous behavior in rats exposed to experimental disc herniation. *Spine, 27*, 1312–1317.

Rydevik, B., Brown, M.D., Lundborg, G. (1984). Pathoanatomy and pathophysiology of nerve root compression. *Spine, 9*, 7.

Rydevik, B.L., Kwan, M.K., Myers, R.R., et al. (1990). An in vitro mechanical and histological study of acute stretching on rabbit tibial nerve. *J Orthop Res, 8*, 694–701.

Rydevik, B., Lundborg, G. (1977). Permeability of intraneural microvessels and perineurium following acute, graded experimental nerve compression. *Scand J Plast Reconstr Surg, 11*, 179.

Rydevik, B., Lundborg, G., Bagge, U. (1981). Effects of graded compression on intraneural blood flow. An in vivo study on rabbit tibial nerve. *J Hand Surg, 6*.

Spencer, D.L., Miller, J.A., Bertolini, J.E. (1984). The effects of intervertebral disc space narrowing on the contact force between the nerve root and a simulated disc protrusion. *Spine, 9*, 422.

Stoll, G., Jander, S., Myers, R.R. (2002). Degeneration and regeneration of the peripheral nervous system: From Augustus Waller's observations to neuroinflammation. *J Peripher Nerv Syst, 7*, 13–27.

Sunderland, S. (1978). *Nerves and Nerve Injuries (2nd ed.)*. Edinburgh, Scotland: Churchill Livingstone.

Takahashi, K., Olmarker, K., Holm, S., et al. (1993). Double-level cauda equina compression. An experimental study with continuous monitoring of intraneural blood flow. *J Orthop Res, 11*, 104.

Tortora, G.J., Anagnostakos, N.P. (1984). *Principles of Anatomy and Physiology* (4th ed.). New York: Harper & Row.

Wall, E.J., Massie, J.B., Kwan, M.K., et al. (1992). Experimental stretch neuropathy. Changes in nerve conduction under tension. *J Bone Joint Surg, 74-B*, 126.

Weinstein, J.N., LaMotte, R., Rydevik, B. et al.,(1989). Nerve. In J.W. Frymoyer, S.L. Gordon (Eds.). *New Perspectives on Low Back Pain*. Park Ridge, IL: American Academy of Orthopaedic Surgeons, 35–130. (Based on a workshop arranged by the National Institutes of Health [NIH] in Airlie, Virginia, May 1988.)

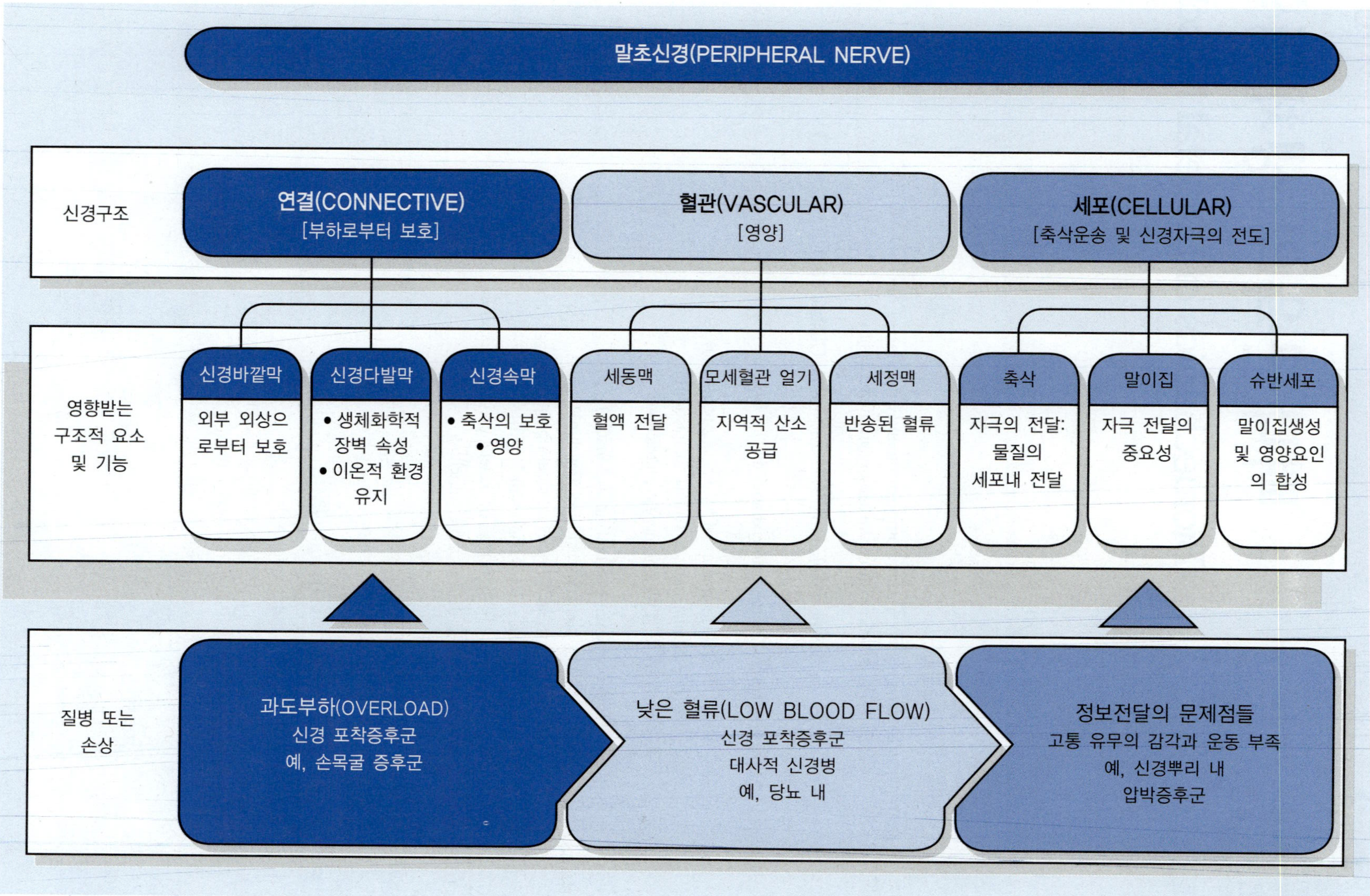

플로 차트 5-1

말초신경구조 및 변경. 임상 견본*

*이 플로차트는 교실이나 집단 토의를 위해 설계되었으며, 완전하지는 않음.

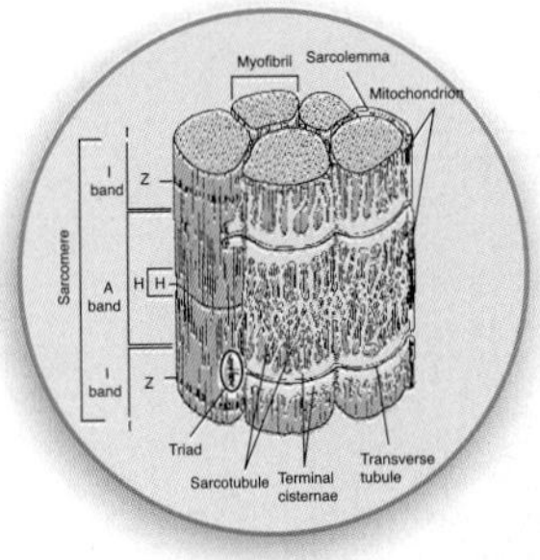

제6장

뼈대근육의 생체역학
(Biomechanics of Skeletal Muscle)

서론 (Introduction)

근육계는 세 근육유형으로 구성되어 있다. 심근은 심장을 구성하고, 민무늬근(평활근육 또는 불수의근)은 내장기관을 정렬하고, 뼈대근육(가로무늬근 또는 수의근)은 힘줄을 통해 뼈대에 부착(attachment)된다. 이 장의 중점은 뼈대근육 세 유형의 역할과 기능이다.

뼈대근육(skeletal muscle)은 인체의 가장 풍부한 조직으로 전체 체중의 40~45%로 계산된다. 430개 이상의 뼈대근육이 인체의 오른쪽과 왼쪽에 쌍으로 있다. 대부분의 활발한 운동은 80쌍 미만에 의해 생성된다. 근육은 부하를 분산하고 충격을 흡수하여 뼈대에 강도와 방어를 제공한다. 뼈가 관절로 이동 가능하게 하고, 힘에 대한 체위를 유지하게 한다. 그러한 능력은 일반적으로 개별 근육보다 근육집단의 작용으로 나타난다.

뼈대근육은 역동적이거나 등속성 수축, 그리고 정적 또는 등척성 수축 작업을 실행한다. 역동적 작업은 공간의 신체분절 운동과 위치를 허용한다. 정적 운동은 체위를 유지한다.

이 장은 뼈대근육의 구성과 구조, 근육수축의 분자단위, 근육수축의 작용, 근육의 힘생산, 근육섬유분화, 근육재형성에 대한 설명을 제공한다.

뼈대근육의 구성과 구조 (Composition and Structure of Skeletal Muscle)

근육기능의 생체역학에 대한 이해에는 전체 해부학적 구조, 근육힘줄 단위의 기능, 근육섬유의 기본 미시적 구조 및 화학적 구성에 대한 지식이 필요하다.

근육의 구조 및 조직 (Structure and organization of muscle)

뼈대근육의 구조적 단위는 근육섬유이고, 수백만의 핵으로 된 긴 원기둥 세포이다. 근육섬유는 약 10~100 μm 두께이고, 약 1~30 cm 길이이다. 근육섬유는 많은 근원섬유로 구성되어 있고, 섬세한 원형막, 근형질막에 의해 싸여 있다. 근형질막은 sarcometric Z선으로 빈쿨린(vinculin)과 디스트로핀(dystrophin)이 풍부한 코스타미어(costamere)를 통해 연결되어 있고, 근원섬유외 세포뼈대의 일부를 나타낸다. 근원섬유는 여러 근섬유분절로 만들어져 있고, 얇고(액틴), 두껍고(미오신), 탄성(티틴), 비탄성(네뷸린) 미세섬유를 포함한다. 각 섬유는 근육속막이라는 헐거운 결합조직에 의해 둘러싸여 있고, 섬유는 다양한 크기 다발로 구성되어 있고(그림 6-1A, B), 결국 근육다발막이라고 알려진 촘촘한 결합조직집에 들어 있다. 근육은 근바깥막이라는 섬유질결합조직의 근막에 의해 둘러싸인 여러 다발로 구성되어 있다.

일반적으로 근육의 각 말단은 근육에 의해 뼈에 부착되어 있고, 활발한 수축성을 가지고 있지 않다. 근육은 수축성 요소와 여러 탄력성분의 힘줄을 형성한다. 근바깥막과 근육다발막의 콜라겐섬유는 힘줄 내 연속성이 있으며, 모두 다같이 뼈와 근육섬유의 부착을 위한 구조적 토대로 작용한다. 근바깥막(근외막, epimysium), 근육다발막(perimysium), 근육속막(근내막, endomysium), 가로무늬근형질막(sarcolemma)은 평행탄력 성분으로 작용한다. 힘은 이러한 결합조직과 힘줄을 통해 뼈로 전달된 근육을 수축하여 생산된다(Beason, 2007).

각 근육섬유는 많은 섬세한 가닥, 근원섬유로 구성되어 있다. 그 구조 및 기능은 광학, 전자현미경에 의해 포괄적으로 연구되었고, 그 조직화학과 생화학은 어디에서나 설명되었다(Arvidson, 1984; Guyton, 1986). 직경이 약 1 μm인 근원섬유는 근육섬유의 세포질(근세포질) 내에 각각 평행하게 놓여있고 길이로 연장된다. 근육섬유의 직경에 따라 몇 회에서 수천 배로 수가 다양하고, 결국 근육섬유의 유형에 종속된다.

가로무늬근의 가로연결패턴은 근육섬유의 길이를 따라 자체적으로 반복되고, 각각 근섬유분절로 알려진 존재로 반복된다(그림 6-1C). 이 줄무늬는 근육섬유 전체에 연속적으로 정렬된 개별 근원섬유에 의해 일어난다. 근섬유분절은 근육 수축성 체계의 기능적 단위이고, 하나의 근섬유분절에서 일어나는 사건은 다른 곳에서도 복제된다. 다양한 근섬유분절이 근원섬유를 형성하고, 다양한 근원섬유가 근육섬유를 형성하고, 다양한 근육섬유가 근육을 형성한다.

각 근섬유분절은 다음과 같이 구성된다.

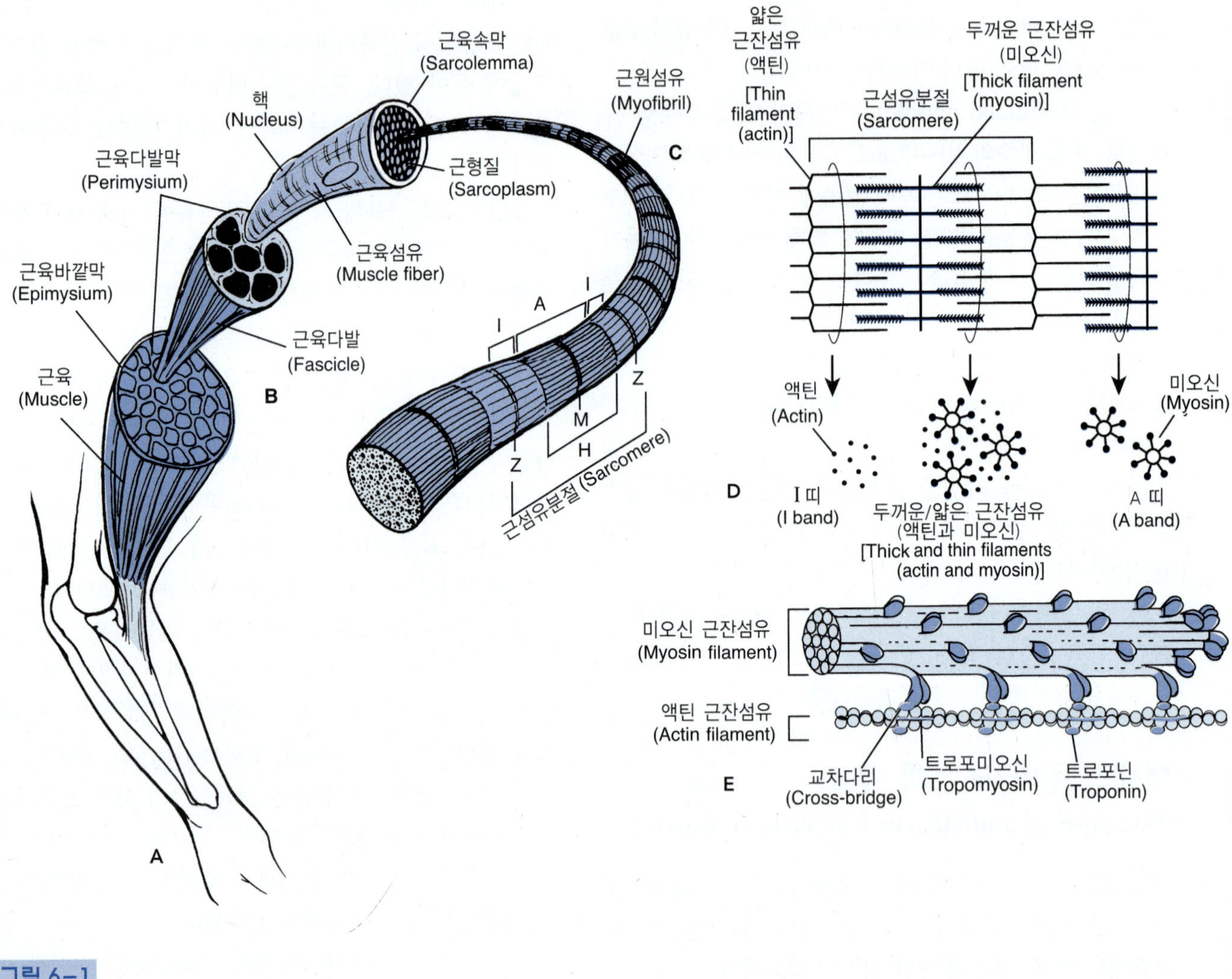

그림 6-1

근육의 구조적 체제 도해. **A.** 섬유질결합조직 근막, 근육바깥막은 근육에 둘러싸여 있고, 많은 다발로 구성되어 있다. 다발은 촘촘한 결합조직집, 근육다발막에 들어 있다. **B.** 근육은 긴 원기둥 다핵세포인 근육섬유로 구성되어 있다. 개별 근육섬유 사이에는 모세혈관이 있다. 각 근육섬유는 근육속막이라는 헐거운 결합조직에 싸여 있다. 근육속막 바로 아래 섬유내부 속에 넣어진 주름으로 얇은 탄성집, 근형질막이 놓여 있다. 각 근육섬유는 수많은 섬세한 가닥, 근원섬유, 근육의 수축성 요소로 구성되어 있다. **C.** 작은 미세섬유로 구성된 근원섬유는 길이를 따라 반복 띠무늬를 형성한다. 이 연속반복무늬의 한 단위를 근섬유분절이라고 부른다. 근섬유분절은 근육 수축성 체계의 기능적 단위이다. **D.** 근섬유분절의 띠무늬는 각각 단백질 미오신, 액틴으로 구성된 두껍고 가는 미세섬유의 배열로 만들어진다. 액틴 미세섬유는 한 말단에 부착되어 있지만 미오신 미세섬유와 서로 맞물려 있고 길이는 자유롭다. 굵은 미세섬유는 육방 형식으로 정렬된다. 겹쳐진 영역을 통해 교차부분은 6개 등분으로 나뉘어진 얇은 미세섬유에 의해 둘러 싸여 있음을 보여준다. **E.** 각 미오신 미세섬유의 막대사탕형 분자는 정렬되어 긴 꼬리가 머리의 다발이나 거기에서 투사된 연결다리를 형성한다. 한 방향의 연결다리 지점은 미세섬유의 반이고, 다른 방향의 지점은 다른 절반이다. 미세섬유의 절반만이 여기 제시된다. 연결다리는 근육수축 작용의 주 요소이고, 액틴 미세섬유의 수용기와 서로 맞물려 외부로 연장된다. 각 액틴 미세섬유는 각각 주변에 두 나선형 구슬선으로 보이는 이중 나선이다. 두 개의 부가 단백질, 트로포미오신과 트로포닌은 액틴나선과 연관되어 있고 액틴과 미오신 미세섬유의 결합을 규제하는 중요한 역할을 한다. 트로포미오신은 액틴의 나선형 사이 고랑에 놓여 있는 긴 폴리펩타이드 사슬이다. 트로포닌은 트로포미오신에 일정 간격으로 부착된 구상분자이다.

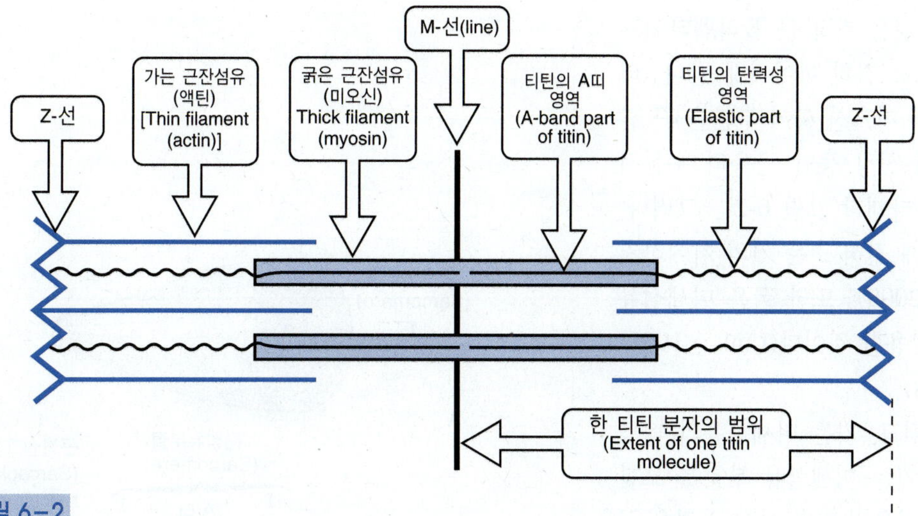

그림 6-2

근섬유분절 내 티틴 분자 배열.

1. 가는 미세섬유(직경 약 5 nm)는 단백질 액틴으로 구성된다.
2. 굵은 미세섬유(직경 약 15 nm)는 단백질 미오신으로 구성된다(그림 6-1D, E).
3. 탄성 미세섬유는 단백질 티틴으로 구성된다(그림 6-2).
4. 비탄성 미세섬유는 단백질 네뷰린과 티틴으로 구성된다.

액틴과 미오신은 근원섬유의 수축성 부분인 반면, 티틴과 네뷰린은 근원섬유내 세포뼈대(Stromer, 1998)이다. 근원섬유는 수축의 기본단위이다.

가는 미세섬유의 주성분인 액틴은 이중나선형으로 서로 주변을 나선형으로 회전한 두 개의 구슬 선으로 나타난다. 두 개의 부가 단백질, 트로포닌과 트로포미오신은 수축 동안 액틴과 미오신 미세섬유 사이 제조와 분할을 규제하는 것으로 나타나기 때문에 액틴 나선형의 중요한 성분이다. 트로포미오신은 액틴의 나선형 사이 고랑에 놓여있는 긴 폴리펩타이드 사슬이다. 트로포닌은 트로포미오신에 일정 간격으로 부착된 구상분자이다(그림 6-1D, E).

굵은 미세섬유는 아주 비등방성이기 때문에 A띠라고 알려진 검은 띠로 순서 있게 평행배열로 올라온 근섬유분절의 중앙구역에 위치하고 있다. 얇은 미세섬유는 각 근섬유분절 범위를 정의하면서 인접한 근섬유분절의 얇은 미세섬유를 연결하는 짧은 성분으로 구성된 Z선으로 알려진 구조로 근섬유분절 양 말단에 붙어 있다. 최근 척추동물 가로무늬근의 근원섬유 미세섬유의 세 번째 세트임이 제시되었다. 티틴이라는 이 연결 미세섬유는 Z선 사이 굵은 미세섬유를 연결하고(티틴의 탄성 I 밴드 영역), 굵은 미세섬유의 일부이다(티틴의 A띠 영역). 이 미세섬유는 수축과 이완 내내 A띠의 중앙위치를 유지하고, 미오신 부속장치 동안 모형으로 작용할 것이다.

가장 굵은 미세섬유, 미오신은 긴 줄기 또는 "꼬리"에서 투사된 구상 "머리"의 막대사탕을 닮은 각 개별분자로 이루어져 있다. 그러한 분자 수백 개가 사이에 머리 자유영역(H역)을 남겨두고, 미세섬유의 반을 따라 한 방향으로 나머지 반은 다른 방향으로 향한 머리로 줄기의 꼬리에서 꼬리로 묶여 있다. 액틴과 미오신 구역의 미오신 미세섬유에 대한 구상머리 나선형은 겹치고(A띠), 액틴 미세섬유의 구역과 서로 맞물리게 하기 위해 연결다리로 연장되어 두 미세섬유 유형 사이 구조적, 기능적 연결을 형성한다.

근원섬유내 세포뼈대는 Z선에서 액틴 미세섬유로 걸쳐 이어지게 하는 비탄성 네뷰린 미세섬유를 포함한다(그림 6-2에 설명되지 않음). 또한 네뷰린은 얇은 미세섬유 부속장치에 대한 모형으로 작용할 것이다.

티틴은 1 μm 길이이다. 그것은 가장 큰 폴리펩타이드이고, Z선에서 중간가로막으로 걸쳐 이어지게 한다. 티틴은 탄성 미세섬유다. Z선과 미오신 사이 부분은 끈 같은 모습이다. 그것은 티틴이 신장 동안 근육의 수동적 힘 발달에 크게 기여함을 나타낸다(그림 6-2). 그러나, 최근 연구는 수동적 힘 발달에 전혀 또는 거의 기여하지 않음을 증명했다(Reisman, 2009). 또한 굵은 미세섬유 부속장치에 대한 모형으로 작용할 것이다(Linke, 1998; Squire, 1997; Stromer 1998).

I띠는 Z선에 의해 이등분되고, 가는 미세섬유와 티틴의 탄성부분이 겹치지 않은 가는 미세섬유 부분을 포함한다. A띠 중앙의 가는 미세섬유의 말단 사이 간격은 굵은 미세섬유와 통합되는 가는 부분과 굵은 미세섬유만 포함한 가벼운 띠인 H영역이다. H영역 중앙의 좁은 어두운 영역은 평행 정렬을 유지하면서 인접한 굵은 미세섬유를 연결하는 가로와 세로로 배양된 단백질에 의해 생산된 중간가로막이다. 띠패턴의 다양한 영역과 인간 근육뼈대의 현미경 사진이 그림 6-3B에 제시된다.

근섬유분절의 반복패턴으로 밀접하게 상관된 것은 근세포질그물로 알려진 세관과 주머니로 구성된 망이다. 근세포질그물의 세관은 근원섬유와 평행하게 놓여 있고, 개별 근원섬유를 완전히 둘러싸고 있는 종말수조, 가로주머니를 형성하면서 A와 I띠 사이 교차점 수준에서 확장되고 용해된다.

종말수조(terminal cisternae)는 자기 막에 의해 분리된 더 작은 세관을 둘러싸고 있다. 더 작은 세관과 종말수조 상하는 세동이로 알려져 있다. 감싸인 세관은 섬유의 표면막의 함입인 가로 세관 시스템이나 T 시스템의 일부이다. 이 근형질막은 모든 가로무늬근을 감싸는 원형질막이다(그림 6-4).

근육수축의 분자 기초
(Molecular Basis of Muscle Contraction)

근육수축에 대해 가장 광범위하게 다룬 이론은 활주 미세섬유 이론이며, 1964년 A.F. Huxley와 H.E. Huxley에 의해 동시에 제안되었고 연이어 개선되었다(Huxley, 1974). 이 이론에 따르면, 그 원래 길이로 각각 유지하

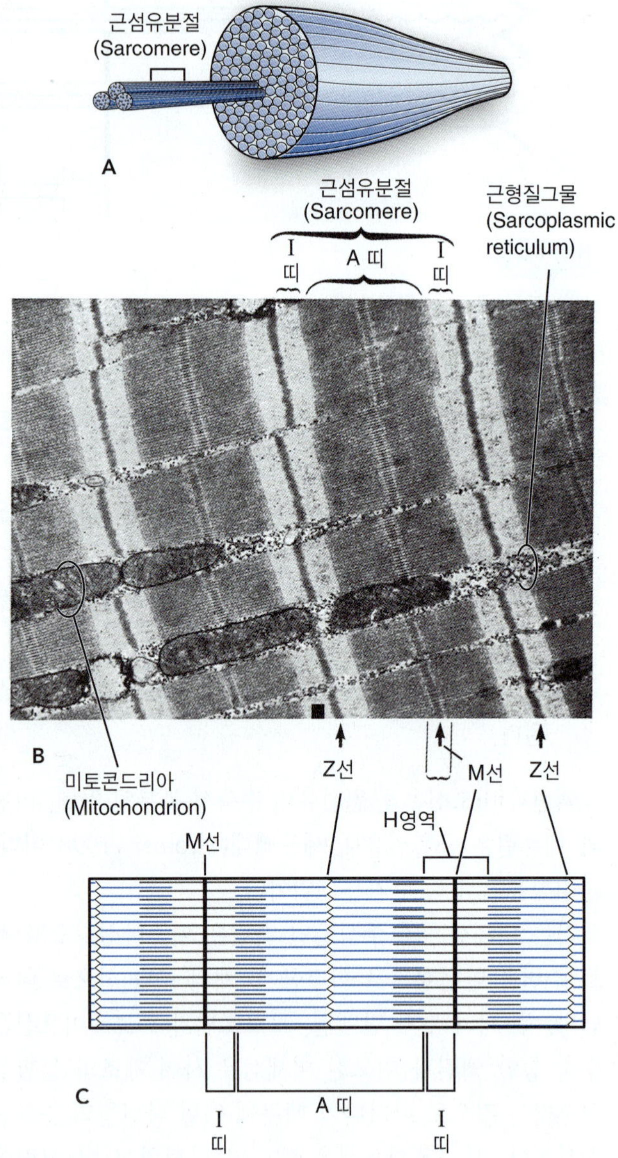

그림 6-3

A. 세 돌출 근원섬유의 단일 근육섬유. B. 인간 뼈대근육의 단면 전자현미경 사진. 근섬유분절은 근원섬유를 따라 나타난다. 근섬유분절의 특징적 구역이 나타나 있다. 출처: *Craig, R.W. Padron R. Molecular Structure of the Sarcomere. In Engel A.G., Franzini-Armstrong C., eds (1994). Myology (2nd ed.). New York: McGraw-Hill, 135.* C. 수축작용을 묘사한 B의 도해.

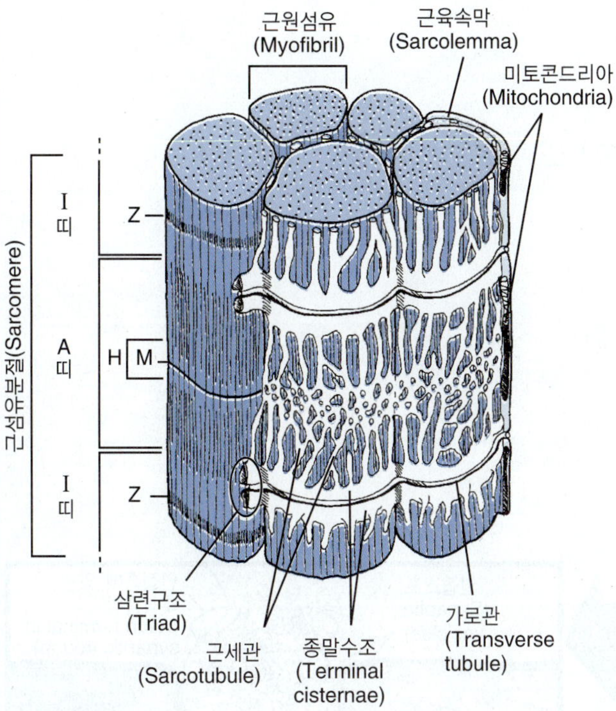

그림 6-4

각 근원섬유를 둘러싼 근세포질그물을 예시한 뼈대근육의 일부 도해. 근섬유분절의 다양한 부분이 중앙과 오른쪽 근원섬유를 둘러싼 것으로 보이는 근세포질그물의 구역 상관관계를 보여주기 위해 왼쪽 근원섬유를 묘사했다. 가로세관은 근형질막의 포위를 나타내고, 전체 근육섬유를 둘러싸고 있는 원형질막이다. 두 가로 세관은 A띠와 I띠의 교차점 수준에서 각각 근섬유분절을 제공한다. 종말 수조는 가로 세관의 각 측면에 위치하고, 다같이 이 구조 세동이를 구성한다. 종말수조는 A띠 구역을 걸쳐 이어지게 하면서 근육세관의 세로망으로 연결된다. 출처 : *Ham, A.W. & Cormack, D.H. (1979). Histology (8th ed.). Philadelphia: JB Lippincott Co.*

는 동안 서로 지나가는 액틴과 미오신 미세섬유의 상대적 운동으로 인해 근섬유분절의 활발히 수축과 그에 이어 근육도 그렇게 된다. 수축력은 미오신 머리나 액틴과 미오신 사이 겹치는 부분의 연결다리에 의해 발달된다(A띠). 이 연결다리는 배의 노와 같이 미오신 미세섬유 표면의 고정된 위치 주변 아크에서 선회한다. 액틴 미세섬유와 접촉하는 연결다리의 운동은 액틴 미세섬유의 활주를 근섬유분절 중앙으로 만든다. 근육섬유는 단일수축이라는 전부 또는 아무것도 아닌 유형으로 모든 근섬유분절이 동시에 수축할 때 수축된다.

연결다리의 단일운동은 미오신 미세섬유에 비해 상대적으로 액틴 미세섬유의 작은 변위만을 만들기 때문에 "사람이 한 손씩 사용하여 로프를 당기는 것과 유사한 운동으로" 5~6회 과정을 반복하면서 각 개별 연결다리는 액틴 미세섬유의 한 수용기로부터 스스로 떨어져 다른 구역에 스스로 재부착된다(Wilkie, 1968). 연결다리는 동일한 방식이 아니라 각각 독립적으로 활동한다. 그래서 연결다리의 반 정도에만 주어진 운동에서 활발하게 힘과 변위를 생성하고, 떨어져 있을 때 다른 부분은 그 작업을 맡아 수축을 유지한다. 수축은 I띠의 감소로 근섬유분절에 반영되고, Z선이 다같이 가까워지면서 H역에서 감소한다. A띠의 폭은 일정하게 유지된다.

활주작용에 대한 핵심은 칼슘이온이며, 신축성이 활발하게 있다 없다 한다. 근육수축은 칼슘이 신축성 요소에 이용 가능하게 만들어질 때 시작되고, 칼슘이 제거되면 정지된다. 수축작용에 대한 칼슘이온의 이용가능성을 규제하는 작용은 근육막(근형질막)에서 발생하는 전기적 사건으로 연결된다. 근형질막의 활동 단백질은 수축활동의 시작에 대한 전자적 신호를 제공한다. 수축의 화학적 작용을 전기적 신호로 알리는 작용은 자극-수축 결합으로 알려져 있다.

운동신경이 신경근육이음부에서 근육을 자극하고(그림 6-5A), 활동전위가 근육세포막(근형질막) 극성을 없앨 때, T 시스템을 따라 활동전위가 안쪽으로 퍼진다(이 과정의 세부사항은 그림 6-5A-C, 상자 6-1에 나타냈고, 근육의 자극, 수축, 이완 동안 사건을 요약한 것이다. 그림 6-5D는 액틴과 미오신의 연결다리 사이 구조적 특징을 보여준다).

운동단위 (The motor unit)

뼈대근육의 기능적 단위는 운동단위이며, 단일운동신경에 의해 신경지배되는 모든 근육섬유를 포함한다. 이 단위는 수축에 독립적으로 만들어질 수 있는 근육의 가장 작은 부분이다. 자극받을 때 운동단위의 모든 근육섬유는 하나로 반응한다. 운동단위의 섬유는 자극에 전부 또는 전혀 아닌 반응을 보인다고 말하는데 최대로 수축되거나 전혀 수축되지 않는다.

운동단위를 형성하는 근육섬유의 수는 근육에 필요한 조절 정도에 밀접하게 관련되어 있다. 바깥눈근(외안근,

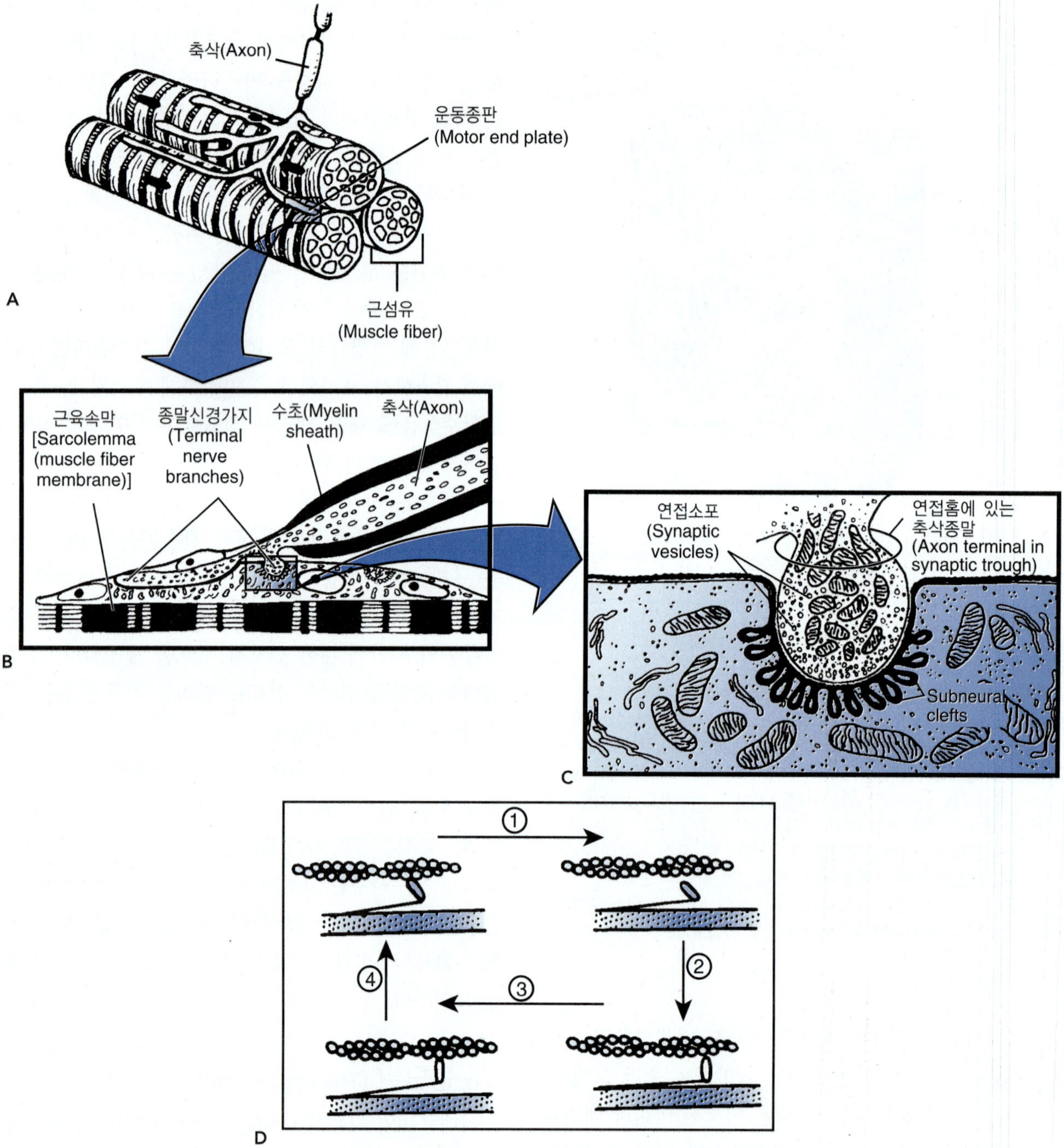

그림 6-5

근육섬유의 신경분포 도해. **A.** 운동신경의 축삭(척수 앞뿔의 세포체에서 배양된)은 각 섬유와 신경섬유 교차점을 형성하면서 여러 뼈대근육섬유를 신경지배하기 위해 그 말단 근처 가지를 만든다. 축삭의 종말가지 아래 직접 놓인 근육막(근형질막) 구역은 특정속성이 있고, 운동말단판 또는 운동말단판막으로 알려져 있다. **B.** 횡단면은 세부를 보여준다. 신경의 섬세한 종말가지(축삭종말)는 말이집이 없고 근형질막의 고랑에 놓여 있다. **C.** 횡단면은 축삭종말과 근형질막의 교차 초미세구조를 상세히 묘사하여 보여준다. 근형질막의 연구는 축삭종말 돌출로 연접고랑을 형성한다. 함입 근형질막은 그 표면영역을 크게 증가시키는 많은 주름 또는 신경관밑틈새를 가지고 있다. 아세틸콜린은 축삭종말의 연접소포에 저장된다. *출처 : Brobeck, J.R. (Ed.). (1979). Best and Taylor's Physiological Basis of Medical Practice (10th ed., pp. 59–113). Baltimore: Williams & Wilkins.* ***D,*** *Cross-bridge cycle of muscle contraction.*

상자 6-1 근육섬유의 자극, 수축, 이완 동안 결과

1. 활동 전위는 운동축삭에서 시작되고 전해진다.
2. 이 활동 전위는 신경근육 교차점에서 축삭종말로부터 아세틸콜린의 분비를 일으킨다.
3. 아세틸콜린은 운동말단판막의 수용기 구역에 결합된다.
4. 아세틸콜린은 말단판 전위를 생성하면서 나트륨, 칼륨 이온에 운동말단판의 투과성을 증가한다.
5. 말단판전위는 막표면 위로 전해지는 근육활동전위를 생성하면서 근육막(근형질막) 극성을 없앤다.
6. 아세틸콜린은 말단판막의 아세틸콜린에스테라제에 의해 급속히 파괴된다.
7. 근육활동전위는 가로 세관을 극성을 없앤다.
8. 가로세관의 탈분극은 근원섬유를 둘러싸고 있는 근세포질 그물의 종말수조로부터 칼슘이온의 분비를 이끈다. 이 이온은 규제하는 단백질 트로포미오신과 트로포닌의 바로 부근의 근세포질로 분비된다.
9. 칼슘 이온은 액틴을 미오신과 결합하지 못하게 방어하는 억제를 차단하고 풀어주는 액틴 미세섬유의 미오신 수용기에서 트로포미오신 분자의 분리운동을 허용하면서 트로포닌에 묶여 있다.
10. 액틴(A)은 미오신(M-ATP)과 결합한다. 이 상태의 ATP는 ADP와 인산염으로 가수분해하지만, 생산물은 미오신에 여전히 붙어 있다(액틴 사슬의 수용기에 묶인 미오신 연결다리의 수용기).

$$A + M \cdot ATP \rightarrow A \cdot M \cdot \ ATP$$

11. 액틴은 ATP가 분리(가수분해) 가능하게 하면서 미오신 연결다리에서 발견되는 미오신 ATP아제를 활성화한다. 이 과정은 미오신 연결다리의 운동을 만드는 데 사용되는 에너지를 방출한다.

$$A + M \cdot ATP \rightarrow A \cdot M + ATP + P_1$$

12. 연결다리의 노와 같은 운동은 굵은 미세섬유와 얇은 미세섬유가 상대적 활주로 서로 지나가도록 만든다.
13. 신선한 ATP는 액틴-미오신 결합을 깨고 연결다리를 액틴으로부터 해리하도록 허용하면서 미오신 연결다리로 묶인다.

$$A \cdot M + ATP \rightarrow A + M \cdot ATP$$

14. ATP아제는 근섬유분절의 이완 상태를 나타내는 M . ATP 결합에 미오신 ATP 결합을 가수분해한다.

$$M \cdot ATP \rightarrow M \cdot ATP$$

15. 액틴 미세섬유를 따라 연속부분에서 미오신 연결다리와 액틴의 묶임과 풀림 주기(단계 11, 12, 13, 14)는 트로포미오신-트로포닌 시스템의 작용을 억제하기에 충분히 높이 칼슘농도가 유지되는 한 계속된다.
16. 칼슘이온의 농도는 ATP를 분리하는 에너지 요구과정에 의해 종말수조로 펌프하면서 떨어진다.
17. 칼슘은 트로포미오신-트로포닌의 억제작용을 회복하면서 트로포닌으로부터 분리된다. 액틴 미세섬유는 뒤로 미끄러지고 근육은 늘어난다. ATP 존재의 액틴과 미오신은 이완된 상태로 분리되어 남는다.

출처: Luciano, Vander, A.j., Sherman, J.H. (1978). Human Function and Structure. New York: McGraw-Hill, Fig 5.5D; and adapted from Craig, R.W., Padron R. Molecular Structure of the Sarcomere. In Engel A.F., Franzini-Armstrong C., eds (1994). Myology (2nd ed.). New York: McGraw-Hill, 162.

extraocular muscle)과 같은 아주 미세한 운동을 실행하는 작은 근육에서 각 운동단위는 12개 미만의 근육섬유를 포함하는 반면, 장딴지근(비복근, gastrocnemius muscle)과 같은 거친 운동을 실행하는 큰 근육은 1,000~2,000 근육섬유를 포함할 수 있다.

각 운동단위의 섬유는 인접하지 않지만 다른 단위의 섬유와 근육 전체에 분산된다. 그래서 단일 운동단위가 자극받는 경우, 근육의 큰 부분이 수축된다. 근육을 신경지배하는 신경의 부가 운동단위가 자극받는 경우, 더 큰 힘으로 근육이 수축된다. 운동신경의 더 큰 자극에 반응하는 부가 운동단위를 반사점증이라고 부른다.

근육힘줄단위 (The musculotendinous unit)

복부근육과 그 주변의 힘줄과 결합조직은 수축과 수동적 폄(신전, extension) 동안 전체 근육의 역학적 특성을 정의하는 것을 돕는 점탄성 구조이다. Hill(1970)은 근육속막, 근육다발막, 근바깥막, 근형질막이 신축성 요소에 평행하게 위치한 이차 탄력성분을 나타내는 동안 힘줄이 신축성 요소계열(근원섬유, 액틴, 미오신)에 위치한 스프링 같은 탄력성분을 나타낸다고 제시했다(그림 6-6).

평행과 계열 탄성 요소가 근육의 능동적 수축이나 수동적 폄 동안 신장할 때, 장력(tension)이 만들어지고 에

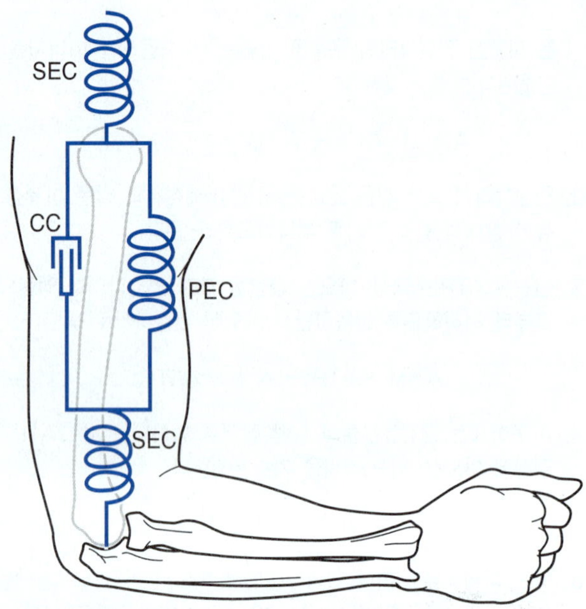

그림 6-6

근육힘줄 단위는 탄력성분(*PEC*)과 다른 탄력성분(*SEC*)과 평행한 수축성분(*CC*)으로 구성된 것으로 묘사할 수 있다. 수축성분은 근원섬유, 액틴, 미오신의 수축성 단백질에 의해 나타난다(미오신 연결다리도 일부 탄성을 나타낼 수 있다). 평행탄력성분은 근육섬유(근육속막, 근육다발막, 근바깥막)와 근형질막에 둘러싸인 결합조직을 구성한다. 직렬탄력성분은 힘줄에 의해 나타난다.

너지가 저장된다. 근육이완으로 반동될 때 이 에너지는 방출된다. 계열탄성섬유는 평행탄성섬유보다 장력의 생산에 보다 중요하다(Wilkie, 1956). 여러 연구자가 미오신 미세섬유의 연결다리가 스프링 같은 속성을 가지고 있고 근육의 탄성속성에도 기여한다고 제안했다(Hill, 1968).

탄력성분의 팽창성과 탄성은 여러 가지로 근육에 가치가 있다.

1. 수축의 준비로 근육을 유지하고 근육장력 생성과 수축 동안 매끄러운 전달을 확실하게 한다.
2. 수축이 제거될 때 수축요소가 원래(휴식) 위치로 되돌아가는 것을 지켜준다.
3. 이러한 요소가 이완되어 근육부상의 위험이 감소될 때 수축성 요소의 수동적 과대신장을 막도록 도울 수 있다.
4. 계열과 평행 점탄성 성분의 점성은 힘 적용 비율에 비례적으로 에너지를 흡수하게 하고 시간의존방식으로 에너지를 분산하게 한다(점탄성은 4장 참고).

근육힘줄 단위의 탄성과 결합된 점성은 매일의 일상활동에서 설명된다. 예를 들면, 사람이 발가락에 닿으려 신장을 시도할 때 탄성을 시작하는 것이다. 그러나 신장이 유지되면 힘줄-근육 구조의 점성 인해 근육이 한층 더 신장되면서 손가락이 천천히 바닥에 닿게 된다.

근육수축의 역학 (Mechanics of Muscle Contraction)

근전도검사는 근육의 신경효과와 근육 자체의 체내외 수축운동을 평가 비교하기 위한 작용을 제공한다. 근전도검사를 사용하여 수축과정의 다양한 측면의 연구에 대해, 특히 근육의 전기적 작용과 근육이나 근육섬유의 실제 수축의 발현 사이 시간관계에 대해 많은 것을 배웠다. 다음 부분에서는 관절운동, 운동조절, 위치 유지에 대한 근육수축의 전기적(중성) 자극과 다양한 방법에 대한 근육의 역학적 반응에 대해 논의한다.

가중과 강축 (Summation and tetanic contraction)

운동신경의 단일 자극에 대한 근육의 역학적 반응은 기록 가능한 근육운동의 기본단위인 단일수축이라고 알려져 있다. 근육섬유의 장력이 상승하기 전 잠복기로 알려진 수 ms의 간격이 다음 자극에 있다. 그 기간은 탄력성분의 느슨함에 필요한 시간을 나타낸다. 장력 시작에서 최대까지 시간이 수축시간이고, 최대장력에서 0으로 떨어질 때까지가 이완시간이다. 수축시간과 이완시간은 근육섬유 형성에 주로 달려있기 때문에(나중에 설명함) 근육 사이에서 다양하다. 일부 근육섬유수축이 10 msec 속도인 반면, 다른 것은 100 msec 이상 걸릴 수 있다.

활동전위는 약 1~2 msec만 지속된다. 이것은 근육에서 빨리 수축될 때조차 연속 역학적 반응이나 단일수축에서 걸리는 시간의 작은 비율이다. 그래서 운동 축삭의 작용이 유지되는 경우 첫 단일수축이 완료되기 전에 활동전위계열이 시작되기는 불가능하다. 연속자극에 대한

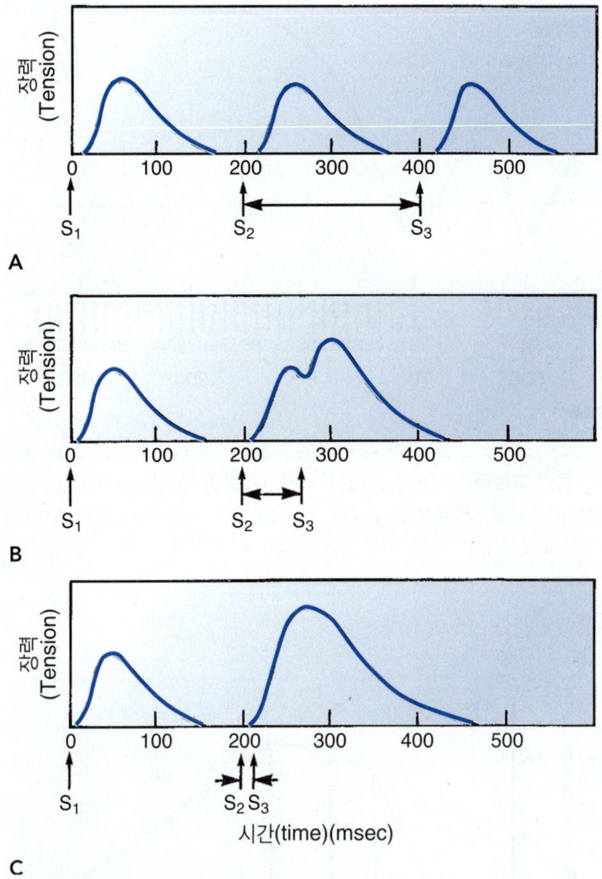

그림 6-7

일정한 길이에서 유지된 근육수축의 가중 **A.** 최초자극 S_1은 근육에 적용되고, 그 결과 단일수축은 150 msec 동안 유지된다. 두 번째 S_2와 세 번째 S_3 자극은 근육이 완전히 이완될 때 200 msec 이후 근육에 적용되고, 가중이 없다. **B.** S_3은 S_2로부터의 역학적 반응이 감소하기 시작할 때 S_2 이후 60 msec로 적용된다. 그 결과 최대 장력은 단일 단일수축의 것보다 크다. **C.** S_2와 S_3 사이 간격은 10 msec로 감소된다. 그 결과 최대 장력은 B에서보다 크고, 장력의 증가는 매끄러운 곡선을 만든다. S_3에 의한 역학적 자극은 S_2에 의해 일어난 연속으로 나타난다. *출처 : Luciano, D.S., Vander, A.J., & Sherman, J.H. (1978). Human Function and Structure New York: McGraw-Hill, 113-136.*

역학적 반응이 최초 반응에 추가될 때 그 결과는 가중으로 알려진다(그림 6-7). 두 번째 자극이 첫 근육 단일수축의 잠복기 동안 발생하면, 추가반응 없이 근육은 완전히 불응된다고 말한다.

자극의 빈도는 변이 가능하고 개별운동 단위에 의해 수정된다. 근육섬유의 자극빈도가 클수록 전체적으로 근육에 생성된 장력이 더 클 것이다. 그러나 최대 빈도는 근육장력이 더 이상 증가되지 않는 것 이상에 도달할 것이다. 이 최대장력이 가중의 결과로 유지될 때 근육은 강축되었다고 말한다. 이런 경우, 자극의 속도는 근육의 수축-이완 시간을 능가하여 다음 수축 시작 전에는 거의 또는 아무 이완이 일어날 수 없다(그림 6-8).

전체적으로 보이는 수축의 상당한 단계가 자극빈도와 작용한 단위 수 양쪽에서 그 운동단위의 분화작용으로 이루어진다. 비동기방식 근육의 모든 강화된 운동단위의 반복 단일수축은 단순 가중 또는 전체로써의 근육 보다 연장된 강축이나 티탄의 수축으로 나타나며, 매끄러운 운동을 책임지는 주요성분은 뼈대근육에 의해 생성된다.

근육수축의 유형
(Types of muscle contraction)

수축 동안 힘은 근육장력이라고 알려진 부착된 뼈지렛대의 수축근육에 의해, 그리고 외부 힘은 저항이나 부하로 알려진 근육에서 행사된다. 근육이 그 힘을 행사함으로써 근육 힘의 작용선이 보통 관절의 운동중심으로부터 거리를 두고 놓여 있으므로 포함된 관절의 선회 효과나 모멘트(토크)를 생성한다. 모멘트는 근육힘의 생산과 운동중심과 적용점 사이 수직 거리로 계산된다(이 거리는 힘의 지렛팔 또는 모멘트의 팔이라고 알려져 있다).

근육수축과 그 결과 근육작용은 극복될 수 있는 근육장력과 저항 또는 생성된 근육 모멘트와 저항 사이 관계에 따라 분류될 수 있다(상자 6-2).

등척성 수축 동안 운동의 성취나 역학적 작용의 실행이 없더라도 근육작용(생리학적 작용)이 실행된다. 에너지는 연장되고 열에서 대부분 분산되는데 등척성 수축의 열생성이라고도 부른다. 모든 역학적 수축은 근육 최초발달 장력이 극복하기 기대되는 부하와 같아지는 최초 정적(등척성 수축의) 단계로 간주될 수 있는 것을 포함한다.

근육의 장력은 수축의 유형에 따라 다양하다. 등척성 수축은 구심성 수축보다 더 큰 장력을 만든다. 원심성 수축에서 발달된 장력은 등척성 수축 동안 발달된 것을 초과할 수도 있음을 연구에서 제시한다. 이 차이점은 근육의 직렬탄력 성분에서 생성된 추가 장력의 다양한 양과 수축시간의 차이에 대한 큰 부분에 기인하는 것으로

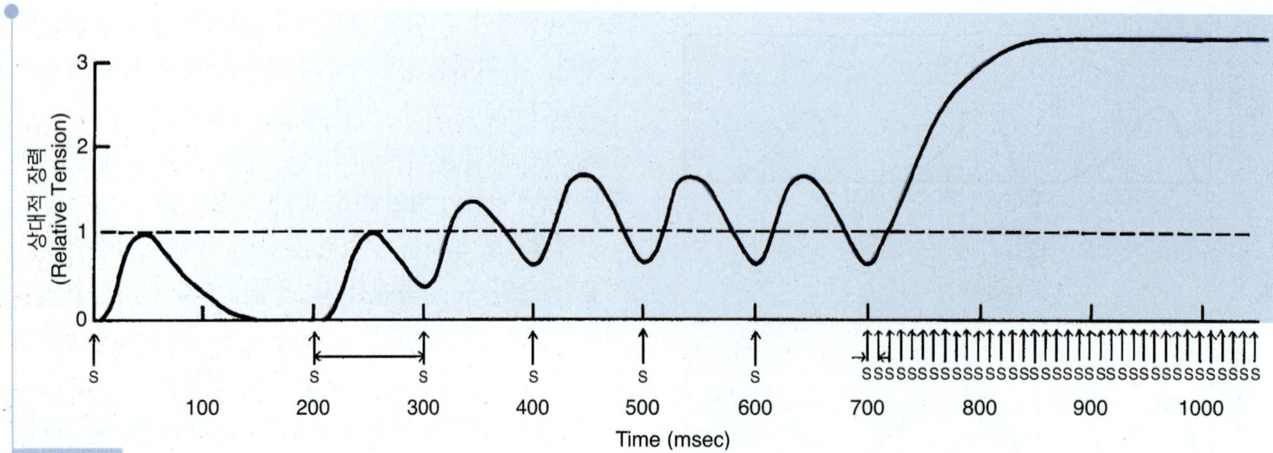

그림 6-8

근육 강축의 생성. 자극(S)의 빈도가 증가함에 따라(즉, 간격이 200에서 100msec로 짧아짐) 근육장력은 가중의 결과로 올라간다. 빈도가 100/sec로 증가될 때 가중은 최대가 되고 근육은 강축으로 수축하여 지속적인 최대 장력을 나타낸다. *출처 : Luciano, D.S., Bander, A.J., Sherman, J.H. (1978). Human Function and Structure New York: McGraw-Hill. 113-136.*

생각된다. 등척성 수축과 구심성 수축의 시간이 길수록 신축성 요소에 의해 더 큰 연결다리 형성을 허용하여 더 큰 장력이 생성되게 한다(Kroll, 1987). 또한 근육-힘줄 단위가 늘어나면서 직렬탄력 성분으로 전달하는 장력을 위해 더 많은 시간이 이용 가능하다. 더 나아가 더 긴 수축시간은 추가 운동단위의 반사점증을 허용한다.

Komi(1986)는 일반인간 운동에 단독으로 구심성, 원심성 근육 등척성 수축이 거의 일어나지 않음을 지적했다. 그 보다 수축이나 부하의 한 유형이 다른 유형에 의해 먼저 일어난다. 예로, 활보 중 중간입각기에서 발가락 떼기는 발목에서 구심성 수축에 앞서 원심성 부하가 일어난다.

보통 근육이 다양한 속도와 장력의 다양한 양에서 수축이나 연장되기 때문에 등속성 작업의 실행과 측정은 등속성 힘 측정계의 사용을 요구한다. 최대 근육 토크를 필요로 하기 때문에 이 도구는 관절운동의 일정한 속도와 관련된 관절가동범위 전체에 최대 외부저항을 제공한다. 등속성 힘측정계의 사용은 선택적 훈련과 측정 방법을 제공하지만, 생리학적 운동은 모의 실험되지 않는다.

근육의 힘생산 (Force Production in Muscle)

근육이 생산할 수 있는 총 힘은 그 역학적 속성에 의해

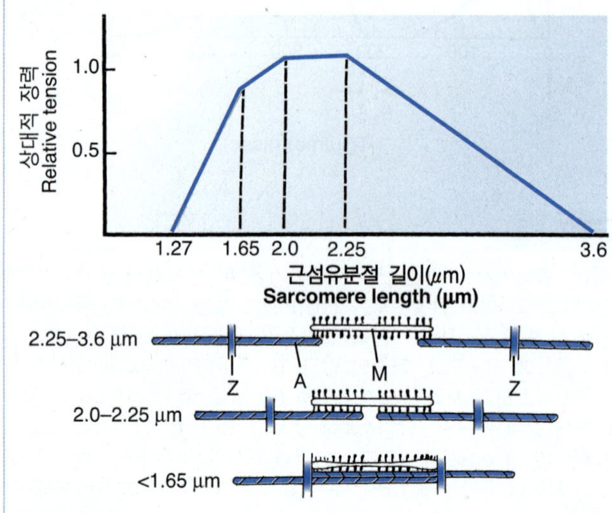

그림 6-9

다른 길이에서 자극받은 독립 근육섬유의 부분에 대한 장력길이 곡선. 등척성 수축의 티탄 장력은 액틴 미세섬유에 의해 겹쳐진 미오신 미세섬유의 연결다리 수와 밀접하게 관련된다. 장력은 겹치는 부분이 최대인 근섬유분절의 느슨한 길이나 휴면 길이에서 최대이고(2 μm), 더 이상 겹쳐지지 않을 때 길이가 0으로 줄어든다(3.6 μm). 또한 장력은 근섬유분절의 길이가 휴면길이 이하로 줄어들 때 감소되고, 광범위한 겹침이 연결다리 형성에 방해받으면서 1.65 μm 에서 가파르게 줄어들고, 1.27 μm 에서 0에 도달한다. 근섬유분절 수축 및 신장의 다양한 단계에서 액틴과 미오신의 구조적 관계는 곡선 아래 나타난다. *A*: 액틴 미세섬유, *M*: 미오신 미세섬유, *Z*: Z선. *출처 : Crawford, C.N.C. & James, N.T. (1980). The design of muscles. In R. Owen, J. Goodfellow, P. Bullough(Eds.), Scientific Foundations of Orthopaedics and Traumatology London: William Heinemann 67-74.*

상자 6-2 근육작용과 수축의 종류

역학적 작용: 다음의 근육수축 형식을 통해 역학적 작용이 실행되고 관절운동이 만들어진다.

1. 구심성 (con, 다같이; 중심, 중앙)수축: 근육이 신체마디의 저항을 극복하기 위해 충분한 장력을 개발할 때, 근육이 수축되고 관절운동을 일으킨다. 순모멘트는 관절각도의 변화와 같은 방향인 근육에 의해 생성된다. 구심성 수축의 예는 계단을 올라갈 때 무릎이 연장되는 네갈래근의 작용이다.
2. 원심성 (ec, 으로부터; 중심, 중앙)수축: 근육이 충분한 장력을 개발하지 못하고 외부부하에 의해 압도될 때, 점차적으로 수축 대신 연장된다. 순근육모멘트는 관절각도의 변화로부터 반대방향에 있다. 원심성 수축의 한 목적은 관절의 운동을 감소시키는 것이다. 예를 들면, 계단을 내려갈 때 네갈래근은 무릎의 굽힘을 감소하기 위해 원심성으로 작용하여 팔다리를 감속한다. 적용되는 장력은 아래로 신체를 당기는 중력보다 작지만, 신체를 낮추는 조절을 하기에 충분하다.
3. 등속성(iso, 일정; 동적, 운동)수축: 관절의 운동이 일정한 속도에서 유지되고 근육의 수축이나 신장 속도를 일정하게 하는 역학적 근육작용의 한 유형이다. 속도가 일정하게 유지되기 때문에 근육에너지는 신체부분의 가속을 통해 분산될 수 없고, 저항모멘트로 전체적으로 전환된다. 근육힘은 관절가동범위 전체 그 지렛팔의 변화로 다양하다(Hislop, Perrine, 1967). 근육은 관절운동의 다른 방향으로 구심성, 원심성 수축된다. 예를 들면, 관절의 굽힘근육은 굽힘 동안 구심성 수축되고, 신장 동안 감속기로 작용하면서 원심성 수축한다.
4. 등관성(iso, 일정; 관성, 저항)수축: 근육수축에 대한 저항이 일정하게 남아 있는 역학적 근육작용의 유형이다. 근육에 의해 생성된 모멘트(토크)가 극복하기 위한 저항과 같거나 적은 경우, 근육길이는 변함없이 유지되고 근육은 등척성 수축한다. 모멘트가 저항보다 큰 경우, 근육은 수축되고(구심성 수축) 신체 일부의 가속화를 일으킨다. 예를 들면, 일정한 외부부하가 높여지면 등관성 수축이 발생한다. 팔다리 운동에서 부하의 관성은 극복되어야 하고, 개입된 근육은 정적으로 수축하고, 근육토크는 최대가 된다. 관성은 극복과 함께 운동의 중간범위에서 근육이 구심성 수축되고, 토크는 준최대가 된다.
5. 등장성(iso, 일정; 긴장성, 힘)수축: 이 용어는 장력이 관절운동의 범위를 통해 일정할 때의 근육수축 정의에 일반적으로 사용된다. 관절에서의 지렛대 효과는 계산하지 않는다. 그러나 근육힘 모멘트의 팔이 관절운동의 범위 전체에서 변화되기 때문에 근육장력도 변해야 한다. 그래서 진정한 등장근육수축은 관절운동의 생성에 존재하지 않는다(Kroll, 1987).

정적 작용: 다음 관절수축의 형성을 통해서는 역학적 작용의 실행이나 관절위치나 자세유지가 일어나지 않는다.

1. 등척성 수축(iso, 일정; 미터, 길이)수축: 근육은 관절운동의 생성에 항상 직접 관련되지는 않는다. 중력에 반대되는 곧게 선 자세로 신체를 유지하기 위해 필요한 것과 같은 자세유지나 억제를 연습할 수 있다. 이런 경우 근육은 수축을 시도하지만(예, 근원섬유는 수축되고, 그 동안 직렬탄력성분을 늘린다), 부하를 극복하지 못하고 운동을 유발한다. 대신 근육부착지점 사이 거리에 아무 변화가 없기 때문에 고정위치의 부하를 지지하는 모멘트를 생산한다(예, 자세유지).

영향을 받고, 섬유각도와 같은 뼈대근육 구조와 근육의 길이-장력, 부하-속도, 힘-시간 관계를 시험하여 설명될 수 있다. 힘 생성의 다른 주요 성분은 근육온도, 근육피로, 사전 신장이 있다.

길이-장력 관계 (Length-tension relationship)

근육에서 발휘하는 힘 또는 장력은 자극받을 때 유지된 길이에 따라 다양하다. 이 관계는 그림 6-9에서 설명되는 것처럼 등척성 수축, 강축으로 수축하는 단일섬유에서 관찰될 수 있다. 최대 장력은 근육섬유가 느슨함이나 안정 길이 부근에서 생성된다. 섬유가 더 짧은 길이로 유지되는 경우 장력은 처음에는 천천히 그 다음엔 급속히 떨어진다. 섬유가 안정 길이 이상 신장되면, 장력은 점차적으로 감소한다.

섬유가 늘어나거나 줄어들 때 장력의 변화는 주로 근섬유분절의 구조적 대체에 기인한다. 액틴과 미오신 미세섬유가 그 전체길이를 따라 겹치고 연결다리의 수가 최대이기 때문에 근섬유분절이 그 휴면길이(2.0~2.25 μm)에 있을 때 최대 등척성 수축의 장력이 발휘될 수 있다. 근섬유분절이 신장되는 경우 미세섬유 사이에는 교차점이 거의 없으며, 능동 장력은 감소된다. 약 3.6 μm의 근섬유분절 길이에서 아무런 겹침이 없어 아무 능동 장력도 일어나지 않는다. 휴면길이 미만으로 수축된 근섬유분절은 반대방향에서 기능적으로 분극된 근섬유분절의 반대 말단에서 얇은 미세섬유의 겹침이 허용되기 때문이 능동 장력이 감소된다. 1.65 μm 미만의 근섬유분절 길이에서 굵은 미세섬유는 Z선과 완전히 겹치고 장

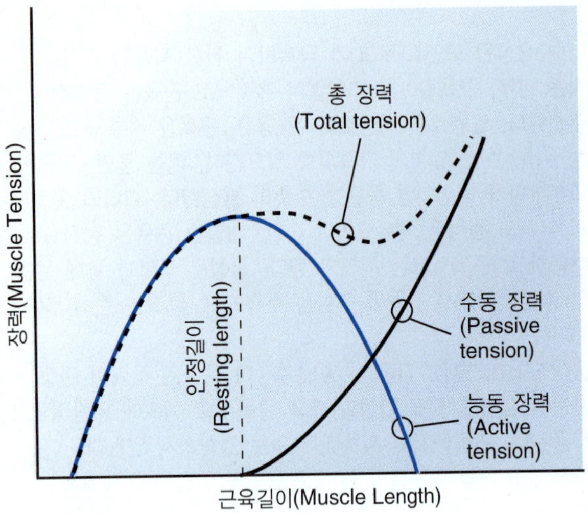

그림 6-10

능동 및 수동 장력은 근육길이에 대해 구성된 정적, 강직성 경련으로 수축된 전체 근육에 의해 발생된다. 능동장력은 신축성 근육요소에 의해 생성되고, 수동장력은 계열과 평행 탄력성분에 의해 생성되고, 그 나머지 길이 너머로 근육이 늘어날 때 스트레스를 개발한다. 신장 양이 클수록 전체장력에 대한 탄력성분의 기여가 크다. 능동곡선의 형태는 일반적으로 다른 근육과 같지만, 수동곡선과 그로 인한 전체곡선은 결합조직(탄력성분)이 포함한 근육량에 따라 다양하다.

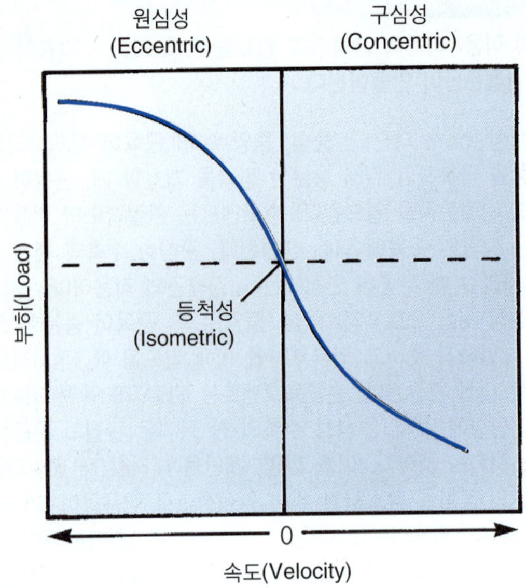

그림 6-11

외부 부하에 대해 근육 지렛팔의 운동속도를 구성하여 생성된 부하-속도 곡선. 근육에 부과된 외부부하가 무시해도 좋은 미량일 때, 근육은 최대 속도로 구심성 수축된다. 부하가 증가하면서 근육은 더욱 천천히 수축된다. 외부부하가 근육이 발생할 수 있는 최대 힘과 같을 때 근육은 수축되고(예, 0 속도), 등척성 수축된다. 부하가 한층 더 증가하면, 근육은 원심성으로 늘어난다. 이 신장은 부하가 커지면서 더욱 빨라진다.

력은 가파르게 감소한다.

그림 6-9에 예시된 길이-장력 관계는 개별 근육섬유에 대한 것이다. 이 관계가 정적, 강직성 경련으로 전체 근육수축에서 측정되는 경우, 능동과 수동 성분 양쪽에 의해 생성된 장력이 계산에 들어가야 한다(그림 6-10).

그림 6-10의 능동 *장력(active tension)*으로 레벨 붙은 곡선은 근육의 신축성 요소에 의해 발달된 장력을 대표하며, 개별섬유의 곡선을 닮아 있다. 수동 *장력(passive tension)*으로 레벨 붙은 곡선은 근육이 그 휴면길이를 초과해 비신축성 복근이 신장될 때 발달된 장력을 반영한다. 이 수동장력은 평행으로 직렬탄력성분에서 주로 발달된다(그림 6-6 참고). 복부가 수축될 때 능동과 수동장력 조합이 발휘된 총 장력을 생성한다. 곡선은 근육이 휴면길이 이상으로 점진적으로 신장되면서 수동장력이 일어나고 능동장력은 감소된다는 것을 설명한다.

한 관절에서만 교차되는 대부분의 근육은 일반적으로 중요한 역할을 위해 수동장력에 충분하게 신장되지 않지만, 그 경우 길이-장력 관계의 극단이 기능할 수 있는 두 관절근육에 대해 다르다(Crawford, James, 1980). 예를 들면, 무릎이 발휘할 수 있는 장력이 상당히 감소된 것을 완전히 굽힐 때 뒤넙다리인대는 아주 많이 수축된다. 반대로 엉덩이가 굽히고 무릎이 연장될 때 근육은 아주 많이 신장되어 수동 장력의 크기가 되는데 엉덩굽힘이 증가하는 경우 더 이상의 신장을 막고 무릎 굽힘을 일으킨다.

부하속도 관계 (Load-velocity relationship)

근육과 다른 일정한 부하의 수축이나 원심성 연장의 속도 사이 관계는 다양한 외부 부하에서 근육 지렛팔의 다양한 운동속도를 구성하여 정의될 수 있고, 이로 인한 부하-속도 곡선을 생성한다(그림 6-11). 구심성 수축의 수축 속도는 적용된 외부 부하에 반대로 연관된다(Guyton, 1986). 외부 부하가 0일 때 수축 속도가 최대이지만, 부하가 증가되면서 근육이 더욱 느리게 수축된다. 외부 부하는 근육이 발휘할 수 있는 최대 힘과 같을 때 수축의

사례연구 6-1

장딴지근 열상

22세 남성 전문육상선수는 경주하는 동안 장딴지근이 열상되었다(사례연구 그림 6-1). 특히 힘이 사례연구 그림 6-1과 같은 두 관절 연결근육과 관련될 때 심한 원심성, 구심성 수축이 일어나는 장력 과대부하는 부상위험을 높인다. 이 간접이상은 급속수축 동안 높은 장력(높은 속도)과 근육길이의 연속변화와 관련된다. 과대부하의 근육수축상태는 항상 원심성이고, 근육이 이전에 부상당하지 않는 한 근육힘줄이음부나 그 주변에서 흔히 파괴가 발생한다(Kasser, 1996). 출혈의 팽창은 염증 단계에서 처음으로 발생한다. 세포반응은 보다 빨라지고, 치료는 혈관과 조직의 영양이 방해받지 않을 때보다 완전하다. 장력 과대부하의 부상정도는 전위적 숙주반응과 회복에 필요한 시간을 결정할 것이다.

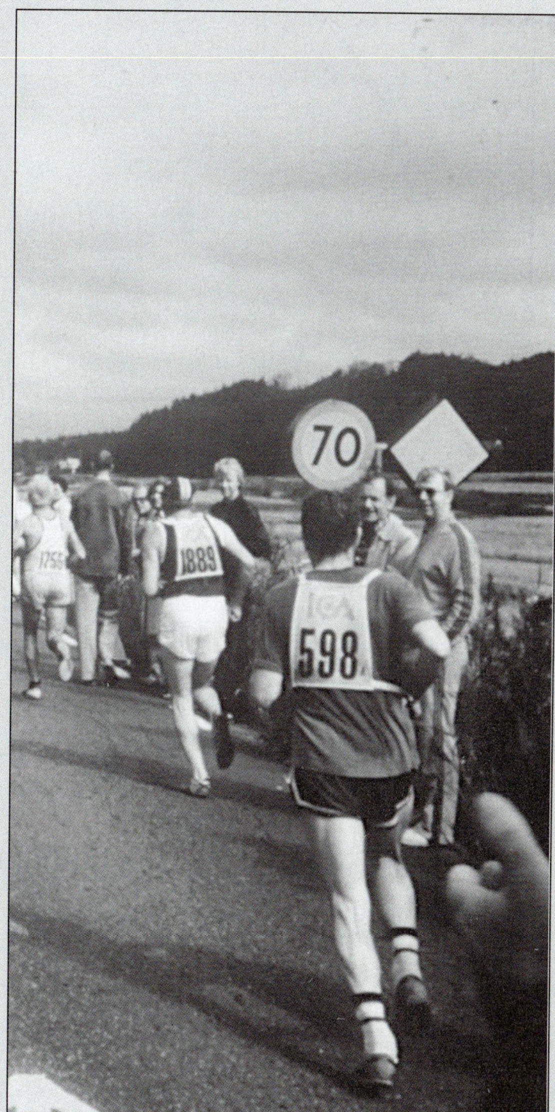

사례연구 그림 6-1

속도는 0이 되고 근육이 등척성 수축된다. 부하가 여전히 증가할 때 근육은 원심성 수축된다. 그것은 수축 동안 연장된다. 부하속도 관계는 구심성 수축한 근육의 것과 반대이다. 부하가 증가하면서 근육은 급속히 원심성으로 신장된다(Kroll, 1987)(사례연구 6-1).

힘-시간 관계 (Force-time relationship)

근육에 의해 생성된 힘 또는 장력은 수축시간에 비례적이다. 수축시간이 길수록 최대장력점까지 발달된 힘은 더 커진다. 그림 6-12의 이 관계는 정적으로 수축된 전체근육의 힘-시간 곡선에 의해 설명된다. 시간이 힘줄에 대한 평행탄력 성분을 통해 전달된 수축성 요소에 의해 생성된 장력을 허용하기 때문에 수축이 느릴 수록 더욱 큰 힘 생산을 이끈다. 수축성 요소의 장력 생성이 10 msec 만큼 작은 것으로 최대에 이를 수 있지만, 탄력성분으로 변형시키는 장력에 300 msec 까지 필요할 수 있다. 힘줄의 장력은 능동수축 과정이 충분한 기간인 경우

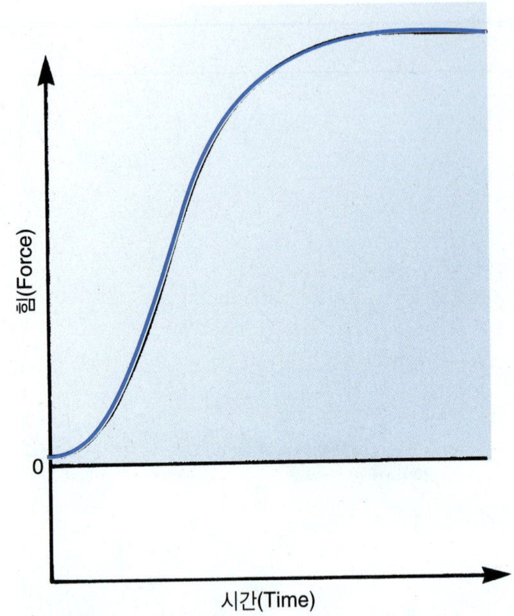

그림 6-12

등척성 수축하는 전체근육에 대한 힘-시간 곡선. 평행탄력성분으로 이전되고 그런 다음 근육힘줄단위가 늘어나면 직렬 탄력성분으로 이전되는 수축성분에 의해 생성되는 장력에 시간이 필요하기 때문에 수축시간이 길어질 때 근육에 의해 발생한 힘은 더 커진다.

에만 수축성 요소에 의해 발달된 최대장력에 도달할 수 있다(Ottoson, 1983).

뼈대근육 구조 효과

(Effect of skeletal muscle architecture)

섬유와 다발의 길이와 각도에 관련된 근육 구조는 힘 생산과 같은 생체역학에 큰 영향을 가진다(Blazvich, 2006).

근육은 수축성 요소, 능동장력을 생성하는 근섬유분절로 이루어져 있다. 수축성 요소의 배열은 극적으로 근육의 수축성 속성에 영향을 준다. 더 많은 근섬유분절이 계열로 놓일수록 근원섬유가 더 길어진다. 더 많은 근섬유분절이 평행으로 놓일수록 근원섬유의 횡단면적이 더 커진다. 근원섬유(길거나 굵은)의 이 두 기본 구조적 패턴은 근육이 생성할 수 있는 속도와 운동(작업범위)을 통한 근육의 수축성 속성에 영향을 주고, 근원섬유 길이(그림 6-13A)와 근육이 생성할 수 있는 힘에 비례적이고, 근원섬유의 횡단면적에 비례적이다(그림 6-13B).

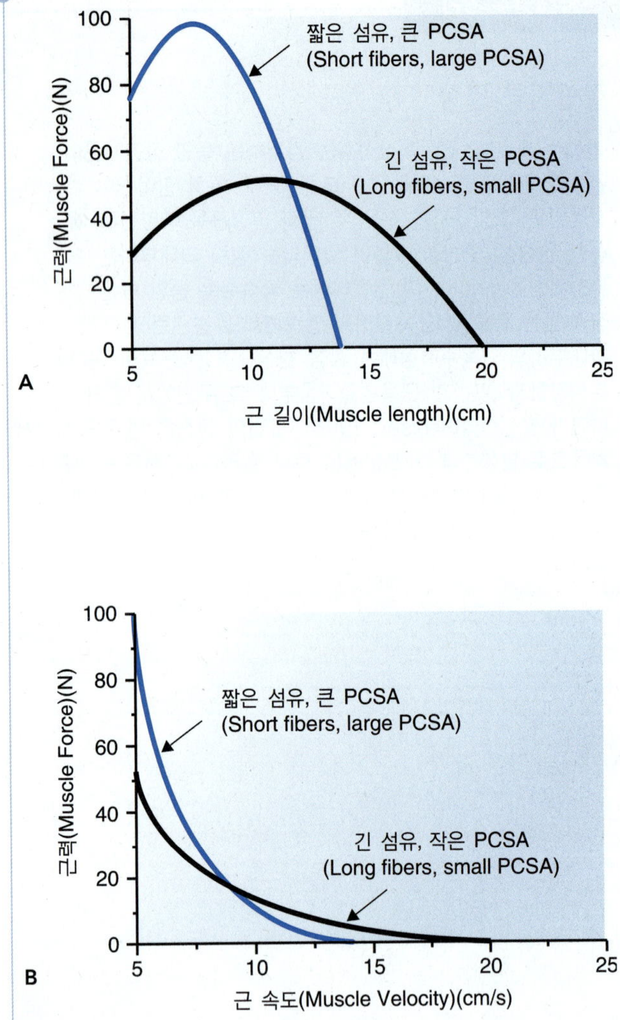

그림 6-13

다른 구조의 근육의 등척성 속성과 등장성 속성. **A.** 힘-길이 관계. **B.** 힘-속도 관계. PSCA, 생리학적 횡단면적. *출처 : Reprinted with permission of the American Physical Therapy Association, from Lieber, R.L. (1993). Skeletal muscle mechanics: Implications for rehabilitation. Physical Therapy, 73(12), 852.*

짧은 섬유와 큰 횡단면적을 가진 근육은 힘을 생산하도록 설계된 반면, 긴 섬유를 가진 근육은 운동과 속도를 위해 설계되었다. 네갈래근은 짧은 근원섬유를 포함하고, 힘 생산을 위해 특별하게 나타난다. 넙다리빗근(봉공근, sartorius)은 긴 섬유와 작은 횡단면적을 가지고, 격렬한 운동에 더 잘 맞다(Baratta, 1998; Lieber and Bodine-Fowler, 1993).

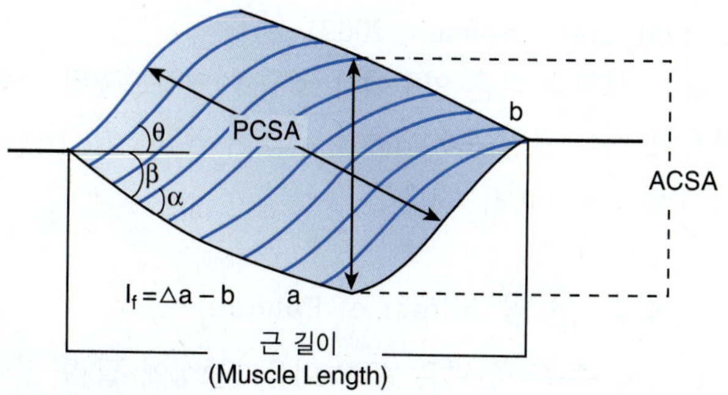

그림 6-14

근육구조 매개변수는 다음을 포함한다. 섬유길이: 섬유말단 사이 거리(a–b); 깃의 각도(*θ*): 근육다발 각도(널힘줄 [*α*]에 상대적) 널힘줄 각도(힘줄 [*β*]에 상대적); 근육길이; 해부학적(ACSA) 또는 생리학적(PCSA) 횡단면적. *V*는 근육질량, *t*는 널힘줄 사이 근육 두께, *θ*는 깃의 각도일 때, PCSA는 단순한 반깃근(unipenate)을 (*V/t*) X sin *θ* 로 계산할 수 있다. l_f 이 평균 섬유/다발 길이일 때, 보다 복잡한 근육의 PCSA는 V/l_f X cos *θ*로 계산할 수 있다. 출처: *Blazevich AJ. 2006. Effects of physical training and detraining, immobilization, growth and aging on human fascicle geometry(Review). Sports Medicine, 36(12), 1003–1017.*

일부 인간 근육다발은 원형에서 삽입으로 직접 흐른다. 그러나 근육 내에서는 일반적 다발은 근육의 널힘줄에 연결된다. 근육다발은 널힘줄에 상대적 각도에 놓이고(다발 각도), 널힘줄(aponeurose)은 힘줄에 상대적 각도에 놓인다(널힘줄 각도). 다발 각도에서 널힘줄 각도를 빼면 깃(pennation)의 각도가 나오는데 일반근육 기능에 대한 영향을 설명한다. 깃의 각도는 세 가지 방식으로 힘 생산에 영향을 준다.

1. 근육다발 각도가 클수록 보다 큰 생리학적 횡단면적과 힘 생산을 가져온다(그림 6-14).
2. 근육다발 각도가 클수록 길이-장력 관계 수단으로 최대 힘 생산을 허용하는 섬유길이에 가능한 근접한 근육 작용을 가져온다(그림 6-15).
3. 근육다발 각도가 클수록 섬유를 수축한다. 이 수축은 힘-속도 관계의 수단으로 힘 생산을 증가시킨다. 섬유변위가 감소되고 수축시간이 동일하게 유지되는 경우 수축 속도가 감소된다($v=d/t$, *v*: 수축의 속도, *d*: 섬유변위, *t*: 시간). 이것은 느린 수축으로 보다 큰 힘 생산을 유발한다.

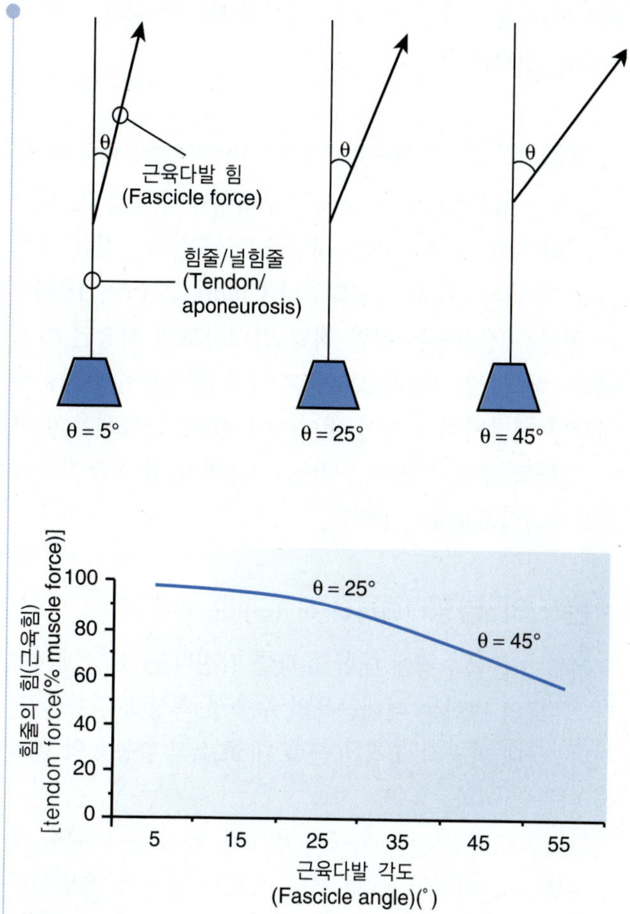

그림 6-15

힘줄 축을 따라 미치는 힘의 분량 상 다발각도의 효과. 다발각도(*θ*)가 증가하면, 힘줄을 따라 가해진 섬유힘 부분은 감소된다(근육힘=섬유힘의 총량×cos[섬유각도]). 섬유힘이 힘줄/널힘줄에 부착된 화살표에 의해 표시된다. 힘줄은 근육-힘줄 결합이 작용하는 시스템의 관성을 나타내는 집합체(m)에 붙어있다. 힘줄을 따라 가해지는 힘의 부분 근육다발 각도 효과는 근육다발 각도가 보통일 때 미미하다(예, <25°). 그러나 그래프에 나타나는 것처럼 다발각도가 높아지면서 비선형적으로 증가된다. 출처: *Blazevich AJ. 2006. Effects of physical training and detraining, immobilization, growth and aging on human fascicle geometry(Review). Sports Medicine, 36(12), 1003–1017.*

본질적으로 네갈래근의 가쪽 넓은근(광근, vastus)과 같은 큰 깃근은 보다 짧은 다발을 가진다. 이것은 길이-힘, 힘-속도 관계, 보다 큰 생리학적 횡단면적(CSA)으로 인한 증가된 힘 생산을 가져온다(Blazevich, 2006; Fukunaga, 2001). 더 나아가 이 근육은 운동의 짧은 범위를 가진다. 반대로 낮은 깃의 각도의 근육은 보다 큰 근육다발과 감소된 힘 생산을 갖지만, 긴 가동범위에 대해서는 높은 수축 속도를 가진다(Burkholder, 1994; Lieber, 2001).

사전 신장의 효과 (Effect of pre-stretching)

등척성 수축상태보다 구심성 수축상태의 신장 직후 수축될 때 근육이 보다 많은 작업을 실행한다는 것을 양서류와 인간 분야에서 설명되었다(Ciullo, Zarins, 1983). 이 현상은 신장하는 동안 직렬 탄력성분에 저장된 탄성 에너지에 의해 전체적으로 평가되지 않지만 수축성분의 저장된 에너지에 기인한 것이어야 한다. 근원섬유의 고유 역학적 속성의 변화는 작업 생산의 신장 유도강화에 중요하다(Takarada, 1997).

온도의 영향 (Effect of temperature)

온도는 근육수행에 대한 효과를 가진다는 것을 제시했다. 온도의 변화는 뼈대근육의 수축성 속성에 영향을 가진다. 극대 환경적 조건은 근육 내 효소적 활동율의 변화를 만들 것이다.

근육온도의 상승은 자극의 빈도를 올려 근육 힘을 생산하면서 근형질막 전체 전도 속도의 상승을 유발한다(Phillips, Petrofsky, 1983). 근육온도 6~34°(각 화씨 42.8, 93.2)로의 상승은 장력/경직율을 거의 선형적으로 상승하게 한다(Galler, 1998). 온도의 상승은 또한 근육대사의 보다 큰 효소작용을 일으켜 근육수축의 효율성을 높인다. 더 나아가 온도 상승의 효과는 직렬과 병렬 탄력성분의 콜라겐 탄성을 증가시키고, 그것은 근육-힘줄단위의 확장을 강화한다. 그래서 이 사전 신장은 근육의 힘 생산을 증가시킨다.

반대로 온도의 감소와 함께 아데노신 5′-3인산염(ATP)의 생성이나 효용성, 세포내 글리코겐의 감소를 저하한다는 연구를 제시했다(Hong, 2008). 결국 근육 수행력에 영향을 미칠 것이다. 남성에 실행된 연구는 운동을 9°(화씨 48.2)에서 실행할 때 21°(화씨 69.8)에 비해 세포내 글리코겐의 23% 감소를 나타냈다(Jacobs, 1985). Gossen(2001)은 유형 II 섬유가 우세한 섬유와 비교할 때 유형 I 섬유가 우세한 근육이 추위에 대응하는 작용이 다름을 보았다. 체온저하는 증가된 수축시간과 절반이완시간을 생성하고, 그것은 단일수축 최대 토크와 최대 토크 발달률은 감소할 것이다(Gossen, 2001; Kimura, 2003; Nomura, 2002).

쥐에 실행된 다른 연구에서 추위에 연장노출된 근육 구성이 빠른-단일수축 섬유에서 느린-단일수축 섬유로 바뀌었다(Nomura, 2002).

피로의 영향 (Effect of Fatigue)

근육의 수축이완력은 ATP 이용가능성에 달려 있다(상자 6-1 참고). 근육이 ATP를 제공하기 위해 분해할 수 있는 산소와 영양의 적합한 공급을 가진다면, 장시간 동안 낮은 빈도 단일수축 반응급수를 유지할 수 있다. 빈도는 수축 동안 ATP 분해율을 유지하기에 충분한 속도로 근육이 ATP 합성하기에 충분할 만큼 낮아야 한다. 자극의 빈도가 증가하고 ATP의 대체율을 능가하는 경우, 단일수축 반응은 곧 점점 약해져 결국 0으로 떨어진다(그림 6-16). 연장된 자극에 이은 장력의 하락이 근육피로이다. 빈도가 티탄의 수축을 생성하기에 충분할 만큼 높은 경우, 피로가 더 빨리 발생한다. 자극 전에 허용되는 휴면주기가 계속되면, ATP 농도가 올라가고 근육은 피로를 다시 겪기 전에 수축력을 간단히 회복한다.

세 가지 요소, 크레아틴 인산염, 미토콘드리아의 산화 인산화, 혐기성 해당반응 기질 인산화가 근육에 ATP를 공급한다. 수축이 시작되면, 미오신 ATP아제가 ATP로 아주 급속히 분해된다. 이 분해결과로 인한 ATP와 Pi 농도는 결국 산화 인산화와 해당반응의 증가율로 이끈다. 그러나 단기 소멸 이후 이 대사적 통로는 높은 속도로 ATP를 운반하기 시작한다. 이 간격 동안 ATP 형성을 위한 에너지는 크레아틴 인산염에 의해 공급되는데 그것

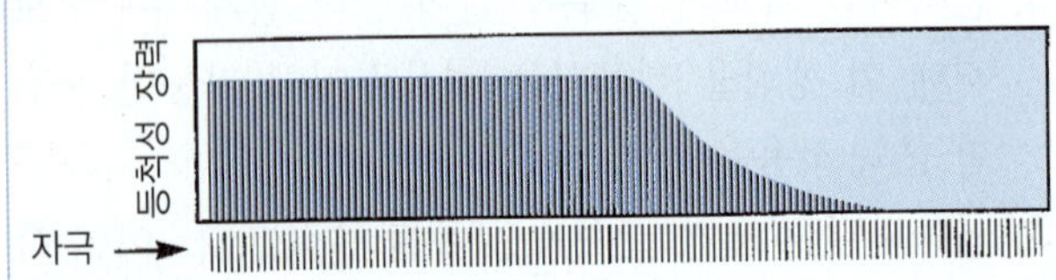

그림 6-16

등척성 수축하는 근육의 피로. 연장된 자극은 수축의 충분한 ATP를 생성하는 근육의 능력을 능가하는 빈도에서 발생한다. 출처 : *Luciano, D.S., Vander, A.J., & Sherman, J.H. (1978). Human Function and Structure. New York: McGraw-Hill, 113-136.*

은 근육세포의 ATP 형성의 가장 급속수단을 제공한다.

근육운동의 온건한 속도에서 대부분의 필수 ATP는 산화 인산화 과정에 의해 형성된다. 아주 집중적인 운동 동안 ATP가 아주 급속히 분해될 때 산화 인산화에 의한 ATP를 대체하는 세포의 능력은 주로 순환계에 의한 근육으로 산소의 부적합 전달에 의해 제한된다.

산소전달이 적합할 때조차 이 통로의 효소적 작용이 상대적으로 느리기 때문에 산화 인산화가 ATP를 생성할 수 있는 속도는 아주 강한 운동을 유지하기에 부족할 수 있다. 그 때에 혐기성 해당반응은 ATP의 증가 부분에 기여하기 시작한다. 당분해 통로는 포도당의 분해로부터 훨씬 소량의 ATP를 생성하더라고 훨씬 빠른 속도로 작용한다. 또한 그 마지막 생산물로 젖산을 형성하여 산소 없이도 진행될 수 있다. 그래서 집중 운동 동안 혐기성 해당반응은 근육에 ATP를 급속히 공급하는 부가자원이 된다.

당분해 통로는 소량의 ATP 생성을 위해 다량의 포도당이 필요한 단점이 있다. 그래서 당원의 형성에 근육이 포도당을 저장할 때조차 기존 당원 공급이 근육운동이 집중적일 때 급속히 고갈될 수 있다. 결론적으로 미아신 ATP아제는 그것을 대체할 수 있는 해당반응 보다 더 빨리 ATP를 분해할 수 있고, 피로는 ATP 농도가 떨어지면서 급속히 발생한다.

집중운동 기간 이후 크레아틴 인산염 수준이 떨어지고 많은 근육 당원이 젖산으로 전환될 수 있다. 근육이 원래 상태로 되돌아기기 위해 크레아틴 인산염은 재합성해야 하고, 당원저장은 대체되어야 한다. 양 과정이 에너지를 요구하기 때문에 근육은 수축이 멈추었을 때조차 급속률로 산소를 소모하기 시작할 것이다. 이 지속적인 높은 산소 섭취는 사람이 심한 운동 이후 급히 많은 숨쉬기를 계속한다는 사실에 의해 입증된다.

당원과 크레아틴 인산염이 원래 수준으로 되돌아가기에 필요한 에너지를 계산할 때 근육이 화학적 에너지를 운동으로 전환하는 효율성은 보통 20~25% 이하로 대부분의 에너지는 열로 분산된다. 근육이 가장 효율적인 상태로 운영될 때조차 에너지의 최대 약 45%만이 수축에 사용된다(Arvidson, 1984; Guyton, 1986). 훈련은 대사적 산화 생산을 개선하는 데 효과가 있고, 이것은 특정한 운동활동에 개입될 때 피로시간이 증가할 것이다(Harmer, 2000).

피로나 지침 현상이 근육부상이나 손상으로 겹칠 수 있지만, 두 독특한 본질을 지적하기는 것이 중요하다. 양쪽 모두 근육 실행의 저하를 유발하지만, 피로는 구조적 손상을 필수적으로 포함하지 않는다(Allen, 2008).

근육손상의 세포작용은 잘 이해되지 않았다(Clarkson, 2002). 현재, 작용 연구에 제안한 두 모델이 있는데 하나는 역학적 모델이고 또 하나는 대사적 모델이다(Tee, 2007). 역학적 모델은 원심성 수축이 연결다리의 힘을 증가시키고 수축성 단백질을 떨어뜨릴 수 있는 더 큰 힘을 생산한다는 것을 설명한다. 이것은 원심성 수축이 개입된 운동유발손상에 주로 해당된다. 대사적 모델작용은 Ca^{2+} 증가와 근육섬유변성을 일으킬 수 있어 스트레스 근육 내 부족을 일으킨다고 제시한다(Allen, 2008). 이것은 대상이 장거리 사이클 경주나 달리기 마라톤을 했을 때와 같은 주로 구심성 수축을 포함하는 활동결과로 인한 근육손상 발생에 대한 설명이 될 수 있다(Warhol, 1985).

진동의 영향 (Effect of vibration)

진동과 힘 출력, 파워, 속도의 변화에 노출한 효과를 살펴본 일부 실험연구가 있다. 연구는 조절집단에 비해 평균속도, 파워, 강도의 상당한 증가를 보이는 진동훈련에 노출된 여성 배구선수에게 실시했다(Bosco, 1999).

연구는 거의 2개월간 침대 휴식을 하는 건강한 대상이 진동판에 노출되었을 때 조절집단에 비해 근육구조와 장딴지근의 힘 생산을 보다 많이 유지할 수 있는지 보여주었다. 훈련은 넙다리근에 동일한 효과를 나타내지 않았다(Blottner, 2006).

다른 연구에서는 젊은 훈련되지 않은 개인을 전신 진동(wbv) 훈련에 노출했을 때 훈련 이후 무릎 폄에서 토크생산의 증가를 나타냄을 보여주었다(Jacobs, Burns, 2009).

Bogaert(2007)는 노인을 연구하고, 근육운동, 30~45 hz 진동(wbv) 훈련, 조절집단의 세 집단을 비교했다. 근육운동과 진동(wbv) 훈련집단은 조절집단에 비해 근육 강도의 상당한 증가를 나타냈다. Pietrangelo(2009)는

300 hz로 부분 진동 훈련을 받은 남녀의 노인 집단을 연구했다. 훈련은 근육감소증으로 인해 근육손실이 저하되는 효과가 있다고 결론 내렸다.

Martin과 Rhea(2010)는 인간의 진동훈련의 다른 유형 이분석 검토를 실시했다. 그들은 사용한 진동기구의 유형이 근육강도에 다른 결과를 가져올 수 있다고 결론지었다. 수직진동은 변동진동기구에 비해 만성훈련에서 근육강도의 높은 효과를 생성했다. 한편, 변동진동은 심한 훈련에 보다 높은 효과를 생성한다고 결론내렸다.

근육섬유의 구별 (Muscle Fiber Differentiation)

이전 부분에서는 총 장력을 결정하는 주요 성분은 수축이 표현될 때 전체 근육에 의해 발생했다. 또한 개별근육섬유는 수축률, 장력발달, 피로에 대한 민감에 현저한 차이를 나타낸다.

근육섬유의 많은 분류법이 고안되었다. Lorenzini (1678)는 적색과 흰색 근육의 해부학적 전체 차이를 관찰하고, Ranvier(1873)는 수축성과 피로의 속도를 기반으로 근육 형식을 정했다. 방법과 용어를 고려하면 뼈대근육을 분류하는 데 상당한 혼란이 있었지만, 최근 조직학과 조직화학적 관찰은 다른 수축성과 대사적 속성 기반으로 세 개의 뚜렷한 근육섬유 유형의 인식으로 이끌었다(Grandstater, Lambert, 1969; Buchtahl, Sohmalburch, 1980)(표 6-1).

섬유유형은 에너지가 수축속도를 결정하는 근섬유분절 수축성 체계에 이용 가능하게 만들어질 때 비율과 ATP를 생성할 수 있음으로 인한 대사적 통로에 의해 주로 분류된다. 세 섬유유형은 유형 I, 느린-단일수축산화(SO) 적색섬유, 유형 IIA 급속-단일수축산화-당분해(FOG) 적색섬유, 유형 IIB 급속-단일수축당분해(FG) 흰색섬유이다.

유형 I(SO) 섬유는 근육섬유의 미오신 ATP아제의 낮은 활동성으로 특징되므로 상대적으로 느린 수축시간이다. 당분해(혐기성) 작용은 섬유유형 중 낮지만, 높은 함유의 미토콘드리아가 산화(산소성)작용에 대한 높은 전위력을 생성한다. 유형 I 섬유는 충분한 속도의 산소 및 영향 전달에 대한 높은 혈류율이 상대적으로 낮은 미오신의 ATP 분해율을 따라가기 때문에 피로하기 매우 어렵다. 그래서 그 섬유는 연장된 낮은 강도 작업에 아주 잘 맞는다. 이 섬유는 직경이 상대적으로 작아서 상대적으로 거의 장력을 생성하지 않는다. 유형 I 섬유의 높은 미오글로빈 함량은 근육을 적색으로 나타낸다.

유형 II 근육섬유는 배양 이전 다른 완충으로 치료에 다른 민감성 기반으로 두 주요 하위집단 IIA와 IIB로 나뉜다(Brooke, Kaiser, 1970). 세 번째 하위집단, 유형 IIC 섬유는 임신 30주 이전에 일반적으로 보이는 드물고 미분화섬유이다. 이 섬유 유형은 인간근육에 많지 않다(Banker, 1994). 유형 IIA와 IIB 섬유는 상대적으로 빠른 수축을 가져오는 미오신 ATP아제의 높은 활동에 의해 특징지어진다.

표 6-1
뼈대근육섬유의 세 유형에 대한 속성

	유형 I 느린-단일수축 산화(SO)	*유형 IIA 급속-단일수축 산화-당분해(FOG)*	*유형 IIB 급속-단일수축 당분해(FG)*
수축속도	느림	빠름	빠름
ATP 생성의 주요요소	산화 인산화	산화 인산화	혐기성 해당반응
당분해 효소 작용	낮음	중간	높음
모세혈관	많음	많음	적음
미오글로빈함유	높음	높음	낮음
글리코겐함유	낮음	중간	높음
섬유직경	작음	중간	큼
피로율	느림	중간	빠름

유형 IIA(FOG) 섬유는 그 빠른 수축시간이 산소성(산화)과 혐기성(당분해) 활동 모두에 잘 발달된 능력으로 결합되기 때문에 유형 I과 유형 IIB 사이 중재자로 간주된다. 또한 이 섬유는 잘 발단된 혈액공급을 가진다. 상대적으로 오랜 기간 동안 수축성 활동을 유지할 수 있다. 그러나 높은 활동율, 높은 ATP 분해율은 ATP를 공급하는 산화 인산화와 해당반응을 초과하여 이 섬유는 점차적으로 피로해진다. 이 근육유형의 미오글로빈 함량은 상당히 높기 때문에 근육은 적색 근육으로 흔히 분류된다.

유형 IIB(FG) 섬유는 ATP 생성의 당분해(혐기성) 활동에 주로 의존한다. 아주 적은 능력이 이 섬유 부근에서 발견되고 거의 미오글로빈을 함유하고 있지 않기 때문에 종종 흰색 근육으로 언급된다. 유형 IIB 섬유는 ATP를 빨리 생성할 수 있지만, 높은 ATP 분해율이 해당반응에 필요한 당원을 빨리 소모하기 때문에 아주 쉽게 지친다. 이 섬유는 일반적으로 큰 직경을 가지고 있어 큰 장력을 생성하지만, 매우 단시간에 피로해진다.

근육섬유를 자극하는 신경이 이 유형을 정의하는 데 잘 설명된다(Burke, 1971). 그래서 각 운동단위의 근육섬유는 단일 유형이다. 인간과 다른 종의 전기적 자극은 섬유유형을 변형시키는 데 발견된다(Munsat, 1976). 동물 연구에서 느린-단일자극과 빠른-단일자극을 자극하는 신경은 상호작용한 다음 이러한 섬유교차는 섬유유형을 역으로 한다는 것에 주목했다. 느린-단일자극 섬유의 교차자극은 수축성과 조직화학적 속성에서 빨라졌고, 빠른-단일자극 섬유는 느려졌다.

주어진 근육의 섬유구성은 그 근육의 기능에 달려 있다. 일부 근육은 수축성 활동의 한 유형을 지배적으로 실행하고, 한 근육섬유 유형의 대부분을 종종 구성한다. 예로 장딴지의 가자미근은 주로 자세를 유지하고 유형 II 섬유의 높은 백분율로 구성된다. 그러나 보다 일반적으로 근육은 일부 상황 하 인내유형작용, 다른 상황 시 높은 장력 강도작용을 실행하는 데 요구된다. 일반적으로 이 근육은 세 근육섬유 유형을 복합적으로 포함한다.

낮은 장력을 발휘하는 전형적인 혼합근육에서 유형 I 섬유로 구성된 일부 작은 운동단위는 수축된다. 근육 힘이 증가하면서 운동단위가 더 많이 강화되고 그 자극빈도가 상승한다. 빈도가 최대가 되면 보다 큰 근육 힘이 유형 IIA(FOG) 섬유 그리고 점차적으로 유형 IIB(FG) 섬유로 구성되는 큰 운동단위의 반사점증에 의해 성취된다. 최대 근육 힘이 감소되면서 보다 큰 단위가 우선 활동을 정지한다(Guyton, 1986; Luciano, 1978).

일반적으로 보편적이지는 않지만 섬유유형이 유전적으로 정의된 것이 수용된다(Costill, 1979; Gollnick, 1982). 평균 모집단에서 근육의 약 50~55%는 유형 I, 약 30~35%는 유형 IIA, 약 15%는 유형 IIB이지만, 이 백분율은 개별적으로 크게 다양하다.

선발된 운동선수에서 신경섬유의 상대적 백분율은 일반 모집단에서 다르고 운동선수의 주요활동이 짧고, 격정적인 최대 노력을 요구하는지 또는 준최대 내구성을 포함하는지에 따라 다르게 나타난다. 예를 들면, 단거리 경주자와 투포환선수는 높은 백분율의 유형 II 섬유가 있는 반면, 장거리 경주자와 크로스컨트리 스키선수는 높은 백분율의 유형 I 섬유가 있다. 운동선수 지구력은 80% 만큼 많은 유형 I 섬유가 있을 수 있고, 30% 만큼 적은 섬유가 짧고 격정적인 노력에 관련된다(Saltin, 1977).

유전적으로 정의된 섬유유형은 운동선수가 대부분 맞는 운동유형에 들어가 자연선택 과정에 대해 책임질 수 있다. 섬유 유형이 근육섬유를 자극하는 신경에 의해 정의되기 때문에 유전적으로 탁월할 수 있는 운동을 선택하도록 운동선수에게 영향을 주는 자극의 일부 피층 조절이 될 수 있다.

근육재형성 (Muscle Remodeling)

근육조직의 재형성은 뼈, 관절연골, 인대와 같은 다른 뼈대조직의 것과 유사하다. 이러한 다른 조직처럼 근육이 무용 및 고정에 대한 반응을 퇴화시키고 보통보다 더 크게 사용될 때 비대해진다.

무용 및 고정의 영향 (Effects of disuse and immobilization)

무용과 고정은 근육섬유의 유해한 효과를 가진다. 이것은 내구성과 힘 생산의 손실을 포함하고, 근육은 미세구조적, 대형구조적 수준에서 퇴화한다. 이 효과는 고정 동안 섬유종류와 근육길이에 달려 있거나 고정의 원인에 달려 있을 수 있다. 신장 위치의 고정은 다소 해로운 작용을 가진다(Appell, 1997; Kasser, 1996; Ohira, 1997; Sandmann, 1998).

근육 힘 생산의 손실은 지배적으로 신체적 활동과 생물적 노화에 기인할 수 있다. 침대 휴식, 고정, 우주비행 시험을 포함한 인간 및 동물 연구에서 무용과 고용이 근육 힘의 해로운 작용을 가진다는 것이 잘 입증되어 있다. 고정에 기인한 강도손실은 상위 팔보다 하위 다리에서 더 큰 것으로 여겨진다. 이것은 다리와 팔이 전체 체중(다리) 움직임이나 작은 물건 취급(팔)과 같은 다른 작업에 노출된다는 사실에 기인할 수 있다.

석고(cast) 고정은 사람의 종아리세갈래근의 횡단면적(CSA)을 8.6%까지 줄이고, 4주 후 등척성 강도를 14.2%까지 줄이고(Clark, 2006), 고정 7주 후 CSA를 15%, 등척성 강도를 54%로 각각 감소시킨다(Christensen, 2008).

고통에 기인한 무용의 경우, 뼈관절염에서처럼 이 변화는 덜 확실하다. Suetta(2007)는 1년 이상 볼기부분의 증상이 있는 사람에게서 뼈관절염의 네갈래근 CSA 감소를 발견했다. CSA는 남성의 7%, 여성의 8.7%까지 감소되었고, 등척성 힘은 각각 19.8%, 20.3%까지 감소된다. 그러나 현재까지 차이가 고정(고통 대 무통)의 다른 이유에서 기인한 것인지 불분명하게 남아 있다.

영향받은 근육의 CSA 감소는 다른 작용에 기인한 것으로 믿어진다. Jones(2004)는 2주간 다리 고정한 건강한 사람을 포함하여 연구를 수행했다. 그들은 근육질량의 4.7% 감소를 발견했다. 이것은 단백질 퇴행의 증가와 단백질 합성의 감소의 결과와 근육조직의 퇴화에 관련된 유전자의 증가된 표현에 의해 설명되었다. 흥미롭게도 한 유전자만이 고정에 영향받은 근육조직의 비대에 관련되어 있다.

Powers(2007)는 과산화수소와 같은 반응산소종(ROS)은 능동과 수동 뼈대근육 내 생성됨을 발견했다. ROS는 단백질 변성과 세포사를 관리하는 역할을 하는 생리학적, 병리학적 신호를 조절한다. 낮은 수준의 ROS는 세포의 생존을 촉진할 수 있다. 근육무용 동안 ROS의 생산은 세포의 산화방지능력을 초과할 수 있다. 그런 상태의 ROS는 단백질 변성, 세포사, 근육위축을 유도하여 CSA의 감소로 이끌 수 있는 세포 내 통로를 유도하는 제2 전달자로 역할을 할 수 있다. 힘 생산의 감소는 다른 요소와 연결될 수도 있다. Udaka(2008)는 동물연구에서 근육의 생체역학적 속성을 바꾸는 굵고 가는 미세섬유의 수축이 길이 의존 힘 생산에 기인함을 발견했다(그림 6-13A 참고). 또한 연구자는 고정 6주 후 Ca^{2+} 민감성 감소를 발견했다. 양쪽 변화는 이 연구에서 발견한 감소된 힘 생성 부분에서 설명될 수 있다.

또한 고정은 에너지 생산에 영향을 준다는 것이 설명되었다. 인간과 동물 우주비행 연구는 고정이 지방산화를 감소하고 근육의 에너지 자원으로 해당 반응을 증가한다는 것을 제시했다. 이것은 짧고 높은 강도활동을 돌보고(섬유유형 IIA), 소위 감소된 자세 유지능력, 근육의 생체역학적 속성을 변경할 수 있는 지속된 활동(섬유유형 I)을 소홀히 한다(Stein, Wade, 2005).

무용과 고정이 근육구성에 대한 효과를 가질 수도 있음이 널리 수용되었다. 인간근육 생체검사연구는 주로 섬유유형 I이 고정으로 소모됨을 제시했다. 그 횡단면적은 감소하고, 산화효소작용의 전위력은 감소되었다(Kannus, 1998b). 연장된 침대휴식은 자세 유지의 요구를 감소하고 자세 유지의 어려움으로 인한 느린 단일수축의 소모로 이끌었다(Fitts, 2000). 근육무용의 모델로 널리 받아들여진 쥐 뒷다리 비부하는 가자미근과 같은 자세 느린 단일수축(섬유유형 I)의 고정이 근육의 소모뿐만 아니라 근육 내 느린 단일수축에서 빠른 단일수축으로 전환하기도 한다는 것을 제시했다. 건강한 개인의 가자미근은 고정 15일 후 40%로 증가하는 빠른 단일수축(섬유유형 II)의 15% 미만을 일반적으로 구성한다(Pierno, 2007). 이런 경우 근육의 소모뿐만 아니라 주어진 근육의 생체역학적 속성을 변경하는 근육구성의 이동도 있다. 다른 근육섬유는 힘 생산의 다른 속성을 나타낸다(상자 6-2 참고). 근육섬유혼합에 관한 구성은 근육의 섬유구성이 변하면 변할 수 있는 주어진 근육의 특정 생체역학적 속성을 변경으로 이끈다. 그러나 동물연구 결과는 인간에게 지속적으로 관찰되지 않는다. 무릎 뼈관절염 환자를 포함한 연구결과는 안쪽 넓은근의 유형 II 섬유의 선택적 위축을 나타냈다(Fink, 2007).

초기 운동은 이 위축을 방어할 수 있다. 신체 분절이 움직일 때 장력 아래 근육이 있는 경우, 방추속근 방추의 자극은 유형 I 섬유의 자극 증가를 이끌면서 상승될 것이다. 중재적 등척성 운동이 유형 II 섬유의 대사능력을 유지하기에 충분할 때 유형 I 섬유(자세 섬유)는 보다 연속적인 자극을 요구한다. 또한 전기자극은 유형 I 섬유의 크기 감소를 방지하고 고정에 기인한 산화효소작용의 저하한다는 증거가 있다(Eriksson, 1981).

선택 운동선수의 부상, 수술, 또는 고정에 이은 무활동은 특히 선택한 운동에 의해 영향받은 섬유유형에서 근육섬유의 크기와 산소성 능력을 저하한다. 운동선수 지구력에서 유형 I 섬유가 영향을 받는 반면, 전력질주와 같은 격렬한 활동에 관련된 운동선수는 유형 II 섬유에 의해 영향을 받는다(사례연구 6-2 참고).

사람과 동물 근육조직의 임상적, 실험적 연구는 즉시 또는 초기운동 프로그램이 부상이나 수술 이후 근육 위축을 막을 수 있다. 쥐 근육의 으깸 부상 연구에서 으깸 사지의 고정효과는 즉각 운동과 비교되었다. 근육섬유는 고정동물보다 운동동물의 보다 평행 방위에서 재생되고, 모세혈관화(capillarization)는 보다 급속히 일어나며, 장력강도는 빨리 되돌아온다는 것을 발견했다. 유사한 결과가 쥐 장딴지근의 형태학의 고정효과에 대한 이후 연구에서 발견되었다(Kannus, 1998a).

강한 석고고정으로 팔다리가 고정된 동안 발달된 네갈래근의 위축이 등척성 운동의 사용을 통해 바꿀 수 없음을 임상적으로 발견했다. 위축은 부분 운동 보조기에 의해 허용된 것과 같은 초기 운동을 허용함으로써 제한된다. 이런 경우, 동적 운동은 실행될 수 있다.

마지막으로 고정된 근육의 고정(고통 대 무통)이나 다른 생체역학적 속성(힘 대 속도)에 대한 이유 또는 양쪽 모두 다른 근육섬유의 고정 퇴행효과에 대한 역할을 할 수 있는지 불분명하게 남아 있다. 그러나 위의 사실은 무용이 많은 다른 수준에서 근육의 생체역학적 속성을 바꿀 수 있다는 것을 보여준다.

신체훈련의 영향 (Effects of physical training)

물리적 활동은 근육의 구조와 힘 생산에 영향을 준다(Blazevich, 2006). 척추의 자세근은 다리의 폄보다 다른 대사적, 수축적 속성(자세 유지를 위한 장기활동)이 필요하다(운동의 폭발적 활동). 이것은 발달과 성인의 적용에 보여지는 신체적 활동 동안 운동신경 의존유전 표현에 관련된 것으로 믿어진다(Schiaffino, Serrano, 2002). 연구는 근육다발 길이, CSA, 깃에 관한 구조가 많이 훈련된 운동선수와 적게 훈련된 운동선수, 훈련받지 않은 조절집단에서 다름을 제시했다. 또한 고유한 근육 기하학적 구조는 다른 운동의 운동선수에서 발견된다(예, 단거리 경주자, 지구력 경주자, 역도 선수). 흥미롭게도 성별 사이 다발 길이의 상대적 또는 절대적 차이가 없었다(Abe, 2001; Kumagai, 2000). 그러나 비운동선수의 훈련효과에 관해서는 모순되는 증거가 있다.

사례연구 6-2

파열된 왼쪽 앞십자인대

25세 남성은 파열된 왼쪽 앞십자인대의 수술 후 회복상태로 수술 절차 10주 후 포함한 팔다리와 포함하지 않은 팔다리로부터 토크를 측정했고(사례연구 그림 6-2A), 훈련 시작 6주 후 반복했다(사례연구 그림 6-2B). 근육토크의 증가는 반복 등속성 실험에서 제시된다. 포함하지 않은 측면과 비교하면, 측면을 포함한 최초 결핍은 약 63%이다. 훈련 6주 후, 포함한 팔다리의 결핍은 포함하지 않은 측면과 비교하면 43%까지 감소되었다.

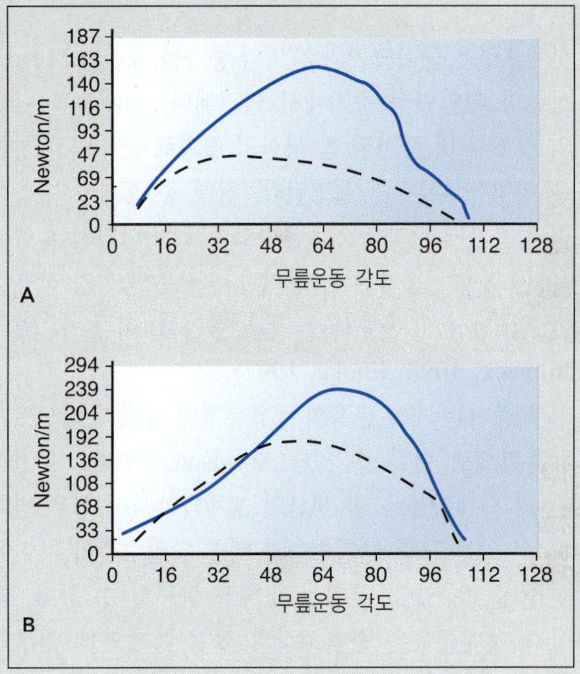

사례연구 그림 6-2

Gondin(2005)은 최대힘 27% 증가와 CSA 6% 증가 이후 안쪽 넓은근의 14% 근육다발 각도의 증가를 설명했다. Blazevich와 Giorgi(2001)는 신체훈련에 관한 다발길이나 각도의 변화를 찾지 못했다.

다른 모집단(훈련받지 않은 집단, 잘 훈련받은 집단)에 기인한 다른 근육(세갈래근 두갈래근, 네갈래근)과 다른 원형질(남성호르몬 주사 유무의 5~16 주) 비운동자의 훈련에 기인한 근육구조의 변경에 관한 아무 최종 결론이 만들어질 수 없었다. 현재까지 지구력 훈련과 근육의 기하학적 구조 효과에 관한 아무 연구도 실행되지 않았다.

신체훈련은 근육크기와 강도의 증가를 계산한 모든 근육섬유의 횡단면적 증가에서 발견된다. 신체훈련은 훈련의 첫 6주 내 증가된 힘 생산의 결과로 근육의 중성활동에 영향을 주는 데 설명된다. 진행 중 훈련은 수축성 조직의 증가에 결과를 가져온다고 믿으며 따라서 훈련된 근육의 CSA가 증가된다. 장기간 훈련은 중성적 작용을 통한 힘 생산의 한층보다 작은 증가를 이끌 수 있다(Chilibeck, 1998; Enoka, 1997).

일부 증거는 개인 근육의 섬유유형의 상대적 퍼센트가 신체훈련으로 변할 수 있다(Arvidson, 1984). 유전적 성분 외 신체활동은 힘 생산의 생체역학적 속성을 변화시킬 수 있는 느린-단일수축과 빠른-단일수축의 차이에 영향을 줄 수 있다. 후자는 구체적 활동일 수 있다. 더 나아가 뼈대근육은 근육조직의 성형에 기인한 일부인 변화요구에 적응해야 한다.

Labarque(2002)는 2주간 다리의 고정과 10주 동안 재훈련을 한 건강한 인간에 대한 연구를 실시했다. 동적 토크와 등척성 토크는 고정 이후 무릎 폄과 굽힘 근육을 상당히 감소시켰다. 그러나 등속성 훈련 3주 후 동적, 등척성 토크는 준비고정상태에서 아무 현저한 차이를 보이지 않았다. 고정동안 섬유유형 I과 IIA은 보다 확실히 나타냈지만 섬유유형 IIB와 비교하면 상당한 감소를 보였다. 그러나 재훈련 이후 섬유배분은 그 준비운동 상태로 되돌아갔다.

다른 운동이 근육섬유의 다른 유형에 대해 가지는 효과도 설명되었다. Hortobagyi(2000)는 고정과 재훈련 이후 인간근육 구성 연구를 실시했다. 그들은 섬유유형 IIA과 B가 증가된 등척성 힘 생산과 나란히 하는 구심성 훈련보다 원심성 훈련 이후 더욱 크게 확대되었음을 발견했다.

다른 연구는 다른 근육(팔다리 상하 비교)과 다른 훈련 원형질(구심성 대 원심성)을 사용한다. 그러나 이 연구는 신체훈련이 섬유유형 분산의 효과를 가짐을 제시한다. 섬유의 횡단면적은 운동선수의 주요활동 증가에 의해 영향을 받는다. 예를 들면, 지구력 운동선수의 근육영역은 섬유유형 IIB의 전체 영역의 확장에서의 증가를 유형 I 과 IIA 가 맡는다.

노화는 근육약화의 성분으로 인정된 근육감소증(근육질량의 감소)과 CSA의 감소를 가져온다(Frontera, 2000; Narici, 2003). 일반적으로 이 감소는 50대 후반에 시작되고 다리에서 많이 발견된다. CSA의 감소 결과는 청년(20~29세)과 노년(70~81세) 사이 네갈래근의 25-33% 만큼 높다(Narici, 2003). CSA의 감소는 힘 감소만을 설명하지 않는다고 믿고 있다. Thom(2007)은 노년대상(69~82세)이 청년대상(19~35세)보다 토크 속도가 38.2%, 파워속도가 48.5% 낮음을 발견했다. 최대파워는 80% 낮았다. CSA와 다발길이는 노년대상에서 각각 14.3%, 19.3% 감소되었다. 그러나 이러한 변화는 토크와 파워의 차이를 설명하기에 불충분함을 발견했다.

D'Antona(2003)는 인간근육의 체외연구를 실시했다. 연구자는 근육의 섬유구성이 노화근육에 변경이 없는 경우 근육단위당 힘 생산은 감소된다는 것을 발견했다. 이것은 고유요소 변화에 기인할 수 있다. 노인의 유형 I과 ILA 섬유에서 미오신 농도가 낮음을 발견했다. 이것은 액토미오신 상호작용의 감소와 감소된 힘 생산을 가져올 수 있다. 더 나아가 Conley(2000)는 노화의 산소성 실행 손실이 감소된 최대 O_2 섭취율(-45%)과 연구된 네갈래근의 감소된 산화능력(-36%)에 기인할 수 있음을 설명했다

노화가 깃의 각도를 변경하는지는 아직 불분명하다. Binzoni(2001)는 깃의 각도의 노화효과를 연구했다. 그들은 출생부터 70세까지 개인을 정밀 조사했다. 연구자는 출생부터 성인 급성장까지 후에 안정되게 남아 있는 깃의 각도가 증가됨을 발견했다. 깃의 각도는 노화에 따

라 변화되지 않고 따라서 노년의 힘 생산 감소에 기여하지 않는다고 믿어진다. 그러나 Narici(2003)는 청년(27~42세)과 노년(71~80세)을 비교했다. 양 집단은 노년에서 13.2%의 현저한 깃의 각도 감소를 발견했다. 깃의 각도의 감소는 힘 생산을 저하시킨다(그림 6-15 참고).

요약 (Summary)

- 뼈대근육의 구조적 단위는 섬유이며, 근육속막에 의해 둘러싸여 있고 근육다발막에 들어있는 다발을 구성한다. 근바깥막은 전체 근육을 둘러싸고 있다.
- 섬유는 근원섬유로 구성되어 있고, 정렬되어 띠무늬를 형성한다. 이 무늬의 각 반복부분은 근섬유분절이고, 수축성 시스템의 기능적 단위이다.
- 근원섬유는 단백질 액틴의 가는 미세섬유와 단백질 미오신의 굵은 미세섬유로 구성되어 있고, 근원섬유내 세포뼈대는 탄성 미세섬유 티틴과 비탄성 미세섬유 네뷰린으로 구성되어 있다.
- 활주 미세섬유 이론에 따르면, 근육의 능동수축은 서로 지나가는 액틴과 미오신 미세섬유의 상대적 운동을 가져온다. 수축 힘은 미오신 머리의 운동 또는 액틴 미세섬유와 닿는 연결다리에 의해 발달된다. 액틴 나선형의 두 단백질, 트로포미오신과 트로포닌은 미세섬유 사이 수축 생성 및 파괴를 규제한다.
- 활주작용에 대한 핵심은 수축성 활동을 켜고 끄는 칼슘 이온이다.
- 그에 의해 신경 자극 받는 운동단위, 단일 운동신경, 모든 근육섬유는 독립적으로 수축할 수 있는 근육의 가장 작은 부분이다. 운동신경의 보다 큰 자극에 대해 반응하는 부가 운동단위의 소환을 반사점증이라고 한다.
- 힘줄과 근육속막, 근육다발막, 근형질막, 근바깥막은 평행이고, 능동수축의 신장 또는 수동근육연장 그리고 근육이완의 반동하는 계열 탄력성분을 나타낸다.
- 가중은 연속자극에 대한 근육의 역학적 반응이 최초반응에 부가될 때 일어난다. 최대장력이 가중의 결과로 지속될 때, 근육은 강직성 경련으로 수축한다. 근육섬유는 전부 아니면 전혀 아닌 형식으로 수축한다.
- 근육은 근육장력과 극복하기 위한 저항력 사이 관계에 따라 구심성, 원심성, 등척성 수축을 한다. 구심성, 원심성 수축은 역동적 일을 수반하며, 근육은 관절을 움직이게 하거나 그 움직임을 조절한다.
- 근육의 힘 생산은 근육의 길이-장력, 부하-속도, 힘-시간 관계에 의해 영향을 받는다. 전체 근육의 길이-장력 관계는 능동(수축성)과 수동(직렬, 병렬 탄성) 요소 둘 다에 의해 영향을 받는다.
- 힘 생산을 증가하는 두 다른 요소는 근육의 사전 신장과 근육온도의 상승이다.
- 근육수축과 이완 에너지는 ATP의 가수분해에 의해 제공된다. 근육피로는 ATP를 합성하는 근육능력이 수축동안 ATP 분해율을 따라가기 불충분할 때 일어난다.
- 세 주요 섬유유형은 유형 I 느린-단일수축산화, 유형 IIA 급속-단일수축산화-당분해, 유형 IIB 급속-단일수축 당분해로 정의된다. 대부분의 근육은 이 유형의 복합을 포함한다.
- 근육 위축은 무용과 고정 하에 일어나고, 근육 영양성은 초기와 능동 재동원을 통해 회복될 수 있다.
- 노화로 근육구조와 근육 단위당 힘 생산이 변화되고, 근육질량이 감소한다. 이것은 노년층의 근육계 힘 생산의 감소를 가져온다.

연습질문 (Practice Questions)

1. 근육작용의 다른 형태와 근육수축의 다른 형식의 이름을 말하고 설명하라.
2. 근섬유분절의 다른 요소의 기능 이름을 말하고 설명하라.
3. 깃의 각도는 무엇이며, 그것은 어떤 방식으로 근육의 힘 생산에 영향을 주는가?
4. 근육재형성은 어떻게 영향을 받을 수 있나?
5. 근육섬유의 다른 형식 이름을 말하고 설명하라.

참고 문헌 (References)

Abe, T., Fukashiro, S., Harada, Y., et al. (2001). Relationship between sprint performance and muscle fascicle length in female sprinters. *J Physiol Anthropol Appl Human Sci, 20*(2), 141–147.

Allen, D.G., Lamb, G.D., Westerblad, H. (2008). Skeletal muscle fatigue: Cellular mechanisms. *Physiol Rev, 88*, 287–332.

Appell, H.J. (1997). The muscle in the rehabilitation process. *Orthopade, 26*(11), 930–934.

Arvidson, I., Eriksson, E., Pitman, M. (1984). Neuromuscular basis of rehabilitation. In E. Hunter, J. Funk (Eds.). *Rehabilitation of the Injured Knee*. St Louis, MO: Mosby, 210–234.

Banker, B.Q. (1994). Basic reaction of muscle. In A.G. Engel, C. Franzini-Armstrong (Eds.). *Myology (2nd ed.)*. New York: McGraw-Hill.

Baratta, R.V., Solomonow, M., Zhou, B. H. (1998). Frequency domain-based models of skeletal muscle. *J Electromyogr Kinesiol, 8*(2), 79–91.

Beason, D., Soslowsky, L., Karthikeyan, T., et al. (2007). Muscle, tendon and ligament. In J.S. Fischgrund (Ed.): *Orthopedic Update 9*. Rosemont, IL: American Academy of Orthopedic Surgeons, Chapter 4.

Binzoni, T., Bianch, S., Hanguinet, S., et al. (2001). Human gastrocnemius medialis pennation angle as a function of age: From newborn to the elderly. *J Physiol Anthropol, 20*(5), 293–298.

Blazevich, A.J. (2006). Effects of physical training and detraining, immobilization, growth and aging on human fascicle geometry. *Sports Med, 36*(12), 1003–1017.

Blazevich, A.J., Giorgi, A. (2001). Effect of testosterone administration and weight training on muscle architecture. *Med Sci Sports Exerc, 33*(10), 1688–1693.

Blottner, D., Salanova, M., Puttmann, B., et al. (2006). Human skeletal muscle structure and function preserved by vibration muscle exercise following 55 days of bed rest. *Eur J Appl Physiol, 97*, 261–271.

Bogaerts, A., Delecluse, C., Claessens, A.L., et al. (2007). Impact of whole-body vibration training versus fitness training on muscle strength and muscle mass in older men: A 1-year randomized controlled trial. *J Gerontol A Biol Sci Med Sci, 62*(6), 630–635.

Bosco, C., Colli, R., Introini, E., et al. (1999). Adaptive responses of human skeletal muscle to vibration exposure. *Clinical Physiol, 19*(2), 183–187.

Brandstater, M.E., Lambert, E.H. (1969). A histologic study of the spatial arrangements of muscle fibers in single motor units within rat tibialis anterior muscle. *Bull Am Assoc Electromyog Electro Diag, 82*, 15.

Brooke, M.H., Kaiser, K.K. (1970). Three myosin adenosine triphosphatase systems: The nature of their pH liability and sulfhydryl dependence. *J Histochem Cytochem, 18*, 670.

Buchtahl, F, Sohmalburch, H. (1980). Motor units of mammalian muscle. *Physiol Rev, 60*, 90.

Burke, R.E., Levine, D.N., Zajac, F. E. (1971). Mammalian motor units: Physiological histochemical correlation in three types of motor units in cat gastrocnemius. *Science, 174*, 709.

Burkholder, T.J., Fingado, B., Baron, S., et al. (1994). Relationship between muscle fiber types and sizes and muscle architectural properties in the mouse hindlimb. *J Morphol, 221*, 177–190.

Chilibeck, P.D., Calder, A.W., Sale, D.G., et al. (1998). A comparison of strength and muscle mass increases during resistance training in young women. *Eur J Appl Physiol Occup Physiol, 77*(1–2), 170–175.

Christensen, B., Dyrberg, E., Aagaard, P., et al. (2008). Effects of long-term immobilization and recovery on human triceps surae and collagen turnover in the Achilles tendon in patients with healing ankle fracture. *J Appl Physiol, 105*, 420–426.

Ciullo, J.V., Zarins, B. (1983). Biomechanics of the musculotendinous unit: Relation to athletic performance and injury. *Clin Sports Med, 2*, 71.

Clark, B.C., Fernhall, B., Ploutz-Snyder, L.L. (2006). Adaptations in human neuromuscular function following prolonged unweighting: I. Skeletal muscle contractile properties and applied ischemia efficacy. *J Appl Physiol, 101*, 256–263.

Clarkson, P.M., Hubal, M.J. (2002). Exercise-induced muscle damage in humans. *Am J Phys Med Rehabil, 81, 11*(Suppl), S52–S69.

Conley, K.E., Esselman, P.C., Jubrias, S.A., et al. (2000). Ageing, muscle properties and maximal O(2) uptake rate in humans. *J Physiol*. Jul 1;526 Pt 1:211–7.

Costill, P.L., Coyle, E.F., Fink, W.F., et al. (1979). Adaptations in skeletal muscles following strength training. *J Appl Phvsiol, 46*, 96.

Crawford, C.N.C., James, N.T. (1980). The design of muscles. In R. Owen, J. Goodfellow, P. Bullough (Eds.). *Scientific Foundations of Orthopaedics and Traumatology*. London: William Heinemann, 67–74.

D'Antona, G., Pellegrino, M.A., Adami, R., et al. (2003). The effect of ageing and immobilization on structure and function of human skeletal muscle fibres. *J Physiol, 552*(2), 499–511.

Enoka, R.M. (1997). Neural adaptations with chronic physical activity. *J Biomech, 30*(5), 447–455.

Eriksson, E., Haggmark, T., Kiessling, K.H., et al. (1981). Effect of electrical stimulation on human skeletal muscle. *Int Sports Med, 2*, 18.

Fink, B., Egl, M., Singer, J., et al. (2007). Morphologic changes in the vastus medialis muscle in patients with osteoarthritis of the knee. *Arthritis Rheum, 56*(11), 3626–3633.

Fitts, R.H., Romatowski, J.G., Blaser, C., et al. (2000). Effect of spaceflight on the isotonic contractile properties of single skeletal muscle fibers in the rhesus monkey. *J Gravit Physiol, 7*(1), S53–S54.

Frontera, W.R., Suh, D., Krivickas, L.S., et al. (2000). Skeletal muscle fiber quality in older men and women. *Am J Physiol Cell Physiol, 279*, 611–618.

Fukunaga T., Miyatani, M., Tachi, M., et al. (2001). Muscle volume is a major determinant of joint torque in humans. *Acta Physiol Scand, 172*, 240–255.

Galler, S., Hilber, K. (1998). Tension/stiffness ratio of skinned rat skeletal muscle fiber types at various temperatures. *Act Physiol Scand, 162*(2), 119–126.

Gollnick, P.D. (1982). Relationship of strength and endurance with skeletal muscle structure and metabolic potential. *Int J Sports Med, 3*(*Suppl 1*), 26.

Gondin J., Guette, M., Ballay, Y., et al. (2005). Electromyostimulation training effects on neural drive and muscle architecture. *Med Sci Sports Exerc, 37*(8), 1291–1299.

Gossen, E.R., Allingham, K., Sale, D.G. (2001). Effect of temperature on post-tetanic potentiation in human dorsiflexor muscles. *Can J Physiol Pharmacol, 79*, 49–58.

Guyton, A.C. (1986). *Textbook of Medical Physiology* (*7th ed.*). Philadelphia: WB Saunders.

Harmer, A., McKenna, M., Sutton, J., et al. (2000). Skeletal muscle metabolic and ionic adaptations during intense exercise following sprint training in humans. *J Appl Physiol, 89*, 1793–1803.

Hill, A.V. (1970). *First and Last Experiments in Muscle Mechanics*. Cambridge: Cambridge University Press.

Hill, D.K. (1968). Tension due to interaction between the sliding filaments of resting striated muscle. The effect of stimulation. *J Physiol, 199*, 637.

Hislop, H.J., Perrine, J. (1967). The isokinetic concept of exercise. *Phys Ther, 47*, 114.

Hong, J.H., Kim, H.J., Kim, K.J., et al. (2008). Comparison of metabolic substrates between exercise and cold exposure in skaters. *J Physiol Anthropol, 27*, 273–281.

Hortobagyi, T., Dempsey, L., Fraser, D., et al. (2000). Changes in muscle strength, muscle fibre size and myofibrillar gene expression after immobilization and retraining in humans. *J Physiol, 524*(1), 293–304.

Huxley, A.F. (1974). Muscular contraction. *J Physiol, 243*, 1.

Huxley, A.F., Huxley, H.E. (1964). A discussion on the physical and chemical basis of muscular contraction. Introductory remarks. *Proc R Soc Lond B Biol Sci*, 160, 433.

Jacobs, P.L., Burns, P. (2009). Acute enhancement of lower-extremity dynamic strength and flexibility with whole-body vibration. *J Strength Cond Res,23*(1):51–75.

Jacobs, I., Romet, T., Kerrigan-Brown, D. (1985). Muscle glycogen depletion during exercise at 9 degrees Celsius and 21 degrees Celsius. *Eur J Appl Physiol, 54*, 35–39.

Jones, S.W., Hill, R.J., Krasney, P.A., et al. (2004). Disuse atrophy and exercise rehabilitation in humans profoundly affects the expression of genes associated with the regulation of skeletal muscle mass. *FASEB J, 18*(9), 1025–1027.

Kannus, P., Jozsa, L., Järvinen, T.L., et al. (1998b). Free mobilization and low- to high-intensity exercise in immobilization-induced muscle atrophy. *J Appl Physiol, 84*(4), 1418–1424.

Kannus, P., Jozsa, L., Kvist, M., et al. (1998a). Effects of immobilization and subsequent low- and high-intensity exercise on morphology of rat calf muscles. *Scand J Med Sci Sports, 8*(3), 160–171.

Kasser, J.R. (1996). General knowledge. In J.R. Kasser (Ed.). *Orthopaedic Knowledge Update 5: Home study syllabus*. Rosemont, IL: American Academy of Orthopaedic Surgeons.

Kimura, T., Hamada, T., Ueno, L., et al. (2003). Changes in contractile properties and neuromuscular propagation evaluated by simultaneous mechanomyogram and electromyogram during experimentally induced hypothermia. *J Electromyog Kinesiol, 13*, 433–440.

Komi, P.V. (1986). The stretch-shortening cycle and human power output. In N.L. Jones, N. McCartney, A.J. McConas (Eds.). *Human Muscle Power*. Champaign, IL: Human Kinetics Publishers, 27–39.

Kroll, P.G. (1987). *The effect of previous contraction condition on subsequent eccentric power production in elbow flexor muscles*. Doctoral dissertation, New York University, New York.

Kumagai, K. (2000). Sprint performance is related to muscle fascicle length in male 100-m sprinters. *J Appl Physiol, 88*, 811–816.

Labarque, V.L., Op't Eijnde B., Van Leemputte, M. (2002). Effect of immobilization and retraining on torque-velocity relationship of human knee flexor and extensor muscles. *Eur J Appl Physiol, 86*, 251–257.

Lieber, R.L., Bodine-Fowler, S.C. (1993). Skeletal muscle mechanics. Implications for rehabilitation. *Phys Ther, 73*(12), 844–856.

Lieber R.L., Jacobson, M.D., Fazeli, B.M., et al. 2001). Architecture of selected muscles of the arm and forearm: Anatomy and implications for tendon transfer. *J Hand Surg, 17A*, 787–798.

Linke, W.A., Ivemeyer, M., Mundel, P., et al. (1998). Nature of PEVK-titin elasticity in skeletal muscle. *Proc Natl Acad Sci U S A, 95*(14), 8052–8057.

Luciano, D.S., Vander, A.J., Sherman, J.H. (1978). *Human Function and Structure*. New York: McGraw-Hill, 113–136.

Marin, P., Rhea, M. (2010). Effects of vibration training in muscle strength. A meta-analysis. *J Strength Cond Res, 24*(2), 548–556.

Munsat, T.L., NcNeal, D., Waters, R. (1976). Effects of nerve stimulation on human muscle. *Arch Neurol, 33*, 608.

Narici M.V., Maganaris, C.N., Reeves, N.D., et al. (2003). Effect of aging on human muscle architecture. *J Appl Physiol, 95*, 2229–2234.

Nomura, T., Kawano, F., Kang, M.S., et al. (2002). Effects of long-term cold exposure on contractile properties in slow- and fast-twitch muscles of rats. *Japanese J Physiol, 52*, 85–93.

Ohira,Y., Yasui, W., Roy, R.R., et al. (1997). Effects of muscle length on the response to unloading. *Acta Anat (Basel), 159*(2–3), 90–98.

Ottoson, D. (1983). *Physiology of the Nervous System*. New York: Oxford University Press, 78–116.

Phillips, C.A., Petrofsky, J.S.(1983). *Mechanics of Skeletal and Cardiac Muscle*. Springfield, IL: Charles C Thomas Publishers.

Pierno, S., Desaphy, J.F., Liantonio, A., et al.(2007). Disuse of rat muscle in vivo reduces protein kinase C activity controlling the sarcolemma chloride conductance. *J Physiol, 584*(3), 983–995.

Pietrangelo, T., Mancinelli, R., Toniolo, L., et al.(2009). Effects of local vibrations on skeletal muscle trophism in elderly people: Mechanical, cellular, and molecular events. *Int J Mol Med, 24*, 503–512.

Powers, S.K., Kavazis, A.N., McClung, J.M. (2007). Oxidative stress and disuse muscle atrophy. *J Appl Physiol, 102*(6), 2389–2397.

Reisman, S., Allen. T., Proske, U. (2009). Changes in passive tension after stretch of unexercised and eccentrically exercised human plantar flexor muscles. *Exp Brain Res, 193*, 545–554.

Saltin, B., Henriksson, J., Nygaard, E., et al. (1977). Fiber types and metabolic potentials of skeletal muscles in sedentary man and endurance runners. *Ann NY Acad Sci, 301*, 3.

Sandmann, M.E., Shoeman, J.A., Thompson, L.V. (1998). The fiber-type-specific effect of inactivity and intermittent weight-bearing on the gastrocnemius of 30-month-old rats. *Arch Phys Med Rehabil, 79*(6), 658–662.

Schiaffino, S., Serrano, A. (2002). Calcineurin signaling and neural control of skeletal muscle fiber type and size. *Trends Pharmacol Sci, 23*(12), 569–575.

Squire, J.M. (1997). Architecture and function in the muscle sarcomere. *Curr Opin Struct Biol, 7*(2), 247–257.

Stein, T.P., Wade, C.E. (2005). Metabolic consequences of muscle disuse atrophy. *J Nutr, 135*(7), 1824S–1828S.

Stromer, M.H. (1998). The cytoskeleton in skeletal, cardiac and smooth muscle cells. *Histol Histopathol, 13*(1), 283–291.

Suetta, C., Aagaard, P., Magnusson, S.P., et al. (2007). Muscle size, neuromuscular activation, and rapid force characteristics in elderly men and women: Effects of unilateral long-term disuse due to hip-osteoarthritis. *J Appl Physiol, 102*, 942–948.

Takarada, Y., Iwamoto, H., Sugi, H., et al. (1997). Stretch-induced enhancement of mechanical work production in long frog single fibers and human muscle. *J Appl Physiol, 83*(5), 1741–1748.

Tee, J.C., Bosch, A.N., Lambert, M.I. (2007). Metabolic consequences of exercise-induced muscle damage. *Sports Med, 37*(10), 827–836.

Thom J.M., Morse, C.I., Birch, K.M., et al. (2007). Influence of muscle architecture on the torque and power-velocity characteristics of young and elderly men. *Eur J Appl Physiol, 100*, 613–619.

Udaka, J., Ohmori, S., Terui, T., et al. (2008). Disuse-induced preferential loss of the giant protein titin depresses muscle performance via abnormal sarcomeric organization. *J Gen Physiol, 131*(1), 33–41.

Warhol, M.J., Siegel, A.J., Evans, W., et al. (1985). Skeletal muscle injury and repair in marathon runners after competition. *Am J Pathol, 118*, 331–339.

Wilkie, D.R. (1956). The mechanical properties of muscle. *Br Med Bull, 12*, 177.

Wilkie, D.R. (1968). *Muscle.* London, UK: Edward Arnold.

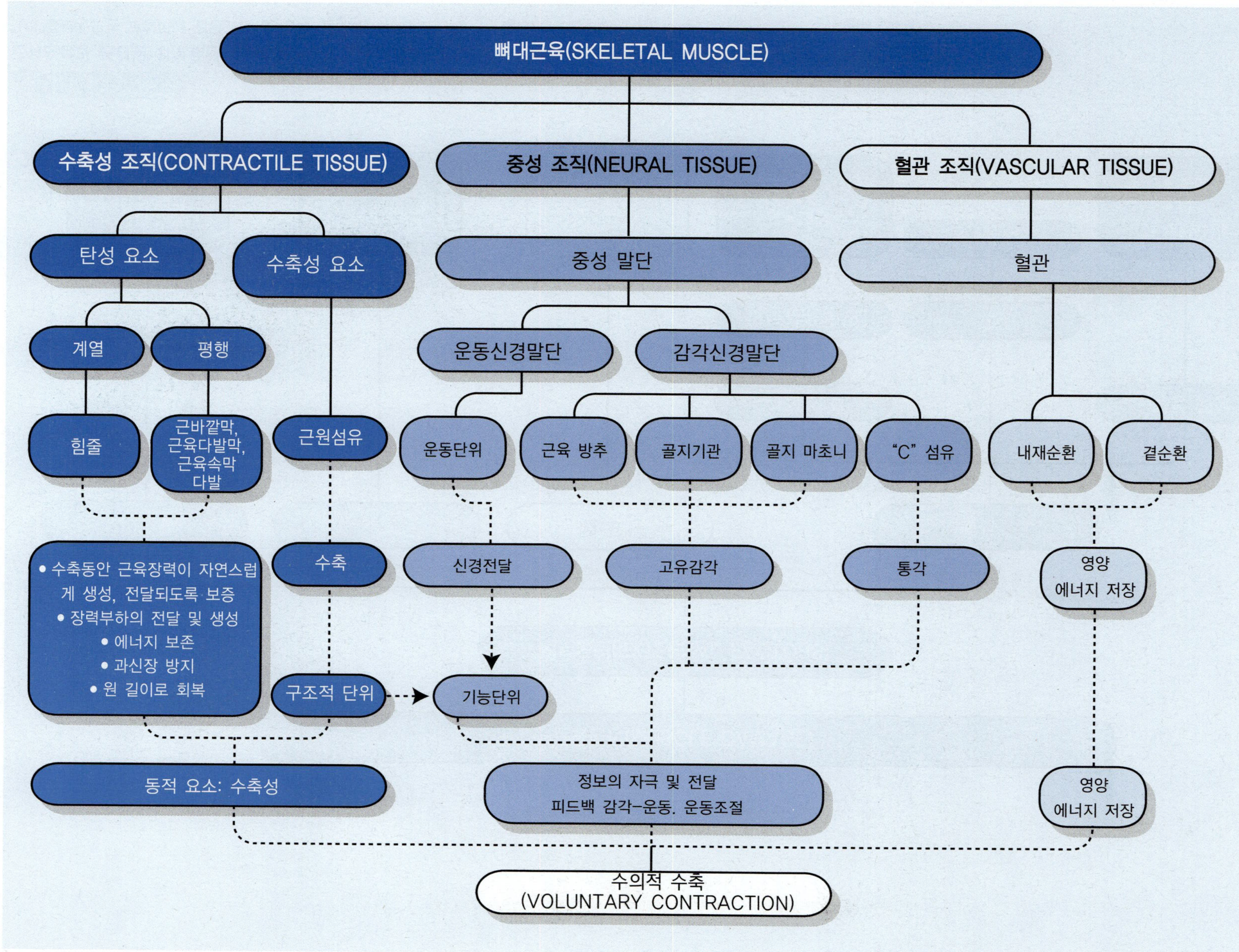

플로 차트 6-1

뼈대근육의 구조와 기관.*

*이 플로차트는 교실이나 집단 토의를 위해 설계되었으며, 완전하지는 않음.

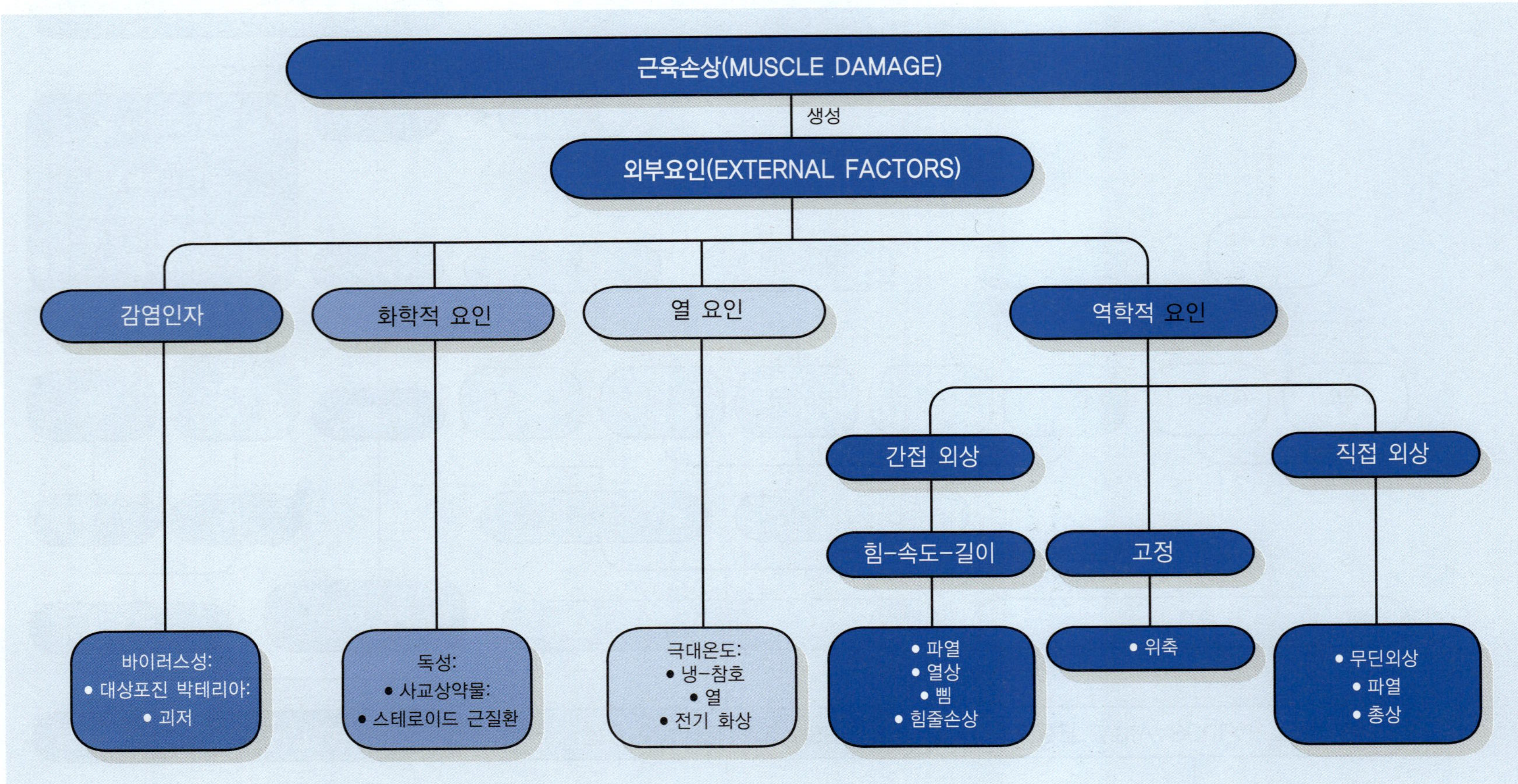

플로 차트 6-2

근육손상과 관련된 외부요인. 임상 견본*

* 이 플로차트는 교실이나 집단 토의를 위해 설계되었으며, 완전하지는 않음.

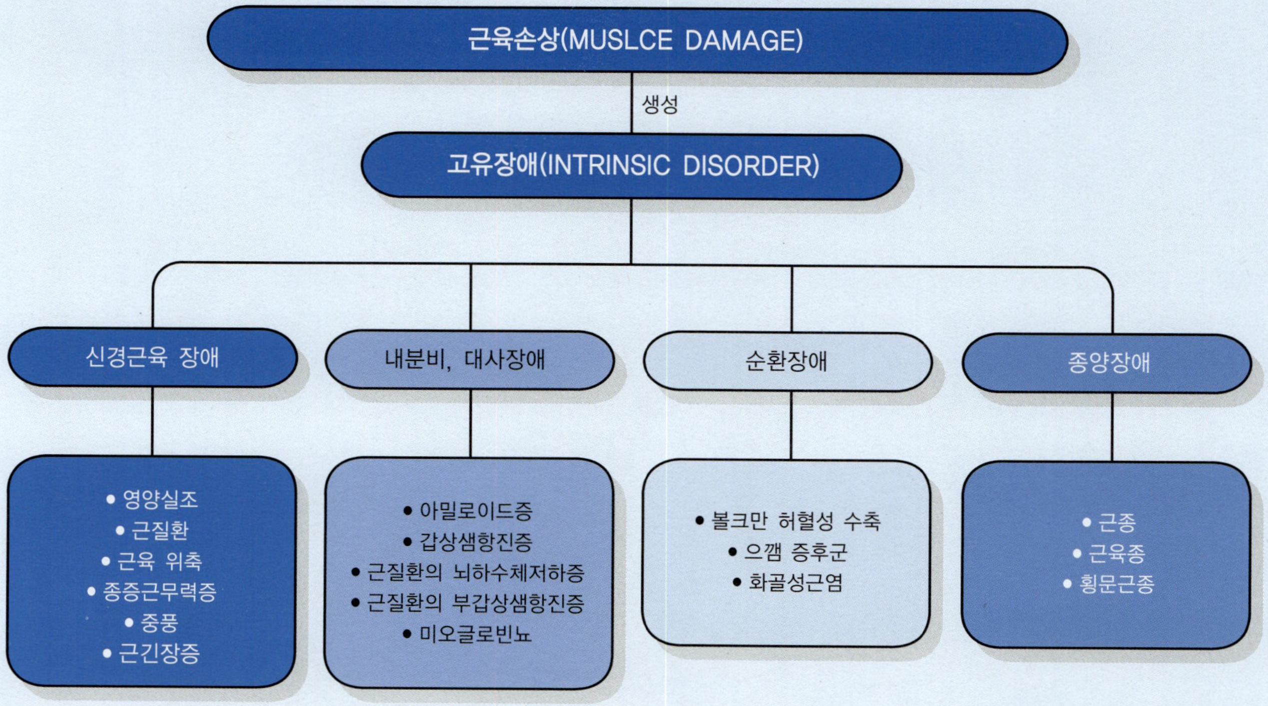

플로 차트 6-3

근육손상과 관련된 고유장애. 임상 견본*

* 이 플로차트는 교실이나 집단 토의를 위해 설계되었으며, 완전하지는 않음.

제 2 부

관절의 생체역학

(Biomechanics of Joints)

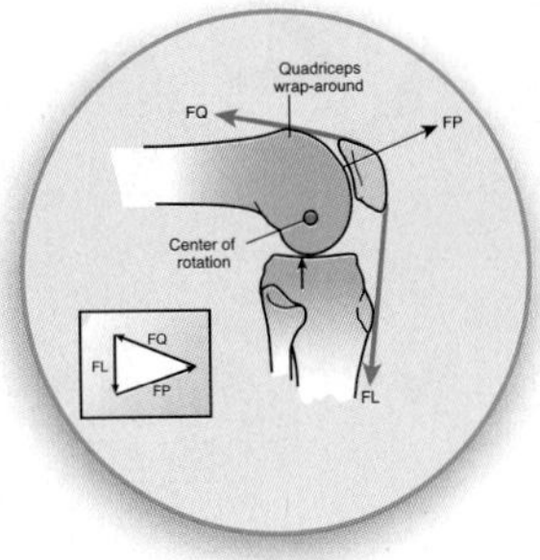

제7장

무릎의 생체역학

(Biomechanics of the Knee)

서론 (Introduction)

무릎관절은 부하를 전달하고, 신체의 위치와 운동을 촉진하고, 운동량의 관리를 돕고, 다리와 관련된 활동에 필요한 모멘트를 제공한다. 신체의 가장 크고 가장 복잡한 무릎관절은 정강넙다리관절(대퇴경관절, tibiofemoral joint)과 무릎넙다리관절(대퇴슬관절, patellofemoral joint)로 구성되어 있다(그림 7-1). 정강종아리관절(경비관절, tibiofibular joint)은 중요한 역할을 하지만 운동에 참여하지 않는다. 무릎은 큰 힘과 모멘트를 유지하고, 특히 손상에 민감한 신체의 두 긴 지렛팔, 넙다리뼈(대퇴골, femoral)와 정강뼈(경골, tibia) 사이에 있다. 구체적으로 무릎을 다룰 뿐만 아니라 이 장은 기본 용어를 소개하고, 방법을 설명하고, 관절운동과 관절에 작용하는 힘과 모멘트를 분석하는 데 필요한 계산을 설명한다. 이 방법론은 다음 장의 다른 관절에 적용된다.

무릎 특히 관절의 생체역학적 분석을 설명하는 데 잘 맞는 이 분석은 무릎에서 단순화될 수 있고 여전히 유용한 자료를 산출하기 때문이다. 무릎운동이 동시에 세 면에서 발생하더라도 시상면의 운동이 우세하여 거의 모든 운동을 설명한다. 또한 많은 근육이 무릎 힘을 생산하지만, 어느 특정한 경우 무릎에 작용하는 대부분의 근육힘을 설명하는 힘을 발생하는 네갈래근군이 우세하다. 그러므로, 기본 생체역학적 분석은 한 면의 운동과 단일근육군에 의해 생성된 힘에 제한될 수 있고, 무릎운동의 이해와 무릎의 주요 힘과 모멘트의 크기 측정을 제공할 수 있다. 모든 연부조직 구조를 포함한 무릎관절의 고급

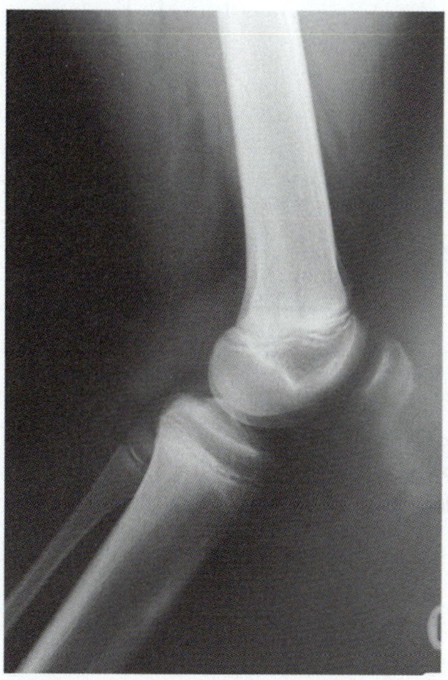
A

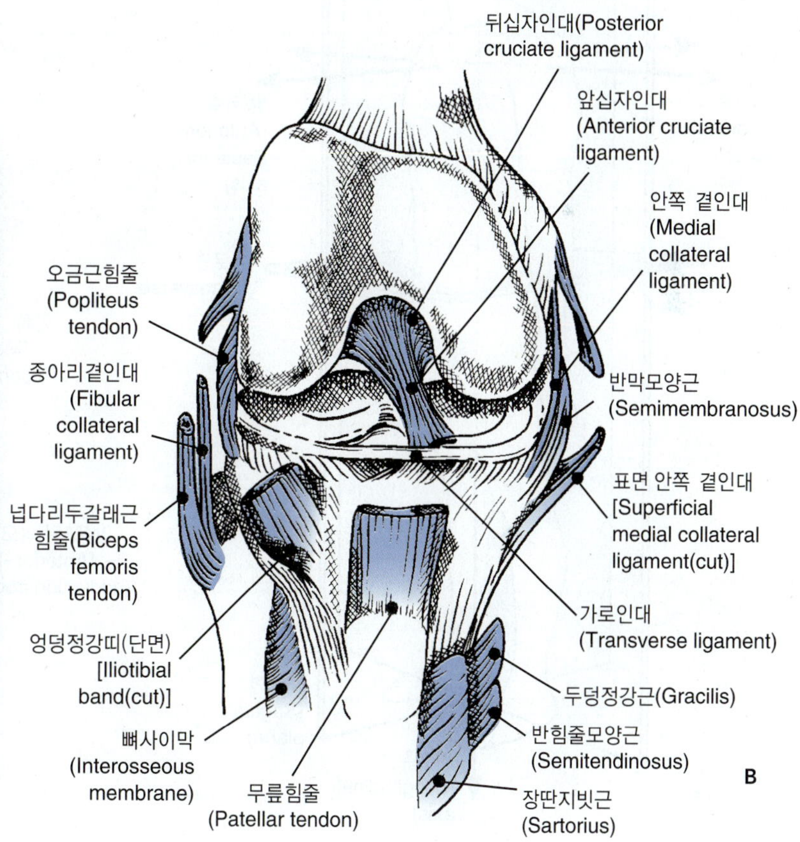

B

그림 7-1

무릎의 두 관절구조 A. 무릎관절의 옆면: 열린 성장판을 가진 위쪽의 넙다리뼈와 아래쪽의 정강뼈
B. 이마면(무릎뼈가 제거된): 가쪽, 안쪽 반달판은 정강뼈의 위 표면에 위치한다.

생체역학적 역학분석은 복잡하고 계속 연구되고 있다.

이 장은 운동형상학과 운동역학, 두 부분으로 나뉜다. 운동형상학은 힘이나 질량에 대한 언급 없이 신체 운동을 다루는 역학 분야이다. 그러나 운동형상학의 기본 이해는 관절의 다른 구조를 고려해야 하므로 이 부분에 포함될 것이다. 운동역학은 힘과 모멘트 작용 아래 신체운동을 다루는 역학 분야이다. 이 부분은 이러한 자료를 정의하여 힘과 방법을 다룰 것이다. 또한 무릎구조의 힘 효과의 일부도 논의될 것이다.

운동형상학 (Kinematics)

운동형상학은 이마면(관상 또는 세로), 시상면, 가로면(수평), 세 면의 관절운동을 설명한다(그림 7-2A, B). 임상적 운동의 관절가동범위 측정은 무릎이 측정의 0 자세로 이완된 자세단계에 있을 때 해부학적 위치를 정의한다. 참고 축과 위치에 관한 이 분류법은 이 책 전체에서 관절운동에 사용된다. 기타 분류법과 참고체계도 존재하지만(Andriacci, 1979; Grood and Suntay 1983;

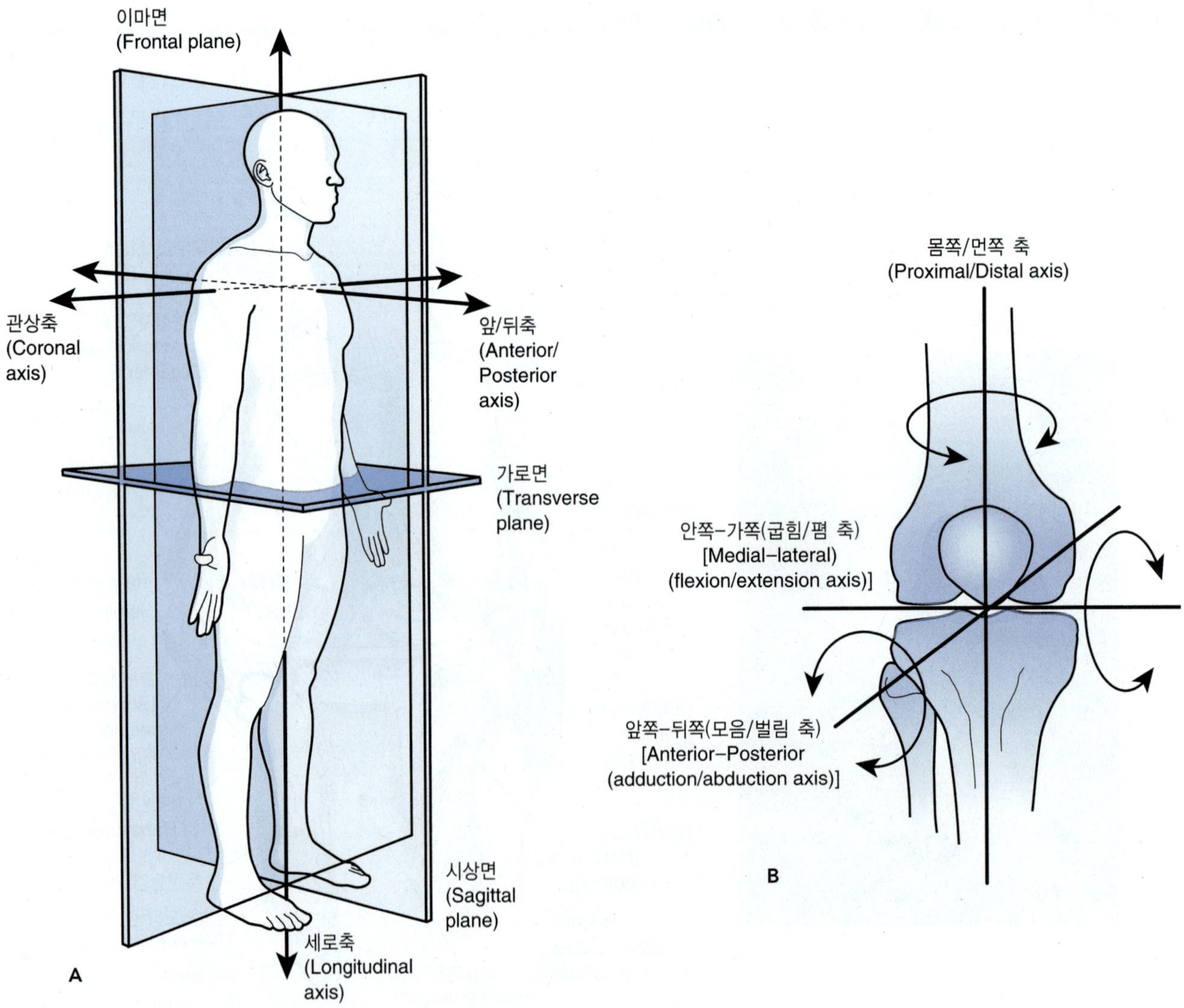

그림 7-2

무릎의 두 관절구조 A. 무릎관절의 옆면: 열린 성장판을 가진 위쪽의 넙다리뼈와 아래쪽의 정강뼈
B. 이마면(무릎뼈가 제거된): 가쪽, 안쪽 반달판은 정강뼈의 위 표면에 위치한다.

Kroemer, 1990; Özkaya and Nordin, 1999), 지금까지 해부학적 참고체계를 가장 일반적으로 임상가들이 사용한다. 무릎을 구성하는 두 관절 중 정강넙다리관절(대퇴경관절, tibiofemoral joint)은 관절운동 분석에 특히 도움을 준다. 관절표면의 상대적 굴림 및 활주 분석은 전체운동과 표면의 기하학적 구조에서 실시될 수 있다. 운동의 범위 또는 표면관절운동에 대한 장애는 관절의 일반 부하 패턴을 방해하고 반대결과를 가져온다. 예를 들면, 찢어진 반달판은 정강넙다리와 무릎넙다리 운동에 이상을 일으키고, 이후 관절변성으로 유도할 것이다.

관절가동범위 (Range of motion)

관절의 가동범위는 어느 면으로든 측정할 수 있다. 어림 측정은 각도계 팔이 넙다리뼈(대퇴골, femur)와 정강뼈(경골, tibia)의 측정된 긴 축과 나란히 있는 곳에서 각도계로 할 수 있다. 보다 정확한 측정은 전자각도계, 방사선 촬영, 투시 촬영, 실체사진 측량, 또는 피부 마커를 사용한 사진영상 기법과 같은 방법의 사용이 요구된다. 넙다리 축은 넙다리뼈머리 중앙과 말단 관절융기 중앙 사이 선으로 정의된다. 정강뼈 축은 몸쪽(근위, proximal) 정강뼈 중심과 발목 중심의 연결이다. 그것은 시상, 이마면에 일반적으로 나타나는 휨에 기인한 축의 중앙선으로 긴 뼈의 축을 정의하기 어렵다는 것을 의미한다.

정강넙다리관절에서 운동은 모든 세 면에서 일어나지만, 가동범위는 시상면에서 가장 크다. 무릎의 완전 폄에서 완전 굽힘까지 이 면의 운동은 전형적으로 과폄 3°(굽힘 -3°)에서 굽힘 155°까지이다. 최대 굽힘에서 안쪽 뒤넙다리(슬괵근, hamstring) 겉질은 반달판의 뒷뿔에 영향을 준다. 넙다리근-장딴지근 수축은 보통 제한된 굽힘의 주 요인이다. 한편, 깊은 무릎꿇기는 일반적인 양식의 굽힘 각은 넙다리관절융기(대퇴과, femoral condyles)가 실질적으로 뒤정강뼈 관절융기를 지렛대로 삼는 지점에서 155° 이상에 도달할 수 있다. 극대의 굽힘 각 측정에서 능동운동과 수동운동 사이 구별이 중요하다(Dennis, 1998). 측면으로 누워 있거나 다리를 내리고 앉아 있는 동안 능동운동은 대상이 운동의 극대에 도달하기 위해 근육힘을 활발히 적용할 때이다. 수동운동은 굽힘과 폄의 극대에서 약간의 힘을 적용한 측정으로 성취된 것이다. 수동운동은 능동보다 일반적으로 5~10° 크므로 굽힘 각을 포함한 연구는 주의 깊게 측정법 범위를 결정해야 한다.

가로면의 운동, 안가쪽 돌림은 기능에서 다양하고 돌림이 자유도로 생각될 수 있다. 이 용어는 이완을 과학적으로 설명한 것이다(그림 7-3). 각 이완 곡선은 극대에서 운동을 제한하는 인대, 주머니, 반달판과 같은 연부조직의 속성을 반영하는 이력 곡선의 형성에 있다. 우선, 조직은 높은 폄에서 경직이 높아지는 것과 같은 긴장 강직성이 있다. 두 번째로, 조직은 폄이 시간의존적이며 그 원래 형태로 되돌아가는 데 시간 경과가 있음을 의미하는 점탄성이다. 어떤 굽힘각에서 안쪽 토크 다음 가쪽 토크가 정강뼈에 적용되는 경우, 일반 생리학적 토크 안 각각 극대에서 제한된 각 방향의 돌림 이완이 있다. 중성위치에 상대적인 굽힘각 범위의 돌림각은 안가쪽 돌림 이완이라고 부른다. 완전 연장(과폄, hyperextension) 상태의 무릎으로 돌림(회전, rotation) 이완은 넙다리와 정강뼈 관절융기의 맞물림에 의해 제한된다. 이것은 안쪽 넙다리관절융기가 가쪽 관절융기보다 길기 때문에 주로 발생한다. 또한 곁인대, 앞십자인대, 뒤주머니가 조여질 때 일어날 수 있다. 돌림 이완의 범위는 굽힘(굴곡,

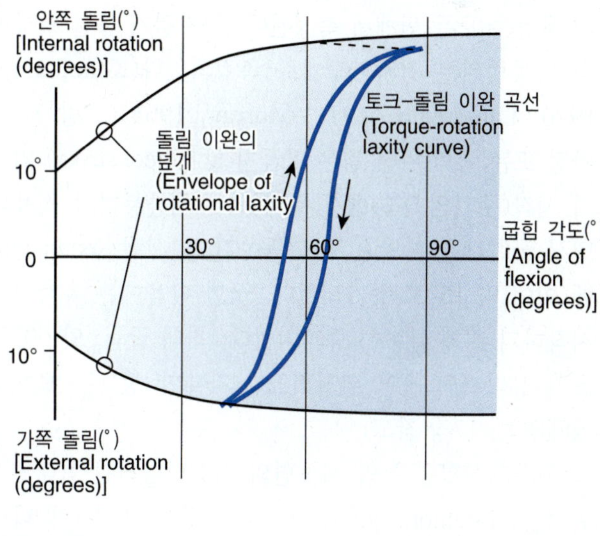

그림 7-3

토크-돌림 이완 곡선은 보이는 곡선의 특정 굽힘 각 60°에서 정강뼈의 긴 축에 대한 자유 안가쪽 돌림을 그린 것이다. 완전 굽힘범위의 이완값을 연결하면 무릎 돌림 이완의 덮개값이 나온다.

flexion)의 최대 30~40°에 도달할 때 무릎이 굽힘으로 증가된다. 이 위치의 무릎으로 가쪽 정강뼈 돌림은 약 18°이고, 안쪽 돌림은 약 25°이다(Blankevoort, 1988). 굽힘의 40° 이상 안가쪽 돌림범위는 약 120°까지 일정하게 유지된 다음 연부조직 조임으로 인한 완전굽힘까지 다시 감소된다.

이마면(전두면, frontal)의 운동, 벌림(외전, abduction)[안굽이(내반, varus)]과 모음(내전, adduction)[밖굽이(외반, valgus)]은 관절굽힘의 양에 의해 유사하게 영향받는다. 넙다리뼈의 안굽이(내반, varus)와 밖굽이 운동은 정강뼈의 이마면 축에 상대적으로 정의된다. 무릎의 완전 연장은 이마면의 거의 모든 운동을 불가능하게 한다. 수동 벌림(외전, abduction)과 모음은 30°까지 무릎굽힘으로 증가하지만, 각각 일부 정도만의 최대에 이른다. 30° 이상 굽힌 무릎 이마면 운동은 연부조직의 제한된 기능때문에 다시 감소된다. 다양한 돌림이 특히 굽힘에서 가쪽 곁인대보다 안쪽 곁인대의 경직이 더 크기 때문에 밖굽이보다 크다. 그러나 기능하는 동안 가쪽 또는 안쪽 넙다리관절융기(대퇴과, femoral condyle)의 단기간 솟아오름이 발생할 수 있지만, 무릎 주변 축 힘과 근육작용은 일반적으로 안굽이와 밖굽이 운동을 막는다.

다양한 신체활동에 필요한 정강넙다리관절 가동범위는 운동형상학 분석에서 정의될 수 있다. 걷는 동안 무릎의 운동은 모든 면에서 측정된다. 평지걷기 동안 시상면의 가동범위는 전자각도계로 측정되었다(Kettelkamp, 1970; Lamoreaux, 1971; Murray, 1964)(그림 7-4). 완전 또는 거의 완전 폄은 발꿈치 닿기(heel strike) 입각기 시작(주기의 0%)에서 뚜렷했다. 체중부하가 적용되면서 굽힘각은 거의 0°로 되돌아간 폄(신전, extension)에 이어 약 15°로 증가되었다. 굽힘 다음에는 유각기를 시작하기 위해 급속히 증가되었다. 최대 굽힘, 약 60°는 초기 유각기의 동안 관찰되었다(자세한 정보는 보행의 생체역학, 17장 참고).

여러 일상활동 동안 시상면의 정강넙다리관절(대퇴경관절, tibiofemoral joint) 가동범위 값이 표 7-1에 나타나 있다. 최대 무릎굽힘은 바닥에서 물건을 올릴 때 일어난다. 완전폄에서 최소 굽힘 117°의 가동범위는 일반방식의 일상활동을 수행하는 데 개인에게 필요한 것으로 나타난다. 그러나 보다 높은 굽힘각을 필요로 하는 웅크리고 앉기, 무릎 꿇기와 같은 생체역학적 요구로 간주될 수 있는 부가 활동이 있다. 걷기와 다른 활동 동안 정강넙다리관절 가동범위 연구에서 연구자는 운동의 증가된 속도가 더 큰 정강넙다리관절 가동범위를 요구한다는 사

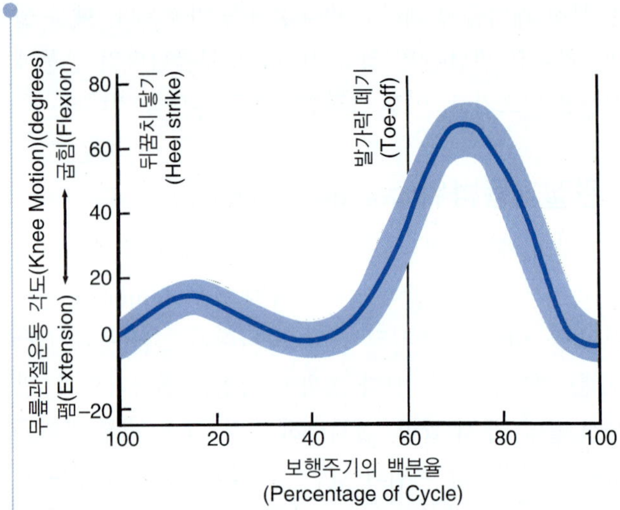

그림 7-4

보행주기의 평지걷기 동안 시상면의 정강넙다리관절 가동범위. 음영부분은 60명의 대상(20~65세) 가운데 변이를 나타낸다. *출처: Murray. M.P., Drought, A.B., Kory. R.C. (1964). Walking patterns of normal men. J Bone Joint Surg, 46A, 335.*

표 7-1

일반활동 동안 시상면의 정강넙다리관절 가동범위

활동	무릎의 폄에서 무릎의 굽힘(각도) 가동범위
걷기	0~67[a]
계단 오르기	0~83[b]
계단 내려가기	0~90
앉기	0~93
신발 묶기	0~106
물건 올리기	0~117

[a] *22명 대상의 평균. 약간의 차이가 오른쪽과 왼쪽 무릎 사이에 발견됨 (오른쪽 무릎 평균 68.1°, 왼쪽 무릎 평균 66.7°). Kettelkamp, D.B., Johnson, R.J., Smidt, G.L., et al. 1970. An electrogoniometric study of knee motion in normal gait. J Bone Joint Surg Am, 52, 775.*

[b] *30명 대상 평균. Laubenthal, K, N., Smidt. G. L., Kettelkamp, D.B., (1972). A quantitative analysis of knee motion during activities of daily living. Phys Ther, 52, 34.*

표 7-2

걷기와 달리기 입각기 동안 무릎굽힘의 양

활동	*범위 (각도)*
걷기	
느림	0~6
자유	6~12
빠름	12~18
달리기	18~30

7개 대상 범위. Perry, J., Norwood, L., House, K. (1977). Knee posture and biceps and semimembranosus muscle action in running and cutting(an EMG study). Trans Orthop Res Soc, 2, 258.

실을 발견했다(Holden, 1997; Perry, 1977). 느린 걷기에서 달리기로 가속되면서 점진적으로 보다 많은 무릎 굽힘이 자세단계 동안 필요하다(표 7-2).

표면관절운동 (Surface joint motion)

관절의 표면 사이 운동인 표면관절운동은 실체사진측량법을 사용한 한 면의 관절로 묘사될 수 있다(Selvik, 1978, 1983). 이러한 방법은 아주 기술적이고 복잡하기 때문에 19세기에서 진화된 간단한 방법이 여전히 사용된다(Reuleaux, 1876). 순간중심기법이라 불리는 이 방법은 가로면이 아닌 시상, 이마면에서 분석된 표면관절 운동을 허용한다. 순간중심기법은 신체의 두 인접 부분 손상의 상대적 단면운동과 이 분절 사이 축 접촉점의 변위방향의 설명을 제공한다.

신체부분의 뼈대계 부분은 연결이라고 부른다. 한 연결이 다른 연결을 돌림하면서 어느 순간 움직일 수 없는 지점, 즉 속도가 0인 지점이 있다. 예를 들면, 의자에서 일어나기를 생각해보자. 고정연결 정강뼈와 이동연결 넙다리뼈를 보자. 시상면에 보이는 운동의 원호에 대해 고정되어 남아 있는 넙다리뼈의 지점이 있다. 이 지점은 운동의 순간중심을 구성한다. 순간중심은 인접한 고정연결에 관련된 한 지점에서 다른 지점으로 이동하는 연결로 두 지점의 변위를 인식하여 찾는다. 그 원래 위치와 변위된 위치의 이동연결 상 지점은 그래프에 명시되고, 선은 두 쌍의 지점 연결로 도출된다. 그런 다음 이 두 선의 직각 이등분을 그릴 수 있다. 직각 이등분의 교차점이 순간중심이다.

임상적으로 관절 순간중심 경로는 한 면의 가동범위를 통해 10° 떨어진 연속위치의 관절 연속 방사선(X-선) 사진을 택하거나 운동 각 간격의 순간중심을 위치하는 Reuleaux(투우로) 방법을 적용하여 측정될 수 있다.

순간중심 경로는 한 면에서 관절운동에 대해 측정될 때 표면관절운동이 설명될 수 있다. 각 운동간격의 관절 표면이 수축을 만드는 지점은 순간중심 분석을 이용한 방사선 사진 상 위치하고, 선은 순간중심에서 접촉점으로 이어진다. 이 선에서 양각으로 그려진 두 번째 선은 접촉점 변위의 즉각방향을 나타낸다. 가동범위 전체 이 점의 변위 방향은 관절의 표면운동을 나타낸다. 대부분 관절의 순간중심은 관절표면에서 떨어진 거리에 있고, 접촉점의 변위방향을 나타내는 선은 한 관절표면이 다른 표면을 활주함을 나타내는 부하부담표면에 대한 접선이다. 이 경우 순간중심이 표면 상에 위치한 관절은 굴림을 하고 활주하지 않는다. 순간중심기법(instant center technique)은 한 면에서만 운동을 설명하기 때문에 다른 면의 뚜렷한 돌림이 있는 경우 정확성을 잃는다. 예를 들면, 굽힘범위 동안 안가쪽 돌림이 15~20° 있다면, 순간중심 자료는 의심해야 한다. 그러나 이것은 시상면에서 보이는 것처럼 돌림에 민감하지 않은 방사선 사진의 참고지점을 선택하여 계산될 수 있다.

무릎의 표면관절운동은 정강뼈와 넙다리관절융기, 그리고 넙다리관절융기와 무릎뼈 사이에서 일어난다. 정강넙다리관절의 표면운동은 주로 앞뒤방향에서 일어난다. 무릎넙다리관절의 표면운동은 이마면과 가로면, 두 면에서 동시에 일어나지만 이마면에서 훨씬 크다.

정강넙다리관절 (tibiofemoral joint)

예는 시상면의 정강넙다리관절 표면운동을 설명하는 순간중심기법 사용을 설명할 것이다. 굽힘 동안 관절의 순간중심 경로를 정의하기 위해 가쪽 방사선 사진이 무릎의 완전 폄에서 측정되고 연속필름이 증가 굽힘의 10° 간격으로 찍힌다. 진료는 x-ray 테이블에 정강뼈를 평행하게 유지하고 넙다리뼈의 돌림(회전, rotation)을 막아서 받는다.

모든 방사선 사진에서 쉽게 인식되는 넙다리뼈의 두 지점이 선택되고 각 방사선 사진에서 지정된다(그림 7-

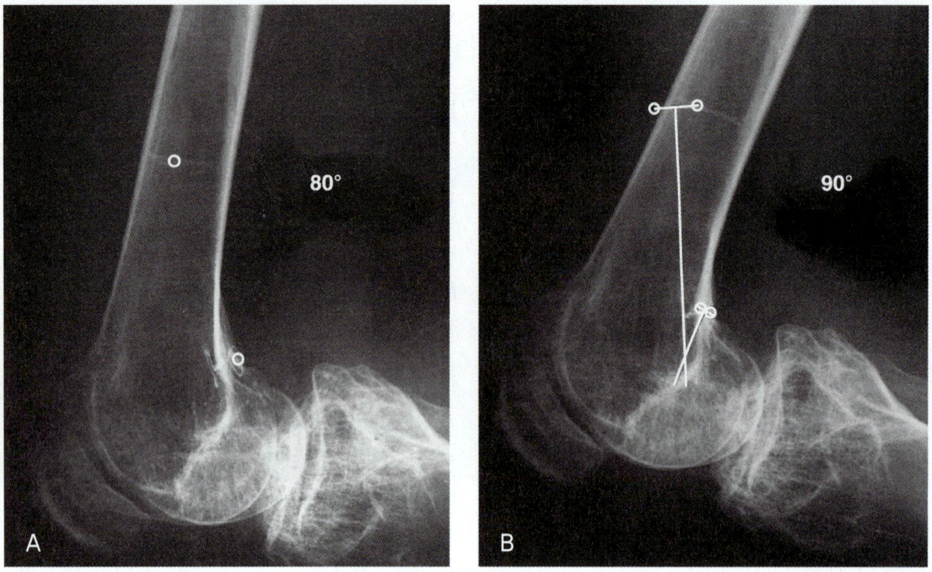

그림 7-5

순간중심의 위치 **A.** *원*으로 보여지는 넙다리뼈의 두 인식가능 지점은 무릎굽힘 80°의 방사선 사진에서 지정된다. **B.** 이 방사선 사진은 동일한 두 지점이 그려진 위에서 무릎굽힘 90°의 방사선 사진과 비교된다. 정강뼈의 이미지는 겹쳐 있고, 선은 각 쌍의 지점을 연결하여 그린 것이다. 그런 다음 이 두 선의 직각 이등분이 그려진다. 이 두 선의 직각 이등분 교차점은 굽힘 80°와 90° 사이 운동에 대한 정강넙다리관절의 순간중심이다. *출처: Courtesy of Ian Goldie, M.D., University of Gothenburg, Sweden.*

5A). 그런 다음 영상은 각각에 정강뼈를 겹쳐놓은 이미지와 함께 쌍으로 비교된다. 그런 다음 두 위치의 넙다리뼈 지점 사이에 그려진 선과 이 선의 직각 이등분이 그려진다. 이 직각 이등분 교차점은 운동의 각 10° 간격 정강넙다리관절의 순간중심이다(그림 7-5B). 순간중심에 가까운 지점의 운동은 작은 거리에서만 움직이고 중앙에서 먼 지점에 대해서는 반대임을 알 수 있을 것이다. 운동은 $s = r\theta$ (거리: s, 순간중심 반지름: r, 라디안의 굽힘범위: θ(1라디안=57.3°) 방정식에 의해 주어진다. 무릎굽힘과 폄의 전체범위 내내 순간중심 경로는 그런 다음 구상될 수 있다. 일반무릎에서 정강넙다리관절의 순간중심 경로는 반원이다. 그 이유는 넙다리관절융기의 굽힘(굴곡, flexion) 반지름이 높은 굽힘에 접합되는 표면 뒤에 대한 낮은 굽힘각에서 접합되는 말단끝에서 점차 감소되기 때문이다. 또한, 관절표면 운동은 접촉점을 향한 넙다리뼈의 순간중심을 낮추는 굴림과 활주의 조합이다.

순간중심 경로가 정강넙다리관절에 대해 정의된 다음 표면운동이 설명될 수 있다. 각 겹쳐진 방사선 사진 세트 상 정강넙다리관절 표면의 접촉점이 결정되고 순간중심으로 이 점을 연결하여 선이 그려진다. 이 선에 대한 양각으로 도출된 두 번째 선은 접촉점에서 변위 방향을 나타낸다. 일반 무릎에서 이 선은 넙다리뼈가 정강뼈 관절융기 상 활주하는 것을 설명하는 완전 폄에서 완전 굽힘으로의 운동에서 각 간격 정강뼈 표면의 접선이다(Frankel, 1971)(그림 7-6). 완전폄에서 완전 굽힘으로의 시상면 일반 무릎운동 동안 중간시상면 순간중심 경로는 관절표면 사이 굴림과 활주의 조합을 나타내면서 뒤쪽으로 이동한다(그림 7-6A, B).

특이한 작용이 넙다리뼈가 무릎굽힘이 증가하면서 정강뼈 고원의 뒷면이 떨어져나가는 것을 막는다(Draganich, 1987; Fu, 1994; Kapandji, 1970). 그림 7-6B에 보이는 운동은 정강뼈의 넙다리뼈 앞뒤변위가 작은 곳에서 무릎 안쪽면의 특징이고, 정강뼈의 넙다리뼈에서 거의 완전 활주가 있다. 순굴림인 경우, 넙다리관절융기는 정강뼈 고원의 뒤를 변위시킬 수 있다(그림 7-6C). 그림

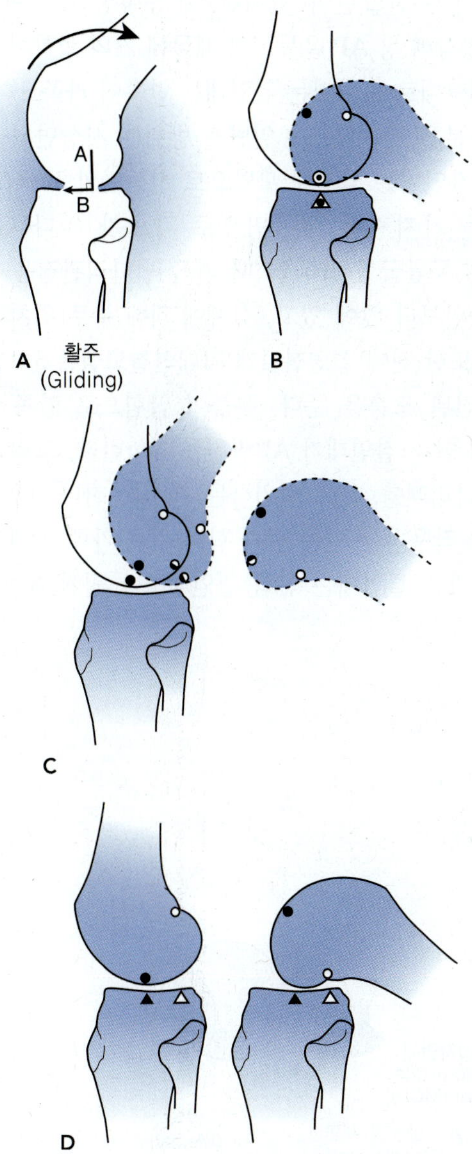

그림 7–6

A. 일반 무릎에서 정강넙다리관절 순간중심에서부터 정강넙다리 접촉점을 이은 선(A선)은 정강뼈 표면에 대한 접선(B선)의 양각을 형성한다. *화살표*는 접촉점의 변위방향을 나타낸다. B선은 정강뼈 표면에 대한 접선이며, 운동 간격으로 측정된 정강뼈 관절융기의 넙다리뼈 활주를 나타낸다. B. 무릎폄의 정강뼈 상 넙다리뼈의 순활주. 정강뼈의 접촉점은 넙다리뼈가 그 이상을 활주해도 변화되지 않음을 주목하자. 모든 표면운동은 활주에 제한되는 경우 결국 충돌이 일어난다 둥근 점은 넙다리뼈에서 접촉점을 그리고, 삼각형은 정강뼈에서 접촉점을 그린다. C. 무릎굽힘의 정강뼈 상 넙다리뼈의 순굴림. 정강뼈와 넙다리뼈 접촉점 양쪽이 넙다리뼈가 정강뼈 위를 구르면서 변화됨을 주목하자. 또한 중간 정도 굽힘 시 면 운동이 굴림에 제한되는 경우 넙다리뼈는 정강뼈 위로 돌림하기 시작할 것이다. D. 활주와 굴림 양쪽을 포함한 실제무릎운동.

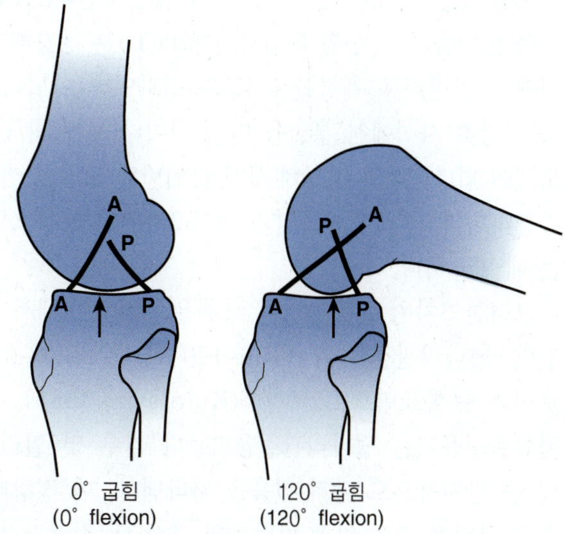

그림 7–7

시상면의 무릎운동의 4개 막대연결모델. 모델은 굽힘의 뒤넙다리 변위를 예측하고(*화살표*) 십자부분이 굽힘 동안 어떻게 앞뒤 안정성을 제공하는지 보여준다. *AA*: 앞십자, *PP*: 뒤십자.

7-6D는 접촉점이 굴림과 활주의 조합에 의해 정강뼈의 최후면으로 변위된 측면을 나타낸다. 이 돌림을 막는 작용은 넙다리뼈 관절융기의 결합 구조와 앞뒤십자인대의 정강뼈와 넙다리뼈 접합부 사이에 만들어진 연결이다(Fu, 1994).

십자인대의 기능을 설명하는 데 사용되는 시상면 모델은 4개 막대 연결이다(그림 7-7)(O'Connor, 1989; Zavatsky and O'Connor, 1992). 4개 막대는 정강뼈의 PA, 앞십자 AA, 뒤십자 PP, 넙다리뼈의 PA선이다. 모델의 목적을 위해 모든 막대는 단일면 내에 있고, 운동 내내 일정한 길이의 것으로 가정된다. 이것이 굽힘-폄 동안 직선과 길이 약 5% 가량 변화가 섬유띠에서 만들어지더라도 십자에 대해 합리적이다(Girgis, 1975). 그럼에도 불구하고, 그림에서 보여지는 것처럼 무릎이 0~120° 굽히면서 모델은 넙다리뼈와 정강뼈 사이 접촉점이 화살표로 나타낸 것처럼 뒤로 변위됨이 예측된다. 측면과 안쪽 넙다리관절융기(내측대퇴과, medial femoral condyle)의 평균운동이 일어나는 경우, 이 예측은 맞다. 실제로 측면 관절융기가 최후면으로 변위되는 동안 안쪽 관절융기는 변위되지 않는다.

또한 모델은 모든 굽힘각도에서 앞십자인대(ACL)가 뒤쪽 변위를 막는 동안 뒤십자인대(PCL)는 정강뼈 넙다리뼈의 앞변위를 제한한다. 양쪽 십자인대는 넙다리뼈와 정강뼈 사이에서 분열을 막을 것이다. 4개 막대연결 모델이 넙다리뼈와 정강뼈 사이 앞뒤변위 조절의 이해를 제공하더라도 보다 공들인 모델이 3차원 현상을 설명하는 데 필요하다.

그러한 3차원 운동형상학 모델은 그림 7-8에서 제시된다. 넙다리관절융기는 약 0~120° 굽힘으로 유효하게 보이는 구형표면으로 보인다(Kurosawa, 1985). 안쪽 정강관절융기는 넙다리관절융기보다 겨우 몇 밀리미터 더 큰 반지름으로 담겨 있음을 나타낸다. 이 정강뼈 팽출은 상대적 고정 안쪽 반달판의 조합 내 정강관절융기의 얕은 팽출을 나타낸다. 가쪽 정강관절융기는 안쪽 면에 대한 넙다리뼈 축으로 넙다리관절융기의 무제한 앞뒤(AP)변위를 허용한다. 넙다리관절융기의 근접한 순응에서 가쪽 반달판이 있지만, 운동형상학 측면에서는 위쪽 정강뼈 상 AP 운동이기 때문에 거의 영향이 없다.

평면막대로 보여지는 곁인대는 안쪽이 가쪽보다 더 큰 교차부분을 가진다. 그 일반적 방위는 시상면의 수직이다. 십자인대는 낚시대 모양으로 시상면의 30~60° 수평각도를 가지지만 이마면으로 각도가 있다(Girgis, 1975). 무릎굽힘이 0°일 때 가쪽 넙다리관절융기는 정강뼈중앙보다 앞에 있고, 십자에 의해 주로 위치가 정의된다. 또한 전에 설명한 4개 막대연결모델은 3차원 모델에 관련된 도움을 준다. 무릎이 굽힘으로 안쪽 압박과 강직성 안쪽 곁인대가 AP변위를 제한한다. 그러나 십자는 넙다리뼈를 뒤로 변위하는 데 작용한다. 이 변위는 축으로 작용하는 안쪽 면과 함께 주로 가쪽 면에서 일어난다. 가쪽 곁인대는 안쪽 곁인대보다 훨씬 유동적이고

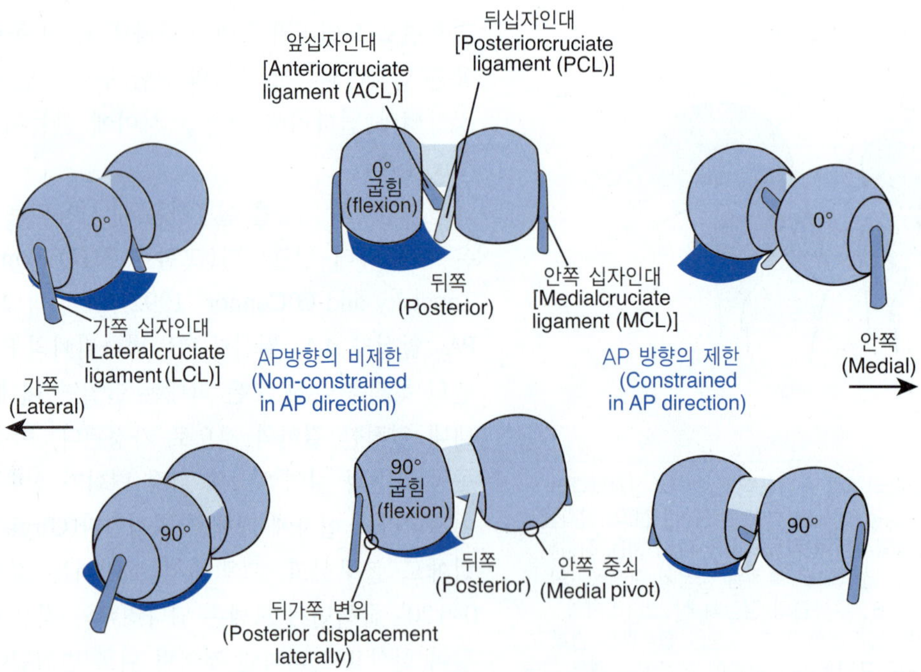

그림 7-8

무릎운동을 설명하는 무릎의 3차원 모델. 안쪽면은 축으로 작용한다. 가쪽 넙다리관절융기는 십자인대에 의해 굽힘으로 뒤로 변위된다. *ACL*: 앞십자인대, *PCL*: 뒤십자인대, *LCL*: 가쪽 십자인대, *MCL*: 안쪽 곁인대.

가쪽 변위를 허용한다.

개념적으로 이 모델은 관절융기와 인대 구조와 관련된 무릎 운동형상학의 많은 측면을 설명한다. 더 많은 해부학적 기능에 관련된 보다 자세한 사실이 설명되었다 (Freeman and Pinskerova, 2005). 폄과 결합의 운동형상학은 보다 많은 폄을 막고 무릎의 안정된 위치를 제공하면서 정강뼈가 극단으로 돌림된 부분과 앞으로 접촉점 이동이 있는 부분에서 "나사못집" 작용으로 특징된다(그림 7-9). 이 작용은 먼쪽 앞넙다리관절융기의 큰 시상 반지름, 얕은 앞가쪽 정강뼈, 앞안쪽 정강뼈의 위쪽 올림에 의해 일어난다. 모든 인대는 이 위치에서 조인다.

그림 7-8에 제시된 모델은 강성 연결로 인대를 나타낸다. 그런 경우, 굽힘범위 전체 인대와 관절표면 사이 운동형상학 호환성을 얻기가 불가능할 것이다. 그러나 인대는 넙다리뼈와 정강뼈에 부착된 큰 영역으로 섬유띠나 다발로 이루어져 있다. 그러므로 굽힘 동안 인대의 다른 부분은 더 단단해지거나 헐거워진다. 인대 스스로 인장 아래 몇 밀리미터 펴될 수 있는 반면, 관절표면은 0.5~1.0 mm 변형될 수 있다. 이 요인은 무릎의 유도된 운동을 허용하지만, 특히 축돌림에서 상당한 이완량을 가진다. 따라서, 무릎이 운동의 특징적 중성경로를 갖지만, 실제운동은 극대힘과 실행된 작용에 달려 있다.

3차원 무릎운동의 완전설명은 넙다리뼈와 정강뼈에 내재된 축을 포함하고 자유 6단계는 위치의 연속에서 정의된다. 구체적인 운동은 특별 연구에 의해 선택될 수 있다(그림 7-10). 그러나 최초 문제는 해부학적 지표에 기반한 선택 축일 것이다. 넙다리뼈에 대한 두 가능 가로축은 돌림축 CC(Eckoff, 2007; Kurosawa, 1985)과 위관절융기 축 EE이다. 연구는 돌림축이 정강뼈 표면 상 접촉점에 더 나은 대응을 한다는 것을 나타낸다. 어느 굽힘각에서 CC 지점은 정강뼈 표면 PP를 통해 면으로 이동한다. 정강뼈의 축 시스템은 뒤관절융기 CC, 앞 수직선 TT, T를 통과한 수직선을 가로지르는 선으로 정의될 수 있다. AP는 PP점에 배열된 다음 축돌림각이 PP

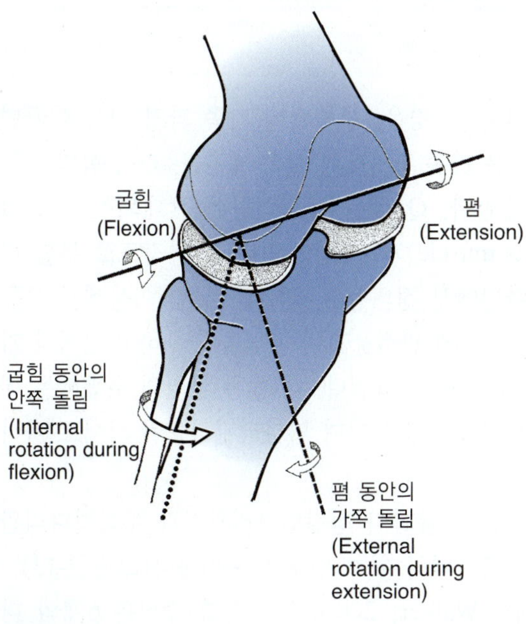

그림 7-9

정강넙다리관절의 나사못집 작용. 무릎폄 동안 정강뼈는 극대로 돌림된다. 이 운동은 무릎이 굽힘으로 역으로 된다. 이 그림은 넙다리뼈, 정강뼈의 사선면을 나타낸다. 음영부분은 정강뼈 고원을 나타낸다. 출처 : *Helfet, A.J. (1974). Anatomy and mechanics of movement of the knee joint. In A. Helfet(Ed.). Disorders of the knee. Philadelphia: J.B. Lippincott Co, 1–17.*

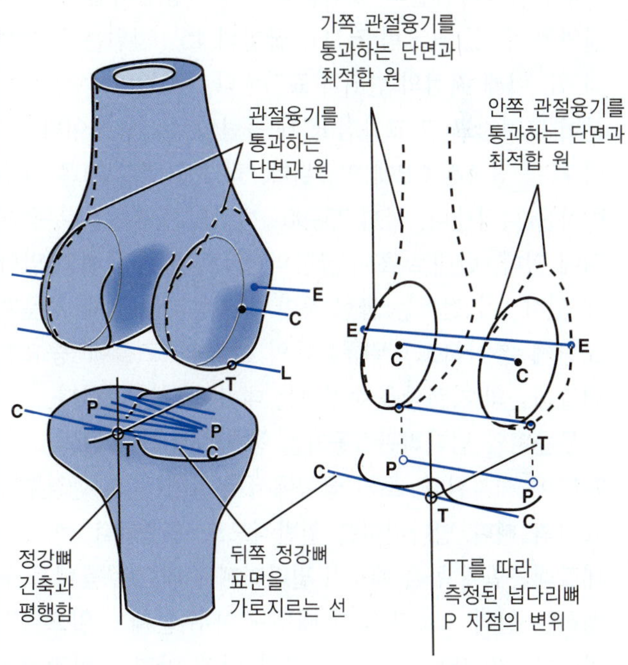

그림 7-10

넙다리뼈와 정강뼈 내 고정된 다른 가능한 선이나 축. 정강뼈 표면 넙다리관절융기의 운동에 대한 이해를 허용하는 수평 정강뼈 면 넙다리선(EE, CC, LL)의 운동 궤도.

에서 CC로 기우는 동안 TT를 따라 측정된다. 그림 7-10의 왼쪽 이미지는 다른 작용을 나타내는 PP선 집단을 나타낸다. 앞선은 안쪽 수축이 어떻게 젖힘에서 앞으로 움직이는지 보여준다. 다른 선은 굽힘 동안 안쪽 축 작용이 있다. 그러나 높은 굽힘의 안쪽 면은 반달판의 뒤뿔을 지레로 움직이면서 뒤로 변위된다. 투시 촬영을 이용한 무릎 운동형상학의 최근 연구는 여러 다른 작용에 대한 운동형상학 패턴을 보여준다(Dennis, 2001; Komistek, 2003; Li, 2005). 방법은 작용 동안 투시 촬영 이미지의 연속을 포함한다. CT(또는 MRI) 스캔을 하고 입체 모델은 Mimics(Materialise, Leuven, Belgium)와 같은 특별 소프트웨어를 사용하여 생성한다. 넙다리뼈와 정강뼈 모델은 각 투시 촬영 이미지가 일치할 때까지 컴퓨터에서 돌림된다. 그런 다음 넙다리뼈와 정강뼈의 상대적 3차원 위치가 측정된다. 이 기법은 형태짝짓기라 부르고, 인공 무릎관절의 3차원 운동 정의에 사용되기도 한다.

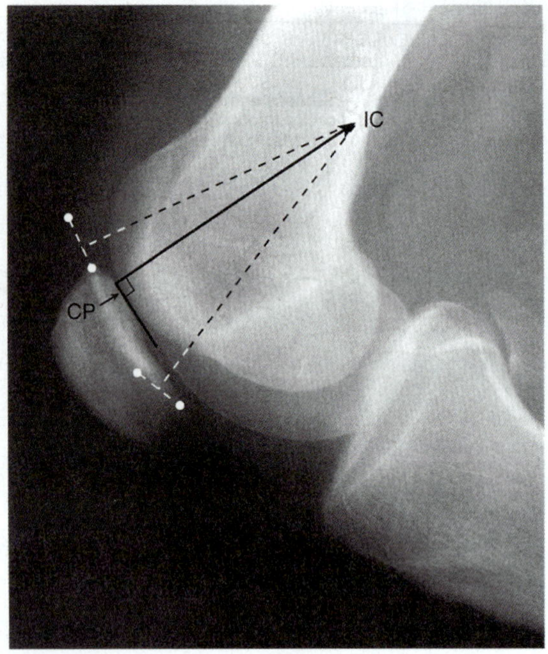

그림 7-11

순간중심(IC)이 무릎굽힘 75~90% 운동의 무릎넙다리관절에 대해 정의된 후, 무릎뼈와 넙다리관절융기 사이 순간중심에서 접촉점(CP)으로 그려진 선이다. 이 선에 양각으로 그려진 선은 활주를 나타내는 무릎뼈 표면의 접선이다.

무릎넙다리관절 (patellofemoral joint)

무릎넙다리관절의 표면운동은 순간중심기법에 의해 설명될 수 있다(그림 7-11). 굽힘의 15° 범위는 무릎뼈의 위, 아래 지점의 변위가 표시된다. 두 선의 수직 이등분이 그려지고 그 교차점 IC가 돌림의 순간중심이다. 그런 다음 접촉점 CP에 연결된다. 직각선(화살표)은 활주 방향을 나타낸다. 굽힘 75~90° 범위의 접촉점은 무릎뼈 위에 있다. 반대로 초기 굽힘의 접촉점은 무릎뼈의 말단에 있다. 이 전이는 굽힘 동안 수축영역을 전체 무릎뼈 표면에 분산하고, 무릎운동의 효율적 조절에 중요한 네갈래근의 지렛팔을 수정하는 데 작용하기도 한다.

무릎뼈와 넙다리관절융기를 통한 부분적 관점이 그림 7-12에 제시된다. 초기 굽힘에서 무릎뼈는 그 관절부담 표면의 뼈막 넙다리뼈를 일반적으로 수축한다. 이것은 네갈래근힘이 높을 때조차 넙다리뼈에 대한 무릎뼈를 구성하는 힘의 요소가 작기 때문에 아무 문제도 일으키지 않는다. 30~90° 수축은 가쪽과 안쪽 양면의 안정성을 제공하면서 넙다리 도르래의 가쪽과 안쪽 면 모두에서 발생한다. 그러나 고통과 불안정을 일으키는 가쪽 면에 무릎뼈가 부분 이탈될 수 있는 경우가 있다. 이것은 Q각이 너무 큰 경우, 무릎뼈에 가쪽 과잉 힘을 이끌면서 너무 얕은 가쪽 도르래와 안쪽 넓은근, 가쪽 힘의 불균형이 발생한다. Q 각은 넙다리곧은근(대퇴직근, rectus femoris muscle)과 무릎뼈 인대 사이 각도로 무릎 폄으로 이마면에서 정의된다. 약 90° 굽힘 이상에서 무릎뼈는 넙다리뼈의 관절융기내 패임을 활주하고 안쪽과 가쪽 부분으로 수축이 나뉜다. 더 많은 굽힘의 무릎뼈는 네갈래근 장력을 감소시키며 넙다리관절융기 사이로 가라앉는다.

특히 많은 굽힘의 정강넙다리관절과 무릎넙다리관절에서 수축영역의 위치 연구는 흥미롭다(그림 7-13). 이 연구에서(Walker, 2006) 접촉점의 중심은 6개의 다른 무릎으로 정의되었다. 무릎은 시험기계에 놓여져 가능한 활동의 완전한 스펙트럼을 성취하기 위해 3차원 위치가 완전굽힘범위, AP와 돌림 이완에 대해 기록된다. 소프트웨어의 넙다리뼈, 정강뼈, 무릎뼈 형태의 재구성이 접촉영역과 접촉점의 중심을 정의 가능하게 한다. 넙다

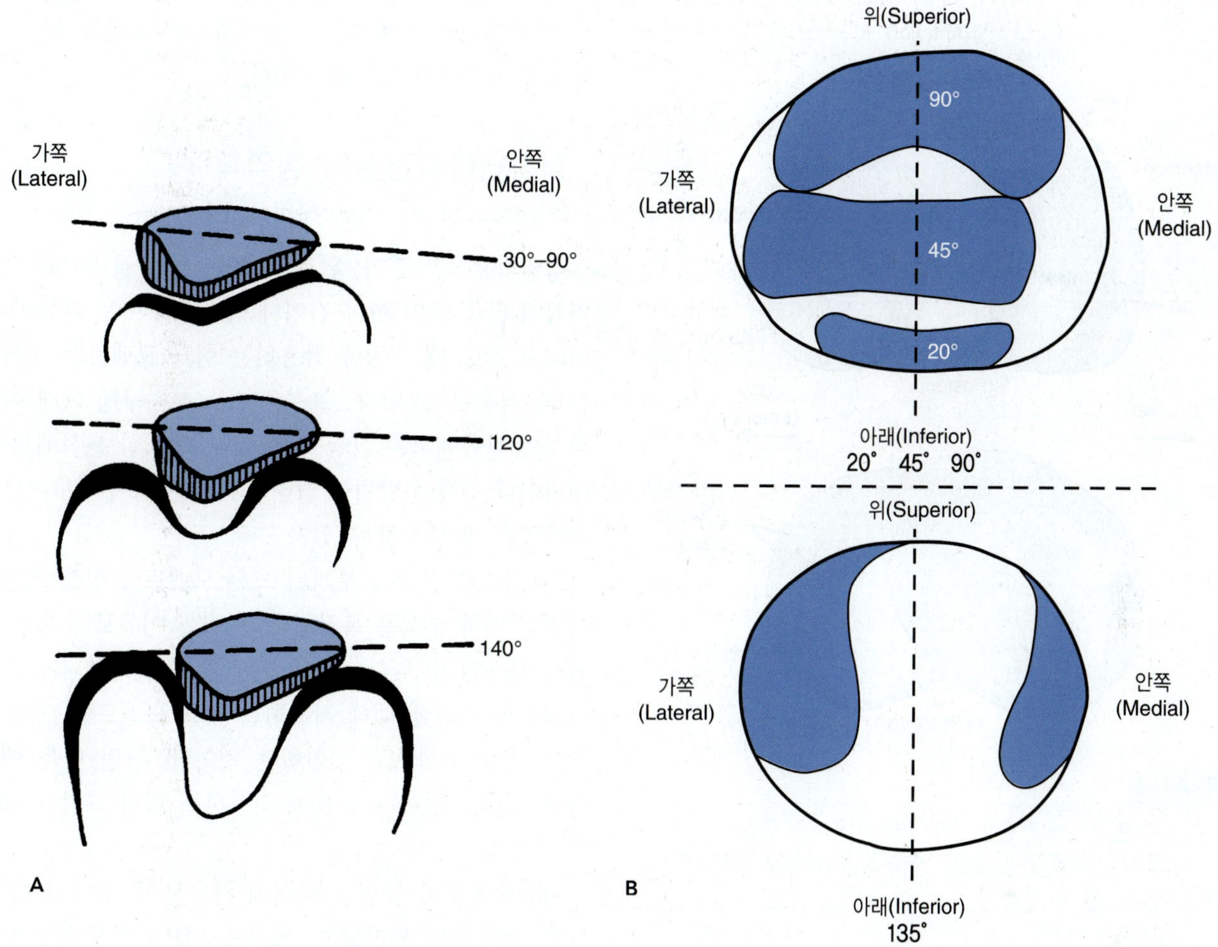

그림 7-12

A. 무릎굽힘의 다른 각도에서의 무릎뼈 위치. 90° 굽힘까지 수축은 넙다리 도르래의 측면과 안쪽이면 상에 있다. 높은 굽힘의 수축은 두 뚜렷한 영역으로 나뉜다. 출처 : *Goodfellow, J., Hungerford, D.S., & Zindel, M. (1976). Patellofemoral joint mechanics and pathology. 1. Functional anatomy of the patellofemoral joint. J Bone Joint Surg, 58B, 287; and Hehne, H.J. (1990). Biomechanics of the patellofemoral joint and its clinical relevance. Clin Orthop, 258, 73–85.* **B.** 다른 굽힘각도의 수축영역. 굽힘각도로 수축의 점차적 상위이동 주목. 높은 굽힘의 분리 수축은 명백하다.

리뼈의 안쪽 면 상에서, 초기 굽힘 시의 정강넙다리뼈의 접촉점은 관절융기의 중심 아래에 위치하고 반면, 굽힘 시에서의 무릎뼈 접촉은 관절융기사이패임(관절간절흔, intercondylar notch)으로 향한다. 높은 굽힘과 낮은 굽힘의 접촉 사이 겹침이 있는 가쪽 면의 경우는 반대이다. 그러나 양쪽 경우의 겹침영역(또는 잠재적 겹침)은 약 135° 굽힘각 이후에만 발생한다. 정강뼈 표면의 수축은 AP 이완의 약 ±2~4 mm, 돌림 이완 약 ±20°, 높은 인장의 가쪽 넙다리 롤백으로 인해 거의 전체관절 표면을 포함하는 것으로 보인다. 후자는 가쪽 면 상에 보이는 극단 뒤수축을 계산한다. 실체수축영역은 완전분석에서 계산하여 평가해야 하지만, 관절을 가로질러 작용하는 반달판과 부하효과와 같은 많은 요인에 달려 있을 것이다.

운동역학 (Kinetics)

운동역학은 관절에 작용하는 힘과 모멘트의 정역학과 역학적 분석 양쪽을 포함한다. 정역학은 신체가 휴식이나 일정한 속도의 움직임을 의미하는 평형의 신체에 작용하

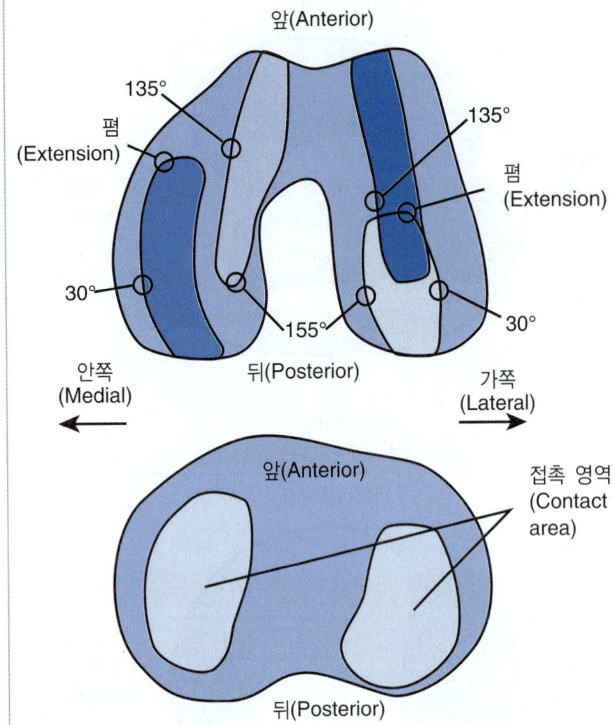

그림 7-13

6개 다른 무릎, 0~155° 굽힘, 앞뒤 변위와 안가쪽 돌림의 최대 이완위치에 대한 무릎넙다리관절과 정강넙다리관절의 수축영역 중심 구성.

는 힘과 모멘트의 연구다. 평형 상태의 신체는 두 조건이 만나야 한다. 어느 방향에서든 힘 총량은 0 이어야 하고, 어느 지점이나 축의 모멘트도 0 이어야 한다. 이 조건은 $\Sigma F = 0$ 그리고 $\Sigma M = 0$ 로 표현된다.

역학은 가속과 감속일 때 신체에 작용하는 힘과 모멘트의 연구이다. 신체의 합력이 0 이 아니면, 힘의 방향에서 가속이 있을 것이다. 뉴턴의 제2법칙은 $F = ma$(F: 힘, m: 질량, a: 가속도)로 표현한다. 유사하게 합력토크는 각 가속을 생산할 것이다. 운동역학 분석은 정역학이나 역학 어느 상황에서든 극대로 적용된 부하, 연부조직 저항, 근육작용, 체중에 의해 생성된 관절의 모멘트와 힘 크기의 정의를 허용한다. 그것은 초과적으로 높은 모멘트나 힘을 생성하는 상황을 인식한다.

이 장과 다음 장에서는 뼈대계 관절의 정역학과 역학의 논의가 그 위치를 유지하거나 축에 대한 관절을 움직이는 데 작용하는 힘과 모멘트의 크기를 고려한다. 관절구조 상 힘과 모멘트의 변형효과를 계산하지 않는 것으로 강체분석이라 한다. 그러나 이러한 효과는 이 장의 다양한 관점에서 논의될 것이다.

정강넙다리관절의 정역학 (Statics of the tibiofemoral joint)

정역학분석은 걷기, 달리기, 또는 물건 올리기와 같은 역학적 활동 동안 한 순간이나 장소에서 아무 운동이 일어나지 않을 때 관절에 작용하는 힘과 모멘트를 정의하는 데 사용될 수 있다. 그것은 어느 부하구성 아래 어느 위치의 관절에서든 실행될 수 있다. 그러한 분석에서 그래픽이나 수학적 방법이 알려지지 않은 힘이나 모멘트를 계산하는 데 사용될 수 있다.

3차원으로 관절에 부과된 모든 모멘트와 힘을 포함한 완전 정역학 분석은 복잡하다. 이러한 이유로 단순한 기법이 사용될 수 있다. 한 기법은 자유물체도를 사용하고 고려하여 관절에 대해 작용하는 주요 모멘트에 대해 한 면에 대한 분석으로 제한하는 것이다. 그런 다음 예를 들면, 관절표면이나 근육에 작용하는 힘의 크기가 계산될 수 있다.

자유물체도가 공면힘 분석에 사용될 때 신체의 한 부분은 전체에서 분리되고, 자유물체도에 작용하는 모든 힘이 인식된다. 그림은 분석된 부하상황의 자유물체도를 그린 것이다. 자유물체도에 작용하는 주요 공면힘은 자유물체도에 명시되고 묘사된다.

이 힘은 네 개 특성으로 크기, 방향(양성 또는 음성), 작용선, 작용점이 알려진 경우 벡터로 지정된다. 세 힘의 합계가 있고, 세 힘에 대한 작용점과 두 힘에 대한 방향이 알려지면, 모든 나머지 특성을 힘 평형 상태에서 얻을 수 있다. 자유물체도가 평형일 때 세 주요 공면힘은 동시에 발생한다. 즉, 일반지점에서 교차한다. 다시 말하면, 이 힘은 아무 합력이 없는 닫힌체계를 형성하고, 그 벡터 합계는 0 이다. 이러한 이유로 한 힘의 작용선은 다른 두 힘의 작용선이 알려지면 정의될 수 있다. 모든 세 힘의 작용선이 일단 알려지면, 힘의 삼각 구도가 구성될 수 있고, 모든 세 힘의 크기가 그 삼각 구도에서 측정될 수 있다.

예를 들면, 무릎에 대한 공면힘에 대한 단순화된 자유

계산상자 7-1

무릎관절의 자유물체도

다리 아래쪽에 작용하는 세 개 주요 공면힘(지면반응힘 *W*, 무릎힘줄힘 *P*, 관절반응힘 *J*)은 계단오르기 동안 다리 아래쪽의 자유물체도 상 명시되어 있다(계산상자 그림 7-1-1).

다리 아래쪽이 평형에 있기 때문에 모든 세 힘의 작용선이 한 점에서 교차한다. 두 힘(*W*와 *P*)의 작용선이 알려져 있기 때문에 세 번째 힘(*J*)이 정의될 수 있다. *W*와 *P*의 작용선은 교차할 때까지 연장된다. *J*의 작용선은 교차지점을 통해 정강뼈 표면의 작용점에서 그릴 수 있다(계산상자 그림 7-1-2).

*J*의 작용선이 정의되면, 힘의 삼각구도 구축이 가능해진다(계산상자 그림 7-1-3). 우선, *W*에 표시된 벡터가 그려진다. 그 다음, *P*가 벡터 *W*의 머리에서부터 그려진다. 그런 다음, 삼각형에 근접한 힘 *J*가 벡터 *W*의 머리에서부터 그려진다. 힘 *P*와 *J*의 교차점은 이 벡터의 길이를 정의한다.

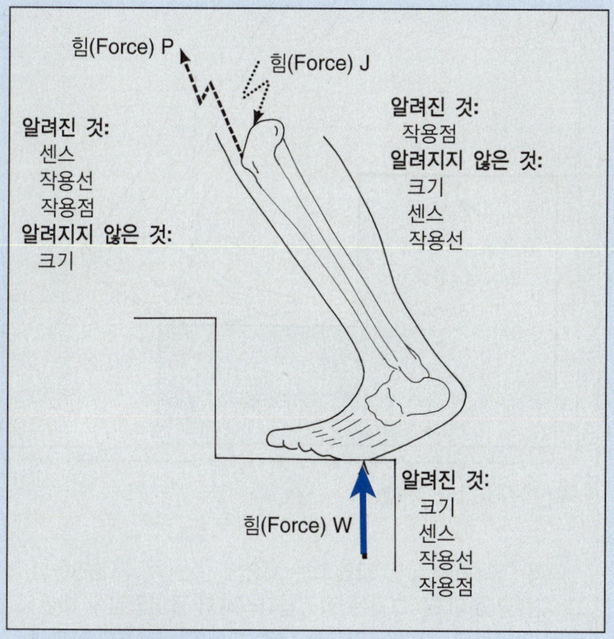

계산상자 그림 7-1-1

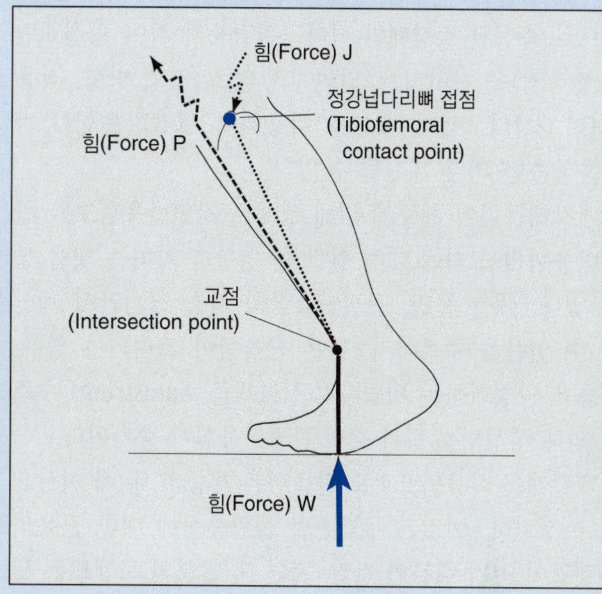

계산상자 그림 7-1-2

모든 세 벡터의 길이가 알려지면, 힘 *P*와 *J*의 크기가 힘 *W*로부터 측정될 수 있고, 그것은 체중과 같다. 이런 경우, 힘 *P*는 체중의 3.2배이고 힘 *J*는 체중의 4.1배이다.

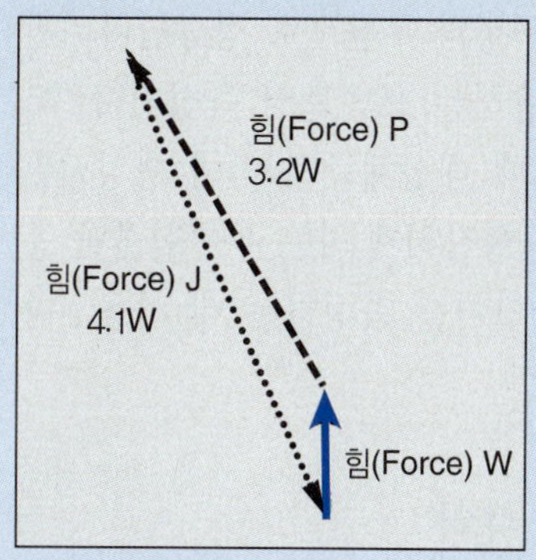

계산상자 그림 7-1-3

물체도의 적용을 예시한다. 이런 경우, 그 기법은 계단오르기 동안 다른 다리를 들어올릴 때 체중부하 다리의 정강넙다리관절에 작용하는 관절반응힘의 크기를 측정하는 데 사용된다. 다리 아래쪽은 신체 다른 부분에서 분리된 자유물체도로 고려되고, 계단오르기 상황의 자유물체도가 그려진다(계산상자 7-1).

자유물체도에 작용하는 모든 힘에서 세 주요 공면힘은 체중과 같은 지면반응힘, 네갈래근에 의해 발생된 무릎힘줄을 통한 장력, 정강뼈 고원의 관절반응힘으로 인식된다(안쪽 고원 참고). 지면반응힘(*W*)은 알려진 크기(체중과 동일), 방향, 작용선, 작용점(발과 지면 사이 접촉점)을 가진다. 무릎힘줄힘(*P*)은 알려진 방향(무릎관절에서 벗어난), 작용선(무릎힘줄을 따라 있는), 작용점(정강뼈 거친면 상 무릎힘줄의 삽입점)을 가지지만 알려지지 않은 크기이다. 관절반응힘(J)은 정강뼈 표면 상 알려진 작용점(적절한 부하 구성에서 관절의 방사선 사진으로 측정된 정강뼈와 넙다리관절융기 사이 관절표면의 접촉점)을 가지지만, 알려지지 않은 크기, 방향, 작용선을 가진다. 벡터 계산을 이용하여 관절반응힘(J)과 무릎힘줄힘(P)은 계산될 수 있다.

네갈래근힘이 체중에 의해 생성된 지면반응힘보다 관절반응힘의 크기에 대해 훨씬 큰 영향을 가지는 것을 볼 수 있다. 예를 들면, 관절반응힘의 최소 크기만이 계산될 수 있음을 주목하자. 다른 근육힘이 고려되는 경우, 무릎을 안정화하는 뒤넙다리근(슬괵근, hamstring) 수축에 의해 생성되는 힘과 같이 관절반응힘이 증가된다.

네갈래근 작용만으로도 관절힘은 체중의 네 배 이상으로 측정된다. 이것은 무릎관절 돌림중심에 대한 근육의 지렛팔이 적기 때문인 반면, 지면 대 발힘의 모멘트는 훨씬 크다. 이것은 신체의 어느 관절에 적용되는 중요한 원리이다. 그러나 생리학적으로 근육은 큰 힘 생성이 가능한 반면, 관절표면과 반달판은 수용할 만한 수축 스트레스를 생성하면서 수축의 큰 영역에 힘을 분산한다.

정역학 분석의 다음 단계는 계산상자 그림 7-1-1에 제시된 동일한 위치와 부하구성의 무릎으로 정강넙다리관절의 돌림중심 주변에 작용하는 모멘트의 측정이다. 모멘트 분석은 계단을 오를 때 대상체중에 의해 생성되는 다리 아래쪽의 모멘트를 균형잡히게 하는 무릎힘줄을 통해 생성된 모멘트의 최저 크기를 측정하는 데 사용된다(계산상자 7-2).

정강넙다리관절의 역학
(Dynamics of the tibiofemoral joint)

정역학 상태의 관절에 부과된 힘과 모멘트의 크기 측정이 유용하더라도 작용의 대부분은 역학적 본질의 것이다. 운동 동안 관절에 작용하는 힘과 모멘트의 분석은 역학적 문제를 풀기 위해 다른 기법을 사용해야 한다.

정역학 분석으로 역학적 분석에 고려되는 주요 힘은 체중, 근육, 다른 연부조직, 극대로 부과된 부하에 의해 생성된 것이다. 마찰력은 일반관절에서는 하찮은 정도이고 여기서는 고려되지 않는다. 역학 분석에서 정역학 분석에 첨가된 두 요인, 고려 아래 신체부분의 가속도와

계산상자 7-2

계단오르기 동안 다리 아래쪽의 자유물체도

정강넙다리관절(검은 점선)의 운동 중심주변에 작용하는 두 주요 모멘트는 계단오르기 동안 다리 아래쪽의 자유물체도상에 명시되어 있다(계산상자 7-2-1).

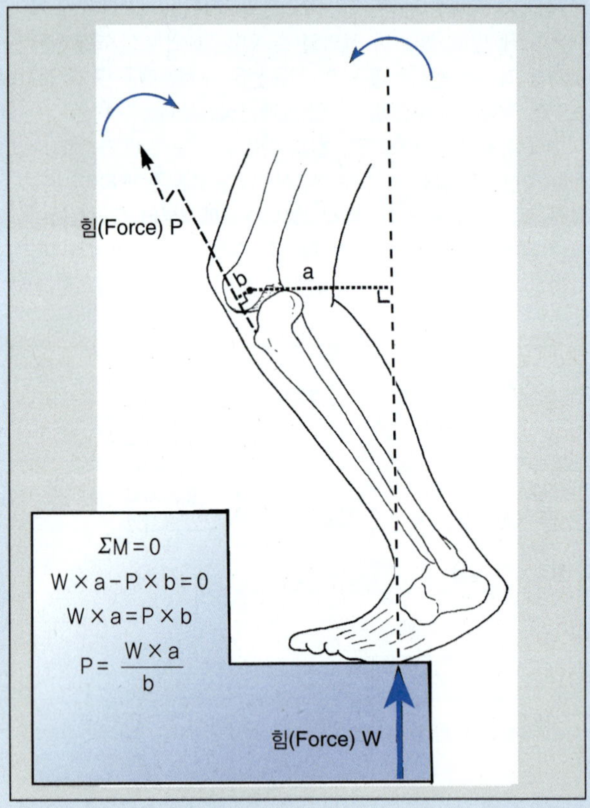

계산상자 그림 7-2-1

다리 아래쪽의 굽힘 모멘트는 체중의 생산(W, 지면반응힘)과 그 지렛팔(a)이고, 그것은 정강넙다리뼈의 돌림중심에 대한 힘 W의 직각거리이다. 역균형 연장 모멘트는 무릎힘줄(P)과 그 지렛팔(b)을 통과하는 네갈래근 힘의 생산이다. 다리 아래쪽은 평형 내에 있기 때문에 이 두 모멘트의 합계는 0과 같다 ($\Sigma M = 0$).

이 예에서 시계 반대방향 모멘트는 양의 $[W \times (a - P) \times b = 0]$ 로 임의로 지정된다. 지렛팔 a와 b 값은 해부학적 견본 또는 연부조직 이미지나 투시 촬영으로 측정될 수 있고(Kellis and Baltzopoulos, 1999; Wretenberg, 1996), W의 크기는 개인 체중으로 정의될 수 있다. 그런 다음 P의 크기는 모멘트 평형 방정식에서 구할 수 있다.

$$P = (W \times a)/b$$

관성의 질량 모멘트는 반드시 계산되어야 한다. 관성의 질량 모멘트는 신체 가속화에 필요한 힘의 양을 표현하는 데 사용되고 신체형태와 질량배분에 달려 있다(역학의 보다 심도 있는 연구는 Özkaya and Nordin, 1999 참고).

역학적 활동 동안 특정 순간 관절에 작용하는 힘의 최소 크기를 측정하는 단계는 다음과 같다.

1. 해부학적 구조가 증명된다: 구조의 정의, 해부학적 표지, 관절표면의 접촉점, 생체역학적 분석의 힘생산에 관련된 지렛팔
2. 움직이는 신체부위의 각 가속도가 정의된다.
3. 움직이는 신체부위 관성의 질량모멘트가 정의된다.
4. 관절에 작용하는 토크(모멘트)가 계산된다.
5. 신체부위를 가속화하는 주요 근육힘의 크기가 계산된다.
6. 특정순간 관절반응 힘의 크기가 정역학 분석에 의해 측정된다.

첫 단계에서 관절의 생성된 힘에 관련된 신체구조가 증명된다. 이것은 움직이는 신체부위와 운동생산에 관련된 그 신체부위의 주요근육이다. 진료는 반드시 이 첫 단계를 적용하여 받아야 한다. 예를 들면, 모든 주요 무릎근의 지렛팔은 무릎 굽힘과 성별에 따라 변한다(Wretenberg, 1996).

팔다리의 관절에서 신체부분의 가속화는 관절각도의 변화를 포함한다. 움직이는 신체부위의 각 가속도를 정의하려면 그 신체부분의 전체 운동이 사진술로 기록되어야 한다. 기록은 스트로보, 영화카메라, 비디오사진측량법, Selspot system, 실체사진측량, 또는 다른 방법으로 할 수 있다(Gardner, 1994; Ramsey and Wretenberg, 1999; Winter, 1990). 관절운동의 최대 각 가속도가 측정된다.

다음은 움직이는 신체부위의 관성의 질량 모멘트가 정의된다. 신체부위의 인체계측학 자료는 이 정의에 사용될 수 있다. 이 자료 계산은 복잡한 절차이기 때문에 표가 일반적으로 사용된다(Drillis, 1964).

관절에 대한 토크는 운동이 각이 있는 상태에서 뉴턴의 제2 운동법칙을 사용하여 측정되고, 토크는 신체부위의 관성의 질량 모멘트와 그 부위의 각 가속도의 결과다.

$$T = Ia$$

T: 뉴턴미터(Nm)로 표현된 토크
I: Nm sec^{2}로 표현된 관성의 질량모멘트
a: r/sec^{2}로 표현된 각 가속도)

토크는 신체부위 관성의 질량모멘트와 각 가속도의 결과일 뿐 아니라 관절의 운동중심(지렛팔)에서의 신체부위를 가속화하는 주요 근육힘과 수직거리이다

$$T = Fd$$

F: 뉴턴미터(Nm)로 표현된 힘
d: 미터(m)로 표현된 직각거리

T는 알려져 있고 d는 힘 작용선에서 관절운동중심으로 신체부위에서 측정될 수 있기 때문에 F에 대한 방정식이 풀릴 수 있다. F가 측정될 때 나머지 문제는 특정 순간 관절에 작용하는 관절반응힘의 최소크기 정의에 단순화된 자유물체도를 사용하여 정역학 문제처럼 해결될 수 있다.

고전적 예는 소위 축구공 차기와 같은 역학적 활동 동안 특정 순간 정강넙다리관절의 관절반응힘을 측정하는 역학적 분석의 사용을 설명한다(Frankel and Burstein, 1970). 무릎과 다리 아래쪽을 스트로보로 촬영하고, 각 가속도는 축구공 차기 순간 최대값을 찾을 수 있다. 다리 아래쪽은 이 순간 거의 수직이었다. 사진에서 최대 각 가속도는 453 r/sec^{2}로 계산되었다. 인체계측학 자료표에서(Drillis, 1964) 다리 아래쪽 관성의 질량 모멘트는 0.35 Nm sec^{2}으로 정의되었다. 정강넙다리관절에 대한 토크는 방정식에 따라 계산되었다. 토크는 관성의 질량 모멘트와 각 가속도를 곱한 것과 같다($T = Ia$).

$$0.35 \text{ Nm sec}^2 \times 453 \text{ r/sec}^2 = 158.5 \text{ Nm}$$

토크가 158.5 Nm으로 정의된 후 대상무릎힘줄에서 정강넙다리관절 순간중심까지의 직각거리는 0.05 m임을 알 수 있고, 무릎힘줄을 통과하는 관절에 작용하는 근육힘은 토크는 힘과 거리를 곱한 것과 같다는 방정식

을 사용하여 계산되었다($T = Fd$).

$$158.5\ \text{Nm} = F \times 0.05\ \text{m}$$
$$F = 158.5\ \text{Nm} / 0.05\ \text{m}$$
$$F = 3,170\ \text{N}$$

따라서 3,170 N은 발차기 운동 동안 네갈래근에 의해 생성된 최대힘이었다. 이것은 평균대상의 체중의 약 2배와 같다.

이제 정역학 분석은 정강넙다리관절 관절반응힘의 최소 크기를 정의하기 위해 실행될 수 있다. 이 관절의 주요 힘은 무릎힘줄힘(P), 다리 아래쪽의 중력힘(T), 관절반응힘(J)으로 증명된다. P와 T는 벡터로 알려진다. J는 알려지지 않은 크기, 방향, 작용선을 가진다. 세 공면힘의 자유물체도기법은 P보다 약간 낮을 때만 찾을 수 있는 J의 정의해결에 사용된다.

계산으로 명확해지면서 역학적 상태 관절의 힘크기에 영향을 주는 두 주요 요인은 신체부위의 가속도와 관성의 질량 모멘트이다. 신체부위의 각가속도 증가는 관절에 대한 토크의 비례적 증가를 생성할 것이다. 관성의 질량모멘트가 신체에 자동으로 설정되어 있더라도 가쪽으로 조정될 수 있다. 예를 들면, 부츠의 무게가 무릎 폄근의 회복운동 동안 발에 적용될 때 증가된다. 일반적으로 체중의 약 50%의 관절반응힘은 90° 굽힘에서 완전폄으로 천천히(아무 가속 힘 없이) 연장될 때 일어난다. 체중이 70 kg인 사람의 힘은 약 350 N이다. 10 kg의 부츠가 발에 부과되면, 중력힘 100 N을 생성할 것이다. 이것은 부츠 없을 때보다 거의 4배 큰 관절힘을 만들면서 1,000 N까지 관절반응힘을 높일 것이다.

체내 무릎의 힘 (Force in the knee in vivo)

최근 두 집단, 샌디에고의 Scripps Clinic(D'Lima, 2006, 2007, 208; Munderman, 2008; Zhao, 2007)과 베를린대학교는 활동범위의 체내힘을 측정하기 위해 인공무릎관절의 정강뼈 성분에 대한 원격 계측기를 개발했다. 다음 예는 두 환자가 온건히 순응하는 관절융기 재표면기구를 이식한 베를린 연구에 대한 언급이다. 십자인대가 절제되었고, AP 전단힘과 안가쪽 토크뿐만 아니라 가쪽과 안쪽 관절융기의 압력을 정강뼈 표면이 부담할 수 있게 하였다. 안굽이-밖굽이 모멘트는 가쪽과 안쪽 관절융기의 일치하지 않는 힘에 의해 표현될 수 있다. 힘과 모멘트를 측정하고 설명하는 좌표계는 그림 7-14에 보이는 것처럼 정강뼈 요소의 부담표면 중심에 있었다. 이 수치는 수직, AP, 중앙가쪽(ML) 힘의 합력으로 구성되는 힘벡터를 나타낸다. 모든 최대힘은 전 체중이 한쪽 다리에 실렸을 때 발꿈치 닿기와 발가락 떼기에서 일어난다. 수직힘 요소는 모든 작용에서 분명히 지배적이다. 이 수치에서 다른 힘 요소를 정의하기 위해 합력 R은 수직에 대한 θ 각으로 가정한다. 수직 요소는 $R \cos\theta$ 이고, 수평 요소는 $R \sin\theta$ 가 될 것이다. 모든 차트를 포함하는 각도 3, 5, 8°의 힘 요소는 두 자리 소수점, 1.00 R과 0.55 R; 1.00 R과 0.08 R; 0.99 R과 0.13 R로 계산된다. 다시 말하면, 수직힘 요소는 합력에 가까운 반면, 전단힘 요소는 훨씬 작지만 여전히 현저하다.

평지걷기의 최대압력 힘은 두 환자 중 하나는 체중(BW)의 2.65배였다. 이 힘은 가쪽, 안쪽 관절힘의 합계이고, 나중에 논의할 상대적 양이다. 앞면에서 가쪽 안쪽 방향의 전단힘은 표현되지만 적은 값이다. 그러나 초기와 후기 자세 0.3~0.4 BW의 최대 앞뒤 전단힘은 상당하다.

계단 오르기에서 이마면 합력은 아주 작은 가쪽과 안쪽 힘요소로 수직방향으로 모아졌다. 최대값은 평지걷기보다 큰 3.55 BW, 34%였다. 시상면에서 조차 힘은 평지걷기보다 더 집중되었다. 여기서 최대 AP 전단힘은 0.2~0.3 BW 범위였다. 그것은 유각기에서 뚜렷했는데 전체 합력은 자세에서보다 훨씬 작았고 앞 전단힘은 여전히 0.3 BW였다. 계단 내려가기의 자세 힘은 최대 3.65 BW와 함께 수직으로 다시 집중되었다. 앞과 뒤 전단힘은 계단 오르기와 유사했다.

다시 이마면을 고려할 때 가쪽과 안쪽 면 사이 합력의 배분이 그림 7-15에서 정의될 수 있고, 그것은 이마면 모멘트를 나타낸다. 모든 세 활동의 최대값은 안굽이의 3~4% BW × m 범위에 있다. 힘 FL과 FM은 750 N의 체중과 가쪽과 안쪽 접촉에서 48 mm 떨어진 것으로 가정해 측정될 수 있다(그림 7-16). 방정식은 적합한 단위

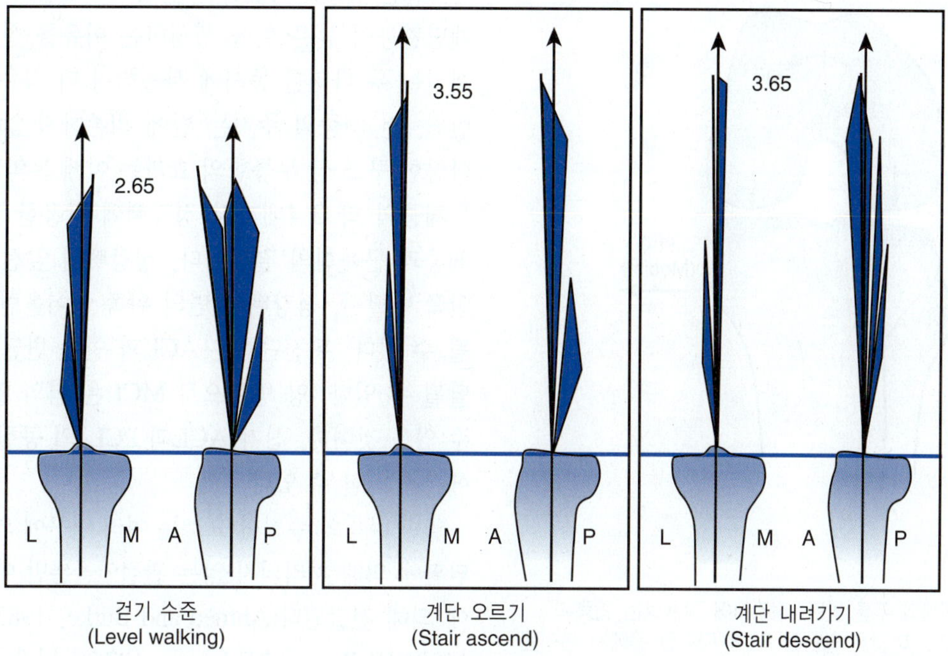

그림 7-14

세 활동에서의 정강뼈의 합력. *수직 화살표*는 수직 참고축이다. 큰 가는 삼각형은 활동의 입각기 동안 힘벡터의 가장자리를 나타낸다. *더 짧은 삼각형*은 유각기의 힘벡터이다. *굵은 수직선*은 체중 단위 숫자로 표시한 최대힘의 벡터이다. *L*: 가쪽, *M*: 안쪽, *A*: 앞쪽, *P*: 뒤쪽. *출처*: *Heinlein, B., Kutzner, I., Graichen, F. et al. (2009). Complete data of total knee replacement loading for level walking and stair climbing measured in vivo with a follow-up of 6-10 months. Clin Biomech, 24(4), 315-326.*

$FL + FM = FR$, $(FM - \mathrm{FL}) \times 24 = M$에 있다. 4% 값의 안쪽/가쪽 비율은 2.7이다. 즉, 안쪽 면 힘은 최대힘 순간 활동의 가쪽보다 안쪽 면 힘이 훨씬 더 크다.

다른 작용의 힘 비교는 Mundermann(2008)에 의해 주어졌다. 그것들은 세 범주로 정의된다. 첫째 범주는 온건한 부하의 높은 주기 부하(2~3 BW), 많은 주기, 낮은 굽힘각의 최대 부하이고, 이것은 평지걷기에 의해 표시된다. 두 번째 범주는 계단 오르기와 내려가기 그리고

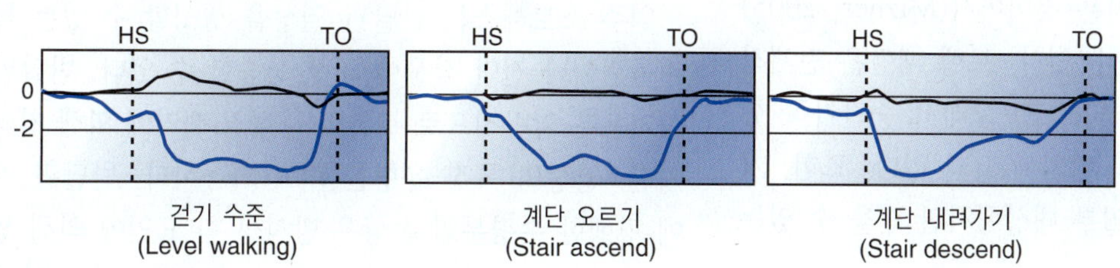

그림 7-15

세 작용의 축성 토크(*검은색 부분*에서 더 작은 크기 곡선)와 안굽이 모멘트(*푸른색 부분*에서 더 큰 크기 곡선), 양수값은 안쪽 돌림과 밖굽이 모멘트이다. *HS*: 발꿈치 닿기, *TO*: 발가락 떼기, 0, −2는 % BW x m의 단위.

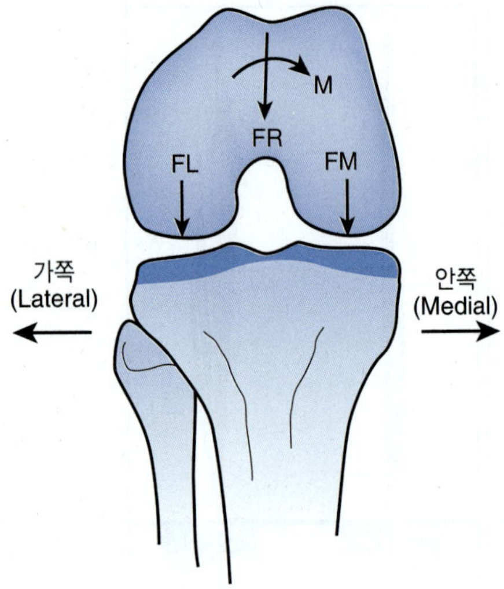

그림 7-16

기구적 전체 무릎 대체의 무릎 앞면. 정강뼈에 작용하는 합력과 모멘트는 FR과 M이다. 이것은 일반적 *FL* < *FM* 인 곳에서 분리된 가쪽과 안쪽 힘은 *FL*과 *FM*과 같다.

골프스윙을 포함한 중간 굽힘의 높은 부하(3~4 BW), 세 번째 범주는 앉고 서기와 웅크리고 앉기를 포함한 높은 굽힘각(2~3 BW)의 온전한 부하다. 자전거의 힘은 베를린 집단에 의해 측정되었고(Kutzner, 2008), 속도와 노력에 따른 1.4 BW까지 발견했다. 거의 모든 작용에서 웅크리고 앉기 8배까지의 요인에 의해 안쪽 부하는 가쪽보다 더 크다.

한층 더 나아간 연구에서 연장된 기구적 무릎 대체의 자료는 활동범위 무릎 힘의 귀중한 정보를 제공했다. 생체역학적 원리는 해석에 적용될 수 있다. 이 자료는 수술 후 1년까지와 그 이상에서 조차 감소된 네갈래근을 가진 전체 무릎환자에서 얻은 것이어서(Mizner, 2005) 일반 개인의 힘은 더 높을 수 있다. 보행 패턴은 전체적으로 일반, 이마면 정렬과 다르고, 그래서 중간가쪽 힘 분산은 전체 무릎의 수술적 위치에 달려 있다. 또한, 기술 비용으로 인해 자료는 일부 대상에서만 얻을 수 있는 듯하다.

전체적으로 다른 활동의 힘 크기는 계산상자 그림과 7-2의 모델로 설명될 수 있다. 축성 압력은 관절돌림중심에 대한 가쪽 지면-발 힘의 모멘트를 안정화하는 데 필요한 관절과 근육 힘을 합친 직접 체중으로 만들어진다. 일반적으로 지렛팔은 굽힘각으로 증가되고, 그것은 계단활동이 높은 힘을 생성하는 이유를 설명한다. 앉고 서기는 두 다리를 동시에 사용하여 더 적은 힘이 필요한 반면, 전 체중의 주기는 발에 의존하지 않는다. 무릎의 다양한 구조 상 무릎힘의 효과는 이제 논의된다.

체중의 약 0.4배까지 정강뼈에 작용한 앞뒤전단힘은 체중과 근육힘의 결과이다. 정강뼈의 앞전단힘은 PCL, 안쪽 반달판, 정강뼈 표면의 위쪽 쓸어올림에 의해 전달될 수 있다. 뒤전단힘은 ACL과 안쪽 반달판에 의해 전달될 수 있다. 양 방향으로 MCL은 힘의 일부를 전달할 수 있을 것이다. 십자(ACL과 PCL)의 공헌은 그림 7-17에서 이해할 수 있다.

일반 무릎의 수직힘 요소는 여러 연구에 의해 정의된 반달판에 의해 처리되지 않는 관절연골뿐만 아니라, 반달판에 의해 전달된다(Ahmed and Burke, 1983; Kurosawa, 1980; Walker and Erkman, 1975). 낮은 부하 아래 넙다리관절융기는 반달판에 의해 실질적으로 지지된다. 부하가 증가하면서 체중부하 영역은 반달판과 반달판이 처리하지 못한 연골 양쪽을 포함한다(그림 7-17). 이 상황은 넙다리관절융기 형태를 변형하고 변화에 적용하는 반달판의 능력에 기인한 굽힘 범위 내내 적용된다. 폄에서 부하는 반달판의 앞뿔에 보다 집중된다. 높은 굽힘의 뒤뿔은 더욱 부하된다. 반달판의 쐐기형태는 최적표현의 압력이 반달판을 밖으로 연장하고 반달판 스스로 인장 스트레스(또는 고리 스트레스)를 일으키는 방사상 요인을 가짐을 의미한다. 인장 스트레스는 전체 반달판 주변 원주로 작용한다. 이 스트레스는 원주적으로 향한 콜라겐 섬유다발로 주로 구성된 반달판의 초미세구조와 관련될 수 있다(Bullough, 1970).

원주 스트레스는 반달판 열상을 생성할 수 있는 돌연 비틀림이나 전단 작용에 의해 상승할 수 있다. 반달판의 헐거움은 일반적으로 부분의 관절경 제거에 의해 처리되지만, 열상의 특정 유형은 회복 가능하다. 반달판 기반에 평행한 수평분열 손상은 방사상 힘 요인에 의해 생성될 수도 있다. 반달판의 보존은 다른 기능 사이 부하를 분산하는 역할에 기인하여 중요하다.

일반 무릎과 관절염 무릎에서 조차 반달판 아래 정강뼈 연골은 일반적으로 원래 표면의 유지로 무손상이다.

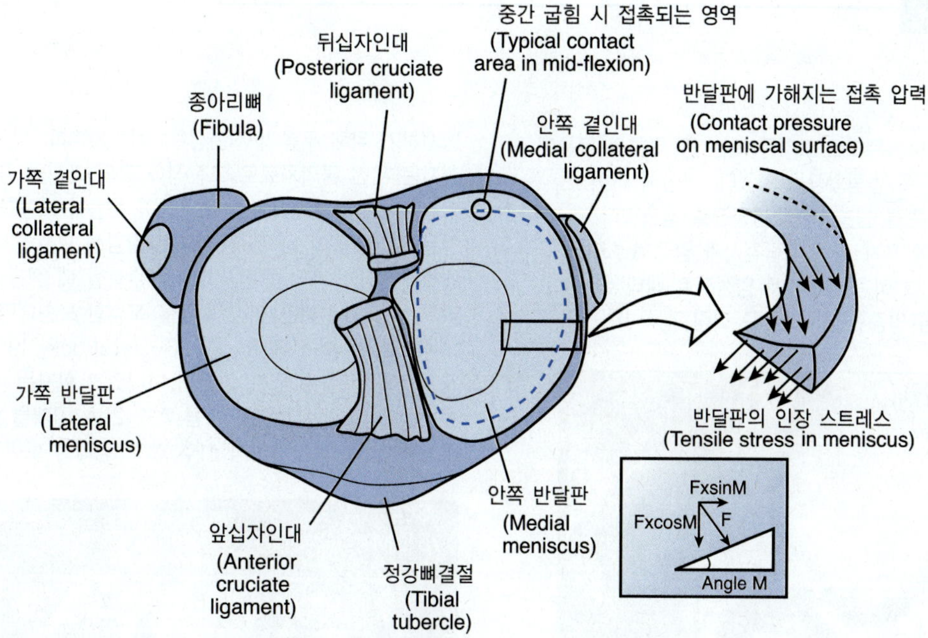

그림 7-17

근육을 포함한 다양한 구조를 보여주는 정강뼈의 윗면. 안쪽 면의 (그리고 가쪽 면의) 정강넙다리 힘은 점선 영역에 작용한다. 합력 F는 방사상 힘 *F* x sin *M* 그리고 압력 *F* x cos *M*을 생성한다. 방사상 힘 요소는 반달판의 인장(고리) 스트레스를 생성한다.

그러나, 반달판에 의해 덮이지 않은 노출 연골은 일반적으로 부드럽고 섬유로 이루어져 있다. 이 조건은 활주속도와 윤활효율성의 차이로 설명될 수 있다. 반달판이 제거되면, 스트레스는 그런 큰 영역에 더 이상 분산되지 않지만 대신 고원 중심의 접촉 영역에 제한된다(Walker and Hajek, 1972). 그래서 반달판의 제거는 정강뼈 고원 중심에서 연골아래뼈와 연골의 스트레스를 증가시킬 뿐만 아니라 접촉 영역의 위치를 변화시키고 크기를 줄인다. 오랜 기간 이 작은 접촉 영역에 배치된 높은 스트레스는 이미 부드럽고 섬유로 되어 있는 노출된 연골에 해로울 수 있다. 반달판의 제거는 많은 사례에서 수 년 간만 관절염을 일으킨다고 잘 알려져 있다.

무릎관절의 안정성
(Stability of the knee joint)

건강한 무릎관절에 대한 가장 중요한 요소의 한 가지는 모든 면의 힘과 모멘트에 대해 반응하는 안정성이다. 뼈 구성, 반달판, 인대, 피막은 정역학 안정성을 제공한다. 무릎관절을 둘러싸고 있는 근육은 역학적 안정성을 제공한다. 이전 설명처럼 십자인대는 주로 AP 안정성을 제공하지만, 안쪽 돌림과 가쪽 돌림의 자기가 될 수 있다. 곁인대는 안굽이-밖굽이 안정성을 주로 제공하지만, 돌림 시에는 안쪽 곁인대(MCL)는 일부 힘을 전달한다. 어느 방향에서든 초과 변위나 돌림이 있을 때 반달판은 안정성에 공헌할 수 있다. 이 구조의 어느 부분이 손상을 입으면, 무릎관절 불안정이 일어난다(사례연구 7-1).

오늘날, ACL 파열 이후, 환자가 능동 생활유형으로 돌아가기를 기대하는 경우 흔히 즉각 치료가 진행된다. 한편, 앉아서 일하는 사람의 파열 ACL는 특히 ACL 파열 시 반달판 손상이 있는 경우 관절염을 발달시킬 위험이 높다는 증거가 있지만 견뎌낼 수 있다(Neuman, 2008). 치료의 선택은 이전 설명처럼 무릎뼈힘줄 이식이나 뒤넙다리근 힘줄의 힘줄 이식을 사용해야 한다. 이식은 넙다리뼈와 정강뼈의 원하는 부착점(attachment)을 드릴로 터널을 만들어 실에 꿰고 특정 작은 관을 사용하여 유지한다.

사례연구 7-1

ACL 손상

30세 남성은 아래쪽으로 스키를 타는 중 오른쪽 무릎에 정강뼈의 안쪽 돌림외상을 입었다. 외상에 이어 심한 통증, 점차적 관절 삼출, 자각 불안정을 경험했다. 스포츠의학 전문의에 의해 앞쪽 서랍검사가 양성이었고, Lachman 징후와 축 이동 시험에서 양성으로 나타났다. MRI는 ACL 파열을 입증했다(사례연구 그림 7-1-1).

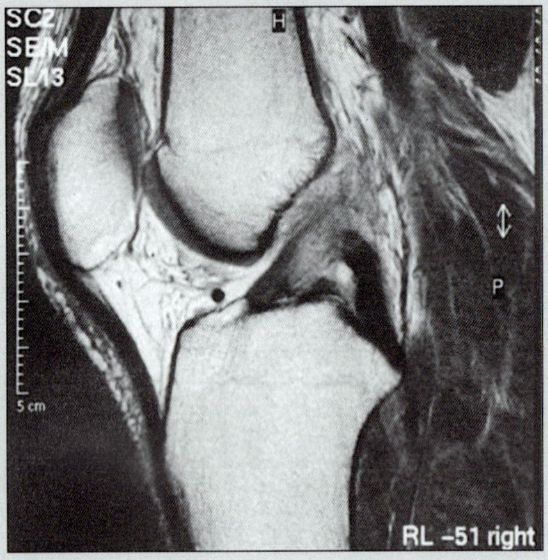

사례연구 그림 7-1-1

무릎관절의 주요 안정장치, 앞십자인대의 파열은 치료받지 않으면 무릎의 점진적 구조변형이 일어날 수 있다. 치료의 주요목적은 부가적 인대손상, 반달판손상, 가능한 연골변성을 방지하기 위해 무릎의 재손상을 막는 것이다. 이 사례의 경우, 환자는 우선 물리치료로 고전적 치료의 과정을 완료했다. 그러나 6개월 이후, 자각 불안정이 운동과 보행과 계단오르기와 같은 일상활동에 나타났다. ACL 결함을 보완하기 위해 환자는 네갈래근이 보행의 중간자세에서 수축할 때 정강뼈의 앞이동을 막기 위해 네갈래근 이상 보행을 포함한 보행패턴을 변경했다(Andriacci and Birac, 1993; Berchuck, 1990). 그러나 장기간에 견딜 수 있는 상황이 아니었고 환자는 수술적 치료를 선택했다. MRI(사례연구 그림 7-1-2)는 10개월 외상 후 처리한 무릎뼈-힘줄-뼈자가이식 이후 ACL 상태를 보여준다.

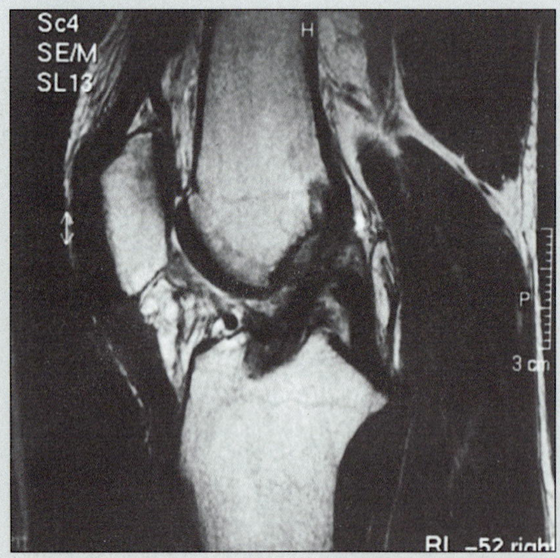

사례연구 그림 7-1-2

수많은 연구가 정역학 안정성을 제공하는 다른 인대의 구체적 역할을 정의하기 위해 수행된다. 일반적으로 결론은 한 인대가 주요 안정장치인 반면, 다른 인대는 부차적 안정장치이다.

Fu(1994)는 전체적 상황을 요약했다. ACL은 앞정강뼈 변위에 대한 우세한 구속이다. 인대는 전체 폄에서 앞힘의 75%를 수용하고 부가 10%는 무릎굽힘의 90°까지 수용한다. 뒤십자인대는 뒤정강뼈 변이에 대한 주요 구속이다. 그것은 무릎굽힘의 30°와 90° 양쪽에서 후면 힘의 85~100%를 유지한다. 가쪽 곁인대는 안굽이 각형성에 대한 주요 구속이고 그것은 전체 폄에서 적용된 부하의 약 55%를 견딘다. 안쪽 곁인대(표면적 부분)는 밖굽이(모음) 각에 대한 주요 구속이고, 가쪽 밖굽이 부하의 50%를 견딘다. 피막, 앞십대인대와 뒤십자인대는 나머지 밖굽이 부하를 공유한다. 무릎굽힘의 20~40° 범위내에 보여지는 안쪽 돌림 이완은 안쪽 곁인대와 ACL에 의해 제한된다. 마지막으로 뒤십자인대는 특히, 높은 굽힘각도에서 부차적 안정장치이다.

안굽이 모멘트와 무릎의 가쪽 면의 구멍이 발생할 수 있음을 고려할 때 안쪽 면보다 훨씬 많아서 MCL이 가쪽 곁인대(LCL)보다 훨씬 강해야 한다는 것이 비논리적인 것처럼 여겨진다. 그러나 가쪽 면에서 이것은 무릎의 역학적 안정장치인 엉덩정강근막띠(장경근막대, ITB)의 작용에 의해 설명될 수 있다. 박굽이 모멘트를 구속할 뿐만 아니라 MCL은 안쪽 넙다리관절융기의 AP변위를 제한하고 기능의 안쪽 작용을 제공하는 데 중요하다.

ACL에 집중한 Beynnon(1992)은 체내측정에서 실시했다. 그들은 ACL에 스트레인 변환기를 관절경으로 장치했다. 그 결과 ACL의 스트레인은 무릎굽힘과 관련되었고(완전폄부근에서 일어나는 대부분 스트레인과 함께), 네갈래근 수축으로 증가되었다. 적은 스트레인이 네갈래근과 뒤넙다리근 양쪽의 협력수축으로 더 큰 무릎굽힘 각도에서 일어났다. 이것은 무릎 수축과 협력 수축은 관절강직성을 증가시킴으로써 무릎관절의 안정성에 기여했음을 나타낸다. Kwak(2000)는 체외 무릎의 운동형상학의 뒤넙다리근과 엉덩정강근막띠 힘의 효과를 연구했다. 다양한 무릎각도에서 인간의 무릎 견본이 다른 근육부하 패턴으로 시험되었다. 네갈래근힘은 항상 존재하고 시험은 뒤넙다리근과 엉덩정강근힘 유무로 실행되었다. 네갈래근과 뒤넙다리근 힘의 동시 부하로 정강뼈는 뒤로 이동하고 가쪽으로 돌림했다. 그 효과는 힘을 자극하는 엉덩정강근막띠와 유사하지만 효과는 더 작다.

체외연구의 많은 것은 뒤넙다리근이 정강뼈의 중요한 앞과 돌림 안정장치임을 제안한다. 체내 연구에서는 네갈래근과 뒤넙다리근의 협력수축이 일상활동의 일반무릎관절에 일어남을 보여준다(Baratta, 1988; Solomonow and D;Ambrosia, 1994). 또한 협력수축작용은 체내 무릎관절 안정성을 증가시킨다(Aagaard, 2000; Markolf, 1978; Solomonow and D'Ambrosia, 1994).

무릎뼈의 기능 (Function of the patella)

무릎뼈는 무릎 돌림중심에 대한 네갈래근힘의 지렛팔을 펌하여 전체 네갈래근의 작용과 효율성을 증가하는 무릎의 중요한 생체역학적 기능을 제공한다(Hehne, 1990). 그림 7-18은 90° 굽힘에서 무릎뼈에 작용하는 세 힘의 작용선을 나다낸다. 지렛팔은 뼈가 능동적으로 돌림함에 따라 넙다리뼈와 정강뼈 각각에 대해 고려될 수 있다. 지렛팔은 돌림중심에서 힘의 작용선까지의 직각거리이다. 그것은 거리가 무릎뼈에 따라 증가되는 것으로 보여진다. 네갈래근과 인대힘 FQ와 FL은 도르래와 줄로 흔히 간주된다. 그러나 실험과 분석 모두에서 무릎넙다리 접촉 기하학적 구조에 기인한 경우에는 아님을 보여준다(Ellis, 1980; Huberti and Hayes, 1984)

무릎넙다리관절에서 네갈래근힘은 일반적으로 무릎굽힘으로 증가된다. 이완된 직립자세 동안 무릎 위 신체중력중심이 거의 돌림중심 거의 바로 위이기 때문에 최소 네갈래근힘이 관절중심에 대한 작은 굽힘 모멘트를 맞균형을 잡기 위해 필요하다. 무릎힘이 증가하면서 가쪽 힘은 돌림중심에서 멀리 이동하여 네갈래근힘에 의한 맞균형을 잡기 위해 더 크게 증가된 굽힘 모멘트가 있어야 한다. 네갈래근힘이 증가하면서 무릎넙다리관절반응도 그렇게 된다(Hungerford and Barry, 1979; Reilly and Martens, 1972).

그림 7-18에서 넙다리뼈 상 무릎뼈의 반응힘은 단일 합력으로 나타난다. 그림 7-19에 나타난 가로면의 등척 관점에서 가쪽과 안쪽 면의 합력은 각각 처리된다. 이를 계산하기 위해 네갈래근과 무릎뼈인대힘을 우선 고려할 필요가 있다. 이마면 *XY*의 이러한 힘의 요인은 각각 *QS*와 *TS*이다.

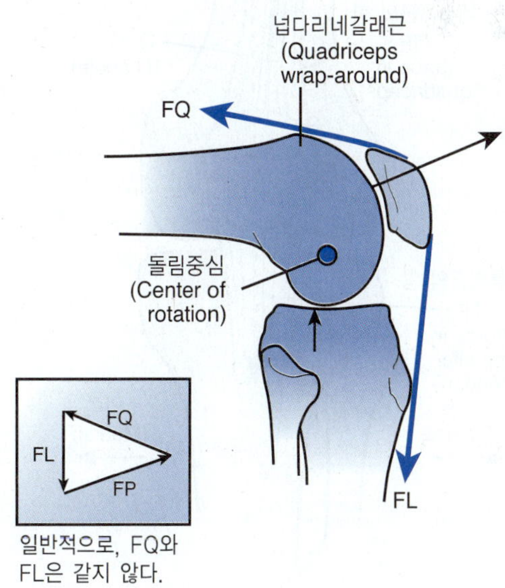

그림 7-18

네갈래근힘 *GQ*, 무릎뼈반응힘 *FP*, 무릎뼈인대힘 *FL*을 보여주는 90° 굽힘의 무릎 시상면. 힘 삼각형은 상대값을 나타낸다.

그래서 G가 가로 XZ면의 무릎뼈고랑 가쪽과 안쪽 면 각도(같다고 고려됨)일 때, $QS = QT = (RL - RM)\cos G$ 이다. 각도 G는 모든 무릎에서 약 25° 이다. Q각이 0이면, QS와 QT는 0 그리고 $RL = RM$, 가쪽과 안쪽 무릎뼈면 힘이 동일함을 나타냄을 볼 수 있다. $QS > 0$ 그리고 $TS > 0$ 에 대해 $RL > RM$이면, 대부분의 일반 조건 가쪽 힘이 더 크다. QF와 TF의 RL과 RM의 크기 풀이는 모든 세면의 힘의 결과가 필요하다. 일반적으로 굽힘 각이 높을수록 모든 힘이 더 커지고, Q각이 클수록 RL/RM 비율이 더 크다. 조건은 이론적으로 $RM = 0$ 인 곳에서 도달되고 무릎뼈는 가쪽 변위점 상에 있다(Hvid, 1983). 그러나 이 조건은 극대 밖굽이나 외상적 역학 조건 아래에서만 적용된다. 많은 무릎뼈 부분이탈은 무릎뼈고랑에 대해 고랑에 전혀 들어가지 않고 무릎뼈 가쪽 가로에 기인한 연장된 위치의 굽힘으로 발생한다.

그림 7-19에서 이마면이 보이는 것처럼 네갈래근힘과 인대힘은 공선에 있지 않고, 무릎뼈의 가쪽으로 향한 힘을 생성한다. 일반적으로 무릎의 밖굽이 각이 클수록 Q각이 크다. 또한 나사못집 작용이 정강뼈를 가쪽으로 돌림하게 할 때 무릎 폄으로 Q각이 커질 수 있다. 그러나 합력의 정확한 방향은 가쪽 넓은근, 안쪽 넓은근, 넙다리곧은근의 상대적 힘에 달려있다. 어느 경우의 가쪽 힘 요인은 무릎뼈를 가쪽으로 부분이탈하는 위험으로 몰아넣는다. 이것은 가쪽 면 상 무릎뼈고랑의 경사와 높이에 의해 방어된다. 반대로 안쪽 고랑은 얕다. 약 90° 이상 무릎이 굽힐 때, 무릎뼈는 가쪽 면과 안쪽 면 양쪽의 높은 경사를 가진 관절융기내 패임으로 몰아넣기 시작한다. 이러한 상황에서 넙다리뼈 상 정강뼈의 안가쪽 돌림 위치는 모든 조건 하에 높은 안정성을 요구하면서 아주 변이적이다. 그러나 외상적 손상의 체중, 무릎뼈 자체의 뼈는 사례연구 7-2에 보이는 것처럼 파열될 수 있다.

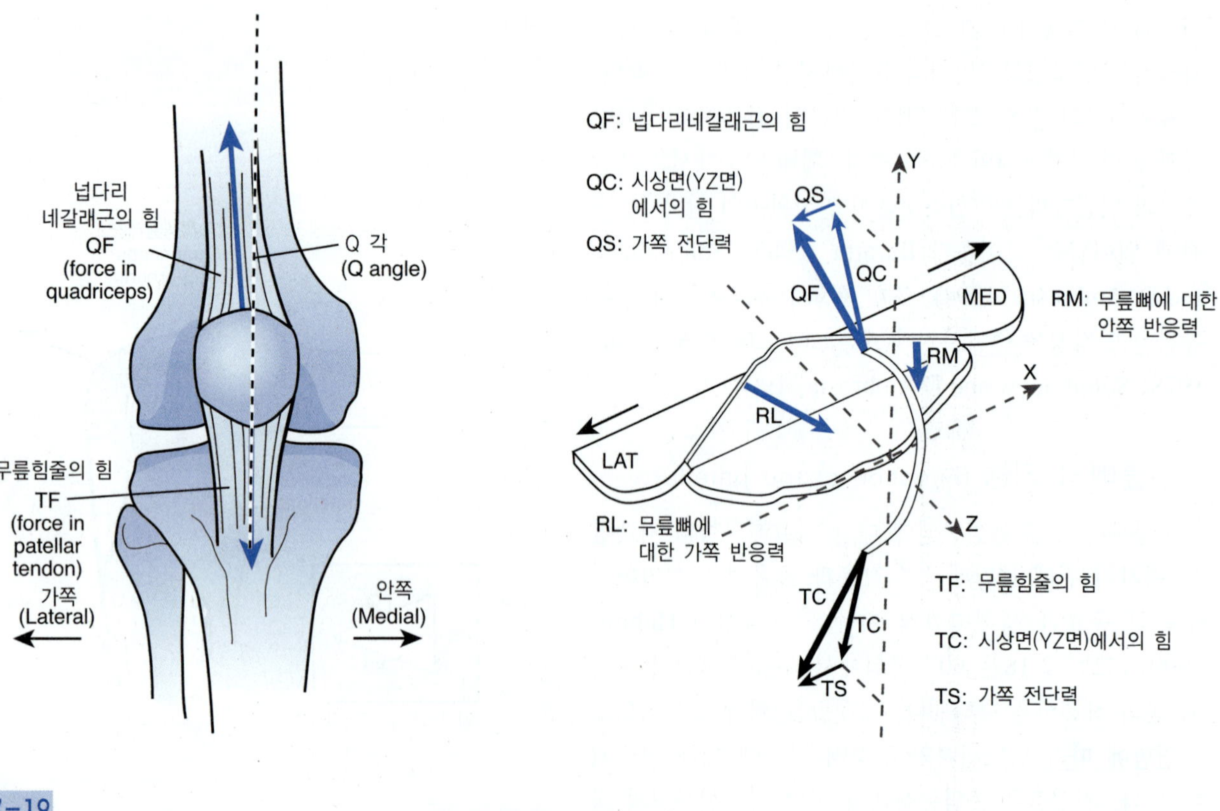

그림 7-19

무릎뼈 작용의 힘. **왼쪽 그림.** 네갈래근과 무릎뼈힘줄힘은 Q각에 기인한 공선이 아니다.
오른쪽 그림. 약 60° 굽힘의 무릎뼈와 넙다리 도르래를 관통한 가로(수평)면 부분.

무릎이 폄되면, 무릎뼈 아래부분은 넙다리뼈 위에 놓이게 된다. 무릎이 90°로 굽히면, 무릎뼈와 넙다리뼈 사이 접촉면은 체내에서 그리고 체중부담조건 아래 머리뼈(두개골, cranial)로 이동한다(Komistek, 2000). 접촉면 영역은 크기에서 증가한다(Goodfellow, 1976). 일부 한계까지 무릎굽힘의 접촉면의 증가는 더 큰 무릎넙다리 관절반응힘에 대해 보상한다. 단단한 엉덩정강근막띠(장경근막띠, iliotibial band)가 존재하는 경우 무릎넙다리관절힘은 비정상 무릎뼈 운동과 부하부담을 일으키면서 가쪽으로 이동할 수 있다(Kwak, 2000).

무릎넙다리관절 주변 네갈래근힘과 토크는 특정 상황 아래 아주 극단적으로 높을 수 있는데 특히, 무릎이 굽힐 때 농구선수가 네갈래근의 원심성 수축에 의해 간접힘의 결과로 무릎뼈 파열을 겪을 때 그러하다(사례연구 7-2). 다른 원심성 상황은 역도에 의해 생성된 무릎의 가쪽 토크 연구 동안 관찰된다. 한 대상은 175kg 역기를 들었을 때 무릎뼈힘줄이 파열되었다(Zernicke, 1977). 힘줄파열의 순간 무릎은 90° 굽혔고, 무릎관절의 토크는 550 Nm이고, 네갈래근힘은 약 10,330 N이었다.

무릎굽힘의 많은 양을 요구하는 활동 동안 네갈래근힘과 관절반응힘의 높은 크기로 인해 무릎넙다리관절 장애 환자는 이러한 활동을 할 때 증가된 고통을 경험한다. 이러한 힘을 감소하는 효과적인 작용은 무릎굽힘의 양을 제한하는 것이다.

사례연구 7-2

폄근 기전 손상

30세 농구선수는 점프에서 내려오는 동안 강제적인 무릎굽힘이 있었다. 네갈래근의 강한 원심성 수축은 아래극에 파열을 유도하면서 무릎뼈에 비정상적 높은 인장부하를 생성했다. 이 사례에서 무릎뼈 파열은 네갈래근힘이 무릎뼈의 뼈 강도를 압도했기 때문에 일어났다. 가장 약한 연결은 무릎뼈였다.

사진은 네갈래근 견인 힘의 결과인 상당한 파열분리에 동반한 무릎뼈 파열을 나타낸다(사례연구 그림 7-2). 파열로 폄근 기전은 무릎 기능과 폄을 불가능하게 된다. 그것은 무릎넙다리관절의 안정성과 넙다리뼈의 압박 스트레스 분산에 직접 영향을 줄 것이다. 동시에 네갈래근의 손상된 기능은 보행과 계단오르기와 같은 일상활동에 필요한 무릎관절(무릎넙다리관절과 정강넙다리관절)에서 역학적 안정성을 저하한다.

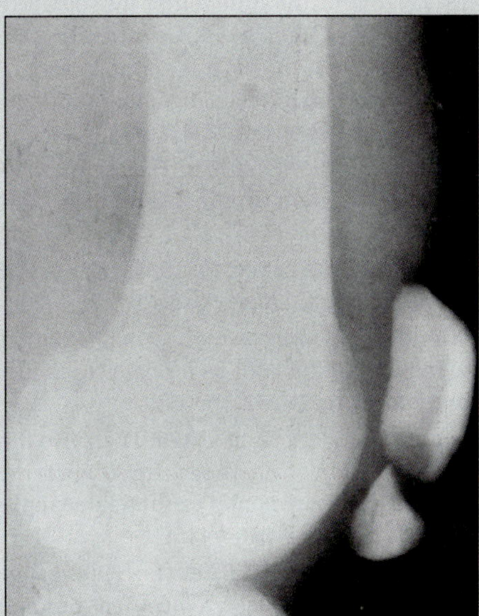

사례연구 그림 7-2

요약 (Summary)

- 무릎은 정강넙다리관절과 무릎넙다리관절로 이루어진 두 개의 관절 구조이다.
- 정강넙다리관절에서 표면운동은 시상면에서 일어나는 가장 큰 운동과 함께 동시에 세 면에서 일어난다. 무릎넙다리관절의 표면운동은 넙다리뼈에 고정된 축에 대한 시상면에서 주로 일어난다.
- 표면관절운동은 순간중심 기법의 사용으로 설명할 수 있다. 일반 무릎에 실행되는 기법은 다음과 같이 나타난다. 시상면의 정강넙다리관절 연속간격운동의 순간중심은 시상면의 변화하는 넙다리 굽힘 반지름을 반영한 곡선 경로를 따른다. 정강넙다리 접촉점의 변위방향은 정강뼈 표면의 접선이고, 가동범위 전체 활주를 나타낸다.
- 안쪽 면의 정강뼈 접촉점은 활주운동을 나타내면서 거의 일정하다. 가쪽 면의 접촉점은 굽힘으로 뒤로 변위되는데 구름과 활주의 조합을 나타낸다.
- 폄의 정강넙다리관절 나사못집 작용은 완전 폄의 관절에 안정성을 더한다. 무릎에 대한 부가 수동 안정성은 인대구조, 반달판, 무릎 주변 근육에 의한 역학적 안

정성에 의해 주어진다.

- 무릎의 운동형상학과 안정성은 관절표면과 주요인대를 결합한 2차원이나 3차원 모델로 나타낼 수 있다.
- 정강넙다리관절과 무릎넙다리관절은 높은 힘에 영향을 받는다. 근육힘은 양 관절의 체중보다 몇 배 이상일 수 있는 관절반응힘의 크기에 가장 큰 영향을 가진다. 또한 무릎넙다리관절에서 무릎굽힘은 높은 관절반응힘의 결과 더 큰 무릎굽힘의 관절반응힘에 영향을 줄 수도 있다.
- 무릎의 전체 압력은 가장 큰 힘을 가지는 보다 큰 굽힘작용과 가쪽보다 높은 힘을 운반하는 안쪽면으로 2~4 BW 범위 내에 있다.
- 정강뼈 고원은 무릎의 주요 체중부하 구조이지만, 연골, 반달판, 인대도 힘을 운반한다. 반달판은 스트레스 분산과 정강뼈 고원에 부과된 압력 감소를 돕는다.
- 무릎뼈는 운동의 전체 범위에서 네갈래근힘의 지렛팔 폄에 의해 연장되고, 넙다리뼈 압력 스트레스의 더 넓은 분산을 허용한다.

연습질문 (Practice Questions)

1 무릎관절의 이완은 무엇을 의미하나? 무릎에서 일어나는 돌림 이완 각도는 약 몇 도이고, 이완에 대한 능동과 수동 구속은 무엇인가?

2 시상면의 무릎 굽힘-폄 운동의 모델로 4개 막대 연결을 설명하라. 이 모델을 실제의 단순 형태로 나타내려면 어떤 방식으로 할 수 있나?

3 굽힘 동안 무릎의 운동의 중립 경로를 정의하라. 이 운동을 정의하는 구조는 무엇이며, 앞뒤전단힘 또는 외적으로나 근육작용으로 적용된 토크가 겹칠 때 무엇이 발생하는가?

4 힘이 무릎을 가로질러 작용할 때 정강넙다리 표면상 접촉 영역이 있는 이유는? 접촉 영역과 관련된 반달판의 역할은 무엇인가?

5 평지걷기, 계단오르기, 계단내려가기 동안 무릎관절을 가로지르는 합성힘은 무엇인가? 축성 압력에 관련된 앞뒤전단힘은 얼마나 큰가?

6 무릎관절을 가로지르는 힘은 어떻게 발생하는가? 관절의 가쪽과 안쪽 면의 상대적 힘은 무엇인가? 안쪽 힘요소가 비정상 보행이나 어긋난 뼈에 기인하여 시간에 따라 비정상적으로 커질 경우 무엇이 일어날 수 있는가?

7 무릎뼈와 넙다리뼈 사이 힘전달을 설명하라. 합성힘이 가장 클 때는 언제인가? 어떤 근육이 이 힘을 생성하는가?

8 무릎의 관절염의 주요 증상을 무엇이며, 주요 치료 대안은 무엇인가?

참고 문헌 (References)

Åagaard, P., Simonsen, E.B., Andersen, J.L., et al. (2000). Antagonist muscle co-activation during isokinetic extension. *Scan J Med Sci Sports, 10*(2), 58–67.

Ahmed, A.M., Burke, D.L. (1983). In-vitro measurement of static pressure distribution in synovial joints—Part 1: Tibial surface of the knee. *J Biomech Eng, 105*, 216–225.

Andriacchi, T.P., Birac, D. (1993). Functional ligament testing in the anterior cruciate ligament deficient knee. *Clin Orthop Rel Res, 288* (March), 40–47.

Andriacchi, T.P., Kramer, G.M., Landon, G.C. (1979). Three-dimensional coordinate data processing in human motion analysis. *J Biomech Eng, 101*, 279–283.

Baratta, R., Solomonow, M., Zhou, B.H., et al. (1988). Muscular co-activation: The role of the antagonist musculature in maintaining knee stability. *Am J Sports Med, 16*, 113–122.

Berchuck, M., Andriacchi, T.P., Bach, B.R., et al. (1990). Gait adaptations by patients who have a deficient anterior cruciate ligament. *J Bone Joint Surg Am, 72*, 871–877.

Beynnon, B., Howe, J.G., Pope, M.H. (1992). The measurements of anterior cruciate ligament strain in vivo. *Int Orthop, 16*, 1–12.

Blankevoort, L., Huiskes, R., De Lange, A. (1988). The envelope of passive knee joint motion. *J Biomech, 21*(9), 705–720.

Bullough, P.G., Munuera, L., Murphy, J., et al. (1970). The strength of the menisci of the knee as it relates to their fine structure. *J Bone Joint Surg Am, 52*, 564–570.

Dennis, D., Komistek, R., Scuderi, G., et al. (2001). In vivo three-dimensional determination of kinematics for subjects with a normal knee or a unicompartmental or total knee replacement. *J Bone Joint Surg Am, 83*, S104–115.

Dennis, D.A., Komistek, R.D., Stiehl, J.B., et al. (1998). Range of motion after total knee arthroplasty: The effect of implant design and weight-bearing conditions. *J Arthroplasty, 13*(7), 748.

D'Lima, D.D., Patil, S., Steklov, N., et al. (2006). Tibial forces measured in vivo after total knee arthroplasty. *J Arthroplasty, 21*(2), 255–262.

D'Lima, D.D., Patil, S., Steklov, N., et al. (2007). In vivo knee moments and shear after total knee arthroplasty. *J Biomech, 41*(10), 2332–2335.

D'Lima, D.D., Steklov, N., Patil, S., et al. (2008). The Mark Coventry Award: In vivo knee forces during recreation and exercise after knee arthroplasty. *Clin Orthop Rel Res, 466*(11), 2605–2611.

Draganich, L.D., Andriacchi, T.P., Andersson, G.B.J. (1987). Interaction between intrinsic knee mechanism and the knee extensor mechanism. *J Orthop Res, 5*, 539–547.

Drillis, R., Contini, R., Bluestein, M. (1964). Body segment parameters. A survey of measurement techniques. *Artif Limbs, 8*, 44.

Eckhoff, D., Hogan, C., DeMatteo, L., et al. (2007). Difference between the epicondylar and cylindrical axis of the knee. *Clin Orthop, 461*, 238–244.

Ellis, M.I., Seedhom, B.B., Wright, V., et al. (1980). An evaluation of the ratio between the tensions along the quadriceps tendon and the patellar ligament. *Eng Med, 9*(4), 189–194.

Frankel, V.H., Burstein, A.H. (1970). *Orthopaedic Biomechanics.* Philadelphia: Lea & Febiger.

Frankel, V.H., Burstein, A.H., Brooks, D.B. (1971). Biomechanics of internal derangement of the knee. Pathomechanics as determined by analysis of the instant centers of motion. *J Bone Joint Surg Am, 53*, 945.

Freeman, M.A.R., Pinskerova, V. (2005). The movement of the normal tibio-femoral joint. *J Biomech, 38*, 197–208.

Fu, F.H., Harner, C.D., Johnson, D.L., et al. (1994). Biomechanics of the knee ligaments: Basic concepts and clinical application. *Instr Course Lecture, 43*, 137–148.

Gardner, T.R., Ateshian, G.A., Grelsamer, R.P., et al. (1994). A 6 DOF knee testing device to determine patellar tracking and patellofemoral joint contact area via stereophotogrammetry. *Adv Bioeng ASME BED, 28*, 279–280.

Girgis, F.G., Marshall, J.L., Al Monajema, R.M. (1975). The cruciate ligaments of the knee joint. Anatomical, functional and experimental analysis. *Clin Orthop, 106*, 216–231.

Goodfellow, J., Hungerford, D.S., Zindel, M. (1976). Patellofemoral joint mechanics and pathology. 1. Functional anatomy of the patellofemoral joint. *J Bone Joint Surg Br, 58*, 287.

Grood, E.S., Suntay, W.J. (1983). A coordinate system for clinical description of three-dimensional motions: Application to the knee. *J Biomech Eng, 105*, 136–144.

Hehne, H.J. (1990). Biomechanics of the patellofemoral joint and its clinical relevance. *Clin Orthop, 258*, 73–85.

Heinlein, B., Kutzner, I., Graichen, F., et al. (2009). Complete data of total knee replacement loading for level walking and stair climbing measured in vivo with a follow-up of 6–10 months. *Clin Biomech, 24*(4), 315–326.

Helfet, A.J. (1974). Anatomy and mechanics of movement of the knee joint. In A. Helfet (Ed.). *Disorders of the Knee.* Philadelphia: JB Lippincott Co, 1–17.

Holden, J.P., Chou, G., Stanhope, S.J. (1997). Changes in knee joint function over a wide range of walking speeds. *Clin Biomech, 12*(6), 375–382.

Huberti, H.H., Hayes, W.C. (1984). Patellofemoral contact pressures. The influence of Q-angle and tendofemoral contact. *J Bone Joint Surg, 66-A*(5), 715–724.

Hungerford, D.S., Barry, M. (1979). Biomechanics of the patellofemoral joint. *Clin Orthop, 144*, 9–15.

Hvid, I. (1983). The stability of the human patello-femoral joint. *Eng Med, 12*(2), 55–59.

Kapandji, I.A. (1970). The knee. In I.A. Kapandji (Ed.). *The Physiology of the Joints*, vol 2. Paris, France: Editions Maloine, 72–135.

Kellis, E., Baltzopoulus, V. (1999). In vivo determination of the patella and hamstrings moment arms in adult males using videofluoroscopy during submaximal knee extension and flexion. *Clin Biomech, 14*, 118–124.

Kettelkamp, D.B., Johnson, R.J., Smidt, G.L., et al. (1970). An electrogoniometric study of knee motion in normal gait. *J Bone Joint Surg Am, 52*, 775.

Komistek, R.D., Dennis, D.A., Mabe, J.A., et al. (2000). An in vivo determination of patellofemoral contact positions. *Clin Biomech, 15*, 29–36.

Komistek, R.D., Dennis, D.A., Mahfoua, M. (2003). In vivo fluoroscopic analysis of the normal human knee. *Clin Orthop Relat Res, 410*, 69–81.

Kroemer, K.H., Marras, W.S., McGlothin, J.D., et al. (1990). On the measurements of human strength. *Int J Ind Ergonomics, 6*, 199–210.

Kurosawa, H., Fukubayashi, T., Nakajima, H. (1980). Load-bearing mode of the knee joint: Physical behavior of the knee joint with or without menisci. *Clin Ortho, 49*, 283–290.

Kurosawa, H., Walker, P.S., Abe, S., et al. (1985). Geometry and motion of the knee for implant and orthotic design. *J Biomech, 18*(7), 487–499.

Kutzner, I., Heinlein, B., Graichen, F., et al. (2008). In vivo measurements of loads during ergometer cycling 6 months post-operatively. 16th ESB Congress Short Talks. *J Biomech, 41*(S1), S323.

Kwak, S.D., Ahmad, C.S., Gardner, T.R., et al. (2000). Hamstrings and iliotibial forces affect knee ligaments and contact pattern. *J Orthop Res, 18*, 101–108.

Lamoreux, L. (1971). Kinematic measurements in the study of human walking. Biomechanics Lab, University of California, San Francisco. *Bull Prosthet Res, 10*(15), 3–84.

Laubenthal, K.N., Smidt, G.L., Kettelkamp, D.B. (1972). A quantitative analysis of knee motion during activities of daily living. *Phys Ther, 52*, 34.

Li, G., DeFrate, L.E., Park, S.E., et al. (2005). An investigation using dual-orthogonal fluoroscopy and magnetic resonance image-based computer models. *Am J Sports Med, 33*(1), 102–107.

Markholf, K., Graff-Radford, A., Amstutz, H. (1978). In vivo knee stability. *J Bone Joint Surg Am, 60*, 664–674.

McDermott, I.D., Amis, A.A. (2006). The consequences of meniscectomy. *J Bone Joint Surg Br, 88*, 1549–1556.

Mizner, R.L., Petterson, S.C., Stevens, J.E., et al. (2005). Early quadriceps strength loss after total knee arthroplasty. The contributions of muscle atrophy and failure of voluntary muscle activation. *J Bone Jt Surg Am, 87*, 1047–1053.

Mundermann, A., Dyrby, C.O., D'Lima, D.D., et al.(2008). In vivo knee loading characteristics during activities of daily living as measured by an instrumented total knee replacement. *J Ortho Res*, 1167–1172.

Murray, M.P., Drought, A.B., Kory, R.C.(1964). Walking patterns of normal men. *J Bone Joint Surg Am, 46*, 335.

Neuman, P., Englund, M., Kostogiannis, I., et al.(2008). Prevalence of tibiofemoral osteoarthritis 15 years after nonoperative treatment of anterior cruciate ligament injury: A prospective cohort study. *Am J Sports Med, 36*, 1717–1725.

O'Connor, J.J., Shercliff, T.L., Biden, E., et al. (1989). The geometry of the knee in the sagittal plane. *Proc Inst Mech Eng H, 203*(4), 223–233.

Özkaya, N., Nordin, M. (1999). *Fundamentals of Biomechanics: Equilibrium, Motion, and Deformation (2nd ed.)*. New York: Springer-Verlag.

Perry, J., Norwood, L., House, K. (1977). Knee posture and biceps and semimembranosus muscle action in running and cutting (an EMG study). *Trans Orthop Res Soc, 2*, 258.

Ramsey, D.K., Wretenberg, P.F. (1999). Biomechanics of the knee: Methodological considerations in the in vivo kinematic analysis of the tibiofemoral and patellofemoral joint. Review paper. *Clin Biomech, 14*, 595–611.

Reilly, D.T., Martens, M. (1972). Experimental analysis of the quadriceps muscle force and patellofemoral joint reaction force for various activities. *Acta Orthop Scand, 43*, 126.

Reuleaux, F. (1876). *The Kinematics of Machinery: Outline of a Theory of Machines*. London, UK: Macmillan.

Selvik, G. (1978). Roentgen stereophotogrammetry in Lund, Sweden. In A.M. Coblenz, R.E. Herron (Eds.). *Applications of Human Biostereometrics. Proc. SPIE (166)*, 184–189.

Selvik, G. (1983). Roentgen stereophotogrammetry in orthopaedics. In R.E. Herron (Ed.). *Biostereometrics '82. Proc SPIE (361)*, 178–185.

Solomonow, M., D'Ambrosia, R. (1994). Neural reflex arcs and muscle control of knee stability and motion. In W.N. Scott (Ed.). *The Knee*. New York: Mosby Elsevier, 107–120.

Walker, P.S., Erkman, M.J. (1975). The role of the menisci in force transmission across the knee. *Clin Orthop Relat Res, 109*, 184–192.

Walker, P.S., Hajek, J.V. (1972). The load-bearing area in the knee joint. *J Biomech, 5*(6), 581–589.

Walker, P.S., Yildirim, G., Sussman-Fort, J., et al. (2006). Relative positions of the contacts on the cartilage surfaces of the knee joint. *Knee, 13*, 382–388.

Wilson, S.A., Vigorita, V.J., Scott, W.N. (1994). Anatomy. In N. Scott (Ed.). *The Knee*. Philadelphia: Mosby Elsevier, 17.

Winter, D.A. (1990). *Biomechanics and Motor Control of Human Behaviour (2nd ed.)*. New York: John Wiley and Sons.

Wretenberg, P., Németh, G., Lamontagne, M., et al. (1996). Passive knee muscle moment arms measured in vivo with MRI. *Clinical Biomech, 11*(8), 439–446.

Zavatsky, A.B., O'Connor, J.J. (1992). A model of the human knee ligaments in the sagittal plane. Part 1: Response to passive flexion. *Proc Inst Mech Eng H, 206*(3), 125–134.

Zernicke, R.F., Garhammer, J., Jobe, F.W. (1977). Human patellar tendon rupture. *J Bone Joint Surg Am, 59*, 179–183.

Zhao, D., Banks, S.A., D'Lima, D.D., et al. (2007). In vivo medial and lateral tibial loads during dynamic and high flexion activities. *J Orthop Res*, 593-602.

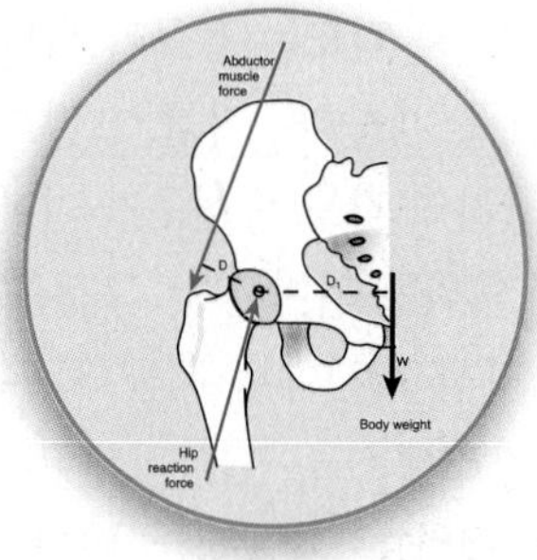

제8장

엉덩관절의 생체역학

(Biomechanics of the Hip)

서론 (Introduction)

엉덩관절(고관절, hip)의 주요기능은 걷기, 달리기, 계단 오르기와 같은 일상생활활동 동안 머리, 팔, 몸통의 체중을 지탱하는 것이다. 몸통과 다리 사이 힘을 전달하는 능력은 신체의 일반기능에 아주 중요하다. 관절의 절구공의 형태는 실질적인 운동을 지지하는 동안 고유의 안정성을 제공한다. 엉덩관절 손상과 질병은 상당히 일반적이고, 엉덩관절의 장애는 관절연골과 뼈의 변경된 스트레스 분산을 제공할 수 있다. 이것은 걷기, 옷 입기, 운전, 물건 들기와 옮기기의 어려움을 포함한 실질적인 기능 제한뿐만 아니라 변성적 관절을 유도할 수 있다. 이 장은 엉덩관절의 기능적 해부학을 설명한 다음 엉덩관절의 가동범위와 정역학 및 역학적 힘과 같은 기능적 운동역학과 운동형상학 관점을 다룰 것이다.

해부학적 관점 (Anatomic Considerations)

엉덩관절은 골반절구(acetabulum), 넙다리뼈머리, 넙다리뼈목으로 이루어져 있고, 절구테두리, 관절주머니, 많은 강한 근육에 의해 제어되고 방어된다(그림 8-1). 이러한 기본적 구조는 일렬에서 작용할 때 엉덩관절은 실질적 안정성, 유연성, 강도를 가진다.

관절구 (The acetabulum)

관절구는 엉덩관절의 오목한 부분이다. 절구는 기본적으로 제형 형태를 만드는 아래 부분의 절구패임(절흔, notch)으로 인해 완전히 구형은 아니다(그림 8-2). 절구 표면을 덮고 있는 관절연골은 반구형의 위-앞 부분에 아주 현저하지만, 주변으로 그리고 가쪽으로 두꺼워진다. 절구의 관절형태는 초승달 모양 표면의 주변에 제형 모양의 유리질 연골에서만 발생한다. 절구테두리, 절구를 둘러싸고 낮아지게 하는 섬유연골성입술은 절구패임을 이어주고 넙다리뼈머리의 아래 탈구를 막는 가로 절구인대와 융합된다(Ferguson, 2003).

절구공간은 사선으로 앞으로, 밖으로, 아래로 향해 있고, 잘못 배열된 절구는 만성적 탈구와 뼈관절염을 일으키는 넙다리뼈머리를 충분히 덮지 않는다. 중심가장자리 각도(Wiberg의 각)와 절구 앞경사 각도는 절구가 넙다리뼈머리에 얼마만큼 적용범위를 제공하는가를 설명하는 각도이다(그린 8-3). 중심가장자리 각도는 절구가 이마면의 넙다리뼈머리를 담당하는 범위를 의미한다. 그것은 아주 변이적이지만, 성인의 방사선 사진에서 평균 35~40° 로 측정된다. 일반 중심가장자리 각도는 넙다리뼈머리에 방어적 선반모양의 구조(방어선반)를 제공하는 반면, 더

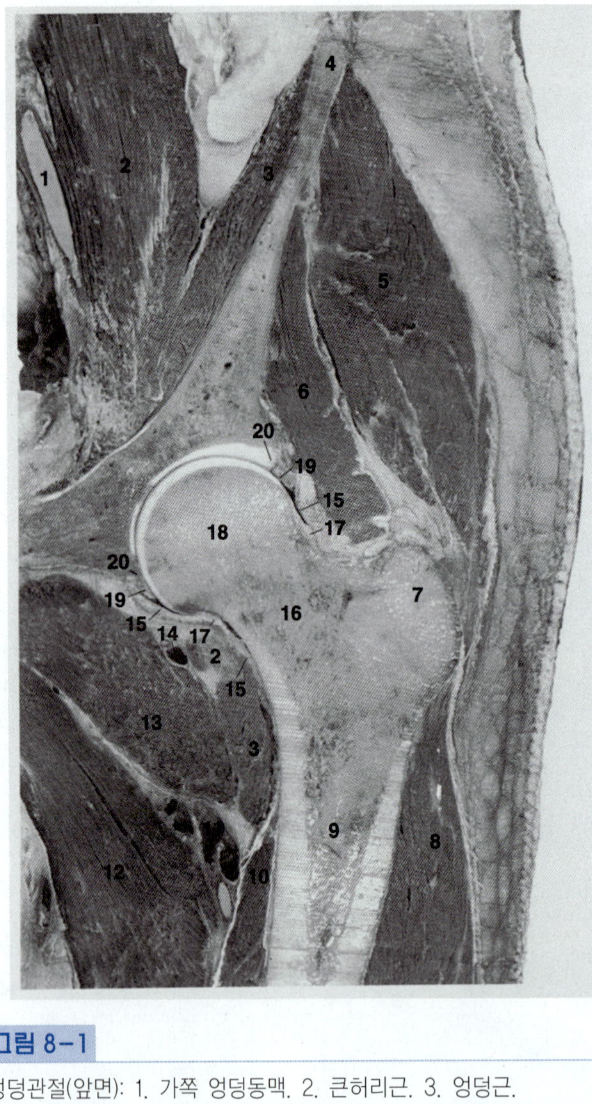

그림 8-1

엉덩관절(앞면): 1. 가쪽 엉덩동맥. 2. 큰허리근. 3. 엉덩근. 4. 엉덩뼈능선. 5. 중간볼기근. 6. 작은볼기근. 7. 큰돌기. 8. 가쪽 넓은근. 9. 넙다리뼈몸통. 10. 안쪽 넓은근. 11. 깊은넙다리관. 12. 긴모음근. 13. 두덩근. 14. 안쪽 휘돌이넙다리관. 15. 엉덩관절 주머니. 16. 넙다리뼈목. 17. 피막 둘레띠. 18. 넙다리뼈머리. 19. 절구테두리. 20. 절구테. *출처 : McMinn, R.H. & Huchings, R.H.R. (1988). Color Atlas of Human Anatomy(2nd ed.). Chicago: Year Book Medical, 302.*

많은 수직구성(더 작은 각도)은 탈구위험을 증가시키면서 더 적은 넙다리뼈머리를 포함한다. 절구 앞경사 각도는 얼마나 많은 절구가 수평면 내 넙다리뼈머리를 둘러싸고 있는지를 설명한다. 평균값은 약 20°이고, 절구 앞경사 각도의 병리적 증가는 저하된 관절안정성과 증가된 넙다리뼈머리의 앞 탈골 가능성과 연관된다(Barrack, 2003).

비부하 절구는 넙다리뼈머리(대퇴골두, femoral head)보다 적은 직경을 가진다. 엉덩관절이 부하되면 절구는 점탄성으로 넙다리뼈머리에 대해 변형되고, 엉덩관절에 적용된 부하와 비율은 발생하는 변형량에 반비례적이다.

절구테두리 자체는 엉덩관절의 적절한 기능에 대단히 중요하다(그림 8-2). 주머니세포와는 달리, 윗입술조직은 주로 섬유연골로 구성된다. 손상된 윗입술조직의 관절경 검사의 시각화는 이전에 믿었던 것보다 많은 치유 잠재력을 제시하는 전체 윗입술 구조에서 보다 광범위한 혈관조직의 투과를 나타낸다(Ranawat, 2005). 테두리는 운동의 극단 특히, 굽힘에서 넙다리뼈머리를 포함하는 데 역할을 한다. 관절주머니와 관련하여 테두리는 굽힘동안 체중부하 구조로 작용하기도 하는데 부족한 테두리의 대상은 불안정과 주머니 이완을 경험한다는 의미이다. 관절적합성을 안정화하고 유지하도록 테두리가 역할을 하게 하는 데 기인한 윗입술 결핍의 엉덩관절의 돌림불안정과 과다유동에 대한 잠재력이 있다. 이러한 불안정은 풍부한 관절주머니 조직과 비정상 부하 분산을 가져올 수 있다.

관절의 최대압력을 감소시키는 테두리와 안쪽 관절액 사이에 상호작용이 있다고 믿어진다(Ferguson, 2003). 또한 테두리는 절구 중심의 저하, 절구오목(절구와, acetabular fossa)에 의해 생성되는 관절공간 내 진공을 유지하는 역할을 하기도 한다(그림 8-2). 절구오목에 의해 생성되고 테두리에 의해 유지되는 진공은 엉덩관절 안정

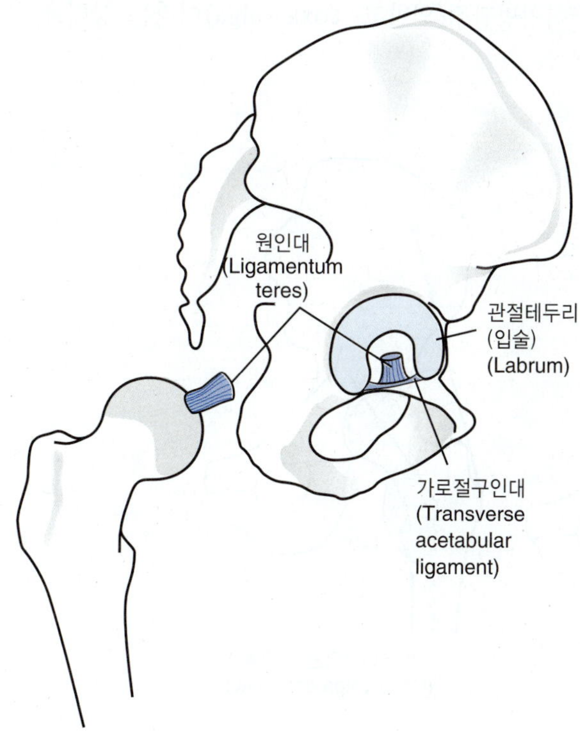

그림 8-2

절구테두리와 가로절구인대 무손상의 측면을 보여주는 도해. *출처: Kelly, B.T., Williams, R.J. III, Philippon, M.J. (2003). Hip arthroscopy: Current indications, treatment options, and management issues. Am J Sports Med, 31(6), 1020–1037.*

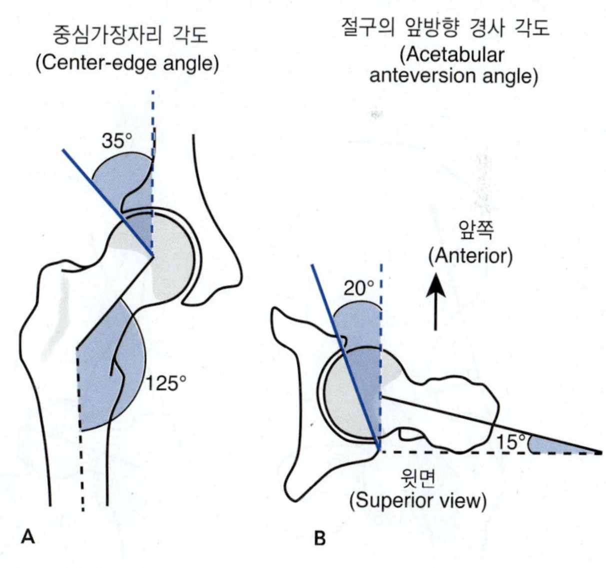

그림 8-3

중심가장자리 각도(Wiberg의 각)(**A**)와 절구 앞경사의 각도)(**B**)는 절구가 넙다리뼈머리에 얼마만큼 적용범위를 제공하는가를 설명하는 각도이다. 중심가장자리 각도는 절구가 이마면의 넙다리뼈머리를 담당하는 범위를 의미한다. 그것은 아주 변이적이지만, 성인의 방사선 사진에서 평균 35~40°로 측정된다. 절구 앞경사 각도는 얼마나 많은 절구가 수평면 내 넙다리뼈머리를 둘러싸고 있는지에 관련된다. 그 평균값은 약 20°이다. *출처: Neumann, D.H. (2002). Kinesiology of the Musculoskeletal System: Foundations for Physical Rehabilitation. St Louis, MO: Mosby.*

성의 주머니인대 구조보다 큰 역할을 하는 것으로 보여진다(Wingstrand, 1990).

넙다리뼈머리 (The femoral head)

엉덩관절의 절구공이 구성의 오목한 구성인 넙다리뼈머리는 구의 3분의 2를 형성한다. 넙다리뼈를 덮고 있는 관절연골은 인대원근이 주변으로 얇아지고 부착되는 오목 주변 안쪽 중심표면에서 가장 두껍다. 두께의 변이는 넙다리뼈머리의 다양한 부분의 강도와 경직에서 차이를 가져온다. 이전에 살펴본 것처럼 엉덩관절의 연골은 점탄성이며, 적용된 부하의 크기에 기초한 넙다리뼈머리의 부하패턴에 영향을 준다.

체중부하 영역은 더 적은 부하에서 넙다리뼈머리의 초승달 모양 표면 주변에 집중되지만, 그것은 초승달 모양 표면의 중심과 부하가 증가하면서 앞뒤뿔로 이동한다(Von Eisenhart-Rothe, 1997). Bergman에 의한 연구(1993, 1995)는 인공 넙다리뼈머리를 이용하여 다양한 제한과 관점에 기인하여 도달하기가 대단히 힘든 직접 측정이지만, 앞과 안쪽 초승달 모양 표면이 일상생활활동 동안 대부분의 부하를 전달하는 것을 보여준다. 또한 넙다리뼈머리의 부적합한 형태도 활동 동안 부하 분산에서 한 층 더 변화를 발달시켜 뼈관절염으로 유도함을 보여준다.

넙다리뼈목 (The femoral neck)

또한 넙다리뼈목 구조는 엉덩관절의 적절한 기능에서 특히 넙다리뼈몸통과의 각관계 측면에서 역할을 한다. 두 개의 가장 관련된 각도는 경사각으로 알려진 목-몸통각(그림 8-4)과 비틀림각이고, 그것은 넙다리관절융기(대퇴과, femoral condyle)를 관통하는 축과 넙다리뼈머리와 목부를 관통하는 축 사이의 각이다(그림 8-5).

경사각은 출생 시 약 140~150°이고 성인의 45° 범위(90~135°)로 약 125°로 점차적으로 감소된다(Ogus, 1996). 125° 이하 각도가 안굽이엉덩관절(내반고, coxa vara)이라는 상태를 만드는 동안, 125° 이상 각도는 밖굽이엉덩관절(외반고, coxa valga)이라는 상태를 만든

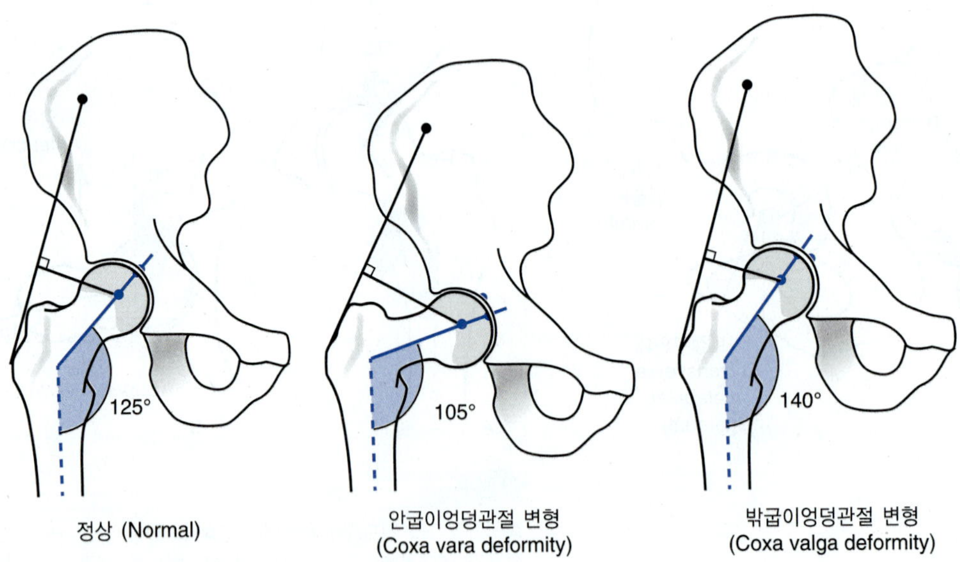

그림 8-4

일반 목-몸통 각(이마면의 몸통으로 넙다리뼈목의 경사각)은 약 125°이다. 이 각이 125° 미만일 때 안굽이엉덩관절이라고 하고, 125° 이상일 때 밖굽이엉덩관절이라고 한다. 경사각은 출생 시 약 140~150°이고 성인의 45° 범위(90~135°)로 약 125°로 점차적으로 감소된다. 출처: *Callaghan, J.J., Rosenburg, A.G., Rubash, H.E. (2007). The Adult HIp. Philadelphia: Lippincott Williams & Wilkins.*

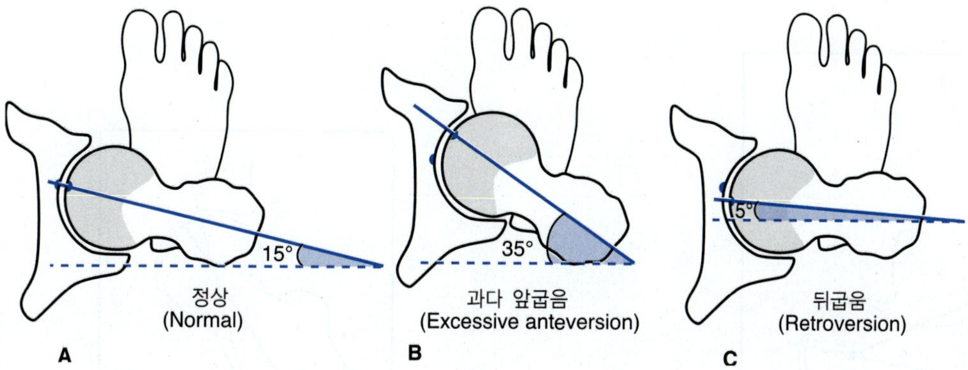

그림 8-5

그림은 다양한 비틀림각, 넙다리뼈머리와 넙다리뼈목을 관통하는 축과 넙다리관절융기를 관통하는 축 사이 비틀림 각의 효과를 나타낸다. 비틀림 각은 태아발달에서 일어나는 다리 성장의 안쪽 돌림이동을 반영하고, 그것은 보통 신생아에서 40°로 측정되지만, 출생 후 2년 내에 실질적으로 줄어든다. 각각 안쪽과 가쪽 돌림에 영향을 주는 12° 이상 각도(앞경사)와 12° 미만 각도(뒤굽이)가 일반적이지만, 10~20°가 비틀림각으로 보통 간주된다. *출처: Neumann, D.H. (2002), Kinesiology of the Musculoskeletal System: Foundations for Physical Rehabilitation. St. Louis, MO: Mosby.*

다(그림 8-4, 8-6). 이 비정상 각도는 지렛팔을 변화시켜 엉덩관절모멘트와 상체에 의해 관절에 적용된 힘영향을 변경하면서 절구와 넙다리뼈머리 사이 정렬을 변위시킨다. 밖굽이엉덩관절과 안굽이엉덩관절 양쪽에 일부 유익이 있지만, 그림 8-6에 보이는 것처럼 부정적 효과가 이 유익을 능가하여 평균 경사각(125°)의 값과 중요성을 증명한다.

비틀림 각은 태아발달에서 일어나는 다리 성장의 안쪽 돌림이동을 반영한다. 그것은 보통 신생아에서 40°로 측정되지만, 출생 후 2년 내에 실질적으로 줄어든다. 10~20° 비틀림 각은 일반적으로 간주된다. 앞방향경사로 알려진 12° 이상은 절구 공동의 넙다리뼈머리를 유지하기 위해 보행 동안 다리의 안쪽으로 돌림하는 성향을 만들고 관리되지 않는 넙다리뼈머리의 일부를 유발한다(그림 8-5B). 뒤굽이, 12° 미만 각도는 보행 동안 다리를 가쪽으로 돌림하는 성향을 만든다(그림 8-5C). 양쪽은 아동기에 일반적이고 보통보다 빨리 성장한다.

구조적 변형 뿐만 아니라, 비정상적인 경사각도와 비틀림 각도도 넙다리절구의 충돌을 초래할 수 있는데, 이것은 넙다리뼈목의 뼈가 절구의 뼈에 부딪힘으로서 일어난다. 구조적 변형에 의한 충돌은 뼈관절염의 주된 원인으로 고려된다(Maheshwari et al., 2007).

넙다리뼈머리와 넙다리뼈목의 안쪽 면은 안쪽과 가쪽의 뼈잔기둥 시스템을 가진 해면뼈로 구성된다(그림 8-7A와 B). 넙다리뼈머리에 가해지는 힘과 스트레스(대부분 관절반응힘)는 안쪽 뼈잔기둥계와 평행한 방향으로 발생한다(Frankel, 1960). 이런 뼈잔기둥계를 통해 넙다리뼈머리에 가해지는 힘들의 중요성을 알 수 있다. 뼈끝판은 안쪽 뼈잔기둥계와 직각을 이루고, 관절반응힘과 수직을 이루는 것으로 알려져 있다(Inman, 1947). 가쪽 뼈잔기둥계는 엉덩관절 벌림근(중간볼기근, 작은볼기근, 넙다리근막긴장근)의 수축으로 발생한 넙다리뼈머리의 압박 힘에 저항한다. 위쪽 넙다리뼈목 주위에 있는 얇은 겉질뼈는 아래쪽 부분에서 점차적으로 두꺼워지고 있다.

노화함에 따라, 넙다리뼈목은 점차 퇴행적으로 변화된다: 겉질뼈는 더욱 얇고, 뼈잔기둥(trabeculae)은 점차 흡수된다(그림 2-54). 이런 변화들은 넙다리뼈목 골절을 일으킬 수 있으며, 뼈의 생체역학 단락인 2장에서 자세히 다루어질 것이다. 넙다리뼈목은 노인에게 있어 가장 많이 골절되는 부위이다(사례연구 8-1).

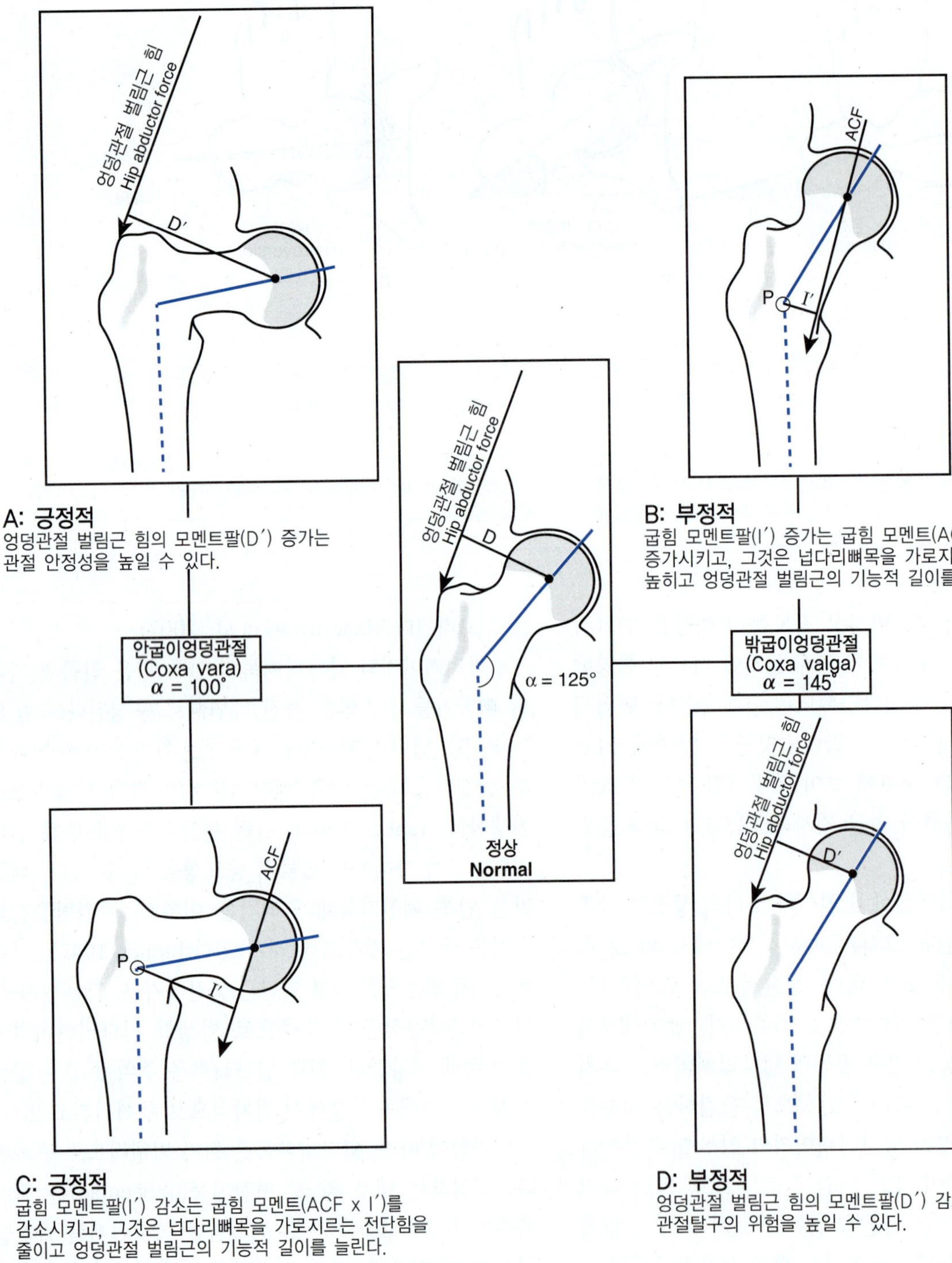

그림 8-6

안굽이엉덩관절과 밖굽이엉덩관절의 긍정적, 부정적 생체역학적 효과가 대조된다. 참고로 일반 경사각의 엉덩관절은(α = 125°) 그림의 중심에 제시된다. *D*가 엉덩관절 벌림근 힘에 의해 사용된 안쪽 모멘트팔이고, I은 넙다리뼈목을 가로지르는 굽힘모멘트팔이다.

출처: Neumann, D.H. (2002), Kinesiology of the Musculoskeletal System: Foundations for Physical Rehabilitation. St. Louis, MO: Mosby.

사례연구 8-1

넙다리뼈돌기사이 골절

80세 여성은 균형을 잃고 선 자세에서 넘어졌다. 엉덩관절에서 심한 통증과 스스로 서기나 걷기 불가능을 나타냈다. 응급실로 이동되어 세심한 검사와 x-선 평가 이후 오른쪽 돌기사이골절을 진단받았다(사례연구 그림 8-1).

방사선 사진은 보다 적은 돌기 분리로 불안정한 오른쪽 넙다리뼈돌기사이 골절을 보여주었다. 이미지는 노화과정의 골다공증 특징 변화를 보여준다. 넙다리목의 뼈질량 감소는 해면뼈 양의 감소와 겉질뼈의 얇아짐으로 인해 가장 약한 수준에서 골절 가능성을 높이면서 뼈강도와 경직을 감소하게 유도한다.

넘어질 때 넙다리뼈목의 압력 크기는 그 경직과 강도를 초과한다. 또한 엉덩허리근이 보다 적게 돌기에서 수축골절을 유발하는 것처럼 장력 힘이 근육의 방어적 수축에 의해 생성된다.

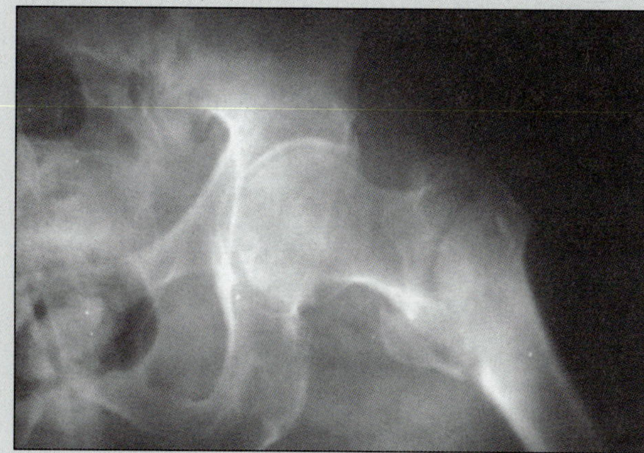

사례연구 그림 8-1

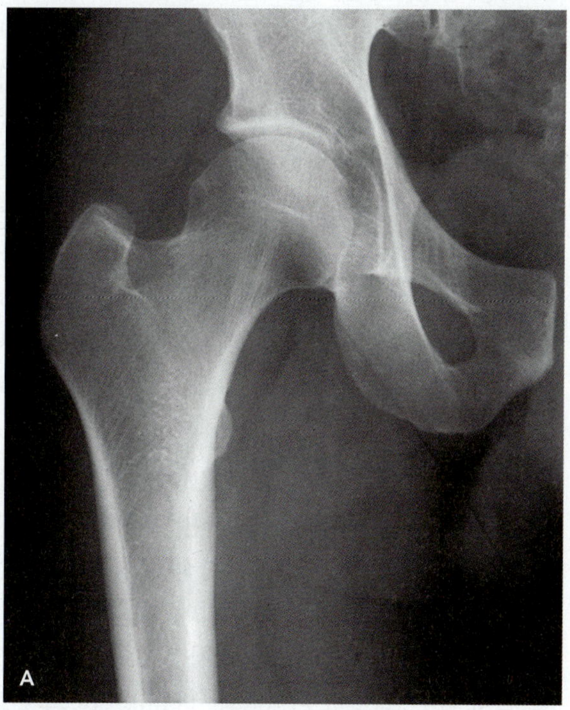

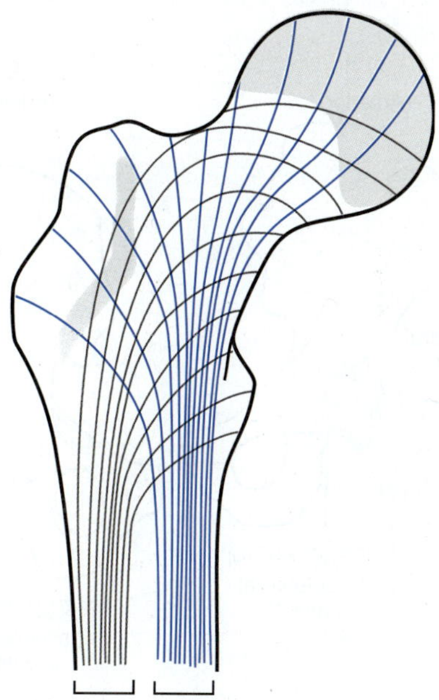

그림 8-7

A. 넙다리뼈머리와 넙다리뼈목의 안쪽은 안쪽과 가쪽 섬유주체계로 구성되는 섬유주의 해면뼈로 구성된다. 넙다리뼈목의 방사선사진은 섬유주체계를 보여준다. 넙다리뼈목 위 주변 겉질뼈의 얇은 껍질은 아래 부분에서 점진적으로 두꺼워진다. B. 안쪽과 가쪽 뼈기둥 체계의 단순 그림.

출처: C. Brody, L.T., Hall, C.M. (2005). Therapeutic Exercise: Moving Toward Function (2nd ed.). Baltimore: Lippincott Williams & Wilkins.

엉덩관절주머니와 엉덩관절 주변 근육 (The hip capsule and muscles surrounding the hip joint)

세 주머니인대로 구성된 엉덩관절주머니는 특히 가동범위의 끝지점에서 탈구를 막는 점검제어로 작용하는 부위에서 엉덩관절의 중요한 안정장치이다(Johnston, 2007). 주머니인대는 세 개의 강화 인대로 만들어져 있고 두 개는 앞에 그리고 한 개는 뒤에 있다(그림 8-8). 주머니는 지배적인 스트레스가 일어나는 부분에서 앞위로 두꺼워지고, 뒤아래로는 얇고 헐겁게 붙어 있다(Lavigne, 2005). 태아의 엉덩관절 발달에서 일어나는 돌림에 기인한 피막인대는 시계방향으로 넙다리뼈목 주위를 감싸고 있는데, 엉덩관절의 조합된 폄과 안쪽 돌림에서 한층 더 인대를 감싸 가장 단단해지고 굽힘과 가쪽 돌림에서 인대를 풀어주어 가장 헐거워진다. 다리 꼬고 앉기나 모음으로 한층 더 관절을 불안정하게 앉는 것과 같은 다양한 위치의 엉덩관절 안정성에 어떻게 영향을 주는지에 대한 이해는 왜 넙다리뼈몸통에 적용된 힘이 탈구를 일으키면서 절구 밖으로 넙다리뼈머리를 밀어낼 수 있는지를 알려줄 것이다(Barrack, 2003).

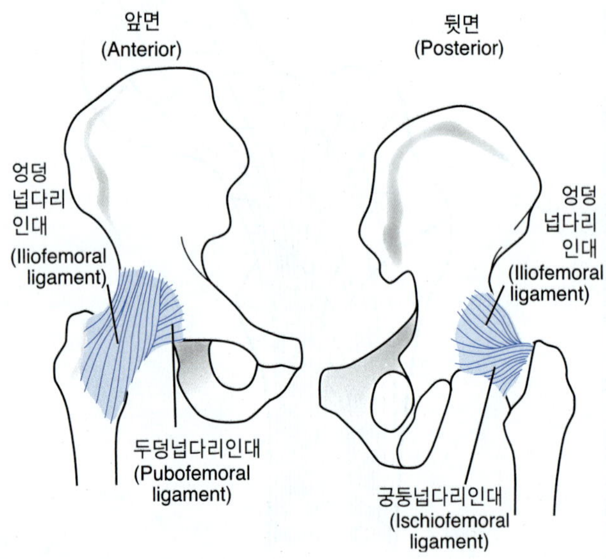

그림 8-8

탈구를 막기 위해 가동범위의 끝지점에서 점검제한으로 작용하는 피막인대의 주요구조를 보여준다. 태아의 엉덩관절 발달에서 일어나는 돌림에 기인한 피막인대는 시계방향으로 넙다리뼈목 주위를 감싸고 있는데, 엉덩관절의 조합된 폄과 안쪽 돌림에서 한층 더 인대를 감싸 가장 단단해지고 굽힘과 가쪽 돌림에서 인대를 풀어 주어 가장 헐거워진다. *출처: Kelly, B.T., Williams, R.J. III, Philippon, M.J. (2003). Hip arthroscopy: Current indications, treatment options, and management issues. Am J Sports Med, 31(6), 1020–1037.*

엉덩관절을 가로지르는 27개 이상의 근육힘줄 단위의 강도 및 유연성은 관절의 적절한 기능에 아주 중요하다. 관절힘의 실질적 측정을 위해 엉덩관절의 생체역학적 모델은 3차원 모델링이 이 장에 아주 복잡할지라도 3차원 역학적 환경의 주동근-길항근 힘을 포함해야 한다. 그림 8-9와 그림 8-10은 엉덩관절의 근육힘의 복합 모델, 관절 근육조직의 작용선을 나타낸다. 이 근육뼈대힘의 자세한 분석은 여기서는 하지 않지만, 이 힘의 단순화는 벡터 조합으로 성취될 수 있다.

무릎에서 발목과 발의 아래 다리의 다른 부분의 근육조직도 엉덩관절의 기능에 영향을 주거나 받을 수 있다. 예를 들면, 약한 네갈래근과 짧은 발목 발바닥굽힘근으로 인한 무릎의 만성 과젖힘은 앞힘을 넙다리뼈머리로 전달한다. 이것은 절구의 넙다리뼈의 앞 압력에 공헌할 수 있다. 또한 만성 안쪽 돌림의 기능을 유발하고 발의 초과 모음을 만들면서 연장되고 약한 가쪽 엉덩관절 돌림에도 문제를 일으킬 수 있다. 다리 아래쪽 전체 근육조직뿐만 아니라 각 29개 근힘줄 단위의 충분한 강도 및 유연성은 엉덩관절의 효과적 기능에 아주 중요하다.

기능적 해부학의 배경은 힘이 어떻게 절구에서 넙다리뼈목을 통해 넙다리뼈머리까지 그리고 넙다리까지 전달되는지 이해하게 하여 엉덩관절의 생체역학적 이해에 중요하다. 절구와 넙다리뼈머리 사이 관절반응힘으로 이해될 수 있는 힘 전달의 효과는 절구와 관련된 넙다리뼈목과 넙다리뼈머리의 해부학적 구성에 달려 있다(그림 8-11). 이 구조의 3차원 본질에 기인한 수축 및 힘 전달은 하나에서 다른 것으로 방사상적으로 다르다. 힘 전달 역시 활동, 다양한 관절질환, 다른 병리학의 변화에 의해 영향을 받을 수 있다.

운동형상학 (Kinematics)

엉덩관절운동은 시상면(굽힘-폄), 이마면(벌림-모음), 가로(안쪽-가쪽 돌림)의 세 면 모두에서 일어난다(그림

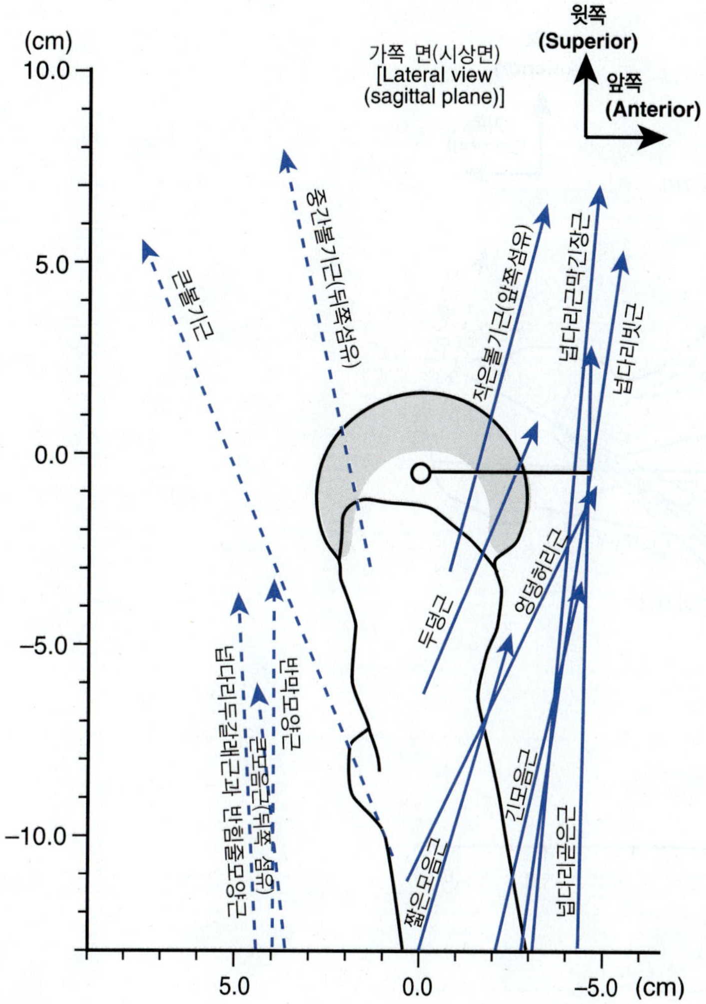

그림 8-9

이 그림은 엉덩관절 시상면에 작용하는 개별 근육힘의 작용선을 설명하기 위한 2차원 벡터를 사용한다. *출처: Neumann, D.H. (2002), Kinesiology of the Musculoskeletal System: Foundations for Physical Rehabilitation. St. Louis, MO: Mosby.*

8-12). 엉덩관절의 가동범위 이해는 작용과 다른 활동에 되돌아가기 위한 개별운동 요건을 이해하는 데 중요하다.

운동은 굽힘범위 약 0~140° 그리고 폄범위 0~15° 부분인 시상면에서 가장 크다. 벌림(외전, abduction)범위는 0~30°인 반면, 모음(내전, adduction)은 낮은 0~25°이다. 엉덩관절이 굽힐 때 가쪽 돌림범위는 0~90°이고 안쪽 돌림은 0~70°이다. 엉덩관절이 연장될 때 연부조직의 기능이 제한되기 때문에 작은 돌림이 일어난다.

임상적 목표는 주로 환자의 기능적 운동을 회복하기 위한 것이다. 신체활동에 참여하는 환자의 능력을 평가하는 한 지표는 일상활동에 관련된 활동 동안 가동범위를 측정하는 것이다. 신발끈 묶기, 의자에 앉았다 일어나기, 바닥에서 물건 줍기, 계단 오르기 같은 일반 일상활동 동안 세 운동면의 가동범위는 Johnston과 Smidt에 의해 33명 일반인이 전자각도계로 측정되었다(1970). 이 활동 중 평균운동은 표 8-1에서 제시된다. 시상면(엉덩관절 굽힘)의 최대 운동은 신발끈 묶기, 몸 굽혀 웅크리고 앉기, 바닥에서 물건 줍기에 필요하다. 이마면과 가로면의 최대운동은 웅크리고 앉기와 반대 허벅지를 가

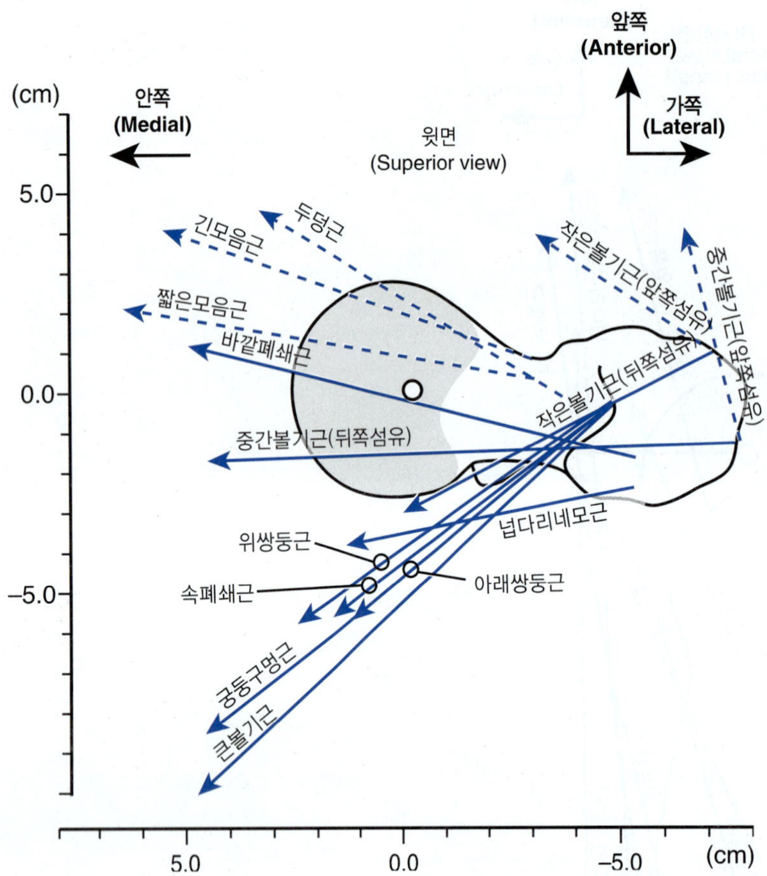

그림 8-10

이 그림은 그림 8-9와 유사하고 엉덩관절 가로면에 작용하는 개별 근육힘의 작용선을 설명하는 데 2차원 벡터를 사용한다. *출처: Neumann, D.H. (2002), Kinesiology of the Musculoskeletal System: Foundations for Physical Rehabilitation. St. Louis, MO: Mosby.*

로질러 신발끈 묶기 동안 기록되었다. 이러한 일반 활동에서 얻은 값은 최소 120°의 엉덩관절굽힘과 최소 20°의 가쪽 돌림이 일반 방식으로 일상활동을 실행하는 데 필요함을 나타낸다.

일상생활활동 동안 가동범위는 주의하여 해석해야 한다. 운동의 기록범위는 연령, 운동속도, 의자와 계단높이와 같은 환경적 제한에 의해 영향받을 수 있음을 보여주었다. Mulholland와 Wyss와 같은 연구자(2001)는 일상활동에 관련된 문화적 비민감성의 의미를 논의했다. 세계의 많은 지역에서 가정이나 직장에서 의자가 일반적으로 사용되지 않고, 지지 없이 바닥에 앉기, 책상다리 앉기, 무릎 꿇고 앉기가 서양국가보다 일반적이었다. 일상생활활동을 고려할 때 다양한 지리적 지역의 지방과 도시 생활유형이 다른 접근을 요구할 수 있다(Mulholland, Wyss, 2001). 이 장에 관련된 특정 활동의 운동요건범위는 서양표준에 기반하며 따라서 문화적 이전이 가능하지 않는 듯하다.

보행의 관절가동범위
(Range of motion in walking)

보행 동안 엉덩관절의 가동범위는 모든 세 운동면의 전자각도계로 측정된다. 평지걷기 동안 시상면의 측정은 관절이 발꿈치 닿기를 위해 앞으로 발이 이동하면서

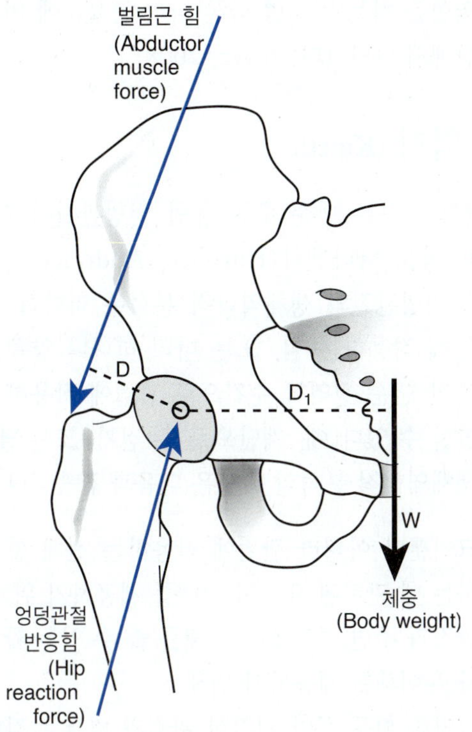

그림 8-11

이 그림은 절구에 관련된 넙다리뼈머리와 목부의 앞 구성에 달려 있는 절구와 넙다리뼈머리 사이 관절반응힘을 나타낸다. 이 구조의 3차원 본질에 기인하여 수축 및 힘 전달은 각각 방사상으로 다르다. 힘전달 역시 활동, 다양한 관절질환, 다른 병리학에 따른 변화에 영향을 받을 수 있다. *출처: Oatis, C.A. (2009). Kinesiology (2nd Ed.). Baltimore: Lippincott Williams & Wilkins.*

보행의 나중 유각기 동안 관절이 최대로 굽힘을 보였다(Murray, 1967). 관절은 몸이 입각기 시작에서 앞으로 이동하면서 폄된다. 최대 폄은 발꿈치 들기에서 도달되었다. 관절은 유각기 동안 굽힘으로 바뀌었다가 발꿈치 닿기 이전 최대 굽힘 35~40°에 다시 도달되었다. 그림 8-13A는 보행주기 동안 시상면의 엉덩관절운동패턴을 보여주고 무릎과 발목과 함께 이 운동이 비교된다.

보행 동안 이마면의 운동(벌림-모음)과 가로면(안쪽-가쪽 돌림)이 8-13B에 예시된다(Johnston, Smidt, 1969). 벌림은 발가락 떼기 바로 직후 최대에 도달하면서 유각기 동안 일어났다. 발꿈치 닿기에서 엉덩관절은 말기 입각기까지 지속된 모음으로 바뀌었다. 엉덩관절은 발꿈치 닿기 바로 전 안쪽으로 돌림하면서 유각기 내내 가쪽으로 돌림되었다. 가쪽으로 다시 돌림되는 지점에서 말기 입각기까지 관절은 내적으로 돌림되어 있었다. 연구의 33명 일반인에 대해 기록된 평균 가동범위는 이마면의 12° 그리고 가로면의 13° 였다.

가동범위에 대한 연령 영향
(Impact of age on range of motion)

사람이 나이가 점점 들 수록 걸어다니는 동안 다리 관절가동범위에서 점차적으로 더 작은 부분을 사용한다.

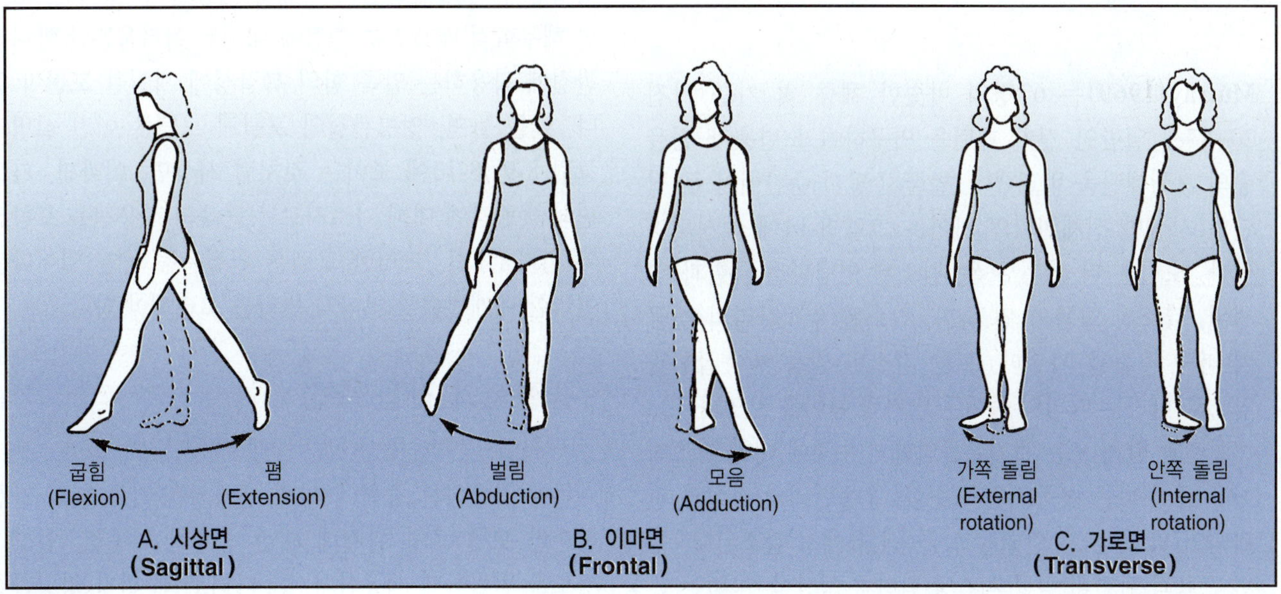

그림 8-12

엉덩관절 운동
A. 시상면(굽힘-폄), B. 이마면(벌림-모음), C. 가로(안쪽-가쪽 돌림).

표 8-1

일반활동 동안 세 면의 최대 엉덩관절 운동의 평균값

활동	운동면	기록값 (도)
바닥에 놓인 발의 신발끈 묶기	시상면	124
	이마면	19
	가로면	15
반대 허벅지를 가로질러 신발끈 묶기	시상면	110
	이마면	23
	가로면	33
의자에 앉았다가 앉은 자세에서 일어나기	시상면	104
	이마면	20
	가로면	17
몸을 굽혀 바닥의 물건 줍기	시상면	117
	이마면	21
	가로면	18
웅크리고 앉기	시상면	122
	이마면	28
	가로면	26
계단 올라가기	시상면	67
	이마면	16
	가로면	18
계단 내려가기	시상면	36

33명 일반인의 평균 값. 출처: Johnston, R.C., Smidt, G.L. (1970). Hip motion measurements for selected activities of daily living. Clin Orthop, 72, 205.

Murray(1969)는 67명의 비슷한 체중 및 키를 가진 20~87세 일반인 걷기 패턴을 연구하여 노년층과 젊은층의 보행패턴을 비교했다. 발꿈치 닿기 순간에서 두 집단의 시상면 신체위치의 차이는 그림 8-14에 예시되어 있다. 노년은 더 짧은 보폭, 감소된 엉덩관절 굽힘과 폄 범위, 감소된 발목의 면 굽힘, 감소된 추적다리의 발꿈치-바닥 각도를 가졌다. 또한 감소된 발목 발등굽힘과 앞으로 나가는 다리의 줄어든 발가락 높이를 보였다.

연령과 함께 오는 관절운동역학의 수정에 대한 기초적 이유 중 하나는 운동조절의 변화, 운동단위의 손실과 관련되어 있고, 빠른 단일수축 근육섬유에서 감소된다. 청년 근육과 관련된 평균 시간당 힘만큼 생산할 수 없는 근육 노화는 실질적 힘 생산을 수정하도록 유도할 수 있다. 큰 부족이 운동과 보행작용의 관절범위의 연령관련 변화 역할을 하는 것처럼 다른 다리 근육군에 비해 굽힘근 집단에서 나타났다(Boyer, 2008).

운동역학 (Kinetics)

운동역학 연구는 단순 활동 동안 엉덩관절에 작용하는 실질적 힘을 나타낸다(Hurwitz, Andriacchi, 1997, 1998). 엉덩관절의 생체역학적 분석은 역학적 과제 동안 관절에 작용하는 힘, 또는 다리 하나나 양쪽으로 서 있는 동안 단순 정역학 순간으로 관절에 작용하는 힘인지를 말할 수 있다(예, 계단오르기, 걷기, 또는 달리기).

이 생체역학적 분석의 대상은 다음과 같습니다.

1. 크기뿐만 아니라 관절에 작용하는 전체 힘을 생산하는 데 관련된 요소의 이해를 제공하기 위해
2. 관절과 주변 연부조직에 해를 줄 수 있는 활동의 더 나은 이해를 제공하기 위해
3. 다양한 활동 동안 건강한 관절과 병든 관절의 기능을 이해하기 위해
4. 엉덩관절 문제나 전체 관절변위의 환자에 대한 치료 및 평가계획을 기획하기 위해
5. 최적 성능을 위한 엉덩관절 구조를 이해하기 위해

엉덩관절의 포괄적, 역학적 모델 형성은 활동에 의해 생성된 실질적 관절힘의 이해를 제공할 수 있지만, 정확한 해부학적 매개변수 측정에 내재된 어려움뿐만 아니라 관절에 작용하는 안쪽 힘의 복잡성에 기인한 도전이 있다. 예를 들면, 엉덩관절의 포괄적 모델은 이전 설명과 그림 8-9, 8-10에 보이는 것처럼 시상면, 이마면, 가로면의 돌림각에 대해 가로지르는 근육의 작용선을 포함해야 한다. 또한, 그러한 모델은 관절운동 동안 일어나는 이러한 매개변수의 역학적 변화를 고려해야 한다.

관절힘의 간접 측정 (Indirect measurement of joint forces)

몸에 작용하는 중력에 의해 생성되는 가쪽 힘의 가장 단순한 모델 조차 관절에 대한 중요한 기능적, 임상적 정보를 빈번하게 제공한다. 한 다리로 선 환자 엉덩관절의 단순 자유물체도는 관절힘을 포함한 간접 측정을 제공할 수 있다. 한 다리 자세 동안 주요 안정장치로 엉덩

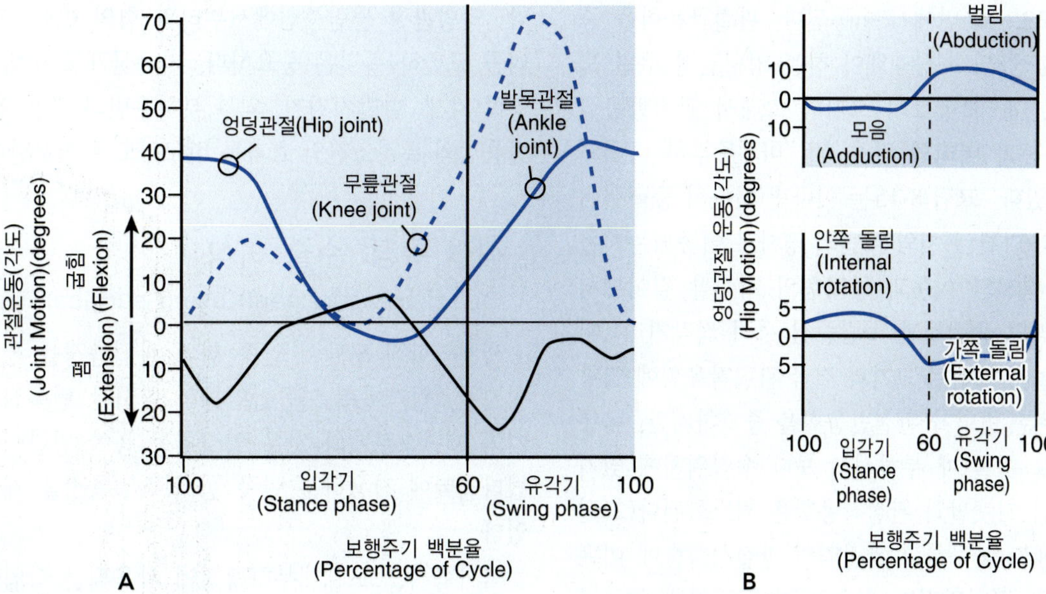

그림 8-13

A. 평지걷기 한 보행 주기 동안 30명 일반인 시상면의 엉덩관절 가동범위. 무릎과 발목관절 가동범위는 비교로 제시되었다. *출처 : Murray, M.P. (1967). Gait as a total pattern of movement. Am J Phys Med, 46, 290.* **B.** 평지걷기 한 보행 주기 동안 이마면(**위**)과 가로면(**아래**)의 가동범위의 전형적 패턴. *출처 : Johnston, R.C. & Smidt, G.L. (1969). Measurement of hip joint motion during walking. Evaluation of an electrogoniometric method. J Bone Joint Surg, 51A, 1083.*

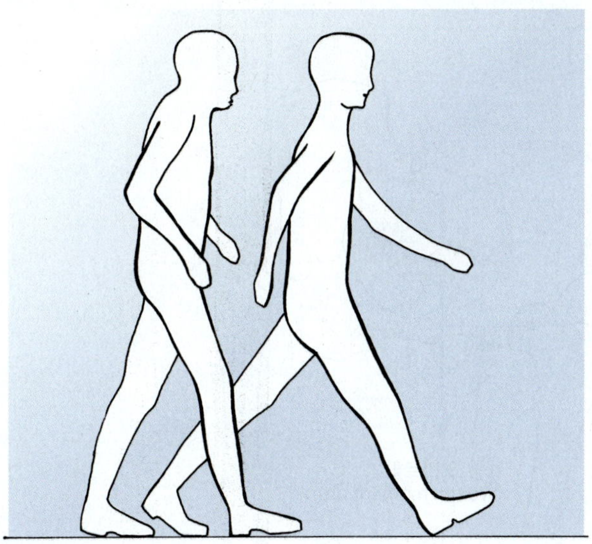

그림 8-14

발꿈치 닿기 순간 노인(왼쪽)과 청년(**오른쪽**)의 시상면 신체위치의 차이. 노년은 더 짧은 보폭, 감소된 엉덩관절 굽힘과 폄 범위, 감소된 발목의 면 굽힘, 감소된 추적다리의 발끔치-바닥 각도를 가졌다. 또한 감소된 발목 발등굽힘과 앞으로 나가는 다리의 감소된 발가락 높이를 보였다. *출처 : Murray, M.P., Kory, R.C., & Clarkson, B.H. (1969). Walking patterns in healthy old men. J Gerontol, 24, 169–178.*

관절의 벌림근 집단(중전근과 소전근)의 영향을 고려하지 않더라도 관절힘의 상대적 좋은 측정을 제공할 수 있다(Kumagai, 1997). 두 다리 자세 동안 관절힘 계산은 실질적으로 더 쉽고, 관련된 근육조직의 단순화된 본질과 이 자세의 엉덩관절 고유안정성에 기인하여 한 다리 자세 보다 정밀하게 간주된다.

두 다리 자세 동안 위에 있는 몸의 중력선은 일반결합선 앞을 통과한다. 그래서 일어선 자세는 근육수축 없이 관절주머니와 피막인대의 안정화 효과를 통해 성취될 수 있다. 엉덩관절 주변 모멘트를 형성하기 위해 아무 근육 활동 없이 관절반응힘의 측정은 간단해진다. 두 다리 자세로 바로 서 있는 동안 각 넙다리뼈머리 상 힘의 크기는 위에 있는 체중의 반이다. 각 아래 다리는 체중의 6분의 1이고, 각 엉덩관절의 반응힘은 나머지 3분의 2의 반인 체중의 3분의 1이다. 엉덩관절 주변 근육이 연장된 동안 바로 선 자세를 유지하고 흔들림을 막기 위해 수축할 때, 이 힘은 변화되고 힘이 근육활동 수준에 비례 증가하는 경향이 있지만, 간접적으로 측정하기 어려워진다.

위에 있는 몸의 중력선은 두 다리 자세에서 한 다리 자세로 갈 때 모든 세 면에서 이동된다. 관절반응힘을 증가하는 근육힘에 의해 상쇄해야 하는 엉덩관절 주변 모멘트를 생산한다. 모멘트의 크기와 그래서 관절반응힘의 크기는 몸통과 머리의 위치, 팔, 비체중부하 다리의 위치에 달려 있다. 그림 8-15는 이마면 이동의 중력선이 어떻게 상체의 다른 위치와 골반의 경사로 이동되는지를 설명한다. 중력선의 이동과 중력힘의 지렛팔 길이에서(넙다리뼈머리의 중력선과 돌림중심 사이 직각거리) 이동은 엉덩관절의 모멘트 크기과 결국 관절작용힘에 영향을 준다. 대부분 변화가 관절반응힘을 증가하지만, 몸통이 엉덩관절로 기울 때 부하선이 보다 수직위치에 있기 때문에 중력힘 지렛팔과 관절작용힘은 최소화된다(그림 8-15). 그럼에도 불구하고 관절염의 관절성형술에 이은 벌림근 근육은 질병과정과 수술의 결과로 인해 약하고 위축되고, 지팡이와 같은 외부 지지는 절름발이 걸음을 없앰으로 인해 가장 잘 나타나는 벌림근이 회복될 때까지 사용되어야 한다는 의미이다.

그림 8-11은 한발지지기 동안 엉덩관절의 관절반응힘을 측정하는 데 사용될 수 있는 단순 자유물체도의 예이다. 엉덩관절 돌림중심에서부터의 힘의 방향, 크기, 거리를 포함하는 것은 중요하다. 자유물체도 방법 사용은 양쪽 자세, 한발지지기, 외부 부하운반과 같은 엉덩관절 반응힘의 특정조건의 효과를 비교하도록 허용한다.

직접 측정: 수술 이식

(Direct measurement: using surgical implants)

생체역학적 모델이 안쪽 힘의 간접측정을 생성할 수 있지만, 원격계측 인공삽입물의 실시간 연속신호는 걷기와 계단오르기와 같은 일상활동 동안 말단이나 몸쪽 넙다리뼈에 작용하는 안쪽 힘의 직접측정을 제공할 수 있다.

역사학적으로 체내부하측정에 사용되는 삽입물은 엉덩관절 골절 교정 동안 엉덩관절 대신 부착하거나 직접 나사판으로 뼈에 붙이지만, 지금은 세라믹 구역 내에 붙인 엉덩관절 대체물과 본질적으로 결합된다. 보다 최근 변이 중 하나는 온도와 전압 제공뿐만 아니라 6개 부하요소를 측정하는 저압회선을 포함한다. 또한 연구자에게 체내 측정 결과를 전달하기 위한 프로그램 가능 메모

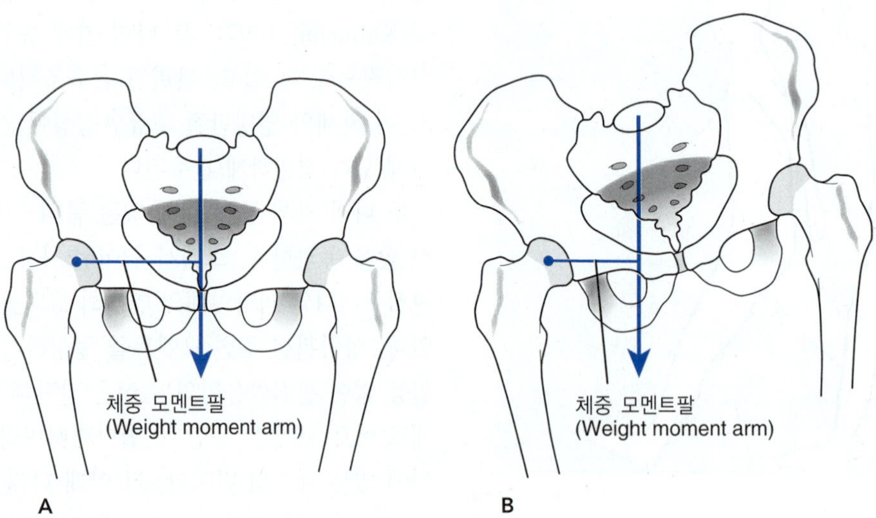

그림 8-15

중력선이 상체의 다른 위치와 골반경사의 이마면에서 이동하는 것을 보여주는 골반과 하체의 단순 그림. A. 중립의 골반. 중력선은 두덩결합을 거의 관통해 떨어진다. 체중에서 생성되는 힘의 지렛팔(중력선과 넙다리뼈머리의 돌림중심 사이 직각 거리)은 엉덩관절의 모멘트에 영향을 주어 관절반응힘에 영향을 준다. B. 어깨는 엉덩관절을 지지하며 왼쪽으로 최대로 경사진다. 중력선은 이동되고 엉덩관절을 가장 근접하여 지지한다. 이 이동은 지렛팔을 최소화하기 때문에 관절반응힘뿐만 아니라 엉덩관절 모멘트는 최소화된다.

리, 맥박 간격 조절기, 무선빈도 전달장치가 있다. 이러한 측정이 갖추어진 엉덩관절 대체물은 체내 측정의 개선을 제공하면서 안정된 엉덩관절 대체물을 만들기 위해 넙다리로 접합된다(그림 8-16).

직접 측정은 안쪽 힘의 보다 실질적 측정을 제공하고 마모, 강도, 교정 안정성에 유용한 통찰을 제공하면서 생체역학적 모델을 유효화하는 데 사용될 수 있다. 직접 측정은 기술적 제한, 도덕적 고려, 제한된 수의 대상만이 연구될 수 있는 실질적 문제로 인해 어려울 수 있다. 또한 모아진 정보의 유효성이 관절기능과 주변 조직이 변경된 범위에 달려 있음을 주목해야 하며, 그것은 일반화가 흔히 부정확하고 충족하게 만들어질 수 없다는 의미이다.

힘 측정의 직접 및 간접 방법에 의해 제공되는 정보의 결합은 양 측정방법으로 고유 자질과 성과를 가지기 때문에 관절힘 연구에 포괄적이고 이상적인 방법을 제공할 수 있다. 걷기의 부하패턴은 지금까지 해 온 모든 연구에서 유사하지만, 관절최대부하의 크기는 다르다. 외부 측정은 일반적으로 더 높게 측정된 엉덩관절의 최대힘을 산출하지만, 기구 이식을 사용한 체내 측정은 낮은 최대힘을 산출한다. 이에 대한 많은 이유가 방법과 기계사용, 일반 엉덩관절과 "이상" 기구이식, 보행속도, 시험대상 연령에 있다(Brand, 1994). 그럼에도 불구하고 직접 및 간접 측정을 비교한 모든 연구는 기구적 이식을 이용한 측정으로 논리적 동의로 간주될 수 있는 계산 결과를 나타낸다(Stansfield, 2003).

활동 동안 관절반응힘
(Joint reaction force during activities)

역학적인 활동을 하는 동안 엉덩관절의 부하는 많은

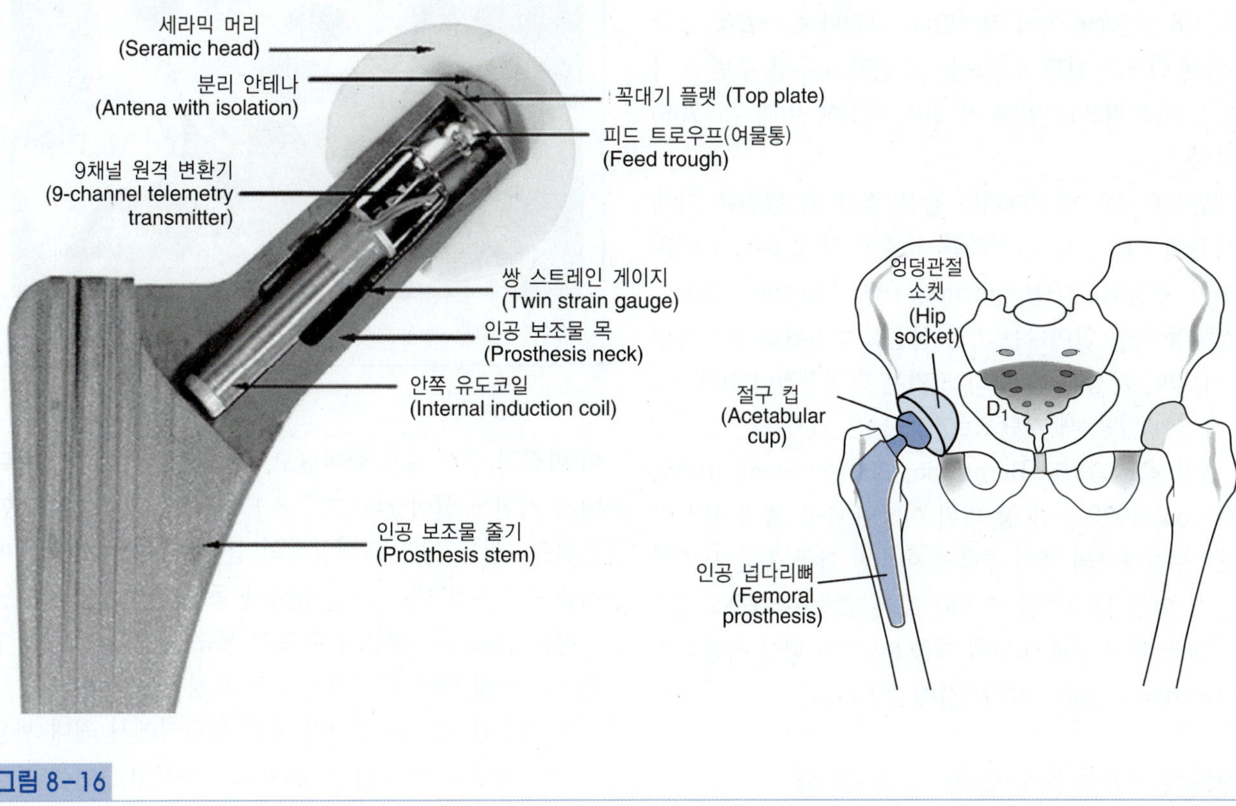

그림 8-16

보이는 두 이미지 중 **왼쪽**은 엉덩관절의 체내힘 측정에 사용되는 엉덩관절 인공삽입물 회로세부이고, **오른쪽**은 큰 세라믹 머리가 절구로 안정되면서 넙다리뼈의 몸통으로 접착되는 것처럼 보이는 엉덩관절 인공삽입물은 어떻게 새로운 인공삽입물이 부착되고 체내 측정에 사용되었는지를 보여준다. *출처: Damm, P., Graichen, F., Rohlmann, A. et al. (2010). Total hip joint prosthesis for in vivo measurement of forces and moments. Med Eng Phys, 32, 95–100. Drawing from Anatomical Chart Company.*

연구자에 의해 연구되었다(Draganich, 1980; English and Kilvington, 1979; Heller, 2005; Hurwitz, 2003; Rydell, 1966; Wang, 2006). 그것은 최대엉덩관절힘이 발꿈치 닿기와 초기 중간 입각기 초기 동안 발생하는 최대압력으로 보행 동안 체중의 1.8~4.3배로 다양함을 보여주었다(Andriacchi, 1980). 이러한 엉덩관절힘은 표면 앞 절구에 작용하는 지면반응힘에 관련이 있다. 외과수술 후 11~31개월에 측정한 환자의 빠른 걷기와 계단 오르기 동안 평균 엉덩관절힘은 체중의 약 250%이고 계단을 내려갈 때 약간 달랐다(Bergmann, 2001).

Taylor와 Walker(2001)는 다양한 일상생활활동을 2년 반 동안 두 환자를 연구했다. 다양한 활동 동안 한 환자의 평균 최대 말단 넙다리힘은 다음과 같았다. 조깅은 체중의 3.6배, 계단 내려가기는 3.1배, 걷기는 2.8배, 걷기운동기구로 걷기는 2.75배, 계단오르기는 2.8배. 안쪽이 축(굽힘-폄)과 앞뒤쪽 축(안굽이-밖굽이)의 굽힘 모멘트는 이어진 기간 동안 각각 4.7~7.6 체중/cm^2 와 8.5~9.8 체중/cm^2에서 최대였다. 그러나 유사활동 동안 두 번째 대상의 힘과 모멘트는 첫 환자의 무릎 주변 부적당한 근육조직으로 인해 첫 번째 대상에 비해 45~70% 낮았다.

계단오르기와 내려가기와 같은 걷기 외 활동은 기계 엉덩관절 이식으로 측정하면 체중의 약 2.6~5.5 배의 부하가 산출되었다(Bergmann, 1995; Kotzar, 1991). 일상활동 동안 일어나는 가장 실질적 엉덩관절 접촉힘뿐만 아니라, 가장 높은 부하 크기는 엉덩관절이 100° 이상 굽힘이 있을 때 계단오르기와 낮은 의자에서 일어나기 동안 측정되었다(Bergmann, 2001; Catani, 1995; Johnston, 1979). 이 장 범위 이상인 수축 효과 분석이지만, 두갈래근의 협력 수축은 이러한 활동 동안 분명했다. 이 이상 달리기와 스키와 같은 활동은 가속도계로 측정했을 때 중년과 노년의 체중 8배까지 힘이 측정되었다(van den Bogert, 1999)(사례연구 8-2).

엉덩관절 운동역학의 성별 영향
(Impact of gender on hip kinetics)

남성의 두 정점 힘은 벌림근이 골반 안정화를 위해 수축될 때 입각기 동안 생성되었다. 체중의 약 4배의 정점이 발꿈치 닿기 직후 일어났고, 약 7배의 정점이 발가락 떼기 직전에 일어났다(그림 8-17A). 발이 편평한 동안 관절반응힘은 체중 중력중심의 급속 감속 때문에 거의 체중 수준으로 내려갔다. 유각기 동안 관절반응힘은 넙다리를 감속하는 폄근의 수축과 체중과 거의 같은 상대적으로 낮게 남아 있는 크기에 의해 영향을 받았다.

여성의 힘 패턴은 같지만 후기 입각기에서 최대 체중의 약 4배로 크기는 다소 낮다(그림 8-17B). 여성의 관절반응힘의 낮은 크기는 넓은 넙다리골반, 넙다리뼈목-몸통 각도 경사도 차이, 발마모의 차이, 일반보행 패턴의 차이와 같은 여러 요인의 결과일 수 있다.

최근 연구에서 성별 간 폄과 모음 관절 모멘트에서 발

사례연구 8-2

엉덩관절의 피로골절

64세 아주 활동적인 퇴직자는 마라톤 준비를 위해 훈련방식을 변경한 후 넙다리뼈목 골절을 경험했다. 골절은 엉덩관절의 과다부하에 의해 일어난 피로골절로 분류되었다.

사례연구 그림 8-2는 골반과 양쪽 엉덩관절의 MRI(앞면)를 보여준다. 골절은 넙다리뼈머리에 대해 왼쪽 넙다리뼈목 말단에 나타난다. 골절은 달리기 동안과 훈련 프로그램의 심한 변경 이후 발생한 것으로 보인다. 높은 반복 부하, 근육피로, 엉덩관절과 넙다리뼈머리 부하 패턴의 변경으로 인해 뼈가 골절되었다.

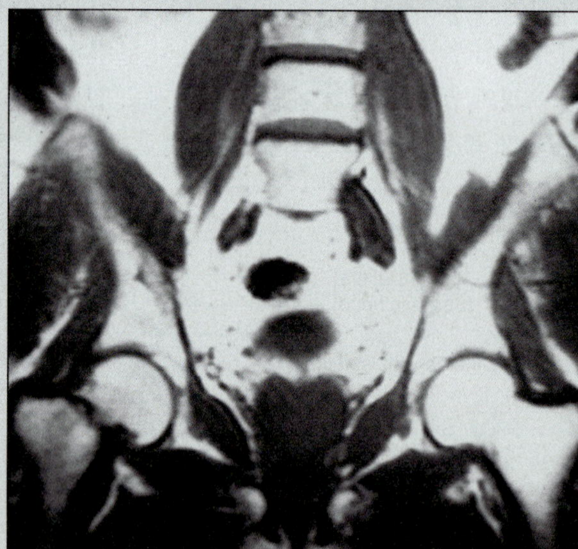

사례연구 그림 8-2

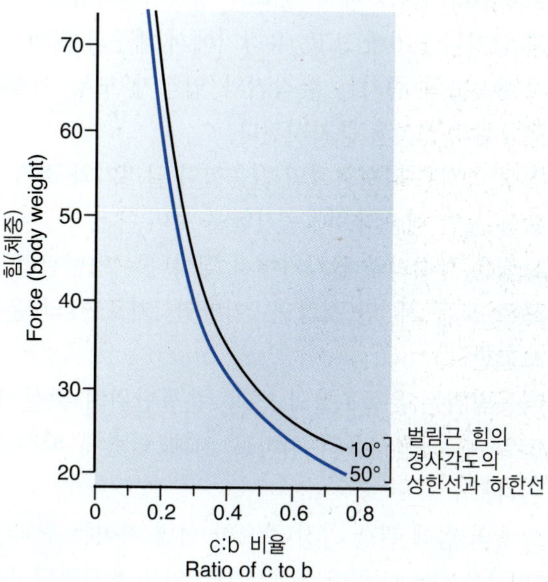

그림 8-17

중력힘 지렛팔(*b*)에 대한 벌림근 근육힘 지렛팔(*c*)의 비율은 체중 단위의 넙다리뼈머리 상 관절반응힘에 대해 설정된다. 벌림근 근육힘의 적용선(이마면의 경사각)이 한정된 상하한계(10° 와 50°)를 가지기 때문에 힘 덮힘이 설정된다. 곡선은 *b*에 대한 *c*의 비율이 알려진 경우 한 다리 자세 동안 넙다리뼈머리에 작용하는 최소힘을 정의하는 데 사용될 수 있다. *출처: Dr. V.H. Frankel.*

견된 보행에서 큰 차이를 나타냈다(≃14.5). 골반 폭에 상대적으로 좁은 보폭을 나타내는 큰 모음 모멘트에 기여하는 엉덩관절의 더 큰 모음 각도로 여성이 걸음을 발견했다(Boyer, 2008). 이것은 여성 모집단의 엉덩관절 스트레스가 남성에 비해 정역학 상황에서뿐만 아니라 역학적 활동에서도 더 높음을 의미한다.

이식 (Implants)

이전 주목과 같이 중력힘 지렛팔에 대한 벌림근 힘 지렛팔의 비율 넙다리뼈의 관절반응힘의 크기에 영향을 주는 핵심요인이다(그림 8-11). 많은 연구자가 엉덩관절의 인공삽입물 변위에 대한 이 비율의 중요성을 언급했다(Delp and Maloney, 1993; Free and Delp, 1996; Heller, 2005; Lim 1999; Sutherland 1999; Vasavada, 1994). 관절반응힘은 (1) 인공삽입물 설계의 운동중심 변경 그리고 (2) 수술을 통한 벌림근의 지렛팔 약간의 변화에 의해 여러 방식으로 감소될 수 있다. 예를 들면, 엉덩관절 위치중심은 40% 이상으로 벌림근 힘을 줄일 수 있고, 그 때문에 거의 50%까지 발생한 벌림근 모멘트를 줄인다(Delp and Maloney, 1993).

지렛팔 길이에 관해 벌림근 힘의 짧은 지렛팔은 밖굽이엉덩관절에서처럼 낮은 비율을 나타내 상승하는 관절반응힘을 가져온다. 전체 엉덩관절 대체 동안 가쪽으로 더 큰 돌기 이동은 엉덩관절반응힘을 낮추고 근육힘 지렛팔을 늘려 지렛팔 비율을 높인다(Free and Delp, 1996). 절구로 인공삽입물 컵을 깊이 삽입하여 중력힘 지렛팔을 낮추는 것은 비율을 높일 수 있고 따라서 관절반응힘도 낮춘다. 그러나 상당히 관절반응힘을 낮추는 방식의 지렛팔 비는 비율을 계획하여 형성된 곡선이 중력힘 지렛팔에 대한 근육힘 지렛팔비가 0.8에 접근할 때 점근적이 되기 때문에 변화되기 어렵다(그림 8-17).

엉덩관절반응힘의 외부지지의 효과 (Effect of external support on hip joint reaction force)

지팡이로 걷기 동안 넙다리뼈머리 관절반응힘의 정역학 분석은 아프거나 수술한 엉덩관절 반대면에 사용되는 지팡이로 설명된다. Neumann(1998)은 63세 평균의 24명이 사용한 지팡이 효과를 연구했다. 걷기 동안 엉덩관절 벌림근의 근전도 활동이 측정되었다. Neumann은 최대 노력 가까이 사용된 주의 깊은 지시로 영향받은 엉덩관절의 반대쪽 면에 지팡이 사용이 근육활동을 42% 감소할 수 있음을 발견했다(그림 8-18). 이것은 체중의 약 1배 감소로 나타났다. 지팡이 있을 때는 체중의 2.2배, 없을 때는 3.4배였다. 이 연구는 엉덩관절 문제가 있는 환자가 어떻게 엉덩관절 부하를 경감시키는지에 대한 중요한 정보를 임상학자들에게 제공한다.

요약 (Summary)

- 엉덩관절의 주요기능은 일상활동 동안 머리, 팔, 몸통의 체중을 지지하는 것이다.
- 엉덩관절은 절구와 넙다리뼈머리로 구성된 절구공이 관절이다.
- 엉덩관절에 중요한 다른 구조는 넙다리뼈목, 절구테두리, 엉덩관절주머니, 엉덩관절 주변 근육이다.
- 넙다리뼈머리와 절구의 연골 두께 및 작용적 특성은

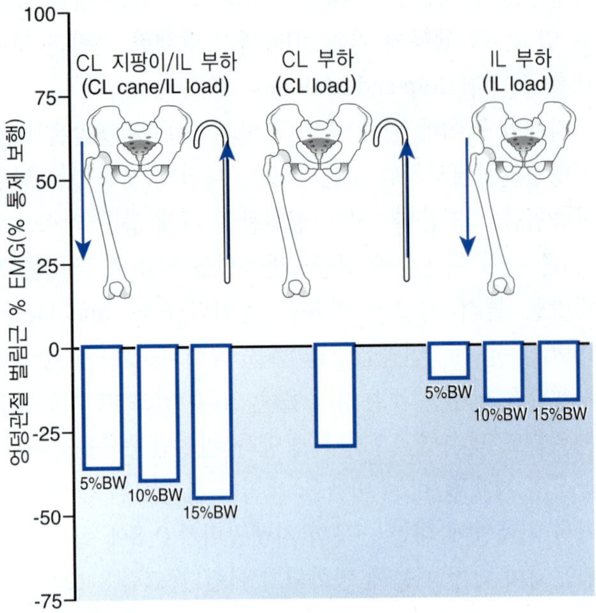

그림 8-18

세 가지 걷기 조건 동안 엉덩관절 벌림근에 의해 생성된 일반화된 근전도 검사의 평균. 반대쪽(*CL*) 지팡이 걷기와 같은쪽(*IL*) 부하로 걷기, 반대쪽 지팡이로 걷기, 같은쪽 하중으로 걷기. 부하는 5%, 10%, 15% BW이다. 엉덩관절 벌림근 근전도는 일반조절 걷기조건에 일반화된다. *출처: Neumann, D.A. (1999). An electromyographic study of the hip abductor muscles as subjects with a hip prosthesis walked with different methods of using a cane and carrying a load. Phys Ther, 79, 1163-1173.*

특정 요구 및 관절힘에 기반하여 다양하다.

- 엉덩관절 굽힘 최소 120°, 벌림 최소 20°, 안쪽가쪽 돌림 최소 20°는 일반방식으로 일상활동을 수행하는 데 필요하다.
- 직접(전자각도계 측정 및 이식 도구)과 간접측정(수학적 모델)은 엉덩관절힘을 정의하는 데 사용된다.
- 체중 3배의 힘이 중간위치 골반의 한 다리 자세 동안 엉덩관절에 작용한다고 측정되지만, 엉덩관절에 작용하는 관절반응힘의 크기는 하체에 관련된 상체변화의 위치로 다양하다.
- 관절반응힘의 크기는 중력힘 지렛팔 접근에 대한 근육힘 지렛팔비에 의해 영향을 받는다. 낮은 비율(0에 가까운)은 높은 비율보다 큰 관절반응힘을 산출한다(0.8에 가까운).
- 보행주기 입각기에서 경험한 엉덩관절반응힘은 체중과 같거나 3~6배 크고, 유각기에서 체중과 거의 같다.
- 보행속도의 증가는 유각기와 입각기 모두 엉덩관절 반응힘의 크기를 증가시킨다.
- 직접 측정은 엉덩관절의 반응힘이 달리기와 스키 같은 활동 동안 체중의 8배 증가함을 보여준다.
- 보행은 유각기와 입각기에서 일어나는 엉덩관절 돌림으로 모든 세 면(시상면, 이마면, 가로면)의 운동을 포함한다.
- 가동범위는 운동조절의 변화, 운동단위의 손실, 빠른 단일 수축 근섬유의 저하로 인해 연령에 따라 저하된다.
- 보행의 힘에 관한 가장 주요한 성별 차이는 폄과 여성의 좁은 보폭이 골반 폭에 상대적임을 제시하면서 모음 관절 모멘트(여성의 높은 모멘트)에서 발견된다.
- 일상활동 동안 내부 고정기구에 작용하는 힘은 환자에 의해 수행되는 간호 돌봄과 치료적 활동에 따라 크게 다양하다.
- 영향받은 엉덩관절이나 다리 석고고정 반대쪽 면의 지팡이 사용은 엉덩관절반응힘의 크기를 실질적으로 변경하고 자주 저하시킨다.

연습질문 (Practice Questions)

1. 엉덩관절 기능에서 넙다리뼈목의 역할을 설명하라.
2. 엉덩관절의 연령관련 운동역학적, 운동형상학적 변화에 대한 이유를 설명하라.
3. 가장 큰 생체역학적 장점을 제공하려면 지팡이를 어느 손에 들어야 하는가?
4. 언제 엉덩관절 안쪽 돌림과 엉덩관절 모음이 보행주기 내에 발생하는지 설명하라.
5. 어떤 신체적 활동이 높은 엉덩관절 접촉힘을 설명하는가?

참고 문헌 (References)

Andriacchi, T.P., Andersson, G.B.J., Fermier, R.W., Stern, D., Galanie, J.O. (1980). A study of lower-limb mechanics during stair-climbing. *J Bone Joint Surg, 62A*, 749.

Barrack, R.L. (2003). Dislocation after total hip arthroplasty: Implant design and orientation. *J Am Acad Orthop Surg, 11*(2),89–99.

Bergmann, G., Deuretzbacher, G., Heller, M, Graichen, F., Rohlmann, A., Strauss, J., Duda, G.N. (2001). Hip contact forces and gait patterns from routine activities. *J Biomech, 34*(7), 859–871.

Bergmann, G., Graichen, F., Rohlmann, A. (1993). Hip joint loading during walking and running measured in two patients. *J Biomech, 26*(8), 969–990.

Bergmann, G., Graichen, F., Rohlmann, A. (1995). Is staircase walking a risk for the fixation of hip implants? *J Biomech, 28*(5), 535–553.

Boyer, K.A., Beaupre, G.S., Andriacchi, T.P. (2008). Gender differences exist in the hip joint moments of healthy older walkers. *J Biomech, 41*(16), 3360–3365.

Brand, R.A., Pedersen, D.R., Davy, D.T., Kotzar, G.M., Heiple, K.G., Goldberg, V.M. (1994). Comparisons of hip force calculations and measurements in the same patient. *J Arthroplasty, 9*, 45–51.

Callaghan, J.J., Rosenburg, A.G., Rubash, H.E. (2007). *The Adult Hip.* Philadelphia: Lippincott Williams & Wilkins.

Catani, F., Hodge, A., Mann, R.W., Ensini, A., Giannini, S. (1995). The role of muscular co-contraction of the hip during movement. *Chir Organi Mov, 80*(2), 227–236.

Chao, E.Y.S. (2003). Graphic-based musculoskeletal model for biomechanical analyses and animation. *Med Eng Phys, 25*, 201–212.

Crowninshield, R.D., Johnston, R.C., Brand, R.A. (1978). The effects of walking velocity and age on hip kinematics and kinetics. *Clin Orthop Rel Res, 132*, 140–144.

Damm, P., Graichen, F., Rohlmann, A., Bender, A., Bergmann, G. (2010). Total hip joint prosthesis for in vivo measurement of forces and moments. *Med Eng Phys, 32*, 95–100.

Delp, S.L. Maloney, W. (1993). Effects of hip center location on the moment-generating capacity of the muscles. *J Biomech, 26*(5), 485–499.

Draganich, L. F., Andriacchi, T.P., Strongwater, A.M., Galante, J.O. (1980). Electronic measurement of instantaneous foot-floor contact patterns during gait. *J Biomech, 13*, 875.

English, T.A., Kilvington, M. (1979). In vivo records of hip loads using a femoral implant with telemetric output (a preliminary report). *J Biomed Eng, 1*(2), 111.

Ferguson, S.J., Bryant, J.T., Ganz, R., Ito, K. (2003). An in vitro investigation of the acetabular labral seal in hip joint mechanics. *J Biomech. 36*(2):171–1788.

Frankel, V.H. (1960). In *The Femoral Neck: Function, Fracture Mechanisms, Internal Fixation.* Springfield, IL: Charles C Thomas Publisher.

Free, S.A., Delp, S.L. (1996). Trochanteric transfer in total hip replacement: Effects on the moment arms and force-generating capacities of the hip abductors. *J Orthop Res, 14*(2), 245–250.

Heller, M.O., Bergmann, G., Kassi, J.P., Claes, L., Haas, N.P., Duda, G.N. (2005). Determination of muscle loading at the hip joint for use in pre-clinical testing. *J Biomech, 38*(5), 1155–1163.

Hurwitz, D.E., Andriacchi, T.P.(1998). Biomechanics of the hip. In J.J. Callaghan, A.G. Rosenberg, H.E. Rubash (Eds.). *The Adult Hip.* Philadelphia: Lippincott-Raven Publishers, 75–85.

Hurwitz, D.E., Andriacchi, T.P.(1997). Biomechanics of the hip and the knee. In M. Nordin, G.B.J. Andersson, M.H. Pope (Eds.). *Musculoskeletal Disorders in the Workplace. Principles and Practice.* Philadelphia: Mosby–Year Book, 486–496.

Hurwitz,D.E., Foucher, K.C., Andriacchi, T.P.(2003). A new parametric approach for modeling hip forces during gait.*J Biomech, 36*(1), 113–119.

Inman, V.T.(1947). Functional aspects of the abductor muscles of the hip. *J Bone Joint Surg, 29A*, 607.

Johnston, J.D., Noble, P.C., Hurwitz, D.E.,Andriacchi, T. (2007). Biomechanics of the hip. In J.J. Callaghan, A.G. Rosenberg, H.E. Rubash (Eds.). *The Adult Hip (2nd ed.).* Philadelphia: Lippincott Williams & Wilkins.

Johnston, R.C., Brand, R.A., Crowninshield, R.D.(1979). Reconstruction of the hip. *J Bone Joint Surg, 61A*(5), 646–652.

Johnston, R.C., Smidt, G.L. (1970). Hip motion measurements for selected activities of daily living. *Clin Orthop, 72*, 205.

Johnston, R.C., Smidt, G.L. (1969). Measurement of hip-joint motion during walking. Evaluation of an electrogoniometric method. *J Bone Joint Surg, 51A*, 1083.

Kelly, B.T., Williams, R.J. III, Philippon, M.J.(2003). Hip arthroscopy: Current indications, treatment options, and management issues. *Am J Sports Med, 31*(6), 1020–1037.

Kotzar, G.M., Davy, D.T.,Goldberg, V.M., Heiple, K.G., Berilla, J., Heiple, K.G. Jr, Brown, R.H., Burstein, A.H. (1991). Telemetrized in vivo hip joint force data. A report on two patients after total hip surgery. *J Orthop Res, 9*, 621–633.

Kumagai, M., Shiba, N., Higuchi, F., Nishimura, H., Inoue, A.(1997). Functional evaluation of hip abductor muscles with use of magnetic resonance imaging. *J Orthop Res, 15*(6), 888–893.

Lavigne, M., Kalhor, M., Beck, M., Ganz, R., Leunig, M.(2005). Distribution of vascular foramina around the femoral head and neck junction: Relevance for conservative intracapsular procedures of the hip. *Orthop Clin North Am, 36*(2),171–176.

Lim, L.A., Carmichael, S.W., Cabanela, M.E.(1999). Biomechanics of total hip arthroplasty. *Anat Rec, 257*(3), 110–116.

Maheshwar, A.V., Malik, A., Dorr, L.D.(2007). Impingement of the native hip joint. *J Bone Joint Surg Am, 89*(11):2508–2518.

McMinn, R.H., Huchings, R.H.R.(1988). *Color Atlas of Human Anatomy (2nd ed.).* Chicago: Year Book Medical, 302.

Mulholland, S.J., Wyss, U.P.(2001). Activities of daily living in non-Western cultures: Range of motion requirements for hip and knee joint implants. *Int J Rehabil Res, 24*(3), 191–198.

Murray, M.P. (1967).Gait as a total pattern of movement. *Am J Phys Med, 46*, 290.

Murray, M.P., Kory, R.C., Clarkson, B.H. (1969). Walking patterns in healthy old men. *J Gerontol, 24*, 169–178.

Neumann, D.A. (1998). Hip abductor muscle activity as subjects with hip prostheses walk with different methods of using a cane. *Phys Ther, 78*(5), 490–501.

Ogus, O. (1996). Measurement and relationship of the inclination angle, Alsberg angle and the angle between the anatomical and mechanical axes of the femur in males. *Surg Radio Anat, 18*(1),29–31.

Paul, J.P. (1966). Biomechanics: The biomechanics of the hip-joint and its clinical relevance. *Proc R Soc Med, 59*(10), 943–948.

Ranawat, A.S., Bryan, T., Kelly, B.T. (2005). Anatomy of the hip Open and arthroscopic structure and function. *Oper Tech Orthop, 15*(3),160–170.

Röhrle, H., Scholten R., Sigolotto, C., Sollbach, W., Kellner, H. (1984). Joint forces in the human pelvis-leg skeleton during walking. *J Biomech, 17*, 409–424.

Rydell, N.W. (1966). Forces acting on the femoral head prosthesis: A study on strain gauge supplied prostheses in living persons. *Acta Orthop Scand, 37*(Suppl 88), 1–132.

Stansfield, B.W., Nicol, A.C., Paul, J.P., Kelly, I.G., Graichen, F., Bergmann, G. (2003). Direct comparison of calculated hip joint contact forces with those measured using instrumented implants. An evaluation of a three-dimensional mathematical model of the lower limb. *J Biomech, 36*(7), 929–936.

Sutherland, A.G., D'Arcy, S., Smart, D., Ashcroft, G.P. (1999). Abductor muscle weakness and stress around acetabular components of total hip arthroplasty: A finite element analysis. *Int Orthop, 23*(5), 275–278.

Taylor, S J.G., Walker, P.S. (2001). Forces and moments telemetered from two distal femoral replacements during various activities. *J Biomech, 34*(7), 839–848.

van den Bogert, A.J., Read, L., Nigg, B.M. (1999). An analysis of hip joint loading during walking, running and skiing. *Med Sci Sports, 31*(1), 131–142.

Vasavada, A.N., Delp, S.L., Maloney, W.J., Schurman, D.J., Zajac, F.E. (1994). Compensating for changes in muscle length in total hip arthroplasty. Effects on the moment generating capacity of the muscles. *Clin Orthop, 302*, 121–133.

Von Eisenhart-Rothe, R., Eckstein, F., Muller-Gerbl, M., Landgraf, J., Rock, C., Putz, R. (1997). Direct comparison of contact areas, contact stress and subchondral mineralization in human hip joint specimens. *Anat Embryol (Berl), 195*(3), 279–288.

Wang, M.Y., Flanagan, S.P., Song, J.E., Greendale, G.A., Salem, G.J. (2006). Relationships among body weight, joint moments generated during functional activities, and hip bone mass in older adults. *Clin Biomech, 21*(7), 717–725.

Wingstrand, H., Wingstrand, A., Krantz, P. (1990). Intracapsular and atmospheric pressure in the dynamics and stability of the hip. A biomechanical study. *Acta Orthop Scand, 61*(3),231–235.

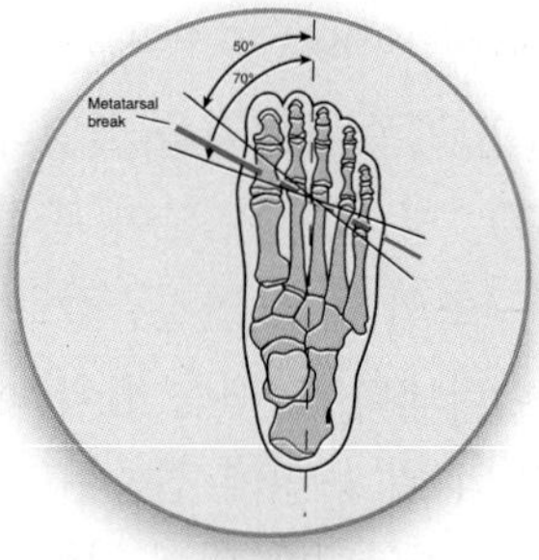

제9장

발과 발목의 생체역학
(Biomechanics of the Foot and Ankle)

서론 (Introduction)

발과 발목의 구조적 구성 (Structural Organization of the Foot and Ankle)
- 발뒤쪽, 발중간, 발앞쪽 (Rearfoot, midfoot, forefoot)
- 안쪽 세로활 (The medial longitudinal arch)
- 발의 연부조직 (Soft tissue of the foot)

발과 발목의 운동형상학 (Kinematics of the Foot and Ankle)
- 용어 (Terminology)
- 발목관절 (Ankle joint)
- 목말밑관절 (Subtalar joint)
- 가로발목관절 (Transverse tarsal joint)
  - *가로발목관절과 목말밑관절의 관계 (The relationship between the transverse tarsal joint and the subtalar joint)*
- 발목뼈사이관절과 발목발허리관절 (Intertarsal and tarsometatarsal joints)
  - *발앞쪽의 엎침근과 뒤침근 비틀림 (Pronator and supinator twists of the forefoot)*
- 발허리발가락관절 (Metatarsophalangeal joint)
- 발가락사이관절 (Interphalangeal joint)

발과 발목의 수동 안정성 (Passive Stability of the Ankle and Foot)

발과 발목의 근육조절 (Muscle Control of the Ankle and Foot)

보행 동안 발과 발목 운동 (Foot and Ankle Motion during Gait)

보행 동안 근육작용 (Muscle Action during Gait)

발목관절의 운동역학 (Kinetics of the Ankle Joint)
- 정역학 (Statics)
- 부하 분산 (Load distribution)
- 동역학 (Dynamics)

발의 운동역학 (Kinetics of the Foot)

발과 발목의 생체역학에 대한 신발 마모의 효과
(Effects of Shoe Wear on Foot/Ankle Biomechanics)

요약 (Summary)

연습질문 (Practice Questions)

참고문헌 (References)

서론 (Introduction)

발과 발목의 주요 작용은 운동에 대한 신체와 지면 사이 안정적이고, 적용가능하며, 효율적인 경계면을 제공하는 것이다. 이 작용은 위에서 가해지는 전신 안정성을 유지하는 동안 다양한 표면에 편안하고, 힘을 흡수하고 이동하기 위해 발과 발목이 초기 입각기에서 충분히 유연하고, 세로활(종궁, longitudinal arch)의 강한 지렛대를 이용하여 신체를 앞으로 나가게 하기 위해 입각기 말기에서 충분한 강직을 급속히 성취해야 한다.

이 장은 엎침근과 뒤침근의 3면 운동 이해에 특별한 중점을 두고, 각 부분(발뒤쪽, 발중간, 발앞쪽)에서 발과 발목의 운동을 우선 설명한다. 발과 발목 운동의 수동 및 능동조절은 보행주기 동안 운동과 근육조절의 설명에 이어 설명된다. 발과 발목에 적용된 힘은 신발 마모 역할에 대한 임상적 제반 정보를 포함하여 설명된다. 전체적으로 장은 일반 병리학에 관한 임상적 생체역학의 적용을 소개하고 이 개념의 보다 깊은 이해를 위한 임상적 사례연구를 제공한다.

발과 발목의 구조적 구성 (Structural Organization of the Foot and Ankle)

발뒤쪽, 발중간, 발앞쪽 (Rearfoot, midfoot, forefoot)

발목(발목관절)은 정강뼈(경골, tibia), 종아리뼈(종골, fibula), 목말뼈(거골, talus) 관절로 구성된 반면, 발은 발목관절에 대한 모든 먼쪽(원위, distal) 뼈로 구성된다(종자뼈를 포함한 28개 뼈)(그림 9-1). 목말뼈는 발목과 발 양쪽의 뼈로 간주된다. 발은 발뒤쪽, 발중간, 발앞쪽의 세 기능적 단위를 가진 것으로 가장 흔히 설명된다. 발뒤쪽은 목말뼈와 발꿈치뼈(종골, calcaneus)로 구성되고, 발중간은 목말관절[발배뼈(주상골, navicular), 3개 쐐기뼈(설상골, cuneiforms), 입방뼈(입방골, cuboid)], 발앞쪽은 발허리(metatarsal)와 발가락으로 구성된다(그림 9-1). 목말밑관절(거골하관절, subtalar)은 발뒤쪽의 일부, 가로발목관절과 발목뼈사이관절은 발중간의 일부, 그리고 발목발허리관절(족근중족관절, tarsometatarsal)과 먼쪽 관절 모두 발앞쪽의 일부이다.

안쪽 세로활 (The medial longitudinal arch)

두 모델, 빔과 트러스는 발의 안쪽 세로활을 설명하기 위한 것이다(Sarrafian, 1987). 빔 모델은 활이 관절과 인대 상호연결에 달려 있는 구조의 내부 연결관절로 만들어진 곡선 빔이라는 것을 나타낸다. 장력은 빔의 아래 표면에서 생성되고 압력은 빔의 위 표면에 집중된다(그림 9-2). 트러스 모델은 활이 연결막대에 의해 기반에서 연결된 두 버팀목의 삼각 구조를 가진다. 버팀목은 압력 아래 있고, 연결막대는 장력 아래 있다(그림 9-3). 양 모델은 유효성을 가지고 임상적으로 설명될 수 있다.

트러스 모델의 연결막대에 유사한 구조는 발바닥근막이다. 발바닥근막은 발꿈치뼈의 안쪽 거친면에서 이는 곳(기시점, origin)되고, 가로발목관절, 발목발허리관절, 발허리발가락관절을 연결하고, 종자뼈뿐만 아니라 발허리발가락 발바닥판과 곁인대 위에 닿는곳(정지점, insert)한다. 발허리발가락관절의 발등굽힘은 발바닥근막의 당김에 위치하고 "윈치효과"라고 알려진 작용을 통해 활의 상승을 유발한다(Hicks, 1954)(그림 9-4). 보행의 발가락 떼기 동안 발 위를 몸이 통과하면서 발가락은 수동적으로 발등굽힘이 되고, 발바닥근막은 단단해지고 발허리뼈머리와 발꿈치 사이 거리를 단축하는 데 작용하여 활을 상승하게 한다. 또한 발바닥근막의 당김은 발꿈치뼈 면으로 안쪽 발바닥의 부착을 통해 발꿈치뼈 모음을 돕는다.

활은 수동과 능동 지지 모두를 가진다. Huang(1993)은 부하된 발의 체외연구를 실행하고 발바닥근막의 부분이 활 경직의 25%를 감소하게 함을 발견했다. 활 안정성에 가장 중요한 수동 기여 세 가지를 발견했는데 중요한 순서로 발바닥근막, 길고 짧은 발바닥인대, 스프링(발꿈치발배뼈)인대이다.

Thordarson(1995)은 발이 부하되는 동안 힘줄에 비례적 부하를 적용하여 보행의 입각기를 모의실험하여 활 지지의 역학적 연구를 실행했다. 이 연구에서 뒤정강근이 능동적 활 지지에 가장 큰 기여를 하는 동안 발바닥근막은 발가락 발등굽힘을 통해 활 안정성에 가장 많은 공헌을 했다. 14개 발 발바닥뒤 근막절개술에 대한 4년 이상 이어진 임상적 연구에서 활 높이 4.1 mm의 감소를 제시하여 활 안정성의 트러스 모델을 지지했다(Daly,

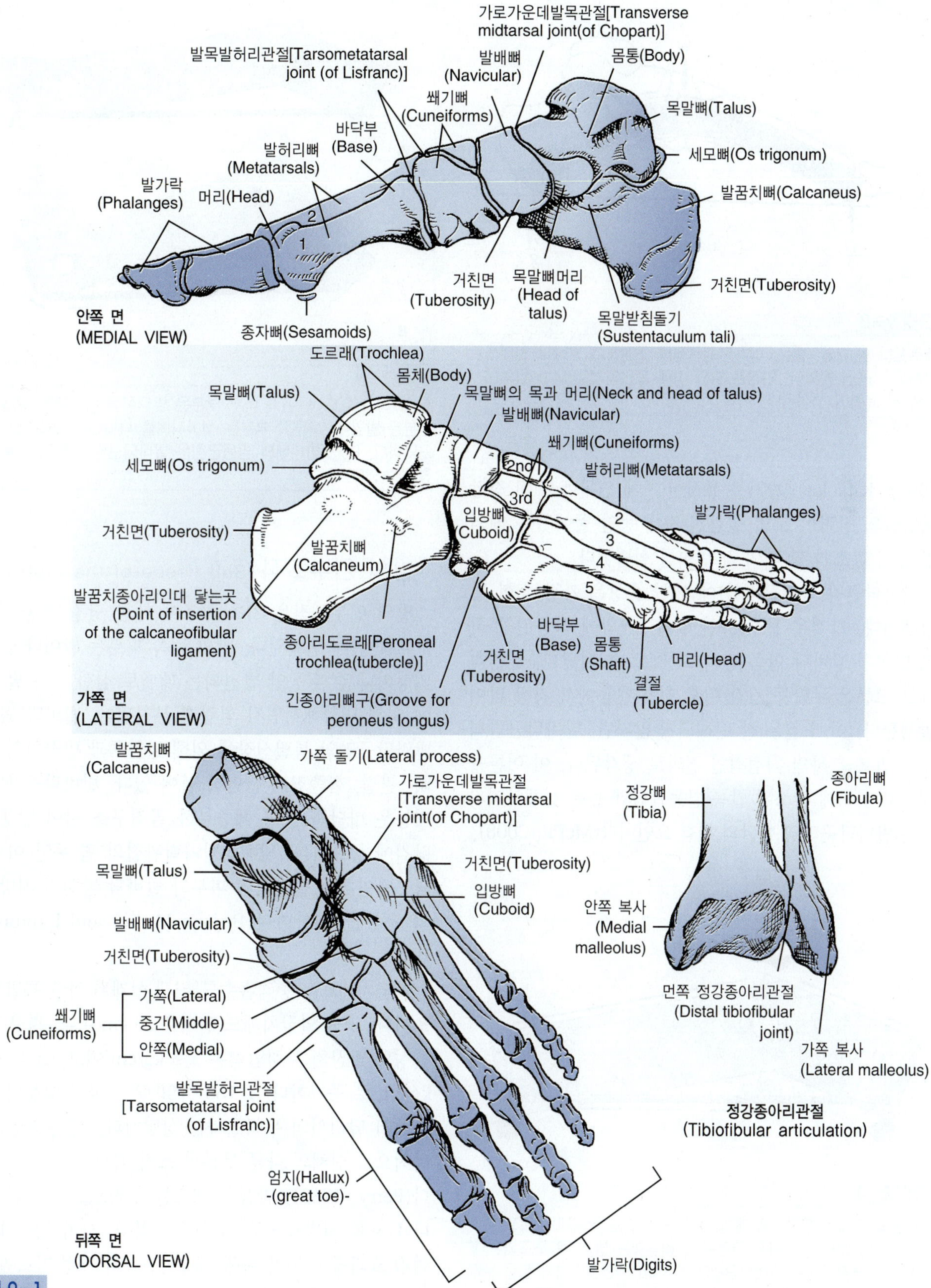

그림 9-1

위 그림: 발의 안쪽 면. **중간 그림**: 발의 가쪽 면. **아래 왼쪽 그림**: 발의 윗면. **아래 오른쪽 그림**: 발의 앞면.

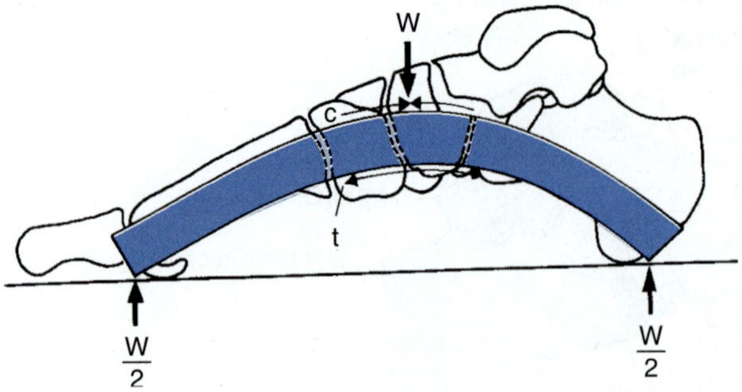

그림 9-2

세로활의 빔 모델. 활은 내부 연결관절을 구성하고 발바닥 인대를 지지하는 곡선 빔이다. 인장은 빔의 아래 표면에 집중되고 압력은 빔의 위 표면에 생성된다.

1992). Kitaoka(1997)는 유사한 사체 연구에서 뒤 정강뼈힘줄의 장력이 모의 실험된 자세 동안 풀어졌을 때의 활 높이 감소와 활 뼈의 각 변화를 설명했다.

발바닥근막(족저근막염)에 대한 손상은 가장 흔한 발 상태이다. 그것은 보행 동안 발바닥근막에 작용된 부하로 발꿈치 발바닥 안쪽 면의 고통으로 나타난다. 전형적으로 고통은 무활동 기간 이후 최초 걸음에서 가장 많이 발생한다. 이 조건은 잘 이해되지 않지만, 발바닥근막의 초과 반복 부하의 직접적인 결과로 생각된다. 이 이론을 지지하기 위해 감소된 발목 발등굽힘과 높은 신체부피지수는 발바닥근막염 발달의 위험 요인이다(McPil, 2008).

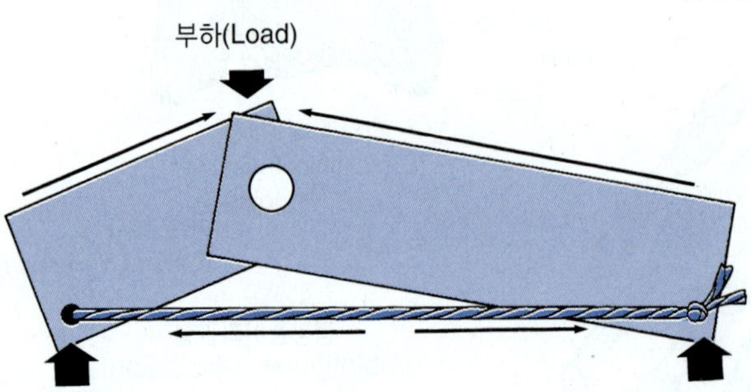

그림 9-3

세로활의 트러스 모델. 두 개의 나무 구성 또는 버팀대는 로프나 연결막대에 의해 기반에서 연결된다. 버팀대는 발의 뼈 구조와 유사하고 연결막대는 발바닥근막과 유사하다. 연결막대가 짧을수록 활이 더 높이 상승한다.

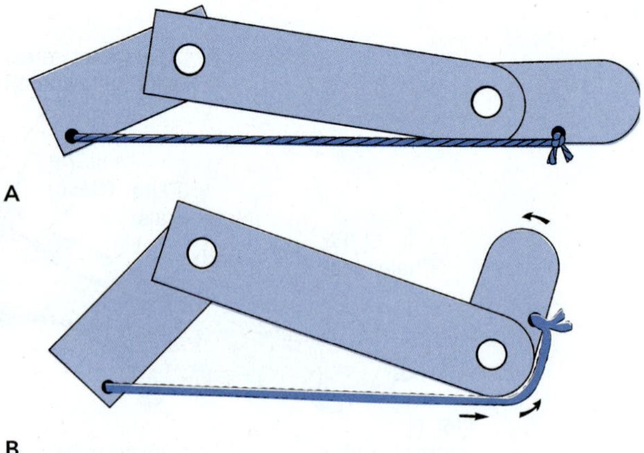

그림 9-4

A. 트러스의 도해. *왼쪽* 나무 부분은 발뒤쪽을 나타내고, *가운데* 부분은 발앞쪽, *오른쪽* 부분은 첫마디뼈를 나타낸다. 끈은 발바닥근막이다. B. 첫마디뼈의 발등굽힘은 발바닥근막의 당김을 통해 활을 높인다.

발의 연부조직 (Soft tissue of the foot)

발의 연부조직은 기초 구조에 대한 당김 제공, 쿠션, 보호를 위해 변화된다. 발의 등쪽 피부는 발이나 발목의 외상이나 감염 동안 발견되는 때때로 심한 등쪽 발 부종에 의해 명확해지면서 헐겁게 부착된다. 발바닥 피부는 발바닥근막의 특별신장에 의해 발앞쪽과 발꿈치의 기초 뼈, 관절, 힘줄집에 단단히 붙어 있다. 발바닥근막의 이 기능은 바닥과 발의 체중부하 골격구조 사이 발생하는 당김에 중요하다. 발허리발가락관절의 폄 동안 이 발바닥근막인대는 발앞쪽의 피부와 발바닥 발허리 지방패드의 운동을 제한한다(Bojsen-Moller and Lamoreux, 1979).

발꿈치패드는 충격흡수를 위해 설계된 아주 특별한 구조이다. 평균 발꿈치패드 면적은 23 cm²이다. 평균 70kg 남성의 발꿈치 부하압력은 3.3 kg/cm²이고, 달리기로 6 kg/cm²로 증가한다. 1,160 마일 당 발꿈치 영향의 반복율에서 달리기의 누적효과는 상당하다. 이 누적힘은 일반적으로 신체의 다른 부분의 조직 괴사를 가져올 수 있다(Perry, 1983). 발꿈치 패드는 수직으로 정렬된 쉼표나 U자형 지방층으로 이루어져 있다. 사이막은 나선형 벌집 효과를 만들기 위해 대각선섬유와 탄성 가로면으로 내적으로 보강된다(그림 9-5). 작은 다중 닫힌 세포는

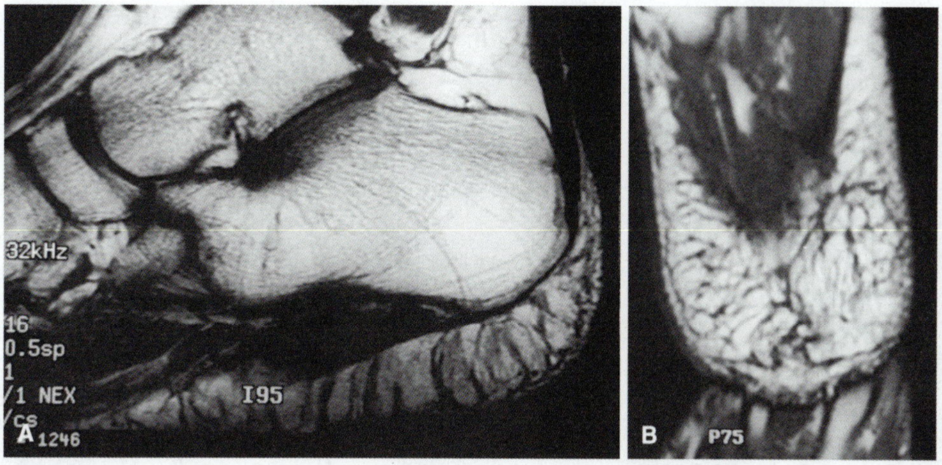

그림 9-5

MRI 상 일반 발뒤꿈치 패드의 구조 A. 가쪽 면. 수직으로 향한 지방이 채워진 부분
B. 지방으로 채워진 세포를 분리하는 사이막의 나선형 구조를 설명하는 발뒤꿈치 패드의 윗면.

힘을 가장 효과적으로 흡수하고 분산하기 위해 정렬된다. 노화로 인해 발꿈치뼈와 발이 쉽게 손상입게 하는 사이막 변성과 지방 위축이 일어난다(Jahss, 1992a, 1992b).

발과 발목의 운동형상학 (Kinematics of the Foot and Ankle)

용어 (Terminology)

신체의 이마면에서 앞쪽 발의 돌출에 기인한 발 운동 설명용어는 신체의 다른 부분 운동의 표준설명에서 여러 중요한 방식으로 다르다. 첫째, 벌림과 모음이 앞뒤 축(신체의 다른 부분에서 안쪽 돌림/가쪽 돌림이라 불리는 운동)보다 수직 축 주변에서 일어난다(그림 9-6). 발/발목의 벌림 운동은 앉은 자세에서 발을 편평하게 유지하는 것과 가쪽으로 발의 표면을 활주하는 것으로 설명할 수 있다(정강뼈/종아리뼈 이동 없이). 발/발목의 벌림/모음 운동은 주로 목말밑관절과 가운데발목관절에서 일어나고, 상당히 제한된다. 두 번째로, 안쪽 번짐(내번, inversion)과 가쪽 번짐(외번, eversion)이라는 용어는 앞/뒤 축에 대한 이마면의 운동을 나타낸다(이 운동은 신체 다른 부분에서 벌림/모음으로 사용된다). 안쪽 번짐과 가쪽 번짐은 주로 목말밑관절과 중앙발목뼈관절에서 발생하고, 안쪽(안쪽 번짐)이나 가쪽(가쪽 번짐)으로 발의 발바닥표면을 이동하는 것으로 설명될 수 있다(그림 9-7). 발의 굽힘/폄은 각각 발등굽힘과 발바닥굽힘이라는 용어로 사용되고, 시상면의 안쪽/가쪽 축 주변에서

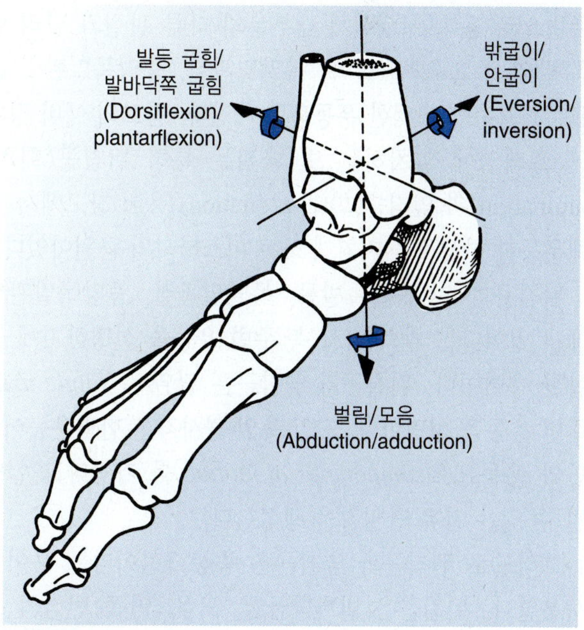

그림 9-6

3개 축 주변에서 일어나는 발 운동.

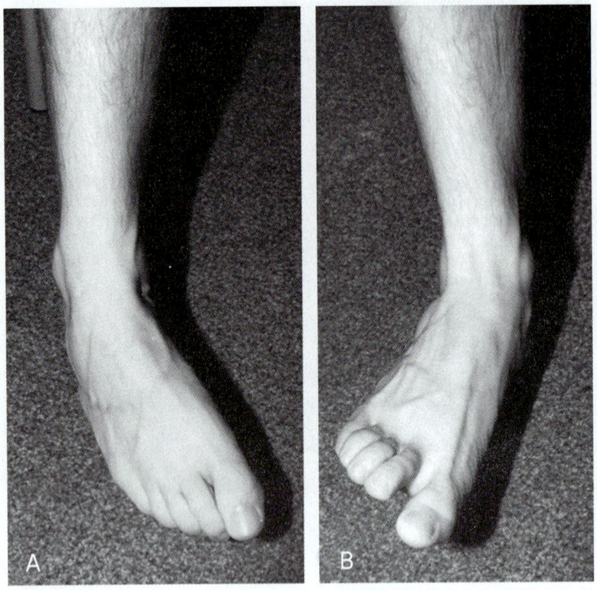

그림 9-7

A. 발뒤침 동안 바닥이 안쪽으로 향함 B. 발 엎침 동안 바닥이 가쪽으로 향함.

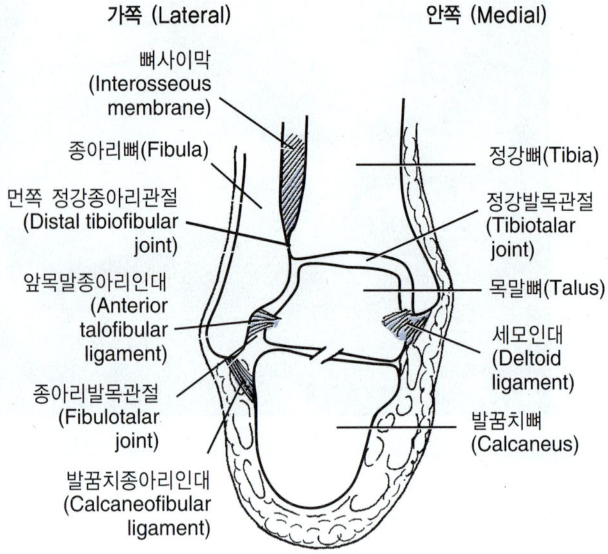

그림 9-8

발목관절 조합은 정강목말관절, 종아리목말관절, 먼쪽 정강종아리 관절로 구성된다.

일어난다. 이 운동은 주로 발목관절에서 일어난다.

또한 앞에서 설명한 일반 용어의 변경에 더한 발목과 발 운동의 정확한 설명과 관련된 이차 의미가 있다. 데카르트 좌표계의 표준 직교축과 합리적으로 일치하는 축 주변으로 움직이는 신체 대부분의 다른 관절과 달리 발목/발의 주요 관절(발목, 목말밑관절, 중앙목말관절)은 표준직교축에 명백한 운동축을 가진다. 참고의 예비 정의된 프레임에 일치하는 발 파괴는 특히 뒤침근(회외, supination)과 엎침근(회내, pronation) 용어 참고에서 신체운동학 학생들을 지치게 하는 미스터리의 근원이었다.

뒤침근과 엎침근은 발목, 목말밑관절, 중앙목말관절에서 일어나는 발의 경사 축 주변 운동을 설명하기에 적합한 용어이다. 뒤침근과 엎침근은 *단일 축(single axis)* 주변 운동을 설명한다. 단일 축의 경사각은 합력운동이 3면의 *운동요소(components of motion)*를 가진다고 설명될 수 있는 자유 단일각을 생성한다.

그러므로 뒤침근과 엎침근은 종종 3면이라는 용어를 사용한다. 뒤침근은 발바닥굽힘, 모음, 안쪽 번짐의 요소를 가지고 있고, 엎침근은 발등굽힘, 벌림, 가쪽 번짐의 요소를 가지고 있다. 뒤침근과 엎침근은 단일축 운동이기 때문에 각 운동 요소의 구체적 조합이 다양하지 않다. 실질적 용어에서 이것은 뒤침근과 엎침근이 *항상* 운동의 동일한 세 요소와 관련됨을 의미하고, 더 나아가 운동의 3요소 중 어느 하나의 증거가 다른 두 요소에서도 일어날 수 있음을 의미한다. 예를 들면, 목말밑관절에서 동시에 발생하는 모음과 발바닥굽힘 없이 목말관절의 안쪽 번짐이 있기는 불가능하다. 전체 발 뒤침근과 엎침근의 비체중부하 이미지(주로 목말밑관절과 중앙목말관절에서 발생하는)는 그림 9-7에 제시된다.

발목관절 (Ankle joint)

발목은 목말뼈, 안쪽 복사뼈(malleolus), 정강뼈천장, 가쪽 복사뼈로 구성된 단순한 경첩관절이다(자유 1°)(그림 9-8). 축은 가쪽 부분(가쪽 복사뼈)이 안쪽 부분(안쪽 복사뼈)에 대해 뒤와 아래 있는 것처럼 약간 경사각에서 설정된다(Inman, 1976). 발목 축은 복사뼈의 끝을 촉진하여 측정할 수 있다(그림 9-9). 축은 이마면의 수평 안쪽-가쪽 축으로 약 10°, 가로면의 수평 안쪽-가쪽 축으로 약 6°이다. 이전에 제시한 것처럼 기술적으로 표준축에 대한 경사는 발목관절에 적용된 뒤침근과 엎침근의 용어가 필요하다. 그러나, 축의 경사각은 아주 작기 때문에 운동의 주요 부분은 발등굽힘(배측굴곡, dosiflexion)과 발바닥굽힘(저측굴곡, plantarflexion)으로 구성된다. 결과적으로 대부분 임상적인 상황에서 다른 두 면의 요소는 무시되고, 발목은 시상면 만의 기능으로 제안된다.

발목관절은 뼈의 연속성과 인대 지지 덕분에 아주 안정적이다. 복사뼈와 정강뼈천장에 의해 제공되는 뼈의 연속성은 목말뼈의 둥근천장과 함께 "모티스" 관절을 구성한다. 목말뼈는 안쪽 방향 정점의 원뿔대나 원추대와 같은 모양이다(Inman, 1976). 목말뼈는 앞뒤로 4.2 mm 넓다(Sarrafian, 1993a, 1993b). 차원에서 증가하는 앞면은 발등굽힘 동안 목말뼈의 앞 부분이 정강뼈와 종아리뼈 사이에서(약간 모티스를 분산하면서) 압축되기 때문에 기능적으로 중요하고, 무릎관절은 최대 안정성 위치의 "밀집하게" 된다.

장부구멍의 형태와 축의 방향이 주어진 목말뼈는 안쪽 가쪽 축 주변 발등굽힘과 발바닥굽힘으로 상대적으로 자유롭게 이동하지만, 수직과 앞뒤 축으로 많이 수축된다(발목관절의 아주 제한된 가로면과 이마면 운동). 나중에 보다 완전히 논의될 이 안정성은 전형적으로 목말밑관절 뒤침근이나 엎침근을 가져오는 목말밑관절로 발목관절을 가로질러 전달되는 아래쪽 다리의 가로면 힘에 의해 생성된 토크를 허용한다.

안쪽 번짐과 안쪽 돌림에 저항하는 책임이 있는 가쪽 발목인대는 앞목말종아리인대(전거비인대, anterior talofibular ligament), 발꿈치종아리인대(종비인대, calcaneofibular ligament), 뒤목말종아리인대이다(후거비인대, posterior talofibular ligament)(그림 9-10). 표면과 같은 세모인대는 가쪽 번짐과 가쪽 돌림 스트레스에 저항하는 책임이 있다. 먼쪽 종아리뼈와 정강뼈 사이 안정성 유지 책임 인대는 인대결합인대이다. 인대결합인대는 앞정강종아리인대(전경비인대, anterior tibio-

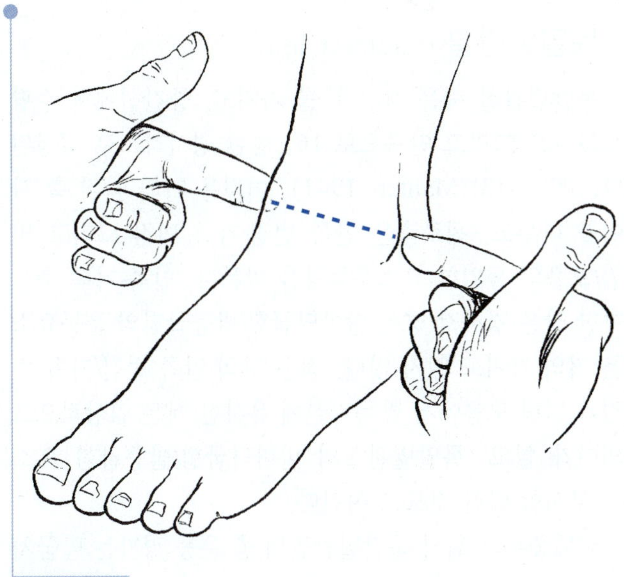

그림 9-9

발목관절의 실험 축은 복사뼈의 촉진을 통해 측정되었다. 축은 안쪽에서 가쪽으로 이동하면서 아래 뒤쪽을 향한다.

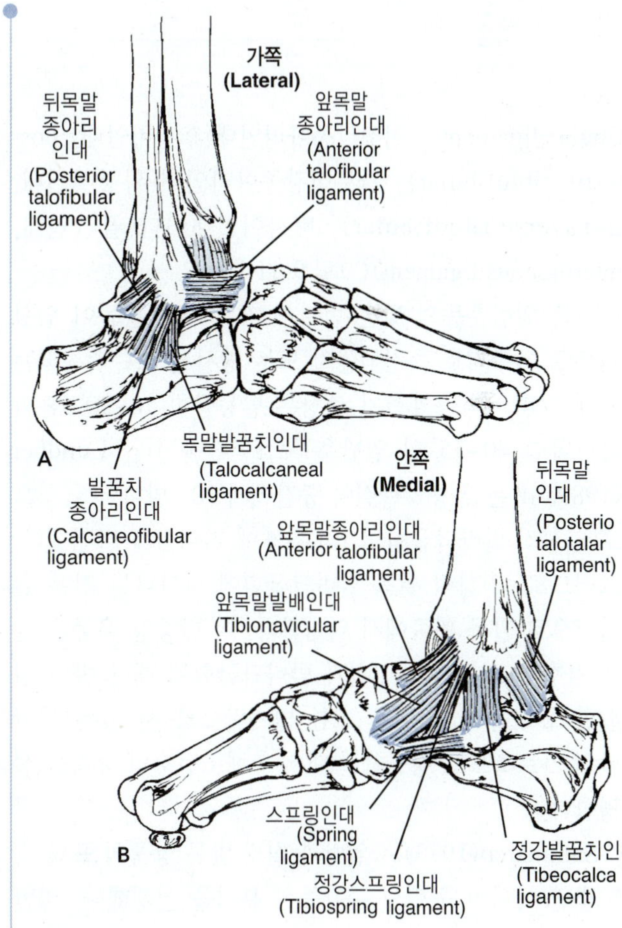

그림 9-10

A. 발과 발목의 가쪽면. B. 발과 발목의 안쪽면. *출처: Anderson, J. (Ed.). (1978). Grant's Atlas of Anatomy. Baltimore: Lippincott Williams & Wilkins.*

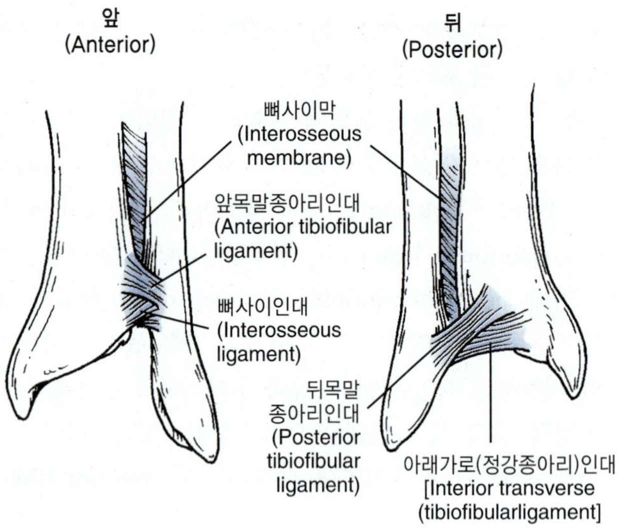

그림 9-11

발목 인대결합의 요소.

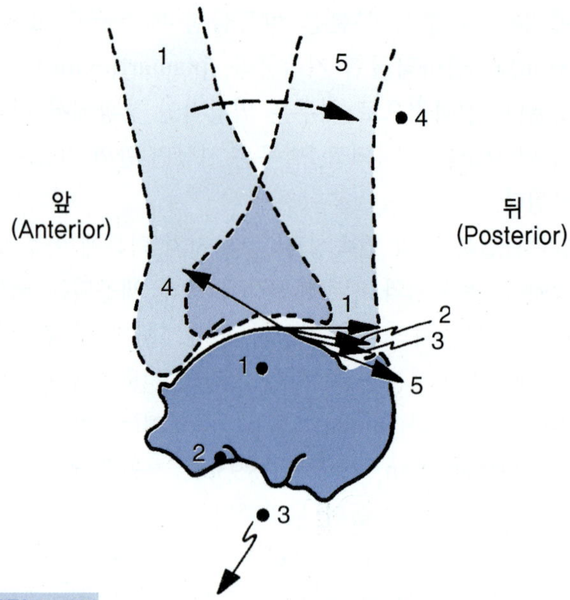

그림 9-12

관절발목의 순간중심과 표면속도분석. 순간중심은 상당히 다양하다. 관절압력은 운동초기에 일어나고 장애는 발등굽힘에서 일어난다 (속도 4).

fibular ligament), 뒤정강종아리인대(후경비인대, posterior tibiofibular), 가로정강종아리인대(횡경비인대, transverse tibiofibular), 뼈사이인대이다(골간인대, interosseous ligament)(그림 9-11).

발목 일반운동의 넓은 범위가 기록되고, 운동이 임상적으로 계측기로 측정되는지 또는 방사선으로 측정되는지에 달려 있다. 계측기 측정은 발등굽힘 10~20°와 발바닥굽힘 40~55°의 일반운동으로 산출된다. Lundber (1989a-d)는 발중앙관절이 중간에서 30° 발바닥 굽힘으로 임상적 발바닥굽힘의 10~41%에 기여함을 발견했다. 그러므로, 임상적 발목 발바닥굽힘에 나타나는 것은 실질적으로 발목 먼쪽에서 일어난다. 이 발중앙 운동은 발목 융합에 이은 발등굽힘과 발바닥굽힘에 대한 발의 명확한 능력을 설명한다. 또한 발가락으로 서 있는 동안 발의 가로축으로 정렬하는 댄서나 체조선수의 능력을 설명한다.

Sammarco(1973)는 일반과 질병 발목 양쪽의 표면 속도뿐만 아니라 돌림의 순간중심 분석을 실행했다. 일반 발목에 대해 그들은 발목 돌림축이 발등굽힘과 발바닥굽힘 동안 일정하지만, 목말뼈 내에서 조금 다양함을 발견했다. 표면운동의 측정은 정강뼈/종아리뼈 내 목말뼈 압력이 일어나고, 완전 발등굽힘에 이를 때까지 목말뒤 질주에 이어 시작되는 발등굽힘으로 초기 장애를 나타낸다. 관절발목의 접촉점 변위 방향은 일정한 패턴이 아님을 나타낸다(그림 9-12).

목말밑관절 (Subtalar joint)

목말밑관절 축은 자유 1°를 가지고, 중간선에서 수평으로 42° 그리고 안쪽으로 16° 향한 경사각으로 설정된다(그림 9-13)(Manter, 1941). 이것은 거의 앞뒤 축 사이를 나누고, 세로축은 안쪽 번짐/가쪽 번짐 그리고 벌림/모음의 동일한 요소운동량을 만든다. 안쪽-가쪽 축을 향한 작은 경사각 양은 발바닥굽힘/발등굽힘의 운동요소를 거의 가지고 있지 않다. 적은 양의 안쪽 번짐/가쪽 번짐과 벌림/모음에서 발목관절에 유사한 것은 임상적으로 의미가 없고, 목말밑관절의 발바닥굽힘/발등굽힘 요소는 무시할 만한 것으로 여긴다.

비체중부하 위치 목말밑관절의 총 운동 평가는 발꿈치뼈를 확실히 파악하고, 이마면(안쪽 번짐/가쪽 번짐)의 옆 흔들림 또는 가로면(벌림/모음)의 돌림으로 얻을 수 있다. 앞에 언급한 바와 같이 이러한 운동이 분리될 수 있는 것처럼 나타나지만, 자유 축 단일 각의 모든 요소는 항상 동시에 일어난다. 결과적으로 발꿈치뼈의 안쪽 번짐(뒤침)을 실행할 때 모음의 요소운동도 이 두 요소가 뒤침의 양 부분인 것처럼 일어난다. 가쪽 번짐(엎침) 실행 시 이 두 운동이 엎침의 양 부분이기 때문에 벌림의 요소운동이 일어난다.

목말밑관절의 운동(목말뼈에 상대적인 발꿈치뼈)은 부하와 비체중부하에서 동일하다. 그러나, 비체중부하에서 목말뼈는 전형적으로 고정적이고 발꿈치뼈는 목말뼈 위에서 움직이는 반면, 체중부하에서는 발꿈치뼈가 고정적이고 목말뼈는 발꿈치뼈 위에서 움직인다. 목말뼈와 발꿈치뼈 각 뼈의 능동 대 고정 역할이 다르지만, 그 사이 상대적 운동은 동일하다.

앞의 설명과 같이 목말뼈의 표면 반구형은 발목관절의 장부구멍에서 단단히 안정되고, 발등굽힘, 발바닥굽힘만 자유롭게 할 수 있다. 목말밑관절의 주요운동이 안쪽 번짐/가쪽 번짐과 벌림/모음으로 주어진 발목관절과 목말밑관절의 *조합(combination)*은 모든 3면의 자유운동을 제공한다. 발목관절은 운동 동안 주로 앞으로의 진행에 주로 제공되고, 목말밑관절은 발의 지면 위 움직임 없이 이마면의 옆으로 흔들리거나 가로면으로 아래다리가 돌림하는 자유를 제공한다. 이러한 방식에서 발/발목은 전진, 균형, 방향전환, 또는 목말뼈가 고정된 발꿈치뼈 주변을 움직이면서 편평하지 않은 지면 운영 능력으로 안정되며 고정된 기반을 제공한다. 실제로 발꿈치뼈의 흔들의자 바닥모양은 일부 이마면 운동(안쪽 번짐/가쪽 번짐)을 허용하여 실제 체중부하 운동은 목말뼈에서 움직이는 발꿈치뼈와 발꿈치뼈에서 움직이는 목말뼈의 조합이다.

목말뼈와 발꿈치뼈를 연결하는 뒤, 중간, 앞면이 있다. 뒷면은 목말밑관절 전체 관절표면의 약 70%를 구성한다. 목말밑면은 오른발의 오른쪽 방향 나사와 유사한

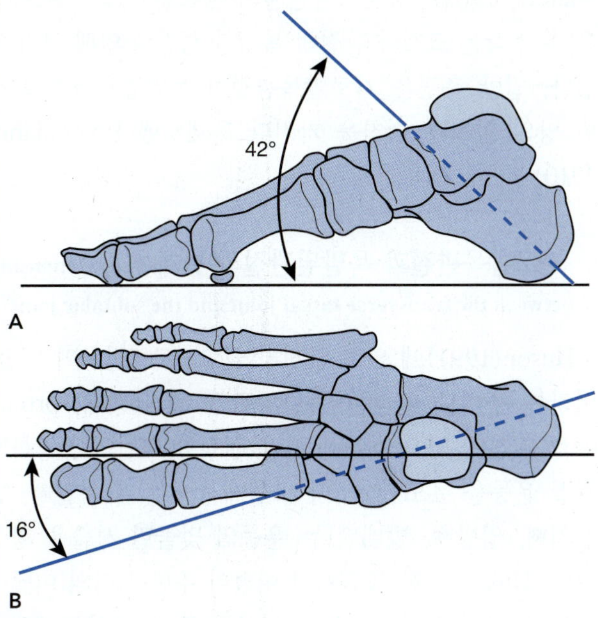

그림 9-13

목말밑관절 축. **A**. 시상면(가쪽면). 축은 발바닥 표면에서 42° 로 올라온다. **B**. 가로면(윗면). 축은 발의 중심선에서 안쪽으로 16° 향한다.

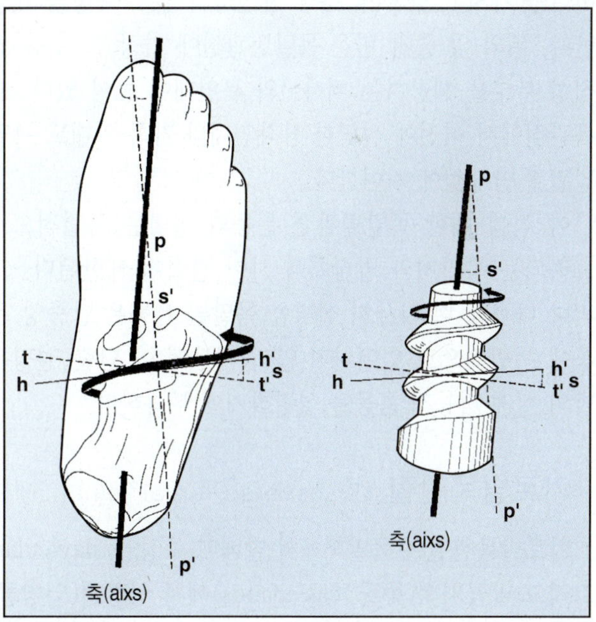

그림 9-14

오른쪽 목말밑관절의 뒤발꿈치뼈 면과 오른쪽 돌림 나사 비교. *화살표*는 나사에 이어지는 신체의 통로를 나타낸다. 운동이 일어나는 수평면은 *hh'*이다. *tt'*는 나사축에 직각인 평면이다. *s*는 나사의 나선형 각도이고, 축에서 직각(*pp'*)으로 떨어지는 *s'*와 같다. 발꿈치뼈가 모음하면서 시계방향으로 돌림하고 축을 따라 앞으로 이동한다. *출처 : Manter, J.T. (1941). Movements of the subtalar and transverse tarsal joints. Anat Rec, 80, 397.*

아르키메데스의 나선 부분과 닮아 있어서 비체중부하의 발꿈치뼈는 목말밑관절 뒤침 운동 동안 시계방향으로 돌림하여 목말밑관절 축을 따라 앞으로 이동한다고 할 수 있다(그림 9-14). 나사의 줄기에 의해 지시되는 운동과 유사하게 목말밑관절은 안쪽 번짐/가쪽 번짐과 벌림/모음 주관 운동으로 모든 3면을 가로질러 제한된 패턴으로 움직이는 발꿈치뼈에서 자유 단일각을 가진다. 목말밑관절운동은 모든 3면을 가로지르기 때문에 동시에 엎침과 뒤침의 3요소를 측정하기는 실질적으로 불가능하다. 임상적으로 목말밑관절 뒤침은 발꿈치뼈의 안쪽 번짐각을 점검하여 측정하고, 목말밑관절 엎침은 발꿈치뼈의 가쪽 번짐 각을 점검하여 측정한다. 측정은 다양하지만, 안쪽 번짐/가쪽 번짐의 능동측정은 각각 약 22.6/12.5° 이다(Grimston, 1993). 이것은 안쪽 번짐/가쪽 번짐 비율이 약 2:1 임을 제시하지만, 수동적으로 측정하면 3:1 에 이른다는 일부 증거가 있다(Hale, 2007).

목말밑관절의 앞과 결합된 앞 중간 면은 각각 관절주머니를 가지고 있으며, 수동 안정성의 일부 측정을 제공한다. 뒤와 앞/중간 면은 목말밑관절에 가장 큰 수동 안정성 부분을 제공하는 뼈사이와 목인대에 놓여 있다. 발목관절에서 이전에 설명한 삼각인대와 가쪽 인대도 목말밑관절 안정성에 기여한다.

이 점에 대한 목말밑관절 운동의 설명은 독립적으로 고려되는 목말뼈와 발꿈치뼈 사이 관절에 제한된다. 그러나 다음에 더 자세히 설명할 목말밑 운동은 발중앙 운동에 독립적으로 일어나지 않기 때문에 이 단순 설명은 발의 실제 기능적 운동을 설명하기에 부족하다.

가로발목관절 (Transverse tarsal joint)

가로발목관절은 목말뼈에서 발배뼈(주상골, navicular) 그리고 발꿈치뼈(종골, calcaneous)에서 입방뼈(입방골, cuboid)로의 관절로 이루어져 있다. 발목과 목말밑관절과 달리 가로발목관절은 모든 3면의 본질적 운동을 가져오는 두 축을 가진다. Manter(1941)는 세로축과 경사축으로 두 운동 축을 설명했다. 세로축은 수평에서 위쪽으로 15° 그리고 발의 세로축에서 안쪽으로 9° 이다. 안쪽 번짐과 가쪽 번짐은 세로축에서 일어난다(그림 9-15). 경사축은 수평에서 위쪽으로 52° 그리고 발의 세로축에서 안쪽으로 57° 이다. 굽힘과 폄은 이 축에서 주로 일어난다(그림 9-16). 일반적으로 목말발배관절은 발꿈치입방관절보다 훨씬 많은 운동을 가진다(Ouzonian and Shereff, 1989). 중앙목말관절의 정확한 가동범위 측정은 뼈의 작은 크기와 관절의 복잡한 성질로 인해 얻기 어렵다. 일반 측정은 가로발목관절이 목말밑관절과 유사한 양의 엎침과 뒤침을 가진다고 제시했다(Neumann, 2010).

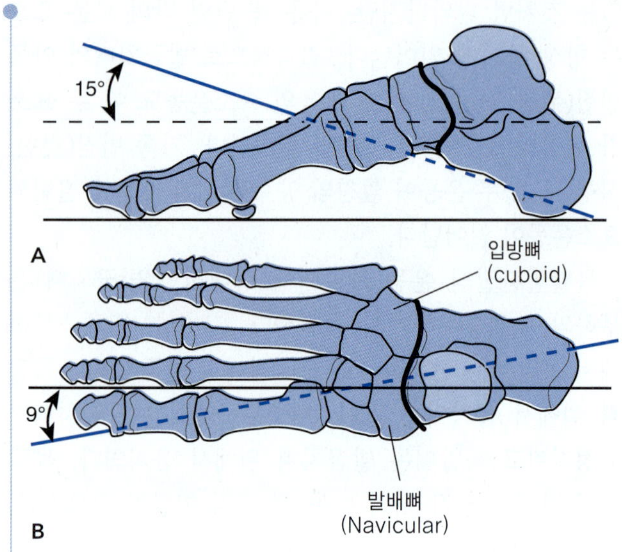

그림 9-15

가로발목관절의 세로축. 안쪽 번짐과 가쪽 번짐이 이 축에서 일어난다. A. 가쪽 면. B. 윗면.

가로발목관절과 목말밑관절의 관계(The relationship between the transverse tarsal joint and the subtalar joint)

Huson(1991)에 의해 완전히 설명되고 "발목뼈 기전"이라는 용어로 불리는 목말밑관절 엎침(회내, pronation)/뒤침(회외, supination)은 일정한 패턴의 중앙목말관절 운동을 유도한다. 이 모델에서 4개 뼈(목말뼈, 발꿈치뼈, 입방뼈, 발배뼈)는 운동의 맞물린 사슬을 형성한다. Huson은 한 물림기어 이빨이 주변 기어의 이빨에 맞물릴 때 기어박스에서 일어나는 것과 유사한 "제한된" 작용으로 이것을 설명했다. 발배뼈와 입방뼈는 각각 서로 상대적으로 거의 움직이지 않는다(Wolf, 2008). 결론적으로 목말밑관절 뒤침 동안 발꿈치뼈에 의해 생성

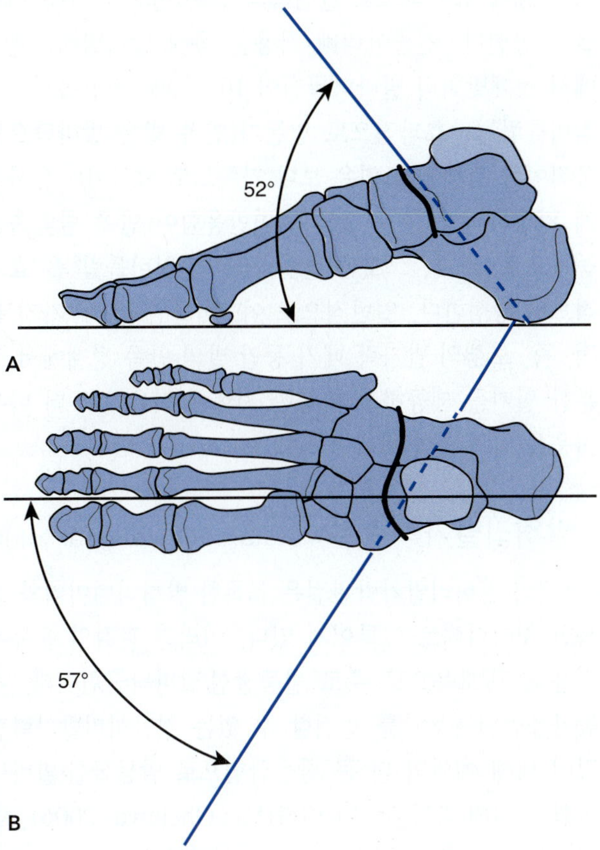

그림 9-16

가로발목관절의 경사축. 굽힘과 폄이 이 축에서 일어난다.
A. 가쪽 면. B. 윗면.

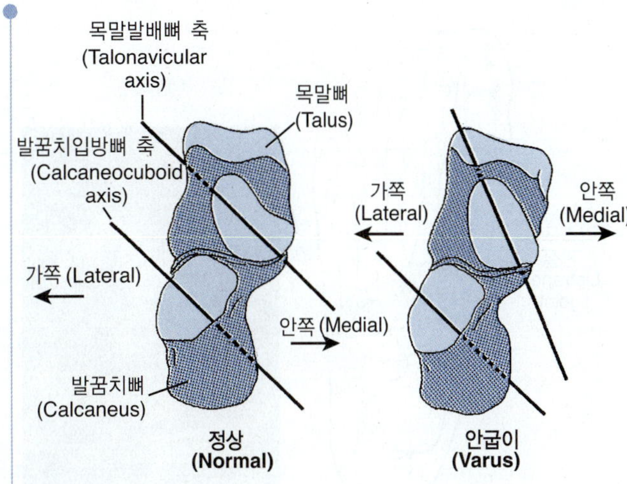

그림 9-17

오른발의 가로발목관절 앞뒤면. 발목뼈머리와 발꿈치뼈의 앞관절이 제시된다. 목말발배관절, 발꿈치입방관절의 주요 축은 중립위(평행)에 안굽이(수렴)의 발꿈치와 함께 보인다.

되고 입방뼈에 적용된 안쪽 번짐과 모음힘은 발배뼈로 보다 많이 전달된다. 입방뼈가 발 아래를 모음하고 전환하면서 발배뼈를 들어올리고 벌림하는 경향이 있다. 발배뼈힘은 뒤침을 보다 많이 촉진하면서 목말뼈로 전달된다. 유사한 작용이 목말밑관절 엎침의 반대로 작용한다.

Astion(1997)는 이러한 관절의 실험적 선택 융합을 수반한 연구의 목말밑관절, 목말발배관절, 발꿈치입방관절 사이에 밀접하게 상호작용함을 제시했다. 목말밑관절 관절고정은 목말발배관절 운동을 그 일반운동의 26%로 감소시키고, 발꿈치입방뼈 운동을 56%로 감소시켰다. 발꿈치입방뼈 관절고정은 목말밑 운동을 일반의 92%, 목말발배관절 운동을 67% 감소시켰다. 목말발배관절의 선택적 융합은 각 2°만 운동을 남기면서 감소하는 남은 관절의 가장 깊은 영향을 가진다. Beaudoin(1991)은 실험적 목말밑 융합이 목말발배관절의 상당한 감소를 가져오며 발목관절 접촉도 감소시킨다고 제시했다.

목말밑관절의 엎침과 뒤침은 각각 가로발목관절의 유연이나 강직을 만드는 경향이 있다. Elftman(1960)은 목말밑관절이 가쪽 번짐할 때 발꿈치입방뼈(세로)와 목말발배관절(거주상관절, talonavicular)(경사)의 주요 축은 평행이어서 "헐거운" 위치의 가로발목관절 운동을 허용한다는 점을 제시했다. 목말밑관절이 안쪽 번짐하면서 이 관절 축은 모임하여 가로발목관절을 고정하고 발중앙에 강직성을 제공한다(그림 9-17). 이것은 보행동안 본질적인 기능적 중요성을 가진다. 중립위에서 발가락 떼기까지 발은 강층으로 밀기 위해 발에 작용의 유익을 허용하면서 목말밑관절의 안쪽 번짐과 가로발목관절의 고정을 통해 강한 층이 된다.

발목뼈사이관절과 발목발허리관절
(Intertarsal and tarsometatarsal joints)

발목뼈사이관절은 3개의 쐐기발배관절(설주관절, cuneonavicular), 쐐기뼈사이관절(설상골간관절, cune-

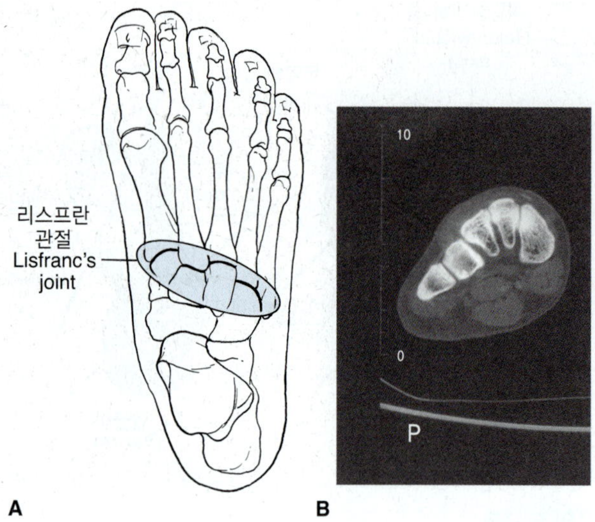

그림 9-18

A. 리스프란관절로 알려진 발목발허리관절의 윗면. 오목한 두 번째 발허리 기반을 주목하자. B. 컴퓨터 단층 x-선 스캔의 리스프란 관절의 절단면. 활 같은 구조를 주목하자.

onavicular ligament), 입방발배관절(입방주관절, cuboideonavicular ligament), 쐐기입방관절(설상입방관절, cuneocuboid ligament)이 있다. 발목뼈사이관절은 서로 밀접하게 조화되고 미세한 활주운동을 나타낸다. 이 관절 사이 운동은 일반적으로 설명되지 않는다. 리스프란관절로 알려진 발목발허리관절은 단면에서 가장 잘 보이는 활 같은 구성이기 때문에 본질적으로 안정적이다. 이차 발허리 기반은 중간쐐기뼈의 열쇠 같은 구성을 형성하면서 발 중앙으로 함몰된다(그림 9-18). 리스프란인대로 알려진 강한 인대는 안쪽 쐐기뼈에 이차 발허리 기반이 연결된다. 이차 발허리의 상대적 강직성은 후반 자세에서 밀기의 강층을 제공하면서 세로활의 중앙강구조로 역할하게 한다. 첫째, 넷째, 다섯째 발목발허리관절의 운동은 입각기 후반 동안 10°의 발바닥굽힘을 나타내는 첫 발목발허리관절과 함께 훨씬 크다(Cornwall and McPoil, 2002). 이 관절 운동의 다른 면 움직임은 미미하다.

발앞쪽의 엎침근과 뒤침근 비틀림
(Pronator and supinator twists of the forefoot)

가장 안쪽과 가쪽 발목발허리관절의 유연성은 발앞쪽의 작용에 독립적으로 발뒤쪽의 안쪽 번짐과 가쪽 번짐을 제공한다. 긴종아리뼈 작용을 통해 발목발허리관절에서 첫째발허리 발바닥굽힘이 10°일 때, 발앞쪽의 "엎침비틀림"을 효과적으로 만든다(안쪽 발은 발바닥으로 움직이고 전체 발표면은 보다 가쪽으로 향하여). 유사하게 편평하지 않은 지형의 지면반응힘이 안쪽 발앞쪽을 등쪽으로 밀 때, 그것은 발앞쪽의 "뒤침비틀림"을 효과적으로 생성한다. 일반적으로 이 "비틀림"은 두 가지 목적, 즉, 보행의 발가락 떼기 동안 발의 안쪽 경계에서 충분한 밀기를 제공하고 다양한 지형에 적응하고 더 나은 적응을 위해 역할 한다.

발허리발가락관절(Metatarsophalangeal joint)

5개의 발허리발가락관절은 볼록한 발허리뼈머리와 오목한 첫마디뼈로 이루어져 있다. 이러한 관절의 운동은 적은 벌림/모음으로 주로 발등굽힘/발바닥굽힘이다. 수동가동범위는 85°를 성취할 수 있는 첫발허리발가락관절에 대해 예외의 더 큰 발등굽힘으로 발등굽힘/발바닥굽힘에 대해 각각 65/40°이다(Van Gheluwe, 2006). 발꿈치로 앉기 또는 발가락끝으로 서기와 같은 많은 다른 과제가 더 큰 발등굽힘을 필요로 하지만, 일반걷기의 발가락 떼기 동안 첫발허리발가락관절의 약 60° 발등굽힘이 요구된다. 발허리발가락관절의 주요 인대는 안쪽과 가쪽 곁인대이다. 또한 4개의 가로발허리인대는 발허리뼈머리로 함께 묶여 있고 전체 발앞쪽의 안정성을 제공한다.

시상면의 엄지발가락 운동 분석은 순간중심운동이 최소 분산으로 흔히 발허리뼈머리 중심에 있음을 밝혔다(그림 9-19). 첫발허리발가락관절의 관절운동학은 일부 관절이 최대 발등굽힘에서 등쪽으로 압박되면서 최대 발바닥굽힘에서 온건한 발등굽힘으로의 접선 활주로 특징된다(Sammarco, 1980; Shereff, 1986). Ahn(1997)은 발허리뼈머리 표면접촉면이 완전 폄되어 등쪽으로 이동하고 관절압박과 연관되어 있음을 정의했다(그림 9-20). 이것은 등쪽 뼈곁돌기의 특징적 형성과 엄지발가락 굽힘의 경우 첫마디뼈의 제한된 발등굽힘으로 설명된다(그림 9-21).

엄지발가락은 발바닥 널힘줄의 권양기 기전(windlass

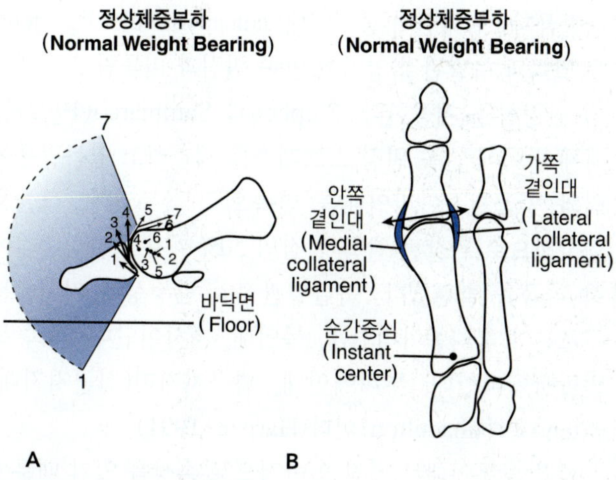

그림 9-19

A. 시상면의 엄지발가락 발허리발가락관절의 순간중심 및 표면운동 분석. 접촉점의 변위방향을 나타내는 각 *화살표*는 유사한 수치 순간중심에 대응한다. 활주는 보행주기의 발가락 떼기와 웅크리고 앉기로 일어나는 폄의 한계를 제외한 대부분의 운동을 통해 일어난다. 완전 폄에서 관절압력이 일어난다. 엄지발가락의 가동범위는 활에 의해 표시된다. B. 일반 체중부하 동안 가로면 엄지발가락의 발허리발가락관절의 순간중심분석. 활주(*화살표*로 표시됨)는 가동범위가 적을 때조차 관절표면에서 일어난다.

mechanism)을 통해 발의 안쪽 면에 안정성을 제공한다(안쪽세로활 참고). 신체가 발가락 떼기의 발 위로 지나면서 발허리뼈머리는 긴종아리뼈의 안정화 작용을 통해 지면으로 눌려진다. 이것은 입각기 후반의 힘판분석에 의해 증명되었고, 첫발허리뼈머리 아래 압력은 보행 단계에서 증가됨을 보인다(Clark, 1980). 좁게 마모되는 굽이 높은 신발은 발허리뼈머리를 압박하고 고통스러운 신경종을 만들면서 가로발목뼈사이관절 대신 발가락사이신경(일반적으로 세 번째)의 작용적 포착을 만드는 경향이 있다(Wu, 1996). 첫발허리발가락관절의 초과 스트레스는 짧은엄지굽힘근에 내재된 종자뼈의 고통을 가져오면서 염증 또는 스트레스 골절을 가져올 수 있다.

발가락사이관절 (Interphalangeal joint)

엄지발가락은 단일 발가락사이관절을 가지고, 가쪽 네 발가락이 몸쪽과 먼쪽 발가락사이관절 양쪽 모두 가진다. 모든 이러한 관절은 유사한 오목볼록 구성을 가지고 발등굽힘과 발바닥굽힘의 시상면 운동을 생성하는 안쪽가쪽 축으로 자유 단일각을 가진다. 곁인대는 발허리발가락관절의 위치 및 기능과 유사하다. 운동정보의 범위는 이러한 관절에 대해 제한되지만, 일반적으로 굽힘은 폄보다 크고 몸쪽 관절은 먼쪽 관절보다 약간 큰 가동범위를 가진다.

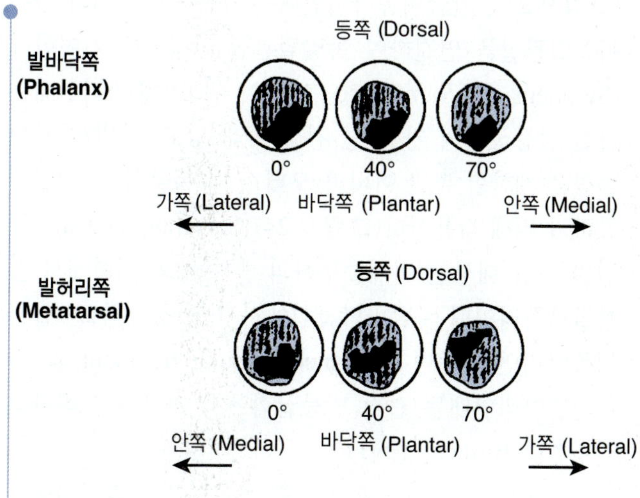

그림 9-20

0°(중간), 40° 폄, 70° 폄의 첫발허리발가락관절의 접촉분산. **윗면.** 첫마디뼈의 관절접촉. **아랫면.** 발허리뼈머리의 관절접촉. 폄이 증가하면서 관절표면접촉은 발허리뼈머리의 등쪽으로 이동한다.

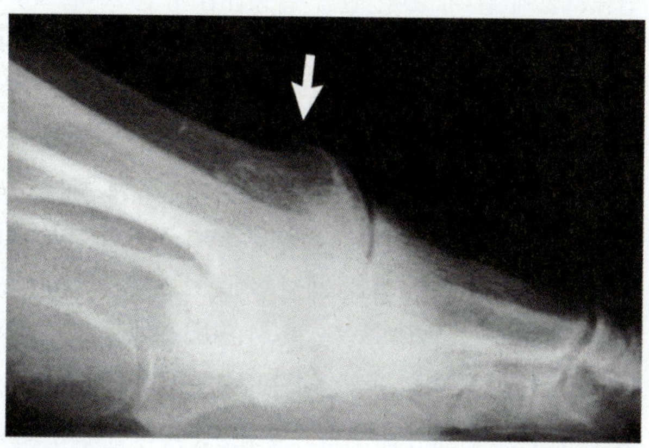

그림 9-21

엄지발가락 굽힘의 가쪽 면. 관절폄을 제한하는 발허리뼈머리 등쪽면의 뼈곁돌기를 주목하자.

발과 발목의 수동 안정성
(Passive Stability of the Ankle and Foot)

뼈 조화, 주머니, 인대 지지는 발목과 발에 수동 안정성을 제공한다. 심리적 부하 아래 발목의 뼈 조화는 보다 중요하다(Cawley and France, 1991; Stiehl, 1993; Stormount, 1985). Stormount는 부하 상태에서 발목의 뼈 조화는 돌림 안정성의 30%와 안쪽 번짐/가쪽 번짐에 대한 저항 100%를 제공한다. 체중부하 동안 발목인대는 안쪽 번짐/가쪽 번짐 동안 돌림 불안정이 일어날 수 있지만 발목의 안정성에 기여하지 않는다. Cawley와 France는 안쪽 번짐과 가쪽 번짐을 유발하는 힘이 부하 동안 각각 91%, 80%까지 증가함을 제시했다. Stiehl (1993)은 발목의 부하가 안쪽 번짐/가쪽 번짐과 돌림에 대한 증가된 안정성뿐만 아니라 감소된 가동범위, 감소된 전후전위를 가져온다. Stormount에 대조적으로 Cass와 Settles(1994)는 부하된 사체의 발목에서 돌림을 제한하지 않는 CT 스캔을 실행하고, 앞목말종아리와 발꿈치종아리인대 양쪽을 나눈 다음, 부하된 발목에서 목말경사 평균 20° 가 여전히 발생함을 설명했다. 발목 부하 동안 관절표면이 안쪽 번짐 불안정을 방어하지 못한다고 생각했다. 대부분 연구는 발목의 부하가 특히 발목 발등굽힘에서 뼈 조화의 결과로 증가된 안정성을 가져온다는 사실에 동의한다.

정강뼈와 종아리뼈 사이 인대결합 안정성은 양 복사뼈의 통합, 인대결합인대(syndesmotic ligaments), 세모인대조합에 달려 있다. 발목 발등굽힘 동안 모티스는 약 1 mm 넓어지고 종아리뼈의 가쪽 돌림 2° 가 생긴다(Close, 1956). 부하로 일반 면쪽 종아리뼈 이동은 1 mm이다(Wang, 1996). 이 면쪽 종아리뼈 이동은 부과된 뼈의 안정성에 대한 발목 장부구멍을 깊게 하는 역할을 한다(Scranton, 1976). 가쪽 돌림 손상의 장부구멍 장애로 인대결합인대와 세모인대(삼각인대, deltoid ligament)는 찢어지고, 면쪽 종아리뼈는 파열되고, 목말뼈는 가쪽으로 변위된다. Olgivie-harris(1994)의 사체 발목 연구는 인대결합인대가 앞정강종아리인대의 35%, 뒤정강종아리인대의 40%, 뼈사이인대의 22%, 뼈사이막의 10% 이하로 가쪽 목말 변위의 저항에 기여한다고 정의했다. 목말밑관절과 발목관절 안쪽 번짐은 흔히 임상적으로 분리하기 어렵다.

발꿈치종아리인대(종비인대, calcaneofibular ligament)는 발목과 목말관절 양쪽에 안쪽 번짐과 비틀림 스트레스에 안정성을 제공한다. Stephen과 Sammarco(1992)는 사체 발목에 안쪽 번짐 스트레스를 제공하고 앞목말종아리와 발꿈치종아리인대를 연속으로 나누었다. 그들은 임상적으로 관찰된 안쪽 번짐의 50%까지 목말밑관절에서 나옴을 발견했다. 목말밑관절의 안정성에 기여하는 구조는 발꿈치종아리인대, 목인대, 뼈사이인대, 가쪽 목말발꿈치뼈인대, 루비에인대, 폄근지지띠(신근지지대, extensor retinaculum)이다(Harper, 1991).

가쪽 발목인대는 가장 일반적으로 손상을 입기 때문에 가장 빈번히 연구된다. 앞정강종아리인대와 발꿈치종아리인대는 서로 105° 를 만든다(그림 9-22). 그들은 발목 안쪽 번짐힘에 저항하기 위해 공동작용을 한다. 앞정강종아리인대와 발꿈치종아리인대는 발목 발등굽힘의 가장 큰 인장 아래 있다(Cawley and France, 1991; Inman, 1976; Nigg, 1990; Renstrom, 1988). 그러므로 앞정강종아리인대는 발바닥굽힘의 발목안쪽 번짐에 저항하고 발꿈치종아리인대는 발목 발등굽힘 동안 발목 안쪽 번짐에 저항한다. 앞목말종아리인대의 보조기능은 임상적으로 앞 전위로 언급되는 모티스에서 앞목말 변위에 저항하고, 모티스 내 앞목말뼈의 안쪽 돌림에 저항한다(그림 9-23). 발꿈치종아리인대는 가쪽 발목관절과 가쪽 목말밑관절을 연결하여 목말밑관절 안정성에 기여한다(Stephens and Sammarco, 1992). 뒤목말종아리인대는 관절 발등굽힘의 가장 큰 긴장 아래 있고, 목말의 가쪽 돌림을 제한할 뿐만 아니라 모티스 내 목말뒤 변위를 제한하기 위해 작용한다(그림 9-24)(Sarrafan, 1993a). 앞 전위 시험 대상인 비체중부하의 발목 체외 시험에서 앞목말종아리인대는 발바닥굽힘에서 가장 중요하고, 발꿈치종아리인대(종비, calcaneousfibular ligament)와 뒤목말종아리인대는 관절 발등굽힘에서 가장 중요하다고 설명했다(Bulucu, 1991).

임상적으로 가장 일반적인 삔 발목인대는 발꿈치종아리인대 다음으로 앞목말종아리인대다. 이러한 손상은 전형적으로 발바닥굽힘과 안쪽 번짐 발목으로 부하나 낙하로 인해 일어난다(사례연구 9-1). 그러나 모든 삠이

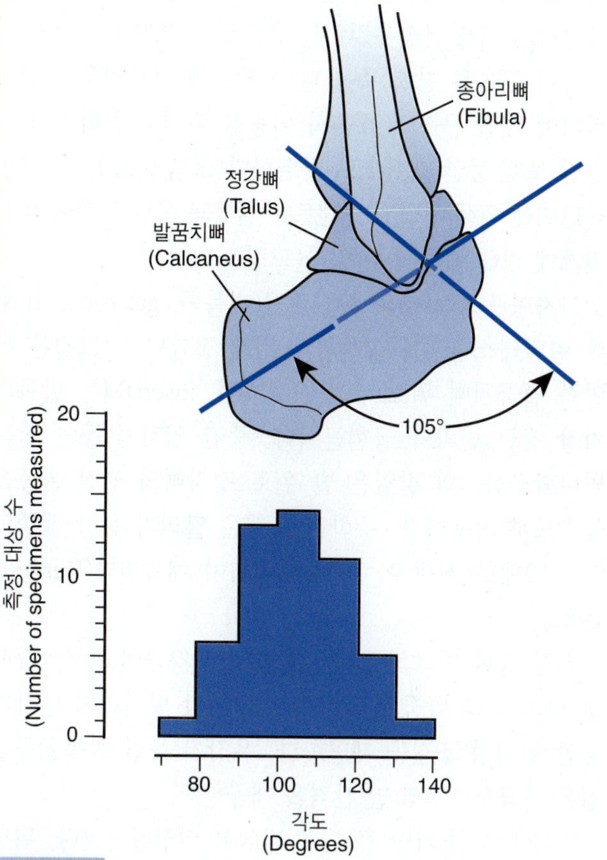

그림 9-22

시상면의 발꿈치종아리와 목말종아리인대 사이 평균각. 평균각은 측정된 대상 사이 70~140°의 상당한 변이가 있는 105°이다.

발바닥굽힘 위치에서 일어나지는 않는다는 일부 증거가 있다. 앞목말종아리인대의 최근 비디오 분석은 삠 발생 동안 안쪽 번짐, 모음, 발등굽힘의 위치에서 일어난 발목을 제시했다(Fong, 2009).

Ataarian(1985)은 파괴에 대한 부하 사체 인대에 의해 발목인대의 강도를 시험했고, 앞목말종아리인대(139 N), 뒤목말종아리인대(261 N), 발꿈치종아리인대(346 N), 세모인대(714 N), 가장 약한 것에서 가장 강한 것까지 다양한 인대의 강도를 발견했다. 따라서 발목인대 손상의 발생범위는 손상과 인대강도의 양 작용에 따르는 경향이 있다.

전형적 발목 삠의 회복이 몇 주 내에 일어나지만, 회복은 재발율 73%, 불능과 잔여 증상 59%로 흔히 불완전하다(Yeung, 1994). 기능적 발목 불안정은 점프 착지 후 증가된 안정화 배수와 상관된다(Ross and Guskiewicz, 2004).

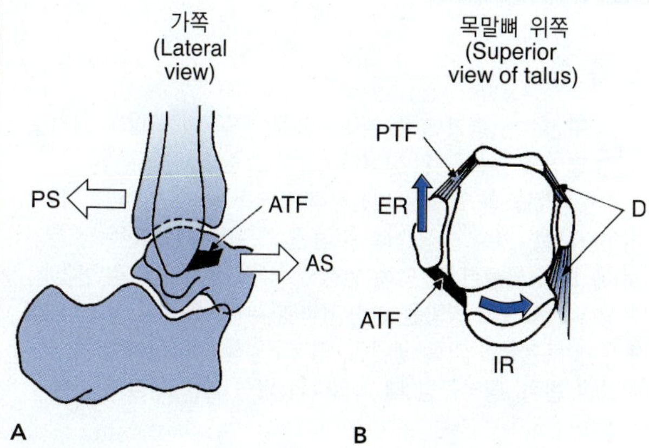

그림 9-23

앞목말종아리인대(*ATF*)의 기능. **A.** ATF는 목말뼈의 앞쪽 이동(*AS*) 또는 정강뼈-종아리뼈의 뒤쪽 이동(*PS*)을 제한한다. **B.** ATF는 목말뼈의 안쪽 돌림(*IR*) 또는 종아리뼈의 가쪽 돌림(*ER*)을 제한한다. *PTF*: 뒤목말종아리인대, *D*: 세모인대.

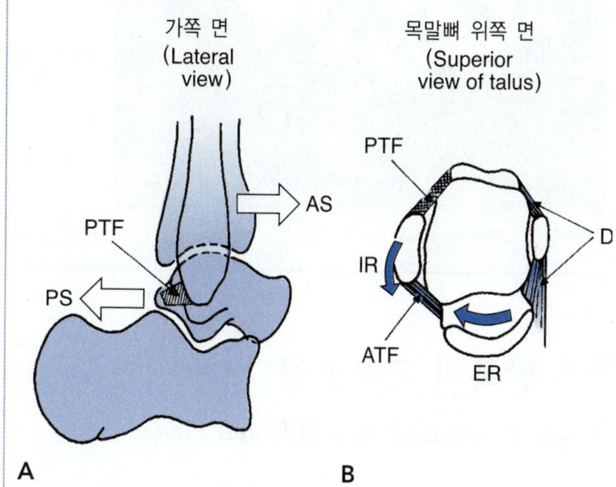

그림 9-24

뒤목말종아리인대(*PTF*)의 기능. **A.** PTF는 목말뼈의 뒤쪽 이동(*PS*) 또는 정강뼈-종아리뼈의 앞쪽 이동(*AS*)을 제한한다. **B.** PTF는 목말뼈의 가쪽 돌림(*ER*) 또는 종아리뼈의 안쪽 돌림(*IR*)을 제한한다. *ATF*: 앞목말종아리인대, *D*: 세모인대.

사례연구 9-1

발목 삠

농구선수는 경기 도중 발바닥굽힘, 안쪽 번짐 발목 위치로 떨어져 손상을 입었다(사례연구 그림 9-1).

빠른 부하율과 연계된 비정상적 고부하는 손상을 만든다. 발바닥굽힘, 안쪽 번짐 방향의 높은 스트레스(면적단위당 부하)에 의해 발생한 삠 안쪽 번짐 손상은 앞목말종아리인대에 가장 일반적으로 영향을 미친다(파괴 부하~139N). 이 인대의 삠은 발목관절의 가쪽 불안정, 장부구멍에서 비정상 앞쪽 목말밑 변위, 장부구멍 내 목말뼈의 안쪽 돌림 저항 감소를 생성한다.

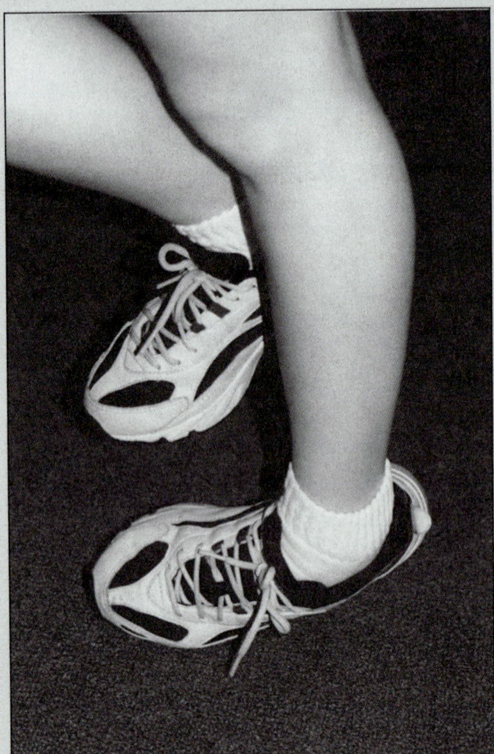

사례연구 그림 9-1

발과 발목의 근육조절 (Muscle Control of the Ankle and Foot)

12개 외재 근육과 19개 내재 근육은 발과 발목을 조절한다(발바닥근은 일반적으로 발이나 발목 근육 조절에 기여하지 않으므로 제외된다). 외재 근육은 보행 동안 능동 조절을 제공하는 데 가장 강하고 중요하다. Fick의 원리(1911)에 따르면, 근력은 단면에 비례적이다. 따라서 Silver(1985)는 발과 발목에 작용하는 상대적 근력을 측정하기 위해 근섬유길이를 측정했다(표 9-1).

다리 근육은 진행 축을 따라 체중의 부드러운 전진과 바닥에 대한 근력의 효율적 이동을 확실하게 하기 위해 일반 보행 동안 패턴으로 발열한다(그림 9-25). 각 근힘줄단위에 의해 생성된 모멘트는 발목과 목말밑 축에 대한 관계에 의해 예측될 수 있다(그림 9-26).

가자미근(soleus)과 장딴지근(비복근, gastrocnemius)은 아킬레스힘줄을 형성하기 위해 결합되고, 그것은 뒤안쪽 발꿈치뼈 위로 닿는곳(정지점, insert)되는 발목의 가장 강한 발바닥 굽힘근이다. 중간 입각기 동안 발목 발바닥굽힘근의 발열은 발 위로 정강뼈의 전진 운동을 늦추도록 작용한다. 수학적 모델은 달리기 동안 체중의 5.3~10배로 최대 아킬레스힘줄힘이 예측된다(Burdett, 1982).

가장 강한 발목의 발등굽힘은 앞정강근이고, 발 슬랩을 막기 위해 발꿈치 닿기에서 발바닥 닿기까지 입각기 동안 원심성 조절을 제공한다. 유각기 동안 발목발등굽힘은 바닥으로부터 발 간격을 제공한다.

발과 발목의 가장 큰 안쪽 번짐은 뒤정강근이다. 뒤정강근은 안쪽 세로활의 역학적 지지대이다. 그것은 중간 입각기와 입각기 후반 동안 목말밑관절을 안쪽 번짐하기 위해 작용하여 가로발목관절을 고정하고 발가락 떼기 동안 발의 강직성을 보장한다. 근육 손실은 활의 편평, 발앞쪽의 벌림, 발꿈치의 가쪽 번짐으로 인한 평발이 일어나게 한다(그림 9-27)(사례연구 9-2). 뒤정강근 기능장애 환자는 일반적으로 단일 발가락 서기를 시도하는 동

표 9-1

발과 발목에 작용하는 근육의 상대적 근력(전체 근력의 %)

발바닥굽힘근 근력 백분율	발등굽힘근 근력 백분율
가자미근 29.9	앞정강근 5.6
장딴지근 13.7	긴발가락폄근 1.7
긴엄지굽힘근 3.6	긴엄지폄근 1.2
긴발가락굽힘근 1.8	셋째종아리 폄근 0.9
안쪽 번짐	*가쪽 번짐*
뒤정강근 6.4	긴종아리근 5.5
	짧은종아리근 2.6

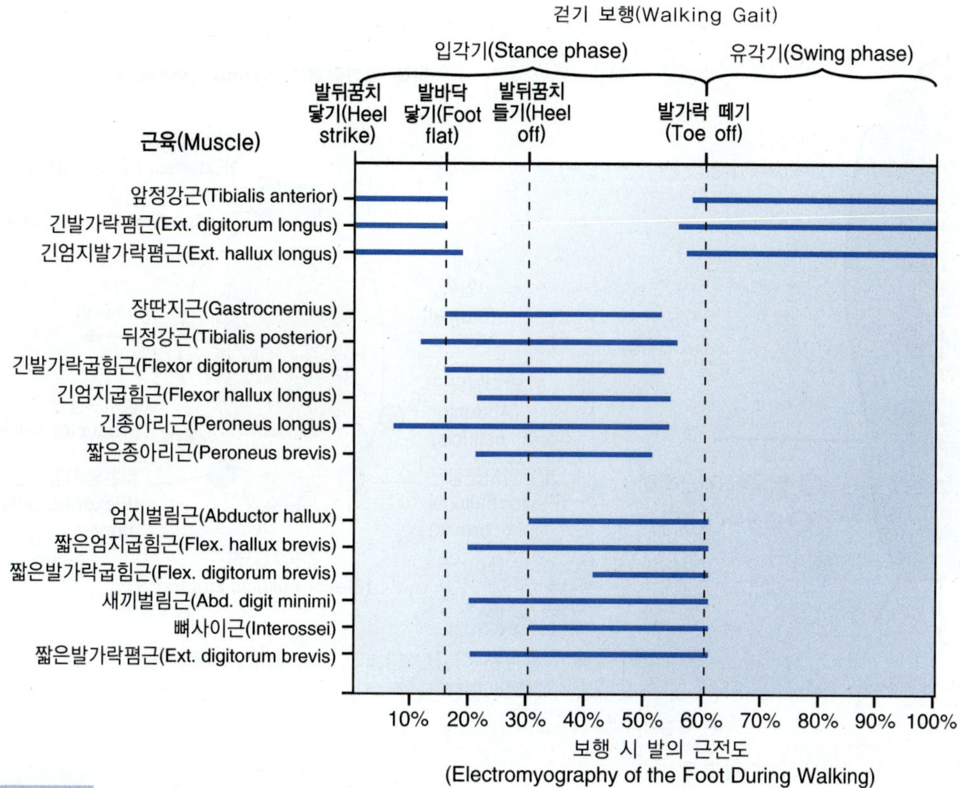

그림 9-25

한 정상 보행주기(발꿈치 닿기에서 발꿈치 닿기) 동안 발과 발목 근육조직의 근전도 검사.

안 체중을 지지하기 위한 강한 기반을 형성하기 위해 발꿈치를 활발히 안쪽 번짐하기가 불가능하다.

발과 발목의 주요 가쪽 번짐근은 긴종아리근과 짧은종아리근이다. 긴종아리뼈는 첫발허리와 안쪽 쐐기뼈(설상골, cuneiform)의 기초에 닿고, 발목발허리관절에서 발허리뼈머리를 아래로 밀기(발바닥굽힘) 위해 작용한다. 이 근육의 손상이나 마비는 첫발허리뼈머리의 경사를 허용하고, 첫발허리에 의해 유발된 부하를 줄이고 등쪽 엄지건막류(bunion)의 발생을 가져올 수 있다. 짧은종아리는 안쪽 번짐에 저항하여 발앞쪽을 가쪽으로 안정시키고, 발의 가장 강한 가쪽 번짐근이 Hintermann과 Nigg(1995)에 의해 발견되었다. 종아리근 강도의 손실은 발뒤쪽의 안굽이를 가져온다(Sammarco, 1995).

뼈사이근은 입각기 후반 동안 활발하고 발가락 떼기 동안 발앞쪽을 안정화하는 데 도움을 준다고 생각된다. 내재근과 외재근 사이 불균형은 망치발가락, 갈퀴발가락, 가쪽 망치발가락과 같은 발가락변형으로 유도할 것이다.

내재근과 외재근 양쪽 근육은 엄지발가락의 위치 조절을 중재한다. 첫마디뼈의 단면은 굽힘근, 폄근, 벌림, 모

사례연구 9-2

뒤정강근 힘줄 기능장애

외상경력이 없다고 말하는 35세 남성이 가쪽 발목 통증을 호소했다. 서있는 동안 발인대는 무너진 안쪽활, 발꿈치 밖굽이, 발앞쪽 벌림으로 평가되었다. 한 다리 발꿈치 올리기를 요청했을 때 발꿈치는 안쪽 번짐되지 않고 환자는 발앞쪽으로 완전히 올리지 못했다. 최근 걸을 때 고통과 피로를 겪고 있으며 발목 안쪽으로 걷는 듯한 느낌을 설명했다. 발바닥굽힘 위치에서 발의 안쪽 번짐은 약했다. 환자는 초과 압력으로 인한 가쪽 발목 통증과 편평한 안쪽 활이 일반적으로 일으키는 뒤정강근 힘줄 기능장애를 겪는다(그림 9-27, Geideman and Johnson, 2000).

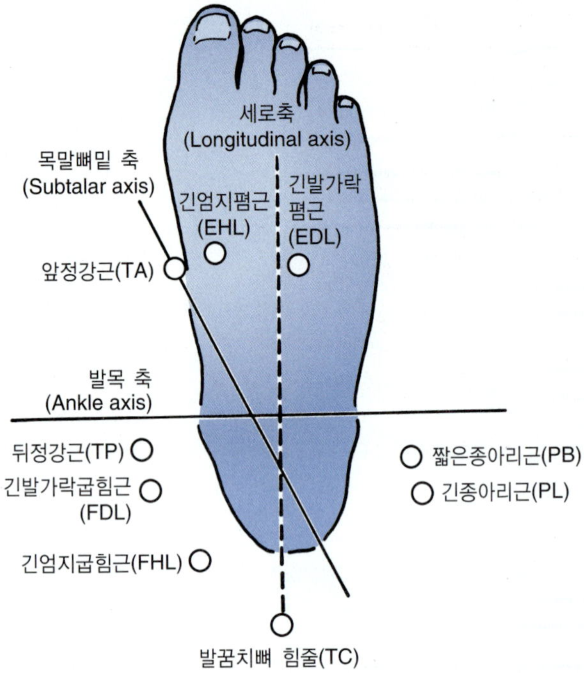

그림 9-26

외인 근육에 대한 목말밑과 발목 축 관계. *EDL*: 긴발가락폄근, *EHL*: 긴엄지폄근, *FDL*: 긴발가락굽힘근, *FHL*: 긴엄지굽힘근, *PB*: 짧은종아리근, *PL*: 긴종아리근, *TA*: 앞정강근, TC: 발꿈치 힘줄, *TP*: 뒤정강근

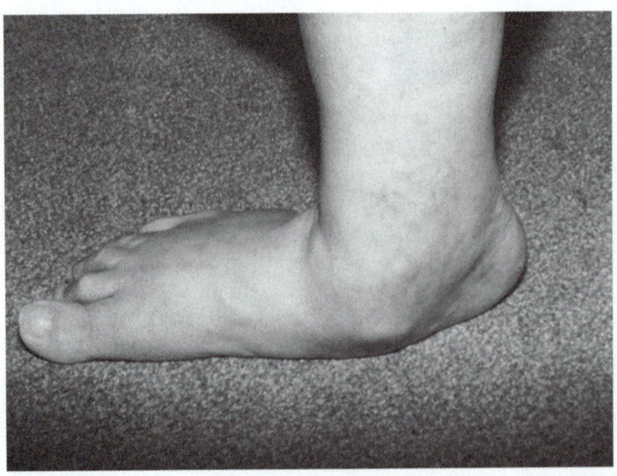

그림 9-27

뒤정강뼈 힘줄결핍에 대한 이차 성인 평발 안쪽 세로활의 손실.

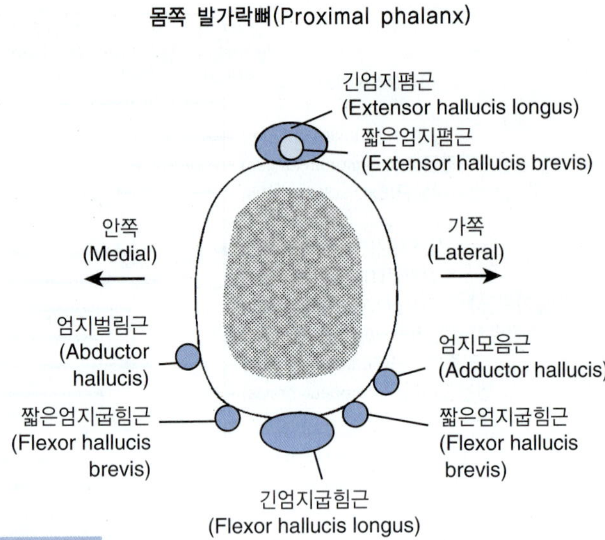

그림 9-28

뼈에 관련된 다양한 힘줄의 정상 위치를 나타내는 엄지발가락 첫마디뼈의 단면 도해.

음의 상대적 위치를 제시한다(그림 9-28). 정강뼈와 종아리종자뼈는 첫발허리머리 아래 짧은엄지굽힘근(단무지굴근, flexor pollicis brevis muscle)의 발가락힘줄에 놓여 있다. 짧은엄지굽힘근과 유사하게 짧은엄지굽힘근의 지렛팔을 증가시키고, 관절 중심으로부터 힘줄을 이동하여 첫발허리발가락관절(첫중족지관절, first metatarsophalangeal)에서 발생하는 가장 큰 굽힘 토크를 가능하게 한다. 또한 지면에서 첫발허리 머리로 부하를 이동하도록 작용한다.

발가락에 대해 내인과 외인 근육은 폄근 덮개에 기여하고, 발허리발가락관절과 발가락사이관절의 운동을 조절한다(그림 9-29).

벌레근(충양근, lumbrical muscle)과 뼈사이근(골간근, interosseous muscle)은 폄근 덮개의 주요 내인 기여 요소이다. 내인은 발허리발가락관절을 굽히고 발가락사이관절(지간관절, interphalangeal)을 폄하는 데 작용한다(그림 9-30). 외재성 발가락 폄근은 몸쪽 발가락을 폄으로 들어올려 시상띠의 작용을 통해 발허리발가락관절을 폄한다(그림 9-31). 짧은발가락굽힘근는 몸쪽 발가락사이관절의 주요 굽힘근이다. 긴발가락굽힘근은 먼쪽

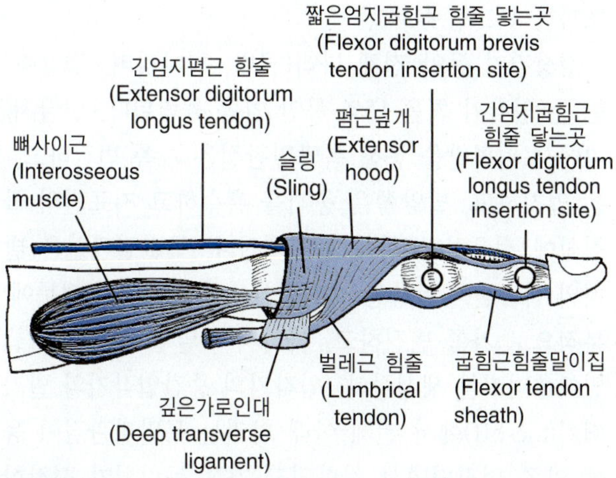

그림 9-29

기여하는 근육과 인대의 폄근덮개를 예시하는 작은 발가락 가쪽.

발가락사이관절의 주요 굽힘근이다.

보행 동안 발과 발목 운동
(Foot and Ankle Motion during Gait)

보행주기는 입각기와 유각기로 이루어진다. 입각기는 보행주기의 62%를 구성하고, 유각기는 나머지 38%를 구성한다. 입각기는 발꿈치 닿기, 발바닥 닿기, 발꿈치 들기, 밀기, 발가락 떼기로 세분된다. 유각기는 가속기, 중간유각기, 감속기로 나뉜다(그림 9-32). 지면의 양발로 소비되는 입각기의 일부는 이중지지기라고 하고, 입각기의 처음과 마지막 12%에서 일어난다(그림 9-33). 일반인은 평균보행속도 82 m/분과 분당 58 발꿈치 닿기이다(Waters, 1978). 달리기는 이중지지기가 사라질 때 속도로 정의되고(떠있는 단계) 전형적으로 201 m/분을

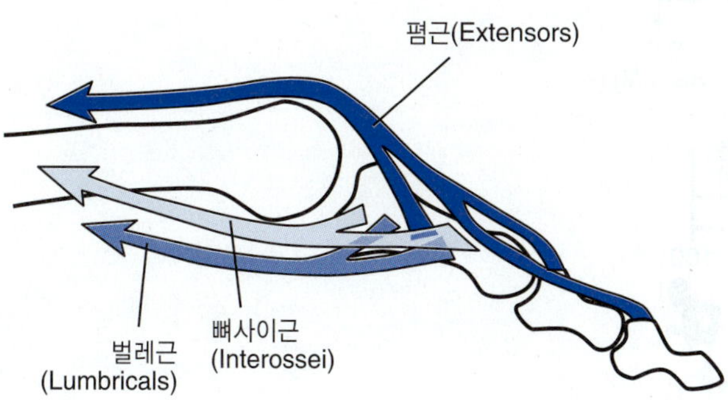

그림 9-30

내재근(뼈사이근과 벌레근)은 발허리발가락관절을 굽히고 발가락사이관절을 연장하는 데 작용한다.

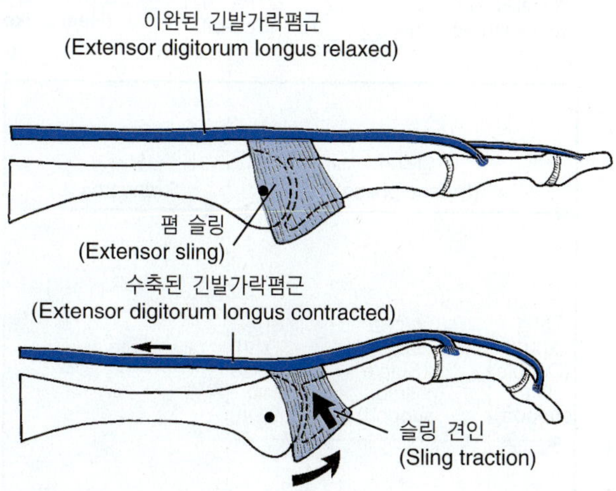

그림 9-31

폄근 슬링의 작용을 보여주는 가쪽 도해. 긴엄지폄근이 수축할 때 **(아래)** 첫마디뼈는 시상띠를 통해 연장으로 들어올려진다.

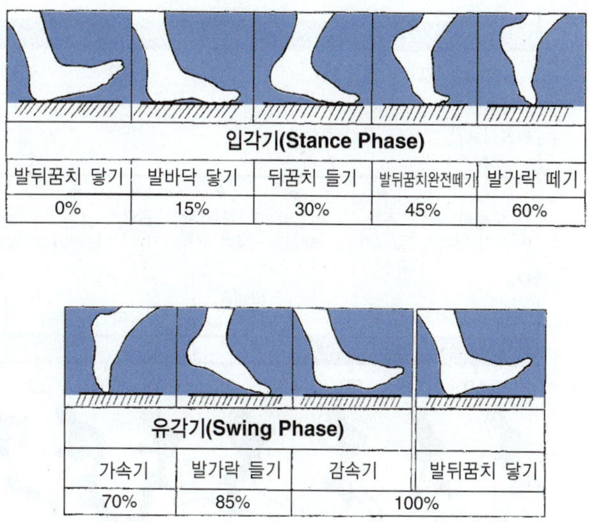

그림 9-32

정상 보행 주기의 62%는 입각기에서 소비되고 38%는 유각기에서 소비된다.

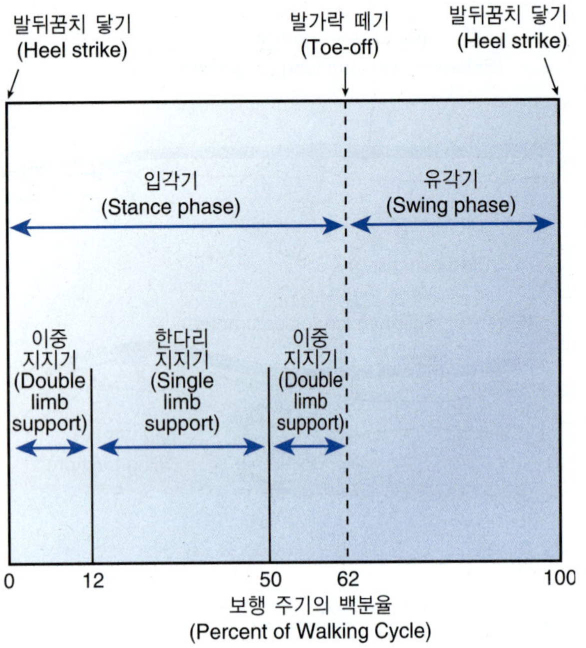

그림 9-33

입각기는 2번의 이중지지기와 1번의 한다리지지기로 이루어진다.

초과한다(그림 9-34).

정상걷기 동안 전체 다리(골반, 넙다리뼈, 정강뼈 포함)는 입각기 처음 15% 동안 안쪽 돌림된다. 발꿈치 닿기에서 편평발을 통해 목말밑관절은 가쪽 번짐하고, 발은 엎침하고, 발앞쪽은 충격을 흡수하고 지표면의 불규칙성에 적응하기 위해 유연해진다. 목말밑관절은 발꿈치의 접촉점이 발목관절의 중심에서 가쪽이기 때문에 부분적으로 가쪽 번짐하고, 따라서 목말밑관절 상 밖굽이 밀어올리기를 생성한다. 입각기의 중간입각기와 발가락 떼기(toe-off)에서 전체 아래 다리는 목말밑관절이 동시에 안쪽 번짐되면서 전환되고 가쪽 돌림되기 시작한다(그림 9-35). 목말밑관절 안쪽 번짐과 발의 뒤침으로 발은 추진에 가능한 강구조(rigid structure)로 변형된다.

발목운동의 일반패턴은 광범위하게 연구되었다(Lamoreux, 1971; Murray, 1964; Stauffer, 1977; Wright, 1964). 발꿈치 닿기에서 발은 약한 발바닥굽힘이다. 발바닥굽힘은 발이 수평이 될 때까지 증가하지만, 몸이 발 위를 지나는 중간 입각기 동안 운동은 급속히 발

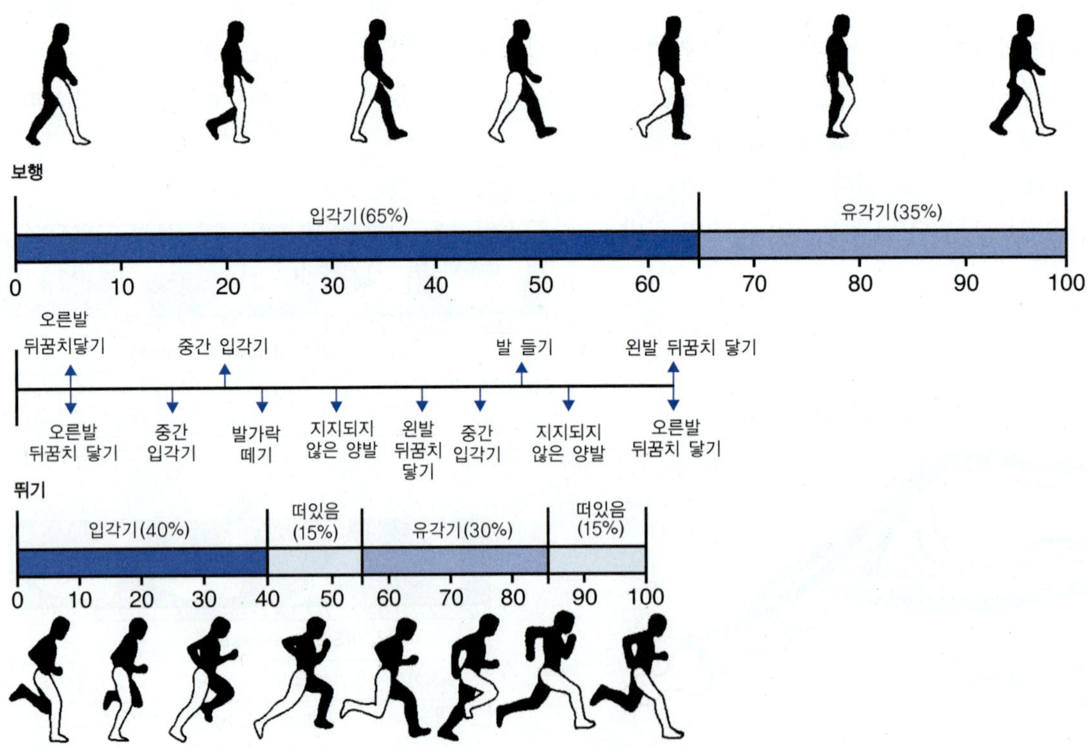

그림 9-34

걷기와 달리기 주기의 비교. 달리기 주기에서는 입각기가 감소하고, 유각기가 증가하고, 이중지지기가 없어지고, 이중지지기 없음 또는 부유 단계가 발달한다.

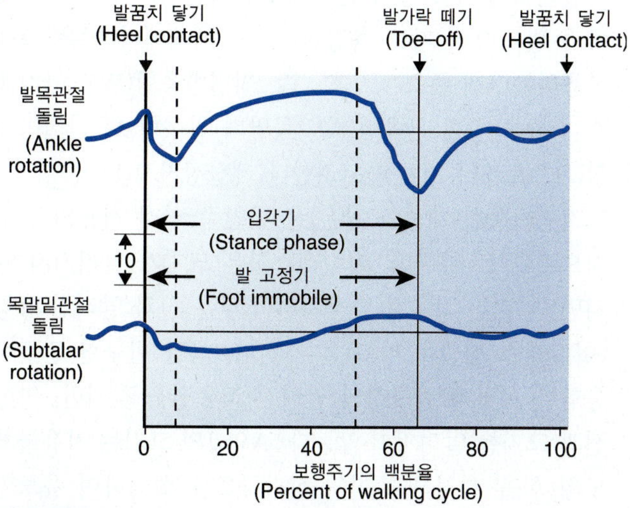

그림 9-35

정상걷기 동안 발목운동과 목말밑관절 돌림. 최대 목말밑 가쪽 번짐은 초기 입각기의 편평발에서 일어난다. 최대 목말밑 안쪽 번짐은 발가락 떼기에서 일어난다.

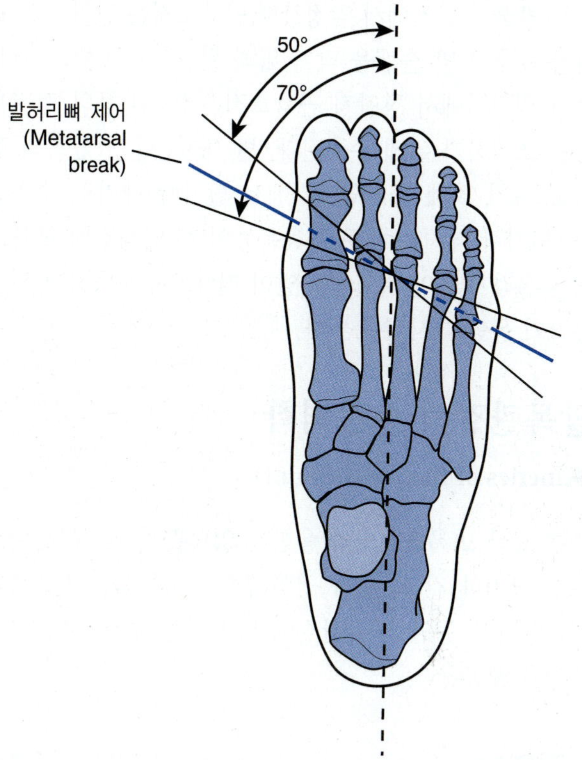

그림 9-36

발허리 갈라진 틈**(윗면)**, 모든 다섯 발허리발가락관절 돌림순간중심의 일반화는 발의 긴 축 방향의 50~70° 사이로 개인별로 다양할 수 있다.

등굽힘으로 전환된다. 그런 다음 운동은 발가락 떼기에서 발바닥굽힘으로 되돌아간다. 발목은 다시 유각기 중간에서 발등굽힘하고, 발꿈치 닿기에서 약간 발바닥굽힘으로 변경된다. 정상걷기 동안 발목운동은 발등굽힘 10.2°와 발바닥굽힘 14.2°로 25°의 총 운동이 발생한다. 최대 발등굽힘은 70% 입각기에서 일어나고, 최대 발바닥굽힘은 발가락 떼기에서 일어난다(Stauffer, 1977). 목말밑관절 엎침은 발꿈치 닿기에서 발바닥 닿기 단계에서 일어나고(뒤침 2°에서 엎침 2°로), 발가락 떼기 직전 최대 뒤침 6°를 성취하면서 뒤침을 향해 움직이면서 보행주기의 약 35%에서 방향이 전환된다(Fujii, 2005).

발꿈치의 가쪽 번짐은 정강뼈의 안쪽 돌림과 짝을 이루는 반면, 안쪽 번짐은 정강뼈의 가쪽 돌림과 짝을 이룬다. 그러나, 최근 연구(Phol, 2007)는 이러한 운동이 정강뼈가 가쪽 돌림하는 동안 입각기의 큰 부분에 대한 발꿈치 가쪽 번짐으로 걷기 동안 강하게 연결되지 않음을 제시했다. 대조적으로 발뒤쪽 가쪽 번짐과 정강뼈 안쪽 돌림의 보다 직접적인 임시연결이 달리기 동안 존재한다.

엉덩관절과 무릎운동의 발목 결합은 보다 적게 이해된다. 두 생체역학적 연구는 표면으로 기운 가쪽 선 자세가 증가된 엎침, 엉덩관절 모음, 안쪽 돌림을 유도하는 반면(Pappas and Hagins, 2008), 가쪽으로 기운 표면 착지는 발목운동의 큰 변화 없이 증가된 무릎 밖굽이와 굽힘을 일으킨다(Hagins, 2007). 전체 다리의 가쪽 돌림은 입각기 후반에서 동안 일어난다. 이에 대한 기여는 반대 다리의 유각기와 발허리 갈라진 틈의 경사에 의해 제공되는 힘이다(그림 9-36). 발허리 갈라진 틈은 발허리발가락관절의 돌림중심에 의해 형성된 발의 긴 축으로 50~70° 경사축이다. 발가락 떼기로 발과 다리는 이 경사축으로 인해 시상면에서 가쪽 돌림한다.

보행 동안 근육작용
(Muscle Action during Gait)

보행주기 동안 발과 발목 운동은 관절과 인재의 수동제한과 능동근육수축으로 인해 일어난다(그림 9-25, 9-

37). 발끔치 닿기에서 앞정강뼈 근육조직은 발앞쪽의 경사를 늦추고 발 슬랩을 막기 위해 원심성으로 발열한다. 중간 입각기에서 장딴지 근육조직은 발 위 몸의 전진운동을 조절하기 위해 수축된다. 발 내재근은 발앞쪽의 강직을 돕기 위해 중간입각기에서 발가락 떼기로 수축된다. 발가락 떼기는 주로 수동운동이다. 앞정강뼈 근육조직은 유각기 동안 지면에서 발이 떠나도록 보증하기 위해 유각기 동안 다시 수축된다.

발목관절의 운동역학

(Kinetics of the Ankle Joint)

보행 동안 발목관절의 반응힘은 엉덩관절이나 무릎관절보다 크거나 같다. 다음 정역학과 역학분석은 서기, 걷기, 달리기 동안 발목관절에 작용하는 반응힘의 크기 측정을 제공한다.

정역학 (Statics)

발목관절에 작용하는 힘의 정역학분석에서 아킬레스 힘줄을 통해 장딴지근과 가자미근의 수축에 의해 생성되는 힘의 크기와 결과적인 관절반응힘의 크기는 자유물체도를 사용하여 계산될 수 있다. 다음 견본에서 근육힘은 아킬레스 힘줄을 통해 전달되고 발목관절의 반응힘은 한 다리 발가락 서기로 측정된다. 이 예제에서 발은 그에 작용하는 3개 주요 공면힘, 즉, 지면반응힘(W), 아킬레스 힘줄을 통한 근육힘(A), 목말뼈 반구형 위 관절반응힘(J)으로 자유신체를 고려한다(계산상자 9-1).

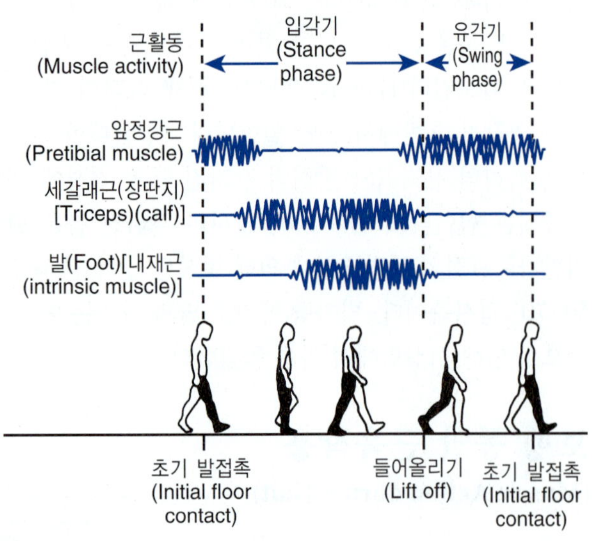

그림 9-37

정상 보행 동안 다리와 발근육의 단계별 활동 도해.

지면반응힘(체중과 같은)은 발앞쪽 아래 적용되고 수직으로 위로 향한다. 아킬레스힘은 크기가 알려지지 않지만, 알려진 작용점(발꿈치뼈의 닿는곳)과 알려진 방향(아킬레스 힘줄을 따라)을 가진다. 목말 반구형 관절반응힘은 목말뼈 반구형의 알려진 적용점을 갖지만, 방향선과 크기는 알려지지 않는다. A와 J의 크기는 자유물체도의 힘을 지정하고 힘의 삼각구도를 설정하여 유도할 수 있다. 당연히 이 힘은 상당히 큼이 발견되었다. 관절반응힘은 체중의 약 2.1배이고, 아킬레스 힘줄힘은 체중의 약 1.2배에 도달한다. 발가락올리기에 요구되는 큰 힘은 왜 약한 장딴지근과 가자미근을 가진 환자가 급속 연속 10회 운동을 실행하기 어려운지 설명한다. 발목관절반응힘의 크기는 왜 변성 발목관절을 가진 환자가 발가락끝 서기 동안 고통을 겪는지를 설명한다.

Wang(1996)에 의한 체외연구는 종아리뼈가 다리의 부하 17%를 전달함을 발견했다. 발목이 안굽이나 발바닥굽힘에서 위치하면서 종아리뼈 부하는 감소된다. 발목 밖굽이나 발등굽힘 동안 종아리뼈 부하전달은 증가했다. 먼쪽 인대결합인대 자르기는 종아리뼈 부하전달을 감소시키고 먼쪽 종아리뼈 이동을 증가시켰다. 뼈사이막 자르기는 종아리뼈 부하전달에 아무 영향이 없었다. 그러므로 먼쪽 인대결합인대는 종아리뼈의 먼쪽 이동을 막고 종아리뼈 부하유지에 중요하다.

부하분산 (Load distribution)

발목은 무릎이나 엉덩관절 보다 이 관절을 가로지르는 낮은 스트레스로 인해 11~13 cm²의 상대적으로 큰 체중부하 표면을 가진다(Greenwald, 1977). 목말뼈의 부하분산은 발목위치와 인대통합에 의해 결정된다. 부하의 체중부하 77~90% 동안 안쪽과 가쪽 목말면을 남기면서 정강뼈 천장을 통해 목말 둥근천장으로 전달된다(Calhoun, 1994). 부하된 발목이 안쪽 번짐으로 움직이면서 안쪽 목말면은 더욱 부하된다. 발목 가쪽 번짐이 가쪽 목말면

계산상자 9-1

발의 자유물체도

A. 목말뼈, 교차지점까지 연장된 *W*와 *A*의 작용선을 포함한 발의 자유물체도. 그런 다음 *J*(점선)의 작용선은 적용점, 정강목말 접촉점, *W*와 *A*의 교차점을 연결하여 정의된다(계산상자 그림 9-1-1). **B.** 힘의 삼각구도. 힘 *A*는 체중의 1.2배이고 힘 *J*는 체중의 2.1배이다(계산상자 그림 9-1-2).

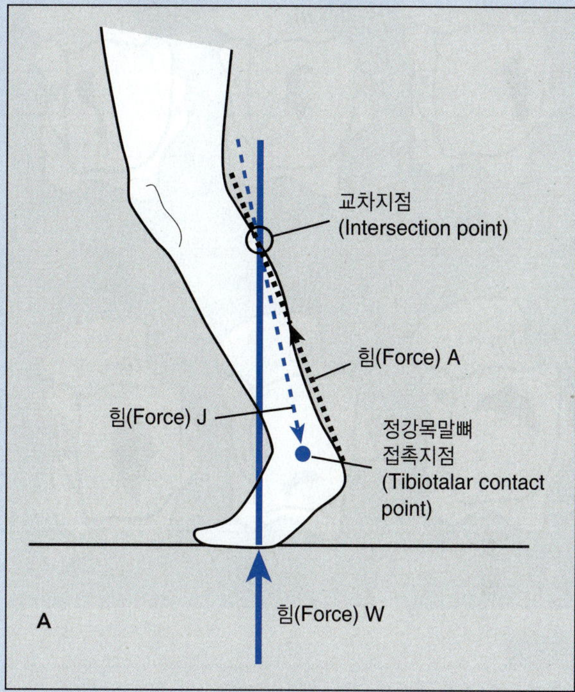

계산상자 그림 9-1-1

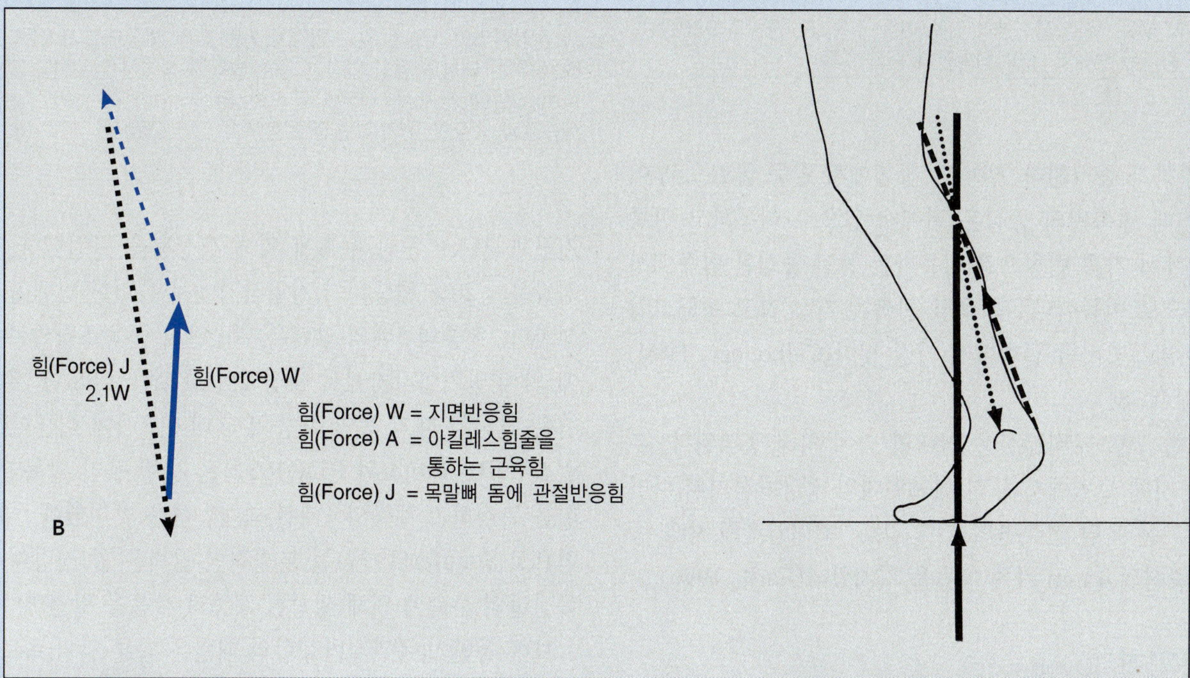

계산상자 그림 9-1-2

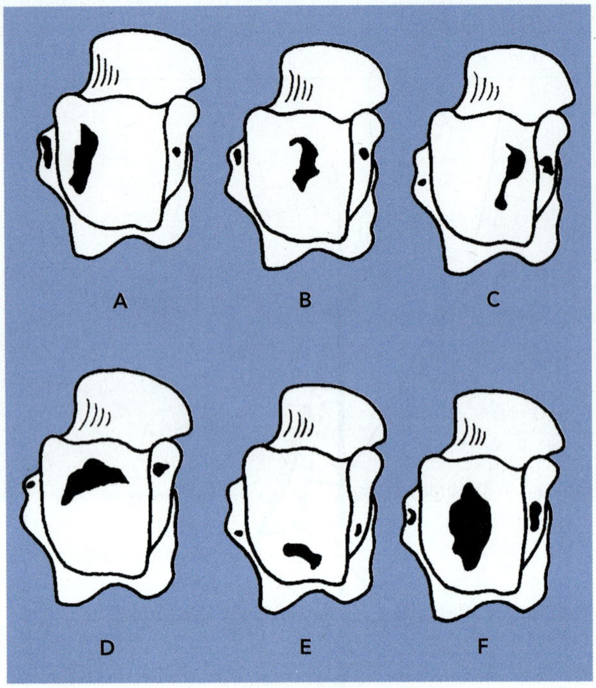

그림 9-38

왼쪽 목말뼈의 고압 접촉면을 나타내는 압력민감 사진의 설명도해. A. 가쪽 번짐의 490-N 부하, 목말 접촉면의 가쪽 이동 주목. B. 중성버전의 490-N 부하. C. 안쪽 번짐의 490-N 부하, 목말 접촉면의 안쪽 이동 주목. D. 발등굽힘 10°의 490-N 부하, 목말 접촉면의 앞쪽 이동과 접촉면 증가 주목. E. 발바닥굽힘 30°의 490-N 부하, 목말 접촉면의 뒤쪽 이동 주목. F. 중앙의 980-N 부하, 증가된 부하로 목말 접촉면의 증가 주목.

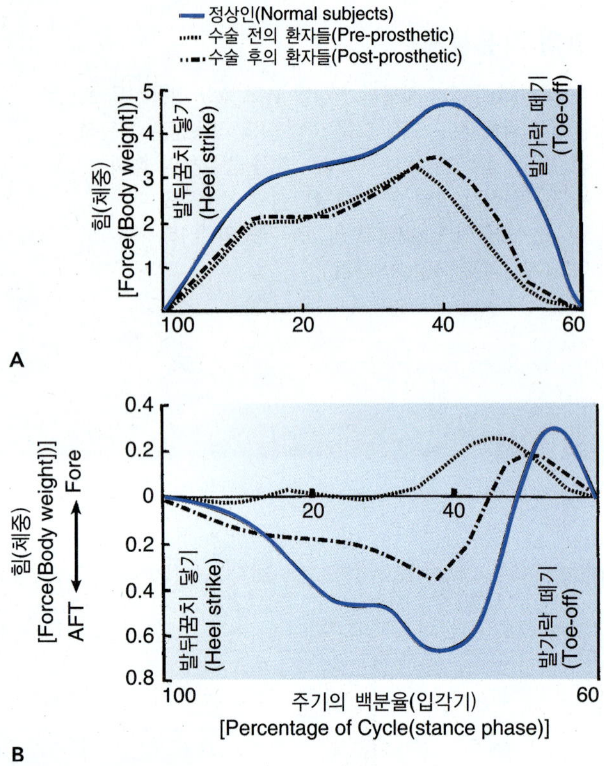

그림 9-39

A. 발목관절반응힘의 압력요인은 뒤발목변위 전후 관절병 환자 9명과 정상인 5명의 일반 걷기 입각기 동안 여러 체중으로 표시된다.
B. 동일한 대상의 걷기 입각기 동안 발목에 생성된 앞뒤전단 요인.
출처: Stauffer, R.N., Chao, E.Y.S., Brewster, R.L. 1977. 뒤발목관절과 정상인, 환자의 힘과 운동분석 Clin Orthop, 127, 189.

의 부하가 증가된다. 발바닥 굽힘에서 발등 굽힘으로 이동할 때 접촉면의 중심은 뒤에서 앞으로 이동하고 안쪽 번짐에서 가쪽 번짐으로 이동하는 동안 중심은 안쪽에서 가쪽으로 이동한다. 총 목말 접촉은 가장 크고 평균고압력은 발목발바닥 굽힘에서 가장 낮다(Calhounet, 1994)(그림 9-38).

또한 목말 부하분산은 인대의 힘에 의해 정의된다. 부하된 사체 모델에서 표면 세모인대의 정강발꿈치뼈 다발 나누기는 목말 접촉면의 43% 감소, 최대압력의 30% 증가, 중심의 4 mm 가쪽 이동을 가져왔다(Earll, 1996).

동역학 (Dynamics)

발목관절의 역학연구는 걷기와 달리기 동안 일반 발목에 작용하는 힘을 평가하는 데 필요하다. Stauffer(1977)는 보행 동안 정상발목을 가로지르는 주요 압력은 장딴지근과 가자미근의 수축에 의해 생성됨을 발견했다. 앞정강은 < 20% 체중의 초기입각기에서 온건한 압력을 생성한다. 체중의 5배의 압력은 뒤장딴지 근육조직의 수축에 의해 말기입각기에서 생성되었다(그림 9-38A). 전단힘은 발꿈치 떼기 동안 체중의 최대 0.8배에 이른다(그림 9-39B). Protor와 Paul(1982)은 보행 동안 발목압력힘을 측정하고 체중의 4배인 최대압력을 발견했다. 대조적으로 Stauffer(1977)는 본질적인 압력은 앞 정강뼈 근육집단의 수축에 의해 생성된 체중과 같음을 발견했다.

보행 동안 발목관절반응힘의 패턴은 다른 걷기 속도에서 다르다(그림 9-40). 빠른 속도에서 체중의 3~5배의 두 정점이 있고, 하나는 입각기 초기 다른 하나는 입각기 후반에 있다. 느린 속도에서 체중의 약 5배의 한 정점

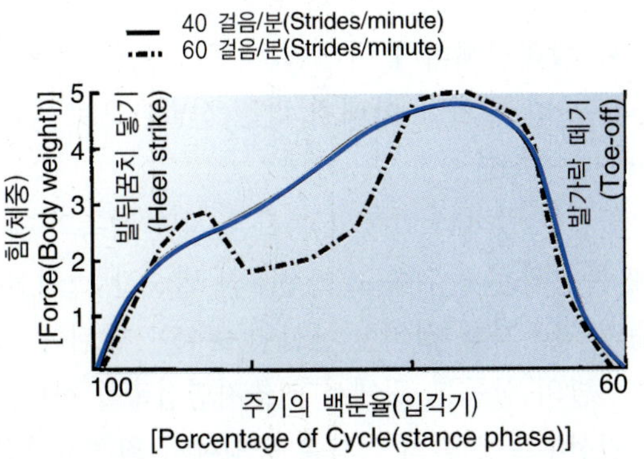

그림 9-40

두 속도에서 보행의 입각기 동안 정상 발목의 여러 체중으로 표현된 발목관절반응힘. 빠른 속도에서 체중의 3~5배의 두 정점이 있고, 하나는 입각기 초기 다른 하나는 입각기 후반에 있다. 느린 속도에서 체중의 약 5배의 한 정점이 있고, 후기 입각기에서 도달한다. *출처: Stauffer, R.N., Chao, E.Y.S., Brewster, R.L. 1977. 뒤발목관절과 정상인, 환자의 힘과 운동분석 Clin Orthop, 127, 189.*

이 있고, 후기 입각기에서 도달한다(Stauffer, 1977). 달리기 동안 부분 발목힘은 체중의 13배만큼 높을 수 있다(Burdett, 1982).

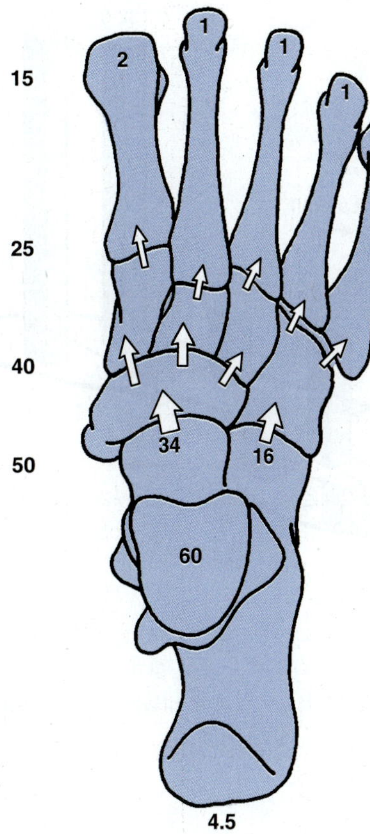

그림 9-41

60-lb 부하 후 발의 압력은 목말뼈에 적용된다. 대부분의 힘은 목말발배관절을 통해 첫째에서 셋째 발허리뼈로 지나간다.

발의 운동역학(Kinetics of the Foot)

발에 의해 경험하는 부하의 크기는 놀라울 정도이다. 최대수직힘은 걷기 동안 체중의 120%에 이르고, 달리기 동안 275%에 이른다. Manter(1941)는 발의 관절을 통과하는 힘의 분산을 측정하기 위해 사체발의 정역학 부하 아래 압력부하를 측정했다(그림 9-41). 세로활의 최고부분, 목말발배관절과 쐐기발배관절은 목말관절을 통해 대부분의 체중을 부하한다. 목말뼈, 발배뼈, 쐐기뼈, 첫째에서 세 번째 발허리로 구성된 발의 안쪽 칼럼은 대부분의 부하를 부하한다. 발꿈치입방관절과 가쪽 두 발허리로 구성된 가쪽 칼럼은 더 적은 부하는 전달한다.

입각기 동안 발 아래 부하분산은 최근 반세기 동안 집중연구의 대상이었다. Cavanaugh(1987)는 맨발로 서있는 대상의 발바닥 압력 연구에서 발의 부하분산을 다음과 같이 정의했다. 발꿈치 60%, 발중앙 8%, 발앞쪽 28%, 발가락 4%. 발꿈치 아래 최대압력은 발앞쪽 압력보다 2.6배 크다(그림 9-42). 발앞쪽 최대압력은 둘째 발허리뼈머리 아래 발생한다(그림 9-43).

보행의 역학은 걷기 동안 발바닥 압력에 주로 영향을 미쳤다(Cavanaugh, 1987). Hutton(1973)은 보행 동안 발 바닥을 가로지르는 압력중심의 진행을 연구했다(그림 9-44). 맨발걷기 동안 압력 중심은 처음에는 발꿈치 중앙에 위치하고, 속도가 증가하는 부분에서 발앞쪽에 이르기 위해 발중간을 급속히 가로질러 가속된다. 최대 발앞쪽 압력은 80% 입각기에 이르고 둘째 발허리 아래에서 중간이 된다. 발가락 떼기(toe-off)에서 압력의 중심은 엄지발가락 아래 위치한다. 발허리뼈머리는 입각기의 최소 50%에서 바닥에 접촉한다.

발바닥 압력의 분산은 신발마모로 변화된다. 신발마

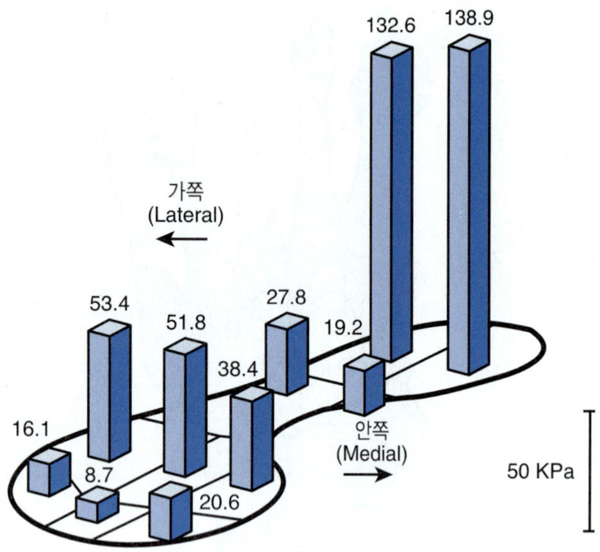

그림 9-42

킬로파스칼(kPa)로 측정된 서있는 동안 평균부분 최대 압력. 발앞쪽 최대 압력에 대한 발뒤쪽 최대 비율은 약 2.6:1 이다.

모는 발꿈치 아래 보다 큰 압력분산을 생성하여 최대 발꿈치 압력을 줄인다. 신발과 함께 발앞쪽 부하분산은 첫째와 둘째 발허리뼈머리 아래 최대 압력으로 안쪽으로 이동한다. 또한 발가락 아래 압력은 신발마모로 증가한다(Soames, 1985).

달리기 동안 발바닥 압력의 분산은 지면 접촉의 첫 점에 의해 특징되는 발뒤쪽 스키선수와 발중간 스키선수, 두 유형의 경주자를 정의한다(그림 9-45). 발뒤쪽 스키선수는 신발의 삼등분 뒤에서 최초지면접촉을 한다. 발중간 스키선수는 신발의 삼등분 중앙에서 최초지면접촉을 한다. 양 집단에서 첫 접촉은 발의 가쪽 경계를 따라 발생한다. 최대압력은 두 경주자 유형 사이에 다르지 않다. 압력 중심은 대부분 시간을 발앞쪽에서 사용함을 나타내는 대부분의 접촉시간에 대해 양 접촉집단 신발의 최말단 20~40%에 있다(Cavanagh, 1987).

걷기와 달리기 동안 여러 힘이 발과 지면 사이에 작용한다. 수직힘, 앞뒤전단, 안쪽과 가쪽 전단, 돌림토크(그림 9-46). 수직 지면반응힘은 최초 발꿈치 닿기에 이은 이중 정점을 나타낸다. 첫째 정점은 초기 자세의 발꿈치딛기에 이어지고, 두 번째 정점은 발가락 떼기 전 후반자세에서 발생한다. 앞뒤 전단힘은 후반자세의 밀기로 지면의 뒤방향 전단에 이어 발이 지면의 앞방향 전단힘

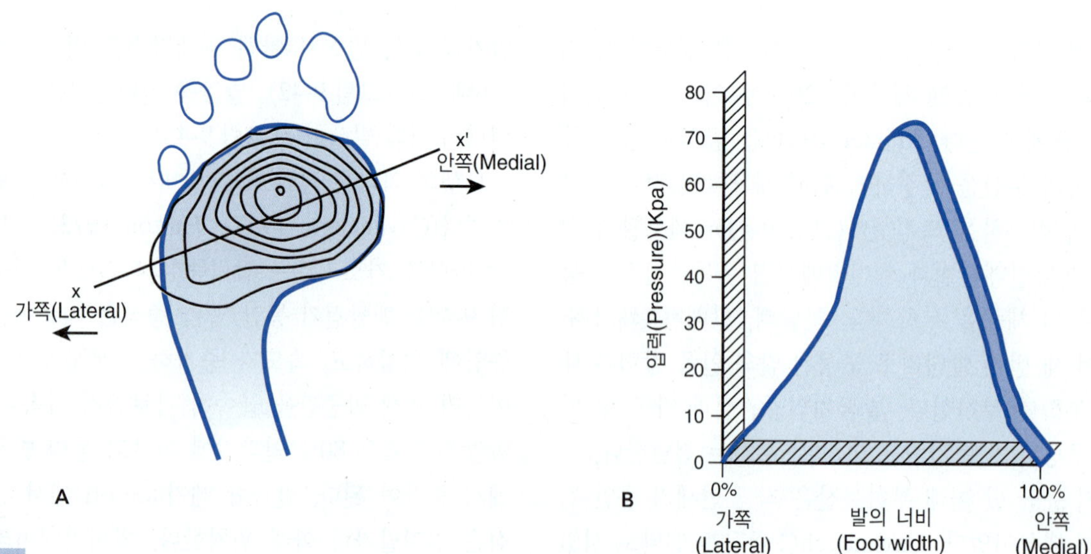

그림 9-43

서있는 동안 발허리뼈머리압력분산. A. 첫째와 다섯째 발허리뼈머리의 위치 사이 등고선으로 그린 선(xx′). B. 둘째 발허리뼈머리 아래 최대압력을 나타내는 발허리뼈머리 선(xx′)에 따른 압력분산.

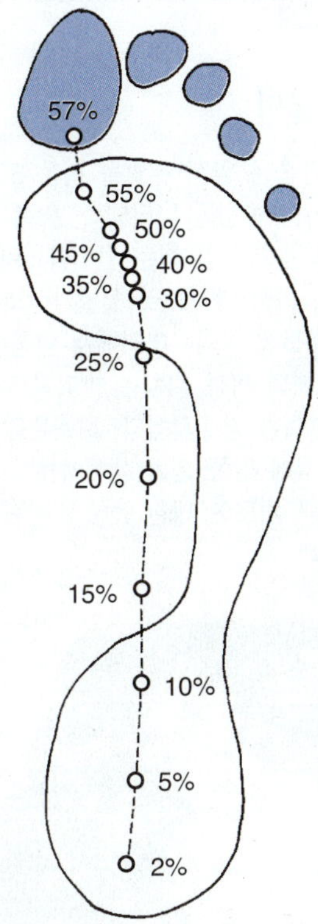

그림 9-44

정상 걷기 동안 발바닥에 따른 압력 중심의 진행은 점선으로 나타냈다. 발바닥의 각 지점은 보행주기 백분율에 대응한다. 대부분의 입각기에서 소비하는 발꿈치와 발중간을 가로질러 발앞쪽에 이르는 급속 진행을 주목하자. 그런 다음 엄지발가락의 발바닥 측면을 따라 급속히 진행된다.

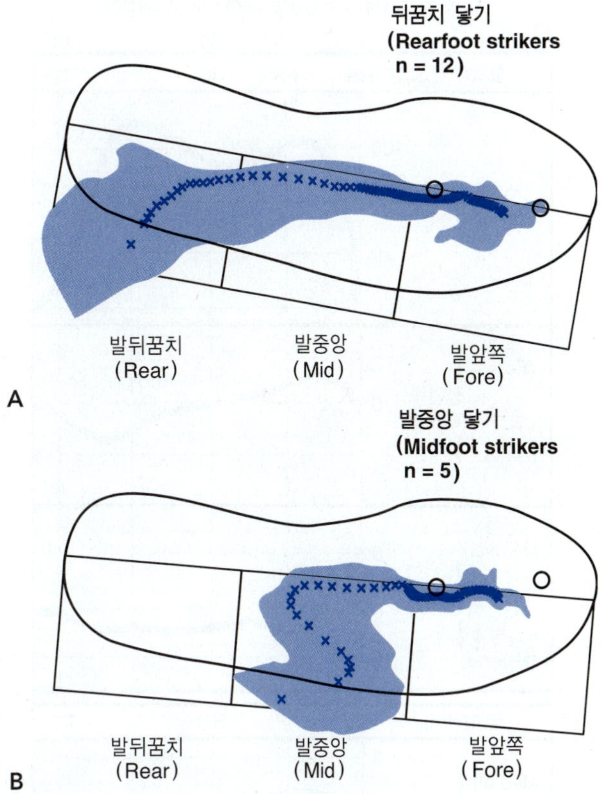

그림 9-45

최초 지면접촉에 의해 특징되는 두 유형의 경주자.
A. 발뒤쪽 초기 닿기. B. 발중앙 초기 닿기.

을 둠으로 발에 의해 처음 제동됨을 설명한다. 대부분의 안쪽가쪽 전단은 중력 중심이 발 위 안쪽으로 향하기 때문에 가쪽으로 향한다. 다리 가쪽 돌림과 발 뒤침으로 인한 가쪽(가쪽 돌림)토크에 이어 안쪽(안쪽 돌림)토크는 정강뼈 안쪽 돌림과 발 엎침으로 자세 초기에 발생한다.

아마도 먼쪽 목말뼈 내에 오목하여 제한된 움직임을 가지기 때문에 둘째 발허리는 다른 발허리보다 일반적으로 피로 골절을 겪는다(Brunkner, 1996). 임상학자는 일반적으로 오목발 운동선수가 충격힘 흡수를 위해 강한 발의 제한 능력으로 인해 정강뼈의 피로 골절을 겪을 가능성이 많다고 믿는다. 그러나 최근 체계적 견해는 양극단의 발 유형을 가진 운동선수가 보다 정강뼈 피로 골절(stress fracture)에 민감함을 제시했다.

발과 발목의 생체역학상 신발마모의 효과(Effects of Shoe Wear on Foot/Ankle Biomechanics)

서양사회는 특히 여성 신발의 모양에 큰 중요성을 두었다. 여성의 신발은 앞심을 좁게 하고 발꿈치를 경사지게 하여 발이 작게 보이고, 다리가 길게 보이도록 디자인되었다. 좁은 앞심(narrow toe box)은 안쪽과 가쪽으로 발앞쪽을 가압하여 엄지발가락 밖굽이, 망치발가락, 작은 건막류 발달에 기여한다(사례연구 9-3). Frey(1993)는 356명의 여성 연구에서 발 통증이 있는 여성의 88%가 발보다 평균 1.2 cm 좁은 신발을 신고 있음을 발견했다. 발보다 평균 0.5 cm 넓게 신은 여성은 증상이 없고 적게 변형되었다. 높은 신발은 맨발로 선 자세와 비교하면 발앞쪽 압력을 증가시켰다(Snow, 1992). 1.9 cm 굽은 발

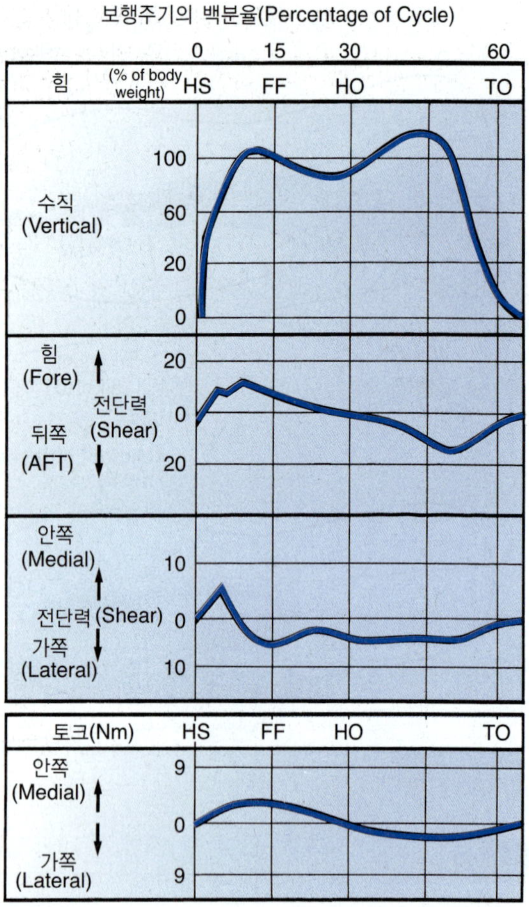

그림 9-46

보행주기 동안 발에 작용하는 지면반응힘. *HS*: 발가락 닿기, *FF*: 발편평, *HO*: 발꿈치 들기, *TO*: 발가락 떼기. *출처: Mann, R.A. (1982). Biomechanics of running. In AAOS Symposium on the Foot and Leg in Running Sports. St Louis, MO: Mosby, 30-44.*

앞쪽 압력을 22%까지, 5 cm 굽은 최대 압력을 57%까지, 8.3 cm 굽은 최대 압력을 76%까지 증가시켰다. 높은 굽은 발허리뼈머리 아래 고통을 일으킬 수 있고 발가락사이신경종 형성에 기여할 수도 있다. 또한 굽의 경사는 시간 경과에 따라 아킬레스힘줄의 수축, 제한된 발목 발등굽힘, 변경된 보행을 가져올 수 있다. 보행주기의 발목관절 운동양은 굽 높이가 증가함에 따라 감소된다(Murray, 1970). Kato와 Watanabe(1981)는 1960~1980년대 서양스타일 신발의 인기 증가로 인해 전통일본 나막신이 인기 있던 1960년 이전 드문 변형이었던 엄지발가락 밖굽이의 발생이 크게 증가했음을 제시했다.

운동신발 산업은 레크레이션 선수의 증가로 인해 수백억 달러 산업으로 진화되었다. 그에 따라 자주 실행을 개선하고 경주자의 생체역학 변화에 의한 손상을 줄이기 위해 요구되는 이용 가능한 신발모델이 과잉되어 나타났다. 많은 요구로 인해 달리기 입각기 동안 엎침의 속도와 운동의 감소를 되풀이하여 골격 배열을 개선하고 있다. 그러나 역학과 실험 증거는 발운동을 조절하는 신발

사례연구 9-3

엄지발가락 밖굽이

거의 35년 동안 좁은 앞심 신발을 신은 50세 여성은 엄지발가락 밖굽이증 변형을 나타냈다. 안쪽과 가쪽으로 앞쪽발을 가압하여 이러한 비정상 힘은 엄지발가락 밖굽이증 변형을 유도할 수 있다. 이런 방식으로 첫발가락의 첫마디뼈가 가쪽으로 이동하고 첫 발허리뼈머리에서 엎침된다(사례연구 그림 9-3). 첫마디뼈의 이상 위치는 발가락 떼기 동안 발허리뼈머리를 누르는 능력을 감소시켰다. 보조뿐만 아니라 첫발가락의 첫마디뼈에 안쪽 힘을 생성하는 스플린트는 온건한 엄지발가락 밖굽이증 치료에 대한 전통적 생체역학적인 접근으로 사용되었다.

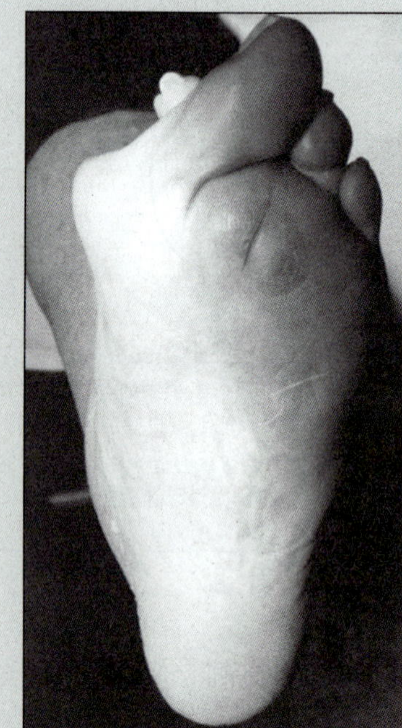

사례연구 그림 9-3 심한 엄지발가락 밖굽이 환자의 발바닥 표면. 발바닥 힘의 전달이 첫발허리뼈머리에서 적은 발허리뼈머리로 이동하는 것을 나타내는 둘째와 셋째 발허리뼈머리 기초를 이루는 굳은살을 주목하자(병터전달).

마모영향이 의문임을 제시한다(Nigg, 2001). 맨발 달리기는 더욱 자연적인 대체로 제시되었고, 맨발로 달리는 세계선수의 예가 있다.

맨발달리기 선수가 신발 신은 선수보다 적은 에너지를 요구한다는 증거가 있지만(Burkett, 1985), 뼈대 겉질내 핀으로 마커를 사용한 실험연구는 맨발달리기와 신발 신은 달리기 사이 가쪽 번짐에 실질적인 차이가 없다고 제시하고, 중고신발, 피부마커, 맨발달리기가 감소된 전체 가쪽 번짐과 가쪽 번짐 속도를 가져온다고 제시한 이전 연구를 반론했다(Stacoff, 2000). 보다 최근에는 바닥이 볼록한 신발이 개선된 근력운동과 걷기패턴을 가져온다고 제안되었다. 특히 앞쪽 발의 발바닥 압력을 낮추는 증거가 있지만, 몸쪽 관절 영향에 대한 요구는 대부분 증명되지 않은 채 남아 있다(Hutchins, 2009).

요약 (Summary)

- 발은 보행주기의 다른 단계 동안 충격흡수 유연플랫폼과 강성추진 지렛대 사이 형식과 기능에서 변동된다.
- 체중부하의 발목 발등굽힘과 정강뼈 안쪽 돌림은 목말밑 가쪽 번짐(엎침)과 연관이 있고, 발목 발바닥굽힘과 정강뼈 가쪽 돌림은 목말밑 안쪽 번짐(뒤침)과 연관이 있다.
- 목말밑운동은 가쪽 번짐, 발등굽힘, 벌림으로 구성된 3면 운동의 엎침과 안쪽 번짐, 발바닥굽힘, 모음으로 구성된 3면 운동의 뒤침으로 단일 축 주변에서 일어난다(예, 나사)
- 목말밑 뒤침은 가로관절을 "고정"하고 발이 강직되도록 유발한다. 목말밑 가쪽 번짐은 가로목말관절을 "고정하지 않고" 발 유연성을 허용한다.
- 리스프란관절(발목발허리관절)은 본질적으로 안정적이고 이차 발목발허리관절의 활 같은 구성과 열쇠 같은 구조로 인해 상대적으로 고정적이다.
- 안쪽 세로활은 빔과 트러스 양쪽 모두처럼 작용한다. 활은 발바닥근막의 권양기 작용을 통해 높아진다. 뒤정강근은 활에 대한 주요 역학적 지지를 제공한다.
- 서있는 동안 발근육작용은 상대적으로 활동하지 않지만, 외재근과 내재근 양쪽의 연속 발열은 일반 보행패턴을 생성하는 데 필요하다. 앞정강뼈 근육구조는 입각기 초기 동안 발바닥굽힘을 늦추고 발 슬랩을 막기 위해 발열한다. 뒤장딴지 근육구조는 중간 입각기와 입각기 후반 동안 몸이 발 위로 지나는 것을 조절하기 위해 발열한다.
- 맨발로 서 있는 동안 발꿈치는 부하의 60%를 부하하고 발앞쪽은 28%를 부하한다. 발앞쪽최대압력은 둘째 발허리뼈머리 아래 발생한다.
- 걷기 동안 압력의 중심은 둘째나 셋째 발허리뼈머리 아래 최대압력으로 뒤가쪽 발꿈치에서 발중간을 급속히 지나 발앞쪽으로 이동한다. 발가락 떼기에서 엄지발가락은 가장 큰 압력을 부하한다.
- 발꿈치지방패드는 특히 발가락딛기 동안 충격을 흡수하기 위해 설계되었다. 발바닥근막은 기초적인 뼈와 인대의 구조에 발꿈치와 발앞쪽 피부를 부착한다.
- 발목관절 돌림의 순간중심은 가동범위 동안 목발뼈에 있다. 발바닥굽힘에서 발등굽힘으로의 운동에서 관절 표면은 처음에는 당기고 그런 다음 활주하고 발등굽힘의 마지막 부분에 점차적으로 압박된다.
- 발목관절안정성은 관절조화와 인대통합에 의해 정의된다. 체중부하 동안 발목안정성은 증가하고 뼈표면 조화에 더욱 의존한다.
- 앞목말종아리인대와 발꿈치종아리인대는 발목운동 동안 안쪽 번짐에 대한 안정성을 시너지로 제공한다.
- 삼각인대는 발목 가쪽 번짐, 가쪽 돌림, 가쪽 목말 이동을 막는다. 그것은 인대결합의 통합을 유지하는 비결이다.
- 종아리뼈는 다리를 통해 발생하는 힘의 약 6/1을 부하한다. 먼쪽 인대결합인대는 먼쪽 종아리뼈와 정강뼈의 분리를 막고 체중부하의 먼쪽 종아리뼈를 통해 힘을 전달하도록 돕는다.
- 발목관절중심(압력의 중심)위치는 발목굽힘-폄과 안쪽 번짐-가쪽 번짐으로 변경된다. 발등굽힘에서 목말 표면접촉은 최대화되고 관절압력은 최소화된다.
- 발목에 작용하는 힘은 걷기 동안 체중의 5배, 달리기 동안 체중의 13배를 초과하는 수준으로 오를 수 있다.
- 좁은 신발과 높은 굽 신발은 발앞쪽 변형, 발꿈치 통증, 아킬레스 힘줄 수축을 유발하여 발 작용에 부정적인 영향을 줄 수 있다.

연습질문(Practice Questions)

1 운동선수의 발이 지면에서 떠나기 전에 위로 수직 점프를 할 때 목말밑관절의 위치는 일반적으로 어떠한가?

2 가자미근의 원심성 수축에 의해 생성될 수 있는 운동은 무엇인가?

3 환자는 발이 지면에 접촉할 때(발 슬랩) 소리와 함께 보행 동안 발꿈치딛기 직후 돌연 발바닥굽힘을 경험한다. 어떤 근육이 이 이상의 원인인가?

참고 문헌 (References)

Ahn, T.K., Kitaoka, H.B., Luo, Z.P., et al. (1997). Kinematics and contact characteristics of the first metatarsophalangeal joint. *Foot Ankle Int, 18*, 170.

Astion, D.J., Deland, J.T., Otis, J.C., et al. (1997). Motion of the hindfoot after simulated arthrodesis. *J Bone Joint Surg, 79A*, 241.

Ataarian, D.E., McCrackin, H.J., Devito, D.P., et al. (1985). Biomechanical characteristics of human ankle ligaments. *Foot Ankle, 6*, 54.

Barnes, A., Wheat, J., Milner, C. (2008). Association between foot type and tibial stress injuries: A systematic review. *Br J Sports Med, 42*, 93.

Beaudoin, A.J., Fiore, S.M., Krause, W.R., et al. (1991). Effect of isolated talocalcaneal fusion on contact in the ankle and talonavicular joints. *Foot Ankle, 12*, 19.

Bojsen-Moller, F., Lamoreux, L. (1979). Significance of free dorsiflexion of the toes in walking. *Acta Orthop Scand, 50*, 471.

Brukner P., Bradshaw C., Khan K.M., et al. (1996). Stress fractures: A review of 180 cases. *Clin J Sport Med, 6*, 85.

Bulucu, C., Thomas, K.A., Halvorson, T.L., et al. (1991). Biomechanical evaluation of the anterior drawer test: The contribution of the lateral ankle ligaments. *Foot Ankle, 11*, 389.

Burdett, R.G. (1982). Forces predicted at the ankle during running. *Med Sci Sports Exerc, 14*, 308–316.

Burkett, L.N., Kohrt, W.M., Buchbinder, R. (1985). Effects of shoes and foot orthotics on VO_2 and selected frontal plane knee kinematics. *Med Sci Sports Exerc, 17*: 158.

Calhoun, J.H., Eng, M., Li, F., et al. (1994). A comprehensive study of pressure distribution in the ankle joint with inversion and eversion. *Foot Ankle Int, 15*, 125–133.

Cass, J.R., Settles, H. (1994). Ankle in stability: In vitro kinematics in response to axial load. *Foot Ankle Int, 15*(3), 134–140.

Cavanagh, P.R., Morag, E., Boulton, A.J.M., et al. (1997). The relationship of static foot structure to dynamic foot function. *J Biomech, 30*, 243–250.

Cavanagh, P.R., Rodgers, M.M., Iiboshi, A. (1987). Pressure distribution under symptom-free feet during barefoot standing. *Foot Ankle, 7*, 262.

Cawley, P.W., France, E.P. (1991). Biomechanics of the lateral ligaments of the ankle: An evaluation of the effects of axial load and single plane motion on ligament strain patterns. *Foot Ankle, 12*, 92.

Clark, T.E. (1980). *The Pressure Distribution under the Foot during Barefoot Walking [thesis]*. University Park, PA: Penn State University.

Close, J.R. (1956). Some applications of the functional anatomy of the ankle joint. *J Bone Joint Surg, 386*, 761.

Cornwall, M.W., McPoil, T.G. (2002). Motion of the calcaneus, navicular and first metatarsal during the stance phase of walking. *J Am Podiatr Med Assoc, 92*, 67.

Daly, P.J., Kitaoka, H.B., Chao, E.Y.S. (1992). Plantar fasciotomy for intractable plantar fasciitis: Clinical results and biomechanical evaluation. *Foot Ankle, 13*, 188.

Earll, M., Wayne, J., Brodrick, C., et al. (1996). Contribution of the deltoid ligament to ankle joint contact characteristics: A cadaver study. *Foot Ankle Int, 17*, 317.

Elftman, H. (1960). The transverse tarsal joint and its control. *Clin Orthop, 16*, 41.

Fick, R. (1911). Handbuch der Anatomie und Mechanik der Gelenke. Berlin: Jena Fischer.

Frey, C., Thompson, F., Smith, J., et al. (1993). American Orthopaedic Foot and Ankle Society women's shoe survey. *Foot Ankle, 14*, 78.

Fong D., Hong Y., Shima Y., et al. (2009). Biomechanics of supination ankle sprain. *Am J Sports Med, 37*, 822.

Fujii T., Kitaoka H.B., Luo Z.P., et al. (2005). Analysis of ankle-hindfoot stability in multiple planes: An in vitro study. *Foot Ankle Int, 26*, 633.

Geideman, W.M., Johnson, J.E. (2000). Posterior tibial tendon dysfunction, *J Orthop Sports Phys Ther, 3*, 68.

Greenwald, S. (1977). Unpublished data cited in R.N. Stauffer, E.Y.S. Chao, C. Brewster. Force and motion analysis of the normal, diseased, and prosthetic ankle joint. *Clin Orthop, 127*, 189.

Grimstone, S.K., Niggs, B.M., Hanley, D.A., et al. (1993). Differences in ankle joint complex range of motion as a function of age. *Foot Ankle, 14*, 215.

Hagins, M., Pappas, E., Kremenic, I., et al. (2007). The effect of an inclined landing surface on biomechanical variables during a jumping task. *Clin Biomech, 22*, 1030.

Hale, S.A., Hertel, J., Olmsted-Kramer, L.C. (2007). The effect of a 4-week comprehensive rehabilitation program on postural control and lower extremity function in individuals with chronic ankle instability. *J Ortho Sports Phys Ther, 37*, 303.

Harper, M. (1991). The lateral ligamentous support of the subtalar joint. *Foot Ankle, 11*, 354.

Hicks, J.H. (1954). The mechanics of the foot II: The plantar aponeurosis and the arch. *J Anat, 88*, 25.

Hintermann, B., Nigg, B.M. (1995). In vitro kinematics of the axially loaded ankle complex in response to dorsiflexion and plantarflexion. *Foot Ankle Int, 16*, 514.

Huang, C.K., Kitaoka, H.B., An, K.N., et al. (1993). Biomechanical evaluation of longitudinal arch stability. *Foot Ankle, 14*, 353.

Huson, A. (1991). Functional anatomy of the foot. In M.H. Jahss (Ed.). *Disorders of the Foot and Ankle: Medical and Surgical Management.* Philadelphia: WB Saunders, 409.

Hutchins, S., Bowker, P., Geary, N., et al. (2009). The biomechanics and clinical efficacy of footwear adapted with rocker profiles—evidence in literature. *Foot (Edinb), 19,* 165.

Hutton, W.C., Scott, J.R.R., Stokes, I.A.F. (1973). The mechanics of the foot. In L. Klenerman (Ed.). *The Foot and Its Disorders.* Oxford, UK: Blackwell Science, 41.

Inman, V.T. (1976). *The Joints of the Ankle.* Baltimore: Williams & Wilkins.

Jahss, M.H., Kummer, F., Michelson, J.D. (1992a). Investigation into the fat pads of the sole of the foot: Heel pressure studies. *Foot Ankle, 13,* 227.

Jahss, M.H., Michelson, J.D., Desai, P., et al. (1992b). Investigations into the fat pads of the sole of the foot: Anatomy and histology. *Foot Ankle, 13,* 233.

Kato, T., Watanabe, S. (1981). The etiology of hallux valgus in Japan. *Clin Orthop Relat Res, 157,* 78.

Kitaoka, H.B., Luo, Z.P., An, K.N. (1997). Effect of posterior tibial tendon on the arch of the foot during simulated weightbearing: Biomechanical analysis. *Foot Ankle Int, 18,* 43.

Lamoreux, L.W. (1971). Kinematic measurements in the study of human walking. *Bull Prosthet Res, 10*(15), 3.

Lundberg, A., Goldie, I., Kalin, B., et al. (1989a). Kinematics of the ankle/foot complex: Plantarflexion and dorsiflexion. *Foot Ankle, 9,* 194–200.

Lundberg, A., Svensson, O.K., Bylund, C., et al. (1989b). Kinematics of the ankle/foot complex--Part 2: Pronation and supination. *Foot Ankle, 9,* 248.

Lundberg, A., Svenson, O.K., Nemeth, G., et al. (1989c). Kinematics of the ankle/foot complex—Part 3: Influence of leg rotation. *Foot Ankle, 9,* 304.

Lundberg, A., Svenson, O.K., Nemeth, G., et al.(1989d). The axis of rotation of the ankle joint. *J Bone Joint Surg, 71B,* 94–99.

Manter, J.T.(1941). Movements of the subtalar and transverse tarsal joints. *Anat Rec, 80,* 397.

McPoil, T.G.,Martin, R.L., Cornwall, M.W., et al. (2008). Heel pain—plantar fasciitis: Clinical practice guidelines linked to the international classification of function, disability, and health from the orthopaedic section of the American Physical Therapy Association, *J Ortho Sports Phys Ther, 38,* A1.

Murray, M.P., Drought, A.B., Kory, R.C.(1964). Walking patterns in normal men. *J Bone Joint Surg, 46A,* 335–360.

Murray, M.P., Kory, R.C., Sepic, S.B.(1970). Walking patterns of normal women. *Arch Phys Med Rehabil, 51,* 637.

Neumann, D.A.(2010). Ankle and Foot. In *Kinesiology of the Musculoskeletal System: Foundations for Rehabilitation (2nd ed.).* St Louis, MO, Mosby Elsevier, 590.

Nigg, B.M.(2001). The role of impact forces and foot pronation: A new paradigm. *Clin J Sports Med, 11,* 2.

Nigg, B.M.,Skorvan, G., Frank, C.B., et al. (1990). Elongation and forces of ankle ligaments in a physiological range of motion. *Foot Ankle, 11,* 30.

Olgivie-Harris, D.J., Reed, S.C., Hedman, T.P.(1994). Disruption of the ankle syndesmosis: Biomechanical study of ligamentous restraints. *Arthroscopy, 10,* 558–560.

Ouzonian, T.J., Shereff, M.J.(1989). In vitro determination of midfoot motion. *Foot Ankle, 10,* 140.

Pappas, E., Hagins, M. (2008). The effect of raked stages on standing posture in dancers. *J Dance Med Sci, 12,* 54.

Perry, J.(1983). Anatomy and biomechanics of the hindfoot. *Clin Orthop, 177,* 9.

Pohl, M.B., Messenger, N., Buckley, J.G.(2007). Forefoot, rearfoot and shank coupling: Effects of variations in speed and mode of gait, *Gait Posture, 25,* 295.

Proctor, P., Paul, J.P.(1982). Ankle joint biomechanics. *J Biomech, 15,* 627.

Renstrom, P., Wertz, M., Incavo, S., et al.(1988). Strain on the lateral ligaments of the ankle. *Foot Ankle, 9,* 59.

Ross S.E., Guskiewicz K.M.(2004). Examination of static and dynamic postural stability in individuals with functionally stable and unstable ankles. *Clin J Sport Med, 14,* 332.

Sammarco, G.J.(1980). Biomechanics of the foot. In V.H. Frankel, M. Nordin (Eds.). *Basic Biomechanics of the Musculoskeletal System (2nd ed.).* Philadelphia: Lea & Febiger, 193–219.

Sammarco, G.J. (1995). Peroneus longus tendon tears: Acute and chronic. *Foot Ankle Int, 16*(5), 245–253.

Sammarco, G.J. Burnstein, A.H., Frankel, V.H. (1973). Biomechanics of the ankle: A kinematic study. *Orthop Clin North Am, 4,* 75.

Sarrafian, S.K.(1987). Functional characteristics of the foot and plantar aponeurosis under tibiotalar loading. *Foot Ankle, 8,* 4.

Sarrafian, S.K. (1993a). Functional anatomy of the foot and ankle. In *Anatomy of the Foot and Ankle.* Philadelphia: Lippincott, 474–602.

Sarrafian, S.K. (1993b). Retaining systems and compartments. In *Anatomy of the Foot and Ankle.* Philadelphia: Lippincott, 137–149.

Scranton, P.E., McMaster, J.H., Kelly, E. (1976). Dynamic fibular function: A new concept. *Clin Orthop, 118,* 76–81.

Shereff, M.J., Bejahi, F.J., Kummer, F.J. (1986). Kinematics of the first metatarsophalangeal joint. *J Bone Joint Surg, 68A, 392.*

Silver, R.L., de la Garza, J., Rang, M. (1985). The myth of muscle balance: A study of relative strengths and excursions about the foot and ankle. *J Bone Joint Surg, 67B,* 432.

Snow, R.E., Williams, K.R., Holmes, G.B. Jr. (1992). The effects of wearing high heeled shoes on pedal pressures in women. *Foot Ankle, 13,* 85–92.

Soames, R.W. (1985). Foot pressures during gait. *J Biomech Eng, 7,* 120–126.

Stacoff, A., Kalin, X., Stucci, E. (1991). The effects of shoes on the torsion and rearfoot motion in running. *Med Sci Sports Exer, 23,* 482.

Stacoff, A., Nigg, B.M., Reinschmidt, C., et al. (2000). Tibiocalcaneal kinematics of barefoot versus shod running. *J Biomech, 33,* 1387.

Stauffer, R.N., Chao, E.Y.S., Brewster, R.L. (1977). Force and motion analysis of the normal, diseased and prosthetic ankle joints. *Clin Orthop, 127,* 189.

Stephens, M.M., Sammarco, G.J. (1992). The stabilizing role of the lateral ligament complex around the ankle and subtalar joints. *Foot Ankle, 13,* 130.

Stiehl, J.B., Skrade, D.A., Needleman, R.L., et al. (1993). Effect of axial load and ankle position on ankle stability. *J Orthop Trauma, 7,* 72–77.

Stormont, D.M., Morrey, B.F., An, K.N., et al. (1985). Stability of the loaded ankle. Relation between articular restraint and primary and secondary restraints. *Am J Sports Med, 13,* 295.

Thordarson, D.B., Schmotzer, H., Chon, J., et al. (1995). Dynamic support of the human longitudinal arch. *Clin Orthop, 316,* 165.

Van Gheluwe, B., Dananberg, H.J., Hagman, F., et al. (2006). Effects of the hallux limitus on plantar foot pressure and foot kinematics during walking. *J Am Podiatr Med Assoc, 96,* 428.

Wang, Q.W., Whittle, M., Cunningham, J., et al. (1996). Fibula and its ligaments in load transmission and ankle joint stability. *Clin Orthop, 330,* 261.

Waters, R.L., Hislop, H.J., Perry, J., et al. (1978). Energetics: Application of the study and management of locomotor disabilities. *Orthop Clin North Am, 9,* 351.

Wolf P., Stacoff A., Liu A., et al. (2008). Functional units of the human foot. *Gait Posture, 28,* 434.

Wright, D.G., Desai, S.M., Henderson, W.H. (1964). Action of the subtalar and ankle joint complex during the stance phase of walking. *J Bone Joint Surg, 46A,* 361.

Wu, K.K. (1996). Morton's interdigital neuroma: A clinical review of its etiology, treatment and results. *J Foot Ankle Surg, 35,* 112.

Yeung, M.S., Chan, K.M., So, C.H., et al. (1994). An epidemiological survey on ankle sprain. *Br J Sports Med, 28,* 112.

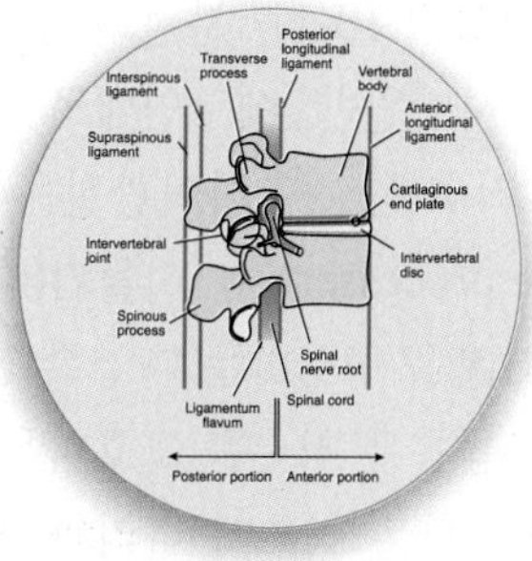

제10장

허리뼈의 생체역학

(Biomechanics of the Lumbar Spine)

서론 (Introduction)

인간척추는 복잡한 구조로 그 주요 기능은 척수를 보호하고 머리와 몸통에서 골반으로 부하를 전달하는 것이며, 동시에 몸통에 운동을 허용하고 안정성을 제공한다. 각 24개 척추는 3면 운동을 허용하기 위해 그 인접척추와 함께 관절로 이어진다. 척추는 척추사이원반과 주변 인대와 근육으로부터 안정성을 얻는다. 그 척추사이원반과 인대는 고유 안정성을 제공하고, 근육은 외적 안정화를 제공한다.

이 장은 정상적인 척추기능 동안 척추의 다양한 구조와 이 구조의 상호작용의 기본특성을 설명한다. 또한 척추의 운동형상학과 운동역학도 다룬다. 이 장의 정보는 실제 사용에 적용할 수 있는 허리뼈(요추, lumbar) 생체역학의 일부 기본적인 이해를 제공하기 위해 선택되었다.

운동분절: 척추의 기능적 단위 (The Motion Segment: The Functional Unit of the Spine)

척추의 기능적 단위, 운동분절은 두 인접 척추와 그 사이 연부조직으로 이루어진다(그림 10-1). 분절의 앞부분은 두 겹쳐진 척추몸통, 척추사이원반, 세로인대로 구성된다(그림 10-2). 대응하는 척추활, 척추사이관절은 면, 가로돌기(횡돌기, transverse processes), 가시돌기(극돌기, spinous processes), 뒷부분을 구성하는 다양한 인대에 의해 형성된다. 활과 척추몸통은 척수를 보호하는 척주관을 형성한다(그림 10-3). 활은 척추뼈 다리와 척추 층판으로 이루어져 있다.

운동분절의 앞부분 (The anterior portion of the motion segment)

척추몸통은 주로 압력을 부하하기 위해 설계되었으며, 상체의 겹쳐진 체중이 증가함에 따라 점진적으로 꼬리 모양으로 커진다. 허리부분의 척추몸통은 등뼈와 목뼈

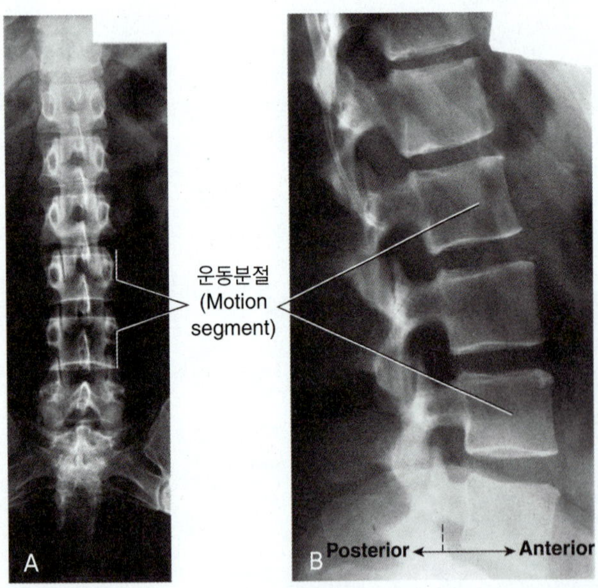

그림 10-1

앞뒤(A), 가쪽(B) 허리뼈의 방사선 사진. 한 운동분절, 척추의 기능적 단위를 나타낸다.

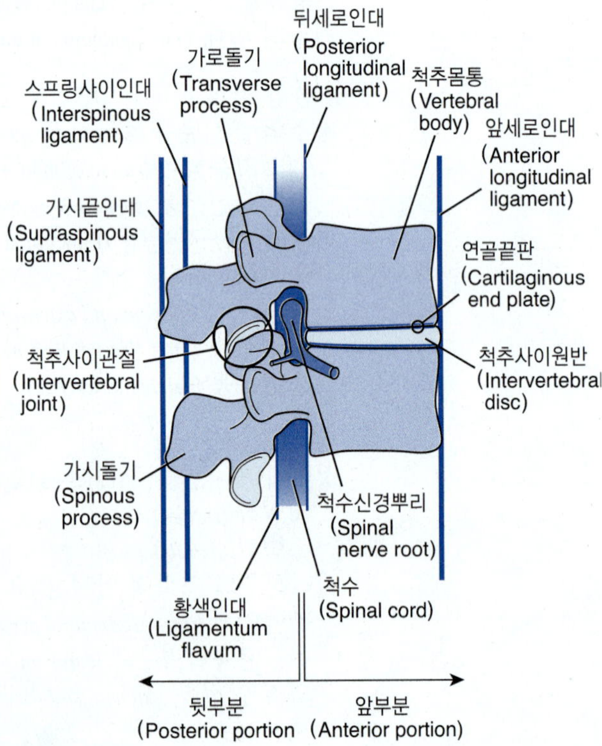

그림 10-2

허리뼈의 운동분절 도해(시상면). 앞부분, 뒤세로인대, 앞세로인대, 척추몸통, 연골종판, 척추사이원반, 신경뿌리의 척추사이구멍. 뒷부분, 황색인대, 가시돌기, 상하면에서 형성된 척추사이관절(관절주머니인대는 보이지 않음), 가시끝인대, 가시사이인대, 가로돌기(가로사이인대는 보이지 않음), 활, 척주관(척수는 묘사되지 않음).

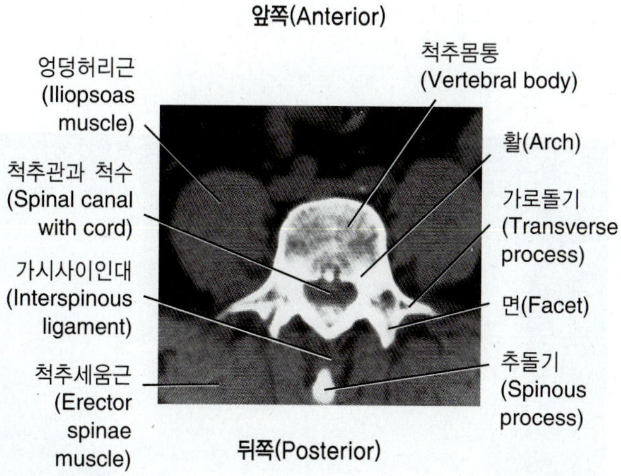

그림 10-3

컴퓨터 단층촬영에 의한 L4에서 운동분절의 가로부분. 척추몸통, 활, 척수의 척주관, 가로돌기는 명확히 보임. 가시돌기와 척추사이 관절의 단면 사이에 보이는 가시사이인대와 함께 가시돌기의 끝부분만 묘사한 지점에서 본 관점. 가로돌기의 바로 앞과 척추몸통에 인접한 것은 엉덩허리근이다. 척추몸통 뒤척주세움근을 볼 수 있다.

구역보다 두껍고 넓다. 크기가 클수록 허리뼈에 부담되는 더 큰 부하를 견디게 한다.

부하를 분산하고 과잉운동을 억제하는 척추사이원반은 큰 역학적, 기능적 중요성이 있다. 척주뼈 사이에 위치하고 내외부 구조의 독특한 구성으로 인해 이중역할에 아주 잘 맞다. 척추사이원반의 내부 부분, 속질핵은 젤라틴덩어리이다. 청년기에 풍부한 친수성(수분결합) 글리코사미노글리칸이 나이가 들면서 그 함유량이 줄어들고 점차적으로 수분이 적어진다(Ferguson and Steffen, 2003; Urband and McMullin, 1985).

직접 혈액을 공급하지 않는 척추사이원반은 그 영양적 요구의 보급에 의존한다. 운동은 보급과정에 아주 중요하다. 그 과정은 현재 연구에 기반하여 명확히 이해되지 않지만, 보급의 파괴는 척추의 퇴행성 변화에 대한 전구물질이다(Urban, 2004). MRI는 보급과정을 성공적으로 연구하는 데 사용되었고 종판이 그 과정을 조절한다고 밝혔다(Rajasekaran, 2007). 견딜 수 있는 부하는 비부하조건으로 되돌아가기 위해 보급에 대한 연장된 회복시간으로 보급을 손상하는 데 나타난다(Arun, 2009).

속질핵은 약간 뒷부분 허리 분절의 것을 제외한 모든 척추사이원반의 중심에 바로 놓여 있다. 이 내부 덩어리는 섬유연골로 이루어진 섬유테를 감싼 거친 외피에 의해 둘러싸여 있다. 섬유연골 내 거친 콜라겐 섬유다발의 십자형교차배열은 섬유테에 대한 큰 굽힘과 비틀기 부하를 견디기 한다(그림 11-11 참고). 퇴행성 변화와 같은 척추사이원반의 변경, 노화의 일반 부분, 고리열상은 증가된 분절사이 운동을 허용하여 운동분절의 생체역학적 부하를 변경한다(An, 2006; Rohlmann, 2006). 퇴행성 변화는 척추사이원반내 부하 분산의 변화와 면에 대한 증가된 부하를 가져온다. 고리열상의 척추사이원반은 변성되지 않은 척추사이원반에 비해 부하 동안 증가된 돌림운동을 나타낸다(Haughton, 2000; Rohlmann, 2006). 유리연골을 구성하는 종판은 척추사이원반을 척추몸통으로부터 분리한다(그림 10-2). 퇴행으로 일어날 수 있는 종판파열은 뒤 섬유테의 스트레스를 증가시키면서 속질핵의 압력을 낮추는 운동분절을 통해 힘의 분산을 변경할 수도 있다(Przybyla, 2006). 최근 증명이 이 조직 각각에 콜라겐의 독특한 작용을 제시했지만, 척추사이원반을 구성하는 조직은 3장에 설명한 관절연골의 것과 유사하다(Sivan, 2006).

일상활동 동안 척추사이원반은 복잡한 방식으로 부하되고 일반적으로 압박, 굽힘, 비틀림의 조합에 좌우될 수 있다. 척추의 굽힘, 폄, 옆굽힘은 척추사이원반의 인장 스트레스와 압박 스트레스를 주로 생성하는 반면, 돌림은 전단 스트레스를 주로 생성한다.

운동분절은 수직으로 절단하면 척추사이원반의 속질핵은 돌출하는데 그것은 압박 아래 있음을 나타낸다. 정상인과 사체의 약한 퇴행성 허리 속질핵의 척추사이원반내 압박 측정은 약 10 N/cm^2의 비부하 척추사이원반 고유는 압력을 나타낸다(Nachemson, 1960). 척추사이원반의 이 고유압력 또는 준비압력은 세로인대(종인대, longitudinal ligament)와 황색인대(황인대, flavum ligament)에 의해 발생하는 힘의 결과이다. 척추의 부하 동안 속질핵은 척추사이원반을 통한 압력의 균일분산을 허용하면서 유체정역학적으로 작용한다(Nachemson, 1960). 따라서 전체 척추사이원반은 에너지를 저장하고 부하를 분산하기 위해 척추몸통 사이에 쿠션으로 작용하면서 운동분절의 유체정역학적 기능을 위해 일한다.

압력에 부하된 척추사이원반의 압박은 단위면적당 외부적용부하의 약 1.5배이다. 핵물질이 약간 수축가능하기 때문에 압력부하는 가쪽으로 척추사이원반을 부풀게 만든다. 원주인장 스트레스는 섬유테에 의해 견딜 수 있다. 허리뼈 섬유테의 뒷부분 인장 스트레스는 적용된 축성 압력부하의 4~5배로 측정된다(그림 10-4)(Galante, 1967; Nachemson, 1960, 1963). 등뼈의 섬유테 인장 스트레스는 척추사이원반 기하학적 구조 차이 때문에 허리뼈보다 적다. 등뼈 높이에 대한 척추사이원반 직경의 높은 비율은 이러한 척추사이원반의 원주 스트레스를 감소한다(Kulak, 1975).

척추사이원반의 퇴행은 프로테오글리칸 함유량을 줄여서 친수성을 저하한다(그림 10-5A-C). 척추사이원반이 수분이 줄어들면서 에너지를 저장하기 위한 탄력성과 능력 그리고 부하 분산을 점차적으로 줄인다. 이러한 변화는 운동분절 다른 부분의 부하에 대한 스트레스와 영향에 척추사이원반을 더 민감하게 만든다(Rohlmann, 2006).

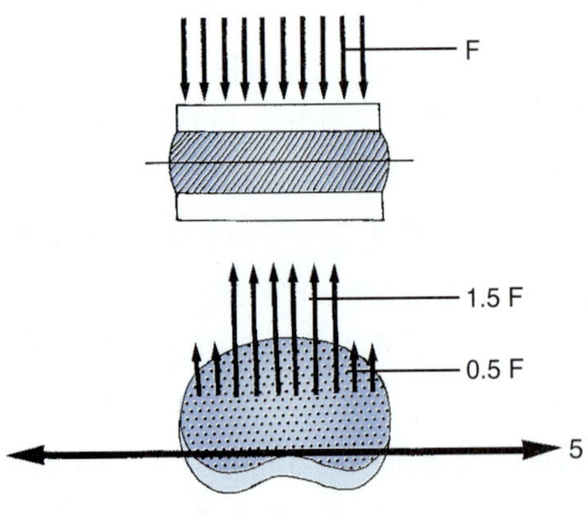

그림 10-4

압력부하 아래 허리뼈척추사이원반 단면의 스트레스 분산. 압력스트레스는 속질핵에서 가장 높고, 1.5배가 외적인 단위면적당 부하(*F*)로 적용되었다. 대조적으로 섬유테의 압력스트레스는 약 0.5배가 외적 부하로 적용되었다. 이 척추사이원반의 일부는 주로 인장스트레스를 부담하는데 그것은 단위면적당 외부적용 부하보다 4~5배 크다. *출처: Nachemson, A. (1975). Towards a better undestanding of low-back pain: A review of the mechanics of the lumbar disc. Rheumatol Rehabil, 14, 129.*

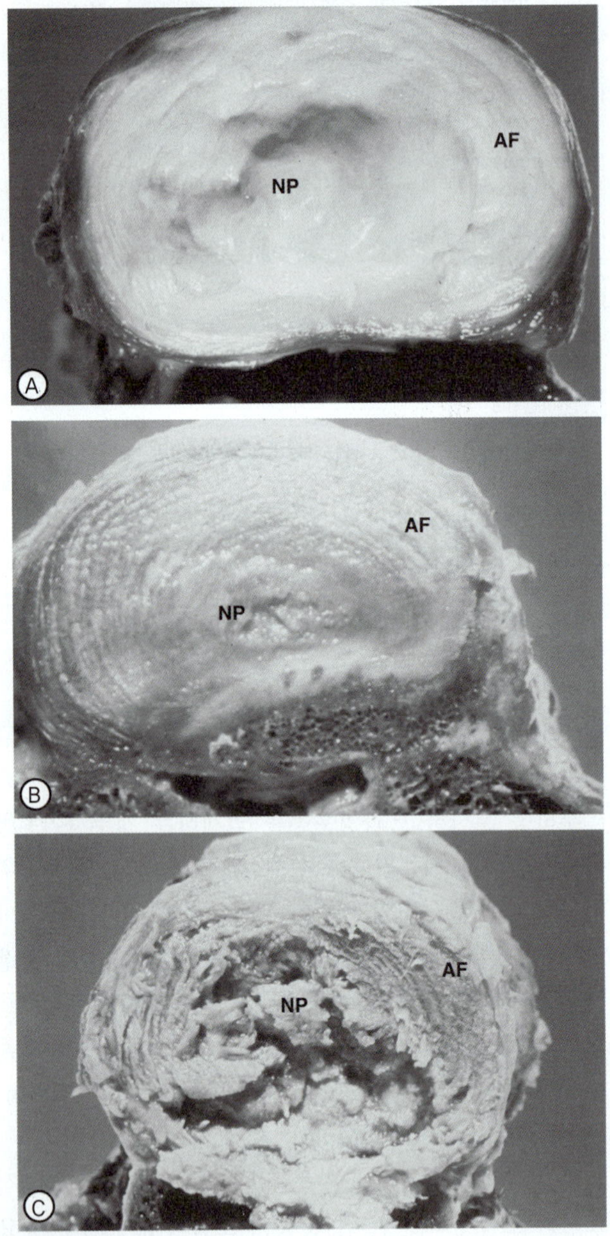

그림 10-5

인간의 척추사이원반은 내부 젤라틴덩어리, 속질핵(*NP*), 두꺼운 외피, 섬유테(*AF*)로 이루어져 있다. **A.** 일반 청년 척추사이원반. 젤라틴속질핵은 80~88% 수분을 함유한다. 인간 속질핵, 섬유테, 갈비연골에서 단백다당류의 연령관련 변이는 더 단단한 섬유테에서 쉽게 구별된다. **B.** 일반 중년 척추사이원반. 속질핵은 수분 함유량, 일반 퇴행돌기가 손실된다. 고리뒷부분의 섬유는 초과스트레스를 유지한다. **C.** 심각하게 퇴행된 척추사이원반. 속질핵은 수분이 없어져가고 젤 특성을 잃어간다. 신경핵과 고리사이 경계는 수분 정도가 이제 두 구조에서 거의 동일하기 때문에 구분하기 어렵다.

운동분절의 뒷부분 (The posterior portion of the motion segment)

운동분절의 뒷부분은 운동을 이끈다. 척추의 어느 수준에서 가능한 운동유형은 가로면과 이마면에 대한 척추사이관절의 면 방위에 의해 결정된다. 그 방위는 척추를 통해 변경된다.

가로면에 평행한 두 개의 최상단 목뼈의 단면을 제외하고 목뼈사이관절의 면은 가로면의 45° 방향이고 이마

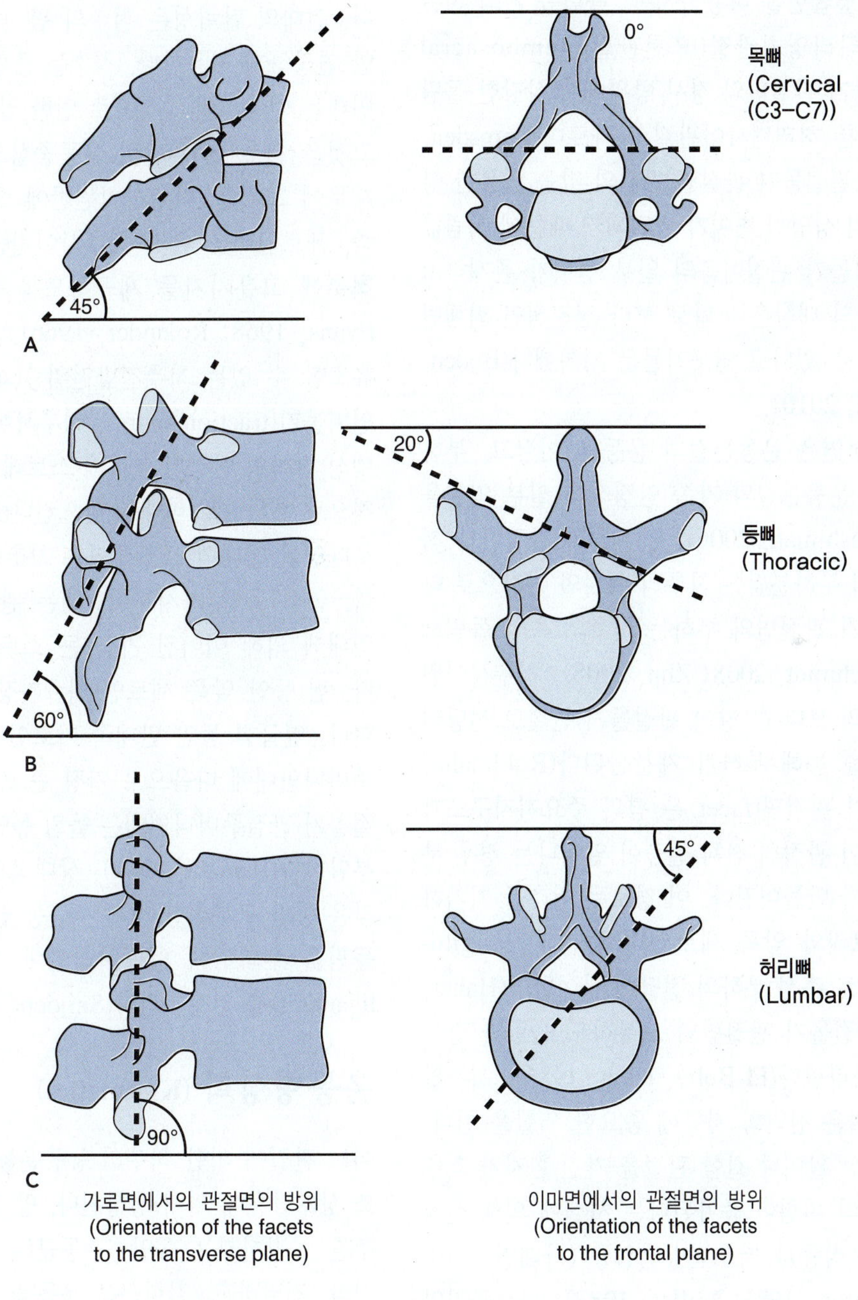

그림 10-6

척추사이관절의 면 방위(대략 값). **A.** 아래 목뼈에서 면은 가로면에 45° 이고 이마면에 평행하다. **B.** 등뼈의 면은 가로면에 60° 이고 이마면에 20° 이다. **C.** 허리뼈의 면은 가로면에 90° 이고 이마면에 45° 이다. *출처 : White, A.A. & Panjabi, M.N. (1978). Clinical Biomechanics of the Spine. Philadelphia. JB. Lippincott Co.*

면에 평행하다(그림 10-6A). C3~C7 관절의 배열은 굽힘, 폄, 옆굽힘, 돌림을 허용한다. 등뼈의 단면은 가로면의 60° 방향이고 이마면에 20° 이다(그림 10-6B). 이 방위는 옆굽힘, 돌림, 일부 굽힘, 폄을 허용한다. 허리에서의 관절돌기 관절면(facet)은 가로면의 양각이고 이마면에 45° 이다(그림 10-6C)(White, Panjabi, 1978). 이 배열은 굽힘, 폄, 옆굽힘을 허용하지만, 돌림을 거의 허용하지 않는다. 허리엉치관절(요천관절, lumbosacral joints)은 관절돌기 관절면의 경사 방위에서 상당한 돌림을 허용하는 다른 허리뼈사이관절과 다르다(Lumsden, Morris, 1968). 관절돌기 관절면 방위의 값을 인용한 상단은 개인에 따라 상당한 변이가 발견되기 때문에 어림값일 뿐이다. 관절돌기 관절이음의 일부 변이가 존재하지만, 이러한 변이의 대상은 노화로 보다 점진적인 퇴행변화를 겪기 쉬울 수 있다고 연구자들은 기록했다(Boden, 1996; Miyazaki, 2010).

관절돌기 관절면은 운동분절의 운동을 이끌고, 부하기능을 가지며, 운동분절의 가쪽 안정성의 일부 역할을 할 수 있다(Okushiman, 2006). 관절돌기 관절면과 척추사이원반 사이 부하분담은 척추의 위치와 건강으로 다양하다. 관절돌기 관절면의 부하는 척추의 축성 돌림으로 가장 크다(Schmidt, 2008; Zhu, 2008). 척추사이원반 퇴행으로 힘의 보다 큰 양이 관절돌기 관절로 전달되어서 운동분절을 통해 부하가 재분산된다(Rohlmann, 2006). 관절돌기 관절면(facet)은 폄의 주요지지구조가 아니기 때문에 이 관절의 전체 절충이 일어나는 경우 부하의 변경 경로가 만들어진다. 이 경로는 척추를 지지하는 수단으로 고리와 앞쪽 세로인대(종인대, longitudinal ligament)로 축성 부하의 전달에 관여한다(Haher, 1994). 또한 관절돌기 관절면의 고부하도 돌림과 같이 앞 굽힘 동안 나타난다(El-Bohy, King, 1986). 척추활과 척추사이관절은 전단힘 저항에 중요한 역할을 한다. 이 기능은 비정상 활이나 결함 관절을 가진 환자가 척추몸통 앞쪽 변위의 위험이 증가된다는 사실에 의해 설명된다(예, 척추분리증과 척추전방전위증)(사례연구 10-1)(Adams, Hutton, 1983; Miller, 1983). 가로돌기와 가시돌기는 최초척추운동이 시작되고 외부 안정성을 제공할 때 척추근의 부착(attachment)부위로 역할을 한다.

척추의 인대 (The ligament of the spine)

척추를 둘러싼 인대구조는 그 내재성 안정성에 기여한다(그림 10-2). 황색인대를 제외한 모든 척추인대는 높은 콜라겐 함유를 가지는데, 그것은 척추운동 동안 그 폄을 제한한다. 세로로 두 인접 척추활을 연결하는 황인대는 많은 퍼센트의 엘라스틴을 가지는 예외적인 것이다. 인대의 탄력성은 척추의 폄 동안 수축하고 굽힘 동안 연장하게 허용한다. 척추는 중립위에 있을 때조차 황인대는 엘라스틴 속성으로 인한 일정한 장력 아래 있다. 그것은 척추사이원반의 운동중심으로부터 떨어져 있기 때문에 그것은 척추사이원반에 초기스트레스를 준다. 즉, 세로인대를 따라 척추사이원반내 압력을 생성하여 척추에 고유지지를 제공하도록 돕는다(Nachemson, Evans, 1968; Rolander, 1966). 연구자는 불안정으로 유도할 수 있는 척추전방전위증(spondylolisthesis), 견인뼈돌기(traction spurs), 척추사이원반 퇴행과 같은 퇴행성 변화의 변경된 역학적 스트레스는 황색인대를 증가적으로 부하하고 비대를 일으킨다(Fukuyama, 1995).

다양한 인대의 스트레인은 척추의 운동유형으로 다르다. 굽힘 동안 가시사이인대는 관절주머니인대와 황색인대에 의해 이어진 가장 큰 스트레인에 좌우될 수 있다. 폄 동안 앞쪽 세로인대는 가장 큰 스트레인을 부담한다. 옆굽힘 동안 반대쪽 가로인대는 황색인대와 관절주머니인대에 다음으로 가장 큰 스트레인을 견딘다. 관절돌기 관절주머니인대는 돌림 동안 가장 큰 스트레인을 부담한다(Panjabi, 1982). 상대적으로 낮은 부하 위치인 앉은 동안 구부정한 앉기는 몸통 굽힘 동안 골반의 뒤쪽 돌림을 부과하여 엉덩허리인대(장요인대, iliolumbar ligament)를 긴장시킨다(Snijders, 2004).

운동형상학 (Kinematics)

어느 관절에 의한 척추의 능동운동은 신경과 근육의 협조 상호작용에 의해 생성된다. 양 집단의 협력수축이 척추를 안정시키는 동안, 주동근(주요 작용근)은 운동을 시작, 전달하고, 길항근은 운동을 조절, 수정한다. 가동범위는 척추의 다양한 수준에서 다르고, 척추사이관절의 관절돌기 관절면 방위에 달려 있다(그림 10-6). 두 척추뼈 사이 운동은 작고 개별적으로 일어나지 않는다. 모

사례연구 10-1

척추전방전위증: 그 아래 척추뼈에 관련된 한 척추뼈의 앞 활주

30세 남자 체육 교사는 두 다리에의 방사와 더불어 심한 허리통증에 시달렸다. 통증은 격렬한 훈련 주기와 관련이 있고, 쉬거나 활동을 자제할 때 증세가 완화된다. 전문가와 MRI 촬영에 의한 주의 깊은 관찰 후에 L5~S1에서의 척추탈위증이라는 진단이 내려졌다(사례연구 그림 10-1-1). 동시에 L5의 양쪽 관절사이 결함이라는 진단도 내려졌다(사례 연구 그림 10-1-2).

허리뼈에 대한 반복적인 굽힘-폄 운동시 생리적 부하는 관절사이(위·아래면 사이에 위치한 척추활 뒷부분의 면) 피로 골절을 유발시킨다. 이 양쪽 결함은 L5~S1으로의 척추 앞쪽 이동을 유발한다. L5 척추가 앞으로 미끄러지기 시작할 때, 신체의 무게 중심은 앞으로 이동한다. 이를 보완하기 위해 손상 위의 허리뼈가 과폄되고 몸통의 윗쪽은 뒤쪽으로 움직인다. 이것은 병리 연속체이기 때문에 추간판에 위치한 비정상적 힘들은 신경추공 속으로 헤르니아가 되게 하고, L5~S1 신경뿌리 모두에 적당한 협착을 만든다.

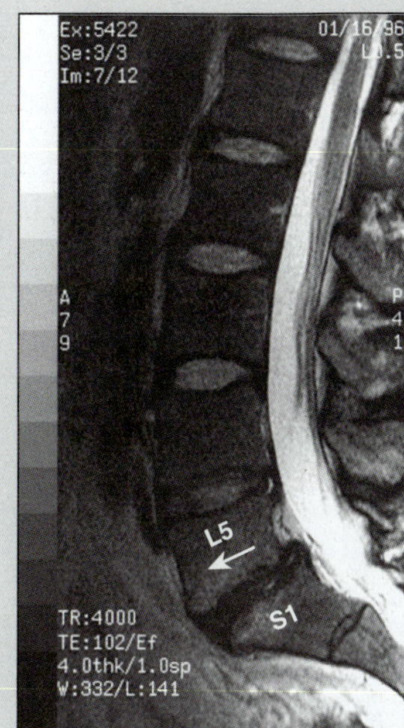

사례연구 그림 10-1-1

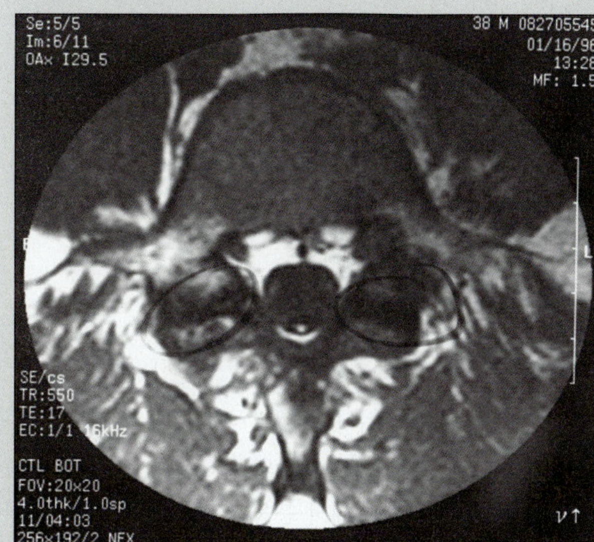

사례연구 그림 10-1-2

든 척추운동은 여러 운동분절의 조합된 작용에 관여한다. 몸통운동에 영향을 주는 뼈대구조는 등뼈운동을 제한하는 갈비우리(늑곽, rib cage) 기울임으로 몸통운동을 늘리는 골반이다.

척추의 분절운동
(Segmental motion of the spine)

척추뼈는 가로축, 시상축, 세로축의 돌림과 이동, 자유 6°를 가진다. 척추의 굽힘, 폄, 옆굽힘, 축성돌림 동안 생성되는 운동은 동시 돌림과 이동으로 인한 복합조

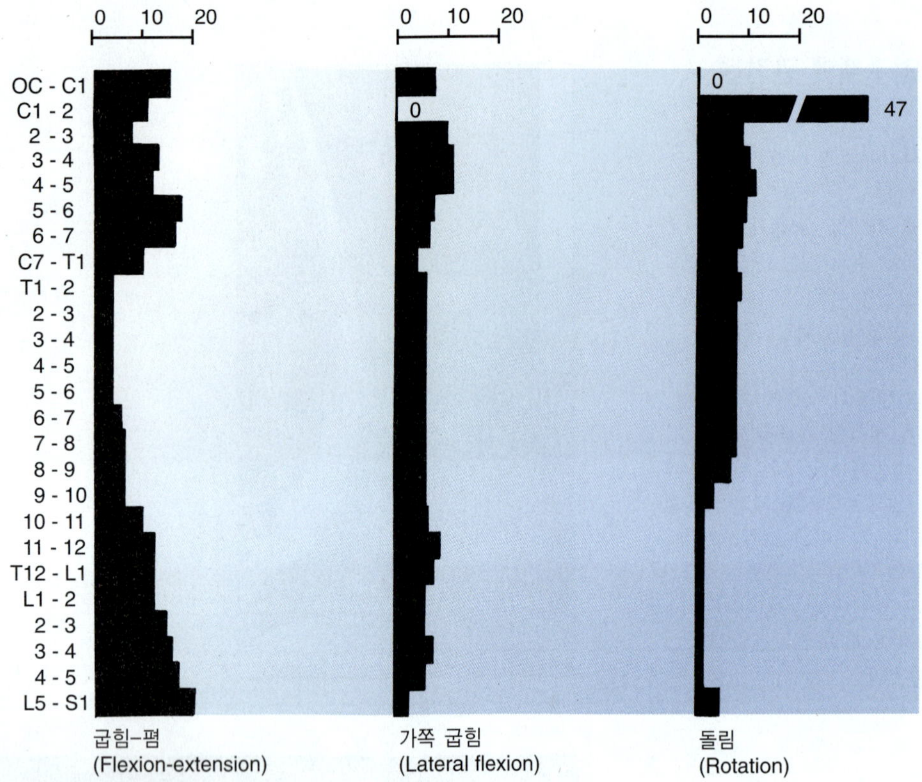

그림 10-7

척추의 다른 수준에서의 가동범위와 유형 대표값. 출처 : *White, A.A. Panjabi, M. N. (1978). Clinical Biomechanics of the Spine. Philadelphia: JB. Lippincott Co.*

합운동이다.

관절가동범위 (range of motion)

체내 생체검사물질이나 방사선 측정을 이용한 다양한 연구는 개별운동분절 가동범위의 불일치하는 값을 나타내지만, 다른 척추 수준에서 운동의 상대적 양이 일치한다. 그림 10-7에 나타난 White와 Panjabi(1978)의 대표값은 다양한 수준의 등과 허리뼈에서 운동비교를 허용한다(목뼈의 운동 대표값은 비교를 위해 포함된다). 모든 몸통운동 동안 단면관절은 이차면의 적은 각도(~2°-3°) 보조운동과 함께 주요 운동에서 가장 많이 움직인다(~4°-6°)(Kozanek, 2009). 척추사이원반과 단면관절의 퇴행성 변화가 일어나면서 이 값은 성별의 영향에 대한 일부 제시와 함께 이 변화의 심각도에 기초하여 증감으로 변동된다(Fujiwara, 2000).

등뼈와 허리뼈 연구는 굽힘과 폄범위가 각 위쪽 등뼈 분절이 약 4°, 중간 등뼈에서 약 6°, 아래 등뼈에서 약 12° 임을 나타낸다. 허리엉치수준에서 최대 20°에 이르면서 5개 허리뼈의 연속 굽힘과 폄의 위쪽 허리 가동범위는 아래 허리 부위보다 다소 크다(Kozanek, 2009, Li, 2009).

옆굽힘은 8~9°에 이르면서 각 아래 등마디의 가장 큰 범위를 나타낸다. 위쪽 등뼈의 범위는 균일하게 6° 이다. 또한 3°를 나타내는 허리엉치구역을 제외한 옆굽힘의 약 6°가 아래 허리 구역의 약간 큰 운동으로 모든 허리구역 각각에서 발견된다(Kozanek, 2009, Li, 2009).

돌림은 범위가 9° 인 등뼈의 위쪽 마디에서 가장 크다. 돌림범위는 허리뼈의 아래구역에서 2°에 이르면서 점진적으로 꼬리 모양으로 감소한다. 그런 다음 허리엉치 부위의 5° 로 증가된다. 다른 기법을 이용한 체내연구의 새로운 점은 각 운동분절의 값이 낮은 경향으로 이전에 기록된 수치의 일부 변이를 제시했다(Li, 2009).

관절표면운동 (surface joint motion)

굽힘-폄 또는 옆굽힘 동안 두 인접한 척추의 표면 사이 운동은 Reuleaux의 순간중심방법으로 분석된다. 그 절차는 11장의 목뼈에 대한 설명과 본질적으로 동일하다(그림 11-18, 11-19 참고). 운동 동안 순간중심의 경로는 허리뼈의 다양한 구조의 부하에 영향을 미친다. 허리뼈의 운동분절 굽힘-폄과 옆굽힘의 순간중심은 일반조건 아래 척추사이원반 내에 있다(그림 10-8A)(Cossette, 1971; Rolander, 1966). 굽힘 동안 순간중심은 저하된 관절돌기 관절면의 힘으로 인해 꼬리 모양으로 이동하는 반면, 폄에서는 반대이다(Rousseau, 2006). 확실한 척추사이원반 퇴행과 같은 비정상조건으로 순간중심경로는 변경되고 관절돌기 관절쪽으로 척추사이원반 밖으로 이동한다(그림 10-8B)(Gertzbein, 1985; Reichmann, 1972; Schmidt, 2008).

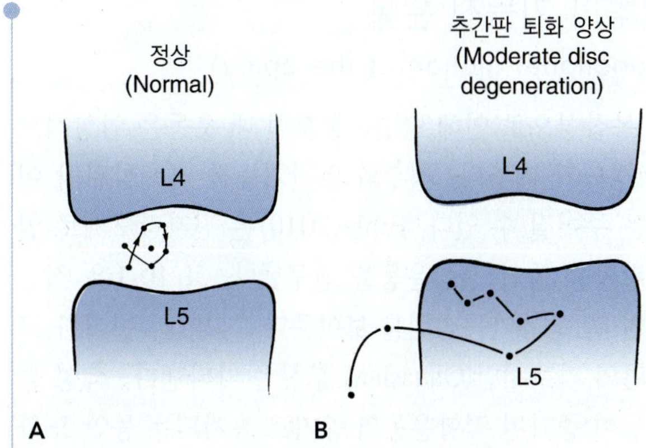

그림 10-8

일반 사체 척추의 순간중심경로(A), 온건한 척추사이원반 퇴행의 사체 척추(B). 순간중심은 최대폄에서 최대굽힘까지 3°의 간격으로 정의되었다. 일반 척추에서 모든 순간중심은 척추사이원반 내 작은 영역 내에 있다. 퇴행된 척추의 중심은 변위되고 따라서 표면운동은 비정상적이 된다. 출처 : *Gertzbein, S.D. Seligman, J., Holtby, R., et al. (1985). Centrode patterns and segmental instability in degenerative disc disease. Spine. 10. 257.*

표 10-1

일상생활활동의 각 활동에 대한 총 능동가동범위의 백분율

	완전 능동 가동범위의 평균 백분율		
일상생활활동	굽힘/폄(%)	옆굽힘(%)	축의 돌림(%)
서있다 앉기	37	20	12
차 후진	10	16	18[a]
독서	4	6	6
먹기	5	8	9
양말	22	19	14
신발	20	20	16
앉았다 일어서기	39	14	10
손 씻기	12	15	12
머리감기	9	11	12
면도	8	11	9
화장	7	11	8
웅크리고 앉기	52	31	18
굽힘	59	29	18
걷기	11	19	19
계단 오르기	13	22	20
계단 내려가기	11	21	18

[a] *오른쪽 전체능동 가동범위에만 자동차 후진의 돌림 백분율에 사용된다.*
출처: Bible, J.E., Biswas, D.B.A., Miller, C.P., et al. (2010). Normal functional range of motion of the lumbar spine during 15 activity of daily living. J Spinal Disord Techn, 23, 106-112.

척추의 기능적 운동
(Functional motion of the spine)

그 복잡성으로 인해 단일운동분절 내 운동은 임상적으로 측정되기 어렵다. 척추의 일반기능적 가동범위의 어림값은 주어질 수 있다. Bible(2010)은 전자각도계로 일상생활활동 동안 정상운동을 연구했다. 표 10-1은 정상활동의 총 능동가동범위를 보여준다. 개별 간 변이가 크고 3면의 가우시안(Gaussian) 분산을 나타낸다. 축성 돌림운동이 증가된 결합운동의 증거로 유지되는 동안 노화로 가동범위의 손실이 굽힘과 옆굽힘에서 주목되지만, 가동범위는 매우 연령의존적이고 청년에서 노인연령으로 가면서 약 30% 감소되었다(McGill, 1999; Trudelle-Jackson, 2010). 이에 더해 허리뼈 가동범위의 인종적 변이를 제시한 일부 증명이 있다(Trudelle-Jackson, 2010). 또한 차이는 성별간에도 주목되었다. 남성은 굽힘과 폄에서 운동이 큰 반면 여성은 옆굽힘에서 더 큰 운동성을 가진다(Biering-Sorensen, 1984; Moll, Wright, 1971). 허리 그리고/또는 등뼈의 가동범위 손실은 목뼈와 엉덩관절 운동에 의해 주로 보상된다.

근육 (The muscles)

척추근육은 굽힘근과 폄근으로 나뉠 수 있다. 몸통근육은 척추안정성과 척추사이원반 내 압력을 포함한 척추의 역학적 작용에 중요한 역할을 한다(Wilke, 1996; Zander, 2001). 주요 굽힘근은 배근[배곧은근(복직근, rectus abdominis), 속빗근(내복사근, internal oblique abdominis)과 배가로근(복횡근, transverse abdominis)]과 허리근(요근, psoas muscle)이다. 일반적으로 척추기둥 앞쪽 근육은 굽힘근(굴근, flexor)으로 작용한다. 주요 폄근은 뒤 요소에 부착된 척주세움근, 뭇갈래근(다열

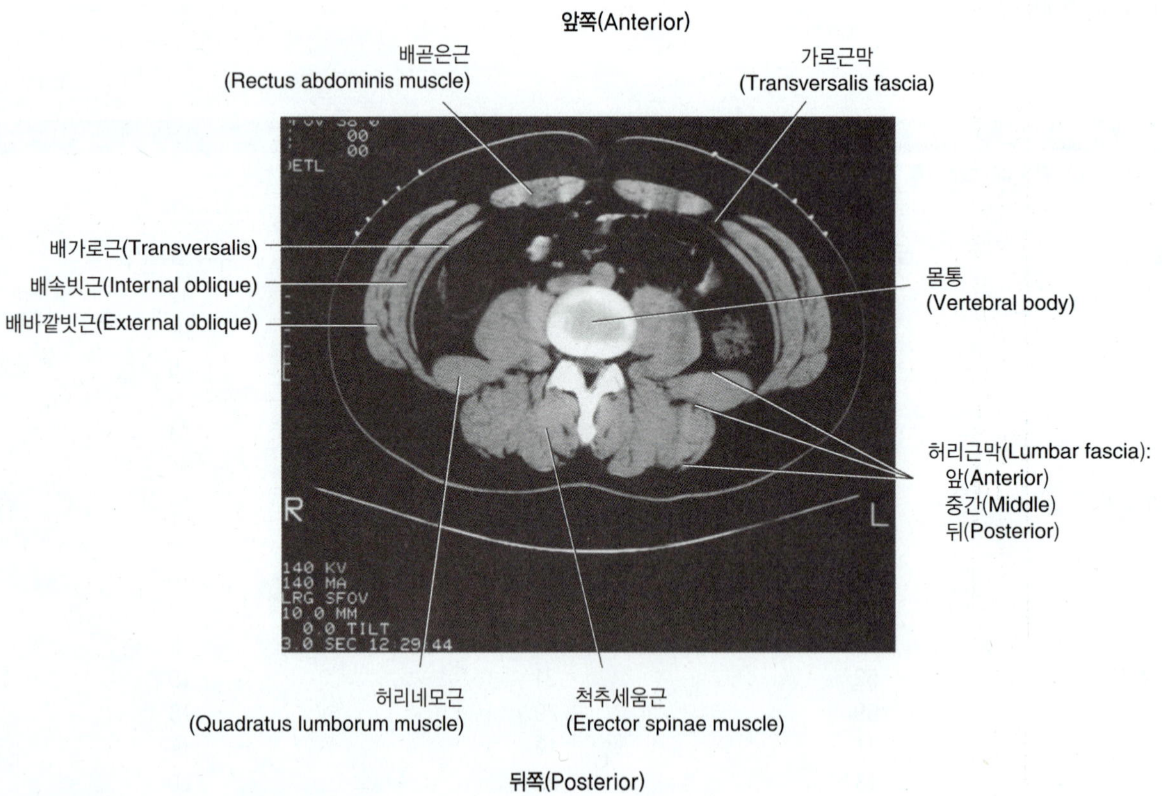

그림 10-9

일반성인 척추 L4 에서 몸의 가로면 MRI. 주요 몸통근육이 나타나 있다.
출처: Ali Sheihkzadeh, Ph.D., Hospital for Joint Diseases, Mt. Sinai, NYU Health, New York, NY.

근, multifidus muscle), 가로사이근(횡간근, intertransversarii muscle)이다. 일반적으로 척추기둥 뒷쪽 근육은 폄근으로 작용한다(그림 10-9). 폄근(신근, extensor)은 여러 척추뼈와 운동분절 위 뿐만 아니라 각 척추뼈와 운동분절 사이를 연결한다. 폄근이 체계적으로 수축하면 폄이 생성된다. 오른쪽과 왼쪽 굽힘근과 폄근이 비대칭적으로 수축하면 척추의 옆굽힘이나 비틀림이 생성된다(Andersson, Lavender, 1997).

들어 올리기 동안 근육 공활성화는 성별 기반 변이로 스트레스수준에 의해 영향을 받는 것으로 나타났다(Marras, 2000). 증가된 스트레스는 증가된 근육활동과 척추부하를 가져오는데 그것은 감정적 행복과 아래허리 통증의 개시 사이 상관에 대한 통찰을 제공할 수 있다.

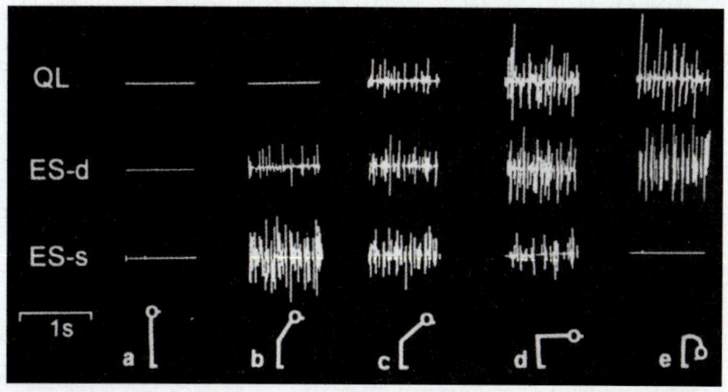

그림 10-10

허리네모근(*QL*), 척주세움근 표면(*ES-s*), 표면아래(*ES-d*) 근육의 근전도검사 기록. 와이어는 QL과 ES-d에 삽입되고, 표면 전극은 ES-s에 사용되었다. 몸통굽힘의 5개 위치(*a–e*)가 나타나 있다. 전체 강압적이지 않은 몸통굽힘(*e*), ES-s는 활동하지 않는다. 그러나, ES-d와 QL은 몸통굽힘운동을 맞균형잡기 위해 아주 활발하다. *출처: Courtesy of Eva Andersson. MD Ph. D, Karolinska institute. Stockholm. Sweden.*

굽힘과 폄 (flexion and extension)

운동의 비부하 굽힘-폄범위 동안 주로 아래 운동분절에서 척추굽힘의 처음 50~60°가 허리뼈에서 일어난다(Carlsoo, 1961; Farfan, 1975). 골반 앞쪽 경사는 한층 더 굽힘을 허용한다. 이 운동의 보다 큰 분리가 내리기보다 들어올리기 동안 현저하지만, 부하를 올리고 내리는 동안 이 리듬은 동시에 일어난다(Nelson, 1995). 자유유형이나 약간 굽힘 골반자세가 보다 유익할 수 있음을 제시하는 증거와 함께 앞굽음 또는 뒤굽음 자세에서 골반의 의도적 각형성이 허리뼈의 힘에 영향을 줄 것이다(Arjmand, Shirazi-Adl, 2005). 등뼈는 단면의 경사방위(그림 10-6, 10-7), 가시돌기의 거의 수직 방위, 가슴우리에 의해 부과된 운동의 제한 때문에 전체 척추기둥의 앞쪽 굽힘에 거의 기여하지 않는다.

굽힘은 배근과 허리근의 수직부분에 의해 시작된다(Andersson, Lavender, 1977; Basmajian, DeLuca, 1985). 상체의 무게는 한층 더 굽힘을 생성하고, 그것은 척추에 작용하는 앞쪽 굽힘 모멘트가 증가함에 따라 척추세움근의 점진적인 증가 활동에 의해 조절된다. 뒤엉덩관절 근육은 척추가 굽힘에 따라 골반의 앞쪽 경사를 조절하는 데 활발하다(Carlsöö, 1961). 굽힘이 시작될 때, 폄근의 모멘트 팔이 짧아지고, 그것은 이 위치의 척추 부하에 부가된다(Jorgensen, 2003). 완전굽힘에서 수용되는 데 오래 걸렸지만, 척추세움근(척추기립근, erector spinae muscle)은 한 번 완전히 스트레치되면 활동이 없어진다. 이 위치의 앞쪽 굽힘 모멘트는 이 근육과 뒤 인대에 의해 수동적으로 대항하고, 척추가 완전히 연장되기 때문에 처음에는 느슨하지만, 이 지점에서 팽팽해진다(Farfan, 1975).

척추세움근의 무활동은 굽힘-이완 현상으로 알려져 있다(Allen, 1948; Andersson, lavender, 1997; Floyd, Silver, 1955; Morris, 1962). 그러나, Andersson(1996)은 초음파 또는 MRI에 의해 안내된 몸통 폄근에 삽입된 와이어 전극을 이용하여 허리네모근(방요근, quadratus lumborum)과 가쪽 허리뼈세움근(요추기립근, lumbar erector spinae muscle)이 활동을 시작하는 동안 깊은 굽힘 위치에서 표면 척추세움근이 뒤 반협력인대의 수동구조와 부하를 분담하면서 이완됨을 제시했다(그림 10-10)(Colluca, Hinrichs, 2005). 힘이 가해진 굽힘에서 표면 폄근은 다시 활동하기 시작한다.

장시간의 척추굽힘이 허리근 피로를 가져온다고 오랫동안 생각되어 왔지만, 이 위치는 몸통 폄근의 이행현상을 유발함을 제시했다. 장시간의 굽힘으로 근육활동은 가동범위가 심한 정도로 증가하는 동안 감소된다. 이것은 지각운동 조절기능을 손상하고 척추를 보호하기 위해 허리 폄근 능력을 저하할 수 있다(Sanchez-Zuriaga, 2010). 허리폄근 활동과 척추부하의 피로반복 몸통폄

효과에서 본 다른 연구는 이러한 조건 하에 점증에 기반한 척추의 근육부하의 상당한 증가 있음을 결론 내렸다(Sparto, Parnianpour, 1998). 연구자는 더 나아가 피로 반응에 대한 개선된 이해를 위해 반복부하에 반응하는 신경뿌리 조절작용과 점탄성 조직 연구에 보다 중점을 두었다.

몸통의 완전 굽힘에서 곧은 자세를 할 때 골반은 뒤로 기울고 그런 다음 척추는 펴된다. 근육활동의 연동은 역으로 바뀐다. 큰볼기근(대둔근, gluteus maximus)은 뒤넙다리로 초기에 함께 작용하기 시작하고 골반의 뒤 돌림에 의해 폄이 시작된다. 그런 다음 척추옆근은 작동하기 시작하고 운동이 완전히 될 때까지 운동이 증가한다(Andersson, Lavender, 1997). 일부 연구는 몸통 들어올리기 관련 근육에 의해 실행되는 구심성 운동이 몸통 내리기 관련 근육에 의해 실행되는 원심성 운동보다 크다는 사실을 제시했다(deLooze, 1993; Friedebold, 1958; Joseph, 1960). 그러나, 이러한 발견은 여러 연구에서 모순된다(Marras, Mirka, 1992; Reid, Costiga, 1987). Creswell과 Thortensson(1994)은 높은 힘이 생성됨에도 불구하고 내리기에서와 같이 원심성 활동 동안 더 낮은 근전도 활동이 있다는 발견을 지지한다. 부하나 저항으로 몸통 내리기에 의해 생성되는 근육발휘에 기인한 척추의 압력부하는 부상에 대한 더 큰 위험에 허리를 노출하면서 척추 허용오차한계에 접근할 수 있다(Davis, 1998).

몸통이 곧은 자세에서 젖힘되면, 폄근은 개시단계 동안 활동한다. 이 활동의 개시는 보다 폄이 선 자세를 지나고 배근이 운동을 조절하고 수정하는 데 작동하는 동안 감소된다(Rohlmann, 2006). 힘이 가해진 폄 또는 15° 이상의 폄은 폄근활동을 다시 요구한다(Floyd, Silver, 1955; Wilke, 2003).

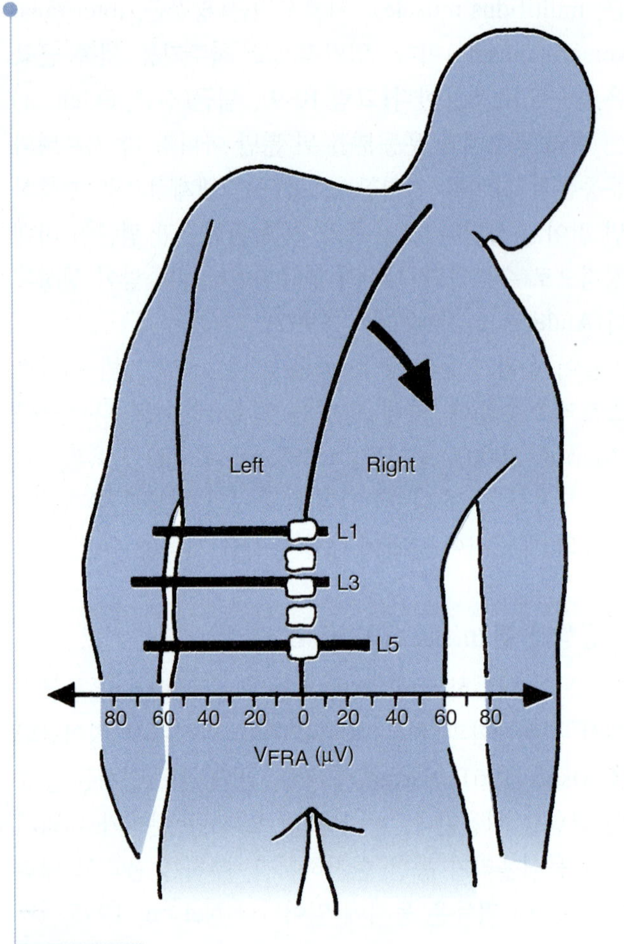

그림 10-11

몸통의 옆굽힘 동안 표면 전극으로 모인 척주세움근 근전도 검사 활동의 견본. 그림은 허리뼈 L1, L3, L5 수준의 근육 활동과 오른쪽 몸통 굽힘을 보여준다. 척주세움근의 본질적 반대쪽 근육 활동(왼쪽)은 균형을 유지하기 위해 오른쪽으로 굽힐 때 기록된다.
출처 : Anderson, G.B.J., Ortengren, R., & Nachemson, A. (1977), Intradiscal pressure, intra-abdominal pressure and myoelectric back muscle activity related to posture and loading. Clin Orthop, 129, 156.

옆굽힘과 돌림 (lateral flexion and rotation)

몸통의 옆굽힘 시 운동은 등이나 허리뼈에서 영향력을 가질 수 있다. 등뼈의 관절돌기 관절면 방위는 옆굽힘을 허용하지만, 가슴우리는 그것을 제한한다(다른 사람의 여러 정도에 따라). 허리뼈의 척추사이관절표면 사이 쐐기모양 공간은 이 운동동안 변이를 나타낸다(Reichmann, 1971). 척추세움근과 배근의 가시가로 시스템과 가로가시 시스템은 옆굽힘 동안 작동한다. 이러한 근육의 같은 쪽 수축은 운동을 개시하고 반대쪽 수축은 그것을 수정한다(그림 10-11)(Andersson, Lavender, 1997).

상당한 축성돌림이 등과 허리엉치수준에서 일어나지만 면의 수직방위에 의해 제한되면서 허리뼈의 다른 수준에서 제한된다(그림 10-6C). 등뼈의 돌림은 옆굽힘과 지속적으로 연관된다. 위쪽 등 구역에 대부분 표시된 이 결합운동 동안 척추몸통은 일반적으로 척추 가쪽 곡선의

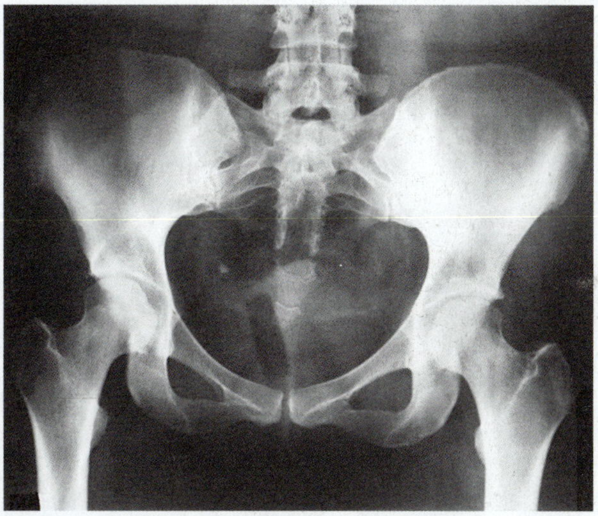

그림 10-12

척추와 다리에 대한 연계의 골반고리. 사진에서 구조의 앞뒤면은 엉치엉덩관절 표면의 일정하지 않은 형태의 암시를 나타내지만, 빗투영도는 관절의 정확한 관점이 필요하다.

오목한 쪽으로 돌림한다(White, 1969). 또한 돌림과 옆굽힘의 결합은 곡선의 볼록쪽으로 돌림하는 허리뼈에 위치한다(Miles, Sullivan, 1961). 축성 돌림 동안 허리와 배근은 같은쪽 근과 반대쪽 근 양쪽 모두 이 운동을 생성하기 위해 협력하면서 척추 양면에서 작용한다. 높은 공동작용은 축성 돌림에 대해 측정되어 왔다(Lavender, 1991; Pope, 1986).

골반운동 (pelvic motion)

기능적 몸통운동은 골반운동이 몸통의 기능적 가동범위를 증가하는 데 아주 중요하기 때문에 척추 다른 부분의 조합운동에 관여할 뿐만 아니라 골반의 협력도 요구한다. 골반운동과 척추운동 사이의 관계는 일반적으로 허리엉치관절(요천관절, lumbosacral), 엉덩관절, 또는 양쪽 모두의 운동 관점으로 일반적으로 분석된다(그림 10-12). 척추에서 골반으로의 부하이동은 엉치엉덩(SI) 관절을 통해 발생한다. 엉치엉덩관절의 생체역학적 분석은 이러한 관절기능이 주로 충격흡수체로 척추사이관절 보호에 중요하다고 제시했다(Wilder, 1980). 다른 속도와 양식의 보행(달리기와 걷기) 시 허리골반운동과 몸통 근육 활동 사이에 연관되는 증거가 있다(Saunders, 2005).

체외에 부하될 때 SI 관절은 0.5~1.2° 관절개방돌림범위, 0.3~0.6° 앞뒤돌림범위, 0.5~0.9 mm 이동범위로 3면 운동을 나타낸다(Wang, Dumas, 1998). 방사선 실체사진 측량을 이용한 SI 관절 체내분석에서 징후유무 관절 사이에 차이 없이 관절돌림 평균 2.5°와 이동 평균 0.7 mm를 나타내었다(Bussey, 2004; Sturesson, 1989).

SI 관절에 작용하는 근육힘은 골반부하의 높은 스트레스 감소를 도우면서 안정화 영향을 가진다(Dalstra, Huiskes, 1995; Pel, 2008).

운동역학 (Kinetics)

척추의 부하는 체중, 근육활동, 인대에 의해 발휘된 사전-스트레스, 외부적용부하에 의해 주로 생성된다. 척추의 다양한 수준의 부하 단순계산은 공면힘의 자유신체 기법을 사용하여 할 수 있다. 개별 척추사이원반의 수준에서 척추 부하에 관련된 직접정보는 체외와 체내 양쪽 척추사이원반 내 압력을 측정하여 얻을 수 있다. 이 방법은 일반적용에 대해 아주 복잡하기 때문에 반직접 측정방법이 흔히 사용된다. 이것은 몸통근육의 근전도 활동 측정과 근육수축힘의 계산 값으로 이 활동 상관에 관여된다. 획득한 값은 척추사이원반내 압력측정을 통해 얻어진 것과 잘 연관되어서 척추의 부하를 예측하는 데 사용될 수 있다(Andersson, Lavender, 1997; Ortengren, 1981; Schultz, 1982).

다른 방법은 다양한 물리적 활동을 측정하기 위해 몸통근육의 수축력과 허리뼈의 부하를 허용하는 힘 측정의 수학적 모델을 사용하는 것이다. 모델은 척추 보철학과 기구설계에서 부하 모의실험을 위해 다른 조건 아래 부하분석을 위한 부하의 예측계로 유용하다. 모델의 정확성은 계산에 사용된 가정에 달려 있다. 현재 사용된 모델의 두 범주는 근전도 몸통근육 기록에 기초한 EMG 운전 모델과 몸통 모멘트와 힘에 기초한 전통적인 생체역학적 모델의 사용이다(Chaffin, Andersson, 1991; Lavender, 1992; Marras, Granata, 1995; Sheikhzadeh, 2008).

정역학 및 동역학 (Statics and dynamics)

다음 부분의 허리뼈 정역학 부하는 서기, 앉기, 그리

고 외부부하와 관련된 일반 활동인 들어 올리기와 같은 일반자세를 검토한다. 마지막 부분에서는 허리와 배근을 위한 걷기와 근력운동 동안 허리뼈의 역학적 부하가 논의된다.

정역학 (statics)

척추는 척추기둥의 유연성, 척추사이원반과 척추의 충격흡수작용, 세로인대의 안정화 기능, 황색인대의 탄성으로 인해 수정된 탄성 막대와 같다고 생각할 수 있다. 시상면의 두 만곡, 척추 뒤굽음과 척추 앞굽음 역시 척추의 스프링 같은 능력에 기여하고 직선인 경우보다 높은 부하를 견디기 위해 척추칼럼을 허용한다. 척추부하 저항 근육을 제외한 사체 등허리뼈의 능력에 대한 연구는 결정적인 부하가 약 20~40 N임을 제시했다(Gregerson, Lucas, 1967; Lucas, Bresier, 1961). 그 주요 부하는 체내에서 훨씬 높고 개인별로 매우 다양하다. 몸통근육에 의해 제공된 외부지지는 안정화를 돕고 동역학과 정역학 양쪽의 척추 부하를 수정한다.

서있는 동안 척추의 부하

사람이 서 있을 때 자세 근육은 일정하게 활동한다. 이 활동은 신체분절이 잘 정렬될 때 최소화된다. 서 있는 동안 몸통의 중력선은 일반적으로 4번째 허리척추체 중심의 앞쪽을 통과한다(Asmussen, Klausen, 1962). 그리고 그것은 척추운동의 가로축의 앞면으로 내려오고 운동분절은 인대힘과 척추세움근힘에 의해 균형잡혀야 하는 앞굽힘 모멘트에 영향을 받는다(그림 10-13). 중력선의 이동은 척추 모멘트의 크기와 방향을 변화시킨다. 신체가 다시 균형상태로 돌아오기 위해서 모멘트는 간헐적인 자세의 동요를 유발시키는 증가된 근육활동에 의해 상호작용되어야 한다. 척추세움근 외에 배근은 종종 간헐적으로 자연스럽게 선자세 유지와 몸통 안정화에 작용한다(Cholewicki, 1997; Urquhart, 2005). 그러나, 이 작용은 편하게 서라는 명령에 의해 곧 감소된다(Hodges, Richardson, 1997).

허리근의 척추부위는 자세 흔들림을 생성하는 데 관련된다(Basmajian, DeLuca, 1985; Nachemson, 1966). 예를 들면, 습관적 척추 뒤굽음과 척추 앞굽음의

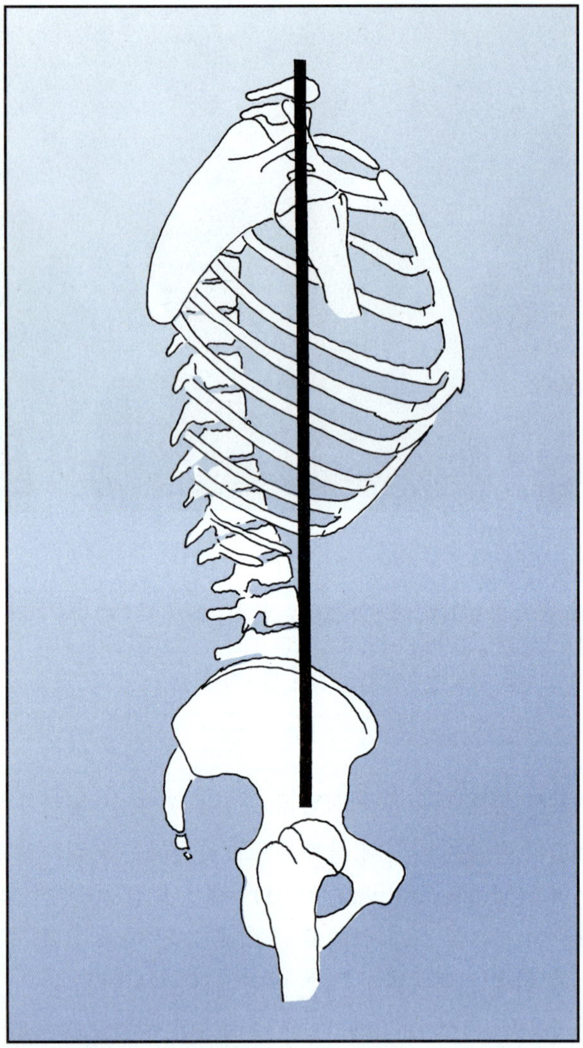

그림 10-13
몸통의 중력선(실선)은 일반적으로 척추 운동 가로축의 앞쪽이고, 따라서 척추는 일정한 앞방향 굽힘 모멘트에 따라 변경될 수 있다.

크기에서 이러한 근육의 활동 수준은 개인 간에 상당히 다양하고 척추 모양의 일부 범위에 달려 있다.

또한 골반은 근육활동에서 역할을 하고 서있는 동안 척추의 부하를 가져온다(그림 10-14). 엉치뼈(천골, sacrum)의 기반은 앞과 아래쪽으로 기운다. 경사각이나 엉치각은 이완된 선 자세에서 가로면의 약 30° 이다(그림 10-14B). 엉덩관절 사이 가로축에 대한 골반경사는 각도를 변경한다. 골반이 뒤로 기울 때 엉치 각은 줄어들고 허리척주 앞굽음증은 펴진다(그림 10-14A). 이 편평함은 등뼈에 영향을 미치고, 몸통의 중력선을 조정하기

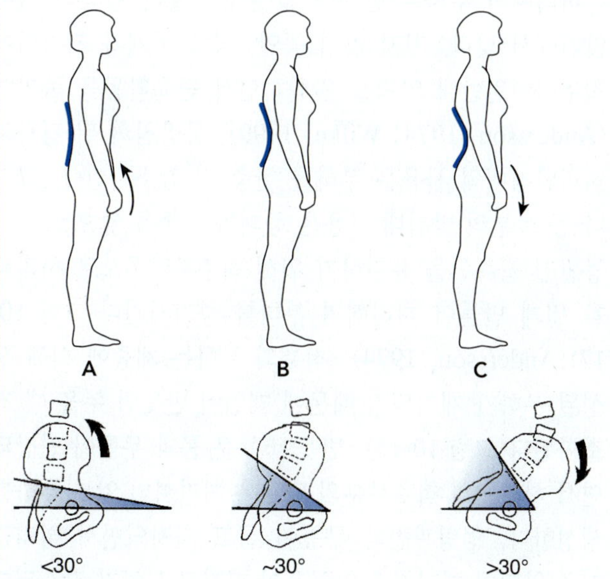

그림 10-14

바로 서기 동안 가로면(엉치각)에 대한 엉치뼈기반의 경사로 기울어진 골반의 영향. **A.** 골반 뒤쪽 경사는 엉치각을 감소하고, 허리뼈를 편평하게 한다. **B.** 이완된 서기 동안, 엉치각은 약 30° 이다. **C.** 골반 앞쪽 경사는 엉치각을 증가하고, 허리척추 앞굽음증을 두드러지게 한다.

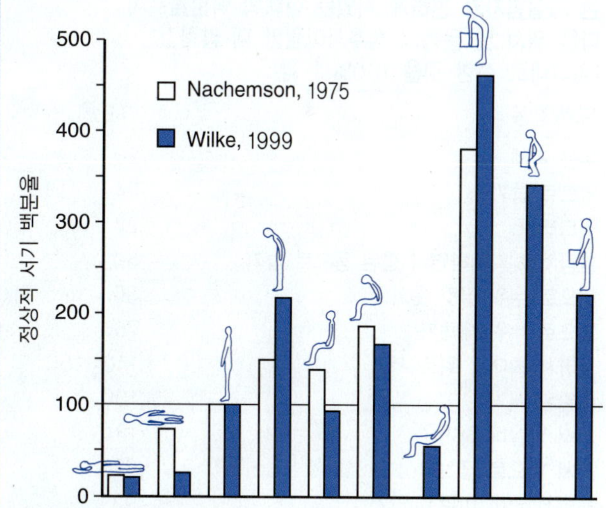

그림 10-15

척추사이 압력측정을 사용한 두 연구로부터의 자료. 다양한 자세의 체내 측정된 3번과 4번 허리뼈척추사이원반의 상대적 부하는 100%로 나타낸 곧바로 서기 동안 부하로 비교되었다. *출처 : Nachemson, A. (1975). Towards a better understanding of back pain; A review of the mechanics of the lumbar disc. Rheumatol Rehabil. 14. 129 and from Wilke. H.J., Neef. P., Caimi. M., et al. (1999). New in vivo measurements of pressures in the intervertebral disc in daily life. Spine, 24, 755.*

위해 약간 연장되어서 근육힘 발휘 관점에서 에너지 소비가 최소화된다. 골반이 앞으로 기울 때 허리척추 앞굽음증과 등척추 뒤굽음증이 두드러지면서 엉치각이 증가한다(그림 10-14C). 골반 앞뒤 경사는 척추의 정역학적 부하에 영향을 주어 자세 근육의 활동에 영향을 미친다(Floyd, Silver, 1955; Shirazi-Adl, 2002). Ferrara (2005)는 골반과 갈비뼈 사이 장애힘을 발휘하는 조끼를 이용하여 바른 자세의 척추 비부하 영향을 연구했다. 그 발견은 척추사이원반 내 압력이 줄어들 수 있고, 아래 허리 통증 관리에 연관될 수 있음을 제시했다.

서기, 앉기, 기대기 동안 허리뼈의 부하 비교

자세는 척추의 부하크기에 영향을 미친다. Nachemson (1975)은 체내 척추사이원반 내 압력측정으로 연구를 실행했고, 이러한 부하가 잘 지지된 기대기 동안 최소이고, 이완된 서기 동안 낮게 유지되고, 앉기 동안 올라감을 발견했다. 보다 정교한 기술을 이용하고 한 대상에만 기반한 척추사이원반 내 압력측정 체내연구에서 지지 없이 이완된 앉기의 척추사이원반 내 압력이 서기보다 낮음을 제시했다(그림 10-15, 10-16 참고, 지지 없이 앉기 0.46 Mpa, 이완하여 서기 0.50 Mpa)(Wilke, 1999, 2001). 부가관계 압력측정은 2에서 볼 수 있다. Sato (1999)는 바르게 서기에서 800 N, 바르게 앉기 996 N으로 척추부하의 증가를 제시하여 Nachemson(1975)의 발견을 증명했다. Nachemson과 Wilke에 의해 설명된 다양한 자세 동안 척추의 상대적 부하는 그림 10-15에 나타나 있다.

이완하여 바로 서기 동안 3번째와 4번째 허리뼈척추사이원반은 측정수준 이상으로 체중의 거의 두 배이다(Nachemson, Elfstrom, 1970; Nachemson, Morris, 1964; Wilke, 1999, 2003). 반듯이 눕기에서 이완된 서기 자세로 이동하는 동안, 압력, 인장, 전단힘은 각 척추사이원반과 각 허리수준에서 다양하다(Wang, 2009). 몸통굽힘은 부하와 앞굽힘 모멘트를 증가시킨다. 앞굽

표 10-2
한 피실험자가 편하게 서있는 상태의 백분율로써 다른 위치 및 운동의 척추사이원반 내 압력값 (임의대로 정한 것을 100%로 함)

위치/행동	백분율
누운 자세	20
옆으로 눕기	24
엎드리기	22
발꿈치로 지지하면서 폄된 등으로 눕기	50
옆으로 누워 실컷 웃기	30
옆으로 누워 재채기	76
돌아서 최대한 위로 서기	140~160
이완된 서기	100
서서 발살바 하기	184
서서 앞으로 굽히기	220
등받침 없이 이완된 앉기	92
등을 똑바로 하고 앉기	110
최대 굽힘으로 앉기	166
넙다리 앞으로 굽혀 앉기	86
발꿈치로 지지하기	54
의자에 구부려 앉기	220
의자에서 일어서기	106~130
맨발 걷기	106~130
테니스 신발신고 걷기	70~190
딱딱한 신발신고 조깅	70~170
한 칸 계단오르기	100~140
두 칸 계단오르기	60~240
한 칸 계단내려가기	76~120
두 칸 계단내려가기	60~180
허리굽혀 20kg 들어 올리기	460
학교에서 가르친 20kg 들어 올리기	340
몸에 가깝게 20kg 들기	220
가슴에서 60cm 떨어져 20kg 들기	360
밤에 쉬는 동안 압력증가 (7시간 주기)	20~48

출처: Wilke, H.J., Neef, P., Caimi, M (1999). New in vivo measurements of pressures in the intervertebral disc in daily life. Spine, 24, 755.

힘 동안 고리는 배쪽으로 부풀고(Klein, 1983), 척추사이원반의 중간부분은 뒤로 이동한다(Krag, 1987). 몸통 폄보다 많이 몸통 굽힘은 섬유테의 뒤가쪽 부분을 압박한다. 비틀림운동과 동반 비틀림부하의 부가는 척추사이원반의 스트레스를 한층 더 증가시킨다(사례연구 10-2)(Andersson, 1977; Schmidt, 2007; Shirazi-Adl, 1994; Steffen, 1998).

허리뼈의 부하는 받침대 없는 앉기보다 받침대 있는 앉기에서 낮다. 지지 앉기 동안, 상체 무게가 지지되어 척추사이원반내 압력을 완화하면서 근육활동을 줄인다(Andersson, 1974; Wilke, 1999). 등받침의 뒤 경사와 허리받침대의 사용은 부하를 한층 더 감소시킨다. 그러나 등 부분의 받침대 사용은 등뼈와 몸통을 앞으로 밀고 등받침 접촉면을 유지하기 위해 척추후만쪽으로 허리뼈를 밀게 만들어 허리뼈의 부하를 증가시킨다(그림 10-17)(Andersson, 1974). 척추의 부하는 체중에 의해 생성된 부하가 제거되기 때문에 개인이 반듯이 누울 때 최소화된다(그림 10-15). 반듯이 누운 몸과 무릎이 연장되면서 허리근의 척추부분의 당김은 허리뼈의 일부 부하를 생성한다. 엉덩관절과 무릎이 굽고 지지되면서 허리근이 이완되어 허리척주 앞굽음이 펴지고 부하가 감소된다(그림 10-18).

들어 올리기 동안 허리뼈의 정역학적 부하

척추의 가장 높은 부하는 무거운 물건 들어올리기와 같은 외부부하에 의해 일반적으로 생성된다. 손상 전 척추에 의해 지탱될 수 있는 부하 크기가 계속 연구되었다. 성인의 허리뼈견본의 선구적 연구로 Eie(1966)는 척추파괴에 대한 압력부하는 약 5,000~8,000 N 범위임을 제시했다. 전체적으로 다른 연구자에 의해 연속으로 기록된 값은 10,000 N 이상과 5,000 N 이하 값이 기록되었지만, Eie의 연구에 일치한다(Hutton, Adams, 1982). 허리운동분절의 정적 굽힘-전단 모멘트의 적용은 굽힘 모멘트 621 Nm과 전단 모멘트 156 Nm이 운동분절의 완전한 장애 발생 이전 허용됨을 밝혔다. 파괴 이전 굽힘각은 두 척추 사이 수평 변위 9 mm, 20°로 기록되었다(Osvalder, 1990). 척추사이원반 변성의 연령과 정도 모두 선행파괴범위에 영향을 준다. 척추몸통 강도가 뼈질량에 상대적이지만, 노화로 인한 뼈강도의 하락은 뼈질량의 하락보다 명확하다(Moskilde, 1993).

Eie(1966)와 Ranu(1990)의 압력시험 동안 파괴점은 허리뼈척추사이원반이 손상을 견디기 전 척추몸통 또는 종판에 도달했다. 이 발견은 뼈가 무손상 척추사이원반으로 있는 것보다 압력 저항력이 낮음을 보여준다. 시험 동안 항복점은 척추나 종판 파열 이전에 도달했다. 부하

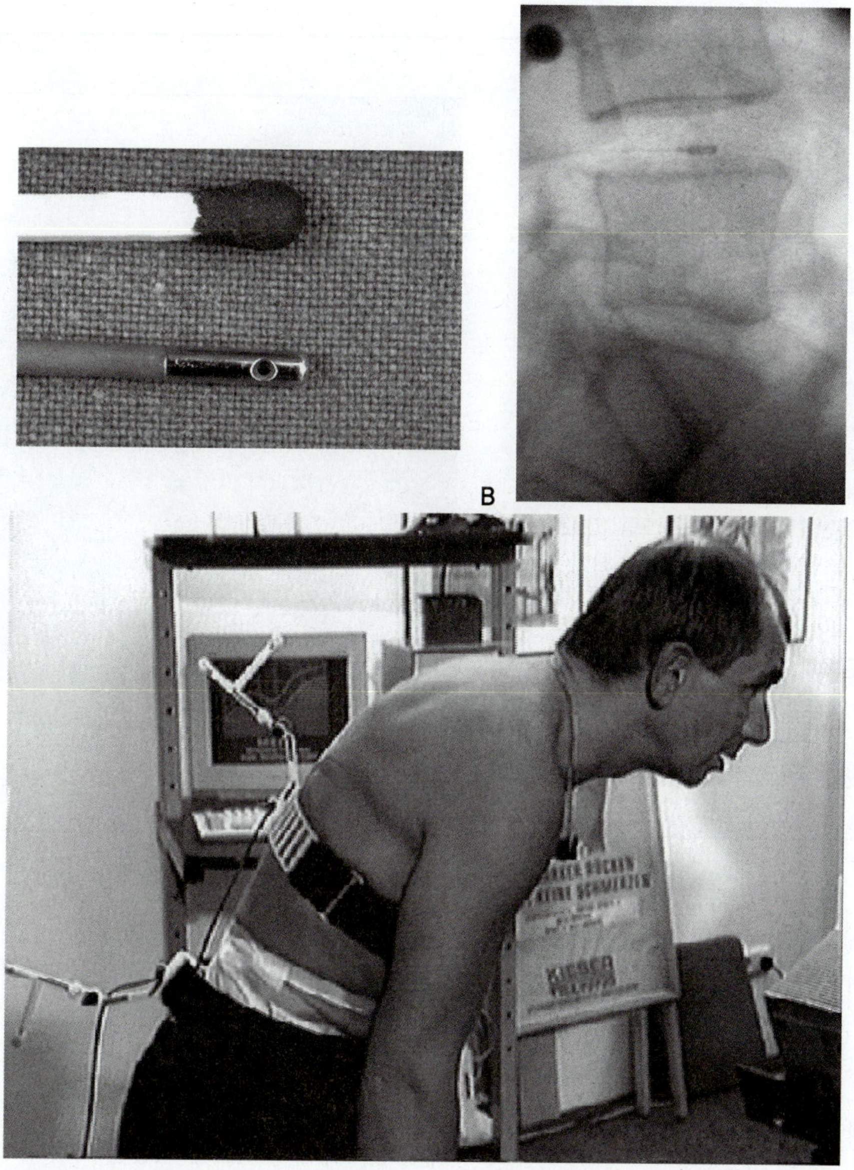

그림 10-16

체내 척추사이원반 내 압력측정 A. 체내 척추사이원반 내 압력측정의 압력 변환기 B. L4~L5 이식 이후 체내 척추사이원반 내 압력측정의 압력변환기 C. 한 자원자로 실행된 엉치뼈와 등허리뼈 교차점 사이 체내 척추사이원반내 압력과 운동의 기록.

출처: Wilke, H.J., Neef, P., Hinz, B., 2001. Intradiscal pressure together with anthropometric data–A data set for the validation of models. Clin Biomech, 16(부록 1), S111–S126.

가 이 지점에서 제거될 때 척추몸통은 회복되지만, 재부하될 때 손상에 보다 민감했다.

척추가 체내의 높은 부하로 인해 미세손상을 입을 수 있다는 증거가 존재한다(Hansson, 1980). 이중 포톤 흡광계측법에 기초한 체외 연구에서 Hansson은 "일반" 인간 허리뼈척추사이원반의 견본에서 미세파열을 관찰하고 이 미세손상은 체내 척추의 스트레스 및 스트레인으로 인한 피로파괴로 해석했다. 일단 방사선에서 감지할 수 없는 미세손상이 발생하면, 완전파괴에 필요한 에너지 양은 감소한다(Lu, 2004). 체외 검사에서는 압력부하로 인한 종판 근처 미세손상이 있음을 증명했다(Hansson, 1993).

사례연구 10-2

비특이성 아래허리통증

35세 남성은 무릎을 지나지 않는 왼쪽 넙다리 뒤 방사선으로 아래허리통증을 호소했다. 통증은 3주 전 12시간 근무시간 교대 이후 아주 크지만 가벼운 상자를 들어 올리는 동안 몸통을 비틀 때 시작되었다. 통증 시작 첫 주에는 의사를 찾아가 약을 처방받고 참으며 일상활동으로 돌아가도록 조언받았다. 현재 그는 여전히 통증이 있고 특히 오랫동안 앉거나 서 있을 때 그랬다. 다음 의사 방문에서 자세한 검사로 배근육과 등근육이 약하고 넙다리뒤근육, 허리, 등근육의 유연성이 부족하며 다소 과체중임을 알게 되었다. 신경계 검사는 과거와 현재의 의료 측면으로는 정상적인 비특이성 아래허리통증으로 진단했다(사례연구 그림 10-2).

다른 요소의 조합이 부상을 가져왔다. 생체역학적 관점에서 들어올린 부하가 가볍더라도 상자의 크기와 그 결과 큰 지렛팔(사람의 중력중심과 상자의 거리)이 허리뼈에 기대보다 큰 부하를 만들었다. 또한 배근육과 척추의 폄근이 약해 아래허리 안정화에 부가적인 역학적 불리한 상태로 이끌었다. 긴장된 허리와 뒤넙다리근은 허리구역의 가동범위를 압박하고 그 수준의 일반 부하와 운동에 영향을 주는 골반 운동에 제한을 가했다.

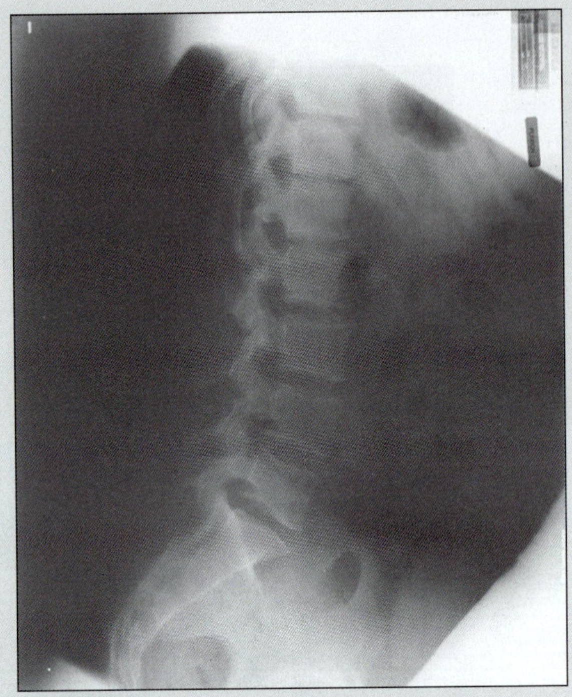

사례연구 그림 10-2

들어올리기와 수평선 상에서 물건옮기기는 부하가 척추칼럼에 부과된 부분이 너무 높아 척추를 손상할 수 있음이 일반적이다. 여러 요소가 이러한 활동 동안 척추의 부하에 영향을 미친다.

1. 척추의 운동중심에 상대적인 물건의 위치
2. 물건의 크기, 형태, 무게, 밀도
3. 척추의 굽힘이나 돌림의 정도
4. 부하율

물체를 몸에서 멀리 드는 대신 가까이 들기는 물체 중력중심에서 척추운동중심(지렛팔) 사이 거리가 최소화되기 때문에 허리척추의 굽힘모멘트를 줄인다. 지렛팔이 주어지 물체무게에 의해 생성된 힘에 대해 짧을수록 굽힘 모멘트의 크기가 낮아져서 허리척추의 부하가 낮아진다(계산상자 10-1)(Andersson, 1976; Nachemson, Elfstrom, 1970; Nemeth, 1984; Wilke, 1999, 2003).

동일하고 피로하지 않은 반복 들어올리기가 실행될 때조차 동일대상의 들어올리기 기법의 다양성이 몸통운동형상학, 운동역학, 척추부하에서 나타난다(Granata, Sanford, 1999). 대상이 동일한 들어올리기를 반복적으로 실행할 때, 뇌는 작업하기 위해 여러 운동전략을 가진다는 사실을 나타내는 큰 변이가 기록된다. 또한, 피로에도 불구하고 실행을 유지하기 위해 미세한 변화에 대한 근육체계의 민감한 반응을 나타내기도 한다.

사람이 물건을 앞으로 굽혀 들 때, 물건무게에 의해 생성된 힘과 상체무게에 의해 생성되는 힘은 척추의 부하를 올리면서 척추사이원반의 굽힘 모멘트를 생성한다. 이 굽힘 모멘트는 물건을 드는 동안 사람이 서 있을 때 생산되는 것보다 크다(계산상자 10-2).

문헌검토에서는 몸을 구부려 들어올리기와 앉아 들어올리기 사이 힘을 계산한 척추압력과 전단에서 현저한 차이가 없음을 밝혔다(van Dieen, 1999). 그러나 균형은 허리척추에 부가 스트레스를 더할 수 있는 앉아서 들어올리기 동안 보다 손실될 수 있음을 제안했다.

다음 예제에서 공면힘에 대한 자유물체도는 물체를 들어올릴 때 척추의 정역학적 부하의 단순 계산을 만드는

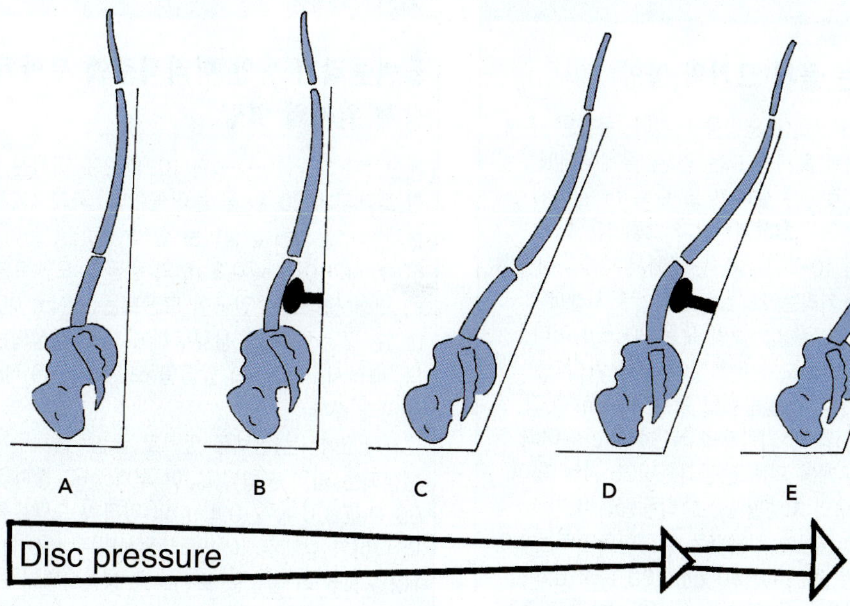

그림 10-17

지지 앉기 동안 3번째 허리뼈척추사이원반의 압력 관점으로 허리뼈의 부하의 등받침대와 등받침 경사의 영향. A. 등받침 경사는 90° 그리고 척추사이원반 압력은 최대이다. B. 등받침대의 추가는 척추사이원반 압력을 낮춘다. C. 등받침의 뒤 경사는 110°이지만, 허리받침대가 없이 낮은 척추사이원반 압력을 생성한다. D. 등받침 경사에 허리받침대의 추가는 압력을 한층 더 낮춘다. E. 등부분으로의 받침대 이동은 허리뼈를 척추후만으로 바꾸고 척추사이원반 압력을 증가하면서 상체를 앞으로 민다. 출처 : *Andersson, G.B.J., Ortengren. R., Nachemson, A., et al. (1974). Lumbar disc pressure and myoelectric back muscle activity during sitting. 1. Studies on an experimental chair. Scand J Rehabil Med, 6, 104.*

데 사용된다(계산상자 10-3A, 10-3B).

들어올리기 동안 한 지점에 대해 이러한 방식으로 만들어진 계산은 상체와 물체무게에 의해 생성된 힘의 지렛팔이 어떻게 척추에 작용하는 부하에 영향을 주는지를 설명하는 데 유용하다. 80 kg 물체를 들어올릴 때(800 N의 힘을 나타냄) 생기는 부하를 산정 시 같은 방법의 계산을 사용하는 것은 척추사이원반 위에 약 10,000 N 부하를 가한다. 이러한 부하는 척추의 골절점을 쉽게 넘어선다. 역기를 들어올리는 운동선수들이 지속적인 골절없이 계산된 부하에 쉽게 도달하는 것은 배안압력(IAP)과 같은 다른 요소들이 생체 내에서 척추의 부하를 감소시키는 데 포함되기 때문이다(Davis, Marra, 2000; Hodges, 2005; Krajcarski, 1999).

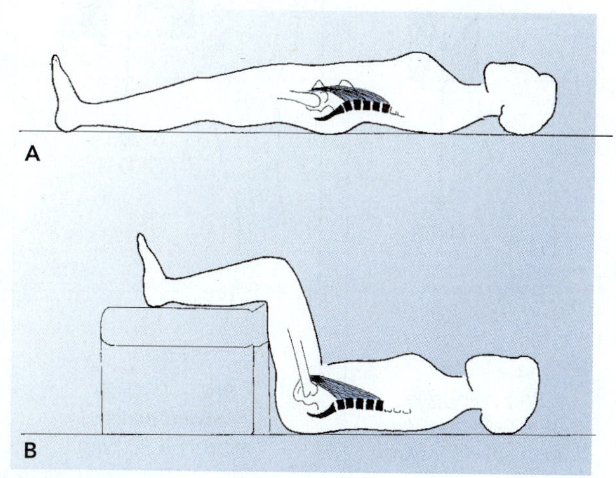

그림 10-18

A. 사람이 다리를 바로 하고 반듯이 누운 것으로 가정할 때 허리근 척추부분의 당김은 허리뼈의 일부 부하를 생성한다. B. 엉덩관절과 무릎이 굽히고 받침대가 있을 때 허리근은 이완하고 허리뼈의 부하는 감소한다.

동역학 (dynamics)

신체의 거의 모든 운동은 근육 점증과 척추의 부하를

계산상자 10-1

허리척추에 부하되는 물체 크기의 영향

물체의 크기는 허리척추의 부하에 영향을 미친다. 동일한 무게, 형태, 밀도지만 다른 크기의 물체를 드는 경우, 물체무게에 의해 생성된 힘에 대한 지렛팔은 물체가 클 수록 더 길어서 허리척추의 굽힘 모멘트는 더 크다(계산상자 그림 10-1-1). 이 두 상황(계산상자 그림 10-1-1, 10-1-2)에서 척추사이원반 운동중심에서 배앞까지의 거리는 20 cm 이다. 두 사례에서 계산상자 그림 10-1-1의 경우 입방체의 폭은 20 cm 이다. 두 사례에서 물체는 균일한 밀도와 무게 20 kg를 가진다. 계산상자 그림 10-1-1의 경우, 입방체의 폭은 20 cm 이고, 계산상자 그림 10-1-2의 경우, 입방체의 폭은 40 cm 이다. 그래서 사례 1에서 물체무게에 의해 생성되는 200 N의 힘이 30 cm(200 N x 0.3 m)의 지렛팔(L_p)로 작용함에 따라 가장 낮은 허리뼈척추사이원반에 작용하는 앞굽힘모멘트는 60 Nm이다. 사례 2에서 지렛팔(Lp)이 40 cm(200 N x 0.4 m)일 때 앞굽힘 모멘트는 80 Nm이다[1 kg = 10 N으로 간주].

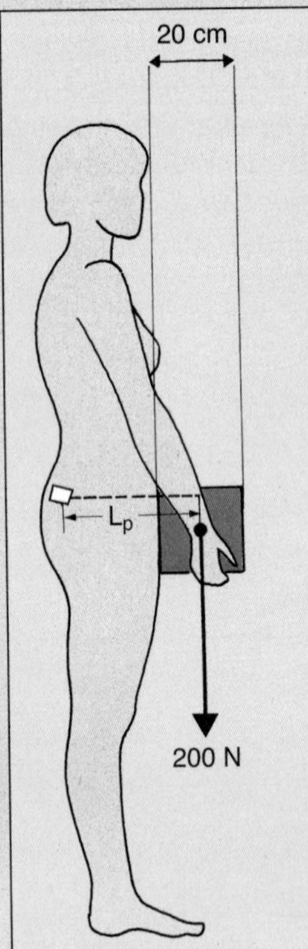

앞쪽 - 굽힘운동
(Forward-bending moment = 60 Nm)

계산상자 그림 10-1-1

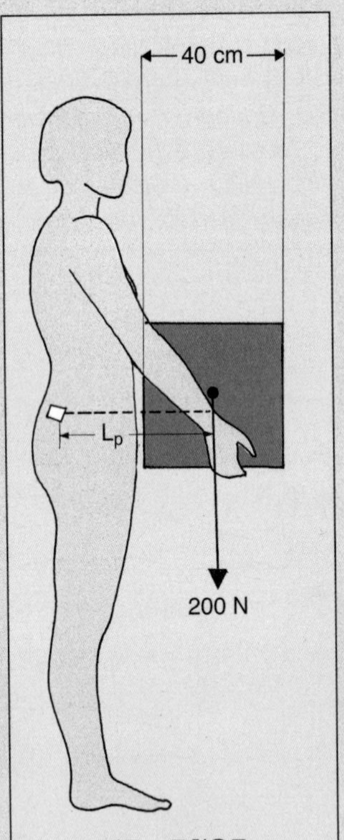

앞쪽 - 굽힘운동
(Forward-bending moment = 80 Nm)

계산상자 그림 10-1-2

계산상자 10-2

들어올리기 동안 허리척추에 부하되는 상체 위치의 영향

계산상자 그림 10-2-1과 10-2-2에 제시된 두 상황에서 동일한 물체무게 20 kg을 들어올린다. 사례 1에서는(똑바로 서기) 물체무게에 의해 생성되는 힘의 지렛팔(L_p)이 30 cm 일 때, 60 Nm(200 N x 0.3 m)의 앞굽힘 모멘트를 생성한다. 상체에 의해 생성되는 앞굽힘 모멘트는 9 Nm 이고, 지렛팔의 길이(L_w)는 2 cm 이고, 상체무게에 의해 생성되는 힘은 450 N 이다. 따라서, 사례 1의 앞굽힘 모멘트는 69 Nm(60 Nm + 9 Nm)과 같다.

사례 2에서는(상체를 앞으로 굽힘) 물체무게에 의해 생성되는 힘의 지렛팔(L_p)이 40 cm로 증가할 때, 80 Nm(200 N x 0.4 m)의 앞굽힘 모멘트를 생성한다. 더 나아가 상체무게에 의해 생성되는 450 N의 힘은 112.5 Nm 의 앞굽힘 모멘트를 생성하면서 25 cm의 지렛팔 길이(L_w)로 작용함으로써 중요성이 증가된다. 따라서, 사례 2의 앞굽힘 모멘트는 192.5 Nm(112.5 Nm + 80 Nm)이다.

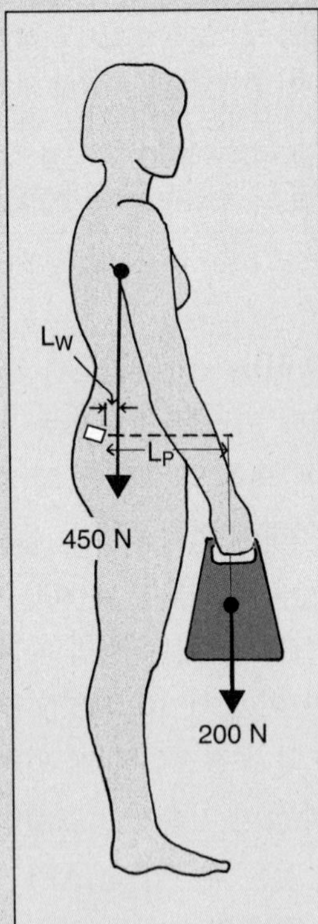

전체 앞쪽 - 굽힘운동
(Total forward-bending moment = 69 Nm)

계산상자 그림 10-2-1

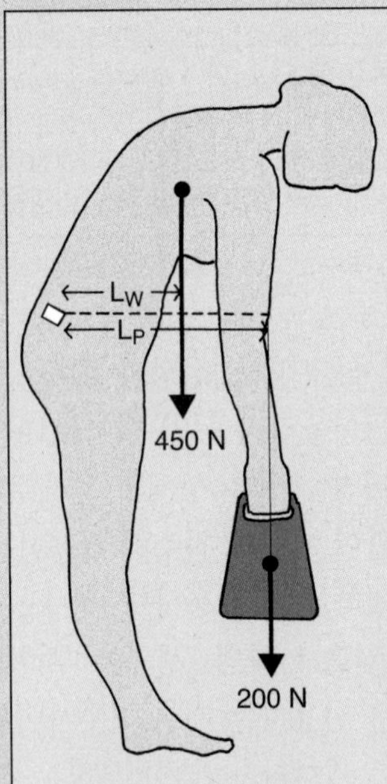

전체 앞쪽 - 굽힘운동
(Total forward-bending moment = 192.5 Nm)

계산상자 그림 10-2-2

계산상자 10-3A

공면힘에 대한 자유물체도. 물체를 들어올릴 때 척추의 운동역학 부하에 대한 계산

허리뼈척추사이원반의 부하는 70kg 체중인 사람이 20kg 물체를 들어올리는 동안 한 지점에서 측정된다. 척추는 약 35° 굽는다. 이 예제에서 허리엉치 수준에서 허리척추에 작용하는 세 주요 힘은 (1) 450 N으로 계산되는 상체무게에 의해 생성되는 힘(W)(전체 체중에서 발휘되는 힘의 약 65%), (2) 물체무게에 의해 생성되는 힘(*P*), 200 N, (3) 척주세움근의 수축에 의해 생성되는 힘(*E*)이며, 그것은 알려진 방향과 적용점을 가지지만, 알려지지 않은 크기를 가진다(계산상자 그림 10-3A-1).

이러한 3개 힘이 척추의 운동중심에서 떨어져 작용하기 때문에 허리척추의 모멘트를 생성한다. 두 앞굽힘 모멘트(WL_W와 PL_p)는 *W*와 *P*를 생산하고 돌림순간중심에서 이러한 힘의 작용선(지렛팔)으로 수직이다. *P*의 지렛팔은 0.4 m 이고, *W*의 지렛팔은 0.25 m 이다. 맞균형 모멘트(EL_E는 E와 그 지렛팔을 생산한다. 그 지렛팔은 0.05 m 이다. *E* 의 크기는 모멘트에 대한 평형 방정식을 사용하여 발견할 수 있다. 모멘트 균형에 있는 몸에 대해 허리척추에 작용하는 모멘트의 합계는 0 이어야 한다(이 예에서 시계방향 모멘트는 양수, 시계반대방향 모멘트는 음수로 간주된다).

따라서,

$$\Sigma M = 0$$

$$(W \times L_{w}) + (P \times L_p) - (E \times L_E) = 0$$

$$(450\ N \times 0.25\ m) + (200\ N \times 0.4\ m) - (E \times 0.05\ m) = 0$$

$$E \times 0.05\ m = 112.5\ Nm + 80\ Nm$$

*E*에 대한 방정식은 3,850 N 을 산출한다.

척추사이원반에 발휘되는 총압박힘은 이제 삼각법으로 계산될 수 있다(계산상자 그림 10-3A-2). 이 예제에서 *C*는 척추사이원반에 작용하는 압력힘의 총계이며, 가로면에 35° 기울기를 가진다. 힘은 다음과 같다.

1. 35°의 척추사이원반 경사로 작용하는 상체무게에 의해 생성되는 압력힘(*W*)(*W* x cos 35°)
2. 35°의 척추사이원반 경사로 작용하는 물체무게에 의해 생성되는 힘(*P*)(*P* x cos 35°)
3. 양각의 척추사이원반 경사로 작용하는 척주세움근에 의해 생성되는 힘(*E*)

척추사이원반에 작용하는 총압박힘(*C*)은 알려진 방향, 작용점, 작용선을 가지지만, 알려지지 않은 크기를 가진다. *C*의 크기는 힘에 대한 평형방정식을 사용하여 찾을 수 있다. 힘평형 상태의 신체에 대한 힘의 총계는 0과 같다.

따라서,

$$\Sigma \text{ forces} = 0$$

$$(W \times \cos 35^\circ) + (P \times \cos 35^\circ) + E - C = 0$$

$$(450\ N \times \cos 35^\circ) + (200\ N \times \cos 35^\circ) + 3{,}850\ N - C = 0$$

$$C = 368.5\ N + 163.8\ N + 3{,}850\ N$$

C에 대한 방정식은 4,383 N을 산출한다.

척추사이원반에 대한 반응힘의 전단요소(*S*)는 같은 방식으로 찾을 수 있다.

$$(450\ N \times \sin 35^\circ) + (200\ N \times \sin 35^\circ) - S = 0$$

$$S = 373\ N$$

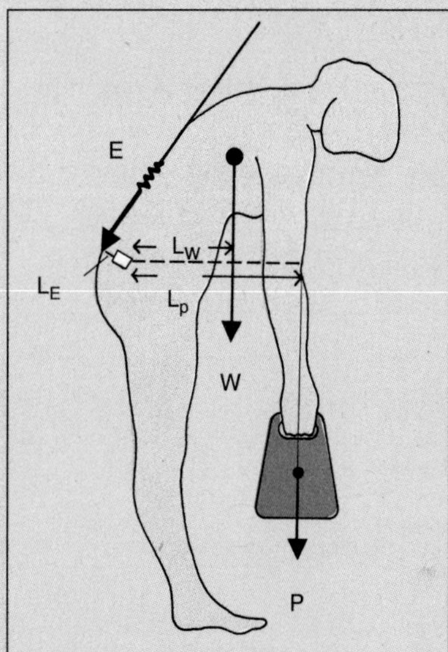

계산상자 그림 10-3A-1

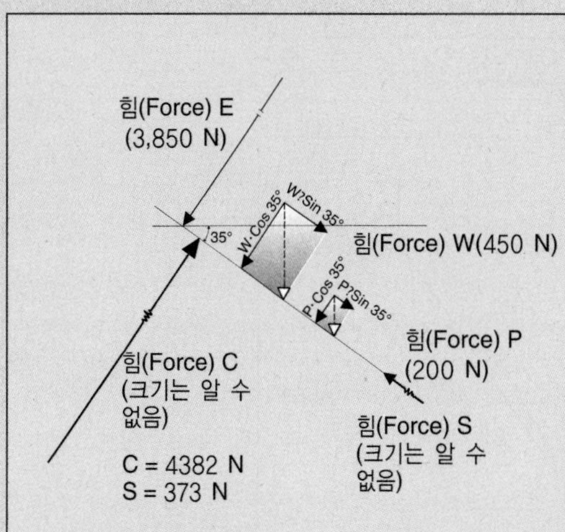

계산상자 그림 10-3A-2

계산상자 10-3B

공면힘에 대한 자유물체도기법. 물체를 들어올릴 때 척추의 정역학 부하에 대한 계산

C와 S는 양각을 형성하기 때문에(계산상자 그림 10-3B-1) 피타고라스 이론이 척추사이원반의 총반응힘(*R*)을 찾는 데 사용될 수 있다.

$$(R) = \sqrt{C^2 + S^2}$$
$$R = 4398 \text{ N}$$

R의 방향은 삼각함수로 정의된다.

$$\text{Sin}\ (\alpha) = C/R$$

α = archsin C/R = 85° (α: 척추사이원반과 척추사이원반 경사의 총 벡터힘 사이 각도)

문제는 알려진 값에 기초한 벡터그림을 구성하여 그림으로 풀 수 있다(계산상자 그림 10-3B-2). *W* + *P* 를 나타내는 수직선이 우선 그려지고, *E* 는 척추사이원반 경사에 양각으로 더해지고, *R* 은 삼각형에 가깝다. 척추사이원반에 상관된 *R* 의 방향이 정의된다.

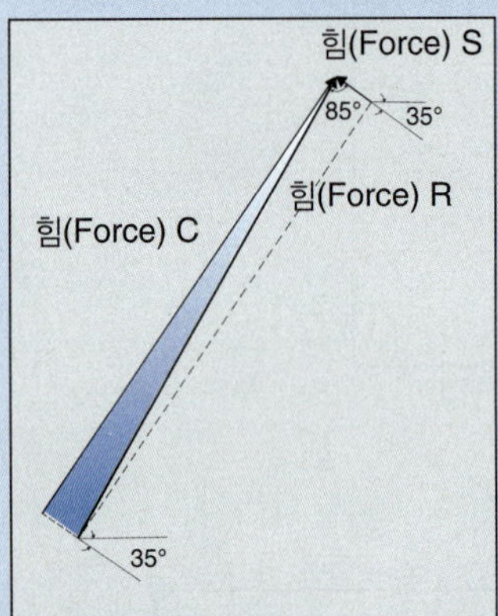

계산상자 그림 10-3B-1

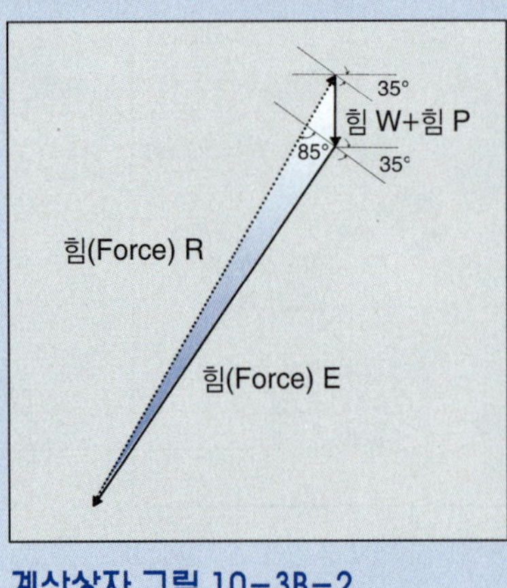

계산상자 그림 10-3B-2

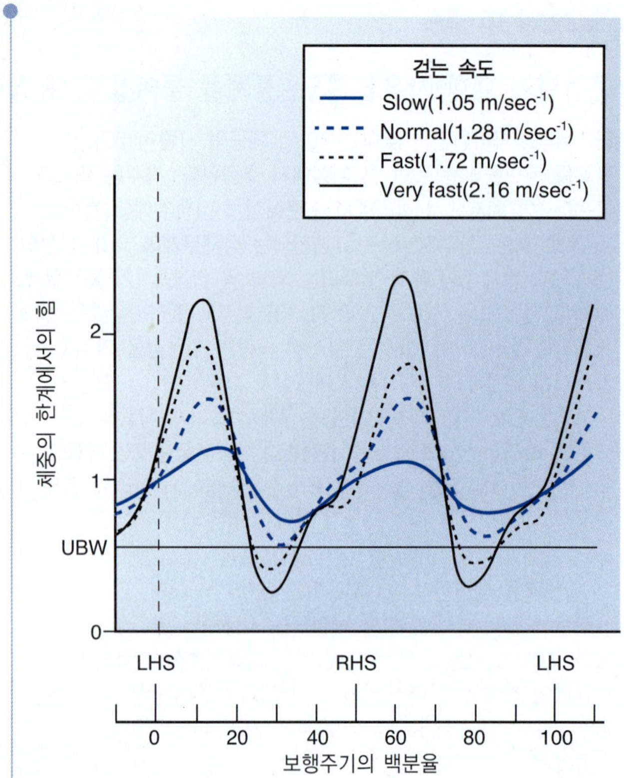

그림 10-19

4개 속도의 걷기 동안 한 대상의 체중 관점 L3-L4 운동분절의 축성 부하. 수평선(*UBM*)은 상체의 무게를 의미하고, 부하의 중력 요소를 나타낸다. 부하는 몸통의 생체역학적 모델을 따라 사진 측량 측정으로 실험적 자료를 사용하여 예측된다. *LHS*: 왼쪽 발꿈치 닿기, *RHS*: 오른쪽 발꿈치 닿기. 출처 : *Cappozzo, A. (1984). Compressive loads in the lumbar vertebral column during normal level walking. J. Orthop. Res, 1, 292.*

증가시킨다. 이 증가는 느린 걷기나 약한 비틀림과 같은 활동 동안 가장 온건하지만, 다양한 운동 그리고 역학적 운동과 부하의 조합 동안 보다 높아진다(Nachemson, Elfstrom, 1970).

걷기 (walking)

4개 속도의 정상보행 연구에서 L3~L4 운동마디의 압력 부하는 체중의 0.2~2.5배이고(그림 10-19)(Cappozzo, 1984), 허리골반운동의 변화에 이차적인 몸통근육의 활동으로 설명될 수 있다(Saunders, 2005). 부하는 발가락 떼기에서 최대이고 걷기속도에 선형적으로 증가한다. 근육작용은 몸통 폄에 주로 집중되어 있다. 개별 걷기 특징, 특히 몸통의 앞굽힘 양은 부하에 영향을 미친다.

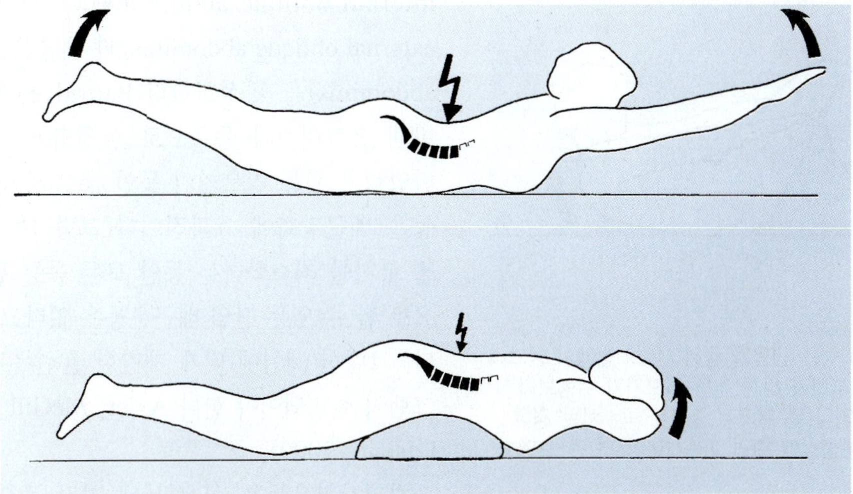

그림 10-20

A. 엎드린 위치의 등 활모양은 척주세움근을 크게 활성화하지만 극단 위치에 부하된 허리뼈척추사이원반의 높은 스트레스를 생산한다. B. 배 아래 베개를 놓아 등의 활을 감소하면 척추뼈가 서로 정리되기 때문에 척추사이원반이 스트레스를 더 잘 견디게 한다. 이 위치의 등척성 운동이 바람직하다.

굽힘이 클수록 근육힘이 커지므로 압력부하도 커진다. Callaghan(1999)은 이러한 발견을 확인하고, 더 나아가 걷기 속도가 속도증가에 따라 증가된 현저한 앞뒤전단힘으로 허리부하에 영향을 준다고 제시했다. 걷기 동안 팔스윙 제한은 감소된 허리척추운동과 함께 증가된 압력관절부하와 EMG 생산을 가져온다. 결론적으로 낮은 조직부하로 인해 걷기는 걷기속도에 대한 주의가 척추부하를 한층 더 온건하게 할 수 있는 동안 허리 통증이 있는 사람에게 안전하고 이상적인 치료 운동이다(Cheng, 1998).

운동 (exercises)

척주세움근과 배의 근력강화운동 동안 척추의 부하는 높을 수 있다. 그러한 운동은 관련된 몸통근육 강화에 효과적이지만, 척추의 부하가 개인조건과 강화훈련프로그램 목표에 맞도록 조정되는 그런 방법으로 실행되어야 한다(McGill, 2009).

척주세움근은 엎드린 위치의 등을 활모양으로 하여 강화적으로 작용된다(그림 10-20A)(Pauly, 1966). 이와 같은 극단 위치의 척추 부하는 척추구조의 높은 스트레스를 생산하고, 특히 가시돌기에서 그러하다(Adams, 1988). 팔꿈치로 지지한 상체의 엎드린 위치의 척추사이원반 내 압력이 서기 자세의 절반이지만, 척주세움근 강화운동을 실행할 때보다 평행 정렬의 척추 유지가 바람직한 최초위치 운동에 대해 추천된다(그림 10-20B). 척추부하를 제한하는 동안 척추가 중성 위치에서 등척성이면서 척주세움근 강화에 대한 대체는 반대쪽 팔과 다리 폄이다(Callaghan, 1998).

IAP 생성의 척추 안정성과 상호작용에서 배의 중요성은 강한 배굽힘근에 대한 필요를 다시 강조한다(Hodges, 2005). 윗몸 일으키기는 많은 변형으로 건강관리전문가에 의해 훈련되고 추천되는 배강화에 유용한 운동이지만, 특정 변형은 허리에 해로운 것으로 보인다(Cordo, 2006; Escamilla, 2006). 이러한 운동이 실행되는 몸통 안정성과 자세, 팔위치와 방식의 다양성은 다른 근육작용패턴을 가져온다(Cordo, 2006; Monfort-Panego, 2009). 양 굽힘 무릎과 편 다리 윗몸 일으키기는 압력적인 척추부하를 생성하면서 허리와 배 활동의 상당한 수준을 생산할 것이다. 어깨뼈가 평면을 정리하고 허리뼈척추운동이 최소화되고 종종 재활프로그램에서 강조되는 지점에서만 올라가는 머리와 어깨의 웅크려 일어나기(그림 10-21)는 압력적 허리부하 최소화에 대해 추천된

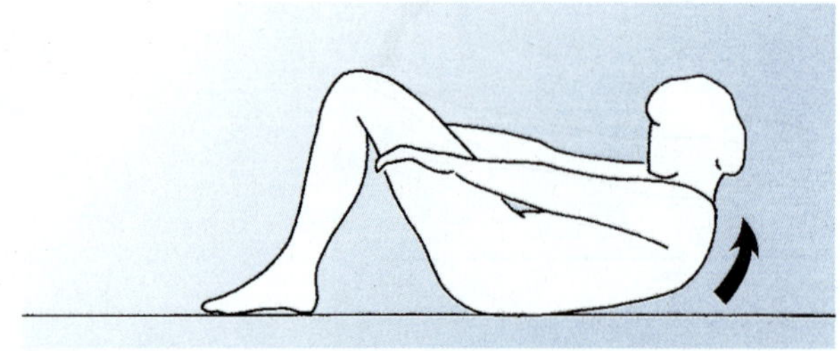

그림 10-21

어깨뼈가 허리운동을 최소화하는 평면을 정리하는 지점에서 웅크리기를 실행하여 허리척추의 부하가 완전 윗몸 일으키기 실행보다 낮다. 팔을 머리 위로 올리거나 목 뒤에서 손으로 박수치는 경우 상체중력중심이 척추의 운동중심에 멀리 이동하면서 더 큰 모멘트가 생성된다.

다(Axler, McGill, 1997; Juker, 1998). 이 운동의 수정은 근육의 운동단위 점증측면에서 효과적으로 나타나고(Ekholm, 1979; Flint, 1965; Patridge, Walter, 1959), 배바깥빗근와 배곧은근의 모든 부분이 활성화된다.

허리 활동을 제한하기 위해 무릎을 가슴과 둔부를 향해 평면에서 올린 반대 웅크리기는 속빗근(내복사근, internal oblique abdominis)과 바깥빗근(외복사근, external oblique abdominis)과 배곧은근(복직근, rectus abdominis)을 활성화한다(Partridge, Walters, 1959). 반대 웅크리기가 등축으로 실행되는 경우, 척추사이원반압력은 윗몸 일으키기 동안 생성된 것보다 낮지만, 운동은 배근강화에 효과적이다(그림 10-22). 척추사이관절 부하를 최소화하는 동안 모든 몸통 폄근 훈련을 최적으로 할 수 있는 단일 배근운동은 없다고 결론 내릴 수 있다. 그대신 개인에 맞게 재단한 훈련목표로 다양한 프로그램이 설명되어야 한다(Axler, McGill, 1997; Monfort-Lanego, 2009).

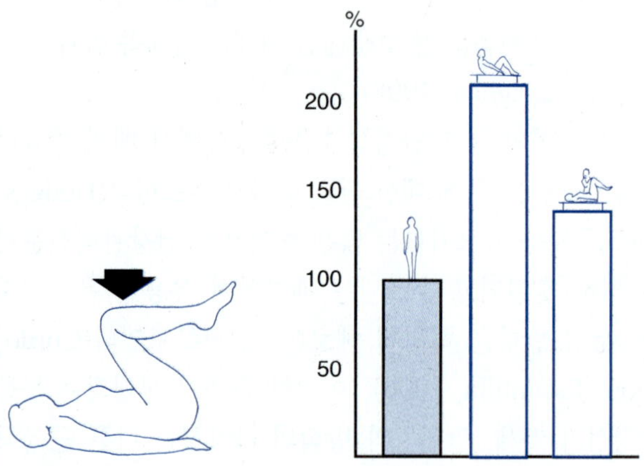

그림 10-22

등축으로 실행되는 반대 웅크리기는 배근의 효율적 훈련을 제공하고 허리뼈척추사이원반의 적절한 스트레스를 생성한다. 완전 윗몸 일으키기 동안 셋째 허리뼈척추사이원반의 상대적 부하와 등청성 웅크리기는 100%로 묘사된 곧바로 서기 동안 부하와 비교되었다. 출처 : *Nachemson, A.(1975) Toward a better understanding of back pain: A review of the mechanics of the lumbar disc. Rheumatol Rehabil, 14, 129.*

허리강화운동을 설계할 때 가장 중요한 검토는 더욱 자세한 연구에 의해 지원되어 계속된 파리 전담반에 의해 도출된 결과이다(Abenhaim, 2000; Chou, 2009). 지도안내에는 운동이 아급성 만성허리통증에 유익하다는 추천이 들어있다. 어떤 특정집단이나 운동유형도 가장 효과적이라고 제시되지는 않았다.

허리척추의 역학적 안정성 (Mechanical stability of the lumbar spine)

허리척추의 역학적 안정성은 IAP, 몸통근육의 협력수축, 외부지지, 수술, 여러 수단을 통해 성취될 수 있다. 허리척추 안정성의 수술절차는 이 부분에서 다루지 않는다.

배안압력 (intra-abdominal pressure)

IAP는 허리척추의 비부하와 안정화 양쪽 모두에 기여할 수 있는 한 작용이다. IAP는 가로막, 배근, 골반바닥근의 협력수축에 의해 배 공간 내 형성되는 압력이다. 그 비부하 작용은 처음 1957년 Batrelink와 1961년 Morris에 의해 제안되었다. 그들은 IAP가 가로막과 골반바닥근을 분리하기 위해 시도하는 "압력풍선"으로 역할을 한다고 제시했다(그림 10-23A, B). 이것은 허리뼈척추사이원반의 압력힘을 낮추는 폄근 모멘트를 만든다. IAP에 의해 생성되는 폄근 모멘트는 폄근 부하의 10-40% 폄근 모멘트의 감소를 가져오는 아주 다양한 여러 생체역학적 모델로 측정된다(Anderson, 1985; Chaffin, 1969; Eie, 1966; Morris, 1961).

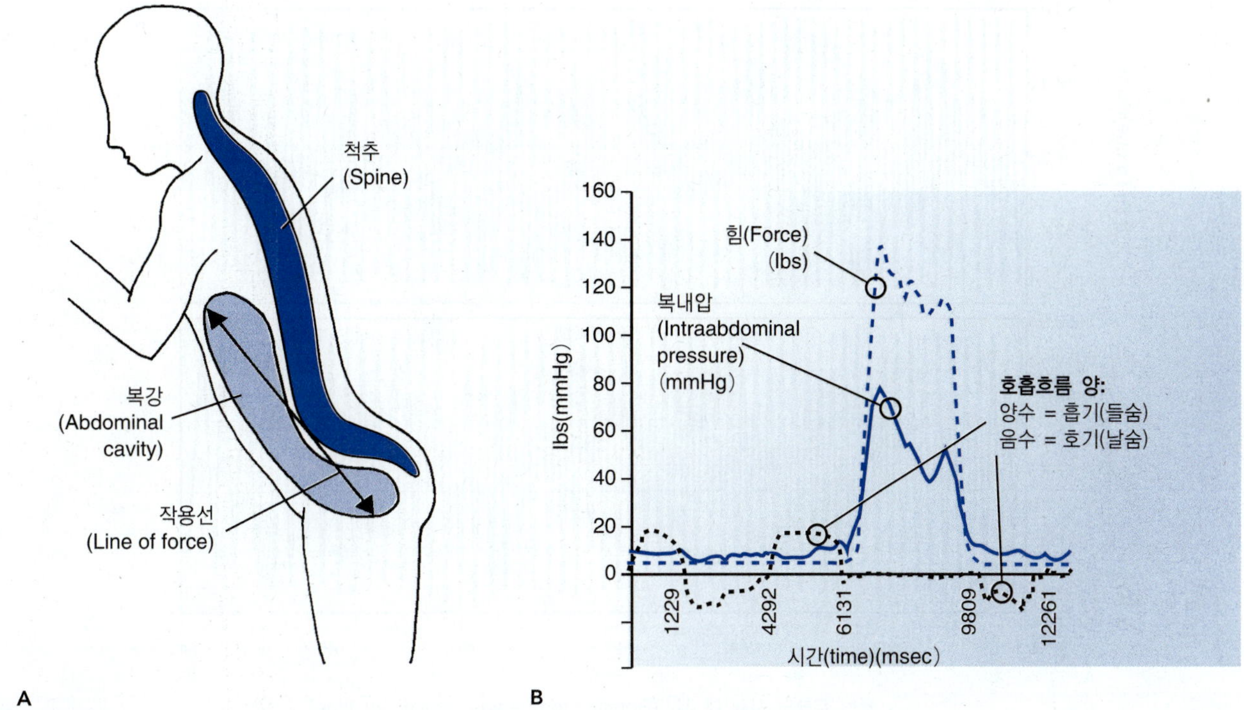

그림 10-23

A. 배안압력 영향의 도해. 증가된 압력은 허리척추의 폄 모멘트를 만들 것이다. B. 120 lb(약 60kg) 구부정하게 들어올리기 동안 배안압력(*IAP*)(비강마이크로팁변환기에 의해 측정됨)과 호흡기순환(호흡유량계를 통해 측정됨). *실선*- IAP; *점선*- 파운드 힘; *파선*-호흡기 흐름(음수는 날숨, 양수는 들숨을 나타냄). 대상은 올리기 전 들이 쉬고, 올리는 동안 숨을 멈추는 것을 주목하자. IAP는 허리척추를 안정화하고 비부하를 돕기 위해 증가하고 올리는 힘과 함께 최대에 이른다. *출처: Markus Pietrek, MD, and Marshall Hagins PT, MA. Program of Ergonomics and Biomechanics, New York University and Hospital for Joint Diseases, New York, NY.*

깊은곳(심부, deep) 배근의 섬세한 와이어 EMG 연구는 배가로근이 IAP 생성을 책임지는 주요 배근임을 발견했다(Cresswell, 1993; Cresswell, Blake, Thorstensson, 1994; Cresswell, Grundstrom, Thorstensson, 1992; Hodges, 1999). 배가로근은 수평으로 향해 있기 때문에 압력을 생성하고 굽힘 모멘트 없이 IAP의 증가와 압력을 생성한다. Hodge와 Gandevia(2000)에 의한 실험적 연구는 상승된 IAP에 의해 생성된 몸통 폄 모멘트의 최초 직접 증거를 제시했다.

IAP는 증가된 척추경직을 유도하는 가로막근(횡격막근, diaphragm)과 골반바닥근(pelvic floor muscle)의 연대로 길항몸통 굽힘근과 폄근 사이 협력작용을 통해 척추의 역학적 안정성에 기여함을 설명한다(Cholewicki, Juluru, McGill, 1999; Cholewicki, Juluru, Radebold, 1999; Cholewicki, Panjabi, Khachatryan, 1997; Gardner-Morse, Stokes, 1998; Hodges, 2005, 2007). 배근이 수축되면서 IAP는 증가하고 배근을 다중분리 척추와 비교하면서 크게 안정성을 높이는 강성 실린더로 전환한다(McGill, Norman, 1987; Morris, 1961). IAP는 들어올리기와 내리기, 달리기와 점프, 기대하지 않은 몸통 변동율과 같은 정역학과 역학적 조건 에서 증가한다(Cresswell, 1992; Cresswell, Oddsson, Thorstensson, 1994; Cresswell, Thorstensson, 1994; Harman, 1988). 배가로근은 가로막, 골반바닥근과 함께 운동이 기대된 방향에 관계 없이 다리운동 준비에서 척추 안정화에 중요한 역할을 한다고 현재 연구에서 제시한다. 배가로근, 가로막, 골반바닥근은 주요 팔다리 작용근이나 다른 배근의 활동 이전 독립적으로 일어나기 위해 나타

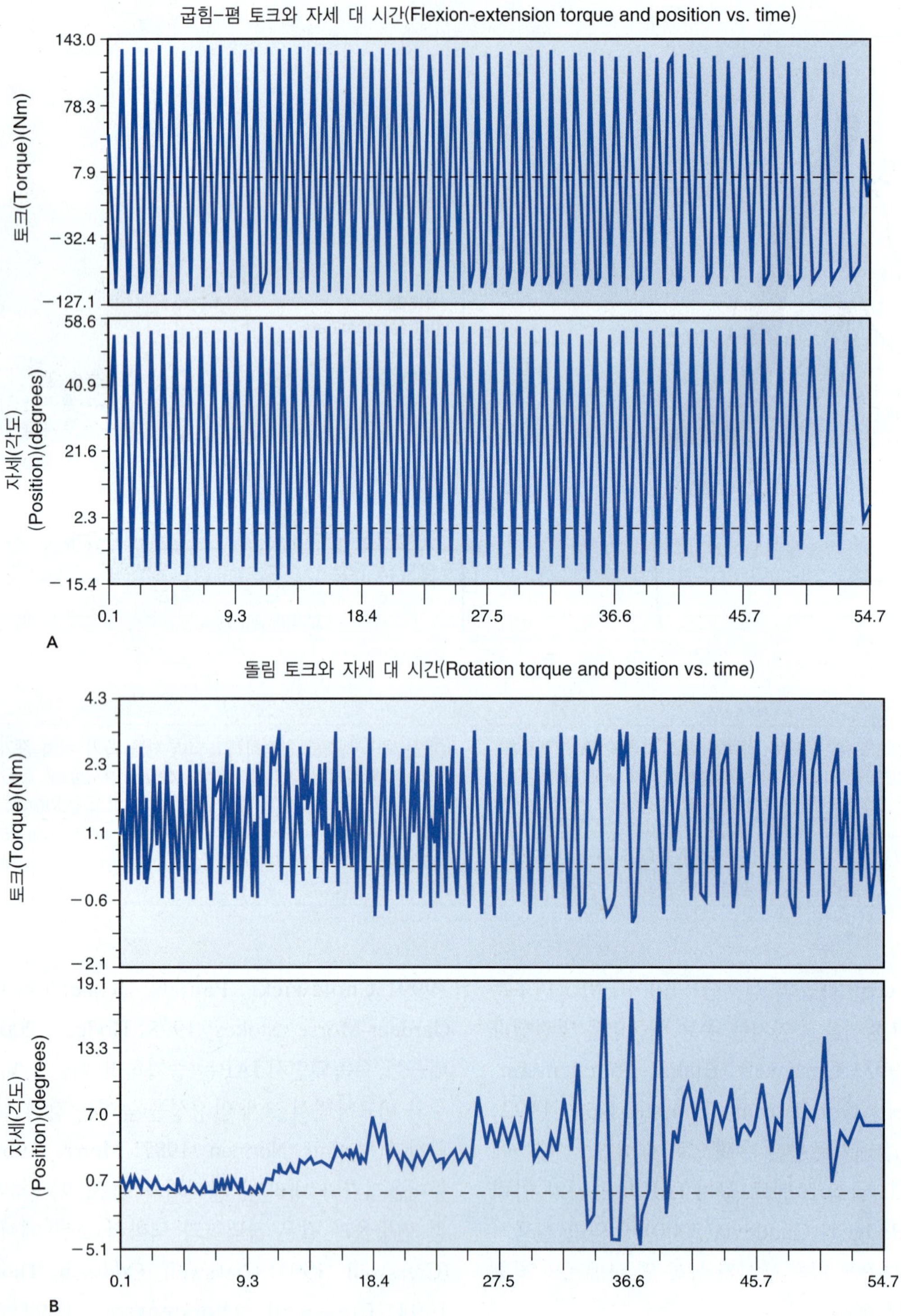

그림 10-24

하나의 대상에 대해 지칠 때까지 역학적(등관성적) 굽힘-폄 운동. 토크와 위치 자료는 두 면, 굽힘-폄(A) 그리고 축성 돌림(B)에 대해 표시된다. 굽힘-폄 토크 생성은 몸통 폄이 실행된 양에 따라 감소됨을 주목하자(A). 돌림 토크와 운동 크기, 증가된 부가운동, 토크는 B에 나타난다. 가쪽 굽힘의 자료는 축성 돌림에 대해 유사하고 여기 나타나지 않는다. *출처 : Parnianpour, M., Nordin, M., Kahanovitz, N., et al. (1988). The triaxial coupling of torque generation of trunk muscles during isometric exertions and the effect of fatiguing isoinertial movements on the motor output and movement patterns. Spine, 13, 982–92.*

난다(Hodges, 1999, 2007; Hodges, Richardson, 1997).

몸통근육 협력수축 (trunk muscle co-contraction)

몸통부하 동안 협력수축 현상을 이해하기 위해 Krajcarski(1999)는 급속한 굽힘 모멘트를 일으키는 두 가지 비율의 변동율에 반응하는 체내 근육을 연구했다. 최대몸통 굽힘각도와 폄근모멘트의 결과가 비교되었다. 그 결과는 부하의 높은 수준으로 근육협력수축, 척추압력, 몸통경직이 증가됨을 제시했다. 기대되지 않은 부하 동안 부상으로 유도될 수 있는 근육활동의 70% 증가가 기대 부하에 비교되어 주목되었다(Marras, 1987). 증거는 기대 부하로 몸통근육의 증가된 협력작용이 있고, 그것은 척추를 경직시키고 돌연부하에 의해 일어나는 굽힘 모멘트를 잘 조절하게 하는 역할을 한다. 이 준비활동의 부재는 기대하지 않은 부하로 나타나는 근육활동의 증가를 가져온다고 믿는다(Krajcarski, 1999). 부하반응으로의 더 자세한 연구는 반대관계가 최대 근육반응과 부하 이전 경고시간 사이 존재함을 밝혔다(예, 경고시간이 짧을수록 최대 근육반응이 더 커진다)(Lavender, 1989). 큰 몸통근육의 협력수축이 척추안정성에 중요한 반면, 심부 몸통굽힘근의 증가된 활동은 허리골반안정화에 중요한 역할을 함을 나타낸다. 이 활동은 부가적인 몸통근육생산의 필요 없이 충분한 몸통 강직을 증가한다고 생각된다(McCook, 2009).

척추 안정성은 몸통근육을 피로하게 하는 반복부하에서 손실된다. 근육 내구력은 근육피로가 관찰되는 지점에서 일반적으로 운동패턴의 변화를 통해 역학적으로 정의된다. Parnianpour(1988)는 대상이 지칠 때까지 몸통의 굽힘과 폄운동을 실행할 때 운동패턴과 힘생산을 연구하는 등관성 3축 도구를 사용한다. 결과는 굽힘과 폄운동 동안 시상면과 가로면의 증가된 피로, 협력운동으로 나타났다. 또한, 운동의 토크, 각운동, 각속도가 감소되었다. 굽힘-폄근의 기능적 능력 감소는 이차근육집단에 의해 보상되고 더욱 부상 경향이 증가된 협력운동패턴으로 이끌었다. 그림 10-24A와 B는 지칠 때까지 몸통의 굽힘과 폄 동안 축성돌림(토크와 위치)의 증가를 나타낸다.

동물 연구에서 Solomonow(1999)는 고양이의 체내 허리척추 주기적 반복부하에 의해 인대, 척추사이원반, 관절주머니의 척추이완을 추론했다. 주기적 부하는 뭇갈래근 반사적 안정화 수축의 상당한 감소 또는 완전한 제거로 기계수용기의 둔감을 가져왔다. 근육피로가 관찰되기 전에서 조차 방어근육 활동의 부재와 척추의 증가된 불안정을 잠재적으로 이끌 수 있다. 10분 휴식은 근육활동을 약 25% 회복시켰다.

외적 안정화 (external stabilization)

척추의 어느 수준의 운동제한은 다른 수준의 운동을 증가할 수 있다. 허리부상을 보호하기 위한 수단으로 백 벨트의 사용은 입증되지 않고 남아 있다. 원래는 올리기 동안 척추에 비부하되는 수단으로 IAP 증가를 지지한다고 믿었지만, 이 도구의 생체역학적 영향은 결론을 내리지 못한 증거로 남아 있다(Perkins, Bloswick, 1995). 직업안전보건 국가기관은 백 벨트의 사용이 허리부상을 막는다는 것에 대응되는 조언을 한다(NIOSH, 1994). 또한, 등과 허리운동을 제한하는 보조기구 마모는 허리엉치수준에서 보상운동을 가져올 수 있다(Brown, Norton, 1957; Lumsden, Morris, 1968; Tuong, 1998).

McGill(1999)은 배근(배속빗근 제외)과 척추세움근에서 약간 증가된 EMG 활동을 제시했지만, 근육활동의 허리 벨트의 영향 연구는 허리 벨트 유무의 들어올리기 동안 등폄근의 EMG 활동에 상당한 차이가 없음을 밝혔다(Ciriello, Snook, 1995; Lee, Chen, 1999). Thomas(1999)는 허리 벨트로 대칭 들어올리기 동안 척추세움근 EMG 활동의 적은 증가(2%)를 증명했다. 허리 벨트는 들어올리기 능력이 현저히 증가하는 것으로 보이지 않았다(Reyna, 1995). 현재까지는 허리 벨트의 유용성에 대한 결론적 증거가 없다.

요약 (Summary)

- 허리척추는 아주 섬세하고 복잡한 구조이다.
- 척추-원반-척추 단위는 척추의 기능적 단위, 운동분절을 구성한다.
- 추간판은 에너지를 저장하고 부하를 분산하면서 운동분절의 유체정역학적 기능으로 역할 한다. 이 기능은

척추사이원반변성으로 감소된다.

- 관절돌기 관절의 주요기능은 운동분절의 운동을 이끄는 것이다. 단면의 방위는 척추의 어느 수준에서 가능한 운동유형을 정의한다. 또한 단면은 특히 과폄 동안 압력부하를 견딜 수 있다.
- 두 척추뼈 사이 운동은 작고 체내에서 독립적으로 일어나지 않는다. 그래서 척추의 기능적 운동은 항상 여러 운동분절의 결합된 작용이다.
- 허리척추 운동분절의 운동 순간중심은 항상 허리뼈 척추사이원반 내에 있다.
- 몸통근육은 척추에 대한 외부 안정성을 제공하는 데 중요한 역할을 한다. 인대와 척추사이원반은 내부 안정성을 제공한다.
- 신체 자세는 허리척추의 부하에 영향을 미친다. 이완된 바로 서기의 치우침은 부하를 증가시킨다. 몸통의 앞방향 굽힘과 동시 비틀림은 허리척추와 척추사이원반의 높은 스트레스를 생산한다.
- 예를 들면, 물체 들어올리기나 옮기기에 의해 생성된 외부 적용 부하는 허리척추에 아주 높은 부하를 부과할 수 있다. 들어올리기 동안 최소화된 척추의 부하에 대해 몸통과 들어올린 물체 사이 거리는 가능한 짧아야 한다.
- 몸통 근육구조의 IAP와 협력수축은 척추칼럼의 안정성을 증가시킨다.
- 몸통근육피로는 운동조절의 손실 결과로 척추를 증가된 취약성에 노출할 수 있고 그에 따라 주변 인대, 척추사이원반, 관절주머니의 증가된 스트레스를 가져온다.
- 걷기는 허리척추의 낮은 부하를 부과하는 훌륭한 운동이다.

연습질문 (Practice Questions)

1 척추의 다양한 수준에서 가동범위의 차이점은 무엇이며, 이 차이에 영향을 주는 것은 무엇인가?

2 추간판의 위치, 구성, 고유속성, 목적을 설명하라.

3 허리척추의 부하에 대한 골반위치의 영향을 설명하라. 허리통증을 막고 또는 관리하기 위해 이러한 개념을 어떻게 적용할 수 있는가?

4 들어올리기와 옮기기 동안 허리척추 부하에 영향을 미치는 것은 무엇인가?

5 척추와 척추사이원반에 작용하는 자연적인 영향은 무엇인가?

6 휴식, 앉기, 서기 자세는 허리척추에 다양한 부하를 부과한다. 이 정보의 실질적인 적용은 무엇인가?

참고 문헌 (References)

Abenhaim, L., Rossignol, M., Valat, J.P., et al. (2000). The role of activity in the therapeutic management of back pain. Report of the International Paris Task Force on Back Pain. *Spine, 25*, 15.

Adams, M.A., Dolan, P., Hutton, W.C. (1988). The lumbar spine in backward bending. *Spine, 13*, 1019–1026.

Adams, M.A., Hutton, W.C. (1983). The mechanical functions of the lumbar apophyseal joints. *Spine, 8*, 327.

Allen, C.E. (1948). Muscle action potentials used in the study of dynamic anatomy. *Br J Phys Med, 11*, 66–73.

An, H.S., Masuda, K., Inoue, N. (2006). Intervertebral disc degeneration: Biological and biomechanical factors. *J Orthop Sci, 11*, 541–552.

Anderson, C.K., Chaffin, D.B., Herrin, G.D., et al. (1985). A biomechanical model of the lumbosacral joint during lifting activities. *J Biomech, 18*, 571–584.

Andersson, B.J., Ortengren, R., Nachemson, A., et al. (1974). Lumbar disc pressure and myoelectric back muscle activity during sitting. I. Studies on an experimental chair. *Scand J Rehab Med, 16*, 104–114.

Andersson, E.A., Oddsson, L.I.E., Grundström, H., et al. (1996). EMG activities of the quadratus lumborum and erector spinae muscles during flexion-relaxation and other motor tasks. *Clini Biomech, 11*, 392–400.

Andersson, G.B., Ortengren, R., Nachemson, A. (1977). Intradiscal pressure, intra-abdominal pressure and myoelectric back muscle activity related to posture and loading. *Clin Orthop Rel Res, 129*, 156–164.

Andersson, G.B.J., Lavender, S.A. (1997). Evaluation of muscle function. In J. W. Frymoyer (Ed.), *The Adult Spine. Principles and Practice (2nd Ed.)*. New York: Lippincott-Raven, pp. 341–380.

Andersson, G.B.J., Ortengren, R., Nachemson, A. (1976). Quantitative studies of back loads in lifting. *Spine, 1*, 178.

Arjmand, N., Shirazi-Adl, A. (2005). Biomechanics of changes in lumbar posture in static lifting. *Spine, 30*, 2637–2648.

Arun, R., Freeman, B.J., Scammell, B.E., et al. (2009). 2009 ISSLS Prize Winner: What influence does sustained mechanical load have on diffusion in the human intervertebral disc? An in vivo study using serial postcontrast magnetic resonance imaging. *Spine, 34*, 2324–2337.

Asmussen, E., Klausen, K. (1962). Form and function of the erect human spine. *Clin Orthop, 25*, 55–63.

Axler, C.T., McGill, S.M. (1997). Low back loads over a variety of abdominal exercises: Searching for the safest abdominal challenge. *Med Sci Sports Exerc, 29*, 804–811.

Basmajian, J.V., DeLuca, C.J. (1985). *Muscles Alive*. Baltimore: Williams & Wilkins.

Bible, J.E., Biswas, D.B.A., Miller, C.P., et al. (2010). Normal functional range of motion of the lumbar spine during 15 activities of daily living. *J Spinal Disord Tech, 23*, 106–112.

Biering-Sorensen, F. (1984). Physical measurements as risk indicators for low-back trouble over a one-year period. *Spine, 9*, 106–119.

Boden, S.D., Riew, K.D., Yamaguchi, K., et al. (1996). Orientation of the lumbar facet joints: Association with degenerative disc disease. *J Bone Joint Surg, 78A*, 403–411.

Brown, T., Norton, P.L. (1957). The immobilizing efficiency of back braces; their effect on the posture and motion of the lumbosacral spine. *J Bone Joint Surg, 39A*, 111–139.

Bussey, M.D., Yanai, T., Milburn, P. (2004). A non-invasive technique for assessing innominate bone motion. *Clin Biomech, 19*, 85–90.

Callaghan, J.P., Gunning, J.L., McGill, S.M. (1998). The relationship between lumbar spine load and muscle activity during extensor exercises. *Phys Ther, 78*, 8–18.

Callaghan, J.P., Patla, A.E., McGill, S.M. (1999). Low back three-dimensional joint forces, kinematics, and kinetics during walking. *Clin Biomech, 14*, 203–216.

Cappozzo, A. (1984). Compressive loads in the lumbar vertebral column during normal level walking. *J Ortho Res, 1*, 292–301.

Carlsöö, S. (1961). The static muscle load in different work positions: An electromyographic study. *Ergonomics, 4*, 193–211.

Chaffin, D.B. (1969). A computerized biomechanical model: Development of and use in studying gross body actions. *J Biomech, 2*, 429–441.

Chaffin, D.B., Andersson, G.B.J. (1991). *Occupational Biomechanics (2nd ed.)*. New York: John Wiley & Sons, Inc., pp. 171–263.

Cheng, C.K., Chen, H.H., Chen, C.S., et al. (1998). Influences of walking speed change on the lumbosacral joint force distribution. *Biomed Mater Eng, 8*, 155–165.

Cholewicki, J., Juluru, K., McGill, S.M. (1999). Intra-abdominal pressure mechanism for stabilizing the lumbar spine. *J Biomech, 32*, 13–17.

Cholewicki, J., Juluru, K., Radebold, A., et al. (1999). Lumbar spine stability can be augmented with an abdominal belt and/or increased intra-abdominal pressure. *Eur Spine J, 8*, 388–395.

Cholewicki, J., Panjabi, M.M., Khachatryan, A. (1997). Stabilizing function of trunk flexor-extensor muscles around a neutral spine posture. *Spine, 22*, 2207–2212.

Chou, R., Atlas, S.J., Stanos, S.P., et al. (2009). Nonsurgical interventional therapies for low back pain: A review of the evidence for an American Pain Society clinical practice guideline. *Spine, 34*, 1078–1093.

Ciriello, V.M., Snook, S.H. (1995). The effect of back belts on lumbar muscle fatigue. *Spine, 20*, 1271–1278.

Colloca, C.J., Hinrichs, R.N. (2005). The biomechanical and clinical significance of the lumbar erector spinae flexion-relaxation phenomenon: A review of literature. *J Manipulative Physiol Ther, 28*, 623–631.

Cordo, P.J., Hodges, P.W., Smith, T.C., et al. (2006). Scaling and non-scaling of muscle activity, kinematics, and dynamics in sit-ups with different degrees of difficulty. *J Electromyogr Kinesiol, 16*, 506–521.

Cossette, J.W., Farfan, H.F., Robertson, G.H., et al. (1971). The instantaneous center of rotation of the third lumbar intervertebral joint. *J Biomech, 4*, 149–153.

Cresswell, A.G. (1993). Responses of intra-abdominal pressure and abdominal muscle activity during dynamic trunk loading in man.[Erratum appears in *Eur J Appl Physiol 1993;67*(1), 97]. *Eur J Appl Physiol Occup Physiol, 66*, 315–320.

Cresswell, A.G., Blake, P.L., Thorstensson, A. (1994). The effect of an abdominal muscle training program on intra-abdominal pressure. *Scand J Rehab Med, 26*, 79–86.

Cresswell, A.G., Grundstrom, H., Thorstensson, A. (1992). Observations on intra-abdominal pressure and patterns of abdominal intra-muscular activity in man. *Acta Physiol Scand, 144*, 409–418.

Cresswell, A.G., Oddsson, L., Thorstensson, A. (1994). The influence of sudden perturbations on trunk muscle activity and intra-abdominal pressure while standing. *Exp Brain Res, 98*, 336–341.

Cresswell, A.G., Thorstensson, A. (1994). Changes in intra-abdominal pressure, trunk muscle activation and force during isokinetic lifting and lowering. *Eur J Appl Physiol Occup Physiol, 68*, 315–321.

Dalstra, M., Huiskes, R. (1995). Load transfer across the pelvic bone. *J Biomechanics, 28*, 715–724.

Davis, K.G., Marras, W.S. (2000). The effects of motion on trunk biomechanics. *Clin Biomech, 15*, 703–717.

Davis, K.G., Marras, W.S., Waters, T.R. (1998). Evaluation of spinal loading during lowering and lifting. *Clin Biomech, 13*, 141–152.

de Looze, M.P., Toussaint, H.M., van Dieen, J.H., et al. (1993). Joint moments and muscle activity in the lower extremities and lower back in lifting and lowering tasks. *J Biomech, 26*, 1067–1076.

Eie, N. (1966). Load capacity of the low back. *J Oslo City Hosp, 16*, 73–98.

Ekholm, J., Arborelius, U., Fahlcrantz, A., et al. (1979). Activation of abdominal muscles during some physiotherapeutic exercises. *Scand J Rehab Med, 11*, 75–84.

El-Bohy, A.A., King, A.I. (1986). Intervertebral disc and facet contact pressure in axial torsion. In S.A. Lantz & A.I. King (Eds.), *1986 Advances in Engineering*. New York: American Society of Mechanical Engineers, pp. 26–27.

Escamilla, R.F., Babb, E., DeWitt, R., et al. (2006). Electromyographic analysis of traditional and nontraditional abdominal exercises: Implications for rehabilitation and training. *Phys Ther, 86*, 656–671.

Farfan, H.F. (1975). Muscular mechanism of the lumbar spine and the position of power and efficiency. *Orthop Clin North Am, 6*, 135–144.

Ferguson, S.J., Steffen, T. (2003). Biomechanics of the aging spine. *Eur Spine J, 12*, S97–S103.

Ferrara, L., Triano, J.J., Sohn, M.J., et al. (2005). A biomechanical assessment of disc pressures in the lumbosacral spine in response to external unloading forces. *Spine, 5*, 548–553.

Flint, M.M. (1965). Abdominal muscle involvement during the performance of various forms of sit-up exercise. An electromyographic study. *Am J Phys Med, 44*, 224–234.

Floyd, W.F., Silver, P.H.S. (1955). The function of the erectors spinae muscles in certain movements and postures in man. *J Physiol, 129*(1), 184–203.

Friedebold, G. (1958). Die AktiviUt normaler Rilckenstreckmuskulatur im Elektromyogramm unter verschiedenen Haltungsbedingungen; Eine Studie zur Skelettmuskelmechanik *Z Orthop, 90*(1), 1–18.

Fujiwara, A,. Lim, T.H., An, H.S., et al. (2000). The effect of disc degeneration and facet joint osteoarthritis on the segmenta flexibility of the lumbar spine. *Spine, 25*, 3036–3044.

Fukuyama, S., Nakamura, T., Ikeda, T., et al. (1995). The effect of mechanical stress on hypertrophy of the lumbar ligamentum flavum. *J Spinal Disord, 8*, 126–130.

Galante, J.O. (1967). Tensile properties of the human lumbar annulus fibrosus. *Acta Orthop Scand, 100*, 1–91.

Gardner-Morse, M.G., Stokes, I. A. (1998). The effects of abdominal muscle coactivation on lumbar spine stability. *Spine, 23*, 86–91.

Gertzbein, S.D., Seligman, J., Holtby, R., et al. (1985). Centrode patterns and segmental instability in degenerative disc disease. *Spine, 10*, 257–261.

Granata, K.P., Sanford, A.H. (1999). Lumbar-pelvic coordination is influenced by lifting task parameters. *Spine, 25*, 1413–1418.

Gregersen, G., Lucas, D. (1967). An in vivo study of the axial rotation of the human thoracolumbar spine. *J Bone Joint Surg, 49A*, 247–262.

Haher, T.R., O'Brien, M., Dryer, J.W., et al. (1994). The role of the lumbar facet joints in spinal stability. Identification of alternative paths of loading. *Spine, 19*, 2667–2670.

Hansson, T., Roos, B., Nachemson, A. (1980). The bone mineral content and ultimate compressive strength of lumbar vertebrae. *Spine, 5*, 46–55.

Harman, E.A., Frykman, P.N., Clagett, E.R., et al. (1988). Intra-abdominal and intra-thoracic pressures during lifting and jumping. *Med Sci Sports Exerc, 20*, 195–201.

Hasegawa, K., Takahashi, H.E., Koga ,Y., et al. (1993). Mechanical properties of osteopenic vertebral bodies monitored by acoustic emission.[Erratum appears in Bone 1993 Nov–Dec;14(6), 891]. *Bone, 14*, 737–743.

Haughton, V.M., Schmidt, T.A., Keele, K., et al. (2000). Flexibility of lumbar spinal motion segments correlated to type of tears in the annulus fibrosus. *J Neurosurg, 92*, 81–86.

Hodges, P., Cresswell, A., Thorstensson, A. (1999). Preparatory trunk motion accompanies rapid upper limb movement. *Exp Brain Res, 124*, 69–79.

Hodges, P.W., Eriksson, A.E., Shirley, D., et al.(2005). Intra-abdominal pressure increases stiffness of the lumbar spine. *J Biomechanics, 38*, 1873–1880.

Hodges, P.W., Gandevia, S.C.(2000). Activation of the human diaphragm during a repetitive postural task. *J Physiol, 1*, 165–175.

Hodges, P.W.,Richardson, C.A.(1997).Feedforward contraction of transversus abdominis is not influenced by the direction of arm movement. *Exp Brain Res, 114*, 362–370.

Hodges, P.W., Sapsford, R., Pengel, L.H.(2007). Postural and respiratory functions of the pelvic floor muscles. *Neurourol Urodyn, 26*, 362–371.

Hutton, W.C., Adams, M.A.(1982). Can the lumbar spine be crushed in heavy lifting? *Spine, 7*, 586–590.

Jorgensen, M.J., Marras, W.S., Gupta, P., et al.(2003). Effect of torso flexion on the lumbar torso extensor muscle sagittal plane moment arms. *Spine, 3*, 363–369.

Joseph, J.(1960). *Man's Posture: Electromyographic Studies*. Springfield: Charles C. Thomas.

Juker, D., McGill, S., Kropf, P., et al.(1998). Quantitative intramuscular myoelectric activity of lumbar portions of psoas and the abdominal wall during a wide variety of tasks. *Med Sci Sports Exerc, 30*, 301–310.

Klein, JJ. A., Hickey, D.S., Huskins, D.W.(1983). Radial bulging of the annulus fibrosus and the function and failure of the intervertebral disc. *J Biomech, 16*, 211–217.

Kozanek, M., Wang, S., Passias, P.G., et al.(2009). Range of motion and orientation of the lumbar facet joints in vivo. *Spine, 34*(19), E689–E696.

Krag, M.H., Seroussi, R.E., Wilder, D.G., et al.(1987). Internal displacement distribution from in vitro loading of human thoracic and lumbar spinal motion segments: Experimental results and theoretical predictions. *Spine, 12*, 1001–1007.

Krajcarski, S.R., Potvin, J.R., Chiang, J.(1999). The in vivo dynamic response of the spine to perturbations causing rapid flexion: Effects of pre-load and step input magnitude. *Clin Biomech, 14*, 54–62.

Kulak, R.F., Schultz, A.B., Belytschko, T., et al.(1975). Biomechanical characteristics of vertebral motion segments and intervertebral discs. *Orthop Clin North Am, 6*, 121–133.

Lavender, S.A., Mirka, G.A., Schoenmarklin, R.W., et al.(1989). The effects of preview and task symmetry on trunk muscle response to sudden loading. *Human Factors, 31*, 101–115.

Lavender, S.A., Tsuang, Y.H., Andersson, G.B.(1992). Trunk muscle co-contraction while resisting applied moments in a twisted posture. *Ergonomics, 36*(10), 1145–1157.

Lee, Y.H., Chen, C.Y. (1999). Lumbar vertebral angles and back muscle loading with belts. *Ind Health, 37*, 390–397.

Li, G., Wang, S., Passias, P., et al.(2009). Segmental in vivo vertebral motion during functional human lumbar spine activities. *Eur Spine J, 18*, 1013–1021.

Lu, W.W., Luk, K.D., Cheung, K.C., et al.(2004). Microfracture and changes in energy absorption to fracture of young vertebral cancellous bone following physiological fatigue loading. *Spine, 29*, 1196–1201.

Lucas, D.B., Bresier, B. (1961). *Stability of the Ligamentous Spine.* Biomechanics Laboratory, University of California, San Francisco and Berkeley. Technical Report 40. San Francisco: The Laboratory.

Lumsden, R.M., Morris, J.M. (1968). An in vivo study of axial rotation and immoblization at the lumbosacral joint. *J Bone Joint Surg, 50A,* 1591–602.

Marras, W.S., Davis, K.G., Heaney, C.A., et al. (2000). The influence of psychosocial stress, gender, and personality on mechanical loading of the lumbar spine. *Spine, 25,* 3045–3054.

Marras, W.S., Granata, K.P. (1995). A biomechanical assessment and model of axial twisting in the thoracolumbar spine. *Spine, 20,* 1440–1451.

Marras,W.S., Mirka, G.A. (1992). A comprehensive evaluation of trunk response to asymmetric trunk motion. *Spine, 17*(3), 318–326.

Marras, W.S., Rangarajulu, S.L., Lavender, S.A. (1987). Trunk loading and expectation. *Ergonomics, 30,* 551–562.

McCook, D.T., Vicenzino, B., Hodges, P.W. (2009). Activity of deep abdominal muscles increases during submaximal flexion and extension efforts but antagonist co-contraction remains unchanged. *J Electromyogr Kinesiol, 19,* 754–762.

McGill, S.M., Karpowicz, A., Fenwick, C.M., et al. (2009). Exercises for the torso performed in a standing posture: Spine and hip motion and motor patterns and spine load. *J Strength Cond Res, 23,* 455–464.

McGill, S.M., Norman, R.W. (1987). Reassessment of the role of intra-abdominal pressure in spinal compression. *Ergonomics, 30,* 1565–1588.

McGill, S. M., Yingling, V.R., Peach, J. P. (1999). Three-dimensional kinematics and trunk muscle myoelectric activity in the elderly spine—A database compared to young people. *Clin Biomech, 14,* 389–395.

Miles, M., Sullivan, W.E. (1961). Lateral bending at the lumbar and lumbosacral joints. *Anat Rec, 139*(3), 387–398.

Miller, J.A., Haderspeck, K.A., Schultz, A.B. (1983). Posterior element loads in lumbar motion segments. *Spine, 8,* 331–337.

Miyazaki, M., Morishita, Y., Takita, C., et al. (2010). Analysis of the relationship between facet joint angle orientation and lumbar spine canal diameter with respect to the kinematics of the lumbar spinal unit. *J Spinal Disord Tech* [Epub.].

Moll, J.M., Wright, V. (1971). Normal range of spinal mobility. An objective clinical study. *Ann Rheum Dis, 30,* 381–386.

Monfort-Panego, M., Vera-Garcia, F.J., Sanchez-Zuriaga, D., et al. (2009). Electromyographic studies in abdominal exercises: A literature synthesis. *J Manipulative Physiol Ther, 32,* 232–244.

Morris, J.M., Benner, G., Lucas, D.B. (1962). An electromyographic study of the intrinsic muscles of the back in man. *J Anat Lond, 96,* 509–520.

Morris, J.M., Lucas, D.B., Bresier, B. (1961). Role of the trunk in stability of the spine. *J Bone Joint Surg, 43A.* 327–351.

Mosekilde, L. (1993). Vertebral structure and strength in vivo and in vitro. *Calcif Tissue Int, 53,* Suppl 1, S121–S125.

Nachemson, A. (1966). Electromyographic studies on the vertebral portion of the psoas muscle; with special reference to its stabilizing function of the lumbar spine. *Acta Orthopaedica Scand, 37,* 177–190.

Nachemson, A. (1963). The influence of spinal movements on the lumbar intradiscal pressure and on the tensile stresses in the annulus fibrosus. *Acta Orthop Scand, 33*(1–4), 1–104.

Nachemson, A. (1960). Lumbar intradiscal pressure. Experimental studies on post-mortem material. *Acta Orthopaedica Scand Suppl, 43,* 1–104.

Nachemson, A. (1975). Towards a better understanding of low-back pain: A review of the mechanics of the lumbar disc. *Rheumatol Rehabil, 14,* 129–143.

Nachemson, A., Elfström, G. (1970). *Intravital Dynamic Pressure Measurements in Lumbar Discs: A Study of Common Movements, Maneuvers and Exercises.* Stockholm: Almquist & Wiksell, 1–40.

Nachemson, A.L., Evans, J.H. (1968). Some mechanical properties of the third human lumbar interlaminar ligament (ligamentum flavum). *J Biomechanics, 1,* 211–220.

Nachemson, A., Morris, J.M. (1964). In vivo measurements of intradiscal pressure. Discometry, a method for the determination of pressure in the lower lumbar discs. *J Bone & Joint Surg 4A,* 1077–1092.

Nelson, J.M., Walmsley, R.P., Stevenson, J.M. (1995). Relative lumbar and pelvic motion during loaded spinal flexion/extension. *Spine, 20,* 199–204.

Nemeth, G. (1984). On hip and lumbar biomechanics. A study of joint load and muscular activity. *Scand J Rehab Med Suppl, 10,* 1–35.

NIOSH. (1994). *Workplace Use of Back Belts: Review and Recommendations.* http://www.cdc.gov/niosh/94-122.html. [NIOSH Publication 1994-122, serial online.]

Okushima, Y., Yamazaki, N., Matsumoto, M., et al. (2006). Lateral translation of the lumbar spine: In vitro biomechanical study. *J Appl Biomech, 22,* 83–92.

Ortengren, R., Andersson, G.B., Nachemson, A.L. (1981). Studies of relationships between lumbar disc pressure, myoelectric back muscle activity, and intra-abdominal (intragastric) pressure. *Spine, 6,* 98–103.

Osvalder, A.L., Neumann, P., Lovsund, P., et al. (1990). Ultimate strength of the lumbar spine in flexion–An in vitro study. *J Biomechanics, 23,* 453–460.

Panjabi, M.M., Goel, V.K., Takata, K. (1982). Physiologic strains in the lumbar spinal ligaments. An in vitro biomechanical study. 1981 Volvo Award in Biomechanics. *Spine, 7,* 192–203.

Parnianpour, M., Nordin, M., Kahanovitz, N., et al. (1988). The triaxial coupling of torque generation of trunk muscles during isometric exertions and the effect of fatiguing isoinertial movements on the motor output and movement patterns. 1988 Volvo Award in Biomechanics. *Spine, 13,* 982–992.

Partridge, M.J., Walters, C.E. (1959). Participation of the abdominal muscles in various movements of the trunk in man: An electromyographic study. *Phys Ther Rev, 39,* 791–800.

Pauly, J.E. (1966). An electromyographic analysis of certain movements and exercises. I. Some deep muscles of the back. *Anat Rec, 155*, 223–234.

Pel, J.J., Spoor, C.W., Pool-Goudzwaard, A.L., et al. (2008). Biomechanical analysis of reducing sacroiliac joint shear load by optimization of pelvic muscle and ligament forces. *Ann Biomed Eng, 36*, 415–424.

Perkins, M.S., Bloswick, D.S. (1995). The use of back belts to increase intraabdominal pressure as a means of preventing low back injuries: A survey of the literature. *Int J Occup Environ Health, 1*(4), 326–335.

Pope, M.H., Andersson, G.B., Broman, H., et al. (1986). Electromyographic studies of the lumbar trunk musculature during the development of axial torques. *J Orthop Res, 4*, 288–297.

Przybyla, A., Pollintine, P., Bedzinski, R., et al. (2006). Outer annulus tears have less effect than endplate fracture on stress distributions inside intervertebral discs: Relevance to disc degeneration. *Clin Biomech, 21*, 1013–1019.

Rajasekaran, S., Naresh-Babu, J., Murugan, S. (2007). Review of postcontrast MRI studies on diffusion of human lumbar discs. *J Magn Reson Imaging, 25*, 410–418.

Ranu, H.S. (1990). Measurement of pressures in the nucleus and within the annulus of the human spinal disc: Due to extreme loading.[Erratum appears in Proc Inst Mech Eng 1991;205(1):following 53]. *Proc Inst Mech Eng H, 204*, 141–146.

Reichmann, S. (1971). Motion of the lumbar articular processes in flexion-extension and lateral flexions of the spine. *Acta Morphol Neerl Scand, 8*, 261–272.

Reichmann, S., Berglund, E., Lundgren, K. (1972). Das Bewegungszentrum in der LendenwirbelsAule bei Flexion und Extension. *Z Anat Entwicklungsgesch, 138*(3), 283–287.

Reid, J.G., Costigan, P.A. (1987). Trunk muscle balance and muscular force. *Spine, 12*, 783–786.

Reyna, J.R. Jr., Leggett, S.H., Kenney, K., et al. (1995). The effect of lumbar belts on isolated lumbar muscle. Strength and dynamic capacity. *Spine, 20*, 68–73.

Rohlmann, A., Zander, T., Schmidt, H., et al. (2006). Analysis of the influence of disc degeneration on the mechanical behaviour of a lumbar motion segment using the finite element method. *J Biomech, 39*, 2484–2490.

Rolander, S.D. (1966). Motion of the lumbar spine with special reference to the stabilizing effect of posterior fusion. An experimental study on autopsy specimens. *Acta Orthop Scand, 90*, 1–144.

Rousseau, M.A., Bradford, D.S., Hadi, T.M., et al. (2006). The instant axis of rotation influences facet forces at L5/S1 during flexion/extension and lateral bending. *Eur Spine J, 15*, 299–307.

Sanchez-Zuriaga, D.P., Adams, M.A., Dolan, P.P. (2010). Is activation of the back muscles impaired by creep or muscle fatigue? *Spine, 35*, 517–525.

Sato, K., Kikuchi, S., Yonezawa, T. (1999). In vivo intradiscal pressure measurement in healthy individuals and in patients with ongoing back problems. *Spine, 24*, 2468–2474.

Saunders, S.W., Schache, A., Rath, D., et al. (2005). Changes in three dimensional lumbo-pelvic kinematics and trunk muscle activity with speed and mode of locomotion. *Clin Biomech, 20*, 784–793.

Schmidt, H., Heuer, F., Wilke, H.J. (2008). Interaction between finite helical axes and facet joint forces under combined loading. *Spine, 33*, 2741–2748.

Schmidt, H., Kettler, A., Heuer, F., et al. (2007). Intradiscal pressure, shear strain, and fiber strain in the intervertebral disc under combined loading. *Spine, 32*, 748–755.

Schultz, A., Andersson, G., Ortengren, R., et al. (1982). Loads on the lumbar spine. Validation of a biomechanical analysis by measurements of intradiscal pressures and myoelectric signals. *J Bone Joint Surg, 64A*, 713–720.

Sheikhzadeh, A., Parnianpour, M., Nordin, M. (2008). Capability and recruitment patterns of trunk during isometric uniaxial and biaxial upright exertion. *Clin Biomech, 23*, 527–535.

Shirazi-Adl, A. (1994). Biomechanics of the lumbar spine in sagittal/lateral moments. *Spine, 19*, 2407–2414.

Shirazi-Adl, A., Sadouk, S., Parnianpour, M., et al. (2002). Muscle force evaluation and the role of posture in human lumbar spine under compression. *Eur Spine J, 11*, 519–526.

Sivan, S., Merkher, Y., Wachtel, E., et al. (2006). Correlation of swelling pressure and intrafibrillar water in young and aged human intervertebral discs. *J Orthop Res, 24*, 1292–1298.

Snijders, C.J., Hermans, P.F., Niesing, R., et al. (2004). The influence of slouching and lumbar support on iliolumbar ligaments, intervertebral discs and sacroiliac joints. *Clin Biomech, 19*, 323–329.

Solomonow, M., Zhou, B.H., Baratta, R.V., et al. (1999). Biomechanics of increased exposure to lumbar injury caused by cyclic loading: Part 1. Loss of reflexive muscular stabilization. *Spine, 24*, 2426–2434.

Sparto, P.J., Parnianpour, M. (1998). Estimation of trunk muscle forces and spinal loads during fatiguing repetitive trunk exertions. *Spine, 23*, 2563–2573.

Steffen, T., Baramki, H.G., Rubin, R. (1998). Lumbar intradiscal pressure measured in the anterior and posterolateral annular regions during asymmetrical loading. *Clin Biomech, 13*(7), 495–505.

Sturesson, B., Selvik, G., Uden, A. (1989). Movements of the sacroiliac joints. A roentgen stereophotogrammetric analysis. *Spine, 14*, 162–165.

Thomas, J.S., Lavender, S.A., Corcos, D.M., et al. (1999). Effect of lifting belts on trunk muscle activation during a suddenly applied load. *Hum Factors, 41*, 670–676.

Trudelle-Jackson, E., Fleisher, L.A., Borman, N., et al. (2010). Lumbar spine flexion and extension extremes of motion in

Tuong, N.H., Dansereau, J., Maurais, G., et al. (1998). Three-dimensional evaluation of lumbar orthosis effects on spinal behavior. *J Rehabil Res Dev, 35*, 34–42.

Urban, J.P., McMillan, J.F. (1985). Swelling pressure of the intervertebral disc: Influence of proteoglycan and collagen contents. *Biorheology, 22*(2), 145–157.

Urban, J.P., Smith, S., Fairbank, J.C. (2004). Nutrition of the intervertebral disc. *Spine, 29*, 2700–2709.

Urquhart, D.M., Hodges, P.W., Allen, T.J., et al. (2005). Abdominal muscle recruitment during a range of voluntary exercises. *Man Ther, 10*, 144–153.

van Dieen, J.H., Hoozemans, M.J., Toussaint, H.M. (1999). Stoop or squat: A review of biomechanical studies on lifting technique. *Clin Biomech, 14*, 685–696.

Wang, M., Dumas, G.A. (1998). Mechanical behavior of the female sacroiliac joint and influence of the anterior and posterior sacroiliac ligaments under sagittal loads. *Clin Biomech, 13*(4-5), 293–299.

Wang, S., Xia, Q., Passias, P., et al. (2009). Measurement of geometric deformation of lumbar intervertebral discs under in-vivo weightbearing condition. *J Biomech, 42*, 705–711.

White, A. (1969). Analysis of the mechanics of the thoracic spine in man. An experimental study of autopsy specimens. *Acta Orthop Scand Suppl, 127*, 1–105.

White, A.A., Panjabi, M.N. (1978). *Clinical Biomechanics of the Spine*. Philadelphia: J.B. Lippincott.

Wilder, D.G., Pope, M.H., Frymoyer, J.W. (1980). The functional topography of the sacroiliac joint. *Spine, 5*, 575–579.

Wilke, H., Neef, P., Hinz, B., et al. (2001). Intradiscal pressure together with anthropometric data—A data set for the validation of models. *Clin Biomech, 16*, Suppl 1, S111–S126.

Wilke, H.J., Neef, P., Caimi, M., et al. (1999). New in vivo measurements of pressures in the intervertebral disc in daily life. *Spine, 24*, 755–762.

Wilke, H.J., Rohlmann, A., Neller, S., et al. (2003). ISSLS prize winner: A novel approach to determine trunk muscle forces during flexion and extension: A comparison of data from an in vitro experiment and in vivo measurements. [Erratum appears in Spine, 2004 Aug 15;29(16), 1844]. *Spine, 28*, 2585–2593.

Wilke, H.J., Wolf, S., Claes, L.E., et al. (1996). Influence of varying muscle forces on lumbar intradiscal pressure: An in vitro study. *J Biomech, 29*, 549–555.

Zander, T., Rohlmann, A., Calisse, J., et al. (2001). Estimation of muscle forces in the lumbar spine during upper-body inclination. *Clin Biomech, 16*, Suppl 1, S73–S80.

Zhu, Q.A., Park, Y.B., Sjovold, S.G., et al. (2008). Can extra-articular strains be used to measure facet contact forces in the lumbar spine? An in-vitro biomechanical study. *Proc Inst Mech Eng H, 222*, 171–184.

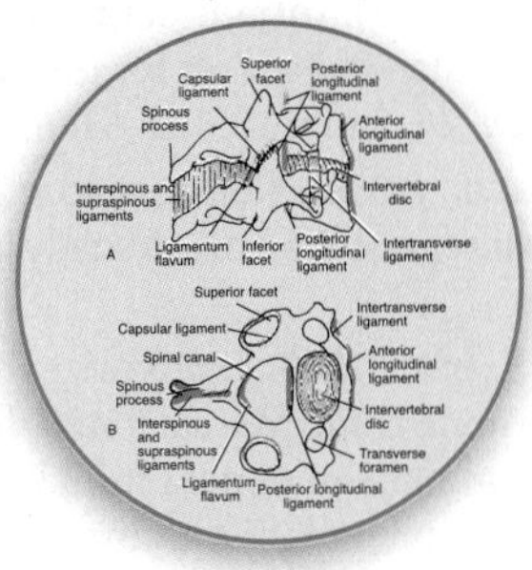

제11장

목뼈의 생체역학

(Biomechanics of the Cervical Spine)

서론 (Introduction)

척추 생체역학의 지식은 개선된 이해를 위한 기능, 손상, 질병으로 의한 복합모델의 발달과 척추에 대한 보다 정교한 관점으로 촉진되면서 20세기 후반 동안 가속적으로 진보되었다. 척추의 두 기둥 모델은 Frank Holdsworth (1963)에 의해 설명되었고, 그 이후, Denis(1983)의 세 기둥 모델로 척추안정성의 원리를 한층 더 다듬었다. 컴퓨터 세대는 이식 전 구성의 안정성을 부과하는 능력을 수술에 제공하면서 아주 효과적인 현대 생체역학적 모형 제작의 방법을 만들었다. 현대의 생체역학적 연구의 확산으로 인해 목뼈 생체역학 지식의 적용은 많은 산업으로 연결되고 개선된 의학적 진단과 보다 효과적인 치료를 지원한다. 미래 기술과 전자의 진보는 이 장을 요약한 많은 기초 생체역학적 원리 위에 계속 확립해 나갈 것이다.

해부학과 생체역학의 구성요소 (Component Anatomy and Biomechanics)

해부학 (Anatomy)

목뼈의 멋진 복합 설계는 인체구조에 독특하게 기여하고 그 기능을 심오하게 강화한다. 목뼈는 목을 움직이고 머리뼈를 출입할 때 뇌의 충격흡수제로 작용하고 뇌줄기(뇌간, brainstem), 척수, 다양한 신경혈관구조를 보호하여 머리뼈를 지원하는 중요한 구조적 역할을 한다. 그 생체역학적 기능의 일부는 무게의 이동과 머리의 굽힘 모멘트를 촉진하는 것이다. 또한 척추는 복합체운동과 안정성을 위한 다중 근육과 인대 부속장치를 제공한다. 근육부속장치에 의해 제공되는 신경근육 조절은 목뼈의 수많은 관절과 결합할 때 머리와 목의 가동범위를 최대화하기 충분한 심리학적 가동범위를 허용하고 머리를 나머지 신체와 환경에 통합하는 역할을 한다.

33개 척추뼈로 이루어진 척추는 목(경추, cervical)(7)(그림 11-1), 등(thoracic)(12), 허리(요추, lumbar)(5), 엉치뼈(천추, sacral)(5개 융합분절), 꼬리뼈(미추, coccygeal)(약 4개)의 다섯 부분으로 나뉜다. C1(제 1 목뼈)과 C2(제2 목뼈)의 두 부분의 목뼈는 비정형적이고, 머리와 목뼈 사이 관절에 독특한 구조적 역할을 한다.

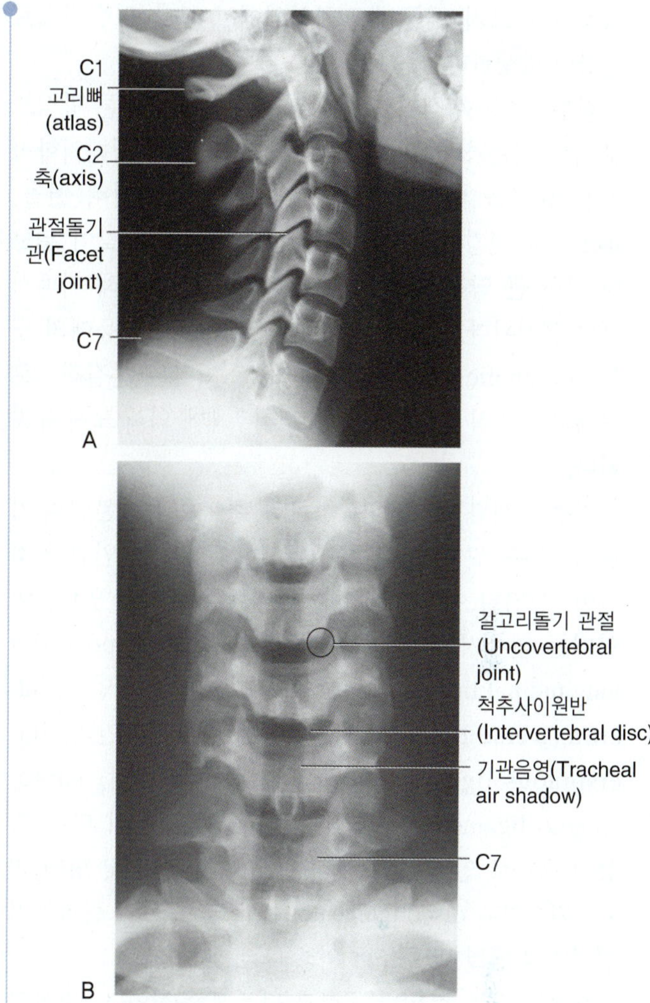

그림 11-1

A. 목뼈의 가쪽 방사선. 전만을 주목하라. 관절돌기 관절면은 이마면이나 관상면에서만 사선으로 정렬된다. 그러므로 가쪽 면에서 아주 잘 보인다. B. 목뼈의 앞뒤면.

또한 머리뼈의 C1과 뒤통수뼈(후두골, occipital bone) 사이 고리-뒤통수관절(환추-후두관절, atlanto-occipital join)도 목뼈의 기능적 역할을 하며, 구조와 기능이 유사한 5개의 전형적인 목뼈, C3~C7° 있다.

척추는 시상면에서 보면 4개 굽힘이 있다. 목뼈와 허리뼈는 앞으로 볼록하고(앞굽음), 등과 엉치구역은 뒤로 볼록하다(뒤굽음). 앞굽음 곡선은 유아척추가 펴지면서 출생 이후 두발자세의 발달을 촉진한다. 스트레스와 스트레인을 분산하도록 도울 수 있는 이 두 굽힘의 서로 조화로운 발달이 있지만, 척추의 각 구조 분절의 상대적 경직이 다르기 때문에 교차영역에서 보다 일반적으로 손상이 발생한다.

척추구조는 형식이 기능을 따르거나 또는 다른 방식으로 전환되는가 하는 다양한 운동형상학적, 생체역학적 기능 요건을 반영하면서 뒤통수뼈에서 엉치뼈(천골, sacral)로 변경된다. 목뼈의 전만은 허리뼈와 같이 뒤보다 앞이 큰 약간 쐐기모양 척추사이원반에 의해 지배적으로 유지된다. 반대로 등뼈 만곡(lordotic)은 등뼈의 뒷부분(kyphotic)이 앞부분보다 크고 이것은 본질적으로 등뼈의 상대적 만곡을 만드는데 척추체에 의해 크게 유지된다.

척추의 개념적 생체역학적 형성 블록은 운동분절의 기능적 척추단위이다. 그것은 척추뼈 사이에 두 인접한 척추뼈, 삽입된 척추사이원반, 인대로 이루어져 있다. 이 인대는 앞뒤세로인대(전후종인대, anterior-posterior longitudinal ligament), 즉 가로사이인대(횡간인대, intertransverse ligament), 가시사이인대(극간인대, interspinous ligament), 가시위인대(극상인대, supraspinous ligament)이다. 척추의 다양한 부분의 다른 기능적 요구로 인해 분절변이가 척추뼈의 크기 및 형태 변화, 원반인대(discoligamentous)구조의 구조, 관절돌기 관절면의 배열 및 구조에 의해 나타난다.

생물적 구조는 일반 공학과 다르게 움직인다. 결합인대 조직은 점탄성과 비등방성 작용을 나타낸다. 점탄성 속성은 뼈와 연부조직 모두에서 보이는 부하 아래 비율 의존적(시간의존) 작용이다. 역학적 강도는 부하율 증가로 높아진다. 비등방성은 뼈가 다른 축을 따라 부하될 때 나타나는 역학적 속성의 변이이다. 비등방성 작용은 뼈의 유사하지 않은 세로와 가로 결정체 미세구조의 결과로 발생한다.

뼈구조 (Osseous structures)

뒤통수-C1~C2 복합체는 위쪽 목뼈를 구성하고, 목 굽힘의 약 40%와 목 돌림의 60%를 담당한다. 뒤통수뼈관절융기는 관절에 대한 고유안정성을 알리면서 제1 목뼈의 조화된 오목형 가쪽 덩어리로 관절이 이어진다. 제 1 목뼈, C1은 제1 목뼈의 두 가쪽 덩어리에 부착된 앞뒤활로 이루어진 뼈 고리이다(그림 11-2). 머리뼈와 안쪽으로 향한 가쪽 덩어리의 상피는 꼬리모양으로 관절과 머리뼈의 밖으로 향한 뒤통수뼈관절융기(후두관절과, occipital condyles)를 형성한다(그림 11-3). 관절표면은 그 위에 위치한 돌림중심으로 구형일부로 간주될 수 있다(Kapandji, 1974). 이 관절에 의해 허용되는 주요 운동은 목뼈의 시상면 가동범위가 많이 계산되는 굽힘과 폄이다.

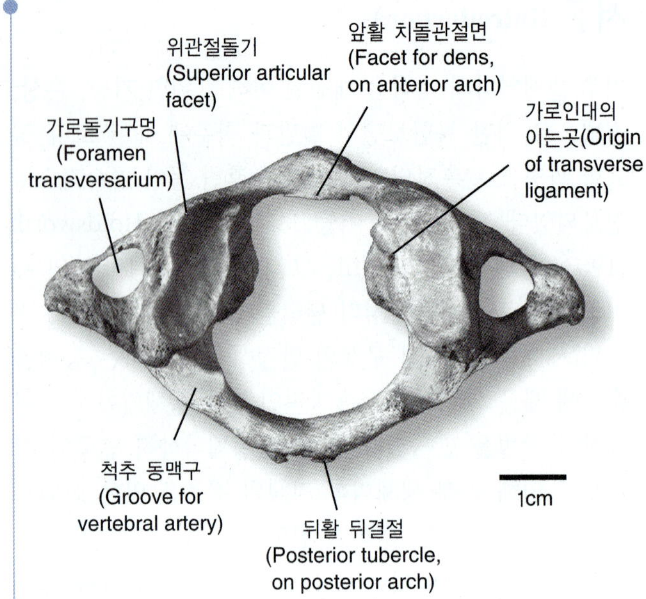

그림 11-2

고리뼈의 뼈구조. *바(bar)* = 1 cm.

뒤통수고리관절의 연장은 뼈 구조에 의해 제한된다. 굽힘은 뒤인대구조에 의해 주로 제한된다(그림 11-4, 11-5). 덮개막은 그 자체로는 목굽힘을 제한하지 않지만, 치아돌기(odontoid process)가 목뼈관으로 과다하게 침범하지 않도록 돕는다(Tubbs, 2007). C1 활의 앞 결절은 목의 굽힘근, 긴목근의 부속장치로 역할을 한다. 제1 목뼈의 뒤쪽 활은 뒤 고리뒤통수막을 통과한 후 큰 구멍으로 들어가면서 목뼈동맥의 경로를 위해 상피에서 홈을 만드는 수정된 막이다.

C1~C2 관절은 목뼈의 돌림을 주로 책임진다. C1과 C2 사이 아무 척추사이원반이 없고 관절돌기 관절면은 일정하지 않은 돌기관절이기 때문에 이 수준의 안정성은 무손상 뼈인대구조에서 예측될 수 있다. C2의 척추체는 치아돌기 또는 치상부를 형성하기 위해 표면으로 향한다

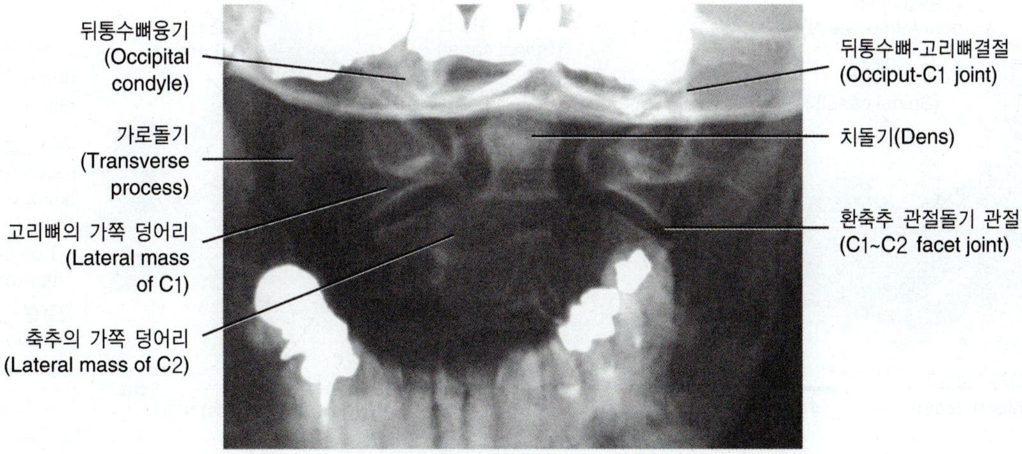

그림 11-3

열린 입 방사선은 뒤통수뼈-C1 그리고 고리중쇠관절을 설명한다. C1의 가쪽 덩어리와 치상부 사이 대칭적인 공간을 주목하라. 이 공간의 비대칭 또는 확대는 돌림장애 또는 C1 고리 파열 이후 발생할 수 있다.

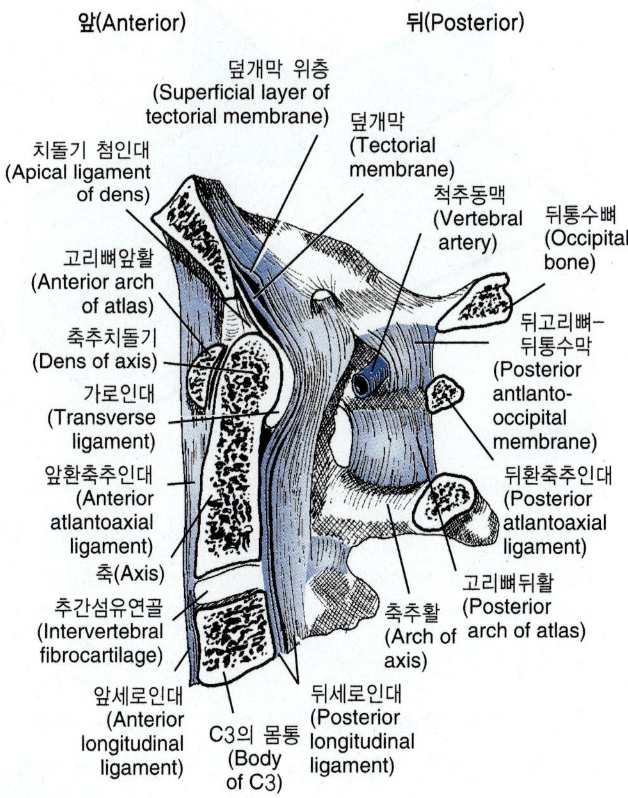

그림 11-4

관절과 주변인대를 보여주는 뒤통수뼈와 처음 세 목뼈를 관통하는 안쪽 시상면

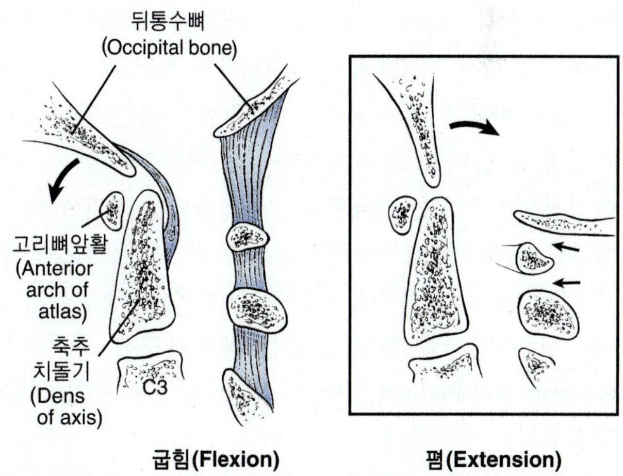

그림 11-5

뒤통수뼈, C1, C2, C3를 보여주는 옆굽힘과 폄 자취의 방사선. 뒤통수뼈, C1, C2 사이 본질적인 상대적 운동이 나타날 수 있다. *큰 화살표*는 운동의 방향을 나타낸다. *작은 화살표*는 뒤 요소가 뒤통수목뼈 폄을 제한함을 나타낸다. 비교에서 최대 굽힘은 인대의 긴장에 의해 조절된다. *출처 : Moskovich, R. & Jones, D.A. (1999). Upper cervical spine instrumentation. Spine: State of the Art Reviews, 13(2), 233-253.*

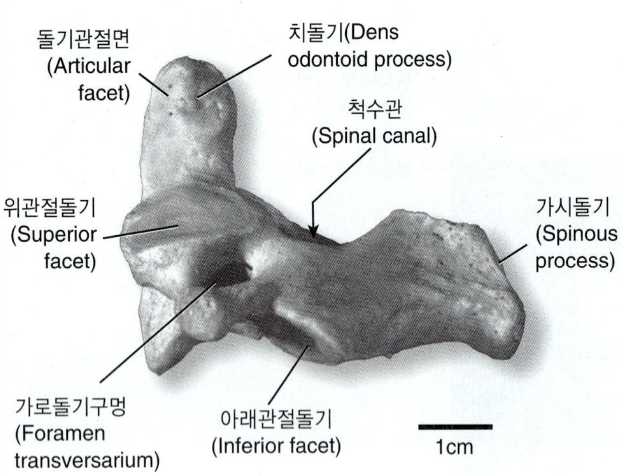

그림 11-6

제2 목뼈, C2. 위쪽 관절돌기 관절면은 다중면 운동을 허용하고, 아래 관절돌기 관절면은 더욱 제한하는 전형적인 목뼈면을 관절로 연결하기 위해 정렬한다. C1의 앞쪽 고리를 관절로 연결하기 위해 치상부 앞쪽의 매끄러운 표면이 있다. *바* = 1 cm.

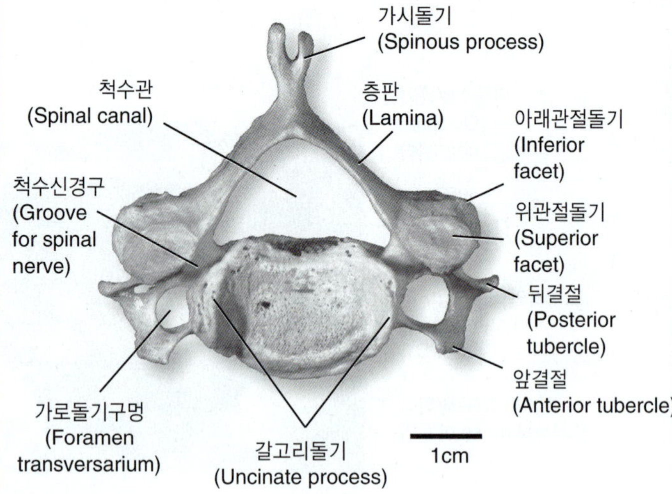

그림 11-7

C3~C6의 대표적인 전형적 목뼈의 윗면(C7, 척추융기는 뚜렷한 두 갈래가 아닌 가시돌기를 가지고 있다는 점에서 약간 다르다).

(그림 11-6). C2의 척추몸통돌기는 가쪽 목뼈 방사선에 특징적인 가늘고 긴 형태를 가지고 있어 구조적 지표로 종종 도움이 된다. 치상부가 C1의 가로인대와 앞활에 의해 형성된 이틀로 이어지고 그 내부에 제한된다. 가로인대는 치상부 뒤 C1의 앞활에서부터 흐르고, C2 상의 C1 앞쪽 이동을 막는다. C1~C2 관절의 다른 인대는 날개인대, 끝인대, 보조날개인대이다. 치상부의 양쪽 가에 대칭적으로 위치한 날개인대는 과잉돌림을 막기 위해 치상부를 뒤통수뼈에 부착한다. 왼쪽 날개인대(익상인대, alar ligament)는 돌림을 막는다. 또한 어느 정도까지 날개인대는 옆굽힘 동안 운동을 제한하도록 작용한다(Dvorak and Panjabi, 1987). 또한, 끝인대는 치상부를 뒤통수뼈로 연결한다.

두 목뼈와 달리 C3~C6번 목뼈의 구조는 유사하다(그림 11-7). 이러한 4개 목뼈는 본체와 2개의 줄기, 가쪽 덩어리, 막, 그리고 가시돌기로 이루어져 있다. 7번 목뼈는 변이적 형태를 가지므로 약간 다르다. 그것은 척추융기라 부르고 C3~C6처럼 두 갈래가 아닌 더 큰 가시돌기를 가진다.

중쇠아래목뼈 운동분절의 앞성분은 척추체와 척추사이원반이다. 목뼈체는 타원형이고 앞뒤보다 안팎으로 더 넓다. 목뼈의 가로돌기는 척추동맥의 경로에 대한 가로 구멍을 모두 포함하는 독특한 것이다. 중쇠아래목뼈의 가로돌기는 두 돌기, 앞뒤 결절이 있으며, 그것은 각각 앞뒤근육의 부착지점으로 역할을 한다. C6의 더 큰

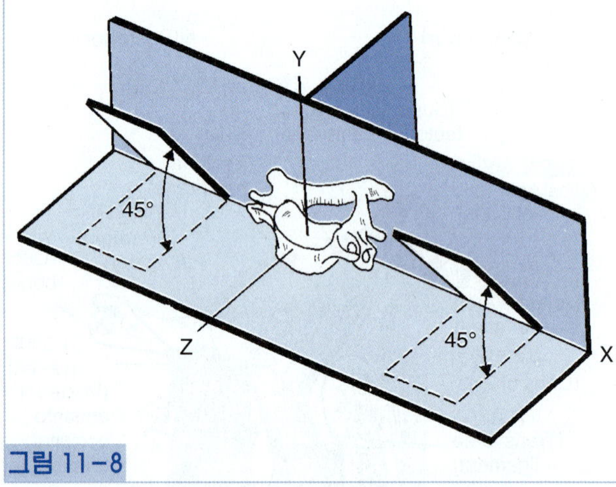

그림 11-8

3면의 전형적 목뼈의 관절돌기 관절면 방위. 면은 횡단면과 이마면의 45°, 시상면의 양각이다. Y는 머리꼬리축, Z는 앞뒤축, X는 중외축을 나타낸다. 출처 : *White, A.A. III & Panjabi, M.M. (1990). Clinical Biomechanics of the Spine. Philadelphia: J.B. Lippincott. Co.*

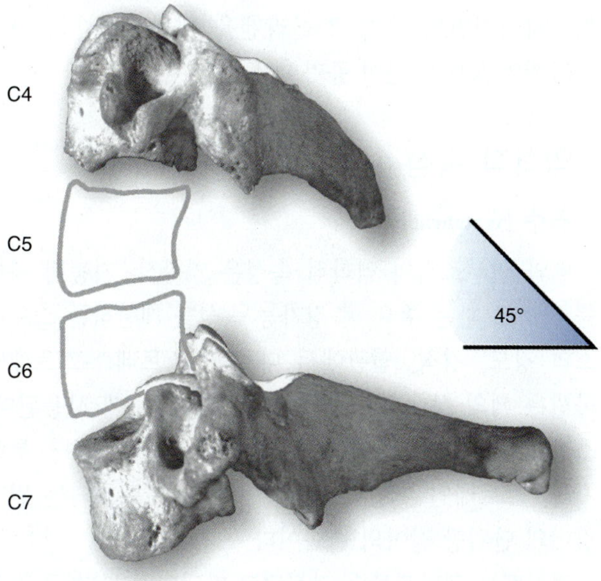

그림 11-9

4~7번 목뼈의 가쪽 사진. 관절돌기 관절면 배열은 횡단면에서 45° 에 가깝다. 또한 근육부속장치의 크기와 중요성을 반영하는 가시돌기 크기의 차이점을 주목하라.

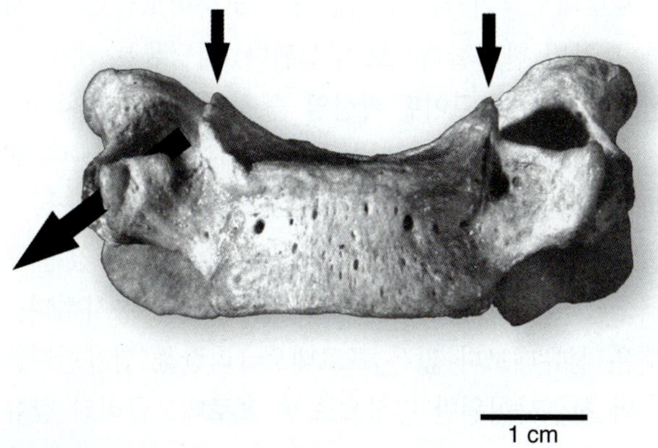

그림 11-10

6번 목뼈의 앞면. *짧은 화살표*는 구상돌기를 나타내고, *긴 화살표*는 6번 목뼈신경뿌리의 경로를 나타낸다. 관절돌기 관절면은 뒤에 위치한다. *바* = 1 cm

앞 결절은 목동맥결절이라 하는 데 중요한 수술지표가 될 수 있다. 가로돌기의 상피는 기존 신경뿌리의 홈을 제공한다.

각 결절은 신경체를 가쪽 덩어리로 연결하고, 그것은 위아래면을 포함하는 뼈의 일부이다. 관절돌기 관절면(facet)은 척추의 운동을 규제하고 척추 안정성에 중요한 역할을 한다. 목뼈뒤관절은 시상면에 약 45° 이고 시상면에 위치한다(그림 11-8, 11-9). 이 방위는 시상면에서 옆굽힘이나 돌림보다 더 큰 굽힘을 허용한다. 관절돌기 관절면은 대부분의 전단힘과 척추에 작용하는 압력힘의 약 16%를 저항한다(Adams, Hutton, 1980). 또한 박막은 가쪽 덩어리에서 생긴다. 가쪽 덩어리는 상대적으로 큰 뼈의 양과 나사의 위치에 쉽게 접근할 수 있기 때문에 목의 안전한 캐뉼러 삽입이 어려운 줄기에 대항하여 중쇠아래목뼈의 중요한 수술적 연관을 가진다.

목뼈의 위쪽 표면은 위 종판의 가쪽 여백에서 올라오는 뼈 융기, 구상돌기(갈고리돌기, uncinate processes)로 인해 안장모양이다(그림 11-10). 갈고리관절(루시카 관절)은 척추성숙 동안 발달하지만, 보편적으로 설명되지 않고 강제적 또는 선택적으로 두발 동물에게만 일어난다고 생각한다. 머리돌림은 두발의 돌아보기에 사용되는 반면, 옆굽힘은 네발 동물에 의해 사용되고 돌림을 촉진하거나 제한하는 이러한 관절의 역할을 나타낸다.

척추사이원반 (intervertebral discs)

척추사이원반은 척추칼럼 높이의 3분의 1까지 기여하고 인접한 척추체 인대의 종판 사이 특별관절을 형성하는 아주 특별한 구조이다. 달리기와 점프와 같은 활동은 척추사이원반에 짧은 기간, 높은 부하를 적용하는 반면, 일반신체활동과 수직자세는 긴 기간, 낮은 부하를 적용한다. 척추사이원반은 압력힘이 급속히 적용될 때 생체역학적 점탄성 원리에 기초한 일반부하보다 크게 견딜 수 있게 한다. 이 속성은 외부적으로 높은 부하가 적용될 때까지 돌발파괴로부터 척추사이원반을 적절히 보호한다.

속질핵은 척추사이원반 내 중심에 위치하고 청년시기의 거의 90%의 수분을 구성한다. 수분함유가 출생 시 가장 높았다가 나이가 들면서 척추사이원반 변성으로 약 70% 감소된다. 수핵의 나머지는 유형 2 콜라겐으로만 이루어진 콜라겐과 프로테오글리칸으로 구성된다. 유형 2 콜라겐 섬유는 유형 1 콜라겐 섬유보다 압력을 더 잘

흡수하는 것으로 생각된다.

프로테오글리칸은 다당류(글리코사미노글리칸) 사슬에 부착된 단백질핵으로 구성된다. 다당류는 케라틴 황산염 또는 콘드로이틴 황산염 중 하나이다. 다당류에 부착된 핵단백질은 연계단백질을 통해 히알루론산에 결합한다. 척추사이원반의 프로테오글리칸은 보다 짧은 핵단백질과 다당류 사슬을 가진 척추사이원반에 있는 프로테오글리칸을 제외하고 관절연골의 것과 유사하다. 수핵은 섬유테보다 많은 프로테오글리칸을 함유한다. 노화와 척추사이원반 변성으로 총 프로테오글리칸 함유량은 감소된다.

섬유테는 척추사이원반의 바깥쪽 부분이다. 그 수분 함유는 청년의 약 78% 수분이 있는 핵보다 약간 낮다. 노화로 수분함유는 노인의 수핵과 같이 약 70%로 떨어진다. 고리는 약 90 동심 박막띠에 배열된 콜라겐을 구성한다. 이러한 판의 콜라겐 섬유는 척추사이원반에 약 30° 또는 인접한 띠에 각각 120°로 흐른다. 이 고유 방위는 일부 유연성을 허용하면서 고리에 강도를 부여한다(그림 11-11). 고리의 콜라겐 구성은 유형 2 콜라겐 약 60%와 유형 1 콜라겐 약 40%이다. 척추사이원반이 노화되면서 콜라겐은 되돌릴 수 없는 교차연결을 경험하고 척추사이원반의 유형 2 콜라겐을 대체하면서 유형 1 콜라겐의 상대적 양이 증가한다.

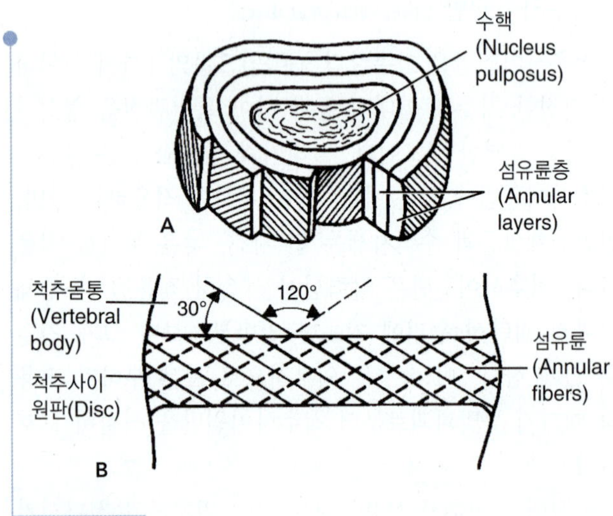

그림 11-11

섬유의 교차배열을 나타내는 척추사이원반의 도해. **A**. 콜라겐섬유의 대체 방위를 나타내기 위해 자른 것으로 묘사된 섬유테의 동심층. **B**. 고리섬유의 층은 척추몸통에 30°, 서로 120°로 향해 있다. 출처 : *White, A.A, III & Panjabi, M.M. (1990). Clinical Biomechanics of the Spine. Philadelphia: JB. Lippincott Co.*

역학적 속성 (Mechanical properties)

척추 (vertebrae)

뼈와 연부조직의 역학적 속성은 역학적, 기능적 차이를 기초로 하는 주요, 측정가능 속성을 제한하는 스트레스의 강도, 경직, 연관에서 다르다. 스트레스-스트레인 곡선은 뼈의 상대적 부하작용을 정의하는 데 사용된다. 스트레스는 직각으로 적용된 부하의 단위면적당 부하가다. 스트레인은 일반적으로 백분율로 표현되는 원래 길이의 단위당 길이의 변화이다.

겉질뼈는 해면뼈보다 경직되고 파괴이전 보다 큰 스트레스를 견딜 수 있다. 체내 스트레인이 겉질뼈 원래 길이의 2%를 초과하고, 해면뼈는 파괴이전 다소 큰 스트레인을 견딜 수 있다. 스트레인을 견디기 위한 보다 큰 능력은 해면뼈의 구조로 인한 것이다. 그 다공성은 겉질뼈에 비해 30~90%로 다양하고, 5~30% 값을 가진다(Carter, Hayes, 1977). 척추압력강도는 위 목뼈에서 아래 허리수준으로 증가된다.

척추의 수분함유는 나이가 들면서 상대적 일정율로 저하되고(Hasson, Roos, 1986; Hansson, 1980) 뼈 취약성에 영향을 미친다. 골다공증의 발달과 함께 중년과 장년에서 주로 일어나는 이상 뼈손실이 적은 외상에서 파괴 위험에 처하게 하여 계속되고 척추압력을 떨어뜨리거나 "비활동"으로 만든다. 뼈조직의 25% 감소는 척추강도의 50% 이상으로 저하시킨다(Bell, 1967). 척추의 겉질껍질이 압력 동안 그 강도의 약 10%만 책임지기 때문에 좋은 질의 해면뼈는 상당히 중요하다(McBroom, 1985). 뼈가 체내에 부하될 때 뼈에 부착된 근육의 수축은 뼈의 스트레스 분산을 변경할 수 있다. 굽힘모멘트는 운동 동안 척추체에 적용된다. 굽힘 동안 인장 스트레스가 뒤쪽 겉질뼈에 적용되고 척추몸통의 앞쪽 겉질뼈에는 압력이 적용된다. 들어올리기 실행을 위해 전형적 굽힘-폄 운동, 등근육은 상당한 힘을 개발해야 한다(Schultz, 1982). 전형적 목뼈의 스트레스는 인장에서 압력으로 약 0.5~1 cm 앞뒤세로인대에서 변화된다(Pintar,

1995). 뼈가 압력보다 인장에서 일찍 약해지고 떨어지기 때문에 뒤척추옆근수축은 뒤쪽 겉질뼈 인장 스트레스를 감소하거나 중성화하는 압력 스트레스를 생성하여 뼈의 인장 스트레스를 감소할 수 있다. 이것은 척추뼈가 그 외에 가능할 수 있는 것보다 높은 부하를 견디도록 한다. 그러나, 뼈는 압력부하 아래 척추사이원반에 일어나는 손상이전에 흔히 파괴된다. 목뼈의 유한요소 모형제작은 종판 스트레스의 증가가 압력부하 아래 이 성분의 파괴에 대한 개시요인일 수 있음을 나타낸다(Yoganandan, 1996).

척추사이원반 (intervertebral discs)

척추사이원반은 점탄성 속성(크립과 이완)과 이력현상을 나타낸다(Kazarian, 1975). 이력현상은 결핍 또는 지연을 의미하는 고대그리스어에서 파생되었다. 모든 점탄성 구조는 이력현상을 나타내고, 구조가 반복부하와 비부하주기에 놓여 있을 때 에너지의 손실이 있는 현상이다. 크립은 변성되거나 헤르니아 척추사이원반보다 건강한 척추사이원반에서 더 천천히 발생하는데 그것은 변성된 척추사이원반이 원래보다 적은 점탄성적이라는 것을 말한다(Kazarian, 1972). 또한 이력현상고리는 노화 척추사이원반보다 작다.

허리척추 척추사이원반은 매일 약 20%의 수분을 손실하고 다시 얻는데(Botsford, 1994) 아침 첫 시간 동안 대부분의 손실이 발생한다(Dolan, Adams, 2001). 목뼈 척추사이원반 스트레스를 수집한 다음, 견본은 척추사이원반에서 수분을 내보내기 위해 두 시간 동안 지속된 크립 압력부하에 영향을 받는다(Skrzypiec, 2007). 핵압력은 중성, 굽힘, 폄 자세에서 각각 17%, 22%, 37%로 감소된다. 유사하게 크립은 뒤고리의 최대 스트레스를 각각 13%, 20%, 29% 감소한다. 고리의 최대 스트레스(핵압력에 상대적인)는 다음 크립을 증가시키고 자세영향을 과장하는 경향이 있다. 크립 부하는 척추체의 높이를 줄이고 관절돌기 관절면(facet)과 추측상 목뼈의 갈고리관절로 부하를 이동한다.

인대 (ligaments)

척추의 임상적 안정성은 주로 연부조직 성분에 달려 있고, 특히 목뼈에서 그러하다. 척추인대는 섬유선을 따라 견인에서 주로 기능한다. 인대강도와 제한 신장성은 특히 두 목뼈 교차부분 주변에서 안정성 유지를 돕는다. 한 연구에서는 날개인대가 200 N, 가로인대는 350 N의 체외강도를 가진다고 발견했다(Dvorak, Schneider, 1988). 연속인대 횡단면 연구에서는 척추사이 돌림중심에 근접한 인대가 더 강하고, 척추 안정화와 손상으로부터 신경조직을 보호하는 데 중요한 역할을 한다고 제시했다(Panjabi, 1975).

다른 연구에서는 목뼈인대의 인장강도는 견인 1cm/s로 물질시험 해법으로 측정되었다(Myklebust, 1988). 시험은 척추인대의 점탄성 작용을 나타내는 S자 모양 힘 변형곡선을 만들었다. C2의 치아돌기 정점에서 뒤통수뼈로 연결하는 끝인대는 125~423 N에서 파괴되고, 치아돌기의 위쪽가쪽 면을 뒤통수뼈에 연결하는 날개인대는 231~445 N에서 파괴된다. 앞세로인대(ALL)는 높은 목뼈와 낮은 등과 허리부분에서 가장 강하다. 덮개막은 76 N의 평균파괴부하를 나타낸다. 앞뒤 뒤고리뒤통수막은 각각 평균 233 N, 83 N으로 낮은 수준의 균등구조로 일관된다. 수직 십자인대는 436 N의 절대평균 강도를 나타냈다. 인대 강도는 다음 기능을 형성하는 고전적 견본에 요구되는 유연성과 해부학적 필요에 연관되어 있다.

모든 인대는 큰 엘라스틴 백분율을 가지는 황색인대에 대해 예외적인 높은 콜라겐 함량을 가진다. 황색인대는 척추가 중성위치에 있거나 다소 폄될 때조차 장력 아래 있어서 일부 고유지지를 척추에 제공하도록 척추사이원반에 어느 정도의 사전 스트레스를 준다(Nachemson, Evans, 1968; Rolander, 1966). Myklebust(1988)는 많은 나선형인대가 상당한 폄이 가능함을 주목했지만, 등보다 목과 허리척추에서 그러하다. 또한 엘라스틴 속성은 신경요소를 잠재적으로 압박할 수 있는 폄 동안 이러한 인대의 내부 죔쇠를 제한하는 것을 지지한다.

외상은 일반 삠과 긴장보다 높은 속도에서 일어날 수 있고, 손상패턴은 인대의 점탄성 속성에 기인하여 다를 수 있다. Ivancic(2007)는 평균 최대율 723(106) mm/s에서 완전파괴를 연장하는 목뼈-인대-뼈 견본(연령범위: 71~92세)을 연구했다. 높은 속도 폄은 목뼈인대를 높은 최대 힘과 낮은 최대 폄에서 파괴를 유발할 수 있고, 낮

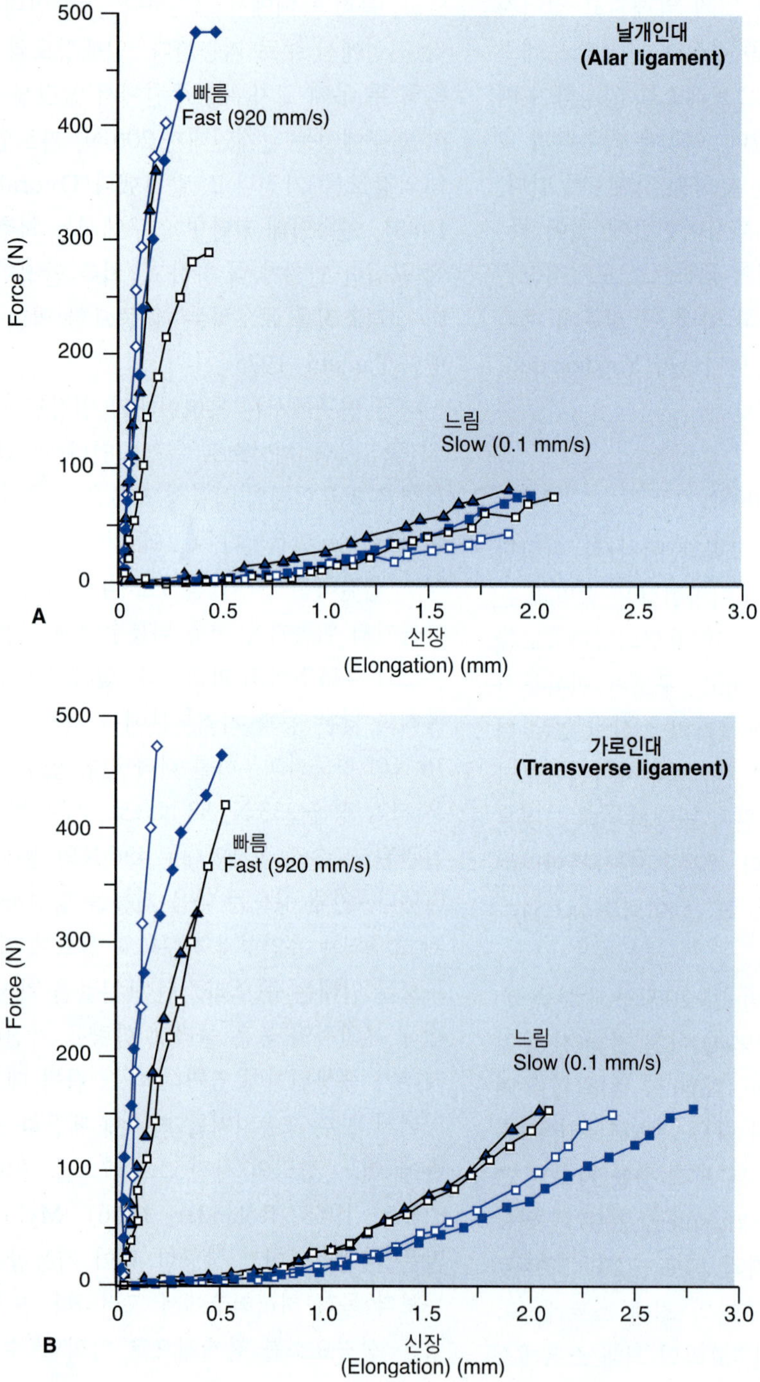

그림 11-12

A. 느린(0.1 mm/s) 편율과 빠른(920 mm/s) 편율의 치상-날개인대-뒤통수뼈 복합체 힘-편 곡선. B. 느린(0.1 mm/s) 편율과 빠른(920 mm/s) 편율의 제1 목뼈-가로인대-제1 목뼈 복합 힘-편 곡선. 출처: *Panjabi, M.M., Crisco, J.J., III, Lydon, C. et al. (1998). The mechanical properties of human alar and transverse ligaments at slow and fast extension rates. Clin biomech 13, 112–120.*

은 폄율과 비교하여 적은 에너지를 흡수하고 경직될 수 있다는 결론을 내렸다. Panjabi, Crisco(1998)는 37~53세 연령범위의 11개 시체 날개인대와 가로인대의 느린 폄율과 빠른 폄율을 비교했다. 긴장과 에너지 흡수는 10분의 1보다 적게 감소되었고, 폄율이 증가하면서 날개와 가로인대 양쪽에서 10배 이상 경직이 증가했다. 높은 부하율에서 인대열상이나 박리골절에 의해 유사한 파괴사고가 있고, 그것은 뼈와 인대가 이러한 부하율에서 비교가능한 강도를 가짐을 나타낸다. 뼈-인대-뼈 견본의 힘폄곡선은 조직의 점탄성 속성을 명확히 예시한다(그림 11-12). 가로인대준비에 의해 흡수된 에너지와 긴장은 날개인대보다 낮다. 날개인대의 거의 배타적인 평행 정렬 콜라겐함유와 비교하면 차이점은 가로인대와 그 배열에서 엘라스틴 섬유와 연관될 수 있다(Dvorak, Schneider, 1988).

근육 (muscle)

근육 강도와 조절은 머리와 목 균형을 유지하는 데 필수적이다. 목뼈의 근육강도 역시 뼈의 스트레스를 줄이는 역할을 한다. 다양한 운동 동안 굽힘 모멘트는 척추체에 적용된다. 굽힘의 인장 스트레스는 뒤쪽 겉질뼈에 적용되고 척추체의 앞쪽 겉질뼈를 압박한다. 목뼈의 실질적 부하는 특히 아래 목 운동분절에서 목굽힘 동안 측정되었다.

Harms-Ringdahl(1986)은 뒤고리-뒤통수관절과 7번 목의 5개 위치 C7~T1 운동분절의 운동축 주위에 생성된 굽힘 모멘트를 측정했다: 완전굽힘, 약간굽힘, 중립, 턱을 넣은 머리수직자세, 완전폄. 뒤통수뼈와 C1 사이 교차부분의 부하는 최대폄 동안 가장 낮았다(폄 모멘트 0.4 Nm 에서 굽힘 모멘트 0.3 Nm 범위). 그것은 최대굽힘(0.9~1.8 Nm)동안 가장 높았지만, 목이 중간 위치에 있을 때 생성되는 것보다 약간 높을 뿐이었다. C7~T1 운동분절의 부하는 목이 중간 위치에 있을 때 아주 낮았지만, 턱을 넣고 머리를 수직으로 할 때 더 낮아졌다(폄 모멘트 0.8 Nm 에서 굽힘 모멘트 0.9 Nm 까지 범위). 부하는 최대 폄(범위 1.1~2.4 Nm에서) 동안 그리고 약한 굽힘(3.0~6.2 Nm에 도달하는) 동안 잠재적으로 다소 증가된다. 최대 부하는 모멘트범위 3.7~6.5 Nm으로 최대폄 동안 생성되었다.

동일한 연구의 표면 전극 근전도 검사가 이전에 설명한 동일한 목의 5개 위치 목뼈의 척추세움근 위 활동 기록에 사용되었다. 흥미롭게도 그 값은 중간 위치의 3배 이상 증가된 C7~T1 운동분절 굽힘 모멘트의 최대 굽힘 동안에서 조차 모든 위치의 근육활동이 아주 낮음을 보여주었다. 이 연구와 다른 연구에서 목 폄근의 근전도검사 수준에서 낮다는 사실은 굽힘 모멘트가 관절주머니와 인대와 같은 수동 연결조직 구조와 균형을 이룸을 나타낸다. 인대에 의해 제공되는 수동지지의 많은 다른 관절에서 이 현상을 볼 수 있다.

그러나 Harms-Ringdahl(1986)에 의해 계산된 모멘트값은 Moroney와 Schultz(1985)에 의해 수직자세 동안 머리에 대한 최대 그리고 하부 최대 부하를 저항하는 14명의 남성으로 측정한 최대값의 약 10%였다. 평균최대 수의적 모멘트는 목뼈의 축성 돌림 동안 10 Nm, 굽힘과 옆굽힘 동안 12~14 Nm, 폄 동안 30 Nm 이었다. C4~5 운동분절의 최대(압력) 반응힘은 굽힘, 돌림, 옆굽힘 동안 500~700 N, 폄 동안 1,100 N으로 상승했다. 앞뒤전단힘은 각각 260 N, 110 N에 이른다. 계산된 모멘트와 힘은 C4 수준의 목 직경주변 8개 부분에서 평균 측정된 근전성 활동으로 일반적으로 서로 잘 연관된다.

근육은 역사적, 현대적 임상설정 모두에서 관측될 수 있는 기초 자세 항상성의 중요한 역할을 한다. 소아마비 환자에서 많은 영향을 받은 1950년대 독특한 관찰연구에서 호흡기 마비에 대한 호흡기 지원 개선이 보다 높은 생존율과 수많은 환자가 목근육 구조 완전마비를 견딜 수 있게 이끌었다. 완전동요 목뼈 환자는 적합한 지지가 제공되고 실질적으로 침대에서 유지할 수 없는 경우 사지의 좋은 상태에도 불구하고 머리를 지지하기 불가능하다(Perry, Nickel, 1959). 유사하게 심한 목 후만은 방사선 연구에서 명확한 구조적 병인이 없는 노인환자에서 종종 나타난다. 이러한 환자의 일부에서 노인성 목근육 질환에 기여하는 뚜렷한 목폄근의 취약성이 발견되었다(그림 11-13)(Simmons and Bradley, 1988).

신경요소 (neural elements)

신경요소의 생체역학은 뼈인대척추칼럼처럼 잘 연구

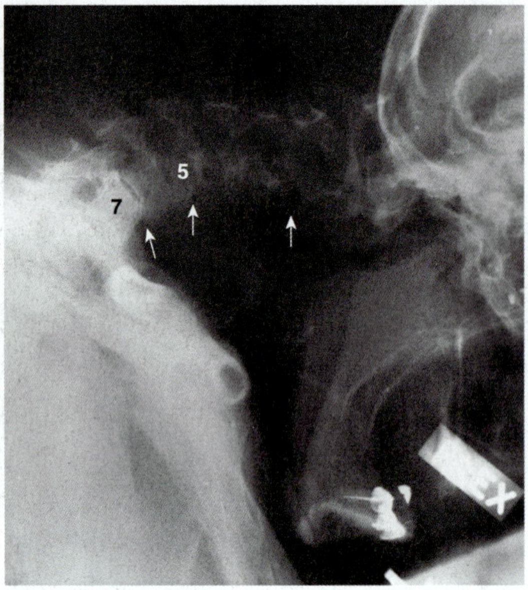

그림 11-13

심각한 사경을 나타내는 68세 여성의 가쪽 목 방사선 사진. 손상 병력이 없다고 했고, 구조적 척추이상, 감염, 종양, 또는 염증질환의 병변 증거도 없었다. 가성불완전탈구(*화살표*)는 뚜렷한 뒤굽음의 결과임이 명백하다. 목은 심한 목굽힘 변형으로 인해 뒤틀리고, 한쪽으로 머리를 돌리지 않고서는 앞을 볼 수가 없다. 신경학상으로는 정상이다. 가벼운 견인으로 중립위치로 목을 펴하는 것은 가능하다. C2~C7의 뒤쪽 융합술 이후 정상적인 자립생활로 돌아왔다. 근육생검은 노인의 근육병변과 일치했다. *출처: Moskovich R. Cervical instability(rheumatoid, dwarfism, degenerative, others). In K.H. Bridwell, R.L. DeWald(Eds.). The Textbook of spinal surgery(2nd. ed.). Philadelphia Lippincott-Raven Publishers, 969-1009.*

되지는 않지만, 기초지식은 성장하고 있다. 현재까지 특정기초 매개변수가 설정되었다. 목뼈는 굽힘과 폄 동안 길이의 상당한 변화를 겪는다(Breig, 1966, Reill, 1960). 따라서, 척수에 일부 세로 탄성이 있지만, 축성 이동을 저조하게 허용한다. 이동힘은 전형적인 신경손상의 결과이다. 2.75~3.44 kN 사이 압력허용오차는 상당한 신경손상이 일어나기 전 성인목뼈에서 측정된다(Myers, Winkelstein, 1995).

척수손상은 특히 좁은 척추관의 면에서 돌연 굽힘-폄 운동으로 일어날 수도 있다. 머리굽힘만으로 도관의 골수내 척추관압력의 상당한 증가를 가져온다(Kitahara, 1995). 신경손상은 척추관의 앞뒤압력으로 인해 일어날 수 있고, 척추관이 협착한 경우 더욱 일반적이다. 굽힘운동은 손상에서 척추관이 목뼈의 뼈가시와 접촉할 때 일어날 수 있고, 폄운동은 앞 뼈가시와 뒤 함입 황색인대 사이 척수의 협공같은 압력으로 일어날 수 있다. 앞이나 중간 척수손상이 이어질 수 있다.

척추관협착증 진단이 척추관의 절대크기에 기초하여 만들어질 수 있지만, 신경축 이미지는 보다 큰 값을 가질 수 있다. 대비강조된 계산 단층 x선, 척추촬영법, MRI는 척수의 실질적 침해나 왜곡을 설명할 수 있다. 굽힘과 폄에서 실행된 연구는 침범에 대한 역학적 연부조직성분의 기여를 설명하여 정보 값을 강화할 수 있다. 368명 성인의 목뼈로 뼈목뼈관과 척추체의 정확한 크기가 측정되었다(Moskovich, 1996). 이 연구는 C3~C7 척추관의 평균시상직경이 14 mm로 정의되는 아주 유효한 매개변수 통계방법을 사용한다(14.07±1.63mm; N = 272)(그림 11-14, 11-15). 척추체 직경에 대한 시상도관직경의 평균비율(c-b 비율)은 86.68±13.70 이었다. 80% 미만의 c-b 비율이 비정상으로 간주되는 경우 축하척추의 30%가 척추관협착증으로 진단되었다. 또한, 다른 연구에서는 c-b 비율의 높은 거짓-양성 실패율은 증상이 없는 80명의 축구선수 49%의 하나 이상의 목 수준에서 80% 미만의 c-b 비율을 가짐을 발견했다(Herzog, 1991). 그러나 다른 연구에서는 단순 가쪽 방사선과 CT 촬영을 이용하여 c-b 비율의 신뢰도를 평가했다(Blackley, 1999). 관의 실제직경과 c-b 비율 사이별로 연관되어 있지 않음이 결과로 증명된다.

해부학적 형태학의 변이는 목뼈 내 해부학적 측정에서 비율 사용이 목뼈관의 실제 직경을 정의하기에 신뢰할 만하지 않음을 의미한다. 방사선 상으로는 이상이 없는 척수손상이 특히 어린이에게 나타나기도 한다(Dickman, 1991; Osenback, Menezes, 1989; Pang, Pollack, 1989). 그러한 손상의 병인은 알려지지 않았지만, 하나는 세로수축의 작용일 수 있다. 아동의 뼈성가시의 이상탄성 생체역학은 뼈성가시의 순간 감소에 이어 직접 척수외상을 허용하면서 심리학적 한계를 너머 근육뼈대계(근골격계) 구조의 변형을 허용할 수 있다(Kriss, 1996). 고립 척수는 인장에 저조하게 저항하고, 성인 3명의 척수 견본 파괴에 대한 축성인장힘은 278 N± 90으로 기록되었다(Yoganandan, 1996). 힘 저하는 직접 신경손상이나 혈관장애를 가져올 수 있다.

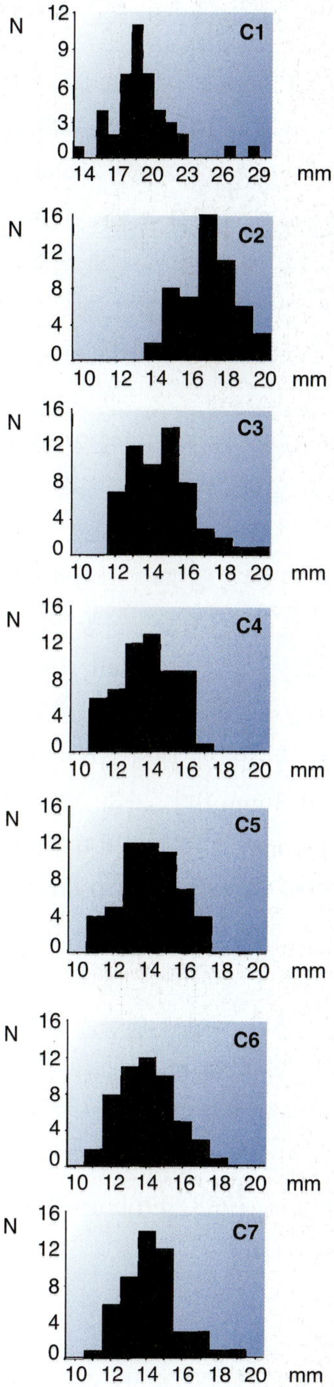

그림 11-14

C1~C7 시상관 직경의 분포도. C1 도표에서 분리된 동일한 체계가 모든 수평축에 사용되어 직경분산이 비교 가능하다. *출처 : Moskovich, R., Shott, S., Zhang, Z.H. (1996). Does the cervical canal to body ratio predict spinal stenosis? Bull Hosp Joint Dis, 55, 61–71.*

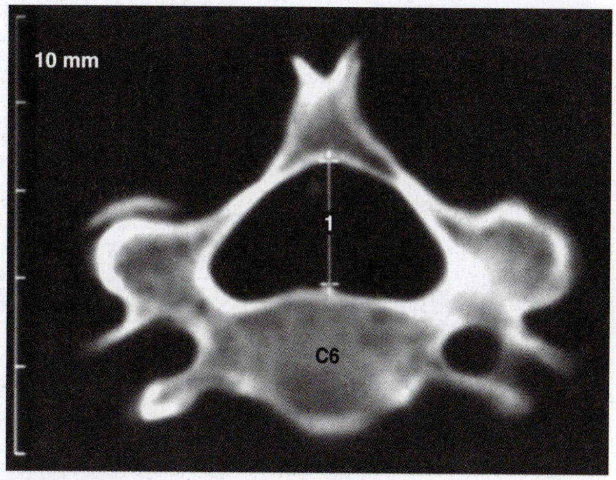

그림 11-15

내용에서 상세하게 다룬 연구부분이 아닌 6번 목뼈의 축성 계산 단층 X선 사진촬영. 목뼈 척추관의 앞뒤직경은 이 견본에서 13.96 mm로 측정되었다.

운동형상학 (Kinematics)

운동형상학은 다른 제반 힘을 고려하지 않은 강체 운동에 대한 연구이다. 척추 운동형상학은 다양한 척추단위에서 발생하는 심리학적, 병리학적 운동으로 설명된다. 운동형상학의 전통적 단위연구는 운동분절 또는 기능적 척추단위이다. 이전 설명과 같이 각 운동분절은 두 개의 인접 척추뼈와 그 사이 삽입된 연부조직으로 이루어진다(그림 11-16).

기초 생체역학 시험은 척추체에 대한 힘적용과 일어나는 운동의 연속측정을 포함한다(그림 11-17). 운동은 돌림 또는 이동적일 수 있다. 자유도는 강체가 직선으로 앞뒤로 이동하거나 특정 축 주위를 돌림할 때의 운동으로 정의된다. 그러므로, 각 척추체는 총 자유 6각에 대한 각 세 직각면의 이동이나 돌림일 수 있다(그림 11-18)(Panjabi, 1981). 한 축을 따라 몸이 돌림하거나 이동할 때 다른 축을 따라 동시에 돌림하거나 이동하는 것과 일정하게 연관될 때, 운동이 결합된다. 쌍운동은 3 직각축에 대한 X, Y, Z 방향과 돌림에서 일반적으로 변위로 나타난다. 전체 척추 시험은 보다 복잡한 분석을 요구하고 흥미로운 결과를 가져온다. 그러나 척추운동분절의 분석은 척추 생체역학의 기초 이해에 중요하게 남아 있다.

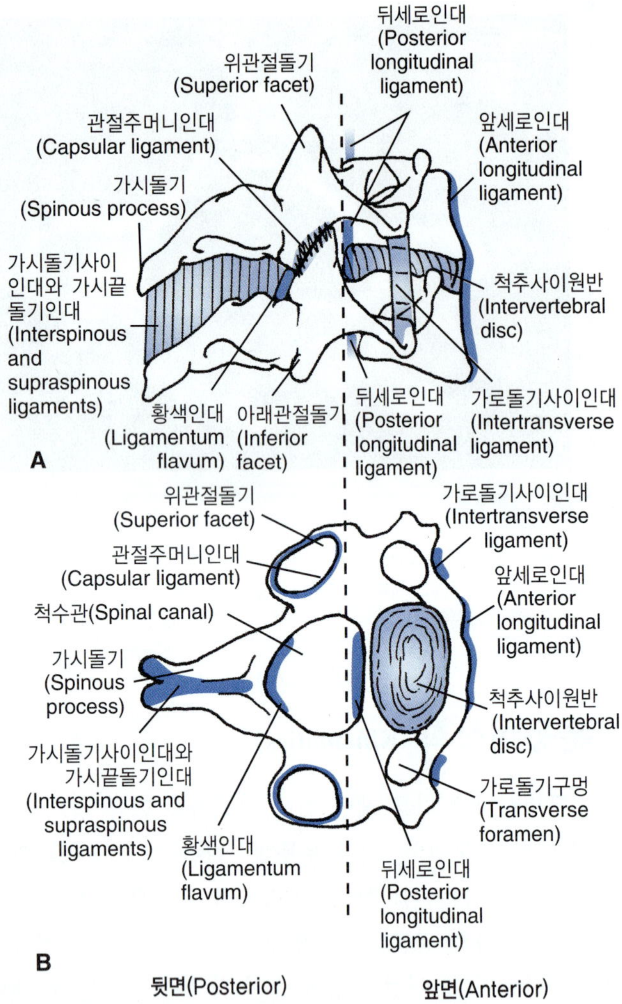

그림 11-16

두 전형적 목뼈(C4, C5), 척추사이원반, 주변인대로 구성된 목운동분절의 도해. 점선은 운동분절을 앞과 뒤 구성으로 나눈다. A. 가쪽 면. B. 윗면. 출처: *White, A.A. III. Johnson, R.M. Panjabi, M.M., et al. (1975). Biomechanical analysis of clinical stability in the cervical spine. Clin Orthop Relat Res, 109, 85-96.*

관절가동범위 (Range of motion)

목관절 가동범위의 측정은 방사선 연구나 사후연구에 기초한다. 경사계와 다양한 광전자, 전자석 기구가 임상적으로 목뼈운동의 간접검사평가에 사용되는데 정확한 것은 아니다. 특히 쌍운동은 저조하게 측량된다(Roozmon, 1993). C1~C2에서 한 쪽으로 활성축 돌림의 설정 범위는 27~49°(평균 39°)이다. 수동돌림은 29~46°(평균 41°)이다(Dvorak, 1987, Froehilich, 1988; Penning, Wilmink, 1987). 이러한 측정은 전체 목돌림의 약 50%로 평가된다.

남성의 목운동에 대한 다른 입체방사선촬영 연구는 뒤통수뼈와 C7 사이 평균 105° 축성돌림을 발견했다. 총 축성돌림의 70%가 뒤통수뼈와 C2 사이에서 일어났다. C2~C7의 각 운동분절은 평균 4~8° 돌림한다(Mimura, 1989). 과소평가되는 사실로는 굽힘과 폄의 상당한 양이 C1~C2 관절에서 일어나고, 굽힘과 폄의 5~20°가 평균 12°(능동)~15°(수동)로 일어난다(Dvorak, Schneider, 1988).

축성돌림의 약 90°가 중간 각 면에 약 45°로 중쇠아래목뼈(C3~C7)에서 일어난다. 더 큰 가쪽 굽힘이 가능하고, 전체 약 98°, 중립위에서 양쪽으로 약 49°이다. 굽힘과 폄의 범위는 약 64°, 폄 24°, 굽힘 40°이다. 생체견본의 실험연구는 각 면의 운동이 운동분절 전체에 고르게 분산된다고 결론을 내렸다(Lysell, 1969). 중쇠아래척추의 운동분절 앞뒤이동의 평균전체범위는 앞쪽 전단에 대해 1.9 mm, 뒤전단에 대해 1.6 mm로 똑같이 나뉘지 않은 3.5±0.3 mm이다. 가쪽 전단부하는 인장은 산란과 압력의 1.1 mm, 수직높이의 0.7 mm 손실로 오른쪽 왼쪽이 똑같이 나뉘지 않은 3.0±0.3 mm 가쪽 운동 평균전체범위를 가져온다(Panjabi, 1986). 그림은 방사선 확대의 평가를 인용한다. 실제운동은 더 적다. 또한 측정기법은 기록된 차이에 영향을 준다. 각과 이동 분절운동의 연구요약은 표 11-1에 나타난다. 값은 다양한 연구자의 자료에서 계산되었고, 더 도움이 되는 자료를 위해 원본을 참고한다(Bhalla, Simmons, 1969; Dvorak, Froehlich, 1988; Frobin, 2002; Penning, 1978; Reitman, 2004).

체내의 역학 이미지 연구는 분절운동이 다른 수준과 기존 병리에 따라 다양하다고 밝힌다. 증상이 있는 환자 목뼈의 역동학 MRI는 축성부하, 수직중성(0°), 굽힘(40°), 폄(-20°) 위치에서 나타났지만, 일반목뼈 대부분의 전체 각운동은 C4~C5와 C5~C6에 기여되었다. 운동은 심각한 척추사이원반 퇴행 환자의 척추증분절에서 상당히 감소되었다(Miyazaki, 2008). 중간 목뼈보다 C5~C6와 C6~C7 에서 상당한 통계적 과다운동이 목돌

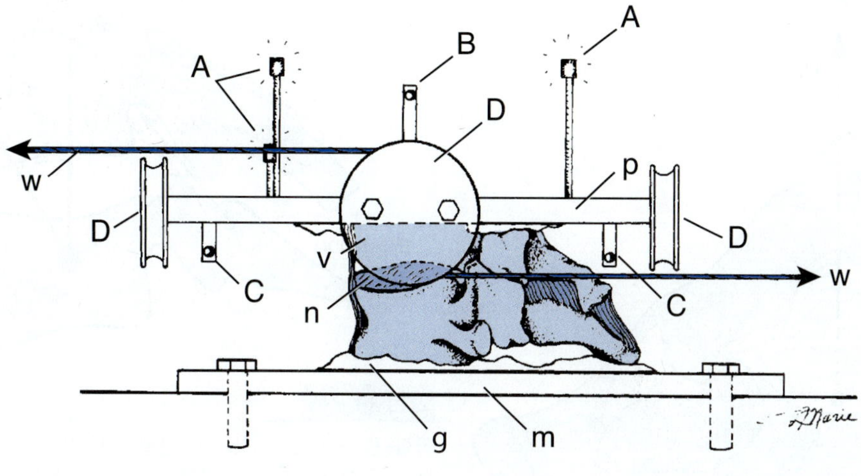

그림 11-17

영상사진 측량법을 이용한 기능적 척추단위를 측정하는 시험장치의 도해. 이 기법은 유동 척추뼈 변위영향을 가지는 측정 없는 운동의 정확한 측정을 촉진한다. A. 발광다이오드(LED) B와 C. 인장과 압력의 적용을 위한 안내막대 D. 토크 적용을 위한 도르래. 무게는 위쪽 척추체 *v*의 토크를 생성하기 위해 도르래 주변의 안내 와이어 *w*에 부착된다. 척추사이원반 *n*, 프레임을 지지하기 위해 강하게 볼트로 조인 시험장치에 아래 알루미늄판 *m*을 부착한 아크릴 시멘트 *g*. 위쪽판 *p*와 위쪽 척추체 *v*는 적용된 부하와 토크에 움직일 수 있는 요소이다. LED는 상판에 강하게 부착되어 있고, 그 운동은 두 비디오카메라로 촬영된다. *출처: Raynor, R.B., Moskovich, R., Zidel, P., 1987. 관절면절제술 이후 주요, 결합목운동의 변경. 신경외과, 21, 681-687.*

림의 3차원 MRI 연구에서 주목되었다(약 15° 증분)(Nagamoto, 2009). 쌍운동은 척추증 레벨을 포함하여 유지된다.

목뼈의 가장 큰 유연성은 머리 위로 지나는 비행기 보기, 어깨 너머로 보기, 책상 아래 물체 보기 등 쉽게 머리를 다양한 방법으로 위치하게 한다는 것이다. 전자계측기를 이용한 목뼈 복합운동 분석은 굽힘과 폄 122° ±18°, 축성돌림 144° ±20°, 가쪽 굽힘 88° ±16°로 상당히

표 11-1

각 척추수준에서 목굽힘과 폄의 척추사이 각의 평균값과 표준편차 비교

척추사이 경사		*C2–3 경사*		*C3–4 경사*		*C4–5 경사*		*C5–6 경사*		*C6–7 경사*	
	n	*각도*	*s.d.*	*각도*	*s.d.*	*각도*	*s.d.*	*각도*	*s.d.*	*각도*	*s.d.*
Bhalla and Simmons(1969)	22	9	0.9	15	1.7	23	1.4	19	1.5	18	1.1
Penning(1978)	20	12	—	18	—	20	—	20	—	15	—
Dvorak, Froehilich et al. (1988)	28	10	2.5	15	3	19	3.5	20	3.5	19	3.5
Frobin et al. (2002)	*	8.2	3.3	14.2	4.4	16.3	5.2	16.6	6.3	10.9	6.5
Reitman et al. (2004)	140	9.9	3.7	15.2	3.2	16.9	3.8	15.8	4.2	13.5	5.3

*Varies by level: C2–3: *n*=91; C3–4: *n*=126; C4–5: *n*=128; C5–6: *n*=119; C6–7: *n*=33

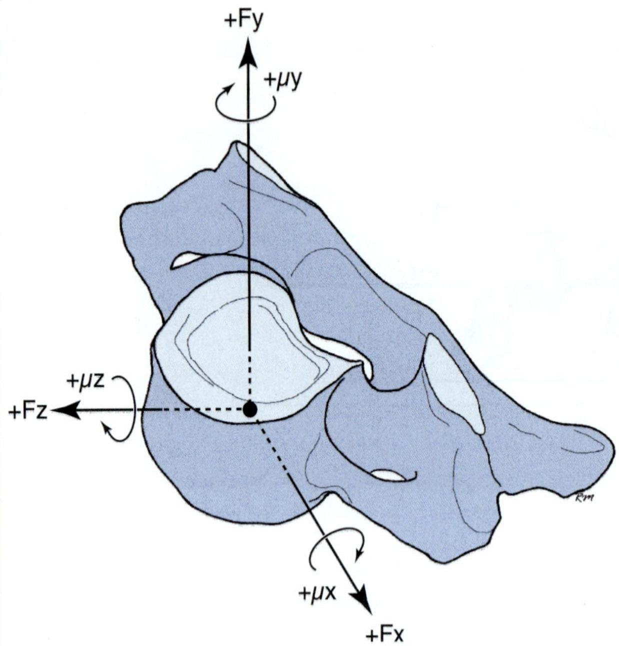

그림 11-18

3개 주요 데카르트 축 x, y, z을 보여주는 척추체. 각 축을 따라 양성 힘 +*F* 는 화살표의 방향으로 나타낸다. *곡선 화살표*는 양성 토크 +μ 의 방향을 나타낸다. *출처: Raynor, R.B., Moskovich, R., Zidel, P., et al. (1987). Alteration in primary and coupled neck motions after facetectomy. Neurosurgery, 21, 681–687(Modified from Raynor et al., 1987).*

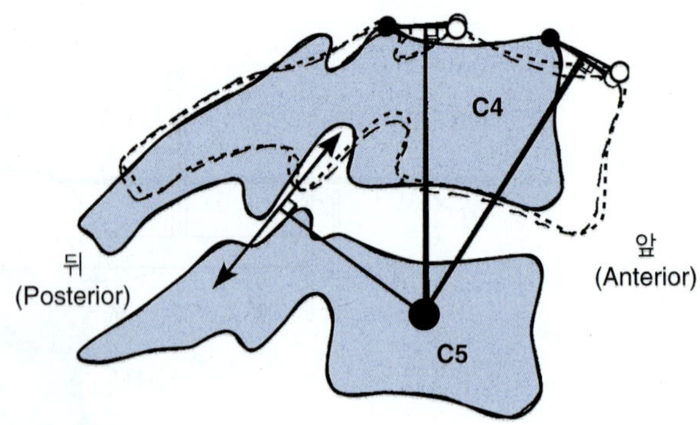

그림 11-19

굽힘–폄 동안 C4~C5 운동분절의 관절돌기 관절면의 표면운동 분석. 도해는 중립위와 약한 굽힘의 운동분절의 겹쳐진 X선 사진을 나타낸다. 위쪽 척추뼈 C4는 유동체, 하접 척추뼈 C5는 기초 척추뼈이다. 두 점은 중립위의 유동체에 인지되어 표시되었고(C4의 *강한 윤곽선*), 동일한 두 점은 약간 굽은 운동분절로 두 번째 X선 사진에 표시되었다(C4의 *대시 윤곽선*). 두 점의 연결 선이 그려지고, *직각 절단선*이 부과된다. 직각 절단의 교차는 연구 아래 굽힘 정도에 대한 운동의 순간중심(*큰 검은 점*)이다. 관절돌기 관절면의 운동중심에서 접촉점으로 그린 직각 절개선(*화살표 선*)은 접선운동이나 활주를 나타낸다.

큰 가동범위를 생성한다(Feipel, 1999). 모든 주요운동은 나이가 들면서 감소된다. 성별로는 목관절가동범위에 아무 영향이 없었다.

목뼈운동의 능동범위는 건강한 성인 연구에서 매일 기능적 과제 실행이 요구되었다(Bennett, 2000). 운동기구의 목뼈 범위는 벨크로로 대상의 머리를 조이고 자석을 환자의 어깨에 놓아 목운동 측정에 대한 기구를 측정했다. 13개 일상기능과제 실행 중 신발묶기(굽힘-폄, 66.7°), 자동차 후진(돌림, 67.6°), 샤워로 머리감기(굽힘-폄 42.9°), 길 건너기(머리 왼쪽 돌림, 31.7°, 오른쪽 돌림, 54.3°)에서 목뼈운동의 가장 큰 능동가동범위가 요구되었다. 기대만큼 운동정도를 생성하지 않는 여러 운동도 있었는데 신문읽기(굽힘-폄 19.9°), 책상에서 쓰기(굽힘-폄 26.2°), 머리 위 물체에 닿기(굽힘-폄 4.3°)를 포함한다. 옆굽힘은 과제완수에서 상당한 운동이 발견되지 않았지만, 한 작업은 돌림과 결합되었다(길 건널 때 왼쪽 오른쪽 보기).

관절표면운동 (Surface joint motion)

두 인접한 척추의 관절표면 사이 운동은 Reuleaux의 순간중심기법으로 분석될 수 있다. 방법은 굽힘-폄과 옆굽힘 동안 목뼈의 표면운동을 분석하는 데 사용될 수 있다.

일반 목뼈의 굽힘-폄의 순간중심은 각 운동분절 아래 척추의 앞부분에 위치한다. 순간중심분석은 목뼈가 굽히고 펴하면서 접선운동(활주)이 관절돌기 관절면(facet) 사이에 발생함을 의미한다(그림 11-19). 이 운동 결과는 척추사이구멍의 크기가 굽힘으로 증가되고 폄으로 감소된다(Fielding, 1957). 이러한 변경은 각각 폄의 20°와 30°에서 구멍 직경이 통계적으로 10%와 13%의 상당한 감소를 나타냄을 발견한 목연구에서 정량화되었다. 반대로 굽힘에서는 20°와 30°에서 구멍 직경이 통계적으로 8%와 10%의 상당한 증가를 보였다(Yoo, 1992). 이 자료의 한 실질적 적용은 목통증 완화에 사용된 목 옷깃에 연관된다. 전통적 옷깃은 증상을 악화시킬 수 있는 경미한 폄에 두는 경향이 있다. 벨크로 주위를 감는 폼 칼라와 좁은 앞부분은 척추사이구멍에 압력 일부를 이완하여 염증신경뿌리의 일부 압력을 완화할 수 있는 목을 경미한 굽힘에 둔다.

목뼈의 운동 순간중심은 척추사이원반 변성이나 인대 손상과 같은 병리적 과정으로 변위될 수 있다. 그런 경우, 순간중심분석은 활주 대신 굽힘-폄 동안 관절돌기 관절면 장애와 방해(압력)를 나타낼 수 있다(그림 11-20).

목뼈의 짝운동

(Coupled motion of the cervical spine)

고리뼈분절 (atlantoaxial segment)

고리척추운동분절의 결합특성은 목부분이 아주 유동적이기 때문에 특히 중요하다. 밀도는 굽힘과 폄 동안 일부 활주와 굴림으로 무릎의 관절융기에 유사하게 관절을 잇도록 C1~C2 가쪽 덩어리를 유발하는 제 1 목뼈의 뼈인대고리 내 제한된다. 돌림과 굽힘-폄의 순간중심은 치상부 중심에 있다. C1~C2에서의 돌림은 Y축을 따라 수직이동(그림 11-21)하고 앞뒤변위로 결합된다(Werne, 1957). 이것은 C1~C2 관절이 신경 위치에서 가장 안정적이고, 돌림하는 경우 관절고정을 실행할 때 감소된 위치로 되돌아가기 위해 시도되어야 한다.

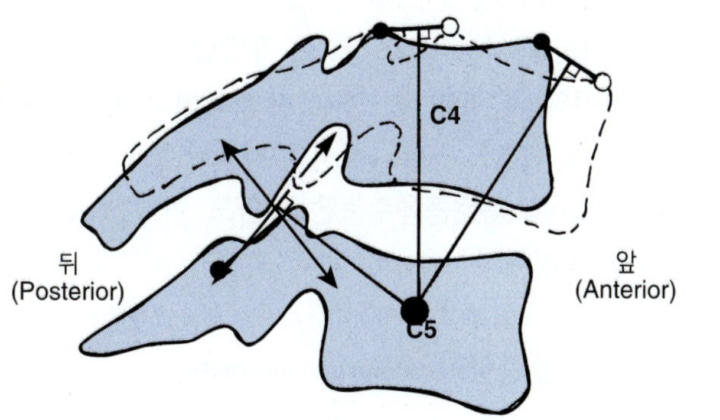

그림 11-20

자동차 후미충돌 손상 환자의 C4~5 운동분절의 X선 사진 도해. 이 수준의 굽힘-폄 순간중심(큰 검은 점)은 인대손상의 손상과정으로 인해 C5의 앞에서 뒤로 변위된다(그림 11-18과 비교). 표면운동의 분석은 굽힘과 폄의 관절돌기 관절면 압력과 산란을 나타낸다.

중쇠아래척추 (subaxial spine)

아래 목뼈의 쌍운동패턴은 왼쪽 옆굽힘에서 가시돌기

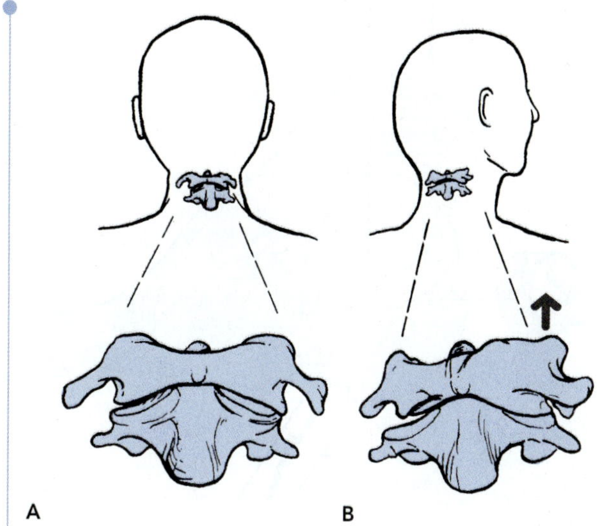

그림 11-21

돌림과 축성 이동의 결합이 도식적으로 설명되었다. **A.** C1과 C2는 중립위에 있다. **B.** C2 상 비율적으로 올라온 C1(*화살표*)은 머리로 중간선으로부터 돌림된다. *출처 : Fielding, J.W. (1957). Cineroentgenography of the normal cervical spine. J. Bone Joint Surg, 39A, 1280-1288.*

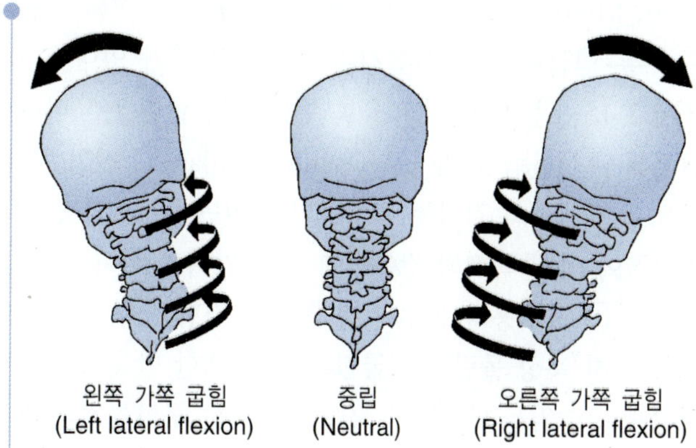

그림 11-22

옆굽힘 동안 짝운동의 도식. 머리와 목이 왼쪽으로 굽힐 때 가시돌기는 돌림을 나타내며 오른쪽으로 이동한다. 반대도 예시되어 있다. *출처 : White, A.A.Ⅲ, Panjabi, M. M. (1990). Clinical Biomechanics of the Spine(2nd ed.). Philadelphia: JB. Lippincott Co.*

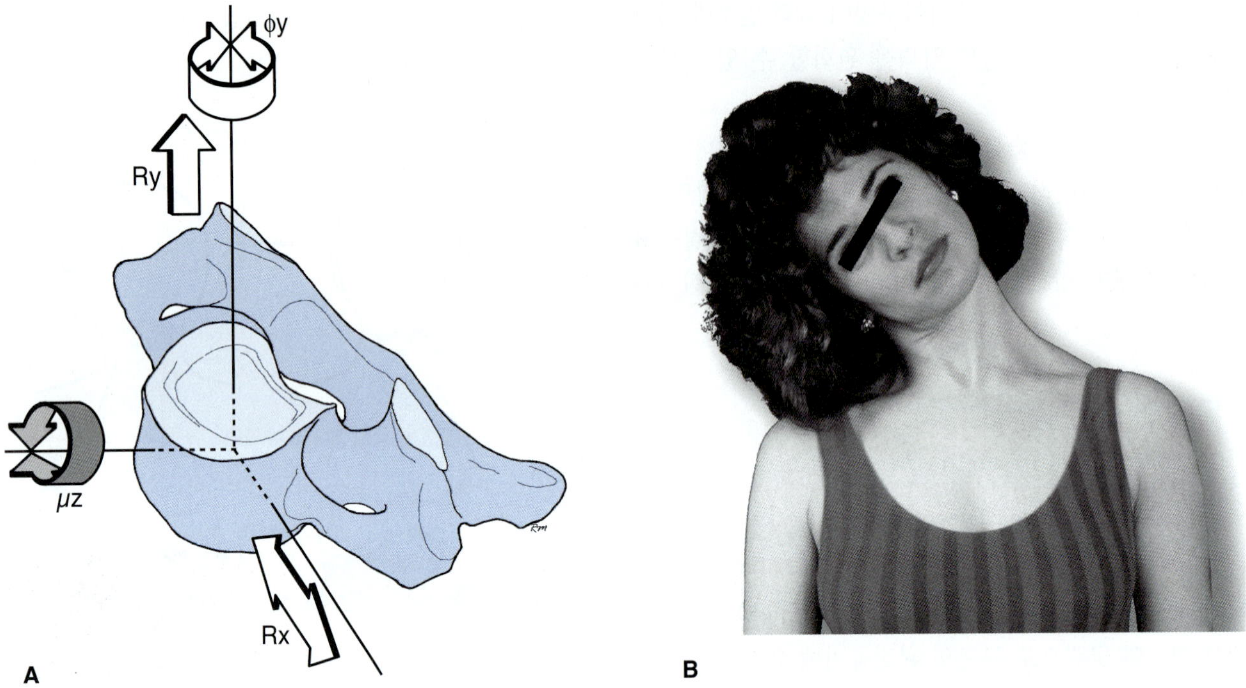

그림 11-23

A. Z축(옆굽힘)에 대한 토크(μz)에 대한 반응으로 일어나는 다른 쌍운동의 일부를 나타낸다. 가쪽 이동(Rx)과 수직운동(Ry)은 가시돌기 왼쪽 오른쪽 운동으로 인한 수평돌림(Φy)으로도 일어난다.

B. 대상은 일반 가능 목운동의 큰 범위를 설명하면서 오른쪽으로 굽힌다(약 50°).

가 오른쪽으로 이동하고 오른쪽 가쪽 굽힘에서 가시돌기가 왼쪽으로 이동한다(그림 11-22, 11-23)(Lysell, 1969; Moroney, 1988). C2에서 2:3 또는 0.67의 비율을 주는 옆굽힘 3°마다 연결된 축성돌림 2°가 있다. C7에서 2:15 또는 0.13의 비율을 주는 가쪽 굽힘 7.5°마다 연결된 축성돌림 1°가 있다(White, Panjabi, 1990). 유한요소 모델링의 결과는 관절돌기 관절면(facet)과 갈고리관절이 아래 목뼈의 쌍운동에 주요 기여를 하고, 구상돌기는 (부하적용과 동일한 방향에서) 결합과 주요 목운동을 특히 축성 돌림과 옆굽힘 부하에 대한 반응으로 효과적으로 줄임을 나타낸다. 갈고리관절은 구상돌기와 반대로 목운동의 효과를 나타내면서 주요 목운동을 증가시키는 것으로 보인다(Clausen, 1997). 가로이동으로 폄-굽힘의 결합은 방사선 촬영으로 시각화될 수 있다(그림 11-24). 굽힘 동안 척추체는 일반적으로 앞으로 이동하고, 면은 가성불완전탈구로 서로 활주한다. 정상의 쌍운동패턴의 변화는 연이은 병리적 변화나 수술적 개입을 유발한다.

목뼈의 인장부하적용은 등수축에서 일어나지만, 보다 일반적으로 외상 동안 그렇다. 에어백과 같은 수동혈관억제시스템의 배치는 목의 장력을 유발할 수 있다. 고립된 척추사이원반은 569 N ± 54에서 파괴되고, 무손상 시체 목뼈는 3,373 N ± 464에서 파괴된다(Yoganandan, 1996). 그러나 능동근육수축은 아마도 이러한 수치를 상당히 올릴 것이다.

비정상 운동형상학 (abnormal kinematics)

비정상 운동형상학은 일반적으로 기능적 척추단위 내 과잉운동을 말한다. 그러나, 비정상 운동형상학은 비정상 쌍운동이나 모순운동과 같은 비전형적인 운동패턴을 말하기도 한다. 모순운동은 척추면의 전체운동패턴이 한 방향에 있고 부분패턴이 반대일 때 나타난다. 예를

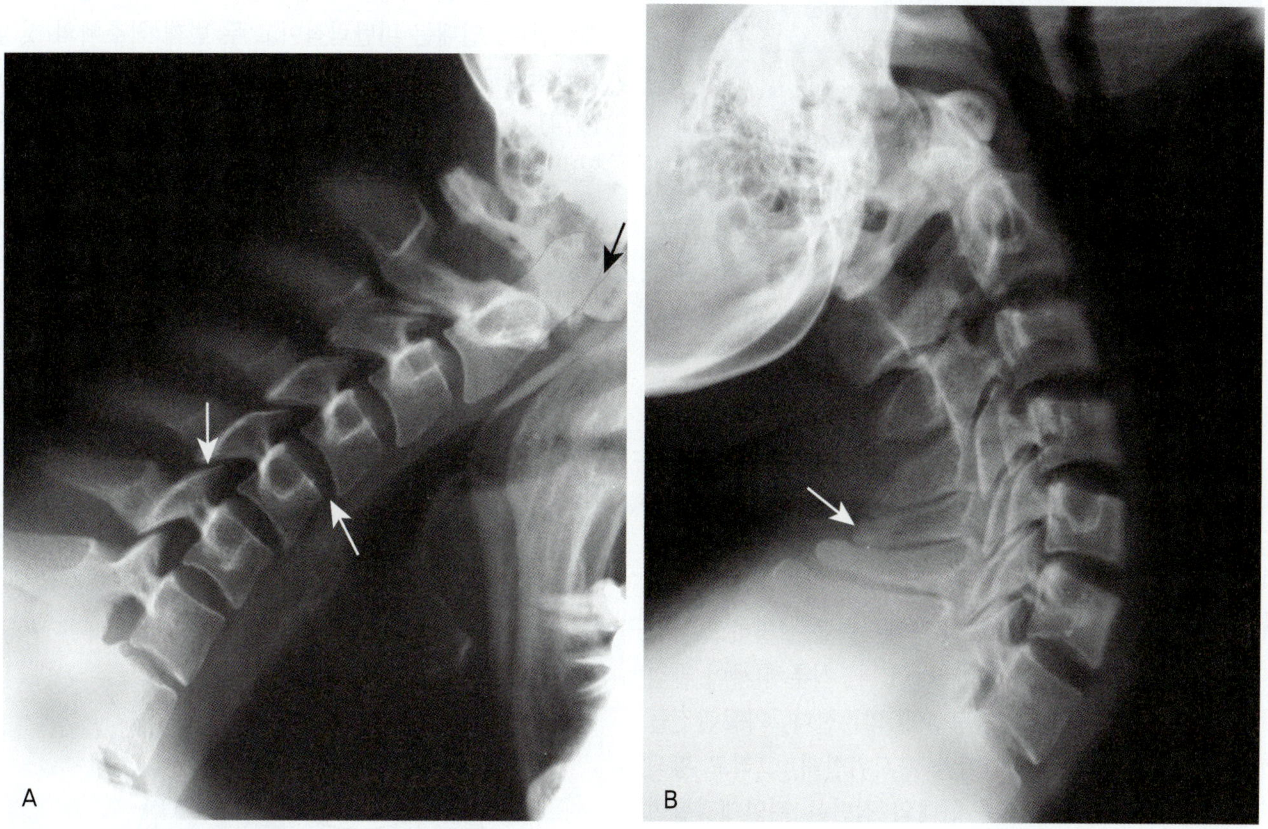

그림 11-24

목뼈 가로이동으로 짝운동의 굽힘-폄이 방사선 사진으로 보임. **A**. 굽힘 동안 척추체는 앞으로 이동한다(*흰 화살표*). 관절돌기는 위쪽으로 활주하고, 완전 굽힘(*큰 흰 화살표*) 시 적절한 아탈구로 한 관절돌기가 다른 관절돌기 위에 있다. 가로이동의 2.5 mm까지는 정상적으로 굽힘-폄 동안 C1~C2 관절에서 일어날 수 있다. 이동은 이 예에서 명확하지 않다(*검은 화살표*). **B**. 폄 동안 반대방향으 일어나고, 가시돌기는 완전 폄(*화살표*)에서 접촉되면서 운동을 제한한다. 추간공의 크기는 굽힘 시 증가하고 폄 시 감소한다.

들면, 모순굽힘은 척추가 전체적으로 폄되지만 단일 기능적 척추단위에서 굽힘이 발생할 때 보인다. 이러한 비정상 운동 유형은 불안정성으로 알려진 운동패턴으로 설명된다.

척추 안정성 (Spinal stability)

척추 안정성의 개념은 흥미롭고 가끔은 혼란스러운 개념이다. 임상가는 종종 연속 방사선사진을 살펴야 하고 척추가 안정적인지 여부를 정의해야 한다. 안정성은 많은 요소에 의해 정의된다. 척추의 다른 구역에서는 다른 해부학적 고려가 있다. 확실히 인대 구조는 척추안정성에 큰 역할을 하지만, 척추의 근육과 뼈요소도 중요한 역할을 한다. 정확히 안정성은 무엇이고, 어떻게 결정되며, 존재하지 않는다면 무엇이 일어나는가? 척추안정성이라는 용어는 사용되는 설정에 따라 의미가 다르다. White와 Panjabi(1990)는 임상적으로 최초나 추가적인 신경학적 손실, 주된 기형, 무능력하게 하는 통증을 없애기 위해, 전이의 형태를 유지하기 위한 물리적인 부하하의 척추능력의 손실로 용어를 설명했다. 운동학적 불안정성은 운동의 양(너무 많거나 너무 적음)이나 존재하는 운동양(정상패턴의 변형), 또는 양쪽 모두에 중점을 둔다. 구성성분의 불안정성은 기능적인 척추단위의 다양한 해부학적 성분의 임상적인 생체역학적 역할을 말한다. 이러한 형태의 불안정성에서 다양한 해부학적 부분의 손실이나 변화가 불안정성의 존재를 결정한다(상자 11-1).

Sir Frank Holdsworth의 척추안정성의 단순한 두 개

상자 11-1 불안정의 개념적 유형

운동형상학적 불안정
- 운동 증가
- 돌림의 순간축 변경
- 결합특성 변화
- 모순운동 존재

구성요소의 불안정
- 외상
- 종양
- 수술
- 퇴행적 변화
- 발달 변화

복합불안정
- 운동형상학
- 성분

념의 근거는 척추의 기초적인 생체역학을 설명하고 분석하기 위해 구조적인 틀을 마련하였다. 척추체 사이 관절 유합은 강한 섬유테의 안정성에 의존한다. 가동관절돌기관절은 주머니, 가시사이와 가시위인대, 그리고 황색인대에 의해 안정화된다. 인대의 집단은 뒤인대결합이라고 한다. 척추안정성은 이 인대결합에 주로 달려있다.

그 다음에 Denis(1983)는 척추안정성의 생체역학적 분석에 적용할 수 있는 등허리파열의 분류 시스템을 설명했다. 이 설명에서 척추요소는 3개 척추칼럼을 형성하는 세 구역으로 나뉜다.

1. 앞쪽 기둥은 앞세로인대, 앞섬유테, 척추체의 앞절반으로 구성된다.
2. 중간기둥은 뒤세로인대, 척추몸통의 뒤쪽 절반, 뒤섬유테로 구성된다.
3. 뒤기둥은 결절, 관절돌기 관절면(facet), 막, 가시사이인대, 가시위인대뿐만 아니라 가시돌기로 구성된다. 그 기능적 역할은 배타적으로 상호보완적일 뿐만 아니라 앞과 중간 칼럼은 활주와 안정화 요소를 제공하는 뒤칼럼과 함께 척추의 주요 체중부담 구역을 형성한다.

뒤통수고리복합체 (occipitoatlantoaxial complex)

제1 목뼈의 가로인대는 치상부를 삽입하는 소켓을 완성한다. 인대는 치상부에 돌림을 허용하지만 앞 이동을 제한한다. 인대는 비탄력적이고 두 번째 척추뼈의 첫 앞 불완전탈구 2~3 mm 이상을 허용하지 않는다(Fielding, 1974). C2 상의 C1 앞변위 3~5 mm가 가로인대 파열의 일반적인 표시인 반면, 5~10 mm의 변위는 보조인대손상을 나타낸다. 10 mm 이상의 변위는 모든 인대의 파열로 일어난다(Fielding, 1976). C2 상의 C1 앞 이동이나 변위는 제1 목뼈의 앞고리부터 뒤쪽 치아돌기(뒤고리치상간격 또는 ADI)까지의 거리를 측정하여 방사선으로 평가된다(그림 11-25)(사례연구 11-1). 제1 목뼈의 뒤 불완전탈구는 치상부가 파괴되거나 치상돌기분리증이나 저형성치상부인 경우 발생할 수 있다.

일부 질병은 가로인대를 약화시키거나 파괴할 수 있

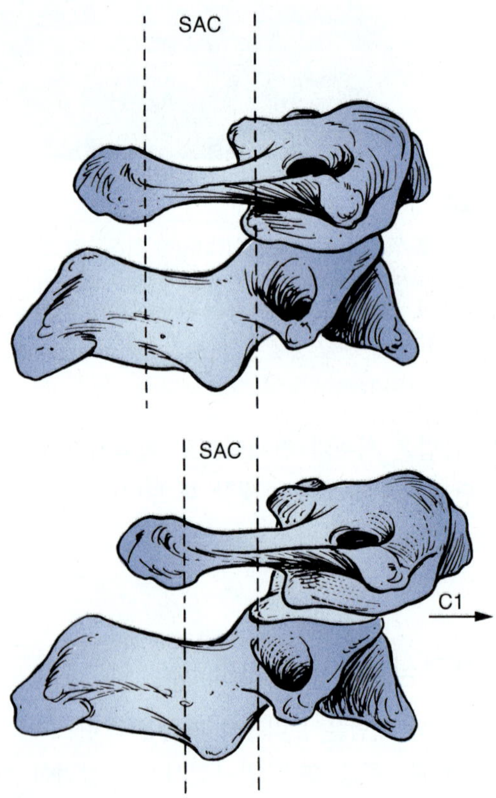

그림 11-25

ADI(Atlantodental interval)는 점선으로 표시한 척수 *SAC*에 이용 가능한 공간에 역으로 관련된다. 앞고리 불완전탈구는 SAC의 감소를 유발한다. ADI의 일반측정은 성인 3mm, 어린이 4 mm 이하이다. *출처 : Moskovich, R. (1994). Atlantoaxial instability. Spine: State of the Art Review, 8, 531–549.*

사례연구 11-1

파열 없는 고리 불안정

30세 여성은 자동차 사고로 인한 강제 굽힘으로 외상을 입었다. 계속되는 심한 목통증이 사고 이후에 일어났다. 응급실을 방문하여 정밀 검사와 방사선 평가 후 C2상 C1의 앞변위가 발견되었다(사례연구 그림 11-1)

제2 목뼈 상 제1 목뼈의 심한 앞 변위가 ADI (6mm) 측정 이후 확인되었다. 이 사례에서 제1 목뼈 또는 제2 목뼈의 아무 파열이 감지되지 않아 가로인대의 결핍이 추측되었다. 환자는 뒤 C1~C2 관절유합술 후 일반생활로 되돌아갔다.

척추의 임상적 불안정은 주로 연부조직 성분에 달려 있다. 목뼈는 아주 유동적 영역이고, 특히 고리수준에서 그렇다. 뼈인대복합의 손상으로 인한 목 불완전탈구와 변위는 척추 안정성과 운동에 영향을 준다. 또한 불완전탈구는 척추관을 좁히고 신경손상을 유발할 수 있다. 순수인대 고리손상은 치료되고 안정화되지 않을 수 있기 때문에 수술적 치료가 고려되어야 한다.

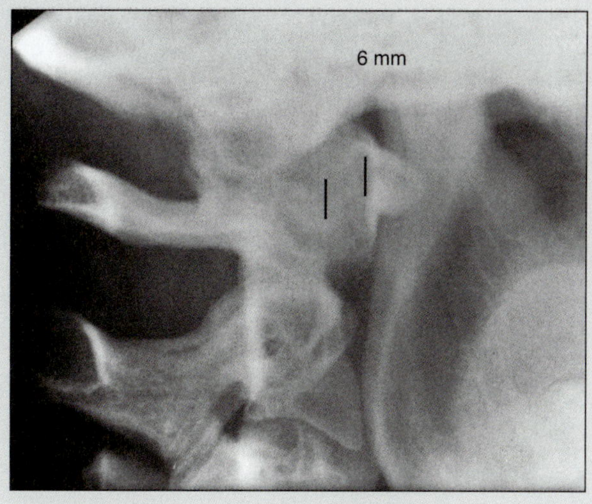

사례연구 그림 11-1 외상 후 6mm의 증가된 ADI 를 설명하는 가쪽 방사선 사진.

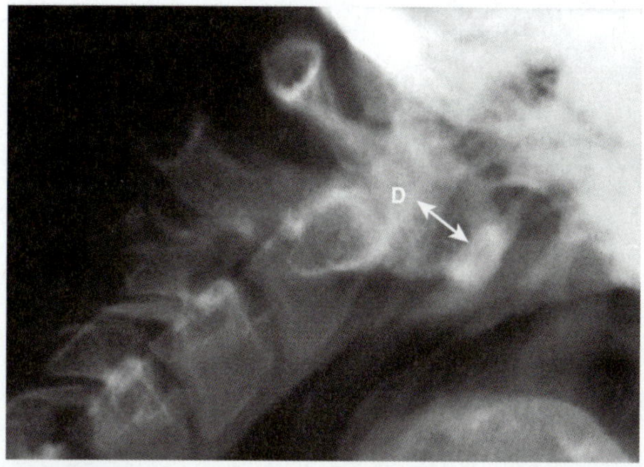

그림 11-26

류마티스관절염 환자의 굽힘 가쪽 방사선 사진. 고리 불완전탈구로 인해 치상부 *D*는 서서히 파괴되고 가로인대는 무능하게 된다. 뚜렷하게 넓어진 고리치아돌기 간격은 *화살표*로 표시된다.

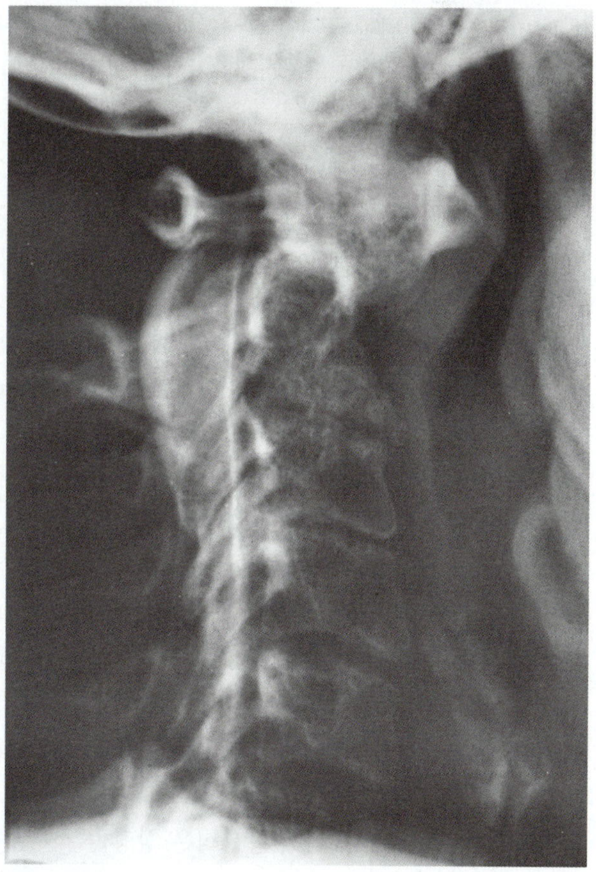

그림 11-27

장기 류마티스관절염 환자와 교정 고리 불완전탈구 환자의 척수병후 목 방사선사진. 척수에 의해 가능한 공간 *SAC*는 6.5 mm로 줄고, 근위 척수의 압력은 주사된 대비 중간에 의해 흰색 윤곽으로 나타난 경막 아래 공간을 검사하여 명확하다. 환자는 치상부와 뒤 안정화의 경구절제술에 의해 감압을 강요하는 목 척수병을 발달시켰다.

다. 가장 현저히 류마티스관절의 윤활막염은 지방층을 만들 수 있고, 그것은 가로인대뿐만 아니라 고리관절을 파괴하도록 돕는다(그림 11-26, 11-27). 또한 다운증후군 환자도 가로인대를 약화시키는 데 민감하고 스페셜올림픽과 같은 스포츠 이벤트에 참여하는 데 허용되기 전 임상적, 방사선 상으로 세심하게 평가되어야 한다.

Steel의 3의 법칙(1968)은 척수압력이 계속되기 전 일어날 수 있는 고리변위 양에 대한 지도기준이다. 제1 목

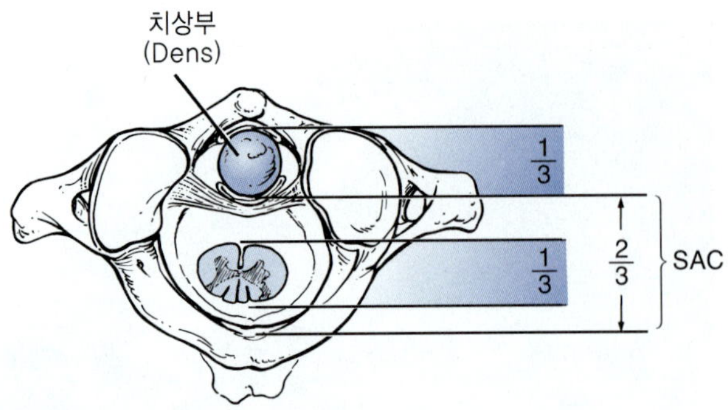

그림 11-28

척수의 이용 가능한 공간 SAC는 척추관 앞뒤직경의 약 3분의 2이다. 치상부, 척수, 자유공간이 각각 3분의 1을 차지한다. *출처: Moskovich, R. (1994). Atlanto-axial 불안정. 척추. 8, 531-549.*

뼈의 내부 앞뒤 직경은 약 3 cm이다. 그 중 정상활동 발생과 연부조직을 위한 공간 1 cm를 남겨두고, 치상부가 약 1 cm, 그리고 척수가 약 1 cm 차지한다(그림 11-28).

중쇠아래목뼈 (subaxial cervical spine)

Bailey(1963)는 척추와 척추사이원반의 근육구조가 목안정성을 제공하는 가장 현저한 해부학적 구조라고 말했다. Holdsworth(1963)는 목덜미인대뿐만 아니라 가시위인대와 가시사이인대의 중요성을 강조했다. 목덜미인대는 척추세움근의 고유수용성 감각과 올바른 기능에 주요 역할을 한다고 생각된다. 앞뒤 또는 뒤앞에서 연속되는 인대의 실험적 부분은 기능적 척추단위가 모든 앞요소와 한 부가구조 또는 모든 뒤요소와 한 앞구조 무손상을 가지는 경우 일반 병리학적 부하 아래 안정적으로 아마 남을 것이다. 일부 임상적 안전여백을 제공하기 위해 운동분절은 모든 앞요소 또는 모든 뒤요소가 파괴되거나 기능을 할 수 없는 데에서 불안정한 것으로 간주되어야 한다(Panjabi, White, Johnson, 1975; White, 1975). 다양한 손상의 임상적 안정성은 개별적으로 평가되어야 한다. 임상적 평가의 중요성은 상당한 척수손상 파괴나 인대손상이 없을 때조차 외상 후 발생할 수 있기 때문에 과소평가될 수 있다(Gosch, 1972; Schneider, 1954). 아래 목뼈의 임상적 불안정 정의를 위한 소중한 지침이 점수체계 점검목록의 형식에서 제공된다(상자 11-2).

상자 11-2 중간 - 아래쪽 척추의 임상적 불안정 진단 점검 리스트

요소	점수[a]
파괴되거나 기능이 불가능한 앞 요소	2
파괴되거나 기능이 불가능한 뒤 요소	2
양성 스트레치 시험	2
방사선 기준	4
굽힘과 폄	
시상면 이동 > 3.5 mm 또는 20% (2점)	
시상면 돌림 > 20° (2점)	
또는	
안정 시 방사선	
시상면 변위 > 3.5 mm 또는 20% (2점)	
상대적 시상면 각 > 11° (2점)	
발달적으로 좁아진 척추관	1
좁아진 이상 척추사이원반	1
척수 손상	2
신경뿌리 손상	1
기대 위험 부하	1

[a]5개 이상 = 임상적 불안정
수용가능 시상면 변위는 C2~C3, C3~C4, C5~C6에서 4.5mm까지, C6~7에서 3.5mm이다(Reitman et al, 2004).

출처: White, A.A., III and Panjabi, M.M. (1990). Clinical Biomechanics of the Spine(2nd ed.). Philadelphia: JB Lippincott Co. 314.

이 체계를 사용한 이동측정은 배율의 변이를 평가하고 튜브와 사진 사이의 거리 183 cm를 기초로 한다. 돌림은 문제의 기능적 척추단위 위아래 운동분절에서 존재하는 돌림보다 큰 11°로 정의된다. 3.5 mm 값은 방사선 확대가 평가될 수 있을 때 최대 허용가능 이동의 방사선 측정을 나타낸다(Panjabi, 1986).

이상 목뼈운동을 인식하기 위한 평가기준은 20°보다 큰 척추사이 돌림이다(White, Panjabi, 1990). 건강한 지원자의 큰 방사선 연구에서 Reitman(2004)은 644개 수준분석 중 72개(11%)가 척추사이 돌림 20° 이상임을 설명했다. 쌍운동 분석은 척추사이 돌림에 대한 앞변위 비율의 상대적 작은 변이를 나타냈다(0.17 mm/각도, SD = 0.04).

또한 척추뼈 사이 전단이 측정되었다. 연구자는 이전 연구자에 의해 제시된 전단의 2.7 mm 지침(방사선 확대로 평가될 때 3.5 mm와 동일)이 모두에 대해 너무 낮지만 C6~C7 수준일 수 있다고 결론 내렸다(White, 1975). Reitman(2004)에 기반한 C2~C3, C3~C4, C5~C6 수용가능 일반 전단값은 약 3.5 mm(또는 표준 30% 확대사진의 4.5 mm)일 수 있다. C4~C5에서는 보다 큰 운동이 있고, 수용가능 값은 4.2 mm(또는 표준 30% 확대사진의 5.5 mm)로 간주될 수 있다. 치료 의료진은 좋은 임상적 판단을 해야 하고, 상자 11-2에 인용된 점검목록을 적용할 때 수용 가능한 척추사이 이동의 증가 값을 인지해야 된다.

의문 손상의 경우, 굽힘과 폄이 실행될 때 스트레치 시험이 목 무결성을 평가하는데 사용될 수 있다. 가쪽 목뼈방사선은 180cm의 표준튜브거리에서 촬영되고, 증분 5kg 무게가 머리뼈결합을 이용한 머리뼈에 대한 수축으로 적용된다(그림 11-29). 각 추가무게 적용된 후 방사선이 촬영되었다. 이상 스트레치 시험이 준비스트레치 상태와 3분의 1 체중 적용 사이 각도의 7.5° 이상 변화 또는 1.7 mm 사이공간 분리보다 큰 차이로 정의된다.

응용 생체역학 (Applied Biomechanics)

생체역학적 원리의 철저한 이해는 수술 동안 척추의 일반 구조와 기능이 자주 변경되기 때문에 치료의사 지식 기초의 중요한 관점이다. 치료가 감압 목 척추뒤활절제술 또는 부분관절면절제술이나 앞목유합술로 뒤 척추사이구멍절제술이든 이러한 모든 개입은 익숙해야 하는 것으로 특정 가지형성을 가진다. 이 지식은 환자돌봄의 유익뿐만 아니라 계획과 실행치료에도 가치가 있다.

감압 (Decompression)

목 척추뒤활절제술은 척수를 감압하는 데 흔히 실행된다. 감압은 협착과정에 의해 유발될 수 있고 신경뿌리증

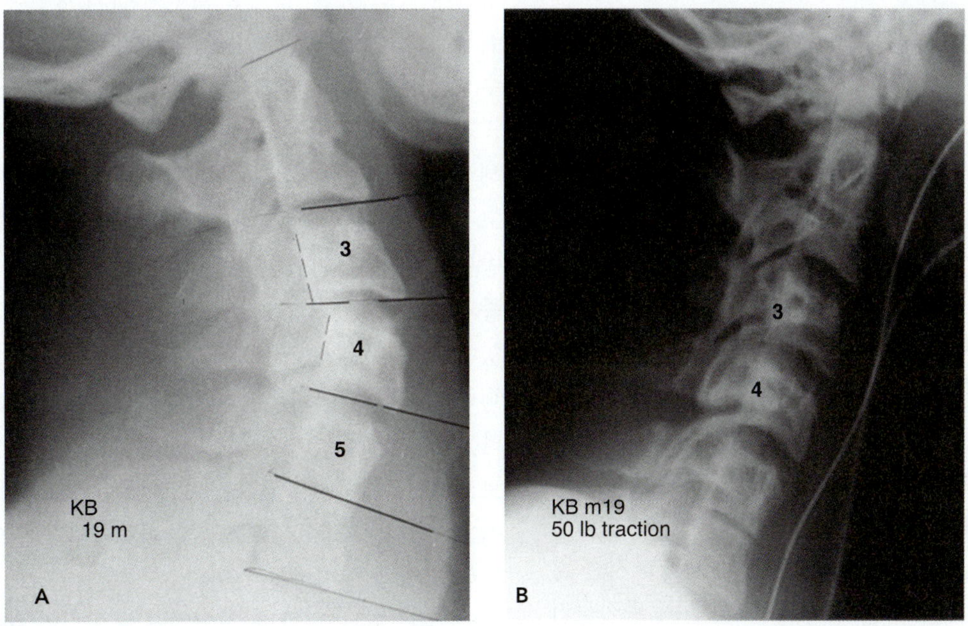

그림 11-29

스트레치 시험 **A.** 앞척수증후군에 견줄 만한 다중손상과 신경결핍을 인정한 19세의 목뼈 가쪽 방사선. C3-4에서 증가된 각과 C5~C6에서 블록 척추뼈를 나타낸다. 굽힘-폄 사진은 신경손상 악화 두려움으로 사용이 금지되었다. **B.** 스트레치 시험이 상당한 불안정 존재 여부를 확인하기 위해 실행되었다. 아무 이상장애도 문제의 공간사이에서 일어나지 않았다. 다른 손상과 파열이 정기적으로 치료되었고, 6주 동안 부드러운 옷깃이 제공되었다. 느리지만 꾸준한 회복을 보여 상체 결핍이 거의 해결되고 사고 1년 후 불안정 흔적이 없어졌다. *출처 : Moskovich, R.(1997). Cervical instability(rheumatoid, dwarfism, degenerative, others). In K.H. Bridwell & R.L. DeWald(Eds.), The Textbook of Spinal Surgery(2nd ed.). Philadelphia: Lippincott-Raven Publishers, 969–1009.*

이나 척수증과 같은 신경적 증상을 가져올 수 있다. 신경뿌리 병리의 시각화나 감압에 대한 부분이나 전체 관절면절제술과 같은 다른 뒤 감압절차도 일반적으로 실행된다. 척추뒤활절제술 이후 후만의 발달은 어린이에게 흔하고 성인의 17~25%로 발달될 수 있다(Herkowitz, 1988). 척추뒤활절제술 후 척추변형이 척수종양의 척추뒤활절제술을 겪은 어린이의 50%까지 발생할 수 있다(Lonstein, 1977). 목뼈 모의실험 제한요소분석은 척추뒤활절제술 후 변형의 주요원인이 황색인대 또는 가시사이, 가시위인대와 같은 뒤 인대구조뿐만 아니라, 하나 이상 척추돌기의 절제임을 나타낸다. 이러한 구조의 제거는 불균형이 되어가는 목뼈에 일반적으로 존재하는 장력과 관절돌기 관절면에 초과 스트레스를 부과하도록 유발한다. 결과는 머리의 균형중심에 따라 뒤굽음 또는 과다 앞굽음 목변형이 계속 이어질 수 있음을 나타낸다(Saito, 1991).

장기 동안 임상적 불안정이나 변형의 흔적 없이 다중수준 목 척추뒤활절제술을 겪은 환자가 있음이 보고되었지만(Jenkins, 1973), 대부분의 생체역학적 연구는 뒤요소가 절제될 때 일부 불안정 정도를 나타낸다. 다중수준 목뼈뒤활절제술은 증가 부분 굽힘 시상돌림과 연관된 전체 칼럼 유연성의 상당한 증가를 유도한다. 목 척추뒤활절제술 모델의 무손상 목의 평균경직은 척추뒤활절제술 견본의 평균경직보다 상당히 높고, 모든 목뼈 수준에서 무손상 견본과 비교하여 지속적으로 더 큰 돌림이 있다(3.6°와 8.0°)(Cusick, 1995).

관절돌기 관절면(facet)의 손실만으로 옆굽힘으로 인한 쌍운동의 상당한 하락을 유발한다. 앞뒤축의 모멘트는 가쪽 변위의 상당한 감소, 수직변위의 감소, 수직축에 대한 돌림의 감소를 가져온다. 그러나 부분 관절면절제술(< 50%)은 굽힘과 폄 운동을 현저히 변경하지는 않는다(Raynor, 1987). 다른 해부학적 연구는 관절돌기 관절면의 25% 이상 절제로 점진적 척추뒤활절제술이 무손상 척추와 비교하면 상당히 증가된 목 굽힘-폄, 축성 비틀림, 옆굽힘 운동을 가져옴을 설명했다(Nowinski, 1993).

3차원 제한요소를 이용한 여러 연구는 관절면절제술이 척추사이관절 경직보다 고리 스트레스에 더 큰 영향이 있음을 보여주었다. 이러한 모델을 기초하여 양쪽 면절제가 50%를 초과할 때 고리 스트레스와 분절운동에서 상당한 증가가 일어날 수 있다고 결론지었다(Kumaresan, 1997; Voo, 1997). 관절돌기 관절면이 희생되지 않거나 막이 재구성되는 부분의 목 척추뒤활성형의 감압은 축성 비틀림의 여백 증가로 굽힘-폄 유지와 가쪽 굽힘의 안정성을 가져온다. 의원병 손상은 남아 있는 관절돌기 관절면 주머니와 앞요소가 무손상인 경우 다소 적을 수 있다.

손상을 가져오는 목 불완전탈구와 탈구는 척추관을 좁게 하고 신경손상을 유발할 수 있다. 일부 사례의 안정성에 이은 척추뼈의 적절한 감소와 재정렬은 절제뼈 없이 신경요소를 감압할 수 있다(그림 11-30).

관절고정술 (Arthrodesis)

척추관절고정술은 척추불안정, 종양, 척후의 외상후 변성 상태와 같은 많은 질병 과정에서 나타난다. 관절고정술의 목표는 두 개 이상 척추뼈 사이 강한 뼈결합을 성취하기 위한 것이다. 많은 사례의 내부고정은 변형을 수정할 뿐 아니라, 최초안정을 성취하는 데 사용된다.

척추관절고정술에 관한 중요한 원리는 내부고정에 의해 설립된 안정화가 생물적 결합과정의 전조이다. 관절고정술의 이상적 생물 환경은 여러 요소에 의해 영향을 받는다. 척추사이공간 이식의 역학적 보호는 결합율을 증가시키고 구조적 배열을 유지할 수 있다. 무슨 일이 있어도 내부고정은 척추뼈의 철저하고 세심한 준비를 실행하고 최적의 이식기법을 사용하기 위해 수술을 대신한다. 거의 예외 없이 강한 결합에 의해 결국 지지되거나 보호되지 않는 관절고정은 주기 제한 이후 피로나 파괴될 수 있다. "경주"는 고정의 피로파괴가 일어나기 전, 강한 결합을 성취하는 것이다.

앞, 뒤, 또는 결합 관절고정술뿐 아니라 목뼈의 수술적 접근 선택은 특정한 병리학에 따라 실행되어야 한다. 결합을 실행할 때 결합구성의 다른 유형 생체역학적 속성을 이해하는 것은 수술에 중요하다. 부분운동을 제한함으로써 목 관절고정은 인접 운동분절에 영향을 준다. 결합영향은 운동분절 자체가 변성이나 병리 결과로 극단 경직 또는 유착될 수 있다는 사실에 의해 완화될 수 있

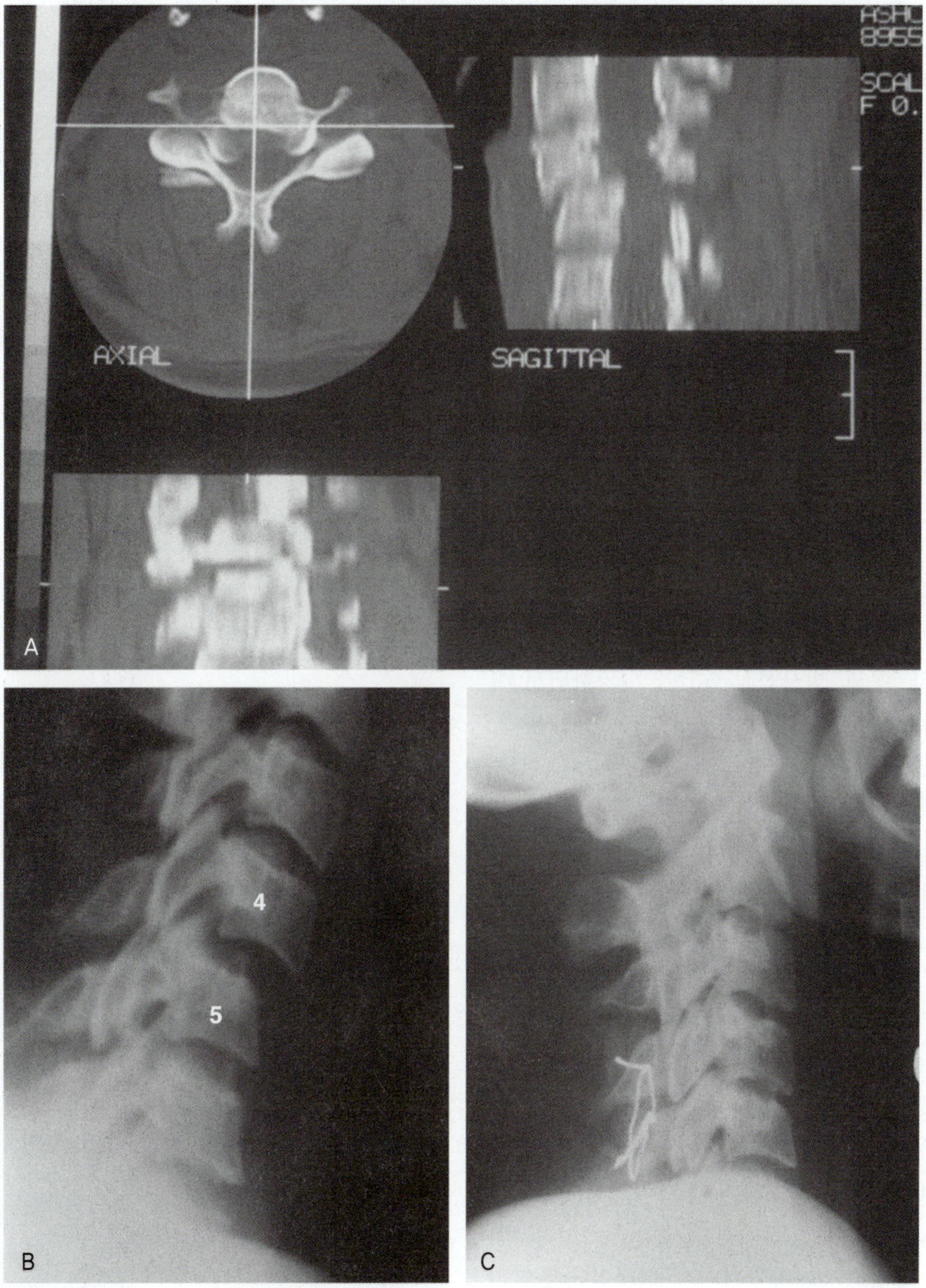

그림 11-30

자동차 사고에 관련된 24세 여성의 편면 탈구. 척추 불완전탈구 정도는 척추체 AP 직경의 절반 이하이다. 척수는 감압되었고 불완전 척수손상으로 나타났다. **A.** 계산된 단층 X선 촬영과 재형성된 이미지는 C5~C6에서 관 절충을 설명한다. 척추 재정렬 시도는 체중의 약 3분의 1까지 세로 수축을 이용하여 만들어진다. **B.** 적용된 수축의 가쪽 방사선은 지속적 오정렬을 나타낸다. 개방 감소는 척추뼈의 뒤 노출을 이용하여 실행되었다. 척추가 일단 재정렬되면, 뒤장력띠가 가시사이 설치를 이용하여 다시 만들어지고 자기뼈이식이 삽입된다. **C.** 수술 후 방사선은 일반척추뼈관계의 회복을 보여준다. 고정은 좋은 안정성을 제공하고 환자를 일찍 움직일 수 있게 만든다. 좋은 임상적 성과를 가져왔다. *출처 : Moskovich, R. (1997). Cervical instability (rheumatoid, dwarfism, degenerative, others). In K.H. Bridwell, R.L. DeWald(Eds.), The Textbook of Spinal Surgery(2nd ed.). Philadelphia: Lippincott-Raven Publishers, 969-1009.*

다. 이론적으로 결합되지 않은 수준 근처에 운동의 증가가 있다. 연이은 변성이 다른 운동분절에서 일어날 수 있다(Cherubino, 1990; Hunter, 1980).

Fuller(1998)는 모의실험된 사체 목뼈의 분절 관절고정 이후 유동성 목 운동분절을 가로지르는 운동의 분산을 평가했다. 연구자는 인간 목뼈의 1, 2, 3 수준 결합을 모의실험했다. 그런 다음 시상가동범위 비파괴 30°를 통해 목뼈를 움직여 결합되지 않은 목뼈로 가동범위를 비교했다. 시상면 돌림에서 흥미로운 이 연구의 발견은 분절 관절고정에 아주 인접한 목운동분절에서 불균형적으로 증가하지 않는다. 연구자가 연구의 특정 제한을 인식했지만, 목결합은 모든 남아 있는 열린 목뼈 운동분절을 가로지르는 운동의 균등한 증가를 유발한다고 제시했다. 따라서 퇴행성 변화의 증가된 잠재력은 모든 목수준에서 존재할 수 있다.

다른 연구는 목관절고정술 이후 증상적으로 인접한 수준 질병의 투사, 우세, 방사선적 발달을 설명하면서 실행되었다(Hilibrand, 1999). 인접수준질병은 이전 앞 목관절고정 부위에 인접한 운동분절에 관련 있을 수 있는 새로운 신경뿌리증이나 척수증의 발달로 정의되었다. 발견은 증상적 인접수준질병이 연간 2.9%의 상대적 일정 영향범위에서 발생했음을 밝혔다. 생존력 분석은 앞 목관절고정 환자의 약 26%가 수술 10년 이내 인접수준에서 새로운 질병이 있음을 밝혔다. 또한 연구는 인접수준목질환 발달 환자의 3분의 2 이상이 수술 없는 치료의 실패를 경험하고 부가절차 실행이 필요함을 설명했다.

전체 척추사이원반 관절성형은 척추의 물리적 운동을 보호하고 관절고정에 의해 유도된 다른 기능적 척추단위로 스트레스 이동패턴을 감소하는 경향이 있다(Bartels, 2008; Galbusera, 2008). 장기간 연구는 노화 척추의 자연적 이력을 변경하기 가능한지 여부를 우리에게 알려주는 아주 중요한 것이다.

목뼈 고정술 (cervical spine fixation)

목뼈의 관절고정술은 대부분 외상과 퇴행성 질병으로 인한 다양한 이유로 나타날 수 있다. 많은 연구는 앞 접근, 뒤 접근, 복합실행의 생체역학적 이점을 분석하기 위해 실행되었다. 새로운 기술의 출현으로 내부고정시스템은 어느 접근에서나 목뼈 안정화를 할 수 있도록 가능하게 되었다.

하나 이상 수준의 앞쪽 척추사이원반절제술 또는 척추절제술은 일반적으로 앞목관절고정술에 이어진다. 절단 척추사이원반이나 뼈는 앞쪽 기둥지지를 복구하기 위해 구조적 이식이나 보형물로 대체해야 한다. 뼈이식은 자기뼈나 동종뼈 유형으로 할 수 있고, 자기뼈인 경우 엉덩뼈능선, 동종뼈인 경우 종아리뼈나 엉덩뼈능선(장골능, iliac crest)에서 한다(그림 11-31). 최적기준이었던 삼면 겉질뼈엉덩뼈능선 이식은 높은 제공자 부위 이환율과 연관된다. 종아리뼈 이식의 더 많은 피질성은 엉덩뼈능선 이식에 비해 지연된 합체를 가져올 수 있다. 축성 압력 아래 MTS의 이러한 뼈 이식 즉각 수술 후 강도는 목뼈에 필요한 부하를 적절히 지지한다. 인간뼈 은행의 물질적 속성은 자가뼈이식에 적당할 수 있는데 특히 노인 환자에게 그러하다(Wittenberg, 1990). 동종이식의 생

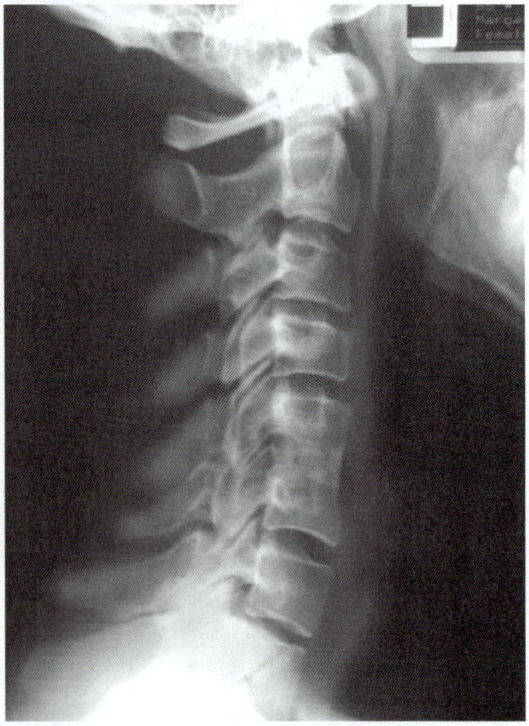

그림 11-31

C5~C6에 앞목 척추사이원반절제술과 자기엉덩뼈능선 삼면겉질뼈 이식을 이용한 체내 관절유합술이 있는 35세 여성의 목뼈 가쪽 방사선사진. 결합분절에서 앞굽음 유지와 이식의 통합과 재형성을 주목하라.

표 11-2

다양한 추체사이 뼈 이식 물질의 압력강도

이식유형	평균 ± 표준편차	
종아리뼈 지지대	5,070 ± 3,250N	능선 또는 갈비뼈 이식보다 상당히 강한 종아리뼈 지지대: $P < 0.05$
앞엉덩뼈능선	1,150 ± 487N	
뒤엉덩뼈능선	667 ± 311N	
갈비뼈	452 ± 192N	
하이드록실아파타이트 200-mm 구멍크기	1,420 ± 480N	200 mm는 500 mm 구멍크기보다 상당히 강하다: $P < 0.05$
하이드록실아파타이트 500-mm 구멍크기	338 ± 78N	

출처: Wittenberg, R.H., Moeller, J., White A.A.III, 1990. 등허리와 목뼈결합의 자기뼈와 동종뼈 이식의 압력강도. 척추. 15(10), 1073-1077

물적 결합이 만족스럽게 나타나고, 그 사용은 환자에게 부가 수술외상과 잠재적 곤경을 주지 않으면서 엉덩뼈능선에서 자가뼈를 채취할 필요를 없애준다. 성숙한 염소 목뼈 모델의 생체역학적 시험을 했을 때 여러 티탄, 탄소섬유, PEEK(poly etheretherketone) cage의 용량관련 경직은 엉덩뼈능선 이식보다 높았다(Gu, 2007).

칼슘인산염(뼈) 세라믹은 apatite 미세결정구역이 하이드록실아파타이트 세라믹 표면과 수직으로 위치하기 때문에 본인뼈와 강한 결합을 만든다(Jarcho, 1981). 합성 하이드록실아파타이트 블록은 자기뼈와 비교할 때 염소와 유사한 결합율과 생체역학적 경직을 생산한 체내 목관절고정을 위해 사용된다(Pintar, 1994). 염소는 머리를 세워 유지하여 목뼈 부하가 인간 두발과 유사함을 주목하는 것은 흥미롭다. 목뼈 생물적, 생체역학적 시험에서 염소모델이 그래서 인기가 있다.

개의 등 앞 고정관절 모델은 생체역학적으로 시험할 때 반대 결과를 가져왔다. 자기뼈 엉덩뼈능선 이식은 세라믹이식 대체물보다 모든 운동에서 더 경직되었다(Emery, 1996). 또한 자연산 산호도 처리되면 유용한 뼈이식 대체물이다. 두 공극(200mm, 500mm 구멍 크기)으로 상업적으로 이용 가능하다. 낮은 다공성 이식은 훨씬 더 부서지기 쉽지만 양피질 엉덩뼈능선 이식에 견줄 만한 압력강도를 가진다. 따라서 압력강도 면에서 임상적 사용에 적당한 것으로 고려될 수 있다(표 11-2).

보철 체내 케이지의 다양한 증가가 이용 가능해지고 있다. 부가적인 앞(그림 11-32, 11-33), 뒤 내부고정이 판과 나사를 부가지지로 이용하여 사용될 수 있다. 진정되기 위해 척추사이 이식의 경향에 영향을 주는 요소의 두 가지는 특히 그 종판 준비와 함께 이식종판 경계면 접촉영역 이식의 모양이다(Wilke, 2000). 원기둥 체내 케이지에 대한 부가앞목판은 돼지목 모델에서 분절안정성

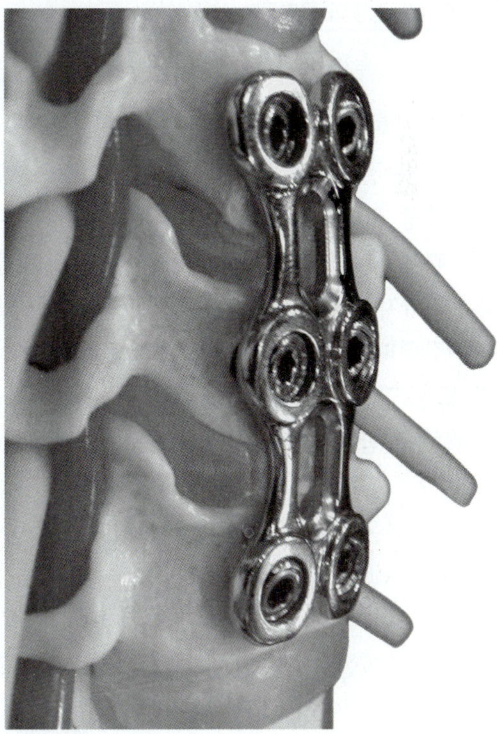

그림 11-32

척추뼈 모델의 두 운동분절에 적용된 앞목 티탄판의 예. 나사는 앞겉질을 뚫지 않고 뒤로 빠지는 것을 막기 위해 판에 고정한다.

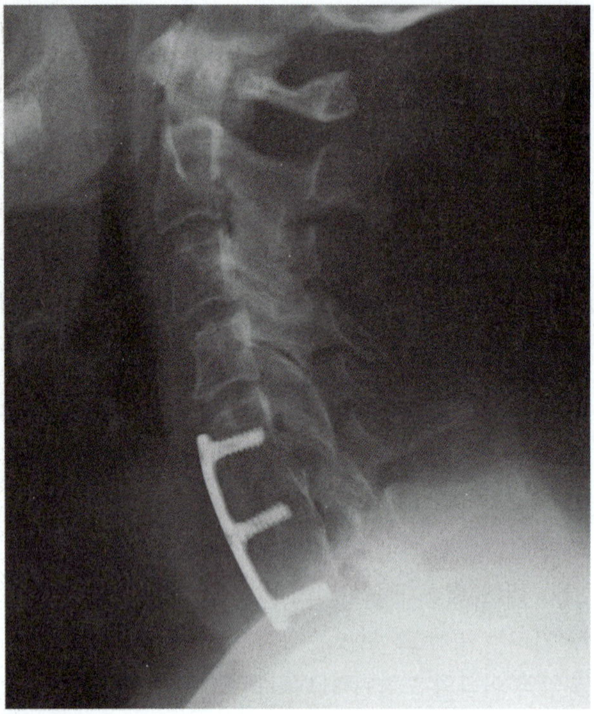

그림 11-33

동종이식뼈와 앞목 티탄판으로 C5~C6와 C6~C7에서 앞목 관절유합술을 한 지 8년 후 62세 노인의 가쪽 목 방사선 사진. 몸쪽 척추사이구멍과 목정렬이 유지된다.

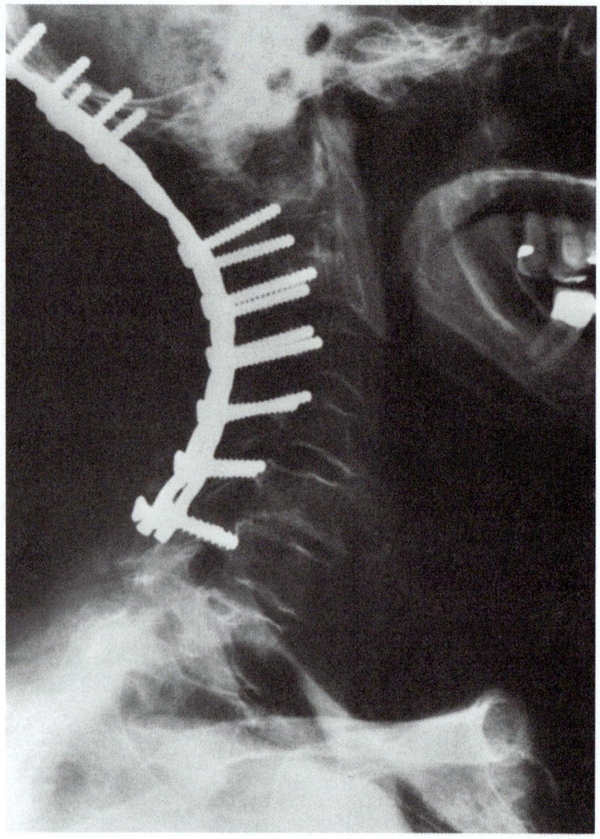

그림 11-34

티탄금속판과 나사고정을 이용한 뒤 뒤통수-목 고정술. 환자는 C2 척추에 전이성흑생종을 가진 여성 노인이다. 뒤통수-목 동요와 조절할 수 없는 심한 통증으로 인해 몸과 치아부가 파열되었다. 할로베스트가 사용되었지만 적절한 지지나 통증완화를 주지 못했다. 뒤분절고정은 즉각 수술 후 자립운동을 가능하게 하고 급속통증을 완화했다.

과 함입을 상당히 개선한다(Hakalo, 2008).

목뼈의 뒤 관절고정은 일반적으로 외상 후 실행되지만, 퇴행, 염증, 종양 상태의 치료에 사용될 수 있다. 주로 축하목뼈에 사용되는 앞고정기구와 달리 뒤고정기구는 뒤통수뼈까지 연장될 수 있다(그림 11-34). 뒤 와이어고정은 뒤장력띠로 흔히 사용된다(Sutterlin, 1988). 나사와 판 또는 막대 고정기법은 안정적인 분절고정을 제공하기 위해 일반적으로 실행된다(Bambakidis, 1008; Frush, 2009).

고리고정기법은 와이어고정과 막사이클램프고정을 포함한다(Moskovich, Crockard, 1992). 나사고정기법은 기술적으로 보다 도전적이지만, 증가된 이동과 축성돌림의 안정을 부여한다. 양 관절관통나사고정과 C2결절에 대한 C1 가쪽 덩어리 나사고정은 높은 뼈유합율과 함께 아주 안정적인 고리고정을 제공한다(그림 11-35, 11-36). 고정의 안전은 단일분절유합을 촉진하고 수술 후 외적 지원에 대한 필요를 없앤다. 사체 C1~C2 기능적 척추단위의 고리고정은 한 중앙이식(gallie)과 함께 하부막 와이어를 이용하여 양 가쪽 이식(brooks), 양 가쪽 뒤 막사이클램프, 관절관통나사고정(margerl)보다 굽힘, 폄, 축성돌림, 가쪽 굽힘에서 상당히 더 많은 돌림을 생성했다(Grob, 1992). Margerl 관절관통나사고정은 기대처럼 가장 작은 돌림을 허용하는 경향이 있다.

다양한 앞목이식 시스템은 현재 이용 가능하다. 연구자는 단일수준시행 내 앞목판이 다른 임상 연구에서 관측된 이식 강화를 가능하게 하면서 부하차단기구라기 보다 부하분산기구로 역할을 한다. 뼈결합은 뼈가 압력으로부터 차단될 때 낮은 비율에서 일어나도록 기대된다. 그러나, 앞목판의 임상경험은 일반적으로 단독뼈 이식

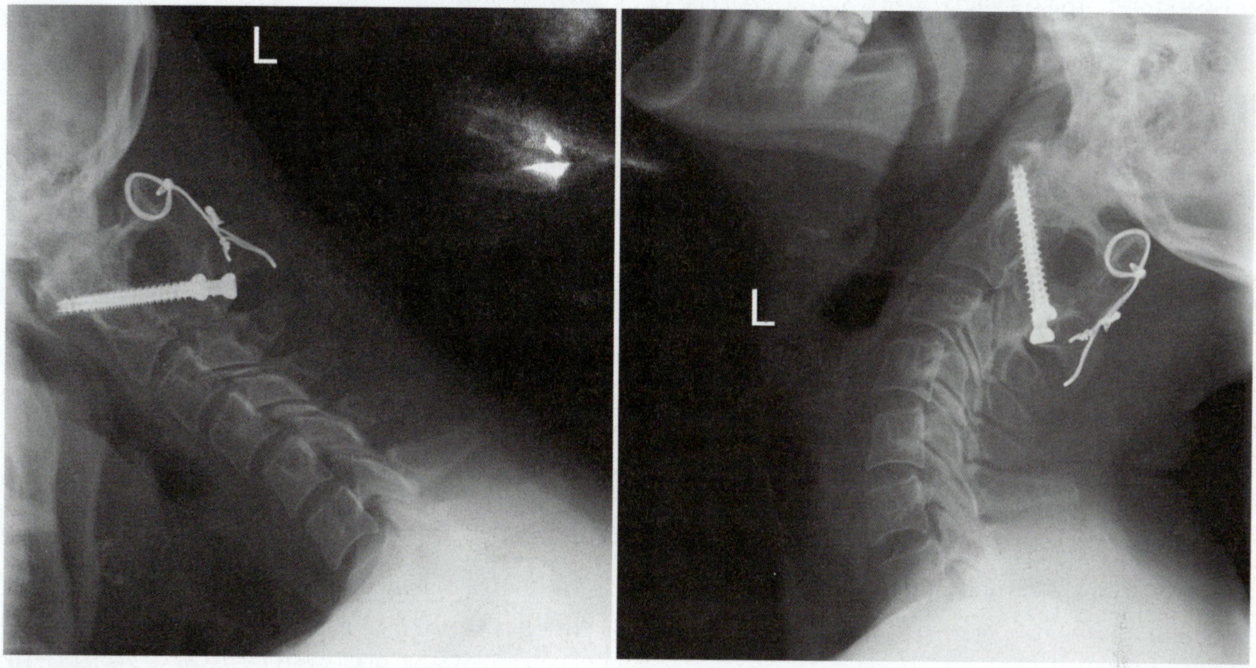

그림 11-35

55세 여성은 고리중쇠결합을 했다. 수술 후 9년간 일반 활동을 계속할 수 있었다. 관절관통나사고정과 뒤관절유합술을 이용한 수술치료로 C1~C2 앞불완전탈구의 류마티스관절이 있었다. 굽힘과 폄 방사선은 목굽힘과 안정으로 정상으로 보이는 인접수준의 해부학을 설명한다.

에 비해 비슷하거나 개선된 완충율을 나타낸다.

7개 다른 목재구성법의 생체역학적 안정성은 24개 송아지 목뼈분절을 이용하여 평가되었다(Kotani, 1994). 이 소견은 뒤쪽 또는 세 척추기둥 불안정성에 대한 전문적인 앞쪽 방법의 사용을 지지하지는 않는다. 세 개의 목뼈손상에 대해서 뒤쪽 고정없이 앞면고정을 사용하지만, 만족할 만한 임상결과를 가져왔다. 현대 목판과 부하분산기법은 원주결합의 필요를 감소시켰다(Ripa, 1991). 이러한 결과는 4차원적으로 수치화하는 좋은 임상적 평가와 연구의 중요성을 강조한다. 융합은 오랜 시간에 걸쳐 나타나는 생물학적 과정이고 체내 또는 컴퓨터 자극 생체 역학연구에서 중요성을 강조한다.

목뼈 외상의 생체역학
(Biomechanics of Cervical Trauma)

에어백 손상 (Airbag injuries)

자동차 사고는 미국의 손상 관련 사망의 주된 원인으

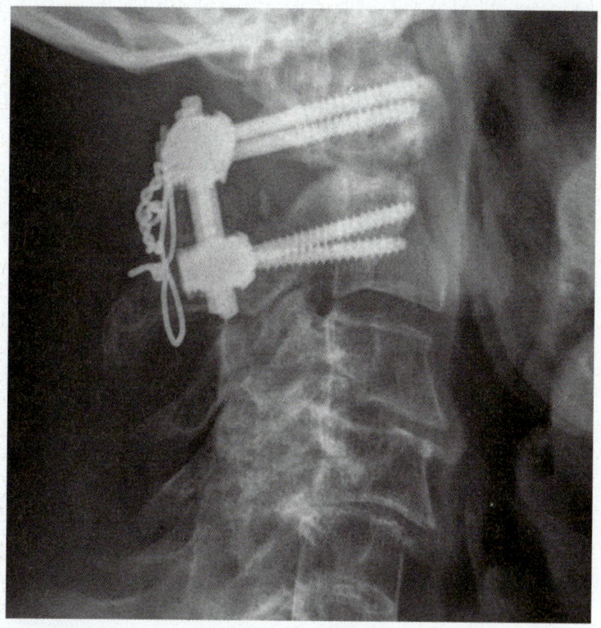

그림 11-36

활동적인 95세 노인은 넘어진 후 치상부 기저가 파열되었다. 파열은 수술치료 고정 3개월 후 여전히 움직였다. 자가뼈 이식으로 C1 가쪽 덩어리와 C2 결절 나사고정을 받았다. 즉각 안정화로 변위되어 파열이 완전 감소되었다. 조기운동과 정상 기능복구가 가능했다.

로 계속되었다. 1984년 미국도로교통안전협회(NHTSA)는 자동후부두보호기구(에어백이나 자동안전벨트)를 1987~1990년 모델의 모든 자동차 모델에 설치하도록 요구했다. 1993년에 승객쪽 에어백이 소개되었다. 연구는 앞좌석은 앞쪽 충격에 대해 에어백이 있는 차량에서 벨트를 하는 경우 적당히 보호된다고 일반적으로 결론지었다(King, Yang, 1995). 에어백이 이용가능한 지 얼마 되지 않아 앞좌석 승객의 에어백 손상이 설명되기 시작했고, 많은 어린이 사망과 심한 손상이 승객쪽 에어백에 있다고 했다(Marshall, 1998). 승객쪽 에어백은 자동차 앞좌석에 타는 어린이에게 치명적으로 위험하다(Giguere, 1988; McCaffrey, 1999; Mohamed, Banerjeae, 1998). 충돌은 운전자 손상이 없거나 단지 경미한 손상을 입게 하는 낮은 속력에서 빈번한 사고이다. 앞좌석에 뒤를 향한 유아용 보조의자에 앉은 유아의 손상패턴은 머리가 에어백에 가까운 것으로 인해 심한 머리뼈 손상과 목혈종이 흔한 반면, 앞을 향한 유아용 보조의자에 앉은 아이가 목손상을 더 많이 입는다. 두 어린이는 고리-뒤통수 탈구가 생검으로 발견되었고, 하나는 어린이의 약한 목을 과폄하는 팽창 에어백의 폭발적 힘으로 인해 어린이 목뼈의 취약성을 나타내는 "머리제거에 가까운" 손상을 입었다. NHTSA(상자 11-3) 지도규범은 어느 연령의 어린이든 뒷좌석이 안전에 적합하다고 강조한다(NHTSA, 1996).

수학적 모의실험은 에어백에 의해 제한되는 벨트하지 않은 운전자에 대한 잠재적 머리와 목손상 연구를 실행했다(Yang, 1992). 운전대가 표준 20° 각도로 사용될 때 목관절 토크는 22%로 감소됨을 발견했다. 결과적으로 머리 가속도는 운전대가 수직으로 사용될 때 기초 연구에서 41% 증가되었다. 에어백의 수직부피가 10%로 감소되는 경우 목 가속도가 9%로 약간 감소되면서 목관절 토크는 14%로 증가되었다. 에어백의 이상적 부피와 팽창율은 정의하기 어렵지만, 그 사용은 머리와 목 손상의 전체적인 상당한 감소를 가져왔다.

채찍질 증후군 (Whiplash syndrome)

채찍질 증후군은 가속 과폄 손상 이후 나타날 수 있는 증상의 복합체이다. 이러한 손상은 전형적으로 뒤에서 부딪힐 때 일어나지만, 가쪽이나 머리쪽 충돌로 일어나기도 한다(Barnsley, 1994). 유아용 보조의자의 가속은 목에 폄 스트레인으로 인해 버팀대 없이 머리가 뒤로 떨어진 결과로 뒤통수뼈를 앞으로 민다. 이차 굽힘 손상은 차가 부딪힌 다음 앞의 다른 차를 충돌하고, 승객을 다시 한번 앞으로 내던지면서 돌연 감속한다. Crowe는 미국의 자동차후미충돌에 의해 일어나는 목손상 강의에서 1928년 "채찍질"이라는 용어를 만들었다. 그는 이후 이 용어 사용을 후회한다고 기록했는데(Breck, Van Norman, 1971), 그것은 목의 스트레인을 생성하는 머리의 돌연 움직임 방식만을 설명하고, 특정손상패턴을 설명하지 않기 때문이었다. 채찍질 증후군이 바른 용어지만, 채찍질 손상도 문헌과 의료진, 환자에 의해 사용되고 수용되는 친숙한 용어로 남아 있다. 채찍질 증후군이 일반 외상 사건이지만, 병리적 이해로는 빈약하다. 흔히 심한 채찍질 외상이 목과 어깨 통증, 어지러움, 두통, 시각흐려짐을 포함할 수 있는 임상적 문제의 심각성과 연관되지는 않는다(Brault, 1998; Ettlin, 1992; Panjabi, Chole-wicki, Nibu, Grauer, 1998; Sturzenegger, 1994). 생리적 척추앞굽음증(전만, lordosis)의 빈번한 관찰에서 분리된 목뼈의 방사선 검사가 흔히 일반적이다. MRI와 같은 신기술조차 연부조직손상을 항상 밝힐 수 있는 것은 아니다. 대뇌와 목뼈칼럼의 MRI 검사는 손상과 연관된 병리가 없고, MRI 상으로 증상발달이나 결과가 예측되지 않는 40명 환자의 채찍질 목삠 이후 이틀 동안 실시했다(Borchgrevink, 1997). 기록된 손상은 가시사이인대 열상, 가시돌기 파열, 척추사이원반 파열, 황색인대 파열, 관절돌기 관절면 파열, 앞근육 스트레치를 포함한다. 채찍질의 진단과 관리는 흔히 수반되는 심리사회적, 법의학 문제에 의해 혼동된다(Wallis, 1998).

상자 11-3 에어백과 어린이에 대한 국가고속도로 교통안전행정 지침

- 뒷좌석은 어느 어린이에게나 안전한 자리이다.
- 1살 이하의 유아는 에어백이 있는 앞 승객좌석에 절대 앉히지 말아라.
- 아이는 항상 차의 뒷자석에 태워야 한다.
- 모두 안전벨트를 매라. 그렇지 않으면 에어백에 의해 다치거나 사망할 수 있다.

채찍질의 초기(출판되지 않은) 생체역학 연구 중 하나는 이후 워싱턴 시애틀의 정형외과의사 Dr. Irving Tuell에 의해 실시되었다. 그는 영화카메라를 사용하여 수술 레지던트가 다른 차로 뒤따라오다 부딪히는 것을 촬영했다. 그 사진 장면은 자신의 목이 뒤로 과폄됨을 명확히 보여주었다(그림 11-37). 또한, 가속이 머리를 뒤로 미는 동안 턱을 열면서 아래턱에 관성힘 영향을 볼 수 있었다. 이 작용은 일반적인 목 채찍질 손상의 동반인 악관절손상을 설명할 수 있다.

임상적, MRI 검사를 이용하여 가속도 변경에 관한 후미영향에서 일어나는 스트레스에 대한 "무해 범위"가 10~15 km/h 사이에 놓여 있다고 결론내렸다(Castro, 1997). 후미 충돌 이후, 목표차량의 평균가속도는 2.1~3.6 g 이었다. 최대폄은 머리가 머리받침대를 수축할 때 도달했다. 머리와 상체 사이 각도는 10~47°(평균 20°)로 다양했다. 머리받침대 부재 시 최대기록폄은 80° 였다.

전자역학적지연(EMD)은 결과적인 근육힘의 외부 징후와 근육활동의 개시 사이 시간으로 약 10±15 ms이다. 근육문헌 일부에서 기록된 긴 EMD 시간은 기록된 기구의 알려지지 않은 요소에 의해 영향을 받기 때문에 신뢰할 수 없다(Corcos, 1992). 자료가 인공물에 의해 불분명해질 수 있는 목빗근의 반응시간은 약 75~90 ms로 기록되었다(Brault, 2000).

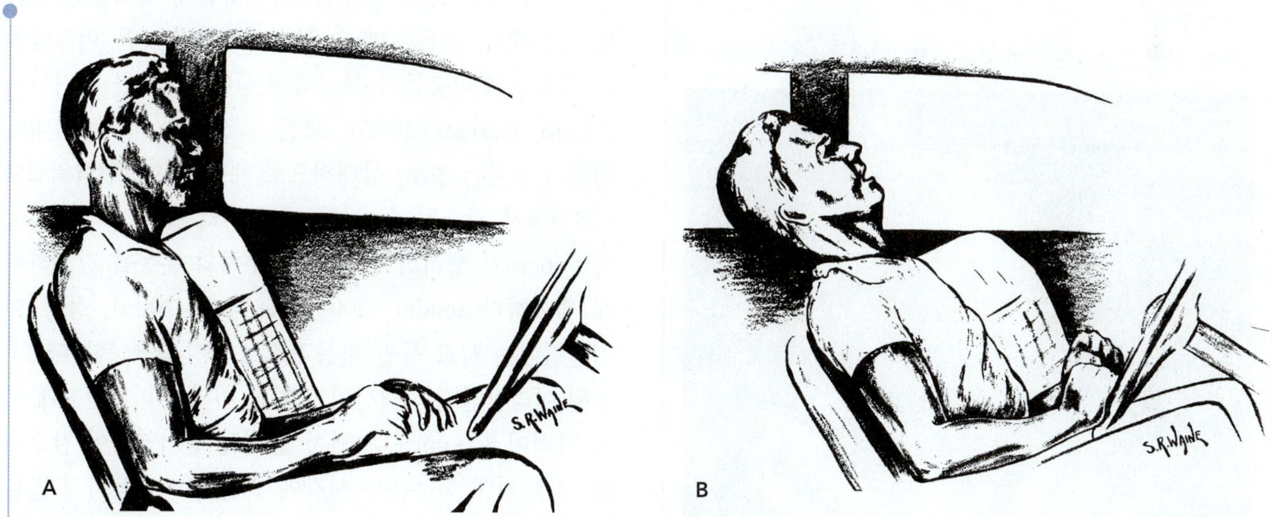

그림 11-37

Dr. Irving Tuell이 운전하는 차 영상의 두 프레임으로부터 추적한 그림. 다른 차가 뒤에서 부딪히기 전(A), 후(B).

표 11-3

성별, 근육집단, 속도변화의 기능으로 후미충돌 범퍼접촉의 근육개시 시간 (ms)

성별	*근육집단*	*4 km/h*	*8 km/h*
여성	목빗근	87(10)	79(9)
	척수옆	94(12)	82(7)
남성	목빗근	95(8)	83(8)
	척수옆	99(8)	85(11)

주의: 모든 세 요소 사이 차이는 $P < 0.05$ 에서 현저했다.
괄호 내 표준편차.

사례연구 11-2

채찍질증후군

32세 남성은 그의 차를 뒤에서 충돌한 자동차로 인해 손상을 입었다. 머리받침대가 없었기 때문에 지지없는 머리는 뒤로 넘어가 목이 폄되었다.

환자는 수면장애를 동반한 심한 목과 어깨 통증을 나타냈다. 손상 입은 오른쪽 목빗근은 왼쪽보다 약 두 배 크기이다. 저항에 대한 근육시험 후 통증이 증가되었다(사례연구 그림 11-2).

뒤 돌림머리가 감소하면서 모멘트와 힘이 능동과 수동 안정장치, 관절표면, 척추사이원반에 의해 발달되어야 한다. 모멘트와 힘은 손상을 일으킨 목의 다양한 부분 인장, 압력, 전단스트레스와 스트레인을 올렸다. 충돌 동안 근육 인장이 수축연장으로 인한 근육 스트레치의 속도보다 빨리 증가한다. 길이-인장 곡선에 대해 부적합한 장력이 일어나고 머리빗근의 일부가 파열되었다.

휴식, 근육 얼음찜질, 연장회복 프로그램이 필요했다.

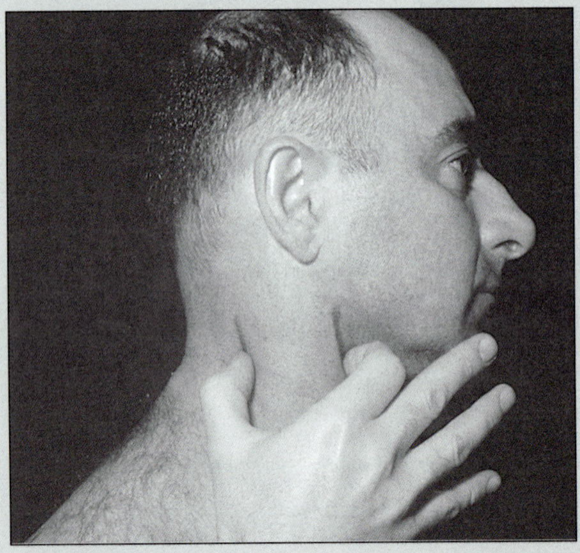

사례연구 그림 11-2

출처: Frankel, V.H. (1972). Whiplash injuries to the neck. In C. Hirsh, Y. Zotterman (Eds.) Cervical Pain. New York: Pergamon Press, 97-111.

Brault(2000)는 Dr. Tuell의 연구를 42개 대상(남성 21명, 여성 21명, 20~40세)을 4~8 km/h 속도변화 충돌에 노출하여 머리와 몸통의 운동형상학적 반응을 측정하고, 머리빗근과 목 척추옆근의 근전도검사를 실행하여 보강했다.

자료는 목관절수축이 영향에 급속히 반응하고 잠재적 목손상 존재가 폄 수축에 기인하여 있음을 나타냈다. 예, 근육발열은 손상형태에 영향을 가지기 충분하게 빠르다(표 11-3; 사례연구 11-2). 다른 연구에서 bench-top 썰매에 부착된 전체목뼈견본을 이용한 재생 채찍질외상 모델은 썰매에 적용된 수평가속도의 증가로 후미충돌을 모의실험하는 데 사용했다(Panjabi, Cholewicki, Nibu, Babat, 1998; Panjabi, Cholewicki, Nibu, Grauer, 1998). 양 썰매와 머리 운동형상학은 전위차계, 가속도계를 이용하여 측정할 수 있다. 채찍질 모델 사용한 S자형 곡선은 아래쪽 목뼈 젖힘과 위쪽 목뼈 굽힘에 설명되었다(Grauer, 1997). 연구자는 아래쪽 목뼈의 젖힘 동안 손상이 발생한다고 느꼈다.

목 뒤에 있지 않은 수정 가능한 머리받침대의 올바른 위치가 중요하다. 손상의 위험은 목폄에 비례적인 것으로 가정되고, 좋은 상태 1.0과 비교하면 낮은 머리받침대 위치는 후미충돌의 상대적 손상위험 3.4를 차지한다(Viano, Gargan, 1996). 모든 수정가능 머리받침대가 위쪽에 놓이는 경우, 상대적으로 채찍질 손상위험의 2.4~28.3%가 감소될 수 있다. 최초머리 통제간격은 많아야 5~6cm가 생리적 범위 내 목부하와 운동을 감소하는 데 필요하다(Sendur, 2005; Stemper, 2006). 능동 머리받침대는 사고 동안 자동적으로 반대힘을 돕는다. 고정된 머리받침대의 개선이 있지만 머리와 머리받침대 사이 간격이 8.0 cm보다 커서 잠재적 방어영향이 감소되는 경우 최대 척추운동 시간에서 완전히 작용하지 않을 수 있다(Ivancic, 2009).

높은 중력힘 작용으로 여겨지는 상당히 많은 복합가속도손상이 F-16 전투비행기 조종사에게 발생한다. 목손상 1년 유병률은 56.6%, 목손상 경력유병률은 85.4%이었다(Albano, Stanford, 1998).

결론 (Conclusion)

머리뼈의 지지와 보호에 따라 척수, 신경, 혈관의 신경적 생체항상성과 보호 유지는 목뼈의 궁극적 과제이다. 생체역학적 원리의 평가는 목뼈 병리학에 관련된 물리치료사와 동류 보건 전문가에 대한 보다 큰 이해를 제공해야 한다. 사회의 증진된 기술 진보로 목외상의 일반유형뿐 아니라 이러한 신기술에 관련된 손상 특이방법에도 노출되기 쉽다. 고속과 높은 위험 행위에 관련된 활동의 참여로 가속과 감속 손상의 위험이 증가된다. 운동, 사고, 자동차 에어백과 같은 의도하지 않은 기구의 결과로 일어나는 목뼈손상은 중요하게 평가되는 대상이다. 견고한 생체역학적 원리에 기초한 이러한 장애에 대한 이성적 치료를 추구하는 데 아주 중요하다.

요약 (Summary)

- 기능적 척추단위나 운동분절은 두 인접한 척추뼈, 삽입된 척추사이원반, 척추사이 인대로 이루어져 있다.
- 결합 척추운동은 주요운동의 축과 다른 축에 따른 일정한 동시 돌림이나 이동이다.
- 척추사이원반은 점탄성(크립과 이완)과 이력현상을 나타낸다.
- 척추사이원반은 극단적인 고부하가 적용될 때까지 큰 파괴로부터 척추사이원반을 보호하는 압력이 급속히 적용되면 일반 보다 큰 부하를 견딜 수 있다.
- 척추체압력강도는 위쪽 목에서 아래쪽 허리 수준으로 증가한다.
- 남성 성인 척추관 C3~C7의 평균 시상직경은 약 14 mm이다. 척수직경은 약 10 mm이다.
- 황색인대는 척추사이원반에 준비스트레스와 척추에 일부 고유지지를 제공하면서 중립위치나 다소 폄된 부분에 척추가 있을 때조차 장력 아래 있다.
- 근육은 기본자세 생체항상성에 중요한 역할을 한다. 목근육마비 환자는 머리 지탱이 불가능하다.
- 척수는 일부 세로 탄성이 있지만 축성 이동은 빈약하다. 그것은 신경 손상을 가져오는 전형적인 이동 힘이다.
- 순간중심분석은 목뼈가 굽히거나 폄되면서 접선운동(활주)이 관절돌기 관절면 사이에 일어나는 것을 나타낸다. 척추사이구멍의 크기는 굽힘으로 증가하고 폄으로 감소한다.
- 운동형상학적 불안정은 운동량(너무 많거나 적은)이나 운동질(일반패턴의 변경) 또는 양쪽 모두를 말한다. 성분 불안정은 기능적 척추단위 다양한 자동구조의 임상적 생체역학적 역할을 말한다.
- 운동분절은 모든 앞요소나 뒤요소가 파괴되거나 기능불능일 때 불안정하다고 간주해야 한다.
- 고리스트레스와 분절운동의 상당한 증가는 양쪽 관절면 절개가 50%를 초과할 때 일어날 수 있다.
- 내부고정의 적합한 사용은 결합율을 높이고 구조적 정렬 유지를 돕는다.
- 앞좌석 승객은 에어백이 구비된 차량에 안전벨트를 하는 경우 정면 충격에 대해 적절히 보호된다. 승객측 에어백은 앞좌석에 앉은 어린이에게 치명적인 위협이 된다.
- 채찍질 증후군은 가속 젖힘 손상 이후 나타날 수 있는 복합증후군이다.

연습질문 (Practice Questions)

1. 생물적 구조의 비등방성과 점탄성 사이 본질적 차이는 무엇인가?
2. 사람목뼈기둥에 대한 기능적 요구는 무엇이고(이름과 설명), 그것을 촉진하는 고리중쇠복합체에 고유한 해부학적 수정은 무엇인가?
3. 노화 척추사이원반의 핵에서 일어나는 생화학적 변화는 무엇인가?
4. 목자세 생체항상성의 근육기능장애의 영향은 무엇이며, 건강기능을 최적화하기 위해 제안되는 유지기법은 무엇인가?
5. 축하척추의 운동분절 내 굽힘-폄의 순간중심 위치는 어디인가?
6. 소위 세 척추기둥의 각각을 구성하는 구조는 무엇인가?
7. 영아와 어린이는 자동차의 어디에 앉아야 하고, 궁극적 보호를 위한 위치는 어떻게 하는가? 어떤 보호가 이 위치를 제공하는지 설명하라.
8. 어떤 데카르트 축이 척수를 스트레인에 보다 많이 허용하는가?

참고 문헌 (References)

Adams, M.A., Hutton, W.C. (1980). The effect of posture on the role of the apophysial joints in resisting intervertebral compressive forces. *J Bone Joint Surg Br, 62B*, 358–362.

Albano, J.J., Stanford, J.B. (1998). Prevention of minor neck injuries in F-16 pilots. *Aviat Space Environ Med, 69*, 1193–1199.

Bailey, R.W. (1963). Observations of cervical intervertebral disc lesions in fractures and dislocations. *J Bone Joint Surg Am, 45A*, 461.

Bambakidis, N.C., Feiz-Erfan, I., Horn, E.M. et al. (2008). Biomechanical comparison of occipitoatlantal screw fixation techniques. *J Neurosurg Spine, 8*, 143–152.

Barnsley, L., Lord, S., Bogduk, N. (1994)., Whiplash injury. *Pain, 58*, 283–307.

Bartels, R.H., Donk, R.D., Pavlov, P., et al. (2008). Comparison of biomechanical properties of cervical artificial disc prosthesis: A review. *Clin Neurol Neurosurg, 110*, 963–967.

Bell, G.H. (1967). Variation in the strength of vertebrae with age and their relation to osteoporosis. *Calcif Tissue Res, 1*, 75.

Bennett, S.E., Schenk, R.J., Simmons, E.D. (2002). Active range of motion utilized in the cervical spine to perform daily functional tasks. *J Spinal Disord Tech, 15*(4), 307–311.

Bhalla, S.K., Simmons, E.H. (1969). Normal ranges of intervertebral-joint motion of the cervical spine. *Can J Surg, 12*, 181–187.

Blackley, H.R., Plank, L.D., Robertson, P.A. (1999). Determining the sagittal dimensions of the canal of the cervical spine. The reliability of ratios of anatomical measurements. *J Bone Joint Surg Br, 81B*, 110–112.

Borchgrevink, G., Smevik, O., Haave, I., et al. (1997). MRI of cerebrum and cervical columna within two days after whiplash neck sprain injury. *Injury, 28*, 331–335.

Botsford, D.J., Esses, S.I., Ogilvie-Harris, D.J. (1994). In vivo diurnal variation in intervertebral disc volume and morphology. *Spine, 19*, 935–940.

Brault, J.R., Siegmund, G.P., Wheeler, J.B. (2000). Cervical muscle response during whiplash: Evidence of a lengthening muscle contraction. *Clin Biomech, 15*, 426–435.

Brault, J.R., Wheeler, J.B., Siegmund, G.P., et al. (1998). Clinical response of human subjects to rear-end automobile collisions [published erratum appears in Arch Phys Med Rehabil 1998 Jun;79(6):723]. *Arch Phys Med Rehabil, 79*, 72–80.

Breck, L. W., Van Norman, R. W. (1971). Medicolegal aspects of cervical spine sprains. *Clin Orthop, 74*, 124–8:124–128.

Breig, A., Turnbell, I., Hassler, O. (1966). Effect of mechanical stress on the spinal cord in cervical spondylosis. *J Neurosurg, 25*, 45–56.

Carter, D.R., Hayes, W.C. (1977). The compressive behavior of bone as a two-phase porous structure. *J Bone Joint Surg Am, 59A*, 954–962.

Castro, W.H., Schilgen, M., Meyer, S., et al. (1997). Do "whiplash injuries" occur in low-speed rear impacts? *Eur Spine J, 6*, 366–375.

Cherubino, P., Benazzo, F., Borromeo, U., et al. (1990). Degenerative arthritis of the adjacent spinal joints following anterior cervical spinal fusion: Clinicoradiologic and statistical correlations. *Ital J Orthop Traumatol, 16*, 533–543.

Clausen, J.D., Goel, V.K., Traynelis, V.C., et al. (1997). Uncinate processes and Luschka joints influence the biomechanics of the cervical spine: Quantification using a finite element model of the C5-C6 segment. *J Orthop Res, 15*, 342–347.

Corcos, D.M., Gottlieb, G. L., Latash, M. L., et al. (1992). Electromechanical delay: An experimental artifact. *J Electromyogr Kinesiol, 2*, 59–68.

Cusick, J. F., Pintar, F. A., Yoganandan, N. (1995). Biomechanical alterations induced by multilevel cervical laminectomy. *Spine, 20*, 2392–2398.

Denis, F. (1983) The three column spine and its significance in the classification of acute thoracolumbar spinal injuries. *Spine*, 8, 817–831.

Dickman, C.A., Zabramski, J. M., Hadley, M. N., et al. (1991). Pediatric spinal cord injury without radiographic abnormalities: Report of 26 cases and review of the literature. *J Spinal Disord, 4*, 296–305.

Dolan, P., Adams, M. A. (2001). Recent advances in lumbar spinal mechanics and their significance for modelling. *Clin Biomech 16 Suppl, 1*:S8-S16.

Dvorak, J., Froehlich, D., Penning, L., et al. (1988). Functional radiographic diagnosis of the cervical spine: Flexion/extension. *Spine, 13*, 748–755.

Dvorak, J., Hayek, J., Zehnder, R. (1987). CT-functional diagnostics of the rotatory instability of the upper cervical spine. Part II. An evaluation of healthy adults and patients with suspected instability. *Spine, 12*(8), 726–731.

Dvorak, J., Panjabi, M. M. (1987). Functional anatomy of the alar ligaments. *Spine, 12*, 183–189.

Dvorak, J., Schneider, E., Saldinger, P., et al. (1988). Biomechanics of the craniocervical region: The alar and transverse ligaments. *J Orthop Res, 6*, 452–461.

Emery, S. E., Fuller, D. A., Stevenson, S. (1996). Ceramic anterior spinal fusion. Biologic and biomechanical comparison in a canine model. *Spine, 21*, 2713–2719.

Ettlin, T. M., Kischka, U., Reichmann, S., et al. (1992). Cerebral symptoms after whiplash injury of the neck: A prospective clinical and neuropsychological study of whiplash injury. *J Neurol Neurosurg Psychiatry, 55*, 943–948.

Feipel, V., Rondelet, B., Le Pallec, J., et al. (1999). Normal global motion of the cervical spine: An electrogoniometric study. *Clin Biomech, 14*, 462–470.

Fielding, J. W. (1957). Cineroentgenography of the normal cervical spine. *J Bone Joint Surg Am, 39A*, 1280–1288.

Fielding, J. W., Cochran, G.B., Lawsing, J. F. III, et al. (1974). Tears of the transverse ligament of the atlas: A clinical and biomechanical study. *J Bone Joint Surg Am, 56A*, 1683–1691.

Fielding, J. W., Hawkins, R. J., Ratzan, S. A. (1976). Spine fusion for atlanto-axial instability. *J Bone Joint Surg Am, 58A*, 400–407.

Fountain, F. P, Minear, W. L., Allison, R. D. (1966). Function of longus colli and longissimus cervicis muscles in man. *Arch Phys Med, 47,* 665–669.

Frobin, W., Leivseth, G., Biggemann, M., et al. (2002). Sagittal plane segmental motion of the cervical spine. A new precision measurement protocol and normal motion data of healthy adults. *Clin Biomech, 17,* 21–31.

Frush, T. J., Fisher, T. J., Ensminger, S. C., et al. (2009). Biomechanical evaluation of parasagittal occipital plating: Screw load sharing analysis. *Spine, 34,* 877–884.

Fuller, D. A., Kirkpatrick, J. S., Emery, S. E., et al. (1998). A kinematic study of the cervical spine before and after segmental arthrodesis. *Spine, 23,* 1649–1656.

Galbusera, F., Bellini, C. M., Brayda-Bruno, M., et al. (2008). Biomechanical studies on cervical total disc arthroplasty: A literature review. *Clin Biomech, 23,* 1095–1104.

Giguere, J. F., St-Vil, D., Turmel, A., et al. (1998). Airbags and children: A spectrum of C-spine injuries. *J Pediatr Surg, 33,* 811–816.

Gosch, H. H., Gooding, E., Schneider, R. C. (1972). An experimental study of cervical spine and cord injuries. *J Trauma, 12,* 570–575.

Grauer, J. N., Panjabi, M. M., Cholewicki, J., et al. (1997). Whiplash produces an S-shaped curvature of the neck with hyperextension at lower levels. *Spine, 22,* 2489–2494.

Grob, D., Crisco, J. J. III, Panjabi, M. M., et al. (1992). Biomechanical evaluation of four different posterior atlantoaxial fixation techniques. *Spine, 17(5),* 480–490.

Gu, Y. T., Jia, L. S., Chen, T. Y. (2007). Biomechanical study of a hat type cervical intervertebral fusion cage. *Int Orthop, 31,* 101–105.

Hakalo, J., Pezowicz, C., Wronski, J., et al. (2008). Comparative biomechanical study of cervical spine stabilisation by cage alone, cage with plate, or plate-cage: A porcine model. *J Orthop Surg (Hong Kong), 16,* 9–13.

Hansson, T., Roos, B. (1986). Age changes in the bone mineral of the lumbar spine in normal women. *Calcif Tissue Int, 38,* 249–251.

Hansson, T., Roos, B., Nachemson, A. (1980). The bone mineral content and ultimate compressive strength of lumbar vertebrae. *Spine, 5,* 46–55.

Harms-Ringdahl, K. (1986). An assessment of shoulder exercise and load-elicited pain in the cervical spine. Biomechanical analysis of load - EMG - methodological studies of pain provoked by extreme position. Karolinska Institute, University of Stockholm.

Herkowitz, H. N. (1988). A comparison of anterior cervical fusion, cervical laminectomy, and cervical laminoplasty for the surgical management of multiple level spondylotic radiculopathy. *Spine, 13,* 774–780.

Herzog, R. J., Wiens, J. J., Dillingham, M. F., et al. (1991). Normal cervical spine morphometry and cervical spinal stenosis in asymptomatic professional football players. Plain film radiography, multiplanar computed tomography, and magnetic resonance imaging. *Spine, 16,* S178–S186.

Hilibrand, A. S., Carlson, G. D., Palumbo, M. A., et al. (1999). Radiculopathy and myelopathy at segments adjacent to the site of a previous anterior cervical arthrodesis. *J Bone Joint Surg Am, 81,* 519–528.

Holdsworth, F.W. (1963). Fractures, dislocations, and fracture-dislocations of the spine. *J Bone Joint Surg Br, 45B,* 6–20.

Hunter, L., Braunstein, E., Bailey, R. (1980). Radiographic changes following anterior fusion. *Spine, 5,* 399–401.

Ivancic, P. C., Coe, M. P., Ndu, A. B., et al. (2007). Dynamic mechanical properties of intact human cervical spine ligaments. *Spine J, 7,* 659–665.

Ivancic, P. C., Sha, D., Panjabi, M. M. (2009). Whiplash injury prevention with active head restraint. *Clin Biomech, 24,* 699–707.

Jarcho, M. (1981). Calcium phosphate ceramics as hard tissue prosthetics. *Clin Orthop, 157,* 259–278.

Jenkins, D. H. (1973). Extensive cervical laminectomy. Long-term results. *Br J Surg, 60,* 852–854.

Kapandji, I.A. (1974). *The Physiology of the Joints. The trunk and the vertebral column.* Edinburgh: Churchill Livingstone.

Kazarian, L. E. (1975). Creep characteristics of the human spinal column. *Orthop Clin North Am, 6,* 3.

Kazarian, L. (1972). Dynamic response characteristics of the human intervertebral column: An experimental study of autopsy specimens. *Acta Orthop Scand, 146,* 146.

King, A. I., Yang, K. H. (1995). Research in biomechanics of occupant protection. *J Trauma, 38,* 570–576.

Kitahara, Y., Iida, H., Tachibana, S. (1995). Effect of spinal cord stretching due to head flexion on intramedullary pressure. *Neurol Med Chir, 35,* 285–288.

Kotani, Y., Cunningham, B. W., Abumi, K., et al. (1994). Biomechanical analysis of cervical stabilization systems. An assessment of transpedicular screw fixation in the cervical spine. *Spine, 19,* 2529–2539.

Kriss, V. M., Kriss, T. C. (1996). SCIWORA (spinal cord injury without radiographic abnormality) in infants and children. *Clin Pediatr, 35,* 119–124.

Kumaresan, S., Yoganandan, N., Pintar, F. A. (1997). Finite element analysis of anterior cervical spine interbody fusion. *Biomed Mater Eng, 7,* 221–230.

Lonstein, J. E. (1977). Post-laminectomy kyphosis. *Clin Orthop, 128,* 93–100.

Lysell, E. (1969). Motion in the cervical spine. An experimental study on autopsy specimens. *Acta Orthop Scand Supplementum, 123,* 1–61.

Marshall, K. W., Koch, B. L., Egelhoff, J. C. (1998). Air bag-related deaths and serious injuries in children: Injury patterns and imaging findings. *Am J Neuroradiol, 19,* 1599–607.

McBroom, R. J., Hayes, W. C., Edwards, W. T., et al. (1985). Prediction of vertebral body compressive fracture using quantitative computed tomography. *J Bone Joint Surg Am, 67A,* 1206–1214.

McCaffrey, M., German, A., Lalonde, F., et al. (1999). Air bags and children: A potentially lethal combination. *J Pediatr Orthop, 19,* 60–64.

Mimura, M., Moriya, H., Watanabe, T., et al. (1989). Three-dimensional motion analysis of the cervical spine with special reference to the axial rotation. *Spine, 14*, 1135–1139.

Miyazaki, K., Tada, K., Matsuda, Y., et al. (1989). Posterior extensive simultaneous multisegment decompression with posterolateral fusion for cervical myelopathy with cervical instability and kyphotic and/or S-shaped deformities. *Spine, 14*, 1160–1170.

Miyazaki, M., Hong, S. W., Yoon, S. H., et al. (2008). Kinematic analysis of the relationship between the grade of disc degeneration and motion unit of the cervical spine. *Spine, 33*, 187–193.

Mohamed, A. A., Banerjee, A. (1998). Patterns of injury associated with automobile airbag use. *Postgrad Med J, 74*, 455–458.

Moroney, S. P., Schultz, A. B. (1985). Analysis and measurement of loads on the neck. *Trans Orth Res Soc, 10*, 329.

Moroney, S. P., Schultz, A. B., Miller, J., et al. (1988). Load displacement properties of lower cervical spine motion segments. *J Biomech, 21*, 769–779.

Moskovich, R., Crockard, H. A. (1992). Atlantoaxial arthrodesis using interlaminar clamps. An improved technique. *Spine, 17*, 261–267.

Moskovich, R., Shott, S., Zhang, Z. H. (1996). Does the cervical canal to body ratio predict spinal stenosis? *Bull Hosp Jt Dis, 55*, 61–71.

Myers, B. S., Winkelstein, B. A. (1995). Epidemiology, classification, mechanism, and tolerance of human cervical spine injuries. *Crit Rev Biomed Eng, 23*, 307–409.

Myklebust, J. B., Pintar, F., Yoganandan, N., et al. (1988). Tensile strength of spinal ligaments. *Spine, 13*, 526–531.

Nachemson, A., Evans, J. H. (1968). Some mechanical properties of the third human lumbar interlamina ligament (ligamentum flavum). *J Biomech, 1*, 201.

Nagamoto, Y., Ishii, T., Sakaura, H., et al. (2009). In vivo 3-dimensional kinematics of the cervical spine. *09 Dec 3; Cervical Spine Research Society.*

National Highway Traffic Safety Administration. (1996). Air bag alert. *Ann Emerg Med, 28*, 242.

Nowinski, G. P., Visarius, H., Nolte, L. P., et al. (1993). A biomechanical comparison of cervical laminaplasty and cervical laminectomy with progressive facetectomy. *Spine, 18*, 1995–2004.

Osenbach, R. K., Menezes, A. H. (1989). Spinal cord injury without radiographic abnormality in children. *Pediatr Neurosci, 15*, 168–174.

Pang, D., Pollack, I. F. (1989). Spinal cord injury without radiographic abnormality in children–The SCIWORA syndrome. *J Trauma, 29*, 654–664.

Panjabi, M. M., Cholewicki, J., Nibu, K., Babat, L.B., Dvorak, J. (1998). Simulation of whiplash trauma using whole cervical spine specimens. *Spine, 23*, 17–24.

Panjabi, M. M., Cholewicki, J., Nibu, K., Grauer, J., Vahldiek, M. (1998). Capsular ligament stretches during in vitro whiplash simulations. *J Spinal Disord, 11*, 227–232.

Panjabi, M. M., Crisco, J. J. III, Lydon, C., et al. (1998). The mechanical properties of human alar and transverse ligaments at slow and fast extension rates. *Clin Biomech, 13*, 112–120.

Panjabi, M. M., Kraig, M. H., Goel, V. K. (1981). A technique for measurement and description of three-dimensional six degree-of-freedom motion of a body joint with an application to the human spine. *J Biomechanics, 14*, 447–460.

Panjabi, M. M., Summers, D. J., Pelker, R. R., et al. (1986). Three-dimensional load-displacement curves due to forces on the cervical spine. *J Orthop Res, 4*, 152–161.

Panjabi, M. M., White, A. A. III, Johnson, R. M. (1975). Cervical spine mechanics as a function of transection of components. *J Biomechanics, 8*, 327–336.

Penning, L. (1978). Normal movements of the cervical spine. *Am J Roentgenol, 130*, 317–326.

Penning, L., Wilmink, J. T. (1987). Rotation of the cervical spine. A study in normal people. *Spine, 12*, 732–738.

Perry, J., Nickel, V. L. (1959). Total cervical-spine fusion for neck paralysis. *J Bone Joint Surg Am, 41A*, 37–60.

Pintar, F. A., Maiman, D. J., Hollowell, J. P., et al. (1994). Fusion rate and biomechanical stiffness of hydroxylapatite versus autogenous bone grafts for anterior discectomy. An in vivo animal study. *Spine, 19*, 2524–2528.

Pintar, F.A., Yoganandan, N., Pesigan, M., et al. (1995). Cervical vertebral strain measurements under axial and eccentric loading. *J Biomech Eng, 117*, 474–478.

Rapoff, A. J., O'Brien, T. J., Ghanayem, A. J., et al. (1999). Anterior cervical graft and plate load sharing. *J Spinal Disord, 12*, 45–49.

Raynor, R. B., Moskovich, R., Zidel, P., et al. (1987). Alteration in primary and coupled neck motions after facetectomy. *Neurosurg, 21*, 681–687.

Reill, J. (1960). Effects of flexion-extension movement of the head and spine upon the spinal cord and nerve roots. *J Neurol Neurosurg Psychiatry, 23*, 214–221.

Reitman, C. A., Mauro, K. M., Nguyen, L., et al. (2004). Intervertebral motion between flexion and extension in asymptomatic individuals. *Spine, 29*, 2832–2843.

Ripa, D. R., Kowall, M. G., Meyer, P. R. Jr., et al. (1991). Series of ninety-two traumatic cervical spine injuries stabilized with anterior ASIF plate fusion technique. *Spine, 16*(3), 46–55.

Rolander, S. D. (1966). Motion of the lumbar spine with special reference to the stabilizing effect of posterior fusion. An experimental study on autopsy specimens. *Acta Orthop Scand, 90*, 1–144.

Roozmon, P., Gracovetsky, S. A., Gouw, G. J., et al. (1993). Examining motion in the cervical spine. I: Imaging systems and measurement techniques. *J Biomed Eng, 15*, 5–12.

Saito, T., Yamamuro, T., Shikata, J., et al. (1991). Analysis and prevention of spinal column deformity following cervical laminectomy. I. Pathogenetic analysis of postlaminectomy deformities. *Spine, 16*, 494–502.

Schneider, R. C., Cherry, G., Pantek, H. (1954). The syndrome of acute central cervical spinal cord injury with special reference to the mechanism involved in hyperextension injuries of the cervical spine. *J Neurosurg, 11*, 546–577.

Schultz, A., Anderson, G., Örtengren, R., et al. (1982). Loads on the lumbar spine: Validation of a biomechanical analysis by measurements of intradiscal pressure and myoelectric signals. *J Bone Joint Surg Am, 64A*, 713–720.

Sendur, P., Thibodeau, R., Burge, J., et al. (2005). Parametric analysis of vehicle design influence on the four phases of whiplash motion. *Traffic Inj Prev, 6*, 258–266.

Simmons, E. H., Bradley, D. D. (1988). Neuro-myopathic flexion deformities of the cervical spine. *Spine, 13*, 756–762.

Skrzypiec, D. M., Pollintine, P., Przybyla, A., et al. (2007). The internal mechanical properties of cervical intervertebral discs as revealed by stress profilometry. *Eur Spine J, 16*, 1701–1709.

Steel, H. H. (1968). Anatomical and mechanical considerations of atlanto-axial articulation. In Proceedings of the American Orthopaedic Association [abstract] Steel, H. H. *J Bone Joint Surg Am, 50A*, 1481–1482.

Stemper, B. D., Yoganandan, N., Pintar, F. A. (2006). Effect of head restraint backset on head-neck kinematics in whiplash. *Accid Anal Prev, 38*, 317–323.

Sturzenegger, M., DiStefano, G., Radanov, B. P., et al. (1994). Presenting symptoms and signs after whiplash injury: The influence of accident mechanisms. *Neurology, 44*, 688–693.

Sutterlin, C. Ed., McAfee, P. C., Warden, K. E., et al. (1988). A biomechanical evaluation of cervical spinal stabilization methods in a bovine model. Static and cyclical loading. *Spine, 13*, 795–802.

Takebe, K., Vitti, M., Basmajian, J. V. (1974). The functions of semispinalis capitis and splenius capitis muscles: An electromyographic study. *Anat Rec, 179*, 477–480.

Tubbs, R. S., Kelly, D. R., Humphrey, E. R., et al. (2007). The tectorial membrane: Anatomical, biomechanical, and histological analysis. *Clin Anat, 20*, 382–386.

Viano, D. C., Gargan, M. F. (1996). Headrest position during normal driving: Implication to neck injury risk in rear crashes. *Accid Anal Prev, 28*, 665–674.

Voo, L. M., Kumaresan, S., Yoganandan, N., et al. (1997). Finite element analysis of cervical facetectomy. *Spine, 22*, 964–969.

Wallis, B. J., Lord, S. M., Barnsley, L., et al. (1998). The psychological profiles of patients with whiplash-associated headache. *Cephalalgia, 18*, 101–105.

Werne, S. (1957). Studies in spontaneous atlas dislocation. *Acta Orthop Scand Suppl, 23*, 1–105.

White, A. A. III, Johnson, R. M., Panjabi, M. M., Southwick, W.O. (1975). Biomechanical analysis of clinical stability in the cervical spine. *Clin Orthop Relat Res, 109*, 85–96.

White, A. A. III, Panjabi, M. M. (1990). *Clinical biomechanics of the spine.* (2 ed.). Philadelphia: J.B. Lippincott Co., 314.

Wilke, H.J., Kettler, A., Goetz, C., et al. (2000). Subsidence resulting from simulated postoperative neck movements: An in vitro investigation with a new cervical fusion cage. *Spine, 25*, 2762–2770.

Wittenberg, R.H., Moeller, J., White, A.A. III. (1990). Compressive strength of autogenous and allogenous bone grafts for thoracolumbar and cervical spine fusion. *Spine, 15*(10), 1073–1077.

Yang, K.H., Latouf, B.K., King, A.I. (1992). Computer simulation of occupant neck response to airbag deployment in frontal impacts. *J Biomech Eng, 114*, 327–331.

Yoganandan, N., Pintar, F.A., Maiman, D.J., et al. (1996). Human head-neck biomechanics under axial tension. *Med Eng Phys, 18*, 289–294.

Yoo, J.U., Zou, D., Edwards, W.T., et al. (1992). Effect of cervical spine motion on the neuroforaminal dimensions of human cervical spine. *Spine, 17*, 1131–1136.

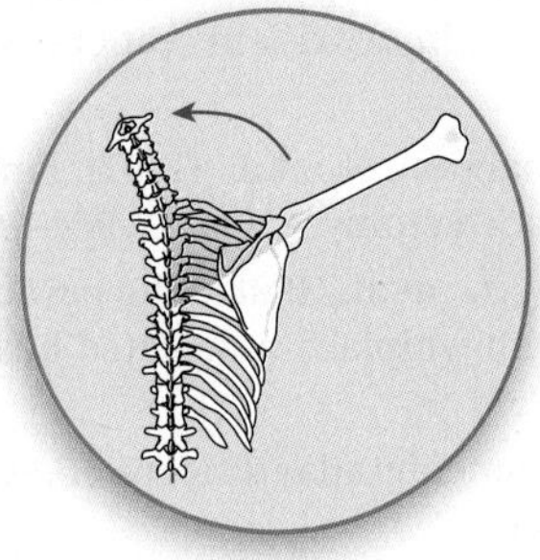

제12장

어깨의 생체역학

(Biomechanics of the Shoulder)

서론 (Introduction)

팔이음뼈는 팔과 몸통 사이 연결이다. 공간의 손 위치를 위해 팔꿈치와 연계하여 작용하고 몸의 가장 역학적인 가동관절이다(그림 12-1). 그것은 오목위팔관절(상완와관절, glenohumeral joint), 봉우리빗장관절(견봉쇄골관절, acromioclavicular joint), 복장빗장관절(흉쇄관절, sternoclavicular joint), 어깨등관절(견갑흉부관절, scapulothoracic joint), 그리고 이에 작용하는 근육구조이다. 뼈수축의 부재는 연부조직에 의해 전적으로 제공되는 안정성 범위에서 큰 가동범위를 허용한다.

어깨의 생체역학은 복잡하고, 완전한 논의가 주변 근육, 인대, 관절에 더하여 이전에 언급한 네 부분의 분석이 필요하다. 이 장은 어깨복합체의 해부학을 설명하고, 그 구조가 어떻게 효율적인 생체역학적 기능을 허용하는지 보여준다.

운동형상학 및 해부학 (Kinematics and Anatomy)

공간의 일반 손위치에 필요한 고유운동을 생성하기 위해 그 연관 요소와 네 관절은 어느 한 개별 관절에 의해 제공될 때보다 큰 운동을 생성하는 방법으로 함께 작용한다. 팔 위치에 대한 어깨복합체 능력은 척추운동에 의해 한층 더 증대된다. 논의는 관절 각각에서 성취한 운동 방식을 논의하는 부분과 함께 전체적인 어깨복합체의 운동 유형 및 범위를 다룬다.

어깨복합체의 가동범위 (Range of motion of the shoulder complex)

어깨 가동범위는 전통적으로 굽힘과 폄(시상면 가슴의 가쪽에서 위팔뼈 앞뒤쪽 올림), 벌림(이마면의 올림), 안가쪽 돌림(위팔뼈의 긴축에 대한 돌림)의 용어로 측정된다(그림 12-2). 기능적 활동 동안 이러한 개별운동이 단독으로는 드물게 보이지만, 어느 한 위치를 성취하는 데 필요한 분리 요소를 분석하여 어깨의 복합운동을 더 잘 이해할 수 있다.

앞쪽 올림 180°가 이론적으로 가능하지만, 평균값은 남성 167°와 여성 171°이다. 폄이나 뒤쪽 올림 평균은

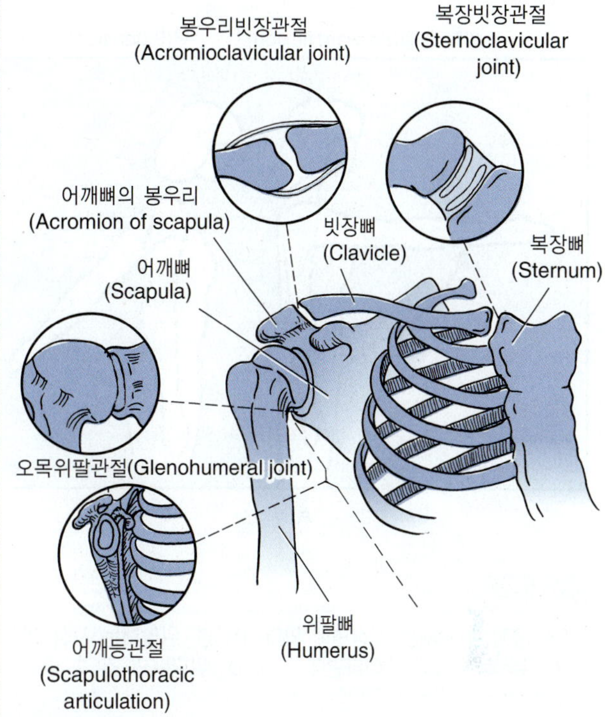

그림 12-1

어깨와 그 네 관절의 뼈구조 도해. 원형 절단면은 세 윤활관절-복장빗장관절, 봉우리빗장관절, 오목위팔관절의 앞면과 뼈-근육-뼈 관절인 어깨등관절의 가쪽 면을 나타낸다. *출처 : De Palma, A.F. (1983). Biomechanics of the shoulder, In Surgery of the Shoulder(3rd ed). Philadelphia: JB. Lippincott Co, 65-85.*

60°이다(Boone, Azen, 1979). 이러한 값은 관절주머니의 긴장에 의해 제한된다. 관상면의 벌림은 어깨뼈봉우리보다 큰 거친면 뼈부딪힘에 의해 제한된다. 그러므로, 어깨뼈의 앞쪽 올림은 이 면에서 주머니의 아래 부분이 가장 이완되고, 어깨의 근육구조가 팔 올림에 최적으로 정렬되기 때문에 보다 기능적인 것으로 간주된다(그림 12-3). 운동의 어깨범위가 일반적으로 노화과정의 일부로 저하되지만, 신체활동은 이러한 과정에 반대로 작용할 수 있다(Murray, 1985).

복장빗장관절 (Sternoclavicualr joint)

복장빗장관절은 팔을 가슴으로 직접 연결하는 빗장뼈(쇄골, clavicular) 안쪽과 막의 가장 가쪽 윗면으로 구성되어 있다. 또한 작은 면은 첫갈비뼈(늑골, rib)를 관

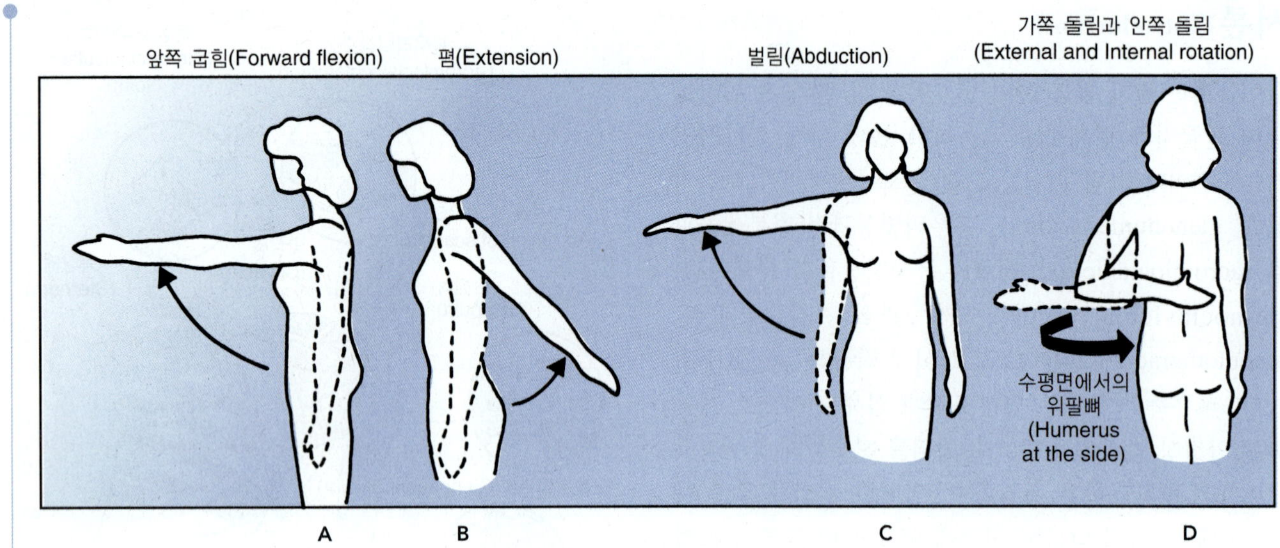

그림 12-2

A. 앞쪽 굽힘. 위팔뼈는 시상면에 있다. B. 폄. 위팔뼈는 시상면에 있다. C. 벌림. 위팔뼈는 이마면에 있다. D. 위팔뼈의 긴 축 주변 돌림. 가쪽 위팔뼈의 안쪽/가쪽 돌림. 안쪽 돌림은 이 운동의 기능적 중요 형태인 허리 뒤로 한 팔로 나타낸다.

절로 잇는 빗장뼈의 기반 위아래로 존재한다. 이것은 요람 같은 형태인 실질적인 윤활관절이고, 두 부분으로 나뉜 섬유연골관절원반이나 반달판을 포함한다.

관절 자체가 거의 고유 또는 뼈 안정성을 갖지 않지만, 앞, 뒤, 갈비빗장(늑쇄관절, costoclavicular), 빗장안쪽 인대를 연계하는 관절원반은 관절연속성을 유지한다(그림 12-4). 빗장뼈 안쪽끝 아래면과 첫갈비뼈 사이를 흐

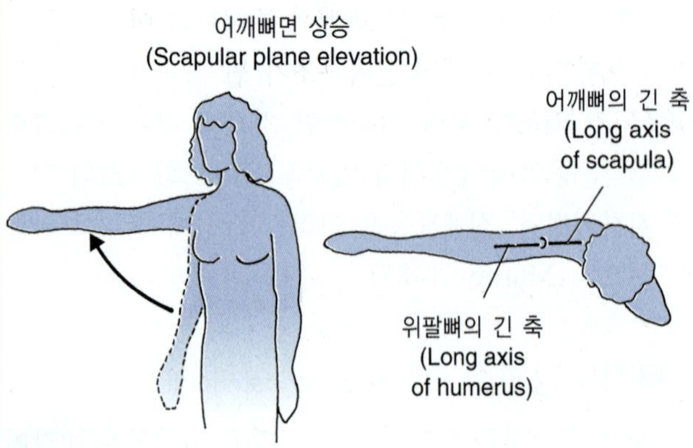

그림 12-3

앞굽힘과 벌림 사이 중간인 어깨뼈면의 올림. 위팔뼈는 어깨면에 있다.

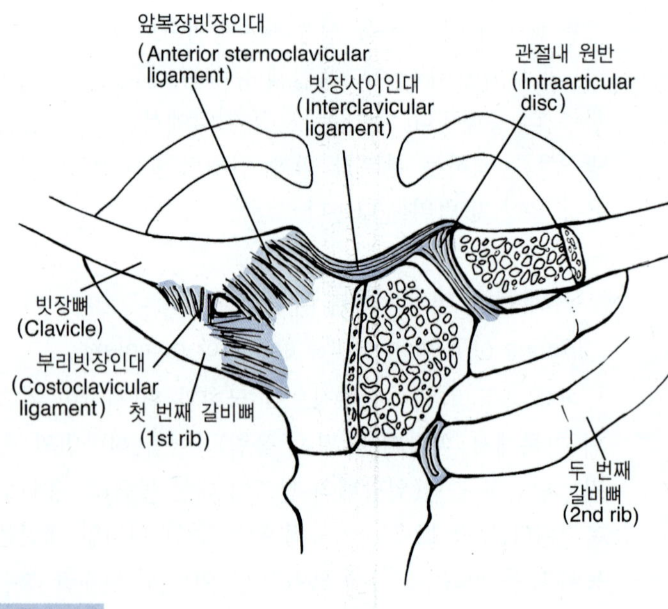

그림 12-4

복장빗장관절의 해부설명. *출처: Oatis, C.A. (2008). Kinesiology: The Mechanics and Pathomechanics of Human Movement. Baltimore, MD: Lippincott Williams & Wilkins, 128.*

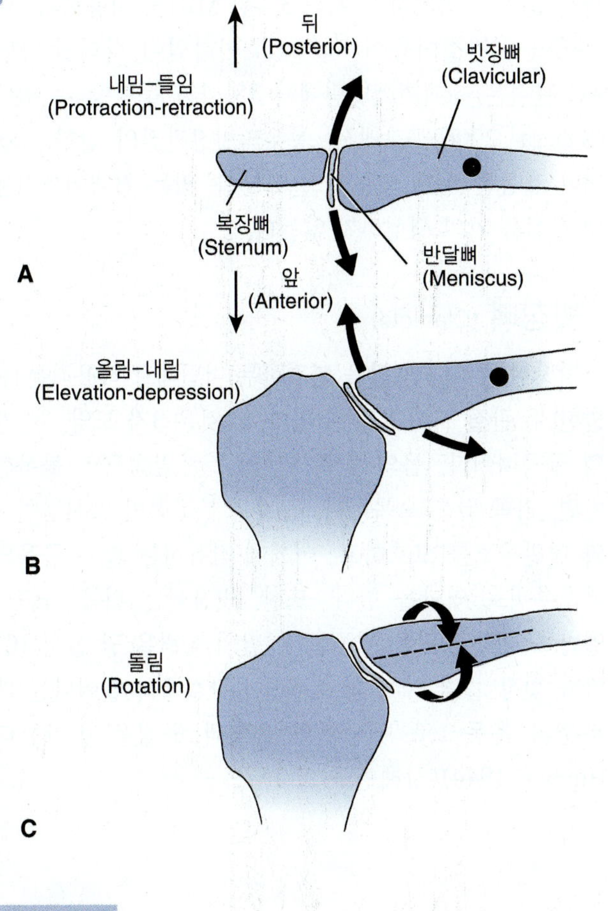

그림 12-5

복장빗장관절의 운동. A. 보이지 않는 갈비빗장인대를 통해 긴 축 (*검정 점*) 주변 가로면의 빗장뼈 내밈과 들임을 나타내는 맨 위 그림. 동작은 복장뼈와 반달뼈사이에서 발생한다. B. 갈비빗장인대를 통해 시상축 주위의 이마면에서 빗장뼈 올림과 내림(앞뒤활주)을 나타내는 앞면. 동작은 복장뼈와 반달뼈 사이에서 일어난다. C. 빗장뼈의 긴 축 주변 빗장 돌림을 나타내는 앞면.

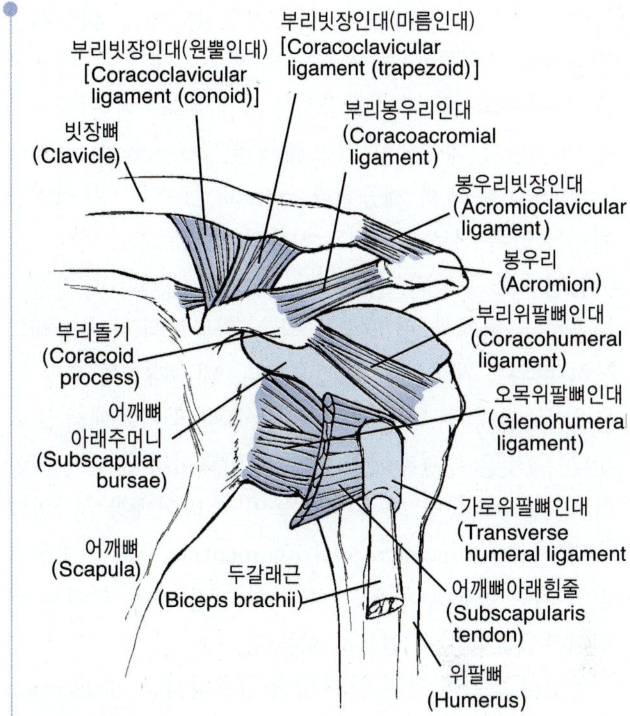

그림 12-6

부리빗장인대복합은 가쪽으로 향한 크고 무거운 마름인대와 안쪽에 위치한 작은 원뿔인대로 구성된다. *출처 : Hamill, J., Knutzen, K.M. (2008). Biomechanical Basis of Human Movement. Baltimore, MD: Lippincott Williams & Wilkins, 141.*

르는 갈비빗장뼈는 주로 상부 변위에 저항하고, 앞부분은 빗장뼈의 뒤 변위에 저항하는 복장빗장운동을 제한하는 주요수축으로 고려된다. 앞뒤복장빗장인대는 각각 앞뒤 이동에 대한 주요 제한이다. 이것은 이차적으로 상부 변위를 제한한다. 빗장사이인대는 빗장뼈의 위안쪽면을 연결하고 위쪽으로 관절억제를 돕는다. 빗장사이인대(쇄간인대, interclavicular ligament)의 뒷부분도 복장빗장관절의 앞수축을 보조한다. 특히 빗장사이인대는 팔 내림으로 단단히 되고 팔이 올림할 때 이완된다(Morrey, An, 1990). 원반은 관절수축을 통해 아래변위뿐만 아니라 가쪽에서 물체를 옮길 때 일어날 수 있는 빗장뼈의 안쪽 변위를 막는다. 이러한 구조는 중요한 안정장치로 작용하지만, 위아래올림과 앞 뒤 이동 양쪽 모두 35°와 축성돌림 50°까지를 포함하는 현저한 운동을 여전히 허용한다(그림 12-5).

봉우리빗장관절 (Acromioclavicular joint)

봉우리빗장관절(그림 12-6)은 빗장뼈의 가쪽 끝과 어깨뼈의 어깨뼈봉우리 사이에 놓여 있고(어깨뼈가시의 가쪽과 안쪽 폄), 등근육구조에서 팔로 이동된 고부하의 지배를 받는다. 그것도 윤활관절이지만, 면 요소를 가진다. 기능에 대한 이해가 빈약한 쐐기모양 관절원반은 상부면으로부터 이는곳(기시점, origin) 관절내에 있다. 관절표면의 양면은 섬유관절로 덮여 있고, 관절자체는 빗장뼈의 가쪽 끝으로 어깨뼈봉우리를 약간 덮도록 유발하면서 아래 안쪽으로 경사진다.

약한 섬유주머니는 관절을 감싸고, 봉우리빗장인대에

의해 위쪽으로 강화된다. 봉우리빗장인대는 빗장뼈의 축성돌림과 뒤쪽 이동 양쪽을 억제하는 데 주로 작용한다. 대부분의 관절수직안정성은 빗장뼈로부터 어깨뼈를 유지하는 부리빗장인대(오훼쇄골, coracoclavicular ligament)에 의해 제공된다(Fukuda, 1986). 부리빗장인대는 안쪽 뒤로 지배되는 원뿔과 앞가쪽으로 지배되는 마름인대로 구성되고, 그것은 다른 생체역학적 기능을 제공하는 현저한 구조이다. 작은 원뿔인대는 빗장뼈의 상하 변위를 제한하는 데 작용한다. 네갈래가쪽 모양 마름은 두 인대 중 더 크고 강하고, 원뿔의 가쪽에서 발견된다. 그것은 수평축에 대한 축성 압력이나 운동에 저항한다. 봉우리빗장 가쪽면에 놓인 부리어깨봉우리인대(오훼견봉, coracoacromial ligament)는 봉우리빗장관절의 가쪽면에 놓여 있고, 부리의 가장 가쪽 면에서 어깨뼈봉우리의 안쪽 면으로 흐른다.

빗장뼈 돌림이 팔 올림과 함께 발생하지만, Rockwood (1975)는 빗장뼈와 어깨뼈봉우리사이 상대적 운동이 거의 없음을 발견했다. 이것은 봉우리빗장에서 결과적인 상대적 운동이 거의 없이 공존하는 빗장뼈와 어깨뼈 돌림에 기여한다. 그러나, 최근 연구는 어깨 벌림 동안 AC 관절 운동을 정의하기 위해 3차원 MRI를 사용했다. 이 시험에서 관절이동이 3.5 mm 이하임이 나타났지만, AC 관절은 최대어깨벌림에서 35°까지 돌림할 수 있다(Sahara, 2006). 그래서, 봉우리빗장관절의 강한 고정이나 결합은 이제 의문을 일으킬 수 있는 전체어깨기능의 손실을 거의 생성하지 않는다.

빗장뼈 (Clavicle)

빗장뼈는 가슴과 팔을 연결하는 버팀대로 작용하는 전술한 두 관절 사이에 놓여 있다. 그것은 S자 모양, 두 개의 굴곡뼈이다. 몸의 안쪽 3분의 2는 앞쪽으로 볼록한 반면, 가쪽 끝은 오목하다. 그것은 본질적인 팔신경얼기와 혈관구조를 보호하고, 어깨에 작용하는 많은 근육의 부착부위로 역할을 한다. 또한, 빗장뼈는 위쪽 가슴의 일반 모양과 윤곽을 제공한다. 팔의 올림은 팔 올림 10°마다 빗장 올림 약 4°와 복장빗장관절에서 일어나는 대부분의 운동으로 빗장뼈의 올림과 돌림을 동반한다(Inman, 1944)(사례연구 12-1).

사례연구 12-1

어깨관절탈구

26세 축구선수는 공에 걸려 넘어진 다음 오른쪽 어깨로 착지했다. 그는 상당한 부기와 주목할 만한 암시와 함께 오른쪽 봉우리빗장관절의 통증을 호소했다. 방사선 사진은 상부 약 100%에 놓여진 관절의 빗장끝의 봉우리빗장관절 탈구를 나타냈다(사례연구 그림 12-1). 이 부상은 일반적으로 "AC 분리" 또는 "어깨관절탈구"라고 한다. 이것은 의사가 검진하는 관절어깨부상의 거의 절반으로 아주 흔한 부상이다. 다양한 정도의 부상이 있지만, 방사선 상으로 이 환자는 관절 전체에 현저하게 나타난 100% 이동 AC 관절탈구를 가지고 있었다. 이러한 발견은 봉우리빗장관절과 부리빗장인대(원뿔인대와 마름인대)를 포함한 관절의 정역학적 안정 모두를 방해함을 말한다. 이러한 부상 중 많은 경우 슬링으로 수술 없이 처리될 수 있지만, 부상 정도와 환자 활동수준에 따라 보이는 일부 사례연구에서는 수술고정이나 CC인대재건술에 장기 통증과 기능손실을 막기 위해 필요할 수 있다(Simovitch, 2009).

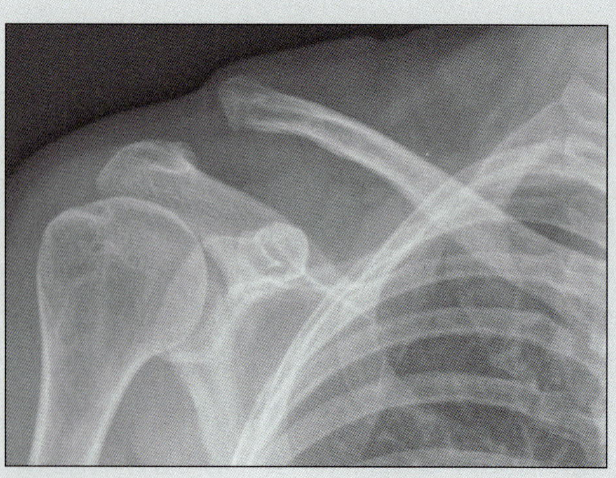

사례연구 그림 12-1

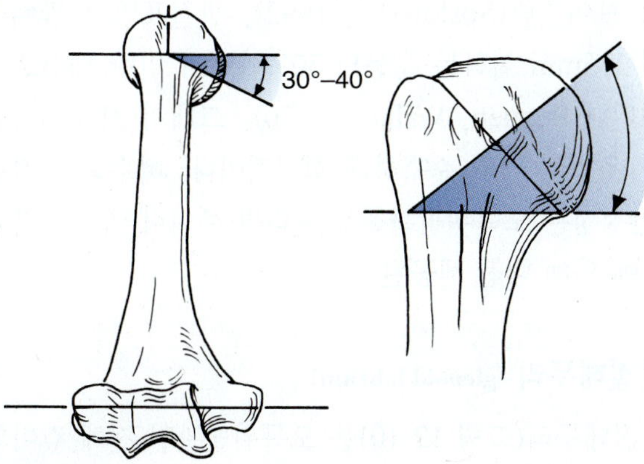

그림 12-7

두갈래 관절융기축에 대한 위팔뼈 관절표면의 2차원 방위.
출처 : *Rockwood, C., Matsen, F. (1990). The Shoulder. Philadelphia: WB. Saunders, 219.*

오목위팔관절 및 관계구조
(Glenohumeral joint and related structures)

봉우리빗장관절, 복장빗장관절, 어깨등관절의 운동이 어깨복합체의 전체기능에 아주 중요하지만, 주요 기여자는 오목위팔관절이다. 몸쪽 위팔뼈의 관절표면은 12° 활을 형성하고, 관절오목으로 유리연골로 덮여 있다. 위팔뼈머리는 먼쪽 위팔뼈의 관절사이면에 뒤로 30° 또는 반대로 향해 있고, 45° 위쪽이나 안쪽 올림을 가진다. 이 구성은 위팔뼈에 전체적인 앞과 가쪽 방위를 제공한다(그림 12-7). 보다 크거나 적은 거친면은 돌림근띠 근육구성의 부착부위로 역할을 하는 몸쪽 위팔뼈의 관절표면에 가쪽으로 놓여 있다. 두갈래근(이두근, biceps)의 긴갈래는 가로위팔뼈인대(횡상완골인대, transverse humeral ligament) 아래 두갈래근고랑(bicipital groove)(거친면 사이에 놓인)을 가로지른다(그림 12-8).

몸쪽 위팔뼈는 그 자체는 7° 역으로 어깨뼈면에 상대적 위쪽 올림 5°인 관절오목(관절와, glenoid fossa)으로 이어진다(그림 12-9A, B). 이 작은 위쪽 올림은 아래 아탈구 또는 탈구 저항을 돕는 상당한 기하학적 안정성을 제공한다(Itoi, 1992). 관절의 이 위치는 어깨뼈 목의 올림과 반전에 의해 지시되고, 그 중요성은 여러 연구에서 설명된다. 최근 생체역학적 연구에서 Chadwick(2004)는 어깨뼈 목 부정유합의 경우(파열에 대한 그 일반정렬

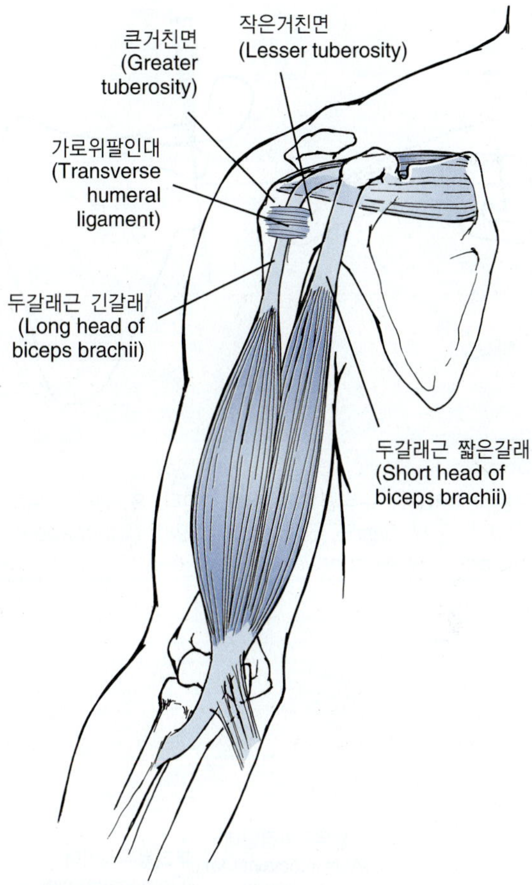

그림 12-8

두갈래근의 긴갈래는 더 크고 작은 거친면 사이 두갈래근고랑으로 흐른다. 가로위팔뼈인대는 고랑에서 두갈래근 안정화를 돕는다.
출처: *Oatis, C.A. (2008). Kinesiology: The Mechanics and Pathomechanics of Human Movement. Baltimore, MD: Lippincott Williams & Wilkins, 222.*

이차의 변화) 어깨 주변근육 안정화의 변경된 위치와 합력 감소가 일반 조절에 비해 상당한 변경 역학과 강도 및 기능의 손실에 연관되어 있다고 설명했다.

관절오목은 얕고 위팔뼈머리(상완골두, humeral head)의 직경 약 3분의 1만 포함할 수 있다. 뼈 구조는 약하게 작용하지만 전체로 관절깊이를 상당히 증가하는 중심보다 주변으로 두꺼운 연골표면에 의해 강화된다. 몸쪽 위팔뼈와 관절표면 사이 연속성이 이전에는 다소 부정확하게 생각되었지만, 실제사진 측량 연구는 1% 이하인 오목관절 표면과 볼록위팔뼈관절 표면의 구형 편차로 정확

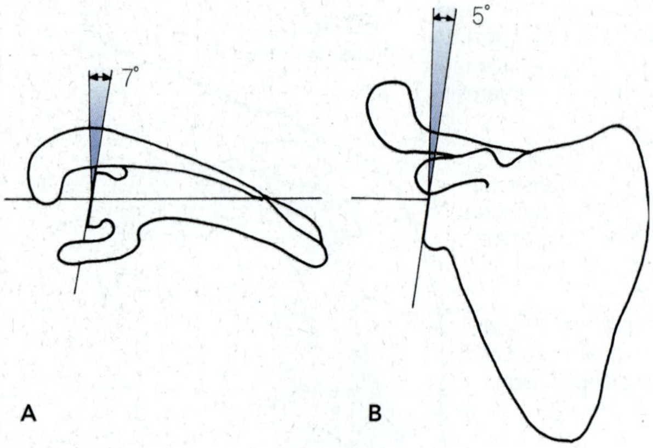

그림 12-9

A. 관절은 어깨뼈면에 수직면으로 7° 반전한다. B. 관절은 위로 약 5° 향한다. *출처: Simon, S.R. (Ed). (1994). Orthopaedic Basic Science. Rosemont, Il: AAOS, 526-527.*

하게 보여준다(Soslowsky, 1992). 관절표면 위팔뼈머리의 1.5mm 이하는 운동의 30° 활에서 일반 대상으로 설명된다(Poppen, Walker, 1976). 그래서 오목위팔관절의 운동은 거의 순수하게 회전적이다. 뼈수축이 결핍된 안정성은 오목위팔관절을 둘러싼 주머니, 인대, 근육구조에 의해 대신 제공된다.

관절테두리 (glenoid labrum)

관절테두리(그림 12-10)는 오목위팔관절 전체 깊이의 50%를 제공하는 관절을 낮추도록 작용하는 섬유관절테두리이다(Warner, 1993). 그것은 교차부분에서 볼 때 각구성을 가지고 위쪽과 앞위쪽 부분의 헐겁고 보다 다양한 부착을 가지는 기본적인 뼈 아래 강한 부속장치를 가진다. 관절테두리의 윗부분은 두갈래근 긴갈래 근육과 합류되고, 인접한 관절오목 위를 따라 지나서 닿는곳(정지점, insert)으로 작용하게 된다(Moore, 1999).

일정한 압력 아래 위팔뼈머리 탈골에 필요한 힘의 측정은 무손상 테두리와 함께 위팔뼈머리는 압력부하 약 60%의 접선힘에 저항하고, 테두리절제는 압력안정화 효

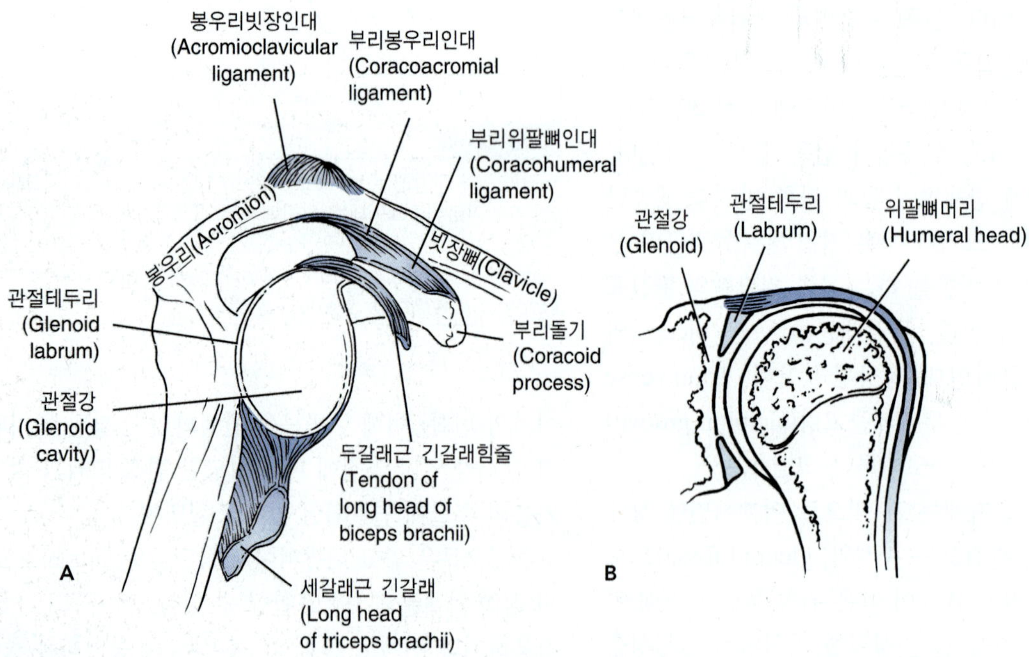

그림 12-10

A. 관절테두리는 기본적인 뼈관절에 부착되어 있고, 두갈래근의 긴갈래와 함께 영역에서 합류한다. B. 테두리는 절단면으로 보면 삼각형의 배치를 가지고, 오목위팔관절의 안정성을 높이면서 관절을 효과적으로 낮추는 역할을 한다.

과를 20%까지 낮추는 것으로 나타났다(Lippitt, 1993). 앞뒤 폄으로 위 테두리의 박리는 수축(재발 머리위 활동 또는 팔의 돌연 당김)이나 압력(젖힘된 팔로 인한 파괴)으로 일어날 수 있다. 이 열상은 무손상 어깨와 비교할 때 오목위팔 이동의 상당한 증가 결과로 인한 심한 통증과 어깨불안정의 원인일 수 있다(Itoi, 1996)(Pagnani, 1995)(그림 12-11).

관절주머니 (joint capsule)

오목위팔관절주머니는 위팔뼈머리의 두 배인 표면영역으로 고유 이완의 상당한 정도를 가진다(Warner, 1993). 이 중복은 운동의 큰 범위를 허용한다. 안쪽으로 주머니는 앞 아래에 직접 양쪽으로 관절테두리 너머에 붙어 있고, 위팔뼈의 해부학적 목에 가쪽으로 닿아 있다. 위쪽으로 두갈래근의 긴갈래를 덮고 안쪽 관절구조를 만들면서 부리 기초에 부착되어 있다(그림 12-11).

또한, 주머니는 다양한 팔 위치로 단단한 역할 안정화를 가진다. 모음에서 관절은 위로 팽팽하고 아래로 이완된다. 팔의 벌림으로 이 관계는 반대로 되고 아래주머니가 단단해진다. 팔이 가쪽 돌림하면서 안쪽 돌림이 뒤로 단단하게 되도록 유도하여 앞주머니가 조여진다. 특히 뒤관절은 주요 뒤안정화 구조로 작용할 뿐 아니라 앞탈구(특히 벌림에서)에 대한 이차억제로 작용하면서 오목위팔을 유지하는 데 아주 중요함을 보인다(Itoi, 1996).

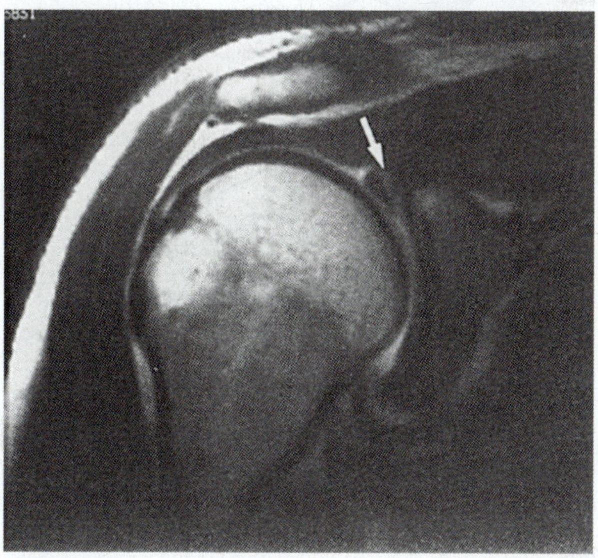

그림 12-11

두갈래근의 긴갈래와 위쪽 테두리(*화살표*) 삽입을 포함한 열상을 나타내는 사선 관상 이미지.

오목위팔 및 부리위팔뼈인대 (glenohumeral and coracohumeral ligaments)

세 오목위팔인대(위, 중간, 아래)는 앞오목위팔관절주머니의 분리된 폄으로 어깨 안정성 및 기능에 아주 중요하다(그림 12-12). 위쪽 오목위팔인대는 두갈래근 긴갈래 앞의 앞위 테두리로부터 이는곳(기시점, origin)하여 작은 거친면으로 닿는다. 대부분의 어깨에 나타나지만 50%만 잘 발달되어 있다. 위쪽 오목위팔인대는 안정자세 또는 모음 위치의 팔로 아래이동에 대한 주요억제로 작용한다(Warner, 1992).

부리위팔뼈인대(오훼상완인대, coracohumeral)는 위팔뼈의 해부학적 목에 닿는곳(정지점, insert)하기 위해 부리의 기반 가쪽에서 이는곳한다(그림 12-6)(Cooper, 1993). 이 구조는 위 오목위팔인대 앞에 놓여 있고 관절주머니의 위쪽면을 강화한다. 이러한 인대는 아래 어깨뼈와 가시위근 사이 돌림을 연결한다. 일부 연구는 이러한 구조가 내전 동안 어깨의 아래 이동을 막는 이차역할을 한다고 말한다. 그러나, 부리위팔뼈인대의 기능적 중요성은 덜 발달된 위 오목위팔과 함께 보다 큰 역할을 갖는 주어진 개별 오목위팔인대의 전체발달에 연관되는 듯하다(Warner, 1992).

중간 오목위팔인대는 위오목위팔인대의 아래에서 이는곳(기시점, origin)되고 (오른쪽 어깨 1~3시 위치) 덜 거친면에 보다 가쪽으로 닿는다. 이 구조 해부학의 큰 변이는 설명되고 어깨의 30%만큼 없어진다(Curl, Warren, 1996). 그것은 테두리, 위관절결절, 또는 어깨뼈 목의 앞 위쪽 부분에서 이는곳될 수 있다. 형태상 변형은 선형변이(아래 오목위팔인대의 앞띠에서 현저)와 면형변이(아래 오목위팔인대의 앞띠로 혼합)를 포함하여 설명된다. 기능적으로 중간 오목위팔인대는 벌림과 가쪽 돌림 위치의 팔로 오목위팔관절의 아래 이동에 이차억제로 작용한다(Warner, 1992). 또한 팔 벌림 45°의 최대 영향을 가지는 앞 이동에 억제로 역할하기도 한다.

아래 오목위팔인대는 테두리의 아래면에서 이는곳(기

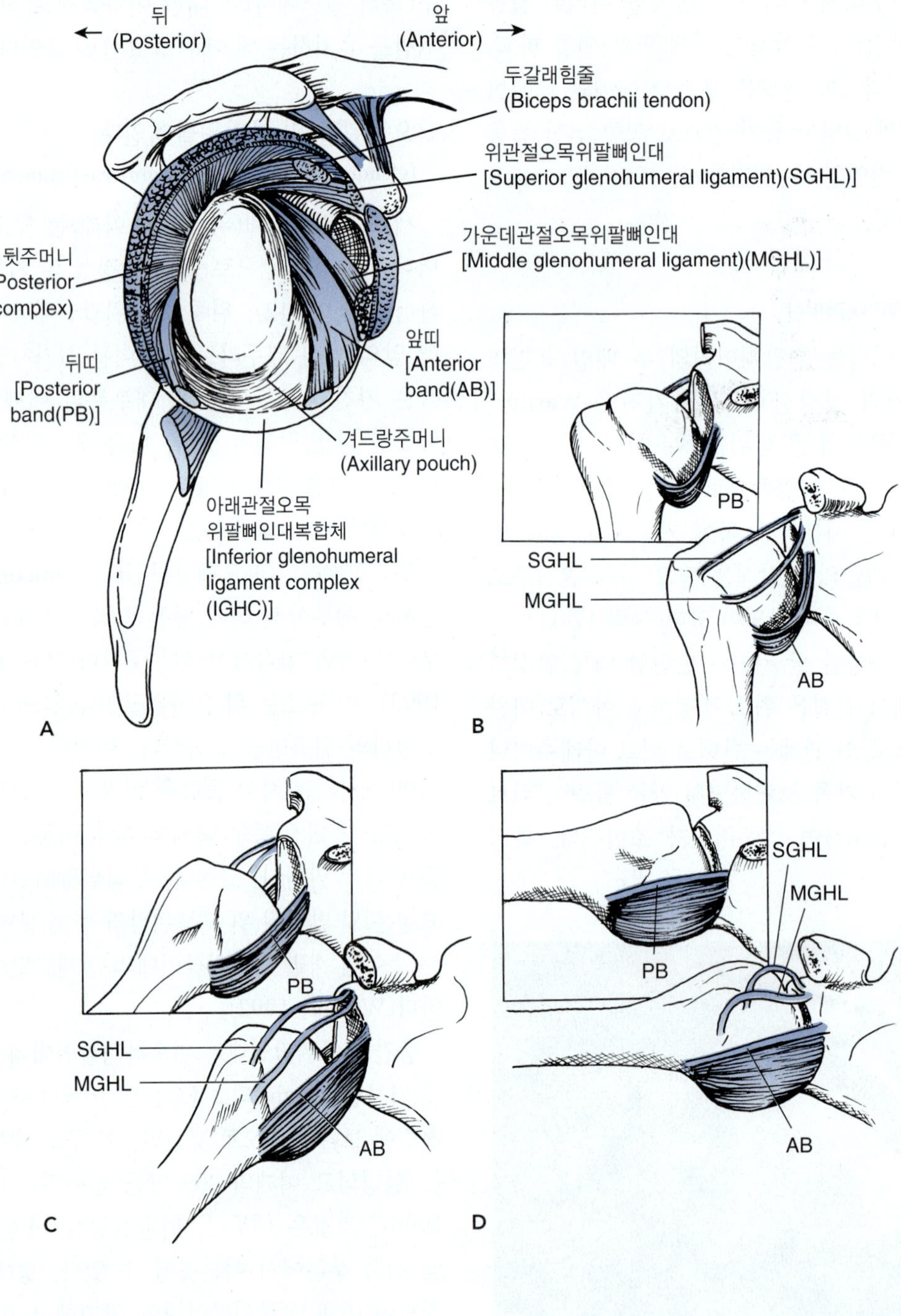

그림 12-12

A. 아래오목위팔인대복합의 위치와 연장을 설명하는 어깨주머니 도해. *출처 : O'Brien, S.J., Neves, M.C., Amoczky, S.P., et al. (1990). The anatomy and histology of the inferior glenohumeral ligament complex of the shoulder. Am J Sports Med, 18, 579-584.* **B.** 위오목위팔인대는 중립위치 모음 어깨의 아래이동에 대한 주요 억제이다. 이 위치의 가운데오목위팔인대와 아래오목위팔인대결합의 앞뒤띠는 이완된다. **C.** 앞띠는 45° 벌림과 중립돌림에서 어깨의 아래이동을 저항하는 주요 억제이다. 이 위치에서 위오목위팔인대, 가운데오목위팔인대, 뒤띠는 이완된다. **D.** 90° 벌림에서 아래 오목위팔인대의 앞뒤띠는 아래이동을 막기 위해 위팔뼈머리를 흔들어 넣는다. 뒤띠는 가쪽 돌림에서 중요한 반면, 앞띠는 안쪽 돌림에서 중요한 역할을 한다. *출처 : Warner, J.P., Deng, X.H., Warren, R.F., et al.(1992). Static capsuloligamentous restraints to superior-inferior translations of the glenohumeral joint. Am J Sports Med, 20, 675-678.*

시점, origin)되고 위팔뼈의 해부학적 목에 닿는다(insert). 그것은 세 뚜렷한 요소로 나타난다(O'Brien, 1990). 앞띠는 2~4시 방향(오른쪽 어깨), 뒤요소는 7~9시 방향(오른쪽 어깨)과 겨드랑주머니(액와낭, axillary pouch)에서 이는곳된다(그림 12-12). 아래 오목위팔인대는 벌림의 90° 팔과 어깨의 주요 앞 안정장치로 작용하는 가장 큰 기능적 중요성을 가진다. 팔이 벌림되고 가쪽 돌림하면서 아래 오목위팔인대의 앞띠는 앞이동에 저항하면서 팽팽해진다. 벌림된 팔의 안쪽 돌림으로 뒷띠는 팽팽해지고 뒤쪽 이동을 저항한다. 아래 오목위팔인대복합도 벌림된 위치의 팔과 함께 오목위팔관절의 아래 이동을 저항하기 위해 역할을 한다. 오목위팔인대의 크기와 부착부위에 대한 변이는 설명되었다(Warner, 1992). 그러나 중간 오목위팔인대의 부재가 불안정에 대한 예측이라고 제시되었지만 임상적 중요성은 아직 완전히 밝혀지지 않았다(Steinbeck, 1998). 부가 정보는 상자 12-1 참고한다.

오목위팔 안정성에 대한 부가 수축 (additional constraints to glenohumeral stability)

윤활액은 오목위팔관절을 보다 더 안정시키기 위해 결합과 부착을 통해 작용한다. 윤활액은 두 표면을 서로 활주하게 하면서 관절과 몸쪽 위팔뼈 위에 관절연골을 부착한다. 윤활액은 서로 분리하기 어렵게 만들면서 이 둘 사이 결합력을 제공한다(Simon, 1994). 일반 조건 하에 오목위팔관절내 관절내부압력은 음성이고, 기초적인 주머니와 오목위팔인대를 관절중심으로 당기도록 작용한다. 오목위팔관절주머니의 무결성이 절충되는 경우(예, 주머니 배출) 또는 상당한 유출이 있는 경우(일반적으로 오목위팔관절은 1 mL 이하의 유액을 포함한다), 이동의 상당한 증가가 관측된다(Kumar, Balasubramaniam, 1985). 특히 주머니 배출은 앞 위팔뼈머리 이동을 55%, 뒤쪽 이동 43%, 아래 이동 57%까지 필요한 힘을 감소한다(Gibb, 1991)(사례연구 12-2 참고).

상자 12-1 실험적 기법: 인대절단연구

인대절단 연구는 전체적인 오목위팔 안정성에 대한 주어진 해부학적 구조의 기여에 대한 지식을 확대하는 도구이다(Curl, Warren, 1996). 이 기법에서 빗장뼈 견본은 선택적인 절단 연속구조 앞뒤에 생체역학적으로 시험된다. 힘은 그런 다음 주어진 팔 위치에 적용되고 일어나는 이동이 측정된다.
이 정보에서 전체 안정성을 제공하는 주어진 구조인 상대적 기여가 측정된다. 어깨불안정의 특정패턴이 인지될 때, 의사는 해부학적 구조가 결핍하거나 방해될 수 있는지 말할 수 있어 적합한 치료계획이 이행될 수 있다.

어깨등관절 (Scapulothoracic articulation)

어깨뼈는 두 번째와 일곱 번째 갈비뼈 사이 가슴의 뒤가쪽 면에 있는 편평한 세모뼈(triangular bone)이다. 그것은 가슴의 관상면 앞 30°에 위치하고, 시상면에 윗쪽 먼쪽과 경사진 앞쪽에서 중간으로 약간 돌림되어 있다(그림 12-13)(Laumann, 1987). 어깨뼈는 봉우리빗장관절에서 먼쪽 빗장뼈와 이어진 어깨뼈봉우리돌기 가쪽으로 올라와 있다. 부리빗장인대와 근육부속장치는 어깨뼈를 지지하고 가슴에 대한 안정화를 돕는다(그림 12-6). 이것은 내밈(전인, protraction), 뒤당김(후인, retraction), 올림(거상, elevation), 내림(하강, depression), 돌림(회전, rotation)을 포함한 어깨뼈운동의 큰 범위를 허용한다(사례연구 12-2).

어깨등관절은 가슴 뒷면 어깨뼈의 활주를 포함한다. 어깨뼈와 가슴벽 사이 위치한 아래어깨뼈(어깨뼈에서 갈비뼈면으로 올라오는)와 앞톱니근(전방거근, serratus anterior)에 놓여 있고, 그것은 가슴벽에 대하여 어깨뼈를 안정화하도록 도와서 "날개뼈"를 막는다(그림 12-14). 이 두 근육은 어깨복합체의 강화운동을 제공하기 위해 서로를 따라 활주한다.

팔의 올림은 오목위팔과 어깨등관절 양쪽의 운동을 포함한다. 각각에서 팔위치와 구체적인 실행과제에 따라 기여가 다양하지만, 어깨등에 대한 오목위팔 운동의 평균비율은 2:1이다(Tibone, 1994). 또한 팔의 올림은 약 15°의 전체활 뒤쪽 돌림에 이어 처음 90° 동안 앞쪽 돌림으로 어깨뼈의 복합돌림운동을 유발한다(Morrey와 An, 1990).

어깨운동에 대한 척추기여 (Spinal contribution to shoulder motion)

흔히 간과되지만, 가슴과 허리척추의 운동은 공간의

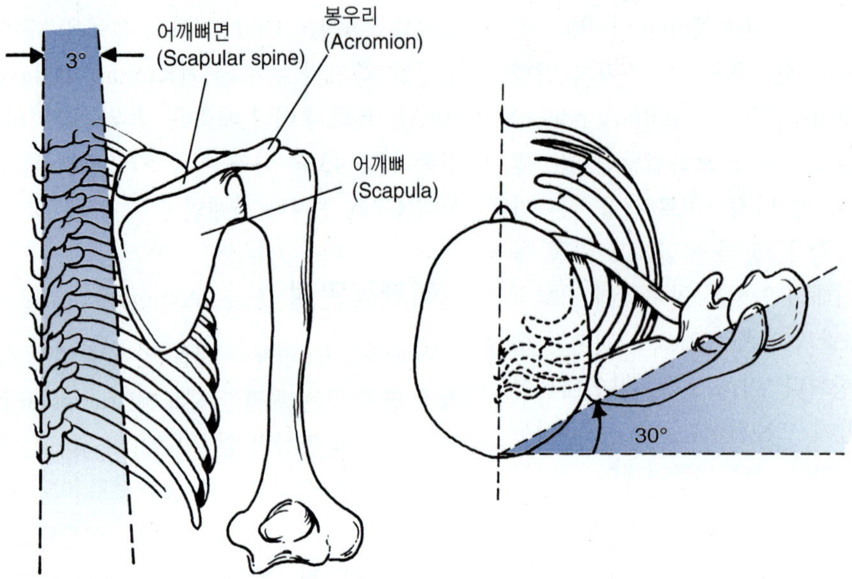

그림 12-13

가슴벽의 어깨뼈방위. 왼쪽: 앞으로 30°, 오른쪽: 위로 3°.
출처 : Warner, J. J. P. (1993). The gross anatomy of the joint surfaces, ligaments, labrum, and capsule. In: Matsen, F.A., Fu, F.H., Hawkins, R..J. (Eds.). The Shoulder: A Balance of Mobility and Stability. Rosemont, IL: AAOS,

사례연구 12-2

어깨불안정

스키타는 동안 21세 남성은 강한 벌림과 가쪽 돌림을 일으키면서 오른팔 위쪽으로 넘어졌다. 팔에 심한 통증을 느꼈고 움직일 수 없었다. 검사로 어깨의 정상윤곽 상실과 운동통증범위가 밝혀졌다. 방사선 사진으로 위쪽 뒤 위팔뼈머리 고착파열과 앞쪽 탈구가 밝혀졌다. 환자는 제한 변형을 겪었다. 정복 후 방사선 사진은 앞뒤 관절절단의 작은 뼈의 찢김골절을 가진 위팔뼈머리의 정복을 확인하였다(사례연구 그림 12-2). 뼈구조, 인대, 테두리의 구조적 변경은 어깨불안정을 가져왔다.

앞테두리와 인대 닿는곳의 위쪽 띠 분리는 앞탈구를 가져오면서 위팔뼈머리의 앞쪽 이동의 저항에 주로 영향을 미쳤다. 또한, 공존 주머니열상은 위팔뼈머리를 안쪽으로 당기는 데 필요한 관절내부 압력에 영향을 주었다. 보전적 관리 이후 환자는 재발탈구가 일어날 때까지 6개월 동안 잘 지냈다. 환자는 그 뒤 관절안정성과 고유감삭의 강조와 함께 골절과 주머니의 복구 그리고 재활의 완전한 기간을 포함시켰던 수술을 선택했다.

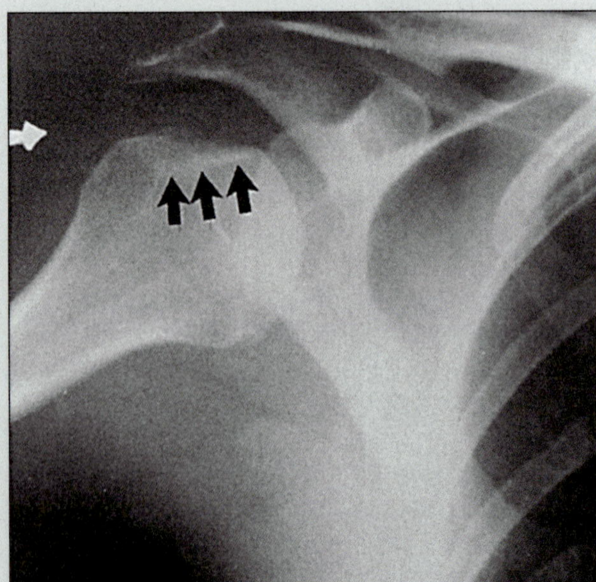

사례연구 그림 12-2

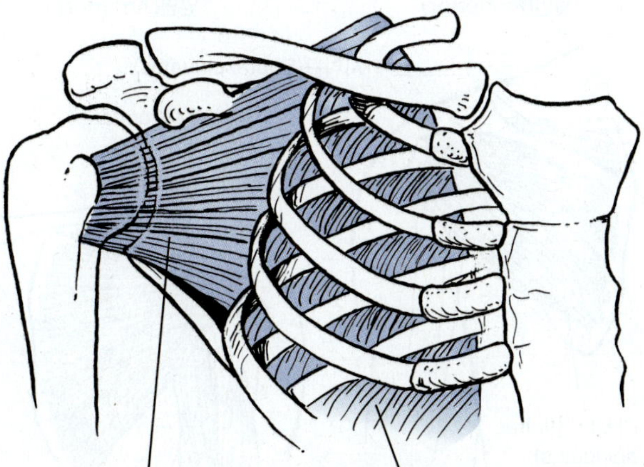

그림 12-14

어깨뼈와 가슴 사이에 있는 뼈-근육-뼈 관절인 어깨등관절의 앞면. 어깨뼈 움직임 동안 어깨뼈의 갈비뼈면은 넓게 붙어 있는 어깨뼈의 갈비뼈면에 부착하며 앞톱니근에서 활주한다. 앞톱니근은 수직연의 길이를 따라 첫 번째 여덟 개의 갈비뼈들에서 이는곳 하여 어깨뼈의 갈비뼈 면에 닿는다.

팔위치에 기여하여 어깨복합체의 전체운동과 기능을 강화한다. 머리 위 물체 닿기를 시도하는 팔에서 떨어진 척추 굽힘은 달성할 수 있는 가동범위를 강화한다(그림 12-15). 던지기와 라켓 운동과 같은 머리 위 척추운동의 중요성도 설명된다.

운동역학 (Kinetics)

수많은 근육이 가동성과 역학적 안정성을 제공하기 위해 어깨복합체의 다양한 요소에 작용한다. 역학적 안정성은 수동적 근육긴장을 포함 여러 가능한 작용, 수축된 근육의 장벽영향, 근육수축에 의해 가져오는 압력, 수동이나 인대수축의 조임을 유발하는 관절운동, 또는 관절중심으로 관절힘의 새 방향을 통해 일어난다.

근육 기능과 힘 전달을 이해하기 위해서는 주어진 근육의 방위, 크기, 작용을 고려해야 한다. 어깨복합의 다중관절압력이 주어진 어느 근육도 다중관절로 연결될 수 있다. 팔의 위치에 따라 관절의 영향과 생성된 합력이나 운동을 변경하면서 그 관절에 대한 근육 관계는 변할 수 있다.

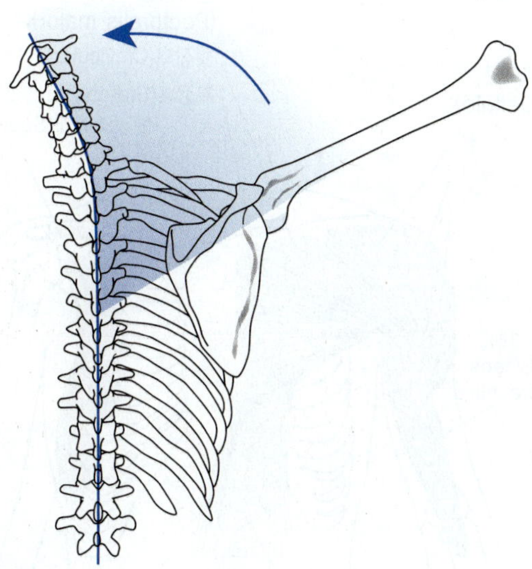

그림 12-15

척추의 가쪽 굽힘은 팔의 위치에 대한 능력을 강화한다.

근육해부학 (Muscular anatomy)

어깨 근육구조는 층으로 생각할 수 있다. 가장 외부층은 어깨세모근(승모근, deltoid)과 큰가슴근(대흉근, pectoralis major)으로 이루어져 있다(그림 12-16). 어깨세모근은 일반적인 어깨의 둥근 윤곽을 형성하고 앞, 중간, 뒷머리로 삼각형이다. 어깨세모근의 각 부분은 구체적 활동에 대해 다르게 작용한다. 어깨세모근은 빗장뼈, 어깨뼈봉우리, 어깨뼈척추의 가쪽 3분의 1에서 이는곳(기시점, origin)되고, 위팔뼈의 앞가쪽 면에 닿는다. 앞머리는 위팔뼈의 강한 굽힘근과 안쪽 돌림근, 중간머리는 벌림근, 뒷머리는 폄근과 가쪽 돌림근으로 작용한다. 가슴근 주요부는 앞가슴벽 위에 놓여 있고, 빗장뼈 가쪽에서 이는곳되는 빗장머리와 복장뼈, 막, 위쪽 갈비연골에서 이는곳되는 복장갈비머리, 두 개 머리를 가지고 있다. 가슴근주요부는 위팔뼈거친면사이고랑의 가쪽 테두리에 닿게 되어 있고, 위팔뼈 모음과 안쪽 돌림에 작용한다. 두 번째로 빗장머리는 위팔뼈의 굽힘근이나 앞쪽 분리기로 작용하고, 복장갈비머리는 위팔뼈를 폄한다. 작은가슴근(소흉근, pectoralis minior)은 중요한 어깨뼈 안정장치로 작용하면서 가슴근 주요부에 깊이 놓여 있다. 날개빗장밑근은 빗장뼈 아래 놓여 있고 빗장운동에서 지지할 수 있다. 그것은 첫 갈비뼈의 앞안쪽 면

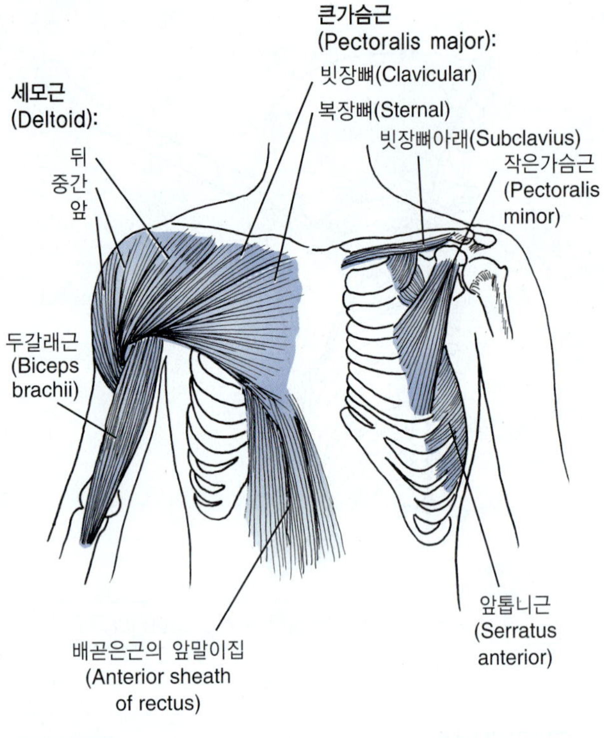

그림 12-16

표면근육(왼쪽 어깨)과 어깨세모근과 가슴근 아래 심층근육(오른쪽 어깨)을 보여주는 앞면.

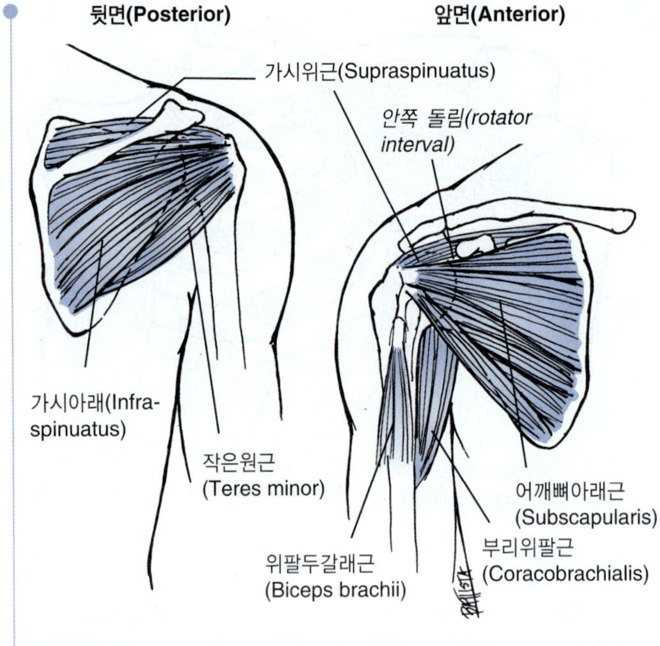

그림 12-17

앞면: "돌림간격"은 가시위오목 가시아래근 힘줄 사이 공간을 나타내기 위해 1970년에 소개된 용어이다. 부리위팔뼈인대는 나타난 것처럼 이미 자유롭기 가능한 앞쪽 가장자리를 따라 표면에 있다. 두갈래근의 긴갈래는 뒤쪽 가장자리를 따라 깊게 놓여 있고 수술 동안 간격으로 안내하는 역할을 한다. **뒷면**: 위팔뼈의 두 가쪽 돌림근인 가시아래근과 작은원근, 돌림근띠의 뒷벽이기도 하다. 가시아래근, 작은원근 사이 경계에 대한 빈번한 수술 실수인 가시아래근의 안쪽 솔기를 주목하자. *출처: Oatis, C.A. (2008). Kinesiology: The Mechanics and Pathomechanics of Human Movement. Baltimore, MD: Lippincotte Williams & Wilkins, 168.*

의 힘줄근원을 가지고 안쪽 빗장뼈의 표면아래에 닿는다(Morrey, An, 1990).

이 외부층 아래에는 돌림근띠(회전근개, rotator cuff) 근육구조인 가시위근(극상근, supraspinatus), 가시아래근(극하근, infraspinatus), 어깨아래근(견하근, subscapularis), 작은원근(소원근, teres minor)이 놓여 있다(그림 12-17). 이 네 근육은 위팔뼈 벌림과 돌림에 작용하고, 수동 근육힘줄과 역학적 수축 양쪽을 통해 중요한 오목위팔 안정장치로 작용한다. 가시위근은 어깨뼈의 가시위오목에서 이는곳(기시점, origin)되고 몸쪽 위팔뼈의 더 큰 거친면(조면, tuberosity)에 닿는다. 그것은 위팔뼈의 벌림 동안 어깨세모근과 결합된 힘을 형성한다. 가시아래근과 작은원근은 어깨뼈의 아래면에서 이는곳되고 더 큰 거친면에 닿는다. 이 근육은 위팔뼈의 가쪽 돌림근으로 작용한다. 어깨아래근은 어깨뼈의 갈비표면에 놓여 있고 몸쪽 위팔뼈의 더 적은 거친면에 닿는다. 그것은 위팔뼈의 중요한 안쪽 돌림근으로 기능한다. 중간과 아래 오목위팔인대를 따라 있는 어깨아래근은 특히 45° 벌림의 오목위팔관절의 중요한 앞안정 장치로 작용하는 것을 보여주기도 한다. 큰원근(그림 12-18)은 돌림근띠의 일부가 아닐 때 어깨뼈에서 이는곳되지만 아래에서 작은원근 아래를 뒤따른 다음 거친면사이고랑의 안쪽 테두리에서 위팔뼈에 닿기 위해 앞으로 통과한다. 그것은 팔 모음과 안쪽 돌림으로 지지하기 위해 기능한다.

또한 두갈래근은 어깨복합체운동에 통합된다. 그것은 두 머리, 어깨뼈부리돌기 끝에서 이는곳되는 짧은머리와 위관절테두리와 위관절결절에서 이는곳되는 긴갈래로 이루어져 있다(그림 12-18). 두갈래근 긴갈래 힘줄은 오목위팔관절 내에 놓여 있고, 반경의 두갈래 거친면에 닿는 짧은머리와 결합되면서 더 크고 작은 거친면 사이에서 내려온다. 팔앞부분을 굽히고 뒤침하는 기능과 위

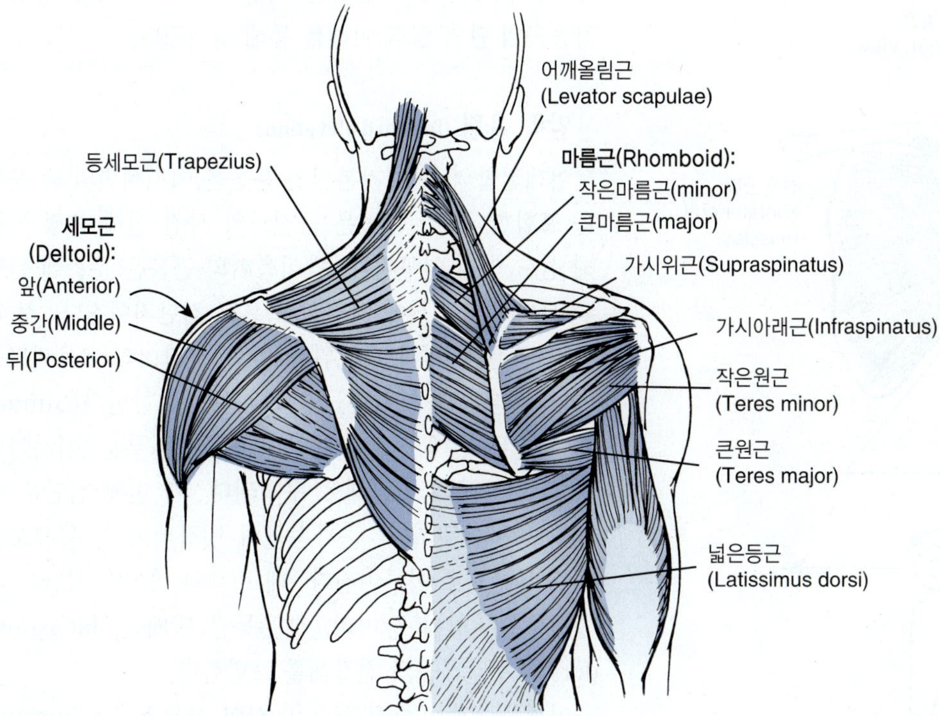

그림 12-18
표면 근육(왼쪽 어깨)과 아래에 있는 근육(오른쪽 어깨)을 나타내는 뒷면.

팔뼈를 올림하게 한다. 또한 두갈래근 긴갈래는 위팔뼈 머리 내림근으로 작용하고, 예를 들면, 오목위팔 안정을 유지하는 역할을 한다(Itoi, 1994).

여러 근육은 등에 있고 어깨뼈에 직접 작용한다(그림 12-18). 가장 외부층은 빗장뼈, 어깨뼈봉우리, 어깨뼈 가쪽 3분의 1 윗면에 닿아 뒷목과 몸통의 가장 윗부분을 덮는 등세모근으로 이루어진다. 등세모근은 어깨뼈를 올림, 뒤당김, 돌림하도록 역할을 한다. 넓은등근은 위팔뼈의 결절사이고랑 마루에 닿게 되어 등 아래부분을 덮는다. 이것은 위팔뼈를 폄(신전, extension), 모음(내전, adduction), 안쪽 돌림에 작용한다.

이 근육 아래에는 어깨뼈를 올림하고 아래로 돌림하는 올림근 어깨뼈 위와 어깨뼈를 뒤당김하고 돌림하는 마름근(능형근, rhomboid) 아래에 놓여 있다. 이 근육집단의 양쪽은 몸통에 고정된 어깨뼈를 유지하는 부분의 (어깨뼈 앞면의 안쪽 경계에 닿게 된 갈비사이근과 가슴 가쪽에 놓여 있는) 앞톱니근에 작용한다.

어깨복합체의 통합근육활동 (Integrated muscular activity of the shoulder complex)

근전도는 역학 상태 시 근육활동의 정량화를 허용한다. 이것은 근육작용 수준으로 통찰력을 허용하지만, 생성된 힘을 직접 나타내지는 않는다. 이후의 완전한 이해가 모멘트의 팔(관절돌림의 순간중심 사이 거리와 근육 당김의 거리로 측정됨)과 근육에 관련된 심리적 교차면(근육질량을 그 길이로 나누어 측정)에 대한 지식이 요구된다. 어깨결합에서 각 운동은 다중관절 운동과 근육 이는곳(기시점, origin)과 닿는곳(정지점, insertion)의 일정하게 변화되는 관계에 연관된다.

오목위팔관절 뼈안정성의 결핍이 주어진 한 근육(주요 작용근)에 의해 생성된 힘은 길항근의 작용을 요구하여 탈구힘이 나타나지 않는다(Simon, 1994). 길항근은 일반적으로 활발히 수축하는 동안 근육이 연장되는 옆에서 원심성 수축 또는 같은 크기이지만, 반대 방향의 중성힘 생성을 통해 이루어진다. 또한 그러한 두 근육 사이

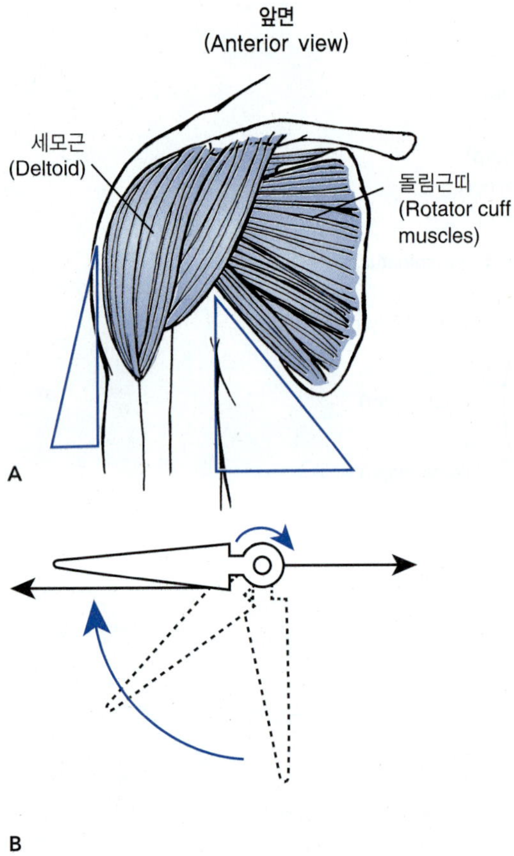

그림 12-19

어깨세모근과 사선돌림근띠(가시아래근, 어깨아래근, 작은원근)는 짝힘(두 힘의 크기는 같지만 방향은 반대) 수단으로 팔의 올림을 생성하기 위해 결합된다. 가쪽 팔로(A) 어깨세모근의 직접힘은 위팔뼈에 위쪽과 가쪽으로 향하고, 사선돌림근띠의 힘은 아래와 안쪽 방향이다. 이 두 회전력은 각각 수직과 돌림 요소로 분석될 수 있다. 오목위팔관절의 돌림중심 아래에 작용하는 어깨세모근의 수평힘은 돌림중심 위에 적용되는 경사돌림근의 수평힘에 반대방향이다. 돌림중심 양면의 반대방향으로 작용하는 이러한 힘은 팔신호(B)에 의해 예시된 강력한 힘결합을 생성한다. 수직힘은 관절의 위팔머리를 안정화하고 자리잡기 위해 올림을 허용하면서 서로 보완한다.

관계는 힘 결합으로 언급된다(그림 12-19). 오목위팔관절 주변에는 관상면(어깨세모근과 돌림근띠 아래부분 사이)과 가로면의 가시아래근 앞뒤돌림근띠 근육구조(가시아래근과 작은원근) 사이 힘결합이 있다.

상대적 운동은 토크를 생성하는 작용근과 길항근 사이 불균형으로 생성된다. 생성된 토크의 정도와 합력 각속도는 이러한 두 근육이나 근육집단의 상대적 작용에 의해 정의된다. 근육합력은 작용시간의 방위와 관련된 작용근의 단면 영역 이해를 통해 정의된다.

앞쪽 올림 (forward elevation)

어깨결합의 가장 기본적인 운동은 어깨뼈면의 팔 올림을 포함한다. 이 운동은 근전도와 사진 실체 측정을 통해 심도 있게 연구된다. 팔이음뼈의 근육은 운동에 관련된 상대적 중요성에 따라 연속으로 집단지어진다. 첫 번째 집단은 어깨세모근(위쪽 앞과 중간머리), 등세모근(아래부분), 가시위근, 앞톱니근을 포함한다(Simon, 1994). 두 번째 집단은 등세모근의 중간부분, 가시아래근, 두갈래근의 긴갈래로 구성된다. 세 번째 집단은 어깨세모근의 뒷머리, 큰가슴근의 빗장뼈머리, 등세모근의 윗부분으로 이루어진다. 네 번째와 마지막 집단은 가슴근주요부의 복장머리, 넓은등근(광배근, latissimus dorsi), 두갈래근의 긴갈래를 포함한다.

어깨올림에 포함된 근육힘 사이 상호관계는 Inman에 의해 처음 연구되었는데 그는 돌림근띠(회전근개, rotation cuff) 근육의 나머지가 위팔머리의 아탈구를 대항하기 위해 위팔의 내림(depression)을 제공하는 동안 어깨세모근과 가시위근이 협력하여 작용함을 발견했다(Inman, 1994). 이처럼 어깨세모근의 수직방향으로 끌어당김은 가시아래근, 어깨아래근, 작은원근에 의해 생성되는 총 하부힘에 의해 서로 보완된다 .

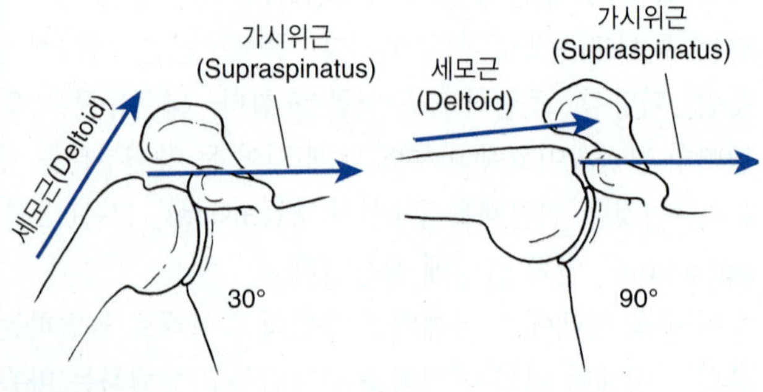

그림 12-20

팔이 90°로 벌림하면서 어깨세모근의 당김방향은 가시위근의 것에 근접한다. 그러므로 돌림근띠의 큰 열상 환자는 종종 90°까지 벌림된 팔을 쓸 수 있지만, 90°까지 활발한 벌림은 불가능할 수 있다.
출처: Simon, S.R. (1994). Orthopaedic Basic Science. Rosemont, IL: AAOS, 527.

근전도 연구는 가시위근과 어깨세모근 양쪽에서 팔올림의 범위 전체에서 작용함을 보여준다. 그러나 가시위근은 벌림을 시작하는 데 큰 역할을 한다고 느껴진다. 팔이 옆으로 점진적으로 올림하면서 가시위근에 관련된 힘을 가져와 어깨세모근의 모멘트팔은 개선된다(그림 12-20). 어깨세모근에 의해 생성된 전단이나 수직힘의 퍼센트는 벌림의 증가로 같이 감소된다. 가시위근의 당김각도는 팔의 올림이나 벌림뿐 아니라 관절 내 위팔머리를 압박하는 데 작용하면서 약 75°에서 보다 일정하다. 이것은 위팔머리가 0~30° 벌림 동안 1~3 mm 표면으로 이동할 수 있지만, 그런 다음 30~60° 아래 순이동을 나타낸 다음, 운동활의 나머지를 통해 거의 일정하게 유지된다고 기록한 여러 연구에 의해 지원된다(Graichen, 2000). 또한 나머지 돌림근띠는 오목위팔 안정성을 유지하기 위해 위팔머리를 똑같이 압력과 내림하는 힘을 나타내면서 약 45°에서 거의 바로 아래로 당기면서 위팔머리 내림에 기여한다(그림 12-21). 결과적으로 활발한 어깨뼈면 벌림 동안 위팔머리는 운동의 완전한 원호 전체 관절 내 거의 완전 중심에 있다.

겨드랑이신경(액와신경, axillary nerve)(그리고 결과적 어깨세모근 마비)의 선택적 마취성 차단은 앞쪽 올림이 가능하기는 하지만 상당히 약화됨을 설명한다. 또한, 가시위근과 신경 차단과 그 결과로 유도되는 가시근 마비는 유사한 효과를 가진다. 그러나, 양 신경의 차단은 팔 올림의 손실을 가져온다(Colachis, Strohm, 1971; Howell, 1986)(사례연구 12-3 참고).

순수벌림을 순앞올림과 비교할 때 동일한 기본관계가 오목위팔관절을 안정화시키는 돌림근띠와 함께 보여지고, 어깨세모근은 필요한 토크를 제공한다. 앞굽힘은 90° 이상 앞굽힘으로 특히 후반에 활동적인(25% 작용) 가시위근, 가시아래근, 넓은등근에 의해 주로 제공되는 안정성으로 앞과 중간 어깨세모근 작용을 가져온다(각각 73%와 62% 작용). 순수벌림은 유사한 근육활동을 요구하지만, 어깨아래근은 원심성 수축을 통한 주요 안정장치로 작용하면서 증가된 작용을 보인다.

가쪽 돌림 (external rotation)

위팔뼈의 주요 가쪽 돌림근은 어깨세모근, 작은원근의 뒷머리에 의해 만들어지는 상당한 기여를 가지는 가시아래근이다. 어깨벌림의 주어진 양으로 근전도는 가시아래근에 대한 주요 가쪽 돌림근을 나타낸다. 어깨아래근은 유사하게 활동하지만 가쪽 돌림으로 위팔머리의 앞변위를 막는 주요 안정장치인 대항제 역할을 한다. 어깨벌림의 양이 증가하면서 뒤 어깨세모근은 그 모멘트팔의 개선에 대한 위팔뼈 이차의 부속 가쪽 돌림근으로

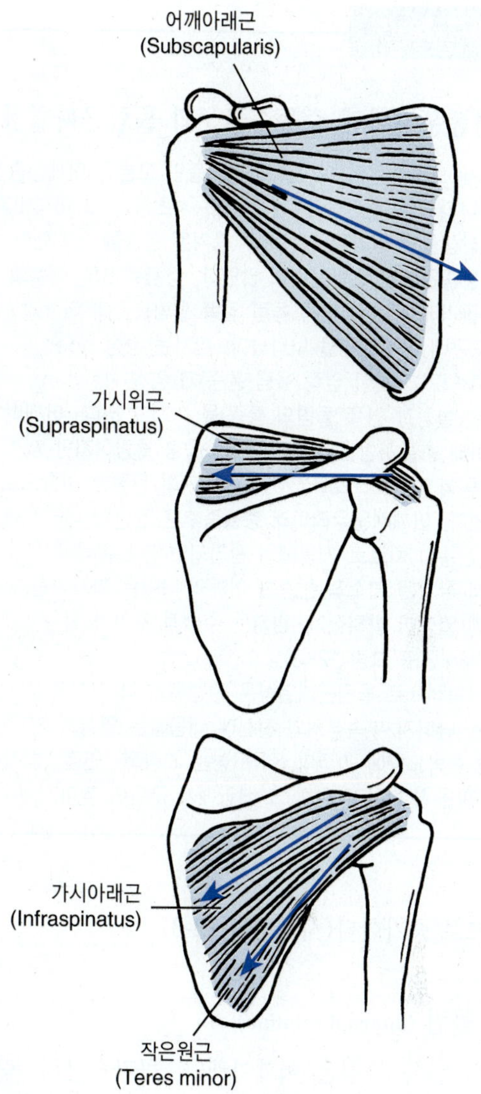

그림 12-21
어깨아래근의 당김각도(**위**)와 가시아래근의 당김각도(**아래**)는 약 45°이고, 작은원근(**아래**)는 약 55°이다. 이 벡터는 거의 같은 오목위팔관절압력과 위팔머리 내림을 가져온다. 가시위근(**중간**)은 오목위팔관절의 내림을 가져오면서 그 방위에 본질적으로 수평이다.

사례연구 12-3

어깨뼈봉우리아래 충돌증후군과 돌림근띠열상

63세 오른손잡이 여성은 6개월 동안 오른쪽 어깨통증을 나타냈다. 환자는 밤에 그리고 셔츠를 입고 머리빗기와 같은 일상생활의 머리위 활동에서 증가된 통증을 인지했다. 통증은 통증완화제에 반응하지 않았다. 검사로 60° 이상과 동측 큰돌기에 제한된 안쪽 돌림 앞쪽 올림통증의 어깨와 어깨세모근에 분산유연을 나타냈다. 환자는 양성 neer sign(60~120° 사이 앞쪽 올림 통증)과 양성 Hawkins sign(수동벌림과 안쪽 돌림의 통증)을 가지고 있다. 어깨뼈봉우리아래 충돌시험은 150°의 앞쪽 올림 돌림이지만 저항 어깨 벌림에 지속적으로 약한 통증의 거의 완전한 이완으로 양성이었다. 어깨뼈봉우리아래 충돌증후군 진단이 내려졌다. 환자는 전통적 치료로 처음에는 관리되었다. 6주 후속 조치에서 환자는 지속적 통증과 어깨의 MRI는 가시위힘줄의 완전두께 열상이 밝혀졌다. 환자는 수술적 관리가 적용 되었다(사례연구 그림 12-3).

생체역학적으로 돌림근띠열상은 전선폭의 각 마지막 지지에 대응하는 나머지 부속장치와 전선에 대응하는 열상의 자유 여백 옆 현탁교량에 가깝다. 이 구성은 교량의 "연결" 방식에 의해 영향을 발휘하기 위해 그 삽입에서 근육이 찢어지게 허용한다. 그래서 환자는 머리위 작용을 실행하는 데 가능한 "기능적" 돌림근띠열상을 가질 수 있다. 그러나, 두 지지에 있는 힘이 열상이 악화되면서 충분히 커진다.

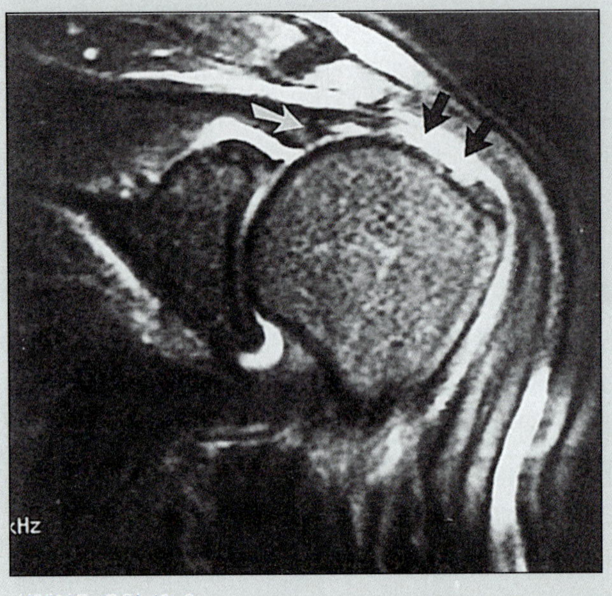

사례연구 그림 12-3

효율적으로 증가한다(사례연구 12-3).

안쪽 돌림 (internal rotation)

어깨의 안쪽 돌림은 어깨아래근, 큰가슴근의 복장머리, 넓은등근, 큰원근에 의해 동반된다. 어깨아래근은 최대벌림으로 감소된 상대적 작용으로 안쪽 돌림의 모든 단계 동안 활동적이다. 같은 방식의 가슴근주요부와 넓은등근 복장머리의 활동은 벌림으로 감소된다. 그러나 어깨세모근 뒤와 중간머리는 팔이 벌림되는 동안 안쪽 돌림 내 증가된 편심작용으로 보상된다.

폄 (extension)

팔의 폄은 어깨세모근의 뒤와 중간머리에 의해 성취된다. 또한 가시위오목 어깨아래근도 앞탈구를 일으키는 경향이 있는 편심작용을 통한 힘을 나타내면서 계속 팔 폄 내내 작용한다.

어깨등운동 (scapulothoracic motion)

어깨등관절운동은 팔위치에 상관없이 최상의 힘을 유지하도록 허용하면서 어깨세모근힘줄을 유지하게 한다. 팔의 앞쪽 올림으로 어깨뼈는 오목위팔의 안정성을 증가하고 어깨뼈봉우리 아래 돌림근띠의 부딪힘 경향을 줄이면서 돌림한다(그림 12-22). 아래 등세모근과 톱니근 앞의 공존과 함께 위쪽 등세모근, 어깨올림근, 위쪽 톱니근 앞 사이 돌림힘 결합(동일하고 공선이 아닌 평행이지만, 반대방향의 두 힘)은 완전 앞쪽 올림에 필요한 어깨뼈 돌림을 이끈다(그림 12-23)(Simon, 1994).

오목위팔관절의 부하
(Loads at the glenohumeral joint)

오목위팔관절은 중요 부하부담 관절로 간주된다. 그에 작용하는 정확한 힘의 계산이 근육구조, 가능한 위치확보를 포함한 많은 것이 주어질 때 도전적이지만, 여러 단순가정이 이러한 힘의 크기 측정을 가능하게 한다. 벌

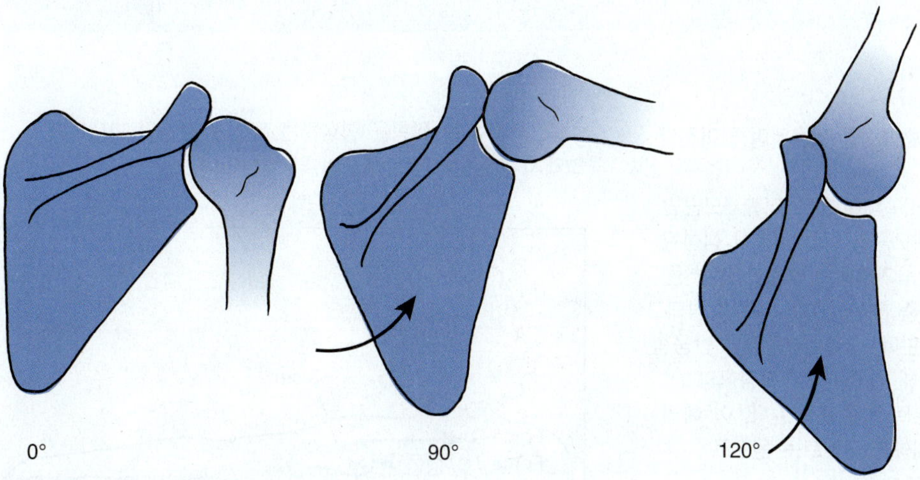

그림 12-22

팔의 0~120° 앞쪽 올림 또는 벌림은 어깨뼈의 동시돌림이 필요하다. *출처 : Simon, S.R. (Ed). (1994). Orthopaedic Basic Science Rosemont, IL: AAOS.*

림 90°에 팔을 유지한 사람의 자유물체도가 사용될 수 있다. 그것은 어깨세모근만 작용하고, 위팔머리의 돌림 중심에서 3 cm 거리에서 작용함을 가정한다. 어깨세모근(*D*), 팔의 무게(팔의 중력중심에 작용하는 0.05 체중 [*BW*]과 동일), 오목위팔관절의 관절반응힘(*J*)의 세 힘이 그 다음으로 고려된다. 거의 평행한 어깨세모근의 관절반응힘과 힘은 힘결합으로 간주되고 동일하지만 반대 크기이다. 90° 벌림으로 팔을 유지할 때 오목위팔의 힘

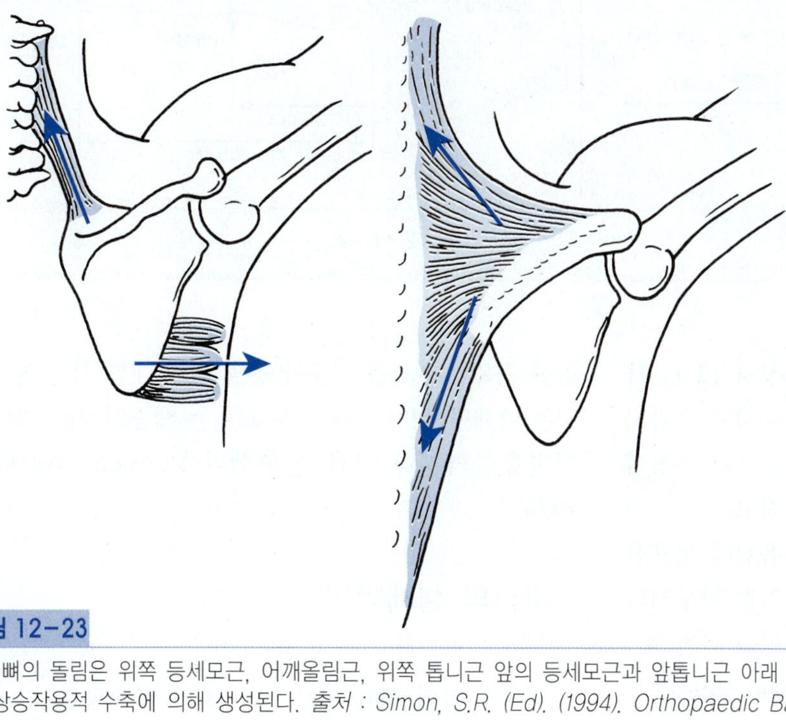

그림 12-23

어깨뼈의 돌림은 위쪽 등세모근, 어깨올림근, 위쪽 톱니근 앞의 등세모근과 앞톱니근 아래 부분의 상승작용적 수축에 의해 생성된다. *출처 : Simon, S.R. (Ed). (1994). Orthopaedic Basic Science. Rosemont, IL: AAOS.*

계산상자 12-1

반응힘의 계산

오목위팔관절의 반응힘 측정은 단순가정을 이용하여 얻어진다 (Poppen, Walker, 1978).

사례 A. 이 예제의 팔은 벌림 90° 내에 있고 어깨세모근만 작용하는 것으로 가정한다. 어깨세모근의 힘줄을 통해 생성된 힘(*D*)은 관절의 돌림중심에서 3cm 거리에서 작용한다(*흰 원*). 팔의 무게에 의해 생성된 힘은 체중 *BW*의 0.05배로 측정되고 돌림중심의 30 cm거리에서 작용한다. 오목위팔관절의 반응힘 *J* 는 모멘트 평형이 되는 몸에 대해 언급한 평형방정식의 사용으로 측정될 수 있고, 그 모멘트 합은 0과 같다. 이 예의 시계방향 모멘트는 양수, 시계반대방향 모멘트는 음수로 간주된다.

$$\sum M = 0$$

$$(30\text{ cm} \times .05\ BW) + (60\text{ cm} \times .025\ BW) - (D \times 3\text{ cm}) = 0$$

$$D = \frac{(30\text{ cm} \times .05\ BW)}{3\text{ cm}}$$

$$D = 0.5\ BW$$

*D*는 체중의 약 절반이다. *D*와 *J* 는 거의 평행이지만 반대이기 때문에 합력을 형성하고 동일한 크기이다. 그래서 관절반응힘도 체중의 약 절반이다.

사례 B. 유사한 계산이 체중의 0.025배, 팔 90° 벌림으로 유지될 때 *D*의 값을 정의하기 위해 만들어질 수 있다.

$$\sum M = 0$$

$$(30\text{ cm} \times 0.5\ BW) + (60\text{ cm} \times .025\ BW) - (D \times 3\text{ cm}) = 0$$

$$D = \frac{(30\text{ cm} \times .05\ BW) + (60\text{ cm} \times .025\ BW)}{3\text{ cm}}$$

$$D = 1\ BW$$

즉, *D*와 *J* 는 짝힘을 형성하는 본질은 같지만 반대이다. 그래서 관절반응힘은 체중의 약 절반이다.

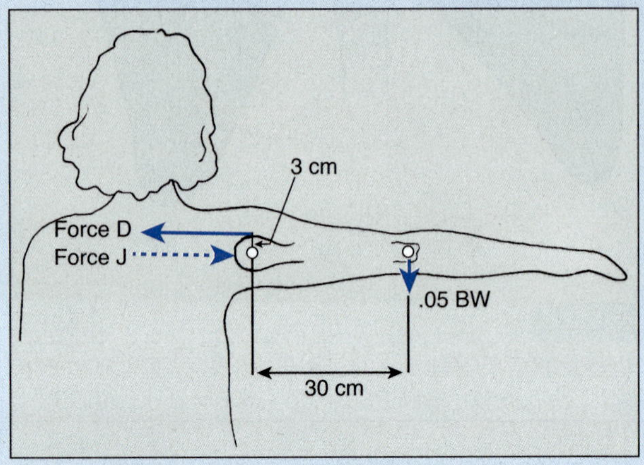

계산상자 그림 12-1-1

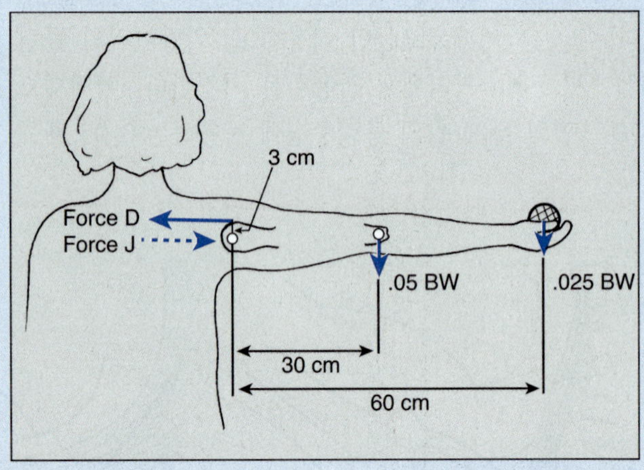

계산상자 그림 12-1-2

은 체중의 절반으로 측정할 수 있다(계산상자 12-1, 사례 A 참고). 2 kg의 무게가 벌림 90° 팔 유지에 부가되면(80 kg 남성 체중의 0.025와 동일), 유사한 측정이 만들어질 수 있다(계산상자 12-1, 사례 B 참고).

실험적으로 오목위팔관절의 부하와 팔 올림에 필요한 힘이 정의된다. 이러한 힘은 팔무게의 8.2배, 팔무게의 10.2배와 같은 관절반응힘의 어깨세모근힘을 가진 90° 올림에서 가장 크다는 것을 발견했다(Inman, 1994). 근전도에 의해 정의된 작용에 의해 그 면접을 비례적으로 곱한 근육힘 가정을 이용한 동일 힘에 대한 최근 연구에서는 어깨면의 90° 올림으로 보이는 체중의 89% 최대관절반응힘의 유사값을 산출했다(Poppen, Walker, 1978).

피칭의 생체역학
(The biomechanics of pitching)

피칭은 와인드업(wind up), 초기 잡아당기기(early cocking), 말기 잡아당기기(late cocking), 가속(acceleration), 처음부터-끝까지 다하기(follow-through)의 5단계로 나뉜다(Tibone, 1994). 어깨세모근은 위팔뼈를 돌림하고 오목위팔의 앞 아탈구를 막는 데 작용하는 말기 잡아당기기 단계의 돌림근띠 근육구조의 증가된 작용에 의해 이어진 초기단계에서 위팔의 올림과 벌림을 담당하는 데 발견된다(Barnes, Tullos, 1978). 특히, 가시위근은 관절쪽으로 위팔머리를 끌어당기기 위해 레이트코킹 단계에서 작용하고, 가시아래근과 작은원근은 위팔머리를 뒤로 당기고, 어깨아래근은 앞어깨의 스트레스를 이완하기 위해 위팔의 가쪽 과잉 돌림과 원심성 수축을 막는다(Tibone, 1994). 또한, 어깨뼈(그리고 관절) 안정화의 중요성이 인식되고, 앞톱니근이 말기 잡아당기기 단계에서 활발히 연소되기 위해 나타난다. 이것은 위팔운동의 안정기반을 제공한다. 그래서 어깨근육구조의 대등한 연속작용은 오목위팔관절의 앞 아탈구와 이어질 수 있는 힘줄염 과용을 방어하는 데 필요하다.

요약 (Summary)

- 어깨는 오목위팔관절, 봉우리빗장관절, 복장빗장관절, 어깨등관절로 이루어져 있고, 그 근육구조는 몸의 대부분 유동관절을 생성하기 위해 작용한다.
- 빗장뼈의 안쪽 면쪽과 막을 연결하는 복장빗장관절은 팔을 가슴으로 연결한다. 그 주변 관절과 인대 내 관절원반은 빗장뼈의 상당한 돌림을 허용하면서 안정성을 제공한다. 상대적 운동은 봉우리빗장관절에서 빗장뼈와 어깨뼈봉우리 사이에 거의 나타나지 않는다.
- 미세관절로 알려진 오목위팔은 관절오목이 얕고 위팔머리직경의 약 3분의 1만 포함하기 가능하기 때문에 본질적으로 불안정하다. 안정성은 이를 둘러싼 주머니, 근육, 인대 구조에 의해 대신 제공된다.
- 세 오목위팔인대(위, 중간, 아래)는 앞오목위팔 관절주머니의 폄을 분리하고, 어깨 안정성과 기능에 아주 중요하다.
- 아래 오목위팔인대는 팔이 90° 벌림될 때 어깨의 주요 앞 안정장치로 작용하는 가장 기능적으로 중요하다(특히, 앞띠).
- 또한 어깨주머니의 무결성과 유지하기 위한 음성 관절사이 힘도 어깨안정성 유지에 필수적인 역할을 한다.
- 팔 올림은 오목위팔관절과 어깨등관절 사이 운동을 포함한다.
- 척추운동은 공간의 팔 위치에서 어깨를 지원한다.
- 어깨 주변 근육은 오목위팔관절의 압력을 생성하고 편심수축에 의한 방벽 영향을 통해 안정성에 기여한다.
- 오목위팔관절은 팔을 뻗은 위치로 유지할 때 생성된 체중 절반과 같은 힘의 주요 부하부담 관절이다.

연습질문 (Practice Questions)

1. 젊고 건강한 활동적인 남성은 앞어깨가 탈구되어 시간이 흐르면서 앞 불안정과 재발 탈구가 발달한다. 불안정에 기여하는 손상에 의해 손상된 것으로 짐작되는 구조는 무엇인가?

2. 65세 여성은 넘어진 후 의사를 찾아갔다. 벌림과 앞쪽 올림 개시가 특히 어려우며 팔을 머리 위로 들어올리는데 불안정과 심한 오른쪽 어깨 통증을 호소했다. 여러 해 동안 활동에서 어깨 통증과 약함을 알게 되었고 이제 심하게 악화되었다. 짐작할 수 있는 손상은 무엇인가?

3. 20세 여성은 스키를 타다가 어깨로 넘어진 후 의사를 찾아갔다. 빗장뼈의 100% 이상의 위쪽 변위와 함께 봉우리빗장분리를 진단받았다. 이 정도의 변위를 허용하려면 어떤 구조가 손상되어야 하는가?

참고 문헌 (References)

Barnes, D.A., Tullos, H.S. (1978). An analysis of 100 symptomatic baseball players. *Am J Sports Med, 6*, 62–67.

Boone, D.C., Azen, S.P. (1979). Normal range of motion of joints in male subjects. *J Bone Joint Surg, 61*, 756–759.

Chadwick, E.K., van Noort, A., van Der Helm, F.C. (2004). Biomechanical analysis of scapular neck malunion: A simulation study. *Clin Biomech, 19*(9), 906–912.

Colachis, S.C. Jr., Strohm, B.R. (1971). Effect of suprascapular and axillary nerve blocks on muscle force in upper extremity. *Arch Phys Med Rehabil, 52*, 22–29.

Cooper, D.E., O'Brien, S.J., Amoczky, S.P., et al. (1993). The structure and function of the coracohumeral ligament: An anatomic and microscopic study. *J Shoulder Elbow Surg, 2*, 70–77.

Curl, L.A., Warren, R.F. (1996). Glenohumeral joint stability: Selective cutting studies on the static capsular restraints. *Clin Orthop, 330*, 54–65.

DeLee, J., Drez, D. (1994). *Orthopaedic Sports Medicine. Principles and Practice.* Philadelphia: WB Saunders, 464.

De Palma, A.F. (1983). Biomechanics of the shoulder. In *Surgery of the Shoulder (3rd ed.).* Philadelphia: JB Lippincott Co, 65–85.

Fukuda, K., Craig, E.V., An, K., et al. (1986). Biomechanical study of the ligamentous system of the acromioclavicular joint. *J Bone Joint Surg, 68*, 434–440.

Gibb, T.D., Sidles, J.A., Harryman, D.T. 2nd, et al. (1991). The effect of capsular venting on glenohumeral laxity. *Clin Orthop, 268*, 120–127.

Graichen, H., Stammberger, T., Bonel, H., et al. (2000). Glenohumeral translation during active and passive elevation of the shoulder: A 3-D open MRI study. *J Biomech, 33*(5), 609–613.

Hollinshead, W.H. (1969). *Anatomy for Surgeons (vol 3).* New York: Harper & Row.

Howell, S.M., Imobersteg, A.M., Seger, D.H., et al. (1986). Clarification of the role of the supraspinatus muscle in shoulder function. *J Bone Joint Surg, 68A*, 398–404.

Inman, V.T., Saunders, J.B., Abbott, L.C. (1944). Observations on the function of the shoulder joint. *J Bone Joint Surg, 26A*, 1–30.

Itoi, E., Hsu, H.C., An, K.N. (1996). Biomechanical investigation of the glenohumeral joint. *J Shoulder Elbow Surg, 5*, 407–424.

Itoi, E., Motzkin, N.E., Morrey, B.F., et al. (1994). Stabilizing function of the long head of the biceps in the hanging arm position. *J Shoulder Elbow Surg, 3*, 135–142.

Itoi, E., Motzkin, N.E., Morrey, B.F., et al. (1992). Scapular inclination and inferior stability of the shoulder. *J Shoulder Elbow Surg, 1*, 131–139.

Kumar, V.P., Balasubramaniam, P. (1985). The role of atmospheric pressure in stabilizing the shoulder: An experimental study. *J Bone Joint Surg, 67B*, 719–721.

Laumann, U. (1987). Kinesiology of the shoulder joint. In R. Kolbel, et al. (Eds.), *Shoulder Replacement.* Berlin, Germany:

Lippitt, S.B., Vanderhooft, J.E., Harris, S.L., et al. (1993). Glenohumeral stability from concavity-compression: A quantitative analysis. *J Shoulder Elbow Surg, 2*, 27–35.

Lucas, D.B. (1973). Biomechanics of the shoulder joint. *Arch Surg, 107*, 425.

Matsen, F., Fu, F., Hawkins, R. (Eds.) (1992). *The Shoulder: A Balance of Mobility and Stability.* Rosemont, IL: AAOS. [Vail, Colorado: Workshop Supported by the American Academy of Orthopaedic Surgeons, the National Institute of Arthritis and Musculoskeletal Skin Diseases, the American Shoulder and Elbow Surgeons, the Orthopaedic Research and Education Foundation.]

Moffey, B.F., An, K.N. (1990). Biomechanics of the shoulder. In C.A. Rockwood, F.A. Matsen III (Eds.). *The Shoulder.* Philadelphia: WB Saunders, 208–245.

Moore, K.L. (1999). *Clinically Oriented Anatomy (4th ed.).* Philadelphia: Lippincott Williams & Wilkins.

Morrey, B.F., An, K.N. (1990). Biomechanics of the shoulder. In C.A. Rockwood, F.A. Matsen III (Eds.). *The Shoulder.* Philadelphia: WB Saunders.

Murray, M.P., Gore, D.R., Gardner, G.M., et al. (1985). Shoulder motion and muscle strength of normal men and women in two age groups. *Clin Orthop, 192*, 195.

Neer, C. (1990). *Shoulder Reconstruction.* Philadelphia: WB Saunders, 29.

O'Brien, S.J., Neves, M.C., Amoczky, S.P., et al. (1990). The anatomy and histology of the inferior glenohumeral ligament complex of the shoulder. *Am J Sports Med, 18*, 579–584.

Pagnani, M.J., Deng, X.H., Warren, R.F., et al. (1995). Effect of lesions of the superior portion of the glenoid labrum on glenohumeral translations. *J Bone Joint Surg, 77A*, 103–110.

Poppen, N.K., Walker, P.S. (1978). Forces at the glenohumeral joint in abduction. *Clin Orthop, 135*, 165–170.

Poppen, N.K., Walker, P.S. (1976). Normal and abnormal motion of the shoulder. *J Bone Joint Surg*, 58A, 195–201.

Rockwood, C.A., Jr. (1975). Dislocations about the shoulder. In C.A. Rockwood Jr., D.P. Green (Eds.). *Fractures (vol 1, 1st ed.).* Philadelphia: JB Lippincott Co, 624–815.

Rockwood, C., Matsen, F. (1990). *The Shoulder.* Philadelphia: WB Saunders, 219.

Sahara, W., Sugamoto, K., Murai, M., et al. (2006). 3D Kinematic analysis of the acromioclavicular joint during arm abduction using vertically open MRI. *J Orthop Res, 24*(9), 1823–1831.

Simon, S.R. (Ed). (1994). *Orthopaedic Basic Science.* Rosemont, IL: American Association of Orthopaedic Surgeons, 527.

Simovitch, R., Sanders, B., Ozbaydar, M., et al. (2009). Acromioclavicular joint injuries: Diagnosis and management. *J Amer Acad Orthop Surg, 17*(4), 207–219.

Soslowsky, L.J., Flatow, E.L., Bigliani, L.U., et al. (1992). Articular geometry of the glenohumeral joint. *Clin Orthop, 285*, 181–190.

Steinbeck, J., Liljenqvist, U., Jerosh, J. (1998). The anatomy of the glenohumeral ligamentous complex and its contribution to anterior shoulder stability. *J Shoulder Elbow Surg, 7*(2), 122–126.

Tibone, J., Patek, R., Jobe, F.W., et al. (1994). The shoulder: Functional anatomy, biomechanics and kinesiology. In J.C. DeLee, D. Drez (Eds.). *Orthopaedic Sports Medicine.* Philadelphia: WB Saunders.

Warner, J.P. (1993). The gross anatomy of the joint surfaces, ligaments, labrum and capsule. In F.A. Matsen, F.H. Fu, R.J. Hawkins (Eds.). *The Shoulder: A Balance of Mobility and Function.* Rosemont, IL: American Association of Orthopaedic Surgeons, 7–27.

Warner, J.P., Deng, X.H., Warren, R.F., et al. (1992). Static capsuloligamentous restraints to superior-inferior translations of the glenohumeral joint. *Am J Sports Med, 20*, 675–678.

제13장

팔꿉관절의 생체역학

(Biomechanics of the Elbow)

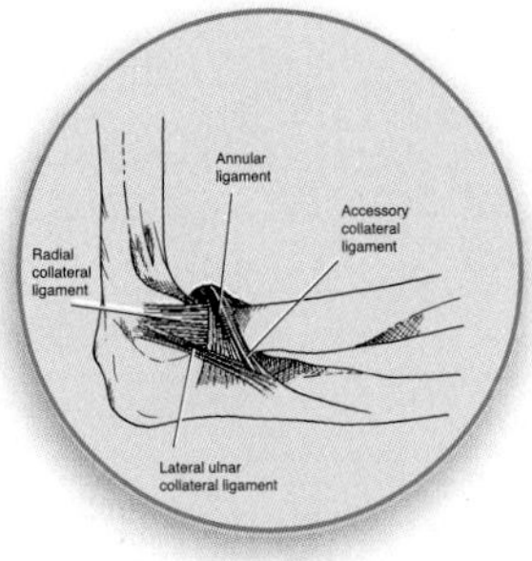

서론 (Introduction)

팔꿉관절(주관절, elbow)은 손의 공간 위치를 책임지는 아래팔 지렛대의 지렛점으로 기능하는 복합관절이다. 팔꿉관절 기능의 생체역학에 대한 세부이해는 팔꿉관절에 영향을 주는 효과적인 병리적 상태를 치료하는 데 임상적으로 중요하다.

해부학 (Anatomy)

팔꿉관절복합체는 운동의 두 유형, 굽힘-폄 그리고 엎침(회내, pronation)-뒤침(회외, supination)을 허용한다. 위팔자관절(척측상완관절, humeroulnar), 위팔노관절(요측상완관절, humeroradial)은 팔꿉관절 굽힘과 폄을 허용하고, 경첩관절모양이나 경첩관절로 분류된다. 몸쪽 노자관절(근위 요척관절, proximal radioulnar)은 아래팔의 엎침과 뒤침을 허용하고, 중쇠관절로 분류된다. 전체적으로 고려할 때 팔꿉관절복합체는 도르래 경첩관절 모양이다. 먼쪽 위팔뼈의 도르래(활차, trochlea), 위팔뼈작은머리(상완소골두, capitellum)는 3~8° 안쪽 돌림하고(그림 13-1C), 위팔뼈의 긴 축에 밖굽이(외반, valgus) 94~98°이다(그림 13-1A). 먼쪽 위팔뼈는 위팔뼈의 긴축으로 30° 앞으로 향해 있다(그림 13-1B). 자

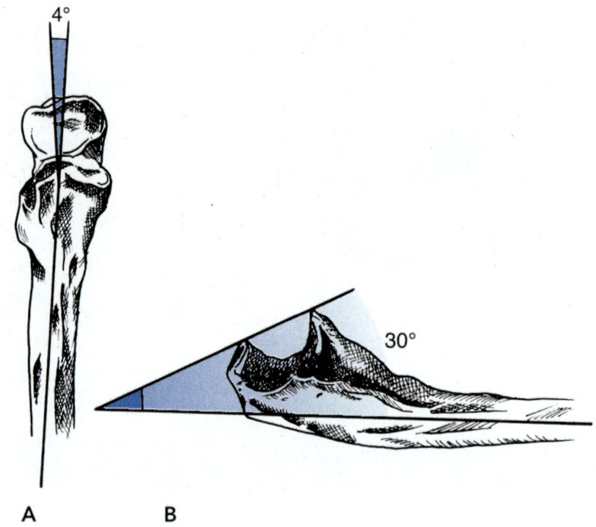

그림 13-2
AP(A)와 가쪽(B)면 몸쪽 자뼈의 각 방위.

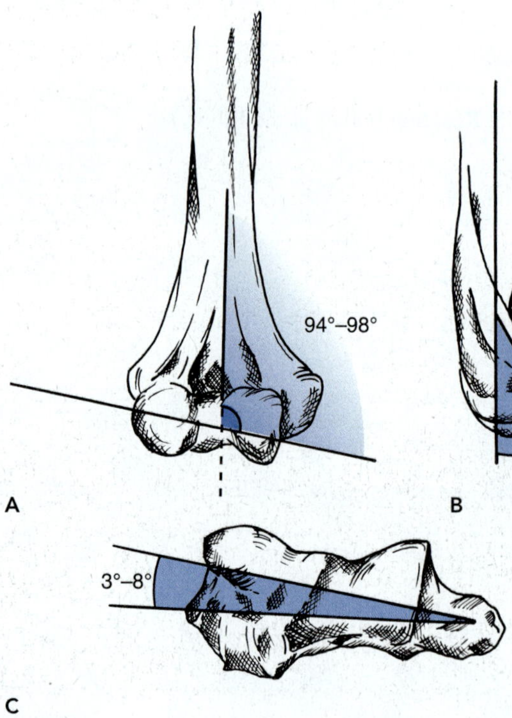

그림 13-1
앞뒤(A), 가쪽(B), 축성(C) 융기의 먼쪽 위팔뼈 각방위.

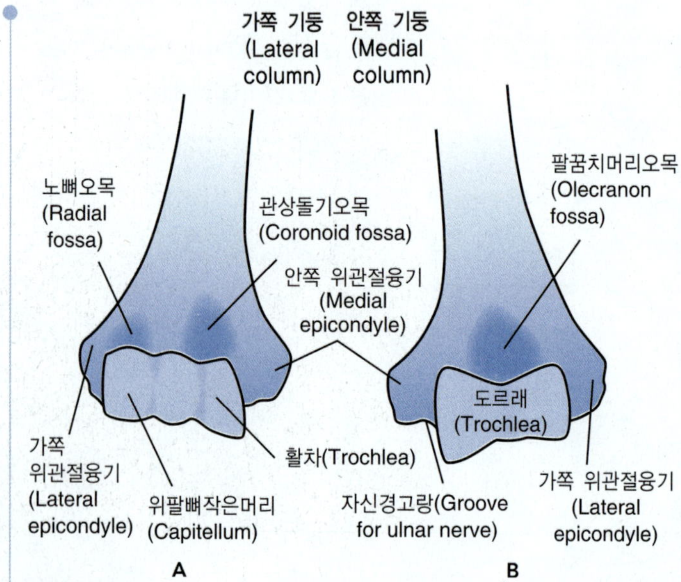

그림 13-3
안쪽과 가쪽 기둥을 비추는 먼쪽 위팔뼈의 앞(A), 뒤(B) 투사.

뼈의 관절표면은 그 몸통의 긴 축에 밖굽이 각도 약 4~7° 로 향해 있다(그림 13-2A).

먼쪽 위팔뼈는 두 기둥을 연결하는 도르래로 먼쪽으로 끝나는 안쪽과 가쪽 기둥으로 나뉜다(그림 13-3). 안쪽 기둥은 45° 로 위팔몸통에서 갈라지고, 도르래의 먼쪽에서 몸쪽 약 1 cm로 끝난다. 안쪽 기둥의 먼쪽 3분의 1은 해면뼈로 구성되고, 난형모양으로 안쪽 위관절융기에 나타난다. 먼쪽 위팔뼈의 가쪽 기둥은 안쪽 기둥과 같은 수준에서 위팔뼈로부터 20° 에서 갈라지고 위팔뼈작은머리로 끝난다. 도르래는 실패모양이고 고랑을 삽입한 안쪽과 가쪽 테두리로 구성된다. 이 고랑은 몸쪽 자뼈의 반달패임(반월절흔, semilunar notch)으로 이어진다. 도르래의 관절표면은 330° 원호의 유리연골로 덮여 있다. 거의 완벽한 반구형인 위팔뼈작은머리는 약 180° 활을 형성하는 유리연골로 덮여 있다.

자뼈(척골, ulnar)의 관절표면은 그 긴축에 뒤쪽으로 30° 돌림된다. 이것은 완전폄의 팔꿉관절에 안정성을 제공하는데 도움을 주는 먼쪽 위팔뼈의 앞 각도 30° 와 일치한다(그림 13-2). 보다 큰 구불 패임의 관절연골 원호는 180° 이지만, 이것은 종종 중간부분에서 연속적이지 않다. 개별의 90% 이상에서 이 면적은 지방질, 섬유조직으로 이루어져 있다(Walker, 1977). Morrey(1966)가 주목한 것처럼 이 해부학적 기능은 큰 구불 패임(S자형) 부분이 강한 연골아래뼈에 의해 지원되지 않기 때문에 이 영역에서 일어나는 골절에 대한 경향을 설명한다.

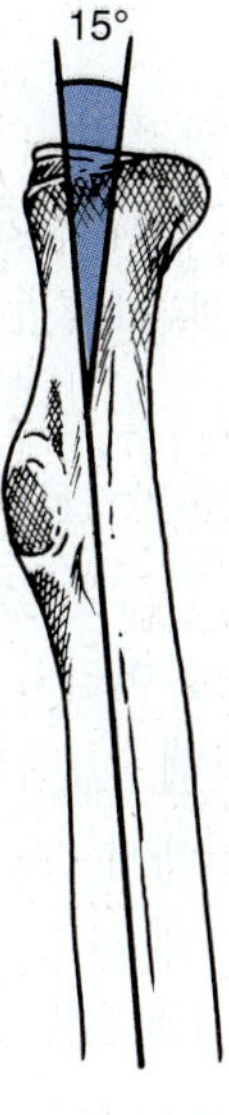

그림 13-4

노뼈몸통에 관련된 노뼈머리/노뼈목부의 각도.

노뼈목은 두갈래근 거친면에서 떨어진 앞뒤면의 긴 축으로부터 15° 각도이다(그림 13-4). 노뼈머리의 5분의 4는 유리연골로 덮여 있다. 앞가쪽 5분의 1은 관절연골과 강한 연골밑근이 부족하고, 이 부분에서 일어나는 골절에 대한 증가된 경향을 설명한다.

운동형상학 (Kinematics)

팔꿉관절 굽힘과 폄은 위팔자관절, 위팔노관절에서 일어난다. 굽힘-폄의 정상범위는 기능적 범위 30~130° 와 함께 0~146° 이다. 아래팔 엎침-뒤침의 일반범위 평균은 엎침 71° ~뒤침 81° 이다(Morrey, 1981). 팔꿉관절이 굽히면서 뒤침의 최대각은 증가되고, 엎침의 최대각은 감소한다(Shaaban, 2008). 대부분의 기능은 엎침 50° ~ 뒤침 50° 기능적 범위 내 성취된다. 임상적으로 환자는 전에 설명된 기능적 범위값으로 일정한 굽힘 구축 30° 까지를 허용할 수 있다. 30° 이상의 굽힘 구축은 상당한 운동손실의 불평과 연관된다. 30° 이상 굽힘 구축으로 공간에 이르는 능력의 상당한 급속 손실이 있다(그림 13-5)(An, Morrey, 1991).

굽힘-폄의 돌림축은 단축경첩으로 나타날 수 있는 팔꿉관절 굽힘 개념을 지원하면서 도르래 중심에 있는 여러 연구로 보여주었다. 한편, Ewald, Ishizaki는 팔꿉관절굽힘의 돌림변화축을 발견했다(Ewald, 1975; ishizaki, 1979). London은 도르래 고랑 아래와 위팔뼈작은머리 주변에 의해 윤곽지어진 구심성 원호 중심을 통과하는 돌림축을 설명했다(London, 1981). 또한, 굽힘-폄 동안 표면관절운동은 활주유형이 주이고, 굽힘-폄의 끝범위(굽힘-폄의 5~10°)로 돌림축이 변하고, 활주/미끄럼 관절운동이 구르기 유형 운동으로 변했다. 구르기는 갈고리돌기(구상돌기, coronoid process)가 위팔 갈고리오목(구돌와, coronoid fossa)의 바닥과 접촉하고 팔꿉관절이 팔꿉관절오목의 바닥을 수축하면서 굽힘-폄의 극한에서 일어난다. 또한, 자뼈의 안쪽 축 돌림은 팔꿉관절이 단순 경첩관절로 실제로 나타날 수 없음을 설명하면서

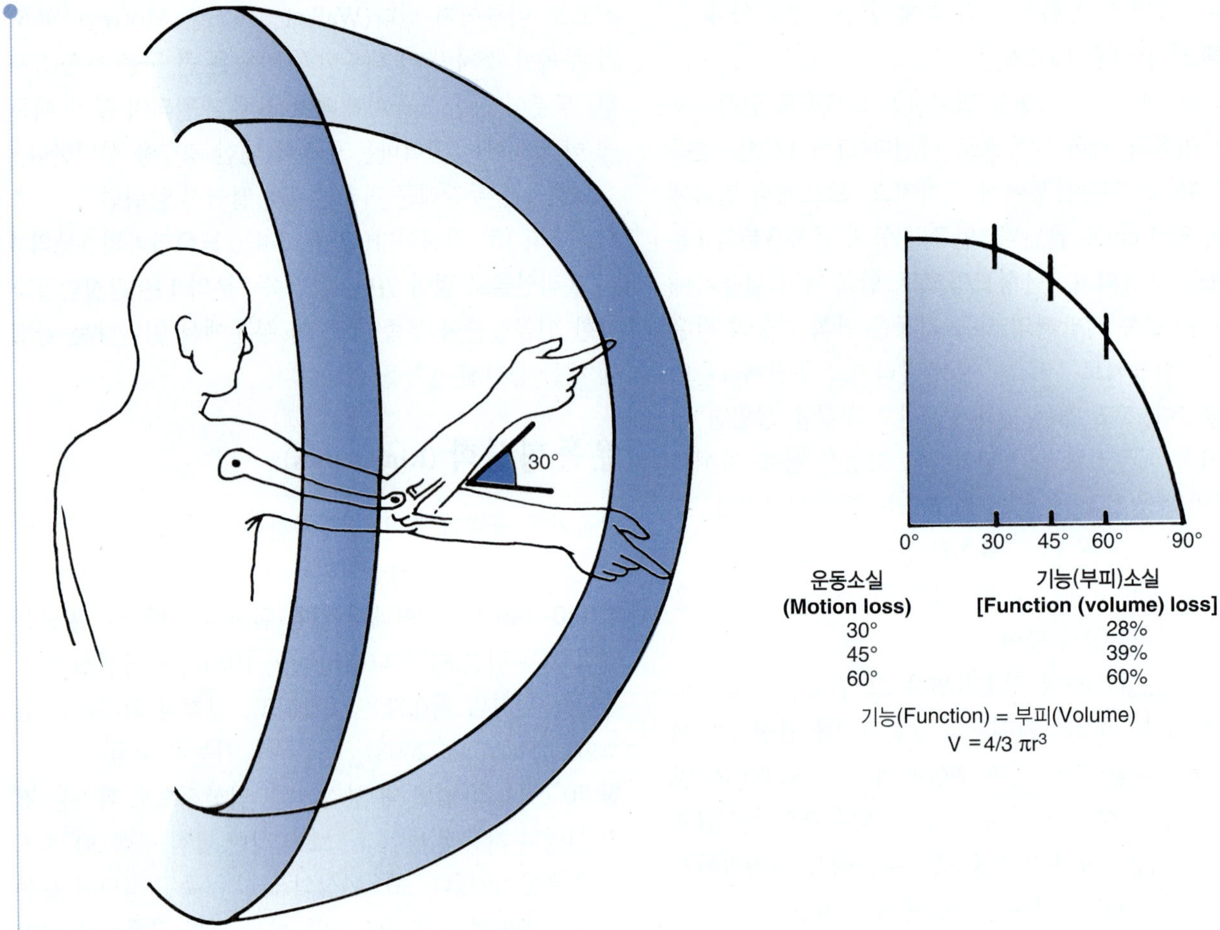

그림 13-5

30° 이상의 팔꿉관절 굽힘 구축의 효과적 접근영역의 극적 손실 묘사.

종료 굽힘 동안 초기 굽힘과 외부 축돌림 동안 일어나기 위해 나타난다. 결론적으로 "순(pure)" 경첩관절보다 헐거운 굽힘-폄과 기능 동안 돌림(회전, rotation)의 변화중심을 가지는 팔꿉관절을 제시하는 증거이다(Duck, 2003).

연구자의 다양한 발견에도 불구하고, Morrey, Tanaka, An(1991)은 관절돌림의 중심 편향은 최소이고 기록된 변이는 실험적 설계의 제한에 아마 기인할 것이다. 그러므로, 위팔자관절은 굽힘(굴곡, flexion)-폄(신전, extension)의 끝범위를 제외한 단축성 관절로 움직이는 것으로 가정할 수 있다. 굽힘-폄의 돌림축은 가장 넓은 범위의 2~3 mm로 측정되는 지점의 팽팽한 유전자 자리에 대해 일어나고, 가쪽 면의 도르래, 위팔뼈작은머리의 중심에 있다. 그것은 가쪽 위관절융기(상과, epicondyle)와 도르래의 중심을 통과하는 선에 근접한 다음 안쪽 위관절융기의 앞아래면을 통과한다(그림 13-6)(Morrey, Chao, 1976). 이러한 요인들은 팔꿉관절을 가로질러 경첩 가쪽 고정을 배치할 때뿐만 아니라 팔꿉관절의 관절대체과정 동안 평가되어야 한다(Figgie, 1986).

엎침과 뒤침은 위팔뼈작은머리와 노뼈머리의 중심과 먼쪽 자뼈관절표면을 통과해 긴 축의 아래팔 돌림으로 위팔노관절, 몸쪽 노자관절에서 주로 일어난다. 이 축은 노뼈와 자뼈의 해부학적 축에 관련된 경사이다. 엎침-뒤침 동안 노뼈머리는 고리인대 내에서 돌림하고 먼쪽 노뼈는 원뿔의 형태 외곽 원호의 먼쪽 자뼈 주변으로 돌림한다. Carret(1976)은 다양한 정도의 엎침과 뒤침의 아래

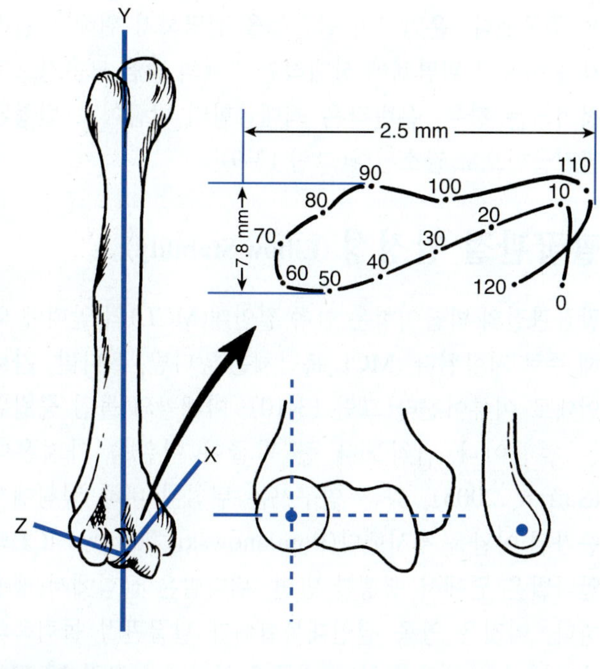

그림 13-6

돌림의 순간중심 궤적범위. 묘사된 것처럼 돌림의 축은 도르래, 위팔뼈작은머리의 중심을 통해 흐른다.

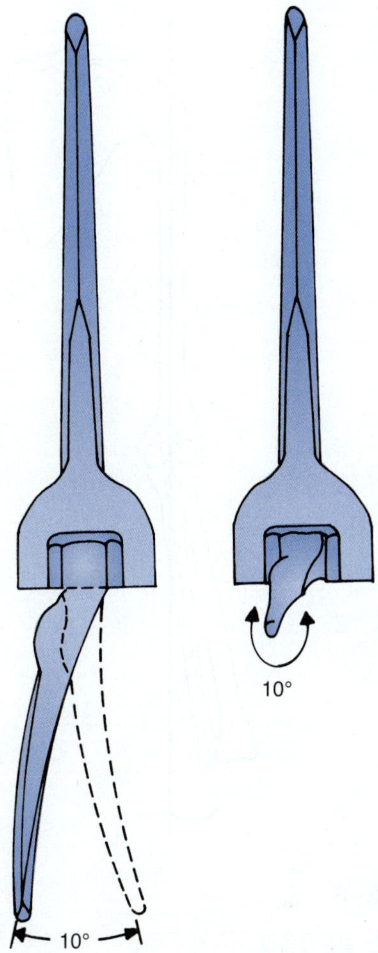

그림 13-7

안굽이/밖굽이와 축성면 토클의 다양한 양을 허용하는 반수축 전체 인공 팔꿉관절의 도해.

팔로 몸쪽과 먼쪽 노자관절에서 돌림의 순간중심을 연구했다. 그들은 돌림의 몸쪽 순간중심이 개인 사이 노뼈머리의 굽힘의 차이로 다양함을 발견했다. Chao와 Morrey(1978)는 자뼈 위치의 엎침과 뒤침 영향을 연구했고 팔꿉관절이 완전히 폄되면 아래팔돌림 동안 뼈의 밖굽이 치우침(외반편위, valgus deviation)이나 상당한 축성돌림이 없음을 발견했다. O'Driscoll(1991)은 외부 축성돌림이 뒤침으로 발생하는 동안 자뼈의 내부 축성돌림이 엎침으로 일어남을 설명했다. Kapandji(1982)는 돌림의 노뼈원호보다 상당히 적은 돌림의 자뼈원호로 엎침-뒤침의 축에 대해 먼쪽 노뼈와 자뼈 모두 돌림함을 제시했다. Galik(2007)은 아래팔의 엎침-뒤침 축이 거의 일정하고 고리인대 절제에 의해 영향받지 않음을 보여주었다. Ray(1951)는 집게손가락을 통해 노뼈머리에서 폄된 축의 돌림으로 먼쪽 자뼈의 일부 안굽이-밖굽이 운동을 설명했다(그림 13-7).

Palmer(1982)는 아래팔엎침으로 몸쪽 방사상 이동을 설명했다. 이것은 Fu(2009)의 연구와 같은 체외 생체역학적 연구에서 그리고 팔꿉관절 관절경검사의 관찰로 지원되었다. 그것들은 뒤침에서 팔이 최소화되는 노뼈의 몸쪽 이동을 보여주었다. 또한 팔꿉관절이 0~90° 굽히면서 몸쪽 이동이 감소됨을 설명했다. 또한, 노뼈머리의 난형 모양에 기인하여 그 축이 노뼈거친면의 안쪽 돌림을 허용하기 위해 2 mm까지 엎침에서 가쪽으로 변위된다(Kapandji, 1982).

운반각 (Carrying Angle)

완전폄에서 팔꿉관절의 밖굽이 위치는 일반적으로 운반각으로 언급된다. 운반각은 폄에서 앞뒤면에서 측정되

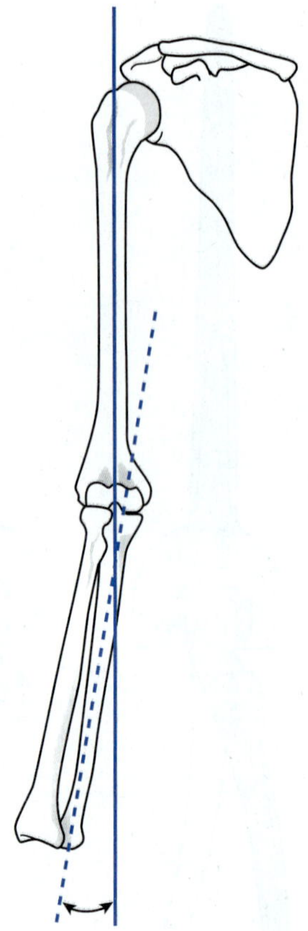

그림 13-8

완전폄된 팔꿉관절과 뒤침된 아래팔의 위팔뼈와 자뼈의 긴축 삽입에 의해 형성된 팔꿉관절 운반각. 밖굽이 각도는 일반적으로 10~15° 범위이다.

거나 완전폄에서 위팔에 대한 자뼈의 단순한 방위 또는 그 반대로 측정된 자뼈와 위팔뼈의 해부학적 축 사이 각으로 정의된다(그림 13-8). 각도는 성인에 비해 어린이가 더 적은 각을 가지고, 양쪽의 큰 분산으로 각각 밖굽이 평균 10~13°로 남성에 비해 여성이 더 크다(Atkinson, Elfman, 1945; Mall, 1905). Steinder(1955)는 노화로 운반각이 점진적으로 증가되지만 이 증가율에서 남성과 여성 사이 통계적 차이를 발견하지 못했다고 기록했다. Chang(2008)은 팔꿉관절에서 비외상적 자신경병에 대한 개별위험 요인이 있는 증가된 운반각을 발견했다.

발꿈치가 굽힐 때 운반각 변화에 관한 논쟁이 있다. An(1984)은 운반각 정의에 사용된 다양한 참고 시스템에서 발생하는 논쟁을 주목했다. 그들은 위팔뼈를 포함한 면의 위팔뼈와 자뼈의 긴축 사이 또는 그 반대에서 형성된 각도로 정의될 때 운반각이 굽힘으로 최소로 변함을 주목했다. 운반각이 팔운동을 설명하기 위해 오일러 각을 이용한 위팔뼈에 상대적인 자뼈의 벌림-모음각으로 정의되는 경우, 운반각은 최대굽힘의 밖굽이로 변형된 관절굽힘으로 감소된다(그림 13-9).

팔꿉관절 안정성 (Elbow Stability)

팔꿉관절의 밖꿉이힘은 안쪽 곁인대(MCL)의 앞띠에 의해 주로 저항된다. MCL 복합체는 앞다발, 뒤다발, 가로인대로 이루어진다(그림 13-10). 아래팔의 돌림 중립위는 엎침이나 뒤침보다 큰 밖굽이 이완을 가져온다(Safran, 2005). 다른 연구자는 뒤침에 비해 엎침에서 증가된 이완을 제시했다(Pomianowski, 2001). MCL의 앞다발은 폄에서 팽팽한 반면, 뒤다발은 굽힘에서 팽팽하다. 이것은 안쪽 곁인대복합체가 팔꿉관절 돌림축의 중심에서 시작되지 않기 때문에 일어난다(그림 13-11). MCL의 앞띠는 먼쪽 위팔뼈의 안쪽 위관절융기 아래표면에서 시작되고, 팔꿉관절의 안쪽 가장자리를 따라 닿는곳(정지점, insert)된다. 무손상 앞띠로 노뼈머리는 밖굽이 스트레스에 현저한 부가 저항을 제공하지 않는다. 그러나, 절제나 장애의 앞띠로 노뼈머리는 무손상 MCL로 발꿈치의 이차 안정장치로써 기능을 강조하는 밖굽이 스트레스에 대한 주요 저항제가 된다(Palmer, 1982). 노뼈머리의 영향을 안정화하는 이차 밖굽이를 설명한 Morrey의 연구에도 불구하고(Morrey, 1988, 1991), 여러 연구자들은 노뼈머리 절제술 이후 증가된 밖굽이 이완을 주목했다(Coleman, 1987; Gerard, 1984; Johnston, 1962; Morrey, 1979). 그러나, 이것은 임상적으로 불가능한 것으로 여겨지지 않는다(Hotchkiss, 1977). 안정성은 곁인대가 무손상인 경우에만 노뼈머리 관절성형으로 거의 원래 수준으로 회복될 수 있다(Beingessner, 2004).

던지기운동은 일반 기능적 운동의 MCL 역할을 예시한다. 야구투수는 던지기운동의 본질에 의해 팔꿉관절에서 일어나는 반복 밖굽이 스트레스로 인해 MCL의 위험이 빈번하다. 최근 연구자들은 팔꿉관절에서 증가된 밖굽이 토크가 후반 몸통 돌림, 감소된 어깨가쪽 돌림, 증가된 팔꿉관절 굽힘과 연관있음을 제시한다(Aguinaldo,

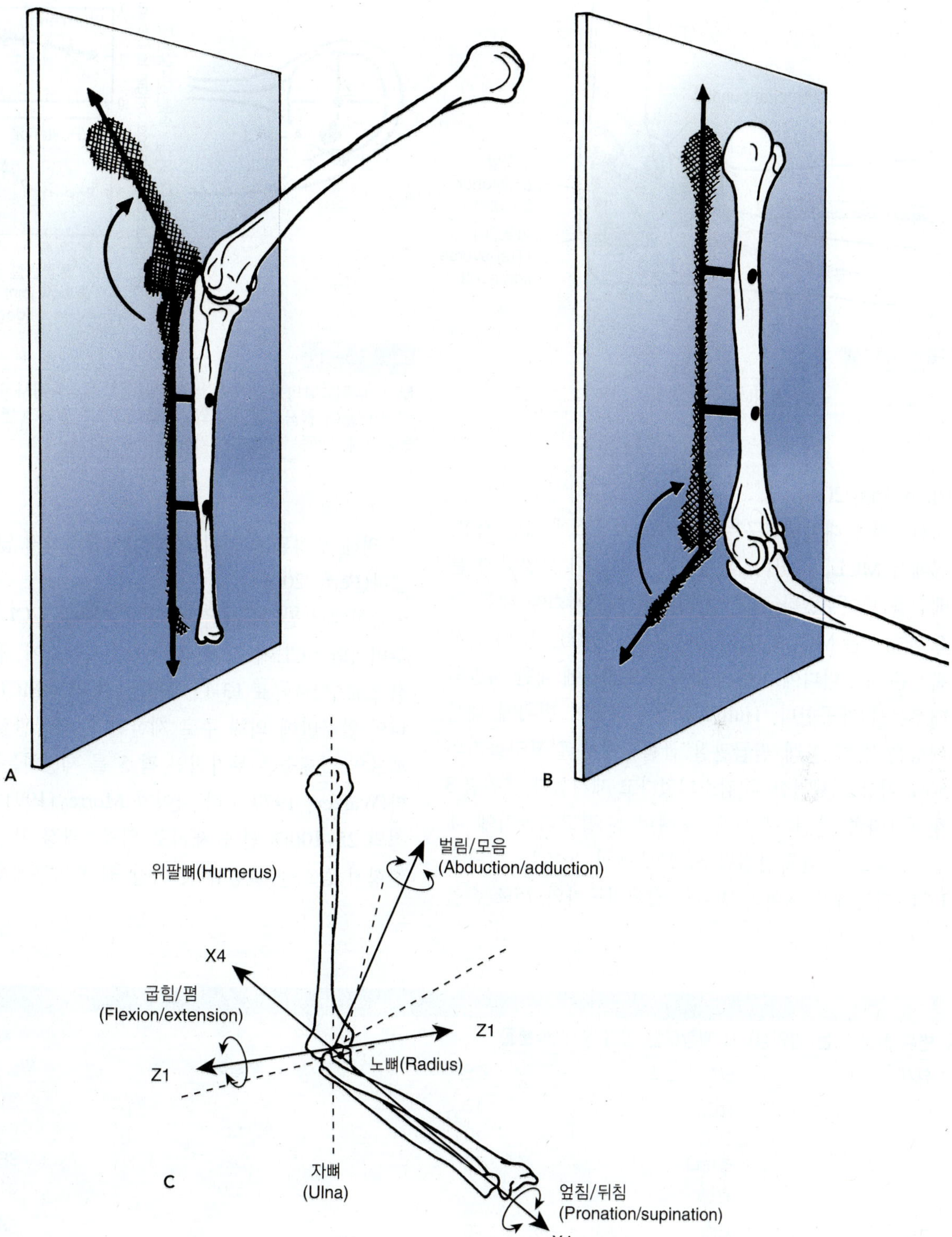

그림 13-9

A. 운반각은 자뼈를 포함한 면의 위팔뼈의 투사 긴 축과 자뼈 긴 축 사이 각도를 측정했다. B. 운반각은 위팔뼈를 포함한 면의 자뼈 투사 긴 축과 위팔뼈 긴 축 사이에 형성된 각도로 측정되었다. C. 위팔뼈에 대한 자뼈운동 오일러각 측정. Z와 X4축 양쪽에 대한 직각축에 대한 벌림/모음, Z1축에 대한 굽힘/폄, X4축에 대해 일어나는 아래팔 축성돌림.

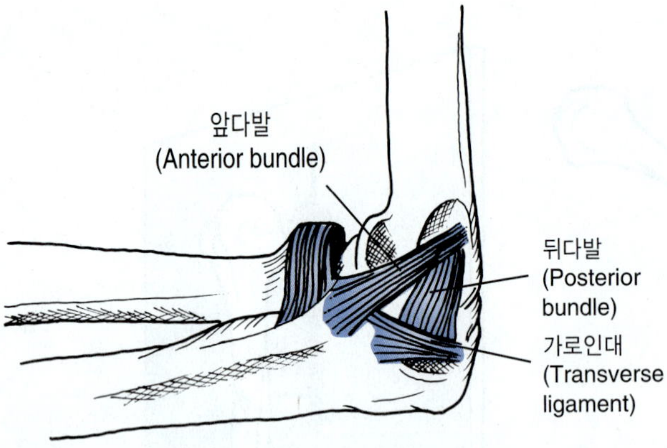

그림 13-10

가로요소뿐만 아니라, 앞뒤다발을 포함하는 안쪽 곁인대복합체.

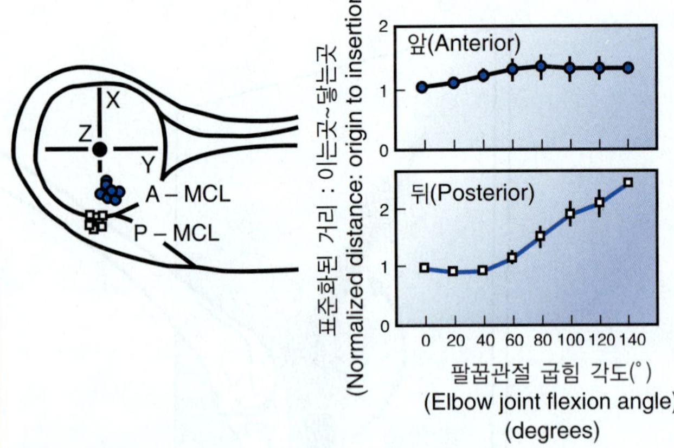

그림 13-11

MCL 앞뒤다발의 근원. MCL은 팔꿉관절 돌림축에서 이는곳되지 않기 때문에 팔꿉관절 굽힘의 기능으로써 그 길이의 변화가 있다. 돌림축에 가까운 앞다발은 가장 등축적이다.

Chambers, 2009).

선택적 인대절제연구는 밖굽이 스트레스에 대한 저항, 폄에서 MCL, 주머니, 관절접합부에 의해 동일하게 분배됨을 보여주었다. 굽힘의 밖굽이 스트레스에 대한 주요 저항제는 MCL이다(Morrey, An, 1983). 폄 시 팔꿉관절은 앞주머니에 이은 밖굽이 스트레스에 대한 저항의 대부분을 제공한다. Hull(2005)은 밖굽이 변위에 대한 저항은 특히 아래 팔꿉관절 굽힘각에서 갈고리돌기의 50% 이상을 제거한 후 감소되었다고 제시했다. "위험 3 형제"(가쪽 곁인대복합체, 노뼈머리, 갈고리돌기에 대한 부상으로 팔꿉관절탈구) 모델에서 동일한 집단은 LCL 회복과 노뼈머리 변위가 갈고리돌기의 75% 손실에 의해 생성된 밖굽이 불안정을 극복하지 않음을 설명했다(Fern, 2009).

굽힘에서 팔꿉관절은 9%만 기여하는 LCL로 각각 앞주머니와 LCL에 이은 밖굽이 스트레스에 대한 주요제한으로 남는다(표 13-1). 팔꿉관절 폄은 MCL의 앞주머니와 앞다발에 의해 주로 제한된다. 팔꿉관절오목 지방패드의 절제술은 부가적인 폄 5°를 제공하는 데 나타났다(Walker, 1977). 더 나아가 Morrey(1991)는 팔꿉관절의 25~100% 연속 제거로 위팔자관절 안정성의 거의 선형적 감소를 설명했다. 가장 최근 연구에서는 밖굽이

표 13-1

변위(돌림 또는 견인성) 시 저항하는 힘의 분배 백분율

위치	*안정화 요소*	*견인*	*안굽이*	*밖굽이*
폄	MCL	12	—	31
	LCL	10	14	—
	주머니	70	32	38
	관절	—	55	31
굽힘	MCL	78	—	54
	LCL	10	9	—
	주머니	8	13	10
	관절	—	75	33

MCL: 안쪽 곁인대복합체, LCL: 가쪽 곁인대복합체.

폄 과부하와 연속 뼈곁돌기 형성의 치료에 중점을 두었다(2004). Kamineni(2004)는 절개의 9mm에서 일어나는 뚜렷한 증가로 3 mm 이상 팔꿉관절 절제로 MCL 앞다발 스트레인이 증가되었음을 보여주었다(Kamineni, 2003). 반대로 Levin(2004)은 이러한 연구 사이 방법론적 차이가 직접비교를 어렵게 만들지만, 팔꿉관절 절제 12 mm가 MCL 스트레인을 크게 증가하지 않았음을 발견했다.

팔꿉관절의 역동적 인대 안정장치에 더해 팔꿉관절의 안쪽가쪽 굽힘근-엎침근은 동적 밖굽이 안정장치에 기여함을 나타냈다(Park, Ahmad, 2004; Lin, 2007; Hsu, 2008; Udall, 2009). 여러 연구자들은 MCL을 부하하지 않고 보호하는 상당한 밖굽이 모멘트를 생성하여 가장 현저한 안정장치가 되는 자쪽 손목굽힘근(FCU)을 발견했다(Park, Ahmad, 2004; Hsu, 2008; Lin, 2007). 반대로 Udall(2009)은 얕은손가락굽힘근(FDS)이 다른 굽힘-엎침근보다 많은 밖굽이 각도를 줄임을 보여주었다. Seiber(2009)는 MCL이 밖굽이 안정화에 두 배 이상 기여하지만 아래팔이 뒤침에 있을 때 안쪽 팔꿉관절 근육구조가 더 크게 팔꿉관절 안정화에 영향을 준다고 기록했다.

LCL복합체는 가쪽 위관절융기에서 이는곳(기시점, origin)되는 노쪽 곁인대이고 고리인대에 닿는다. 가쪽 위관절융기에서 이는곳되고 고리인대 위를 통과하는 가쪽 자뼈곁인대는 자뼈의 뒤침근 능선과 부속 가쪽 곁인대에 닿는다(그림 13-12). LCL 복합체의 근원은 굽힘-폄 원호 내내 일정한 길이를 설명하는 팔꿉관절 돌림의 축 중심에 놓여 있다(그림 13-13). Morrey와 An(1983)이 다양한 안정성에 대해 LCL복합체의 최소기여만으로 설명했고, 다른 이들은 강제적인 안굽이와 가쪽 돌림으로 위팔자관절의 중요한 안정장치로 제시했다(Daria, 1990; Dunning, 2001; Durig, 1979; Josefsson, 1987; O'Driscoll, 1990b; Olsen, 1996; Osborne, Cotterhill, 1966). 노뼈면 또는 가쪽 자쪽 곁인대 중 하나가 절제되면, 안굽이 이완의 증가가 없다(Dunning, 2001). 또한 가쪽 팔꿉관절 근육구조도 아래팔이 엎침에 있을 때 특히 안굽이 안정성에 기여한다(Seiber, 2009).

O' Driscoll(1990b)은 뒤가쪽 방향의 위팔 자뼈뒤침과 노뼈머리 탈구 팔꿉관절의 뒤가쪽 돌림근 불안정의 본질을 설명했다(그림 13-14). 그것은 팔꿉관절이 무손상 MCL과 함께 뒤가쪽이나 뒤로 탈구될 수 있음을 보여준다. 이것은 팔꿉관절을 가로지르는 조합된 외전과 가쪽 돌림으로 일어날 수 있다(Sojbjerg, 1989). 가쪽 자쪽 곁인대는 노쪽 곁인대와 주머니에 이은 팔꿉관절의 뒤가쪽 돌림근 불안정에 대한 주요 제한이다. O'Driscoll (1990a)은 내반과 돌림 스트레스에 대한 팔꿉관절의 고유 음성 안쪽 관절압력의 작지만 상당한 영향을 주목하기도 했다(사례연구 13-1).

수동굽힘을 제한하는 구조는 주머니, 세갈래근(삼두

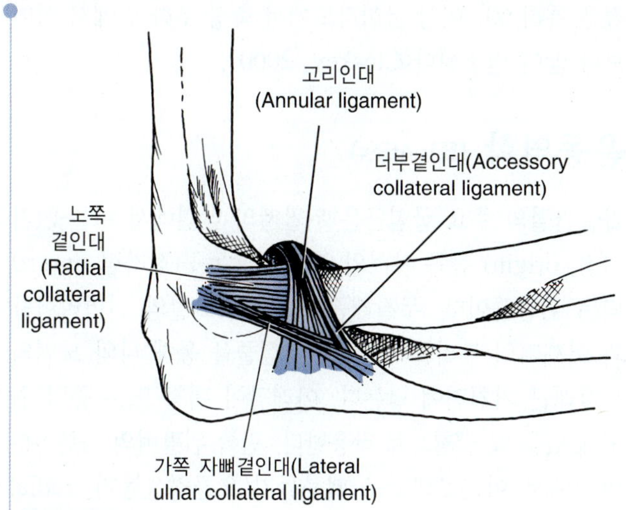

그림 13-12

가쪽 곁인대복합체.

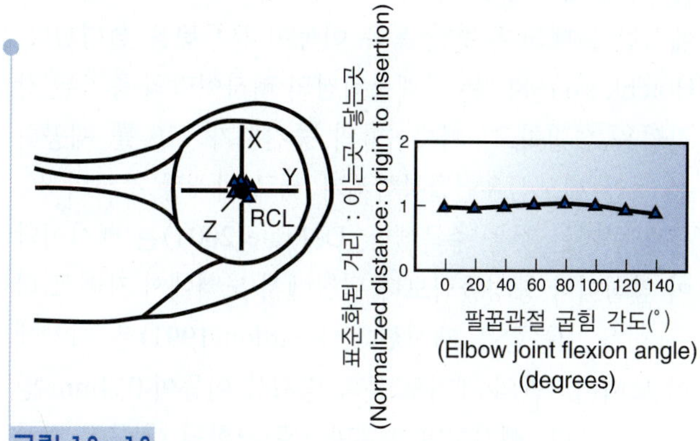

그림 13-13

발꿈치 돌림축의 가쪽 곁인대복합체의 이는곳. 인대는 팔꿉관절의 굽힘/폄 범위 내내 등척성을 유지한다.

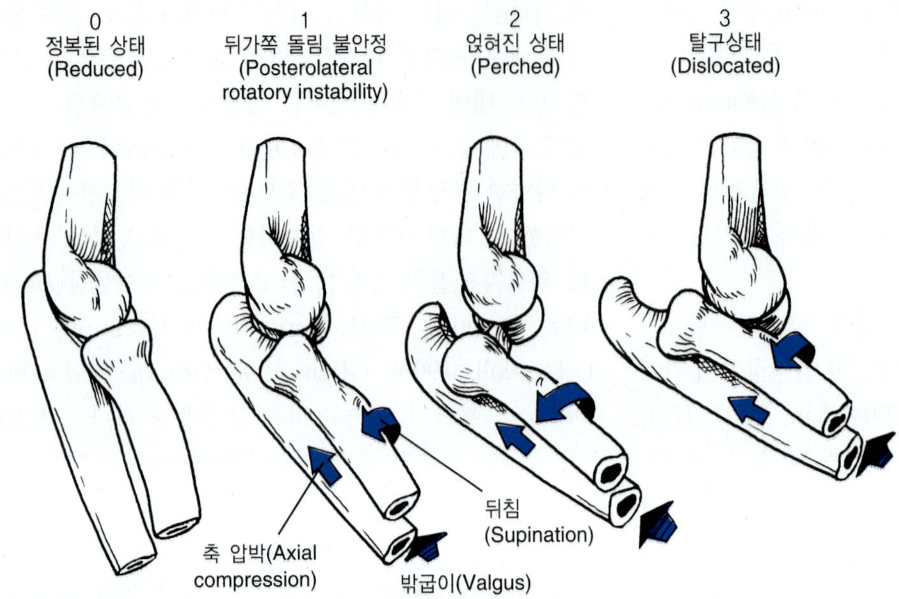

그림 13-14

팔꿉관절의 뒤가쪽 회전성 불안정에 대한 임상적 단계.

근, triceps), 갈고리돌기, 노뼈머리를 포함한다. 팔꿉관절 폄을 제한하는 구조는 팔꿉관절돌기와 MCL의 앞띠를 포함한다. 엎침-뒤침에 대한 수동저항은 인대구조보다 폄의 길항근 집단의 큰 부분에서 제공된다(Braune, Flugel, 1842). 다른 이들은 네모인대가 아래팔 돌림에 제한을 제공한다고 보여주었다(Spinner, Kaplan, 1970).

아래팔(전완, forearm)의 세로측 안정성은 뼈사이막(골간막, interosseous membrane)과 세모섬유연골 모두에 의해 제공된다. Lee(1992)는 뼈사이막의 85% 이후에서만 노뼈의 뚜렷한 몸쪽 이동이 분류됨을 설명했다. Hotchkiss(1989)는 아래팔뒤침의 뼈사이막의 증가된 강직성을 설명하고, 뼈사이막의 중간띠가 71%를 제공하는 동안 세모섬유연골복합체가 세로 아래팔 경직의 8%를 책임지는 것을 주목했다. DeFrate(2001)는 뼈사이막이 엎침이나 중성돌림보다 뒤침에서 노뼈에서 자뼈로 더 큰 힘을 이동함을 제시했다. Reardon(1991)은 사체에서 노뼈머리만의 제거로 몸쪽 방사상 이동이 0.4mm 임을 설명했다. 뼈사이막 절제만으로 결합될 때 몸쪽 방사상 이동이 4.4 mm로 증가되었다. 노뼈머리 절제는 세모섬유연골복합체(TFCC)와 결합할 때 몸쪽 방사상 이동이 2.2 mm를 유발했다. 노뼈머리 절제, 뼈사이막 절제, TFCC 절제는 16.8 mm로 몸쪽 방사상 이동의 최대 증가로 이끌었다.

또한, 근육돌기(coronoid process)는 세로 안정성에 역할을 하고, 자뼈의 뒤쪽 변위를 막는 것으로 나타났다. 근육돌기의 50% 이상이 체외에서 절제될 때 팔꿉관절은 특히 60° 이상 굽힘각도에서 축성 부하 면에서 이미보다 많이 변위된다(Closkey, 2000).

운동역학 (Kinetics)

팔꿉관절의 주요 굽힘근은 위팔뼈의 앞면에서 이는곳(기시점, origin) 몸쪽 자뼈의 앞면에 닿는곳(정지점, insert) 되는 위팔근이다. 두갈래근은 오목위결절의 긴머리힘줄과 어깨뼈의 부리돌기 짧은머리힘줄을 통해 나와 노뼈의 두갈래근 거친면에 닿는다. 아래팔이 뒤침 또는 중립 위치에 있을 때 굽힘으로 작용한다. 먼쪽 위팔뼈의 가쪽 3분의 2에서 이는곳되고 노뼈붓돌기(요골경상돌기, radial styloid) 부근 노뼈 먼쪽면에 닿게 된 위팔노근은 팔꿉관절의 급속 굽힘운동 동안 그리고 느린 굽힘운동 동안 무

사례연구 13-1

팔꿉관절 골절탈구

16세 남성 체조선수는 팔꿉관절복합체의 이상부하를 생성하면서 젖힘된 팔로 떨어졌다. 젖힘된 위치로 떨어지는 동안 축성부하는 팔꿉관절의 안정과 노뼈위팔작은머리관절의 관절 일치를 변경하면서 노뼈머리 골절을 일으켰다.

관절 불안정은 뒤가쪽 탈구를 유발했다(사례연구 그림 13-1 A, B) 자뼈가 위팔뼈에서 뒤침되고, 노뼈머리가 뒤가쪽 방향에서 탈구되었으며, 노쪽 곁인대와 주머니뿐 아니라 가쪽 자쪽 곁인대가 부상을 입었다. 이러한 이상은 정상관절운동형상학의 필요한 안정성과 조화의 손실과 관절 내 스트레스의 증가로 이끌었다. 수술이 관절의 일치와 안정성을 회복하기 위해 시행되었다(사례연구 그림 13-1 C, D)

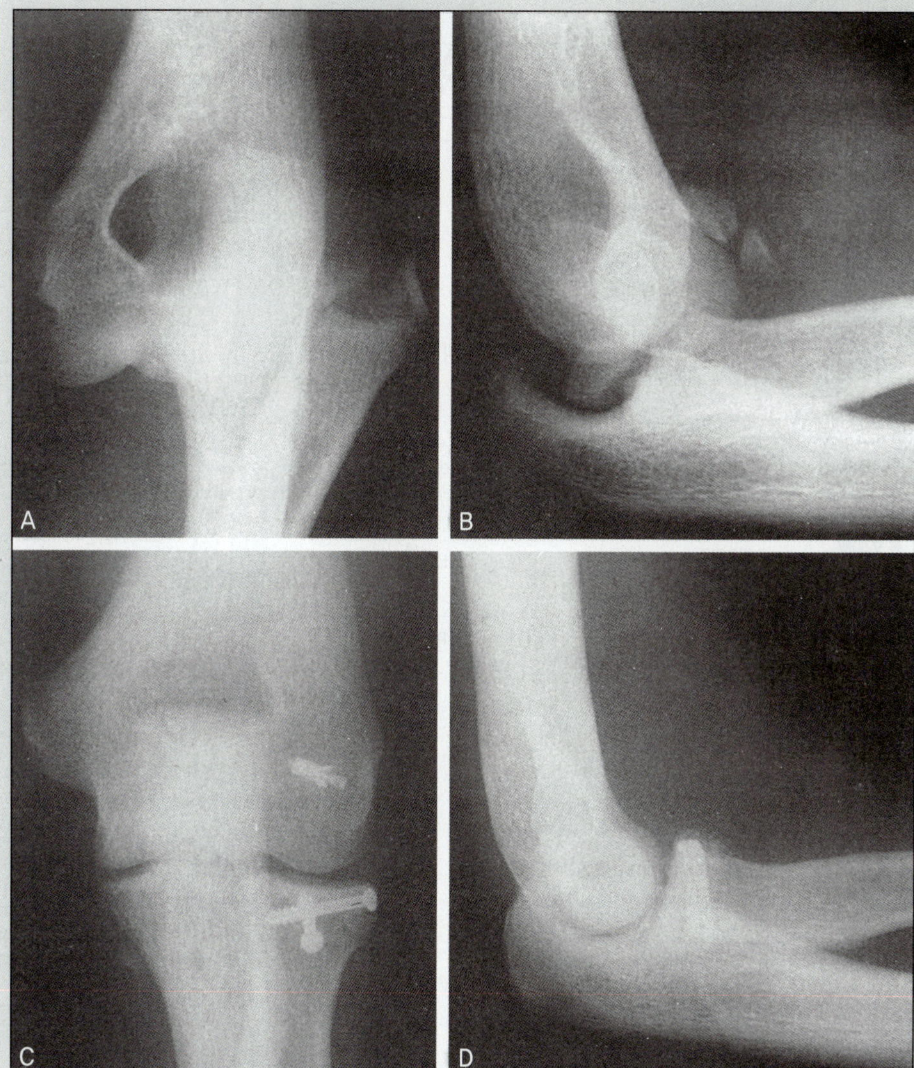

사례연구 그림 13-1 A. 뒤돌림 팔꿉관절탈구를 증명하는 앞뒤 방사선 사진.
B. 노뼈머리와 위팔뼈작은머리의 골절을 보여주는 가쪽 방사선사진
C 와 D. 뒤쪽과 가쪽면. 수술 후 방사선 사진. 관절의 일치성을 보여준다.

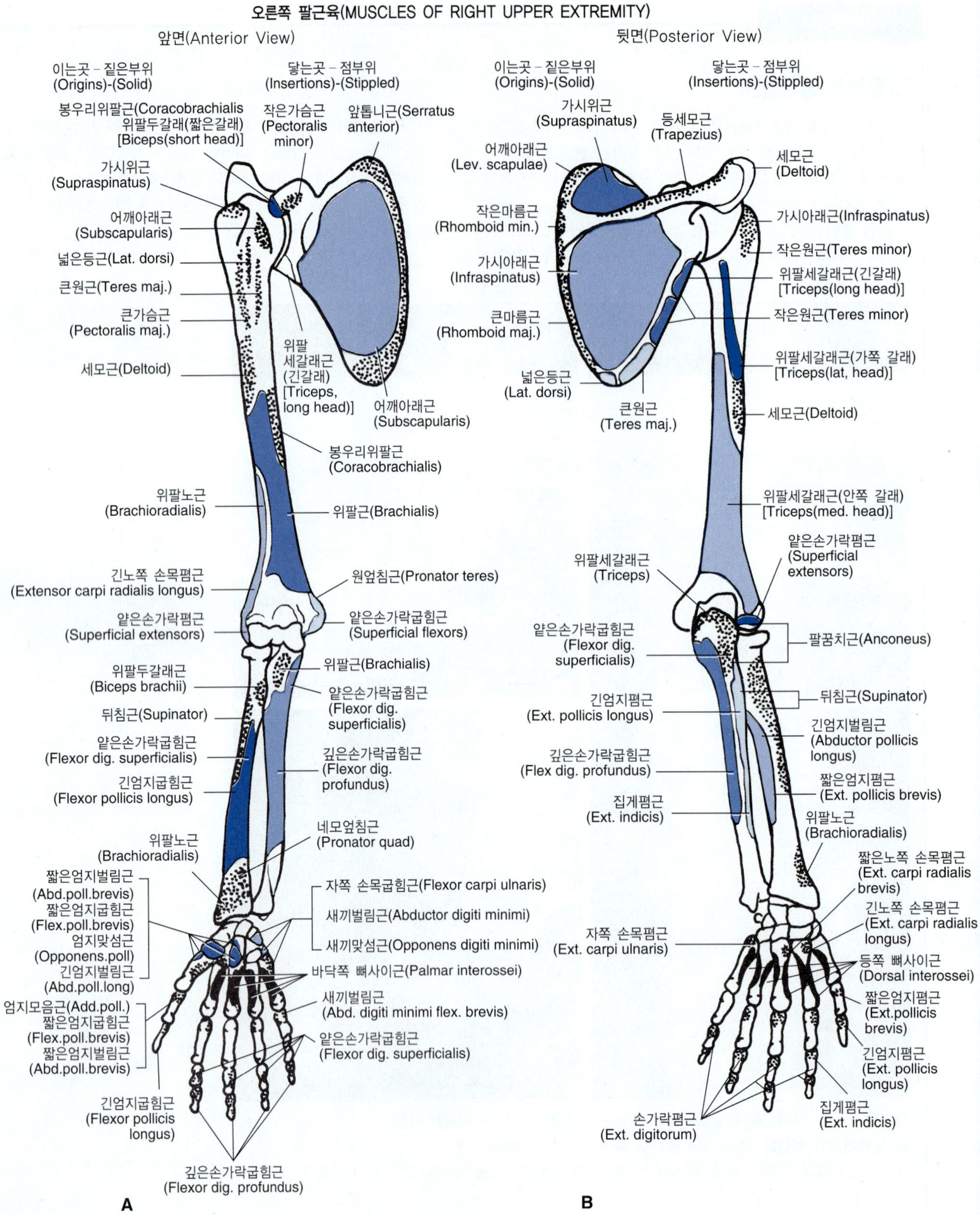

그림 13-15

오른쪽 위쪽 팔의 근육. 위쪽 팔 근육의 이는곳과 닿는곳. A. 앞, B. 뒤.

계를 올릴 때 활발하다(Basmajian, Latif, 1957). 위팔근(상완근, brachialis), 두갈래근(이두근, biceps), 위팔노근(상완요골근, brachioradialis), 긴노쪽 손목폄근은 팔꿉관절의 주요 굽힘근이고, 빠른 연습원형 동안 두갈래근이 우선적으로 점증될 수 있지만(Kulig et al. 2001), 위팔근은 가장 큰 작업능력을 가지고 있다(An, 1981).

팔꿉관절의 주요 폄근, 세갈래근(삼두근, triceps)은 세 개의 분리된 머리로 이루어진다. 긴갈래는 아래관절결절에서 이는곳(기시점, origin)되고, 안쪽과 가쪽 갈래는 위팔뼈의 뒷면에서 이는곳된다(그림 13-15). 세갈래는 자뼈의 팔꿉관절 돌기로 닿는 힘줄을 형성하기 위해 융합된다. 안쪽 갈래는 주요 폄근이고, 가쪽 갈래와 긴갈래는 반대로 작용한다(Basmajian, 1969). 먼쪽 위팔뼈의 뒤가쪽 면에서 일어나고 몸쪽 자뼈의 뒤가쪽 면에 닿는 팔꿉관절근도 폄에서 작용한다. 이 근육은 폄을 개시, 유지하는 데 작용한다. 세갈래근, 팔꿉관절, 자쪽 손목굽힘근이 폄에서 작용하는 동안 세갈래근은 팔꿉관절 폄근 중 가장 큰 작업능력을 가진다(An, 1981).

아래팔의 뒤침에 관련된 근육은 손목과 손가락의 뒤침근, 두갈래근, 가쪽 위관절융기폄근을 포함한다. 뒤침에 관련된 주요 근육은 위팔두갈래근이다. 두갈래근은 뒤침 위치보다 엎침된 위치의 아래팔로 4배 많은 토크를 생성한다(Haugsvedt, 2001). 뒤침근은 위팔뼈의 가쪽 위관절융기와 자뼈의 몸쪽 가쪽 면에서 일어나 뒤침된 몸쪽 노뼈의 앞면으로 닿는다.

엎침에 관련된 근육은 네모엎침근(PQ)과 원엎침근(PT)을 포함한다. PT와 PQ는 아래팔의 중립 위치 주변에서 가장 효율적인 전체돌림 내내 활동적이다(Haugstvedt, 2001). 네모엎침근은 먼쪽 자뼈의 바닥면에서 이는곳되어 뒤침 노뼈 먼쪽과 가쪽 면에 닿는다. 원엎침근은 위팔뼈의 안쪽 위관절융기에서 일어나 뒤침된 노뼈의 중간 몸통 가쪽면에 닿게 되어 보다 몸쪽으로 위치한다. 네모엎침근은 위치에 관계 없이 아래팔의 주요 엎침이다. 원엎침근은 급속 엎침이 요구되거나 엎침에 저항하는 동안 이차 엎침근이다.

일반 개인의 팔꿉관절 근력을 점검하는 연구에서 뒤침 강도는 엎침 근력보다 20~30% 크게 나타난다(Askew, 1986). 근육 교차면 부분과 모멘트 팔과 조화되는 굽힘 근력은 폄 근력의 30% 이상이다. 마지막으로 팔꿉관절 근력검사에서 남성은 여성보다 40% 강했다.

근전도검사 (Electromyography)

근전도검사는 팔꿉관절의 근육조직이 일상생활활동, 특히 업무활동에 대해 어떻게 작용하는지를 밝히는 데 큰 도움을 주었다. 위팔두갈래근(상완이두근, biceps brachii)은 아래팔이 엎침될 때 팔꿉관절굽힘 동안 최소만으로 작용한다(Basmajian, Latif, 1957; Funk, 1987; Maton, Bouisset, 1977; Stevens, 1973). 그러나 위팔근 활동은 굽힘 동안 아래팔 돌림에 의해 영향받지 않는다(Funk, 1987; Stevens, 1973). 또한 위팔노근도 굽힘 동안 작용한다. 이 작용은 아래팔이 중립이나 엎침 위치에 있을 때 강화된다(Basmajian, Travill, 1961; DeSousa, 1961, Funk, 1987; Stevens, 1973). 근전도 검사 자료는 세갈래근과 팔꿉관절의 안쪽 머리가 이차 폄근으로 역할하는 세갈래근의 가쪽 갈래와 긴갈래로 팔꿉관절 폄 동안 작용하는 것을 설명한다. Morrey(1993)는 근전도검사 자료에서 다음과 같은 결론을 내렸다. (1) 두갈래근은 뒤침근으로 역할하는 이차제로 아래팔의 완전 엎침에서 일반적으로 덜 활동적이다. (2) 위팔근은 굽힘 내내 작용하고 굽힘의 주요 견인으로 믿어진다. (3) 신장반사에 기인한 증가된 팔꿉관절 굽힘으로 세갈래근 전기 작용의 증가가 있다. (4) 팔꿉관절은 모든 위치에서 작용하고 역학 관절 안정장치로 간주된다.

팔꿉관절힘 (Elbow Joint Forces)

Halls와 Travill(1964)은 무손상 사체 아래팔 세로힘의 43%가 자뼈도르래관절을 통해 전달되고 57%가 노뼈작은머리관절을 통해 전달되었다. Ewald(1977)는 팔꿉관절압력이 젖힘된 손에 의한 무게의 8배였음을 설명했다. An과 Morrey(1991)는 뒤침 들어올리기 동안 자뼈도르래관절의 합력은 체중의 1~3배이다. 근육돌기는 팔꿉관절이 폄될 때 전체압력 스트레스의 60%를 부담한다(Chantelot, 2008). 노뼈머리를 통한 힘 전달은 굽힘의 0~30 사이에서 가장 크고, 뒤침보다 엎침에서 크다(Morrey, 1988). 폄에서 노뼈머리의 힘은 완전 뒤침의 6%에 대한 중립

돌림의(총부하의) 23%에서 감소된다(Chantelot, 2008). 이것은 엎침 동안 발생하는 몸쪽 이동과 뒤침 동안 발생하는 먼쪽 이동으로 자뼈면의 노뼈 "나사홈" 작용에 이차적이다. 전에 언급한 것처럼 노뼈머리는 노뼈작은머리관절에서 부하를 부담한다. 세모섬유연골복합체의 장애와 무손상 노뼈머리에 있는 뼈사이막은 몸쪽 노자 이동을 가져오지 않는다. 골절이나 절제로 인한 노뼈머리의 부재와 세모섬유연골복합체와 뼈사이막의 공존장애는 노뼈의 몸쪽 이동을 가져올 것이다(Sowa, 1995).

팔꿉관절에서 생성된 힘은 굽힘이 시작될 때 가장 크다. 증가된 굽힘강도와 감소된 팔꿉관절힘은 굽힘 90°에서 팔꿉관절로 보여진다. 이것은 굽힘모멘트팔의 길이에 대한 팔꿉관절굽힘 이차의 개선된 작용장점에 기인한다. 팔꿉관절의 합력벡터 방향은 전체굽힘폄을 통한 180° 이상에 의해 변한다(Pearson, 1963). 임상적으로 합력벡터의 이러한 변화는 전체관절변위(Goel, 1989)뿐만 아니라 먼쪽 위팔뼈 골절의 안쪽 고정을 생각할 때 고려되어야 한다(Morrey, 1994; Pearson, 1963).

팔꿉관절 굽힘 시 자뼈는 갈고리에서 접촉이 발생하면서 뒤로 이동된다. 던지기 운동의 처음부터–끝까지 다할(follow-through) 동안 일어나는 폄 동안 팔꿉관절오목에 대한 팔꿉관절의 충격은 머리위 운동에서 설명되었다. 이 충격은 팔꿉관절 꼭대기에서 뼈곁돌기를 발생시킬 수 있다(Tullos, 1972).

팔꿉관절에서 생성된 힘은 일정한 활동으로 체중의 3배까지 나타난다(An, 1981). Nicol(1977)은 3차원 생체역학적 분석을 이용하여 옷 입기와 먹기 활동 동안 관절반응힘이 300 M이었다. 의자에서 일어나기는 관절반응힘이 1,700 N, 책상 당기기는 1,900 N이었고, 거의 체중의 3배이다(사례연구 13-2).

관절표면힘 (Articular Surface Forces)

팔꿉관절의 접촉면은 네 부분에서 일어난다. 두 개는 팔꿉관절, 두 개는 갈고리돌기에 위치한다(그림 13-16)(Stormont, 1985). 위팔자 접촉면은 팔꿉관절 폄에서 굽힘으로 증가된다. 또한, 노뼈머리는 위팔뼈작은머리로 폄에서 굽힘으로 접촉면이 증가된다. 팔꿉관절의 안굽이/밖굽이 부하 동안 Morrey(1988)는 도르래 가쪽 면의 중간지점에 위치한 안굽이/밖굽이 차축점을 설명했다.

사례연구 13-2

가쪽 위관절융기염(테니스 팔꿉관절)

57세 열렬한 여성 테니스선수는 테니스를 치면서 악화된 오른쪽 팔꿉관절 통증의 점진적 개시가 발달되었다. 아래팔의 엎침/뒤침, 조화된 팔꿉관절의 연속 굽힘/폄의 결과로 나타난 높은 스트레인은 반복적인 미세외상을 생성했다. 이러한 과용부상은 가쪽 위관절융기염을 발달시키면서 가쪽 위관절융기에 닿게 된 힘줄의 재생과정을 초과했다. 환자는 처음에는 물리치료로 수술 없이 치료받았고 증상 해결 없이 6개월 동안 테니스 팔꿉관절 손목밴드를 했다(사례연구 그림 13-2).

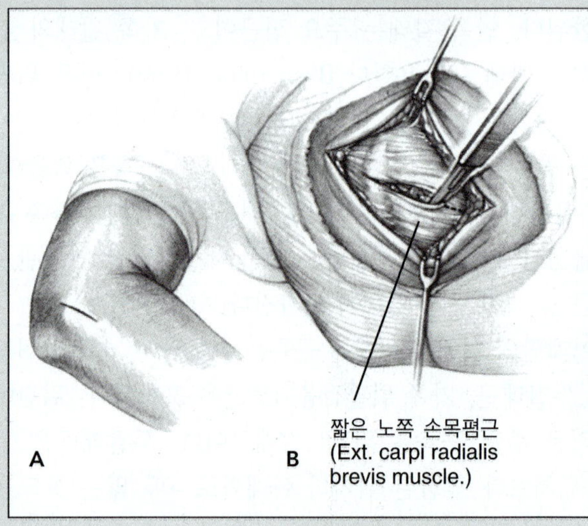

사례연구 그림 13-2

팔꿉관절 관절반응힘의 계산 (Calculation of Joint Reaction Forces at the Elbow)

여러 근육이 팔꿉관절의 굽힘과 폄을 생성하는 데 참여하기 때문에 일부 단순가정이 특정 정역학과 역학적 상황에서 측정되는 관절반응힘에 대해 만들어져야 한다. 다음 정역학 예의 공면힘에 대한 단순 자유신체기법은 손에 물건을 들거나 들지 않은 상태의 굽힘 동안 팔꿉관절 관절반응힘을 측정하는 데 사용된다(계산상자 13-1). 팔꿉관절이 90°로 굽힌다. 그것은 지배적인 팔꿉관절굽

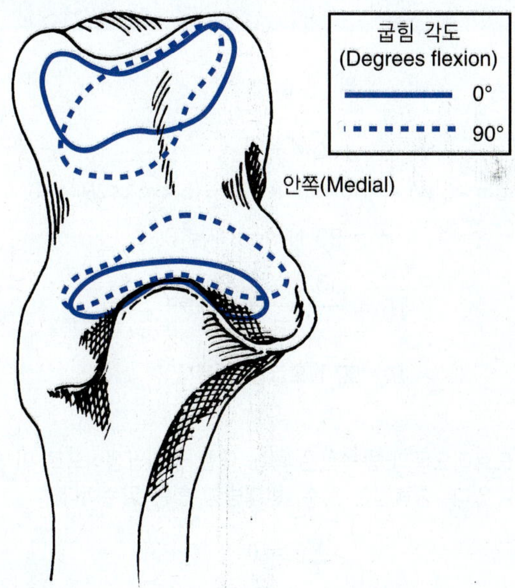

그림 13-16

팔꿉관절굽힘 동안 접촉영역들이 S자형 관절오목 중심을 향해 이동한다는 것을 보여준다.

힘근이 두갈래근과 위팔근으로 가정되고, 이러한 근육 힘줄을 통해 생성된 힘(M)은 아래팔의 세로축에 직각으로 작용한다. 팔꿉관절의 돌림중심과 이러한 근육의 힘줄 닿는곳 사이(*M*의 지렛팔)는 약 5 cm이다. 아래팔의 부피(2 kg)는 20 N과 같은 중력힘(*W*)을 생성한다. W의 지렛팔, 팔꿉관절의 돌림중심에서 아래팔의 중간지점은 13 cm이다. 손에 든 무게에 의해 생성된 힘(*P*)은 팔꿉관절의 돌림중심에서 30 cm 거리에서 작용한다.

굽힘위치의 팔꿉관절 유지에 필요한 근육힘(*M*)은 모멘트의 평형방정식으로 측정된다. 그런 다음 힘의 평형방정식은 도르래오목의 관절반응힘(*J*) 측정을 위해 사용된다. 아무 물건도 손에 들고 있지 않을 때 근육힘은 52 N으로 측정되고, 관절반응힘은 32 N이다. 대조적으로 손에 1 kg 물건을 들고 있을 때 팔꿉관절의 돌림중심에서 30 cm 거리에서 중력힘 10 N이 생성되면서 필요한 근육힘(*M*)은 112 N으로 증가되고 관절반응힘은 두 배 이상인 82 N에 이른다. 따라서, 손에 적용된 작은 부하는 팔꿉관절 관절반응힘을 극적으로 증가시킨다.

또한 관절반응힘의 측정은 폄 동안 팔꿉관절에 대해 만들어질 수 있다. 사례연구에서 팔꿉관절은 머리 위 아래팔 위치와 지면에 평행한 90° 굽힘이다(계산상자 13-2). 이 위치에서 팔꿉관절폄근은 아래팔의 중력힘을 상쇄하는 데 필요하다. 세갈래근이 우세한 폄근이고 이 근육의 힘을 통한 힘이 아래팔의 세로축에 직각으로 작용한다. 그러므로, 팔꿉관절에 작용하는 세 주요 공면힘은 팔의 무게(*W*), 세갈래근의 힘줄을 통해 발휘되는 장력(*M*), 자뼈의 도르래오목의 관절반응힘(*J*)에 의해 생성된 힘을 포함한다. 팔꿉관절의 돌림중심에서 세갈래근의 힘줄 닿는곳(정지점, insert) 사이 거리(*M*의 지렛팔)는 약 3 cm이다.

*M*과 *J*는 평형방정식으로 계산된다. 굽힘의 32 N과 비교하면 폄에서 팔꿉관절에 대한 관절반응힘은 107 N이다. 이 3배 이상 증가는 팔꿉관절 폄근힘의 지렛팔이 굽힘근보다 짧다는 사실에 의해 설명될 수 있다(3 cm, 5 cm). 따라서 보다 큰 근육힘(87 N, 52 N)은 폄된 위치에 유지되는 아래팔에 필요하고 관절반응힘이 더 크기 때문에 일어나는 결과이다.

요약 (Summary)

- 팔꿉관절복합체는 세 관절, 위팔자관절, 위팔노관절, 몸쪽 노자관절로 이루어져 있다. 그것은 운동의 두 유형, 굽힘-폄과 엎침-뒤침을 허용한다.
- 팔꿉관절운동의 기능적 범위는 굽힘-폄 30~130°와 엎침-뒤침 50~50°로 일생생활의 대부분 활동이 이 범위 내에서 성취된다. 30° 이상의 팔꿉관절 굽힘 구축으로 공간에 이르는 능력의 상당한 급속 손실이 있다.
- 굽힘-폄의 돌림축은 그 넓은 범위의 2~3 mm 측정된 지점의 팽팽한 유전자 자리에 의해 일어나고 가쪽 면의 도르래와 위팔뼈작은머리의 중심에 위치한다.
- 팔꿉관절은 굽힘폄 동안 돌림의 변화중심을 가지고 단순 경첩관절로 실제로 나타낼 수 없다.
- 팔꿉관절의 운반각은 AP면과 완전 팔꿉관절 폄의 자뼈와 위팔뼈의 해부학적 축 사이 각도로 정의된다. 그 평균은 밖굽이의 10~15° 사이이다.
- 팔꿉관절에서 밖굽이 스트레스의 주요 안정장치는 이차 안정장치로 작용하는 노뼈머리로 안쪽 결인대의 앞띠이다. 안굽이 스트레스에 대한 주요제한은 팔꿉관

계산상자 13-1

관절반응힘: 팔꿉관절굽힘

손에 물건이 있고 없을 때 팔꿉관절 굽힘 동안 팔꿉관절의 반응힘은 팔꿉관절이 0인 곳에 작용하는 총힘과 총모멘트를 나타내는 평형방정식과 공면힘의 단순자유물체도로 측정될 수 있다. 주요 팔꿉관절굽힘은 두갈래근과 위팔근으로 가정된다. 이러한 근육(*M*)의 힘줄을 통해 생성된 힘은 관절의 회전중심에서 5 cm 거리에서 작용한다(*흰색 원*). 20 N이 부과된 아래팔 무게(*W*)에 의해 생성된 힘은 회전중심의 13 cm 거리에서 작용한다. 손에 무게가 부과되어 생성된 힘(*P*)은 회전중심의 30 cm 거리에서 작용한다(계산상자 그림 13-1-1).

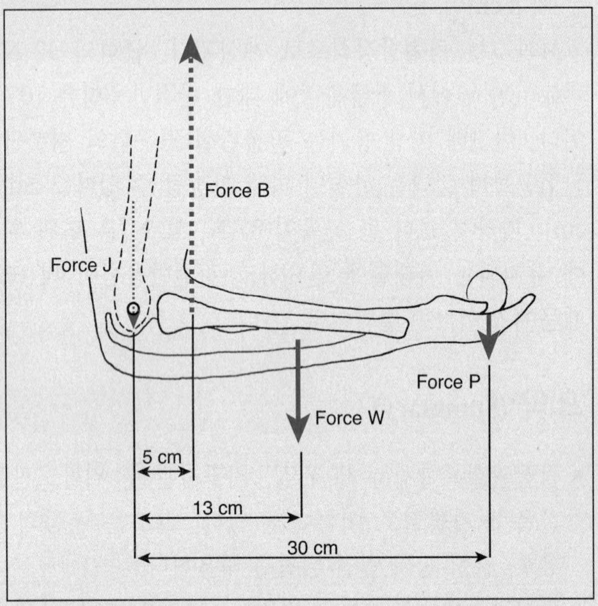

계산상자 그림 13-1-1

사례 A. 아무 물체도 손에 들고 있지 않다. *M*은 모멘트의 평형방정식으로 계산된다. 시계방향 모멘트는 양수로 간주되는 반면, 시계반대방향 모멘트는 음수로 간주된다.

$$\sum M = 0$$

$$(13\text{ cm} \times W) + (30\text{ cm} \times P) - (5\text{ cm} \times B) = 0$$

If $W = 20$ N and $P = 0$,

$$B = \frac{13\text{ cm} \times 20\text{ N}}{5\text{ cm}}$$

*B*는 52 N으로 측정된다.

J, 자뼈 도르래오목의 반응힘은 힘에 대한 평형방정식으로 이제 계산될 수 있다. 중력힘은 음수, 반대방향 힘은 양수이다.

$$\sum F = 0$$

$$B - J - W - P = 0$$

$$J = 52\text{ N} - 20\text{ N} - 0\text{ N}$$

J 는 32 N이다.

사례 B. 손에 1 kg 물체를 들면, 10 N의 힘이 생성된다(P).

$$\sum M = 0$$

If $W = 20$ N and $P = 10$ N

$$(13\text{ cm} \times 20\text{ N}) + (30\text{ cm} \times 10\text{ N}) - (5\text{ cm} \times B) = 0$$

$$B = \frac{260\text{ Ncm} + 300\text{ Ncm}}{5\text{ cm}}$$

*B*는 112 N이다.

이제 관절반응힘이 계산될 수 있다.

$$\sum F = 0$$

$$B - W - P - J = 0$$

$$J = B - W - P$$

$$J = 112\text{ N} - 20\text{ N} - 10\text{ N}$$

*J*는 82 N이다. 따라서, 이 예제에서 팔꿉관절 굽힘 90°의 손에 1 kg 물체를 들면 관절반응힘이 50 N까지 증가한다.

절이다. 가쪽 자쪽 곁인대는 팔꿉관절의 뒤가쪽 돌림근 불안정에 대한 주요 안정장치이다.

- 팔꿉관절의 주요 굽힘근은 위팔근인 반면, 주요 폄근은 세갈래근이다. 팔꿉관절은 굽힘근 개시와 유지 그리고 역학적 관절안정장치로 작용하는 것으로 간주된다. 뒤침의 주요 근원은 위팔두갈래근이다. 네모엎침근은 팔꿉관절 굽힘 정도나 아래팔 위치에 상관 없이 아래팔의 주요 엎침근이다.
- 팔꿉관절에서 생성하는 힘은 일상생활활동을 실행할 때 체중의 3배까지 나타난다.

계산상자 13-2

관절반응힘: 팔꿉관절 폄

팔꿉관절폄 동안 관절반응힘은 같은 방법으로 계산될 수 있다.

$$\sum M=0$$
$$(13\text{ cm} \times W) - (3\text{ cm} \times T) = 0$$
$$\text{If } W = 20\text{ N}$$
$$T = \frac{13\text{ cm} \times 20\text{ N}}{3\text{ cm}}$$

T는 87 N이다.

$$\sum F = 0$$
$$J - T - W = 0$$
$$J = T + W$$
$$J = 87\text{ N} + 20\text{ N}$$

J는 107 N이다. 따라서, 이 예제에서 팔꿉관절 폄 동안 관절반응힘은 팔꿉관절 굽힘 동안 75°N 이상이다(계산상자 그림 13-2-1).

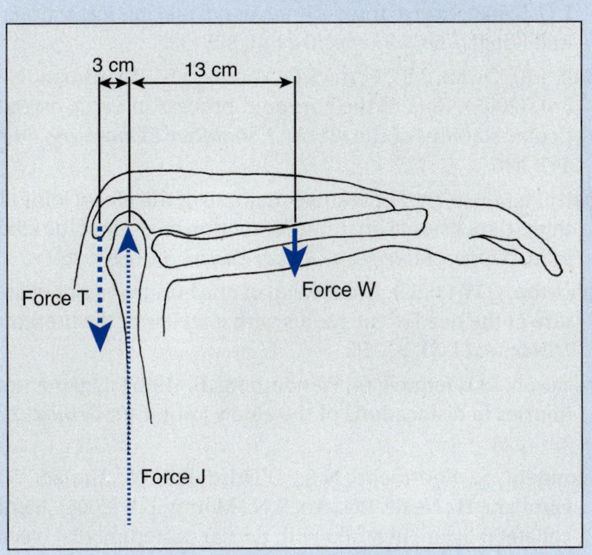

계산상자 그림 13-2-1

연습질문(Practice Questions)

1. 환자는 수술이 필요하지 않는 최소 변위 노뼈머리 골절 부상을 입었지만, 외과의는 팔꿉관절을 고정하기 원한다. 어떤 팔꿉관절 위치가 노뼈머리를 가로지르는 힘을 최소화하고 골절변위 변화를 최소화할 수 있는가?
2. 전문야구투수는 팔꿉관절 내부 통증을 호소한다. 어떤 힘이 원인으로 짐작되며, 어떤 구조가 손상된 것으로 추정되는가?
3. 역기선수는 두갈래근이 아닌 위팔근 운동에 집중하기를 원한다. 어떻게 근육을 분리하여 운동할 수 있는가?

참고 문헌 (References)

Aguinaldo, A.L., Chambers, H. (2009). Correlation of throwing mechanics with elbow valgus load in adult baseball pitchers. *Am J Sports Med, 37*(10), 2043–2048.

An, K.N., Hui, F.C., Morrey, B.F., Linscheid, R.L., Chao, E.Y. (1981). Muscles across the elbow joint: A biomechanical analysis. *J Biomech, 14*, 659–669.

An, K.N., Morrey, B.F. (1991). Biomechanics. In B.F. Morrey (Ed.). *Joint Replacement Arthroplasty.* New York: Churchill Livingstone, 257–273.

An, K.N., Morrey, B.F., Chao, E.Y.S. (1984). Carrying angle of the human elbow. *Joint J Orthop Res, 1*, 369–378.

Askew, L.J., An, K.N., Morrey, B.F., Chao, E.Y. et al. (1987). Isometric strength in normal individuals. *Clin Orthop, 222*, 261–266.

Atkinson, W.B., Elftman, H. (1945). The carrying angle of the human arm as a secondary sex character. *Anat Record, 91*, 49–52.

Basmajian, J.V. (1969). Recent advances in the functional anatomy of the upper limb. *Am J Phys Med, 48*, 165.

Basmajian, J.V., Latif, S. (1957). Integrated actions and functions of the chief flexors of the elbow. *J Bone Joint Surg, 39A*, 1106.

Basmajian, J.V., Travill, A.A. (1961). Electromyography of the pronator muscles in the forearm. *Anat Rec, 139*, 45.

Beingessner, D.M., Dunning, C.E., Gordon, K.D., Johnson, J.A., King, G.J. (2004). The effect of radial head excision and arthroplasty on elbow kinematics and stability. *J Bone Joint Surg Am, 86-A*(8), 1730–1739.

Braune, W., Flugel, A. (1842). Uber pronation and supination des menschlichen voderarms und der hand. *Arch Anat Physiol Anat Rbt.*

Carret, J.P., Fischer, L.P., Gonon, G.P., Dimnet, J. (1976). Etude cinematique de la prosupination au niveau des articulations radiocubitales (radio ulnaris). *Bull Assoc Anat (Nancy), 60,* 279–295.

Chang, C.W., Wang, Y.C., Chu, C.H. (2008). Increased carrying angle is a risk factor for nontraumatic ulnar neuropathy at the elbow. *Clin Orthop Relat Res, 466*(9), 2190–2195.

Chantelot, C., Wavreille, G., Dos Remedios, C., Landejerit, B., Fontaine, C., Hildebrand, H. (2008). Intra-articular compressive stress of the elbow joint in extension: An experimental study using Fuji films. *Surg Radiol Anat, 30*(2), 103–111.

Chao, E.Y., Morrey, B.F. (1978). Three dimensional rotation of the elbow. *J Biomech, 11,* 57–73.

Closkey, R.F., Goode, J.R., Kirschenbaum, D., Cody, R.P. (2000). The role of the coronoid process in elbow stability. A biomechanical analysis of axial loading. *J Bone Joint Surg Am, 82A*(12), 1749–1753.

Coleman, D.A., Blair, W.F., Shurr, D. (1987). Resection of the radial head for fracture of the radial head: A long-term follow-up of seventeen cases. *J Bone Joint Surg, 69A,* 385–392.

Daria, A., Gil, E., Delgado, E., Alonso-Llames, M. (1990). Recurrent dislocation of the elbow. *Int Orthop, 14,* 41–45.

DeFrate, L.E., Li, G., Zavontz, S.J., Herndon, J.H. (2001). A minimally invasive method for the determination of force in the interosseous ligament. *Clin Biomech (Bristol, Avon), 16*(10), 895–900.

DeSousa, O.M., DeMoraes, J.L., DeMoraes, V.F.L. (1961). Electromyographic study of the brachioradialis muscle. *Anat Rec, 139,* 125.

Duck, T.R., Dunning, C.E., King, G.J., Johnson, J.A. (2003). Variability and repeatability of the flexion axis at the ulnohumeral joint. *J Orthop Res, 21*(3), 399–404.

Dunning, C.E., Zarzour, Z.D., Patterson, S.D., Johnson, J.A., King, G.J. (2001). Ligamentous stabilizers against posterolateral rotatory instability of the elbow. *J Bone Joint Surg Am, 83A*(12), 1823–1828.

Durig, M., Muller, W., Rüedi, T.P., Gauer, E.F. (1979). The operative treatment of elbow dislocation in the adult. *J Bone Joint Surg, 61A,* 239–244.

Ewald, F.C. (1975). Total elbow replacement. *Orthop Clin North Am, 6,* 685–696.

Ewald, F.C., Thomas, W.H., Sledge, C.B., et al. (1977). Non-constrained metal to plastic total elbow arthroplasty in rheumatoid arthritis. In *Joint Replacement in the Upper Limb.* London, UK: Institution of Mechanical Engineers,77–81.

Fern, S.E., Owen, J.R., Ordvna, N.J., Wayne, J.S., Boardman, N.D. 3rd. (2009). Complex varus elbow instability: A terrible triad model. *J Shoulder Elbow Surg, 18*(2), 269–274.

Figgie, H.E., III, Inglis, A.E., Mow, V.C. (1986). A critical analysis of alignment factors affecting functional outcome in total elbow arthroplasty. *J Arthroplasty, 1,* 169.

Fu, E., Li, G., Souer, J.S., Lozano-Calderon, S., Herndon, J.H., Jupiter, J.B., Chen, N.C. (2009). Elbow position affects distal radioulnar joint kinematics. *J Hand Surg Am, 34*(7), 1261–1268.

Funk, D.A., An, K.N., Morrey, B.F., Daube, J.R. (1987). Electromyographic analysis of muscles across the elbow joint. *J Orthop Res, 5*(4), 529.

Galik, K., Baratz, M.E., Butler, A.L., Dougherty, J., Cohen, M.S., Miller, M.C. (2007). The effect of the annular ligament on kinematics of the radial head. *J Hand Surg Am, 32*(8), 1218–1224.

Gerard, Y., Schernburg, F., Nerot, C. (1984). Anatomical, pathological and therapeutic investigation of fractures of the radial head in adults [abstract]. *J Bone Joint Surg, 64B,* 141.

Goel, V.K., Lee, I.K., Blair, W.F. (1989). Stress distribution in the ulna following a hinged elbow arthroplasty. *J Arthroplasty, 4,* 163.

Halls, A.A., Travill, A. (1964). Transmission of pressures across the elbow joint. *Anat Rec, 150,* 243–248.

Haugstvedt, J.R., Berger, R.A., Berglund, L.J. (2001). A mechanical study of the moment-forces of the supinators and pronators of the forearm. *Acta Orthop Scand, 72*(6), 629–634.

Hotchkiss, R.N. (1997). Displaced fractures of the radial head: Internal fixation or excision? *J Am Acad Orthop Surg, 5,* 1–10.

Hotchkiss, R.N., An, K.N., Sowa, D.T., Basta, S., Weiland, A.J. (1989). An anatomic and mechanical study of the interosseous membrane of the forearm: Pathomechanics of proximal migration of the radius. *J Hand Surg, 14A,* 256–261.

Hsu, J.E., Peng, Q., Schafer, D.A., Koh, J.L., Nuber, G.W., Zhang, L.Q. (2008). In vivo three-dimensional mechanical actions of individual. *J Appl Biomech, 24*(4), 325–332.

Hull, J.R., Owen, J.R., Fern, S.E., Wayne, J.S., Boardman, N.D. 3rd. (2005). Role of the coronoid process in varus osteoarticular stability of the elbow. *J Shoulder Elbow Surg, 14*(4), 441–446.

Ishizuki, M. (1979). Functional anatomy of the elbow joint and three-dimensional quantitative motion analysis of the elbow joint. *Nippon Seikeigeka Gakkai Zasshi, 53,* 989–996.

Johnston, G.W. (1962). A follow-up of one hundred cases of fracture of the head of the radius with a review of the literature. *Ulster Med J, 31,* 51–56.

Josefsson, P.O., Johnell, O., Wenderberg, B. (1987). Ligamentous injuries in dislocations of the elbow joint. *Clin Orthop, 221,* 221–225.

Kamineni, S., ElAttrache, N.S., O'Driscoll, S.W., Ahmad, C.S., Hirohara, H., Neale, P.G., An, K.N., Morrey, B.F. (2004). Medial collateral ligament strain with partial posteromedial olecranon resection. A biomechanical study. *J Bone Joint Surg Am, 86A*(11), 2424–2430.

Kamineni, S., Hirahara, H., Powmianowski, S., Neale, P.G., O'Driscoll, S.W., ElAttrache, N., An, K.N., Morrey, B.F. (2003). Partial posteromedial olecranon resection: A kinematic study. *J Bone Joint Surg Am, 85-A*(6), 1005–1011.

Kapandji, I.A. (1982). *The Physiology of Joints (vol 1).* Edinburgh, UK: Churchill Livingstone.

Kulig, K., Powers, C.M., Shellock, F.G., Terk, M. (2001). The effects of eccentric velocity on activation of elbow flexors: Evaluation by magnetic resonance imaging. *Med Sci Sports Exerc, 33*(2), 196–200.

Lee, D.H., Greene, K.S., Bidez, M.W., et al. (1992). Role of the forearm interosseous membrane. Paper presented at: 47th Annual Meeting of the American Society for Surgery of the Hand; Phoenix, AZ, 42.

Levin, J.S., Zheng, N., Dugas, J., Cain, E.L., Andrews, J.R. (2004). Posterior olecranon resection and ulnar collateral ligament strain. *J Shoulder Elbow Surg, 13*(1), 66–71.

Lin, F., Kohli, N., Perlmutter, S., Lim, D., Nuber, G.W., Makhsous, M. (2007). Muscle contribution to elbow joint valgus stability. *J Shoulder Elbow Surg, 16*(6), 795–802.

London, J.T. (1981). Kinematics of the elbow. *J Bone Joint Surg, 63A*, 529–535.

Mall, F.P. (1905). On the angle of the elbow. *Am J Anat, 4*, 391–404.

Maton, B., Bouisset, S. (1977). The distribution of activity among the muscles of a single group during isometric contraction. *Eur J Appl Physiol, 37*, 101.

Morrey, B.F. (1986). Applied anatomy and biomechanics of the elbow joint. *AAOS Instructional Course Lectures (vol 35)*. St Louis, MO: Mosby, 59–68.

Morrey, B.F. (1994). Biomechanics of the elbow and forearm. In J.C. Delee, D. Drez (Eds.). *Orthopaedic Sports Medicine*. Philadelphia: WB Saunders, Chapter 17.

Morrey, B.F. (1993). *The Elbow and Its Disorders* (2nd ed.). Philadelphia: WB Saunders.

Morrey, B.F., An, K.N. (1983). Articular and ligamentous contributions to stability of the elbow joint. *Am J Sports Med, 11*, 315–319.

Morrey, B.F., An, K.N., Stormont, T.J. (1988). Force transmission through the radial head. *J Bone Joint Surg, 70A*, 250–256.

Morrey, B.F., Askew, L.J., An, K.N., Chao, E.Y. (1981). A biomechanical study of functional elbow motion. *J Bone Joint Surg, 63A*, 872.

Morrey, B.F., Chao, E.Y. (1976). Passive motion of the elbow joint. *J Bone Joint Surg, 58A*, 501.

Morrey, B.F., Chao, E.Y., Hui, F.C. (1979). Biomechanical study of the elbow following excision of the radial head. *J Bone Joint Surg, 61A*, 63–68.

Morrey, B.F., Tanaka, S., An, K.N. (1991). Valgus stability of the elbow. *Clin Orthop, 265*, 187.

Nicol, A.C., Berme, N., Paul, J.P. (1977). A biomechanical analysis of elbow joint function. In *Joint Replacement in the Upper Limb*. London, UK: Institution of Mechanical Engineers, 45–51.

O'Driscoll, S.W., Bell, D.F., Morrey, B.F. (1991). Posterolateral rotatory instability of the elbow. *J Bone Joint Surg, 73A*(3), 440.

O'Driscoll, S.W., Morrey, B.F., An, K.N. (1990b). Intrarticular pressure and capacity of the elbow. *Arthroscopy, 6*(2), 100.

O'Driscoll, S.W., Morrey, B.F., An, K.N. (1990a). The pathoanatomy and kinematics of posterolateral instability (pivot-shift) of the elbow. *Orthop Trans, 14*, 306.

Olsen, B.S., Søjbjerg, J.O., Dalstra, M., Sneppen, O. (1996). Kinematics of the lateral ligamentous constraints of the elbow joint. *J Shoulder Elbow Surg, 5*(5), 333–341.

Osborne, G., Cotterill, P. (1966). Recurrent dislocation of the elbow. *J Bone Joint Surg Br, 48B*, 340–346.

Palmer, A.K., Glisson, R.R., Werner, F.W. (1982). Ulnar variance determination. *J Hand Surg, 7*, 376.

Park, M.C., Ahmad, C.S. (2004). Dynamic contributions of the flexor-pronator mass to elbow valgus stability. *J Bone Joint Surg Am, 86-A*(10), 2268–2274.

Pearson, J.R., McGinley, D.R., Butzel, L.M. (1963). A dynamic analysis of the upper extremity: Planar motions. *Human Factors, 5*, 59.

Pomianowski, S., O'Driscoll, S.W., Neale, P.G., Park, M.J., Morrey, B.F., An, K.N. (2001). The effect of forearm rotation on laxity and stability of the elbow. *Clin Biomech (Bristol, Avon), 16*(5), 401–407.

Ray, R.D., Johnson, R.J., Jameson, R.M. (1951). Rotation of the forearm. An experimental study of pronation and supination. *J Bone Joint Surg, 33A*, 993–996.

Reardon, J.P., Lafferty, M., Kamaric, E., et al. (1991). Structures influencing axial stability to the forearm: The role of the radial head, interosseous membrane, and distal radio-ulnar joint. *Orthop Trans, 15*, 436–437.

Safran, M.R., McGarry, M.H., Shin, S., Han, S., Lee, T.Q.(2005). Effects of elbow flexion and forearm rotation on valgus laxity of the elbow. *J Bone Joint Surg Am, 87*(9), 2065–2074.

Seiber, K., Gupta, R., McGarry, M.H., Safran, M.R., Lee, T.Q. (2009). The role of the elbow musculature, forearm rotation, and elbow flexion in elbow stability: An in vitro study. *J Shoulder Elbow Surg, 18*(2), 260–268.

Shaaban, H., Pereira, C., Williams, R., Lees, V.C. (2008). The effect of elbow position on the range of supination and pronation of the forearm. *J Hand Surg Eur, 33*(1), 3–8.

Sojbjerg, J.O., Helmig, P., Jaersgaard-Andersen, P. (1989). Dislocation of the elbow: An experimental study of the ligamentous injuries. *Orthopedics, 12*, 461–463.

Sowa, D.T., Hotchkiss, R.N., Weiland, A.J. (1995). Symptomatic proximal translation of the radius following radial head resection. *Clin Orthop, 317*, 106–113.

Spinner, M., Kaplan, E.B. (1970). The quadrate ligament of the elbow: Its relationship to the stability of the proximal radioulnar joint. *Acta Orthop Scand, 41*, 632.

Steindler, A. (1955). *Kinesiology of the Human Body Under Normal and Pathological Conditions*. Springfield, IL: Charles C Thomas Publisher.

Stevens, A., Stijns, H., Reybrouck,T., Bonte, G., Michels, A., Rosselle, N., Roelandts, P., Krauss, E., Verheyen, G. (1973). A polyelectromyographical study of the arm muscles at gradual isometric loading. *Electromyogr Clin Neurophysiol, 13*, 46S.

Stormont, T.J., An, K.N., Morrey, B.F., et al. (1985). Elbow joint contact study: A comparison of techniques. *J Biomech, 18*(5), 329.

Tullos, H.S., Erwin, W., Woods, G.W., Wukasch, D.C., Cooley, D.A., King, J.W. (1972). Unusual lesions of the pitching arm. *Clin Orthop, 88*, 169.

Udall, J.H., Fitzpatrick, M.J., McGarry, M.H., Leba, T.B., Lee, T.Q. (2009). Effects of flexor-pronator muscle loading on valgus stability of the elbow with an intact, stretched, and resected medial ulnar collateral ligament. *J Shoulder Elbow Surg, 18*(5), 773–778.

Walker, P.S. (1977). *Human Joints and Their Artificial Replacement*. Springfield, IL: Charles C Thomas, Publisher.

제14장

손목과 손의 생체역학

(Biomechanics of the Wrist and Hand)

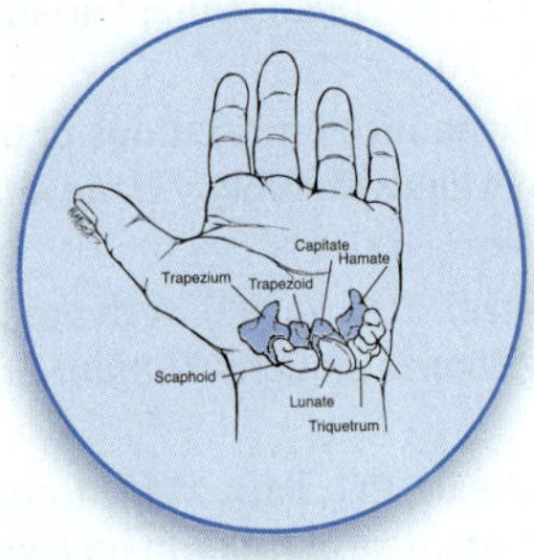

서론 (Introduction)

손목은 손과 아래팔(forearm)을 연결하는 뼈와 연부조직 구조의 집합이다. 이 관절결합은 손과 손가락 기능을 증대하는 운동의 실질적인 활을 가능하게 하지만, 그것은 상당한 정도의 안정성을 가지고 있다. 손목은 아래팔에 상대적인 손의 위치와 방위의 변경을 허용하여 운동형상학적으로 기능하고, 손에서 아래팔 그리고 반대로 부하를 전달하여 역동학적으로 기능한다.

팔의 모든 관절의 기능이 일상생활 과제를 실행하도록 허용하기 위해 손을 위치하는 것이지만, 손목은 손 기능에 대한 수단으로 나타난다. 손목의 안정성은 손가락 굽힘근과 폄근의 적절한 기능에 아주 중요하고, 손목 위치는 최대로 굽히고 펴하고 잡는 동안 효과적으로 잡기 위해 손가락의 능력에 영향을 미친다.

손은 물건을 잡고 조종하게 하고 지지대로 역할하고 제공하는 아주 복잡다층의 유동효과기관이다(Jones, Lederman, 2006; Neumann, 2010; Wilson, 1998). 강제 쥐기(forceful grasp) 패턴에 대한 섬세한 과제의 성능 및 모습에 대해 측정되고 판단된다. 이해나 연구 대상의 형태에 일치하고, 사랑이나 애정의 행동을 나타내는 생각을 강조하거나 행동하면서 놀랄 만큼 유동적으로 적응성이 있다(Tubiana, 1984). 손은 손가락과 엄지 사이 손 조작을 통해 작은 물건을 탐구하고 이해하도록 돕는다. 즉, 엄지와 손가락의 손 조정기술(manipulation skills)(근육과 감각시스템 사이 상호작용에 의해 지원되는) 내에서 목걸이나 렌즈를 착용하는 것과 같은 작은 물체에 대한 이해와 평가를 촉진한다. 또한, 구체적인 과제에 몰입하도록 다른 손을 자유롭게 지지, 안정, 보강하기 위해 또는 의자에서 일어날 때 필요한 지지를 제공하기 위해 손에 의존한다.

손은 어깨에서 시작하는 지렛대의 역학적 사슬의 최종 연계이다. 다른 면에서 모두 작용하는 어깨, 팔꿈치, 손목의 운동성과 안정성은 손을 공간의 큰 규모 내에 움직이고 상대적인 용이함으로 신체 모든 부분에 닿을 수 있도록 허용한다. 손의 19개 뼈와 14개 관절의 고유 배열과 운동성은 손의 이례적인 기능 적응성에 대한 구조적 기반을 제공한다.

손목과 손의 해부학 (Anatomy of the Wrist and Hand)

손목관절 (Wrist articulations)

손목관절복합체는 자손목 공간, 손허리, 그리고 각각의 구조, 먼쪽 노뼈로 8개 손목뼈 다중관절로 이루어진다(그림 14-1). 손목뼈를 둘러싼 연부조직은 손목을 가로지르거나 부착하는 힘줄과 각각 손과 아래팔의 뼈요소에 손목뼈를 연결하는 인대구조를 포함한다.

8개 손목뼈는 몸쪽(근위, proximal)과 먼쪽(원위, distal) 열로 나뉜다. 노뼈(요골, radial)에서 자뼈(척골, ulnar)의 먼쪽 열 뼈는 큰마름뼈(대능형근, trapezium), 작은마름뼈(소능형골, trapezoid), 알머리뼈(유두골, capitate), 갈고리뼈(유구골, hamate)이다. 먼쪽 손목열은 손목손허리관절(중수골, metacarpals)을 형성하기 위해 손허리와 관절로 잇는 상대적 고정 가로 단위를 형성한다. 먼쪽 열의 네 개의 모든 뼈는 서로 단단하게 맞물려 강한 뼈사이인대(골간인대, interosseous ligament)에 의해 유지된다. 유동적 몸쪽 열은 손배뼈(주상골, scaphoid), 반달뼈(월상골, lunate), 세모뼈(삼각골, triquetrum)로 구성된다. 이 열은 노쪽 손목관절을 형성하기 위해 먼쪽 노쪽과 연부조직 세모섬유연골로 이어진다. 노손목관절의 몸쪽 요소는 먼쪽 노뼈와 세모섬유연골(관절원반)의 오목표면이다. 말단 요소는 자쪽 치우침 동안 세모뼈, 손배뼈와 반달뼈의 볼록표면이다(Neumann, 2010). 손배뼈는 해부학적, 기능적으로 양 열을 잇고, 노뼈로 독점적으로 관절로 이어진다. 반달은 자뼈 세모섬유연골의 일부와 관절로 이어진다. 8개 손목뼈, 콩알뼈(두상골, pisiform)는 손목의 가장 강한 운동, 자쪽 손목굽힘근을 역학적으로 강화하는 종자뼈이고, 세모뼈와 그 자체의 작은 관절을 형성한다. 손목뼈의 몸쪽과 먼쪽 열 사이에는 가운데손목관절(수근간관절, intercarpal)이 있고, 이 열의 인접한 뼈 사이에는 손목사이관절이 있다(그림 14-1). 전체로써 손목의 손바닥표면은 손목굴의 바닥과 벽을 구성하는 오목이다(그림 14-2).

먼쪽 노뼈, 반달뼈, 세모뼈는 인대와 관절구조, 자손목이나 세모섬유연골복합체(TFCC)를 통해 먼쪽 자뼈로 이어진다. 이러한 복합의 요소는 그림 14-3에 예시되

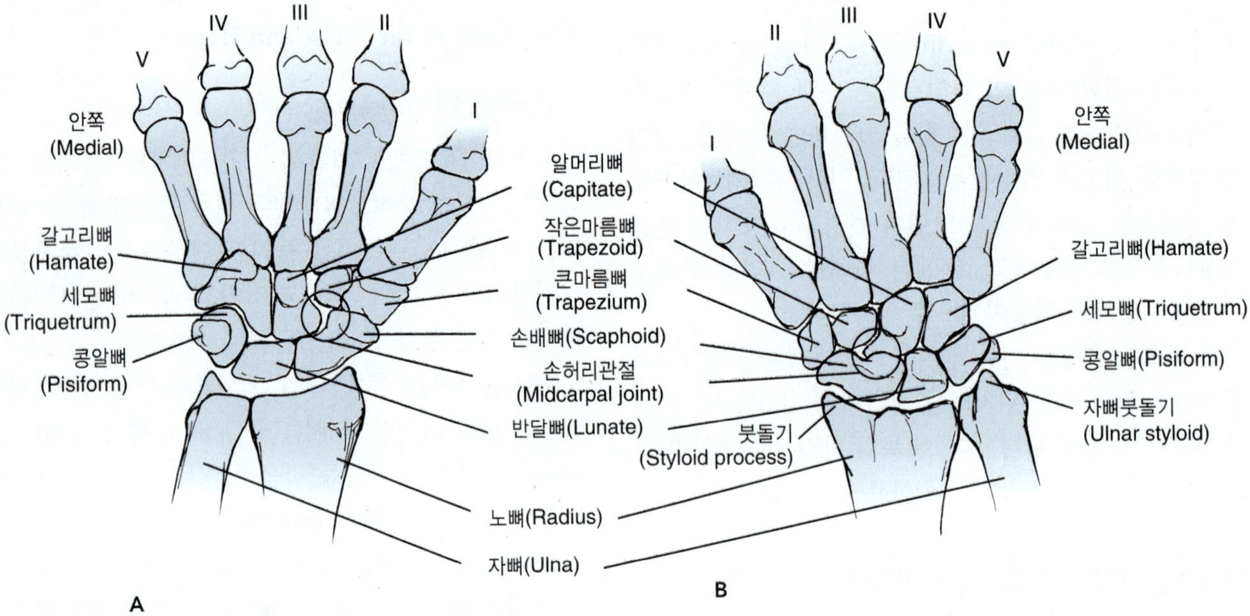

그림 14-1

8개 손목뼈와 먼쪽 노뼈관절, 손의 손허리뼈와 각각을 보여주는 손목관절복합체의 도해. 오른손의 바닥쪽 면(A), 손등쪽 면(B). *화살표*는 손허리관절의 선을 나타낸다.

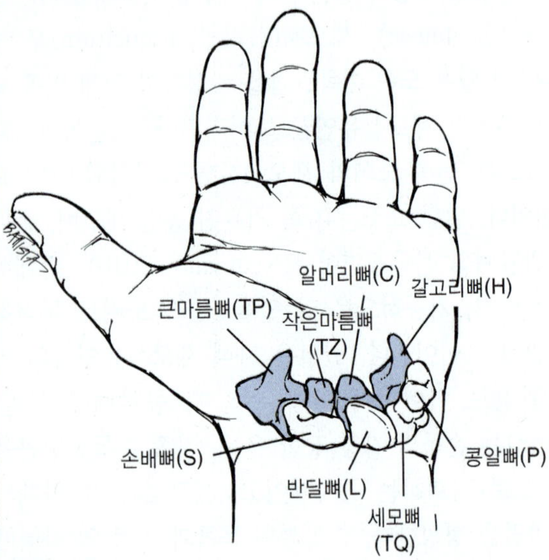

그림 14-2

왼손의 몸쪽에서 먼쪽까지 뼈의 바닥면을 보여주는 세로면. 이 오목 표면은 정중신경과 굽힘근을 통과하는 손목굴의 바닥과 벽을 구성한다. 손목굴은 현저한 큰마름거친면에 의해 가쪽으로 그리고 갈고리뼈의 갈고리에 의해 안쪽으로 경계선을 이룬다. 자신경의 운동가지(보이지 않음)는 심층 바닥쪽 요소로 들어가기 전에 갈고리뼈의 기반 주변에 감긴다. *출처: Oatis, C.A. (2008), Kinesiology: The Mechanics and Pathomechanics of Human Movement. Baltimore, MD: Lippincott Williams & Wilkins, 259.*

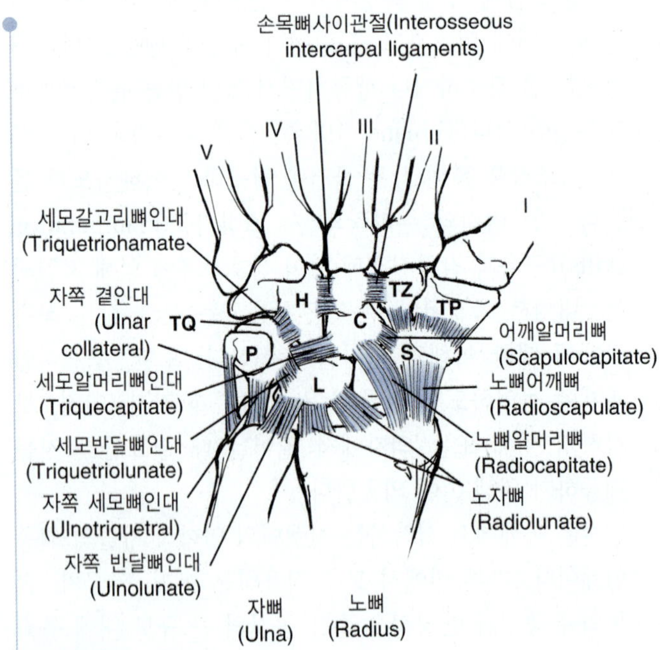

그림 14-3

바닥면에서 본 오른쪽 손목과 손의 세로면(이마면). 삼각섬유연골 복합의 요소는 먼쪽 자뼈와 반달뼈와 세모뼈 사이에 보인다. *S:* 손배뼈, *L:* 반달뼈, *TQ:* 세모뼈(콩알뼈는 보이지 않음), *H:* 갈고리뼈, *C:* 알머리뼈, *TZ:* 작은마름뼈, *TP:* 큰마름뼈, *P:* 붓돌기 앞함몰부.

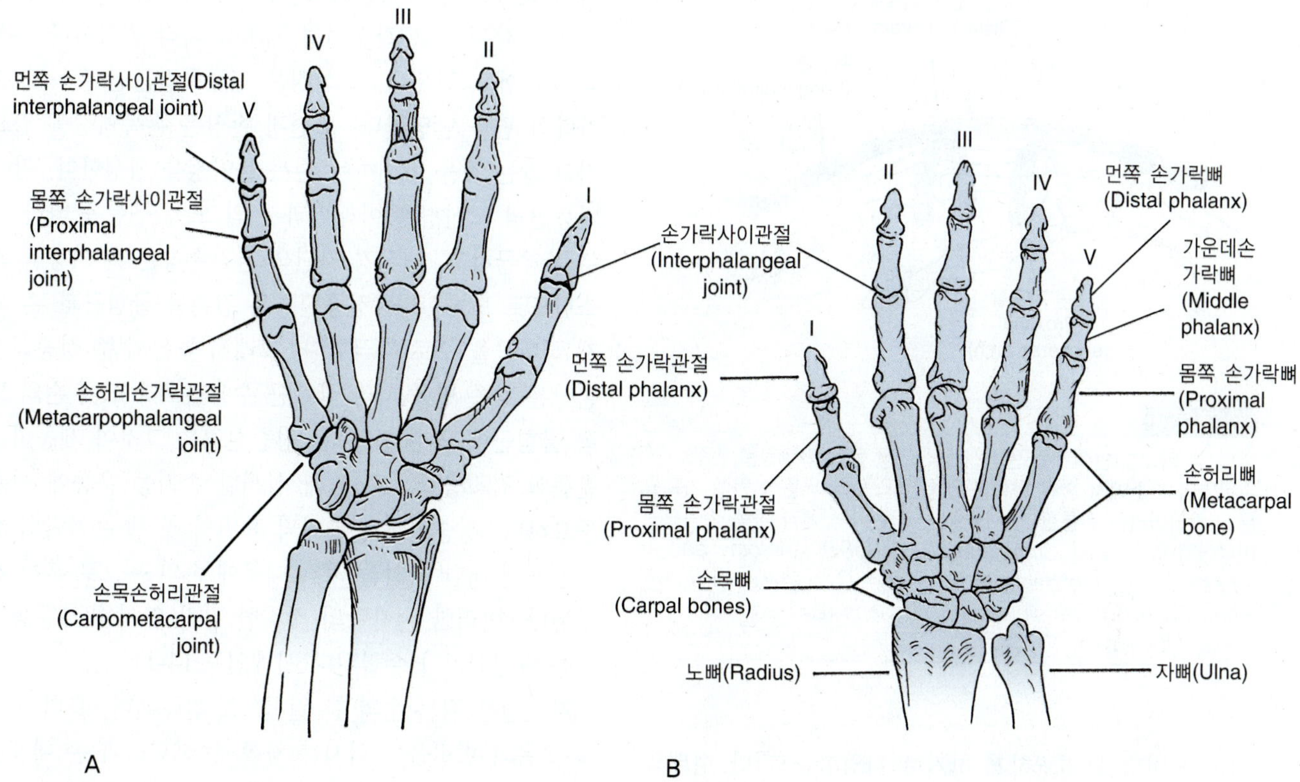

그림 14-4

손의 뼈 도해. 손가락 선은 노쪽(안쪽)에서 자쪽(가쪽)면으로 번호가 표시되어 있다. **A**. 오른손의 바닥쪽(앞). 관절 이름이 표시되어 있다. **B**. 오른손의 등쪽(뒤). 뼈 이름이 표시되어 있다.

고, 그 기능적 역할은 인대기능과 함께 자세히 논의된다.

손관절 (Hand articulations)

손가락과 엄지는 손의 필수요소이다(그림 14-4). 각 손가락 단위가 손의 가운데로 펴되기 때문에 손가락 선이라는 용어는 전체 사슬을 말하는 데 사용된다. 각 손가락은 하나의 손허리뼈와 세 개의 마디뼈, 그리고 엄지는 하나의 손허리뼈와 두 개의 마디뼈로 이루어진다. 손가락선은 노쪽에서 자쪽으로 숫자로 1 엄지손가락, 2 집게손가락, 3 가운데손가락, 4 반지손가락, 5 새끼손가락에 번호가 매겨진다. 각 손가락 선은 손목손허리(CMC) 관절을 형성하기 위해 특정 손목뼈로 몸쪽으로 연결된다. 각 손가락 선의 다음 관절 손허리마디(MCP)관절은 손허리뼈를 몸쪽 마디뼈로 연결한다. 손가락의 마디뼈 사이에 몸쪽 마디뼈사이관절(PIP)과 먼쪽 마디뼈사이관절(DIP)이 있다. 엄지는 하나의 마디뼈사이관절(IP)이 있다. 첫손허리의 손바닥면 엄지두덩은 엄지의 내재근에 의해 형성된다. 그 자쪽 상대부분, 새끼두덩은 새끼손가락의 근육과 그 위 지방패드에 의해 만들어진다.

손활 (Arches of the hand)

손의 뼈는 두 개의 가로와 하나의 세로인 3개 활로 배열되어 있다(그림 14-5). 그 중추로 알머리뼈와 함께 몸쪽 가로활은 손목 먼쪽 수준에 놓여 있고, 상대적으로 고정되어 있다. 중추로 3개 손허리머리가 있는 먼쪽 가로활은 모든 손허리머리를 관통하고 유동적이다. 두 가로활은 4개의 손가락선과 몸쪽 손목으로 구성된 세로활의 강성 부분에 의해 연결되어 있다. 2, 3번 손허리뼈는 이 활의 중간 기둥을 형성한다. 세로활은 각 손가락선에 의해 완성되고 엄지와 2, 3번 손가락 주변 4, 5번 손가락

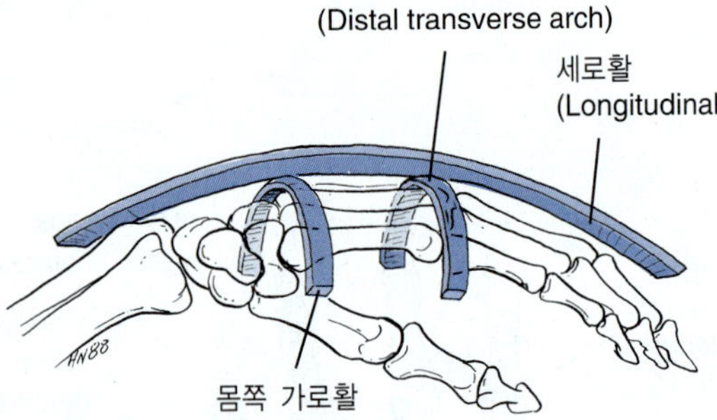

그림 14-5

손의 세 뼈대활(안쪽가쪽 면). 선택적 고정 몸쪽 가로활은 먼쪽 손목열의 수준에서 손목 먼쪽을 관통한다. 보다 유동적 먼쪽 가로활은 손허리머리를 관통한다. 세로활은 네 손가락 선과 몸쪽 손목으로 이루어져 있다. *출처: Strickland, J. W. (1987). Anatomy and kinesiology of the hand. In E.E. Fess, C.A. Philips(Eds.). Hand Splinting: Principles and Methods (2nd ed.). St Louis, MO: Mosby, 3-41.*

선은 손바닥을 편평하게 하거나 다양한 크기나 형태의 물건에 적합하게 움푹 들어가게 할 수 있다(Fess, 2005).

외재근과 폄근이 일하는 손의 형태를 바꾸는 주요 책임이 있지만, 손의 내재근은 세 활의 구성을 유지할 주요 책임이 있다(길항근 작용 그리고 손목과 손의 근육 목록, 표 14-1 참고). 내재근의 뼈손상, 류마티스병, 마비의 결과 활 시스템의 붕괴는 심한 장애와 변형 원인이 될 수 있다.

손목과 손의 신경 및 혈액공급
(Nerve and blood supply of the wrist and hand)

손의 외피는 신체의 질, 감각속성, 미세순환으로 중요하다. 손의 등쪽 피부는 손바닥 표면과 다르고 구별된다. 등쪽 피부는 유동적이고, 아주 미세하고 유연하고, 관절운동의 넓은 배열을 허용한다. 반대로, 손바닥 피부는 두껍고, 털이 없고, 비탄력적이다. 손바닥 피부는 손 지각이나 촉감 인지, 감각 보호를 통한 팔의 안전, 무게부담 동안 팔을 지원하는 데 중요한 역할을 한다.

손목과 손은 팔신경얼기(상완총, brachial plexus)에서 내려오는 세 주변 신경, 노신경, 정중신경, 자신경에 의해 운동과 감각기능으로 자극된다(그림 14-6). 운동 또는 감각 손상은 관절신경 지역을 따라 손상이나 손상의 위치에 상관된다. 노신경은 긴손목폄근인 손목과 손가락의 폄을 담당한다. 노신경 손상은 손목처짐을 일으키고 잡는 것을 방해하는 손목 불안정을 생성한다. 감각기능면의 노신경은 아래팔과 손의 노쪽 구형을 따라 피부를 공급하고, 노신경 차단의 감각손상은 손 기능을 최소한도로 방해한다. 정중신경은 긴손목 굽힘근과 손 외재 굽힘근을 주로 자극한다. 그래서 높은 수준 정중신경 손상은 자쪽 면을 따라 굽힘근 수용력보다 크게 손의 노쪽 굽힘근에 영향을 준다. 정중신경은 그것이 제공하는 운동과 감각공급으로 인해 섬세한 손기능 운동에 아주 중요하다. 정중신경은 손바닥 표면의 첫 세 손가락의 신경분포에 대한 책임을 지기 때문에 손의 눈으로 흔히 간주된다. 이러한 손가락의 적절한 감각 없이 미세운동기술은 타협되거나 손실된다(사례연구 14-1).

자신경은 쥐는 손의 힘 원천으로 간주된다. 특히 손가락 모음과 벌림을 책임지는 자쪽 손 굽힘근과 손 내재근의 대부분을 포함한 자뼈구형을 따라 근육을 자극한다. 자신경은 자쪽 경계를 따라 피부표면을 자극하면서 팔을 보호하는 능력으로 알려져 있다. 팔이나 손 사용의 대부분 휴식 패턴은 팔 위치로 실행되어서 아래팔, 손목, 손의 자쪽 경계는 표면에 접촉하거나 무게부담을 직접 지탱함으로써 몸을 지지하거나 환경과 직접 접촉한다. 팔꿈치에서 손목까지 경로를 따라 자신경의 자극이나 압력은 손 기능을 손상할 수 있다(사례연구 14-2).

만지는 기관으로 손은 손 안에 물건을 잡거나, 조정하거나 온도와 같은 환경에 대한 손 운동 정보로 중추신경계를 제공하기 위해 고유하게 위치하는 피부 내 감각 기관의 무수한 것을 가진다. 손바닥, 털 없는 피부의 미세연구는 감각기관과 신경섬유속성의 많은 유형으로 아주 특별한 연모융기를 가짐을 보여준다. 감각기관은 먼쪽 자유신경에서 캡슐에 싸인 수용기나 기계수용기로 변한다. 신경섬유보다 많은 수용기가 있고 각 섬유는 여러 수용기로 연결된다. 더 나아가 감각정보는 신경섬유 속성을 빠르거나 느리게 적응하는 것으로 전달된다. 또한, 감각은 손 안의 여러 다른 가치를 알려준다. 특정 지대나 구역은 다른 것보다 자극을 위한 수용성을 가진다.

표 14-1

손목과 손의 근육

근육	작용
	손목근육
근육	*작용*
굽힘근	
자쪽 손목굽힘근	손목의 굽힘: 손의 자쪽 치우침
노쪽 손목굽힘근	손목의 굽힘: 손의 노쪽 치우침
긴손바닥근	손바닥 근막의 인장
폄근	
노쪽 손목폄근	손목의 폄: 손의 자쪽 치우침
자쪽 손목폄근	손목의 폄: 손의 노쪽 치우침
엎침근-뒤침근	
원엎침근	아래팔 엎침
네모엎침근	아래팔 엎침
뒤침근	아래팔 뒤침
위팔노근	아래팔 위치에 따른 엎침 또는 뒤침
	손근육
근육	*작용*
외재근	
굽힘근	
얕은손가락굽힘근	PIP, MCP관절의 굽힘
깊은손가락굽힘근	DIP, PIP, MCP관절의 굽힘
긴엄지굽힘근	엄지의 IP, MCP관절의 굽힘
폄근	
긴엄지폄근	엄지의 IP, MCP관절의 폄: 엄지의 이차 모음
짧은엄치폄근	엄지의 MCP관절의 폄
긴엄지벌림근	엄지의 벌림
집게폄근	집게손가락의 폄
온손가락폄근	손가락의 폄
새끼폄근	V 의 폄
내재근	
뼈사이근	PIP, DIP관절의 폄과 MCP관절의 굽힘
등쪽 뼈사이근	긴손가락에서 떨어져 집게손가락과 반지손가락 펴기
바닥쪽 뼈사이근	집게손가락, 반지손가락, 새끼손가락을 긴손가락으로 모음
벌레근	PIP, DIP관절의 폄과 MCP2-5관절의 굽힘
엄지두덩근육	
짧은엄지벌림근	엄지모음근
짧은엄지굽힘근	엄지의 벌림
엄지맞섬근	엄지의 굽힘과 돌림
새끼두덩근육	
새끼벌림근	바닥쪽으로 몸쪽 손허리뼈의 돌림
짧은새끼굽힘근	새끼손가락의 벌림(PIP, DIP관절의 폄)
	새끼손가락 첫마디뼈의 굽힘과 앞돌림 손허리
엄지 모음근	엄지의 모음

출처: Strickland, J.W. (1987). Anatomy and kinesiology of the hand. In E.E. Fess, C.A. Philips(Eds.). *Hand Splinting: Principles and Methods(2nd ed.).* St Louis, MO: Mosby, 3-41.

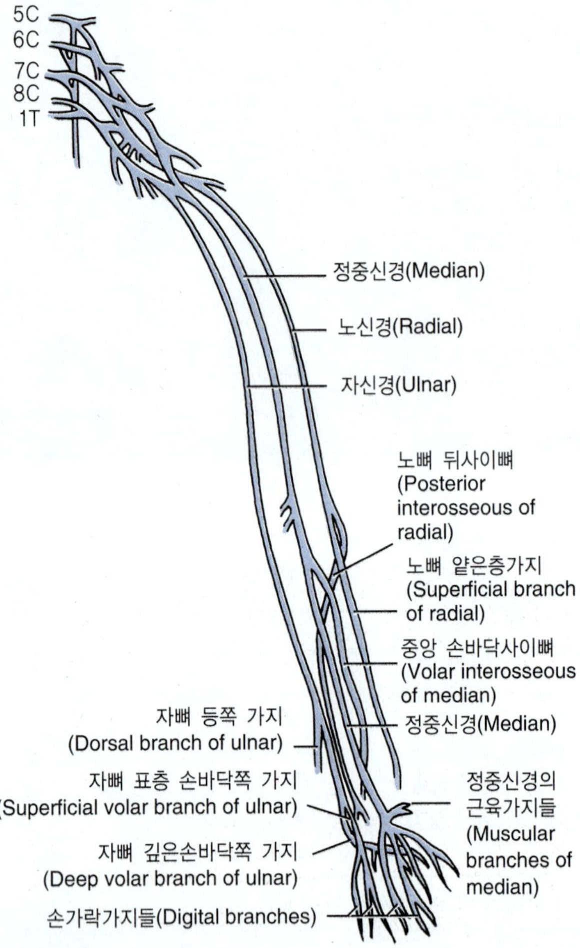

그림 14-6

팔신경얼기에서 내려오는 노신경, 정중신경, 자신경.

예를 들면, 감각 민감성은 엄지손가락 속질의 자쪽 절반, 집게손가락과 가운데손가락 속질의 노쪽 절반, 새끼손가락의 자쪽 경계, 아주 미세한 운동 파악이 요구되는 특정 해부학적 구역의 보다 특화된 자질로 간주된다. 손상에 이은 손기능 회복면에서 중요한 역할과 특별 구역을 지각하는 데 아주 중요하다(Tubiana, 1984; Wilson, 1998).

각각 손으로 들어간 후 결합되거나 교류하는 자동맥과 노동맥에 의해 손목과 손에 혈액이 이중으로 공급된다. 손의 피부는 깊은층과 표면층 얼기에 의해 공급된다. 손목과 손에 공급되는 피의 일반패턴은 신체 다른 부분에서 발견되는 것과 다르지 않다. 피부 순환의 다른 점은

사례연구 14-1

사무원의 손목굴 증후군

26세 여성 행정보조자는 지난 2년 동안 점진적 개시와 간헐적인 진행성 중증이 있는 오른손과 손목 불편을 호소한다. 증상은 컴퓨터 타자속도와 손의 사용을 지연시키면서 악화되었다. 왼손에는 아무 증상도 없었다. 정밀검사로 손가락 오른쪽 아래팔목 바닥면의 마비와 저림, 손목의 부종, 쥐기의 약증 취약, 양성 Phalen 징후 및 Tinel 징후가 밝혀졌다. 임상적 평가는 운동과 감각 변화와 연관되어 생성되는 손목굴 내 정중신경의 압력을 제시했다. 신경전도속도검사로 이후 오른쪽 손목굴 증후군(CTS) 진단을 증명했다. 환자는 타자업무를 제한하여 가벼운 업무를 하고 CTS 이완 수술일정을 잡았다(사례연구 그림 14-1).

이 사례는 손과 손목의 섬세한 구조로 장기간 동안 반복되는 손과 손가락 운동 관련 업무의 잠재적 영향을 예시한다. 지속적 이상 손목위치에 반복부하되는 것과 같은 인간공학 위험 요인과 관련된 손목굴 구획 내 압력 증가는 이 사례의 정중신경 압력에 원인이 되는 주요 요인이다.

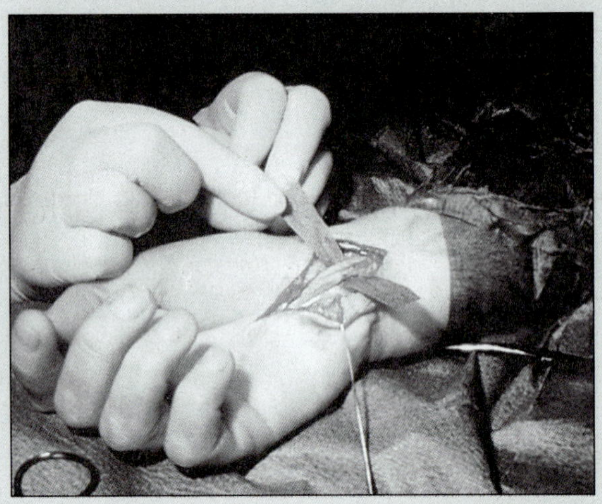

사례연구 그림 14-1

심장에서 손의 먼쪽으로 그리고 열과 자세 변이에 일정한 노출로 연관된다. 손, 특히 손바닥 피부 내 주목되는 아주 복잡하고 변이적인 감각수용기에 유사하게 손은 복잡하고 밀집한 모세혈관 시스템을 주관한다. 이 밀집한 시스템은 신체의 다른 부분보다 모세혈관 압력에 많은 변이를 허용한다. 모세혈관 압력은 세동맥의 색, 정맥환류량, 손목과 손의 위치, 온도와 같은 여러 요인에 달려 있다. 혈관확장-수축의 주기를 변경하거나 위협하는 손

사례연구 14-2

업무관련 팔꿉관절굴 증후군

58세 대학교수는 타자 작업이나 전화기 잡는 방식과 같은 손목폄과 팔꿉관절 굽힘 관련 운동 동안 왼쪽 엄지와 집게의 근육 경련으로 왼손 가쪽 면의 빈번한 마비와 저림이 나타났다. 손 불편으로 인해 수면이 어렵다고 했다. 직장에서 컴퓨터를 하루에 4~8시간 사용하고 집에서는 컴퓨터 게임과 실시간 메시지를 딸과 주고받았다. 또한 취미로 뜨개질과 바느질을 했다. 환자는 오른손잡이이다.

검사는 주변신경 무결성, 관절 무결성과 운동, 근육기능, 통증여부, 감각 무결성, 신체기능과 손 사용양식의 인간공학 검토에 대한 시험을 포함했다. 엄지와 집게근육경련이 중앙과 자쪽 신경상태의 구체적 임상시험과 중점손 근긴장이상이 시험을 재촉했다.

검사결과 정중신경 압력/자극에는 음성이었다. 자신경 압력자극의 양성발견은 왼손의 가쪽 마비와 저림을 재생성하면서 왼쪽 중앙 위관절융기 위로 촉진하는 유연성, 왼쪽 팔꿉관절굴위 양성 Tinel 징후, 자뼈고랑의 뚜렷하고 끈 같은 자신경, 왼손의 통증, 마비, 저림의 재생성으로 양성자신경장력검사를 포함했다. 검사 동안 환자 엄지와 집게 경련이 재발하지 않았지만, 자신경에 의해 자극된 영향을 받은 근육을 나타내는 경련 동안 손가락 위치가 왼손 엄지 모음과 집게 MCP 굽힘("수내근플러스" 위치)을 나타냄을 설명했다(예, 엄지모음근, 몸쪽 등쪽 뼈사이근 그리고/또는 바닥쪽 뼈사이근). 이 근긴장패턴은 자신경병리에서 나온 병소손긴장이상을 가진 음악가의 병력이다(Charness, 1996). 자신경의 신경전도 속력시험은 팔꿈치를 가로지르는 > 10m/s까지 운동신경전달의 감소를 증명했다. 중앙과 자신경의 아래팔과 손목을 가로지르는 모든 다른 시험은 정상이었다.

환자는 현재 아무 근력결핍도 겪지 않는다. 간호계획은 수면 동안 극한 팔꿈치 굽힘을 막기 위해 팔꿈치와 팔목의 야간부목, 신경활주와 자세운동, 작업표면의 접촉이나 부적절한 키보드 높이로부터 자신경치유 악화를 줄이기 위해 신체적 근무환경설정 수정을 포함한 자기관리프로그램을 통한 현재 감각증후군의 해결에 중점을 두었다(사례연구 그림 14-2).

이 사례는 손가락 손목과 손기능의 몸쪽 신경자극/압력의 영향과 작업관련 근육계 장애의 임상적 시험에서 차이가 있는 복합 징후와 증상을 설명한다. 이 사례의 치료계획은 수술과 같은 외과적인 치료가 요구될 수 있는 심각한 손상을 피하기 위해 예방과 관리에 중점을 두었다.

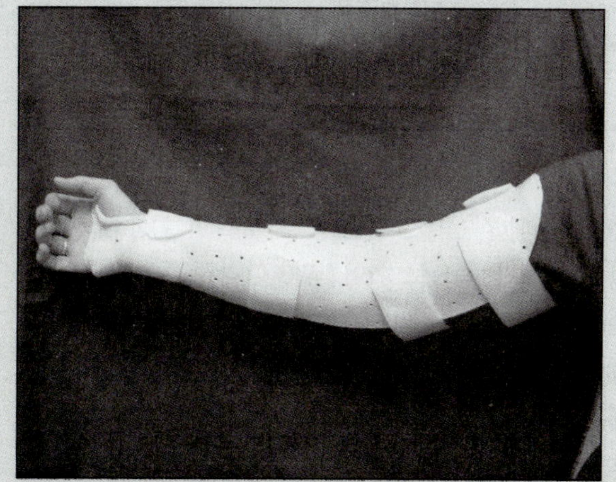

사례연구 그림 14-2

손상이나 질병은 경직이나 작열통으로 이어지는 손목과 손의 점진성 질환을 유발할 수 있다.

손목과 손의 조절 (Control of the Wrist and Hand)

손목과 손의 능동조절은 아래팔과 위팔 부분에서 이는곳되는 외재근과 손목과 손 부분에서 이는곳되는 내재근 양쪽의 통합 작용을 통해 이루어진다. 이 근육 조절은 기능적인 손목과 손 작용 동안 운동성과 안정성 모두에 대한 필요를 충족한다. 손목과 손의 근육은 표 14-1에 요약되어 있다. 손목에 대해서는 아무 내재근이 없다. 그러므로 뼈 형태, 인대 기능, 힘줄 확장에서 파생된 수동 작용이 손 작용 동안 손목과 손가락 운동조절에 주요 역할을 한다. 이런 의미에서 손목은 손과 아래팔 부분 사이 근육 작용과 부하 전달의 교량으로 역할 한다.

여러 해부학적 기능이 손의 다양한 관절의 안정성과 조절에 기여한다. 손의 외재근과 내재근의 조합 작용은 손가락 선의 조절을 허용한다. 외재근 부속장치라고 알려진 손가락 힘줄복합은 관절의 조절과 안정성에 기여하고 잘 발달된 굽힘근집 도르래 시스템이 이러한 관절의 매끄럽고 안정적인 굽힘을 조장한다. MCP 관절의 뼈와 인대 비대칭은 손을 기능적으로 다재다능하게 해준다. IP관절은 관절모양의 형태와 특별인대 제한으로부터 안정성을 얻는다.

수동조절기능 (Passive control mechanisms)

뼈기전 (bony mechanisms)

아래팔과 먼쪽 손목열 사이 손목 유동 몸쪽 열은 압력 부하 아래 "지그재그" 붕괴 조건 삽입 분절(inercalated segment)을 형성한다. 다층관절표면의 고유인대제한과 정밀대립은 이러한 힘줄에 대항하고 안정성을 제공한다. 손목의 시상면에서 손배쪽와 반달뼈는 등쪽보다 넓은 바닥쪽으로 쐐기모양이다. 압력이 쐐기를 가장 좁은 부분으로 압착하는 경향이 있기 때문에 반달뼈와 손배뼈 양쪽은 바닥쪽으로 치우침되고 긴굽힘근과 폄근의 수축에 의해 일어나는 압력으로 폄쪽으로 돌림된다.

손배뼈와 반달뼈 양쪽은 폄으로 강제되는 경향에 따라 안정힘은 굽힘쪽으로 주로 향한다. 몸쪽과 먼쪽 손목열을 이어주는 손배뼈의 기여가 여기서 평가될 수 있다. 폄 손배뼈의 고유경향은 가운데손목 수준에서 안정화된다.

큰마름뼈와 작은마름뼈는 그 먼쪽 막대를 굽힘으로 밀면서 손배뼈 등쪽으로 이어진다. 따라서 손배뼈는 양관절손목복합으로 약간의 안정성을 주면서 반달뼈 폄에 대항한다(그림 14-7).

이러한 배열은 불안정성이 한 방향에만 집중되고 굽힘의 반대방향에 적용되는 단일힘에 의해 대항될 수 있기 때문에 대칭적 삽입분절 상 장점을 가진다. 이 기능은 손기능 동안 손가락과 손목굽힘근의 사용과 일치한다.

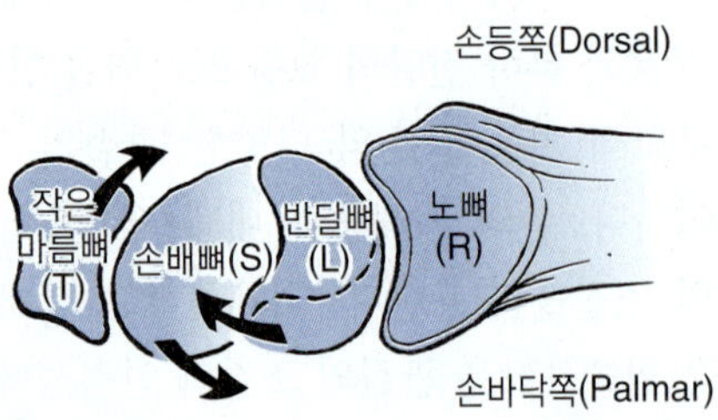

그림 14-7

시상면의 작은마름뼈(*T*), 손배뼈(*S*), 반달뼈(*L*), 노뼈(*R*)의 도해. 폄으로 돌림하기 위해 쐐기모양 반달뼈의 경향은 큰마름, 작은마름뼈에 의해 유도된 바닥쪽 굽힘력을 생성하는 손배뼈에 의해 반작용한다. *출처: Taleisnik, J. (1985). The Wrist. New York: Churchill Livingstone.*

인대기전 (ligamentous mechanisms)

손목인대 (wrist ligaments)

다른 관절에서처럼 손목인대의 기능은 정적, 역동적 양쪽 손목사이 배열을 유지하고 몸쪽이나 먼쪽 분절에서 이는곳(기시점, origin)되는 부하를 전달하는 것이다. 바닥쪽 인대(그림 14-8A)는 두껍고 강한 반면, 등쪽 인대(그림 14-8B)는 여러 개로 약하고 적다(Berger, 2002; Neumann, 2010).

손목의 아주 발달된 복합인대시스템은 외재와 내재 요소로 구분될 수 있다(그림 14-2). 외재인대는 노쪽에서 손목으로 그리고 손목에서 손허리로 흐른다. 내재인대는 손목에 닿는다(insert).

바닥쪽 외재인대는 노쪽 곁인대, 바닥쪽 노손목인대, 삼각섬유연골복합의 요소를 포함한다. 실질적 곁인대 기능은 손목에서 기능적인 장점이 없기 때문에 노쪽 곁인대는 실제적으로 가쪽보다 바닥쪽이고 곁인대보다 모든 바닥쪽 노손목다발의 가장 가쪽으로 보인다(Neumann, 2010).

바닥쪽 노손목인대는 표면과 깊은층에 배열되어 있다. 표층 대부분의 섬유는 V 형태로 짐작되고 제한과 지지를 제공한다. 깊은층인대는 이는곳(기시점, origin)과 닿는곳(정지점, insertion) 지점에 따라 이름 지어진 세 강한 다발, 즉, 손배허리를 지지하는 노쪽 손배알머리(주상유두관절, radioscaphocapitate ligament)(노쪽 알머리)인대, 반달을 지지하는 노반달인대, 먼쪽 노쪽의 바닥쪽 부분을 손배반달관절(주상반월관절, scapholunate ligament)로 연결하는 노손배반달인대이다. 인대는 손배뼈의 굽힘과 폄을 점검한다.

등쪽 외재인대는 등쪽 노손목인대의 세 띠를 포함한다. 노쪽의 테두리에서 이는곳되는 이 세 다발은 반달뼈(노반달인대), 세모뼈(노세모인대), 손배뼈(노손배인대)로 각각 단단히 닿는다.

내재인대는 허용되는 길이와 상대적 손목사이 운동에 따라 세 범주(짧은, 긴, 중간)로 분류될 수 있다. 전체적으로 바닥쪽 내재인대는 등쪽보다 두껍고 강하다.

세 개의 짧은 내재인대, 손바닥, 등, 뼈사이는 주변 손목뼈와 단단히 묶인 아주 단단한 섬유이다. 이러한 강한 인대는 통합 운동형상학적 단위로 끝손목열의 뼈를 유지

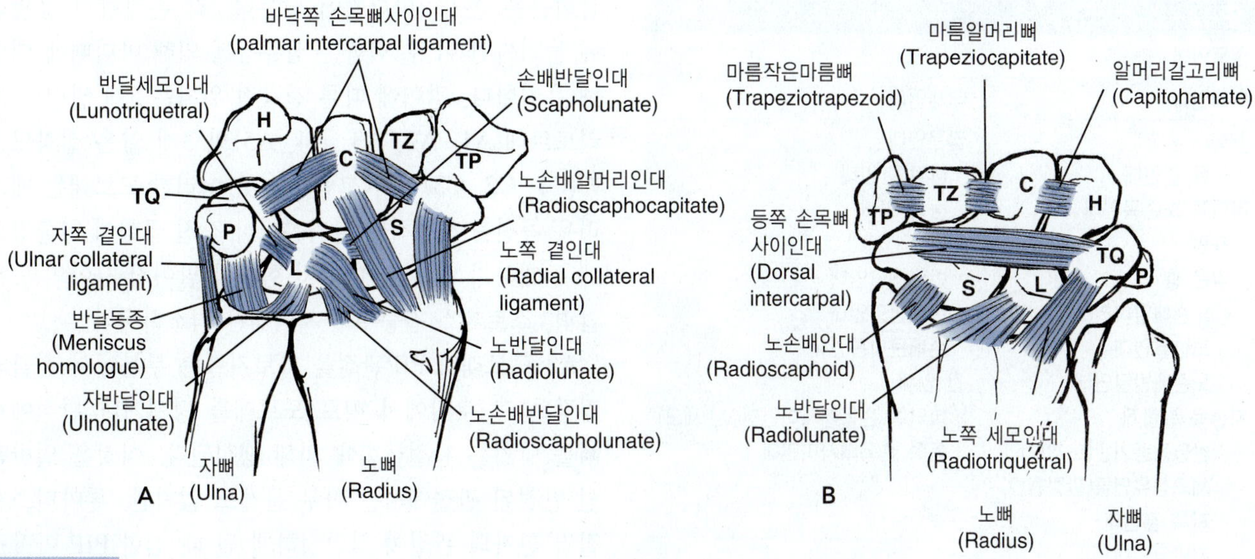

그림 14-8

손목의 인대. **A**. 바닥쪽 손목인대(오른손). 외재인대: 노손배알머리인대, 노쪽 곁인대, 노반달인대, 노손배반달인대, 자반달인대, 반달상동기관(노쪽세모), 자쪽 곁인대, 바닥쪽 노손목인대, 삼각섬유연골은 보이지 않는다. 내재인대: 손배반달인대, 자세모인대, 바닥쪽 손목뼈사이(세모, V)인대. 짧은 바닥쪽 내재인대는 보이지 않는다. **B**. 오른손의 등쪽 손목인대. 비본절 인대: 노세모뼈, 노반달, 노손배 등쪽 노쪽의 작은다발 손목인대. 내재인대: 등쪽 손목뼈사이인대, 마름뼈, 마름알머리인대, 짧은 내재 인대의 손목갈고리뼈다발. 손배큰마름인대는 보이지 않는다. *S*: 손배뼈, *L*: 반달뼈, *TQ*: 세모뼈, *H*: 갈고리뼈, *C*: 알머리뼈, *TZ*: 작은마름뼈, *TP*: 큰마름, *P*: 붓돌기앞 함몰부.

하는 책임을 진다(Berger, 2002). 세 중간 내재인대는 반달뼈와 세모뼈, 손배뼈와 반달뼈, 손배뼈와 큰마름뼈 사이에 있다.

두 긴 내재인대 중 등쪽 손목사이와 바닥쪽 손목사이는 바닥쪽이 더 중요하다. 또한 세모 또는 V인대라고 불리는 것은 목에 첨부되고 손배뼈와 세모뼈로 닿게 되어 몸쪽으로 펼쳐지기 때문에 알머리뼈를 안정화한다. 세모손목사이인대는 세모뼈에서 이는곳되어 손배뼈와 큰마름뼈에 가쪽 빗각으로 닿기 위해 진행된다(Berger, 2002; Neumann, 2010).

세모각섬유연골복합체 (triangular fibrocartilage complex)

TFCC의 요소는 반달동종, 삼각섬유연골(관절원반), 바닥쪽 자손목인대(자반달뼈와 자세모인대로 구성), 자쪽 곁인대, 약하게 구분된 등쪽과 바닥쪽 노쪽 반달인대이다(그림 14-3). 반달동종과 삼각섬유연골은 노쪽의 등쪽 자쪽 구석(S자 패임)으로부터 공통된 이는곳을 가진다. 이로부터 반달뼈는 세모뼈에 단단히 부착되기 위해 바닥쪽과 손목자뼈 경계 주변을 지나고, 삼각섬유연골은 자쪽 붓돌기의 기반으로 닿기 위해 수평으로 연장된다. 반달동종과 삼각섬유연골 사이에는 흔히 윤활막으로 채워진 삼각영역, 붓돌기앞 함몰부가 있다. 등쪽으로 TFCC는 그 섬유일부가 등쪽으로 자손목굽힘근의 힘줄집을 연결하는 부분을 제외한 손목에 대한 약한 부착을 가진다. 자쪽 반달인대는 반달뼈와 함께 삼각섬유연골의 바닥쪽 경계를 연결한다. 자쪽 곁인대는 자뼈 S자돌기에서 일어나 5번 손허리뼈의 기초에 끝으로 연장된다.

TFCC의 기능은 먼쪽 노반달관절을 안정화하고, 손목의 자뼈 면을 강화하고, 노손목관절의 표면을 몸쪽으로 잇는 자쪽 면을 형성하고 손목의 중립 위치일 때 압력의 약 16%를 전달한다(Berger, 2002; Haugstvedt, 2006; Kleinman, 2007; Moritomo, 2008; Neumann, 2010). 이러한 내부 압력은 손에 든 물체무게의 약 4배에 달한다(계산상자 14-1)(Karnezis, 2005).

손인대 (hand ligaments)

손은 피부, 신경, 혈관뿐 아니라 관절과 힘줄을 에워싸고, 분류하고, 제한하는 고유점착시스템을 가진다

표 14-2

손목인대

외재인대	내재인대
몸쪽(노손목)	짧은인대
노쪽 곁인대	바닥쪽 인대
바닥쪽 노손목인대	등쪽 인대
표면	중간
깊은 층	반달세모인대
노손배알머리(노알머리)	손배반달인대
노반달인대	손배큰마름인대
노손배반달인대	긴 인대
자손목 복합체	바닥쪽 손목뼈사이인대(V, 세모)
반달동종기관(노세모)	등쪽 손목뼈사이인대
세모섬유연골(관절원반)	—
자쪽 곁인대	—
자반달인대	—
등쪽 노손목인대	—
손가락(손목손허리)인대	—

출처: Talesnik, J.,(1985). *The Wrist*. New York: Churchill Livingstone.

(Neumann, 2010). 내부연결구조 시스템은 효과적 생체역학을 위해 손의 안정성과 조절, 내재근과 외재근의 균형된 힘을 생성하기 위해 각 손가락을 에워싸고 있다.

모든 손가락관절은 일반적으로 하나의 중요한 기능을 가지고, 굽힘의 기능으로 설계된다. 각 관절은 양쪽으로 단단한 곁인대와 바닥쪽(손바닥)판으로 알려진 섬유연골구조에 의해 강화된 강한 앞주머니를 가지고 있다. 비교하면 등쪽 주머니는 얇고 이완되어 있다. 두 굽힘근으로 이루어진 바닥쪽 힘줄기관은 바닥쪽의 두꺼운 피부에 서조차 등쪽 폄근부속장치보다 훨씬 강하다.

손가락굽힘근 말이집 도르래시스템

손의 대부분의 힘줄은 뼈를 가까이 유지하는 힘줄 말이집과 지지띠에 의해 일부 범위까지 제한하여 관절 전체 "활시위"보다 상대적으로 일정한 모멘트팔을 유지한다. 손가락굽힘근 말이집 도르래시스템은 이러한 제한제의 가장 발달된 것이다.

그 근육에서 연장되면서 손가락굽힘근은 각 손가락쪽으로 펼쳐지기 전에 긴엄지굽힘근(장무지굴근, flexor pollicis longus)과 정중신경을 따라 손목굴을 관통한다. 얕은손가락굽힘근은 가운데마디뼈에 닿고, 깊은손가락굽힘근은 손가락마디뼈에 닿는다. 각 손가락의 윤활집에 둘러싸인 이 두 힘줄은 섬유집에 의해 마디뼈에 대항해 유지한다. 말이에 따른 전략적 위치는 5개 밀집한 고리도르래(A1, A2, A3, A4, A5)와 3개 얇은 십자도르래(C1, C2, C3)이다(그림 14-9). 이러한 도르래는 매끄러운 곡선을 허용하여 날카롭거나 각진 굽힘이 힘줄경로에 존재하지 않는다. 따라서 힘줄과 말이집 사이의 높은 압력, 스트레스 집중부의 지역점은 최소화된다.

A3 도르래가 PIP관절을 가로지르는 부분에서 힘줄의 긴장은 그 부착에서 뼈로 도르래를 당기거나 관절에서 뼈를 당기는 관절굽힘에 의해 생성된다. 이것은 일반적인 안정된 관절에서는 아무 문제도 없지만, 류마티스관절염 환자의 관절이 불안정하게 될 때 심한 PIP 아탈구 위험이 있을 수 있다.

이러한 아탈구의 힘을 평가하고 증가된 굽힘으로 어떻게 증가되었는지는 PIP관절의 두 분리된 굽힘위치 60°, 90°로 고려된다. 60°에서 굽힘근의 두 팔은 120°를 형성한다(계산상자 그림 14-2). 그 점에서 제한 도르래의 긴장은 평형 시스템 힘줄의 긴장과 같다. 그러나 굽힘의 90°에서 도르래는 힘줄보다 많은 긴장 40%를 지탱해야 한다(계산상자 그림 14-1-2)(Brand, 1985; Brand, Hollister, 1992).

손가락곁인대

손가락 관절의 일반 주요 특징은 굽힘방향에서 기능하고 두 단단한 곁인대와 두꺼운 강화 앞주머니를 가지는 것이다. 앞섬유연골은 바닥판으로 알려져 있다(Neumann, 2010; Tubiana, 1984). 각 손가락의 같은 수준 사이 상당한 차이뿐만 아니라, 손가락의 마디뼈사이와 손허리손가락관절 사이 상당한 차이가 있다(Hakstian, Tubiana, 1967; Kucynski, 1968; Landsmeer, 1955; Smith, Kaplan, 1967; Tubiana, 1984).

MCP관절의 고유기능은 그에 대한 노쪽 곁인대(측부인대, collateral ligament)와 자쪽 곁인대의 위치와 손허리머리의 뼈구성(그림 14-10) 양쪽에서 현저한 비대칭이다. MCP관절의 곁인대는 첫마디뼈의 기초 바닥쪽 가면에 몸쪽 부착으로부터 앞 빗각으로 연장된다. 이 인대 부착부분의 양쪽 비대칭은 이러한 관절 벌림-모음의 비대칭 범위에서 특히 명백하다. 또한 뼈사이의 비대칭 양측

계산상자 14-1

들어올리기 동안 손목부하

팔꿈치관절의 수평 위쪽의 굽힘위치 노쪽 손목관절의 크기 (계산상자 그림 14-1-1, 14-1-2).

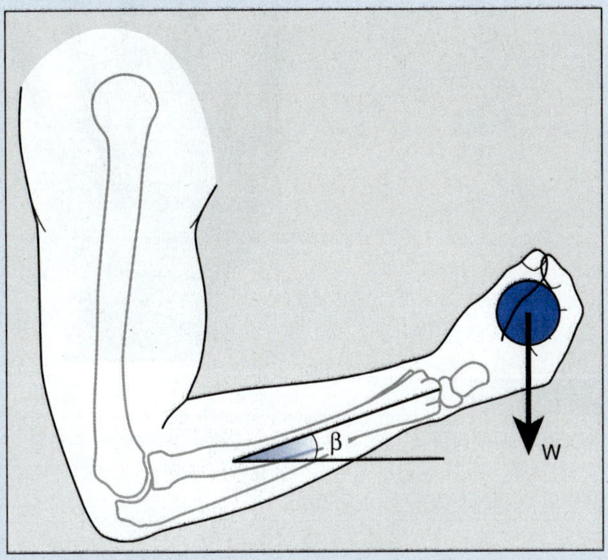

계산상자 그림 14-1-1 가쪽 면. 팔꿈치는 해부학적 위치에서 115° 굽히고(예, 각도 β는 수평 위 15°), 무게, *W*는 손바닥에 놓여 있다.

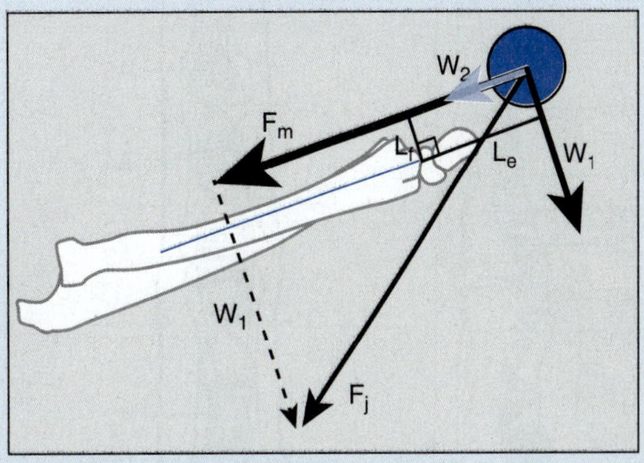

계산상자 그림 14-1-2 손에 든 무게(W_1, W_2), 손목과 손가락 굽힘근(F_m), 노쪽 손목관절반응힘(F_j)의 힘을 나타낸 자유신체도. 또한, F_j의 벡터요소를 풀기 위해 삼각해결과 손목장력(L_e)과 손목굽힘력(L_f)의 모멘트팔을 제시된다. 손목굽힘근 W_1는 F_m 과 같은 방향에서 작용하기 때문에 W_1에 의해서만 일어나는 모멘트를 균형 잡을 것이다(예, 손목 굽히기).

그러므로,

$$F_m\ L_f = W_1\ L_e$$

W_1 에 대한 $W \cos \beta$를 대체하고 방정식을 재정렬하면 다음과 같다.

$$F_m = (W \cos \beta)(L_e/L_f)$$

F_j는 모든 힘의 벡터합계와 같다. 힘의 오른쪽 삼각형에서 묘사된 피타고라스 이론

$$F_j = \sqrt{(F_m + W_2)^2 + W_1^2} = \sqrt{(W \cos \beta)(L_e/L_f) + (W \sin \beta)^2 + (W \cos \beta)^2}$$

방사선 측정은 L_e/L_j=4 이다.

따라서, β = 15°에 대해 F_j = 4.235W 이다.

출처: Karnezis, I.A, (2005). 임상생체역학. 20, 270.

배열은 MCP관절의 전체비대칭에 기여한다(그림 14-11).

MCP관절운동 동안 곁인대의 길이변화 정량화는 관절굽힘의 다양한 정도에서 집게 노쪽과 자쪽 곁인대의 등쪽, 중간, 바닥쪽 3등분의 길이를 분석하기 위해 공면 방사선 기법을 사용한 Minami(1984)에 의해 관찰되었다. MCP관절이 0~80° 굽힐 때 인대의 등쪽 부분은 3~4 mm이고, 중간부분은 약간 폄되고 바닥쪽 부분은 1~2 mm 단축된다. MCP관절이 젖힘될 때 인대의 등쪽 부분은 2~3 mm 단축되고, 중간부분은 약간 줄고, 바닥쪽 부분은 약간 폄된다. 따라서, 양쪽 곁인대의 등쪽 부분은 MCP관절이 굽힐 때 주요 제한 힘을 제공하기 위해 나타나는 반면, 바닥쪽 부분은 MCP관절 폄 동안 제한 힘을 제공한다. 치료사는 흔히 고정이 필요할 때 폄수축을 막기 위해 곁인대의 상대적 폄을 위해 외상이나 수술 후 MCP관절을 굽힘 60~70° 로 부목 고정한다.

곁인대는 MCP관절이 굽힘에 있을 때 팽팽하고 폄에 있을 때 이완된다. MCP관절이 완전굽힘에 놓일 때 손허리머리의 캠구성은 곁인대를 단단하게 하고 폄된 MCP관절이 제한될 때 곁 운동이나 "놀이"가 관찰된다.

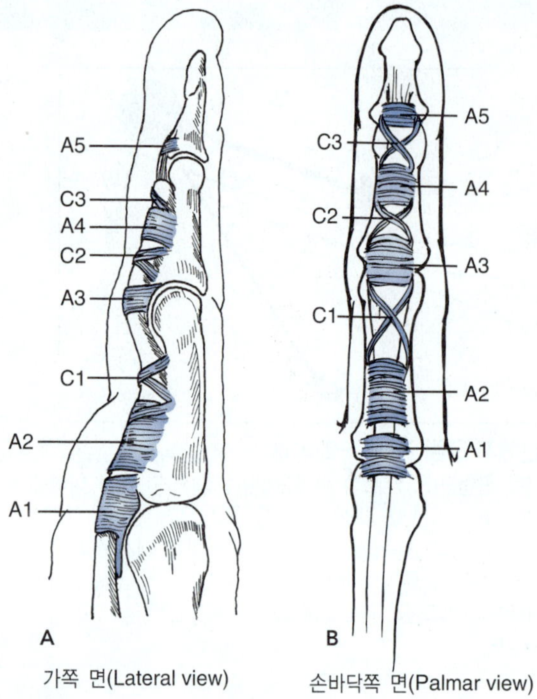

그림 14-9

손가락굽힘근힘줄집의 요소 도해. 5개 강한 고리도르래(A1, A2, A3, A4, A5)는 손가락에 대한 힘줄을 나란히 놓아 효율적 손가락 운동을 보장하는 데 중요하다. 3개의 가늘고 유연한 십자도르래(C1, C2, C3)는 그 무결성을 유지하는 동안 집의 유연성을 허용한다. **A.** 안가쪽 면. *출처 : Doyle, J.R. Hand. In: Dolye J.R, Botte M.j., eds. (2003). Surgical anatomy of the hand and upper extremity. Philadelphia: Lippincotte Williams & Wilkins, 2003: 522-666, with permission.* **B.** 힘줄 없이 말이집의 바닥쪽 면. *출처: Oatis, C.A. (2008). Kinesiology: The Mechanics and Pathomechanics of Human Movement. Baltimore, MD: Lippincott Williams & Wilkins, 344.*

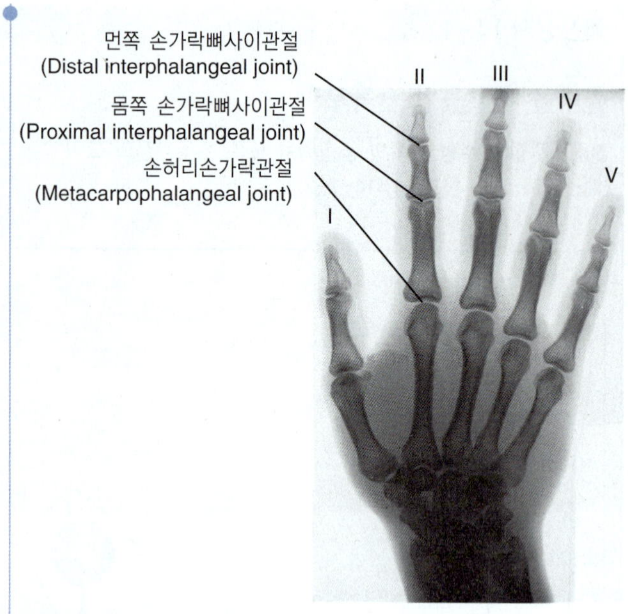

그림 14-10

손허리머리 구성의 비대칭을 보여주는 오른손과 팔목의 뒤앞쪽 방사선사진. 또한 상당히 넓은 먼쪽 표면, PIP관절 몸쪽과 먼쪽 표면의 직경에서 불균형이 명백하다.

그러므로 손가락은 손이 펴지거나 편평하지 않으면, 펼쳐지거나 벌림되지 않는다(Moore, Dalley, 2006).

바닥판을 연결하는 가로손허리뼈사이인대(횡중수골간인대, transverse intermetacarpal ligament)는 MCP관절 부분에 부가 안정성을 준다(그림 14-12). 폄근은 MCP관절의 등쪽 위치에 놓인 가로 얇은 조각에 의해 가로구조에 연결된다.

바닥판 (volar plate)

곁인대와 더부곁인대의 역할 이외에, 바닥판의 기능에 집중해본다(그림 14-13). 더부곁인대는 손허리에서 이는곳(기시점, origin)되어 두꺼운 바닥쪽 섬유연골판으로 닿는(insert) 노쪽과 자쪽 곁인대에 바닥쪽이다. MCP관절의 바닥면의 판은 끝마디뼈의 기초에 단단히 부착되고, 손허리목 바닥면에 헐겁게 붙어 있다. 이 해부학적 배열은 MCP관절 굽힘 동안 이동하는 차양처럼 몸쪽으로 활주되도록 바닥판을 허용한다(Neumann, 2010; Strickland, 1987). 바닥판은 가로손허리뼈사이인대에 의해 연결된 다음 그 이웃의 각 판에 연결된다. 그것은 MCP관절 굽힘 동안 굽힘근의 침습을 막기 위해 관절주머니를 앞으로 강화하는 역할을 하고, MCP관절의 젖힘을 제한한다.

힘줄기전 (tendinous mechanisms)

손가락폄근 부속장치 시스템

긴폄근은 손목의 등쪽에서 그 윤활관절집으로부터 나타나고 MCP관절 위로 흐르는 편평한 구조이다. 그것은 시상띠에 의해 위치를 유지한다. 첫마디뼈의 등쪽에서 이 폄근과 뼈사이 혼합부분은 IP관절 양쪽 위로 펴하는 힘줄복합, 폄근부속장치(폄근작용)를 형성한다(그림 14-14).

긴폄근의 세갈래와 뼈사이 섬유의 패닝(fanning)은 하

계산상자 14-2

PIP관절의 굽힘근 힘줄집 도르래 시스템

아탈구 힘의 크기와 PIP관절 굽힘위치의 증가(계산상자 그림 14-2-1, 14-2-2).

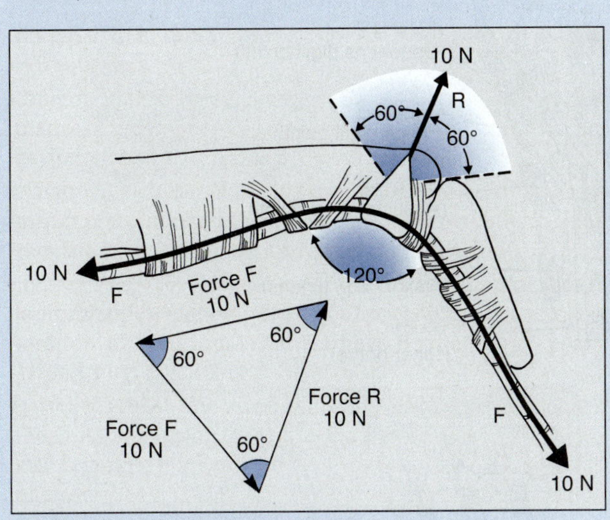

계산상자 그림 14-2-1 가쪽면. PIP관절은 60° 굽힌다. 평형 시스템으로 도르래 시스템의 합력 *R*은 굽힘근 힘줄의 장력 *F* 두 요소의 벡터합계와 같다(예, 10 N). 이러한 세 힘은 힘의 정삼각형 그림으로 나타나 있다.

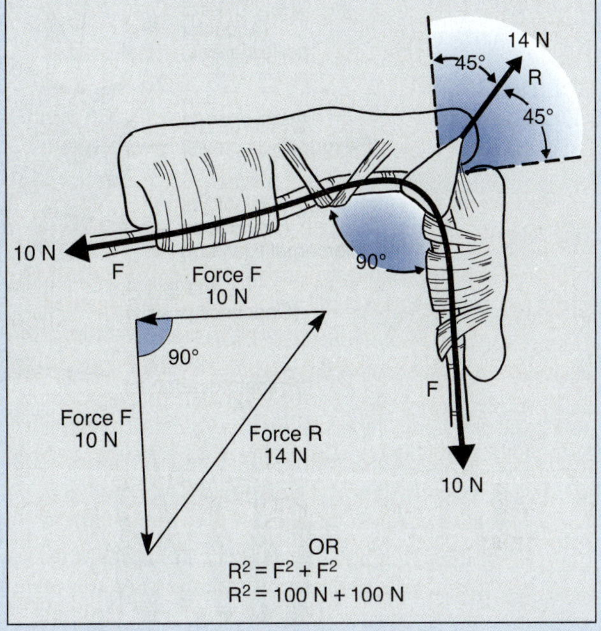

계산상자 그림 14-2-2 가쪽 면. PIP관절은 90° 굽힌다. 힘의 삼각형은 도르래 시스템의 합력 *R*이 14N과 같음을 보여준다. 그러므로 *R*은 1.4F와 같다. 또한 R의 값은 오른쪽 삼각형에서 빗변의 사각이 각 사면의 총계와 같음을 나타낸 피타고라스 이론을 사용하여 구할 수 있다. 출처: *Brand, P.W. (1985). Clinical Mechanics of the Hand. St Louis, MO: Mosby, 30-60.*

나의 중간과 두 개의 가쪽 띠를 형성한다. 중앙띠(중간슬립)는 첫마디뼈의 도르래 위를 등쪽으로 흐르고 가운데마디뼈 바닥에 닿는다. 두 측면띠는 PIP관절의 어깨를 따라 진행된다. 이러한 띠는 먼쪽 마디뼈의 등쪽 거친면으로 닿는 종말힘줄을 형성하면서 먼쪽으로 그 경로를 따라가고 가운데마디뼈의 등쪽 면 위로 결합된다. 이 종말힘줄은 빗각 점착제인대에 의해 몸쪽 마디뼈로 연결된다. 이 인대는 몸쪽 마디뼈에서 이는곳되어 종말힘줄을 연결하기 위해 연장 위치의 관절운동중심으로 바로 바닥쪽 PIP관절 주변 가쪽으로 흐른다.

결합 PIP, DIP관절운동의 폄근부속장치 작용을 예시한 Landsmeer(1949)는 "먼쪽 마디뼈의 이완"을 설명한다(그림 14-15). PIP관절에서 손가락이 굽힘되는 경우 전체 세갈래폄근 부속장치는 중간슬립에 이어 등쪽으로 당겨진다. 가운데마디뼈에서 먼쪽 당김이 일어나기 때문에 이 슬립만으로 팽팽하다. 가쪽 띠는 이완되지만, 같은 거리로 등쪽으로 이동된다. 가쪽 띠의 이완일부는 이러한 띠가 중간슬립보다 이 관절의 운동중심에 가까이 흐르기 때문에 PIP관절의 굽힘을 요구한다. 그러므로, 이완일부는 끝마디뼈의 수동이나 능동굽힘을 허용하지만 능동 폄 없이 남을 것이다. "이완된" 먼쪽 마디뼈는 DIP, PIP관절의 결합 굽힘과 폄의 기능적 기초이다.

반대로 DIP관절이 활발히 굽히는 경우 전체 폄근부속장치는 먼쪽으로 치우침된다. 이것은 중앙슬립(central slip)을 이완하고 동시에 PIP관절 굽힘력을 생성하는 긴장, 빗각점착제인대의 긴장을 증가시킨다. 중앙슬립이 이미 부하되지 않기 때문에 이 관절의 굽힘은 피할 수 없다. 먼쪽 마디뼈의 이완은 속질 대 속질(pulp-to-pulp)

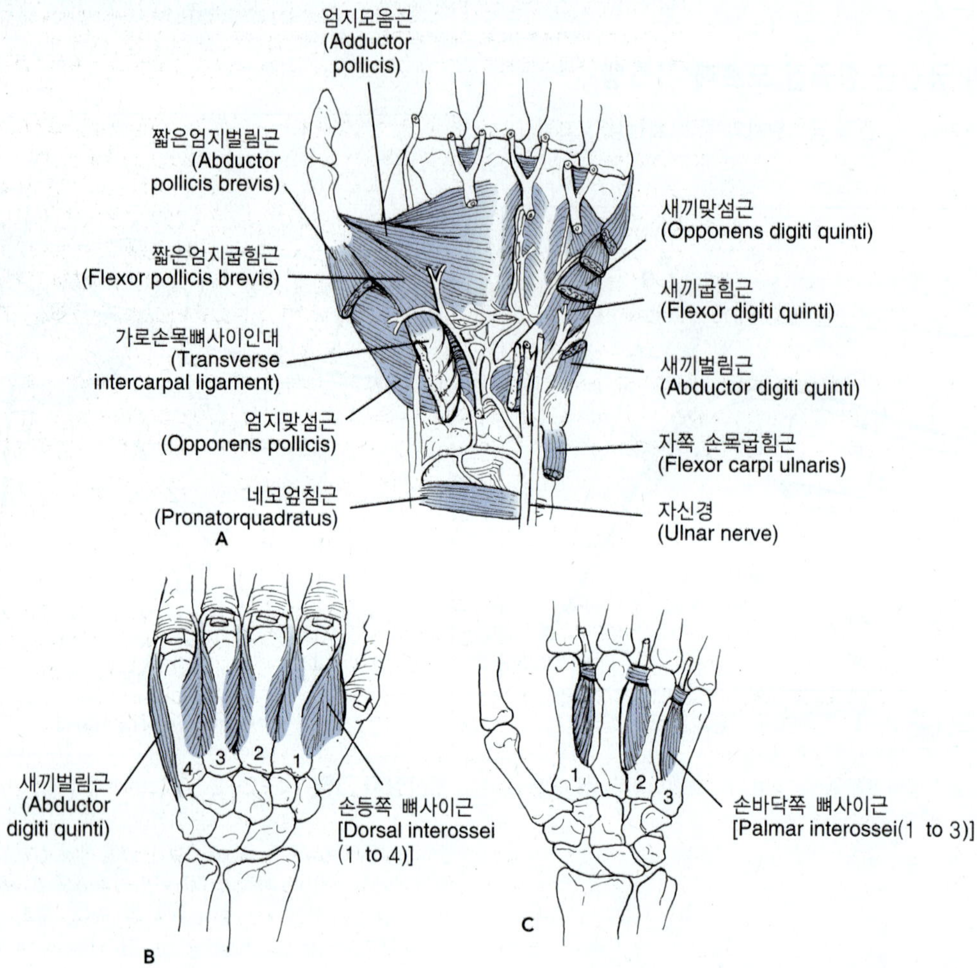

그림 14-11

손의 내재근 **A.** 왼손의 바닥쪽면. **B.** 네 등쪽 뼈사이근과 새끼벌림근를 보여주는 왼손의 등쪽면(손의 중심선에서 이동). **C.** 세 바닥쪽 뼈사이근을 보여주는 왼손의 바닥쪽면. 이 근육은 집게손가락, 반지손가락, 새끼손가락을 모음하고, MCP관절을 굽히고, PIP관절을 폄한다.

출처: Strickland, J.W. (1987). Anatomy and kinesiology of the hand. In E.E. Fess, C.A. Philips (Eds.). Hand Splinting. Principles and Methods(2nd ed.). St Louis, MO: Mosby, 3–41; and Caillet, R. (1982). Hand Pain and Impairment (3rd ed.). Philadelphia: FA Davis.

집기에 기초적이다. 또한 깊은손가락굽힘근의 중간수축을 통해 속질대속질에서 끝 대 끝(tip-to-tip) 집기로 변화를 허용하고, 기능은 바느질과 능동 촉각탐구와 같은 정밀처리에 사용된다.

Sarrafian(1970)은 손가락굽힘 동안 폄근작용의 다른 일부로 긴장을 측정하고 더 나아가 이 현상의 자세한 설명을 위해 스트레인 계측기를 사용했다. 그들은 PIP 굽힘의 60° 이상 중앙슬립긴장에서 증가와 90° 이상에서 가쪽 띠의 전체이완됨을 발견했다.

능동조절기능 (Active control mechanisms)

손목의 근육기전 (muscular mechanisms of the wrist)

손목관절결합은 표 14-1에 나타난 근육과 그 작용의 10개 손목힘줄에 의해 그 주변에 싸여 있다. 세 굽힘근과 세 폄근은 손목 굽힘과 폄뿐만 아니라, 노쪽과 자쪽 치우침을 조절하는 손목운동이다. 네 부가근육은 아래팔의 엎침과 뒤침을 조절한다. 근육 8개는 아래팔에서 이는곳되고, 두 개 근육인 위팔근과 노손목폄근은 팔꿈치 위에서 이는곳된다. 콩알뼈(두상골, pisiform)에 부

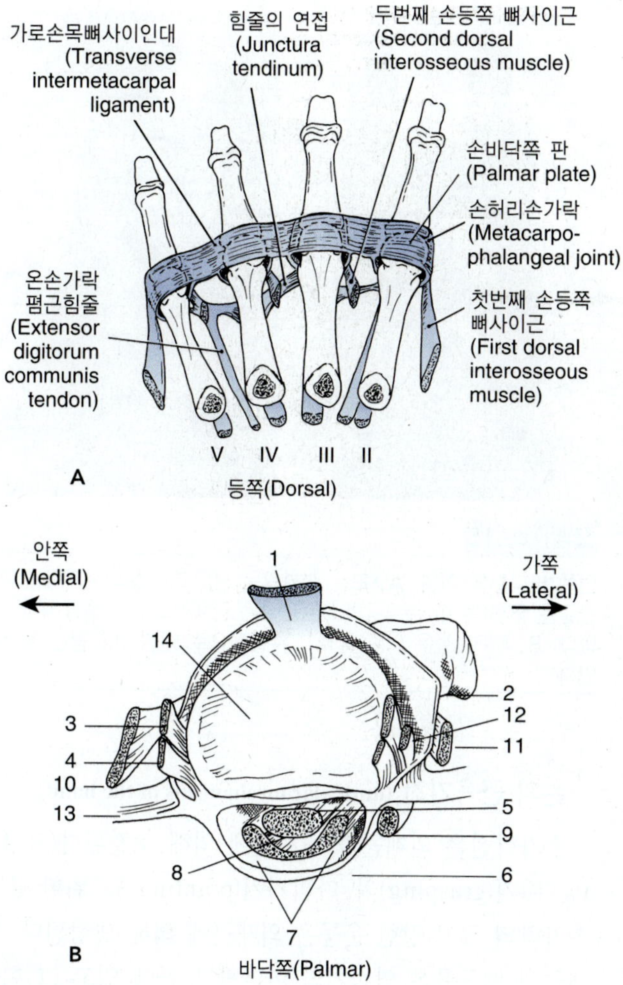

그림 14-12

A. 몸쪽 가로(MCP)활의 섬유구조(오른손의 바닥쪽 면). *출처: Tubiana, R. (1984). Architecture and functions of the hand. In. R. Tubiana, J.-M. Thomine, E. Mackin(Eds.). Examination of the Hand and Upper Limb. Philadelphia: WB Saunders, 1-97.* **B.** MCP관절의 주머니인대구조(몸쪽 손가락관절표면, 가운데손가락, 왼손의 가로면) *1.* 온손가락폄근, *2.* 시상띠, *3.* 곁인대, *4.* 더부곁인대, *5.* 바닥판, *6.* 굽힘근힘줄집, *7.* 얕은손가락굽힘근, *8.* 깊은손가락굽힘근, *9.* 벌레근, *10.* 등쪽 뼈사이근, *11.* 등쪽 뼈사이근, 12. 마디뼈바닥으로 등쪽 뼈사이근의 삽입, 13. 가로손허리사이인대, 14. 몸쪽 마디뼈의 관절표면. *출처: Zancolli, E. (1979). Structural and Dynamic Bases of Hand Surgery (2nd ed.). Philadelphia: JB Lippincott Co, 3-63.*

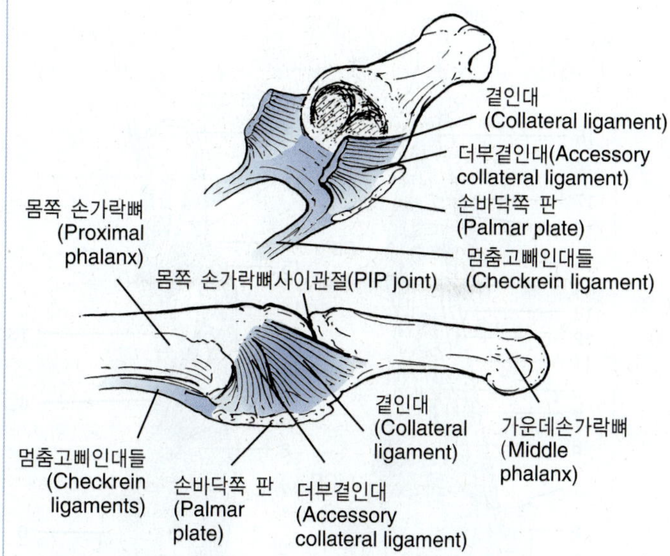

그림 14-13

PIP관절의 경사(**위**), 안가쪽(**아래**) 면. 이 관절은 멈춤고삐인대라고 알려진 몸쪽과 가쪽 폄에 의해 몸쪽 마디뼈에 고정된 바닥쪽 섬유연골판(바닥판), 곁인대, 더부곁인대에 의해 생성되는 강한 삼면인대 지지 시스템으로부터 안정성을 얻는다. *출처 : Strickland, J.W. (1987). Anatomy and kinesiology of the hand. In E.E. Fess C.A. Philips(Eds.), Hand Splinting. Principles and Methods (2nd ed.). St. Louis, MO: Mosby, 3-41.*

착된 자손목굽힘근을 제외한 모든 손목근육힘줄은 손허리뼈에 닿기 위해 손목뼈를 가로지른다.

각 손목힘줄은 운동의 기본적 크기를 가진다. 노손목폄근 각각은 손목굽힘 45°에서 손목폄 45°까지 운동의 90° 활을 통해 각각 14 mm, 19 mm 운동을 가진다. 같은 활의 운동을 통해 자손목폄근운동은 약 7 mm, 노손목굽힘근은 약 22 mm, 자손목굽힘근 약 25 mm이다. 외상이나 수술 이후 유착에 의한 힘줄의 운동손상은 손목운동을 심하게 제한할 수 있다.

손목 축 주변 손가락과 손목의 폄근과 굽힘근 시스템의 배열은 손가락 운동과 집기 동안 위치 안정성을 제공하는 운동력의 길항근군 만들어준다. 예를 들면, 깊은손가락굽힘근과 얕은손가락굽힘근의 수축은 손가락굽힘 운동뿐 아니라 손목굽힘을 가져온다. 그러므로, 손목폄근(노손목폄근, 자손목폄근)은 잡는 동안 손목 안정화를 위해 수축한다.

자손목폄근(척측수근신근, extensor carpi ulnaris), 짧은엄지폄근(단무지신근, extensor pollicis brevis), 긴엄지벌림근(장무지외전근, abductor pollicis longus)의 기여는 손목굽힘 동안 근전도로 평가된다. 기대 근육작용 설명에 더해 이러한 근육은 실질적 곁지지, 손목의

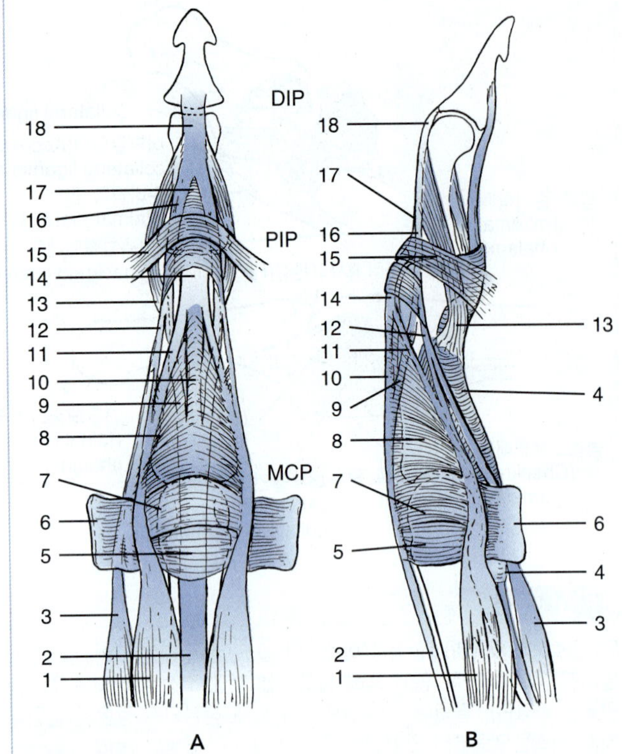

그림 14-14

손가락폄근집합체 도해. *MCP*: 손허리손가락관절, *PIP*: 첫손가락사이관절, *DIP*: 끝손가락사이관절. *1.* 뼈사이근, *2.* 온손가락폄근, *3.* 벌레근, *4.* 굽힘근섬유집, *5.* 시상띠, *6.* 손허리사이인대, *7.* 뼈사이갈고리의 가로섬유, *8.* 뼈사이갈고리의 빗섬유, *9.* 긴폄근 가쪽 띠, *10.* 긴폄근 안쪽띠, *11.* 뼈사이근 가쪽 띠, *13.* 빗지지띠 인대, *14.* 중간슬립의 긴폄근 안쪽 띠, *15.* 가로 지지띠인대, *16.* 긴폄근힘줄 가쪽 띠, *17.* 세모인대, *18.* 종말힘줄. **A.** 등쪽 면. 한 안쪽 띠와 두 가쪽 띠로 중간슬립 세갈래 내 PIP관절 바로 몸쪽 긴폄근(온손가락폄근). 안쪽 띠는 중간 마디뼈의 기초로 닿는다. 가쪽띠는 먼쪽 마디뼈에 닿는 종말힘줄을 형성하기 위해 중간 마디뼈의 등 위를 지배한다. **B.** 시상면. 몸쪽 마디뼈에서 이는곳된 빗지지띠인대는 PIP관절 바닥쪽에서 굽힘-폄의 돌림중심으로 가쪽으로 두른 다음 종말힘줄과 결합한다. *출처 : Tubiana, R. (1984). Architecture and functions of the hand. In R. Tubiana, J.-M. Thomine, & E. Mackin(Eds.), Examination of the Hand and Upper Limb. Philadelphia: WB Saunders, 1-97.*

자쪽 면에 대해 노손목굽힘근(요측수근굴근, flexor carpi radial), 노쪽 면의 짧은엄지폄근, 긴엄지벌림근으로 작용하는 역학적 "조정가능 곁시스템"으로 기능함을 발견했다. 이러한 방식으로 능동조절기능은 기능적 손 작용에 대한 상당한 위치 변이를 제공하는 동안 곁인대 제한의 부족에 의해 떨어진 공간을 충족하기 위한 역할을 한다(사례연구 14-3).

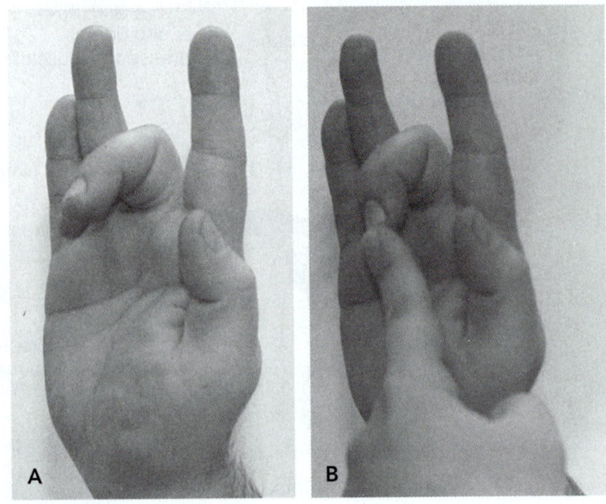

그림 14-15

먼쪽 마디뼈의 이완. **A.** 모든 손가락은 폄되고 가운데손가락의 PIP관절은 굽힌다. 이 손가락의 DIP관절은 전체적으로 조절할 수 없다. **B.** DIP관절은 아주 헐겁고 수동적으로 굽힘이나 폄만 될 수 있다.

손의 근육기전 (muscular mechanisms of the hand)

손가락선은 외재근과 내재근에 의해 조절된다(표 14-1). 쥐기(grasping)와 가리키기(pointing)를 위한 손과 손가락의 크고 강한 운동은 외재근에 의해 생성된다. 외재근의 배근육은 팔꿈치와 아래팔 부근에 있고 그 힘줄은 손과 손가락 선으로 통과한다. 내재근 힘살과 힘줄은 전체적으로 손 내에 제한된다(그림 14-11). 내재근은 외재근에 의해 조절되는 강한 운동을 위해 손가락을 위치하고, 글쓰기와 근육기구 활동과 같은 섬세한 운동과제를 제공한다(Moore, Dalley, 2006). 내부근이 외재근의 기여가 확연히 다르지만, 두 근육 시스템의 협응기능(coordinated function)은 잡기에 적합하거나 부적합한 과제의 큰 범위 내 손의 성공적 실행에 아주 중요하다.

값은 Von Lanz와 Wachsmuth(1970)에 의해 기록된 손의 외재근 근력이 흔히 인용된다. 그 값은 손가락굽힘근의 근력이 폄근의 두 배 이상임을 나타낸다(표 14-3).

운동형상학 (Kinematics)

손목관절의 다양성와 손목운동의 복합은 굽힘-폄 또는 노쪽 치우침-자쪽 치우침의 주요축에 대한 운동의 순간중심을 측정하기 어렵게 만든다. 다양한 연구는 노쪽에서부터 시작되어 자쪽 붓돌기로의 굽힘-폄 축과 굽힘-폄 축에 직각으로 시작되는 노쪽 자쪽 치우침축으로 알머리뼈의 돌림 순간중심을 평가했다. 이 운동형상학적 모델은 손목운동 동안 복합손목운동의 과잉단순화이지만, 기능적 손목운동을 적절히 설명하는 듯하다(Brumbaugh, 1982, Moritomo, 2006; Youm, Yoon, 1979).

손은 그 요소의 각각에 연관된 많은 운동을 조정할 수 있는 아주 유동적 기관이다. 손과 손목운동의 결합은 물체를 만져보거나 잡기 위해 그 형태로 손을 만들 수 있다. 손의 큰 운동은 관절윤곽, 서로 관련된 뼈의 위치, 근육 고유 시스템의 결과이다.

사례연구 14-3

드퀘르벵 힘줄윤활막염

50세 여자학교 교사는 연속 종이자르기 실행 후 엄지의 능동 노쪽 벌림의 통증을 호소한다. 통증은 손목의 등쪽 노쪽 면을 따라 노뼈붓돌기에서 몸쪽으로 뻗어가고 긴엄지벌림근의 수동폄으로 증가된다(Findelstein시험). 정밀검사 후 드퀘르벵 건초염이 증명되었다.

이 사례의 팔목이 건초염의 발달에 기여한 치우침된 노쪽인 동안 엄지의 벌림과 관련된 반복, 강제 업무의 실행에 의해 과용된다. 다른 기여 요인은 손목의 이 첫째 등쪽 요소의 해부학적 구조이다. 엄지의 다중축성 운동을 따라 이 요소의 제한적 부피는 높은 마찰부하에 노출에 이은 염증에 민감한 긴엄지굽힘근과 긴엄지벌림근의 힘줄을 정제한다(사례연구 그림 14-3).

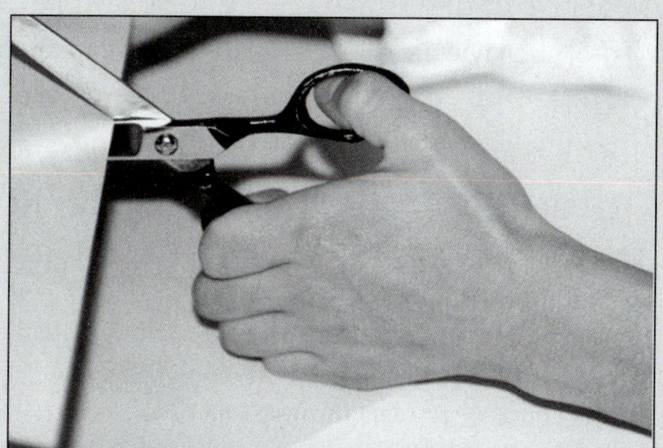

사례연구 그림 14-3

손목의 관절가동범위 (Wrist range of motion)

손목관절복합체는 시상면의 굽힘-폄(바닥쪽 굽힘과 등쪽 굽힘)과 이마면의 노쪽 치우침-자쪽 치우침(벌림-모음), 두 면의 운동을 허용한다. 또한 이 운동의 결합도 가능하다.

축성돌림의 소량이 가능하고 일부 개별 손목에 존재할 수 있지만, 실질적인 관점에서 그러한 돌림이 손목결합을 통해 일어나지 않는다. 엎침과 뒤침으로 표현되는 손의 축성돌림은 몸쪽 노자관절과 먼쪽 노자관절, 노위팔관절에서 일어나는 운동으로 대신 나타난다(Volz, 1980).

최근 3차원 컴퓨터 단층사진법과 이미지와 같은 체내 3차원 이미지 기법이 운동의 중요한, 기능적 면의 손목운동 동안 개별 손목운동을 연구 가능하게 했다. 기능면의 가장 잘된 연구 가운데 자쪽 치우침과 굽힘에 대한 노쪽 치우침과 폄의 위치로부터 운동의 경로를 설명한 다트던지기운동이 있다(Crisco, 2005).

굽힘과 폄 (flexion and extension)

운동의 정상 손목범위는 굽힘의 65~80°, 폄의 55~75°이지만, 개인별로 아주 다양할 수 있다. 먼쪽 노쪽판의 약한 바닥쪽 기울임 때문에 굽힘은 평균 10°까지 폄을 초과한다.

표 14-3

손 외재근의 근력수치

근육	강도(Nm)
긴엄지굽힘근	12
긴엄지폄근	1
긴엄지벌림근	
손목굽힘근으로 작용	1
손목벌림으로 작용	4
짧은엄지폄근	1
얕은손가락굽힘근	48
깊은새끼손가락굽힘근	45
온손가락폄근	17
집게폄근	5

출처: Von Lanz, T., Wachsmuth, W. 1970. Functional anatomy. In J.H. Boyes(Ed.). *Bunnell's Surgery of the Hand(5th Ed.)*. Philadelphia: JB Lippincott Co.

연구자는 굽힘과 폄의 전체 호에 대해 몸쪽 손목열과 먼쪽 손목열의 기여에 대한 다양한 가치를 발견했다. 사체연구에서 Kaufmann(2006)은 몸쪽 손목뼈가 손목 굽힘 동안 고정단위로 운동하지 않음을 제시하면서 굽힘에서 노손배관절에서 일어나는 손목운동의 75%, 노반달관절에서 일어나는 50%를 발견했다. 폄에서 이 발견은 노손배관절에서 발생한 손목운동의 92%로 보다 명확한 반면, 노반달관절에서는 52%만 일어난다. 더 나아가 손배뼈와 알머리뼈는 함께 움직이는 반면, 반달뼈와 알머리뼈 사이 가운데손목운동은 명확하다(그림 14-16).

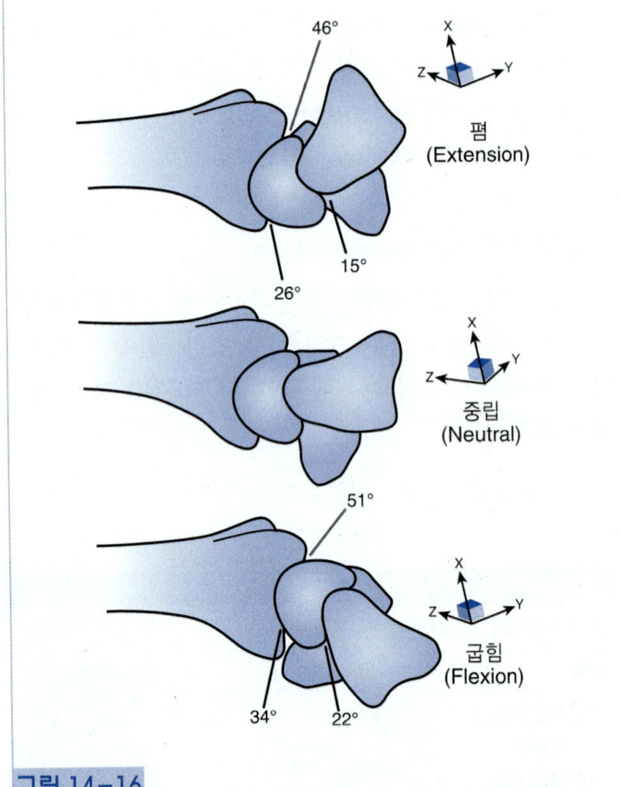

그림 14-16

손목 굽힘-폄 동안 노손목, 가운데손목관절 이미지. 손목 폄의 50°에서 (A) 운동은 노손배관절에서 전체의 92%, 신경에 관련된 노반달관절에서 일어나는 52% (B)와 함께 주로 노손목관절에서 일어난다. 손목굽힘의 68°에서 (C) 운동은 노손목과 노반달관절 모두에서 일어난다. 노손배뼈와 노반달관절에서 각각 전체운동의 75%, 50%. 노반달관절과 알머리반달관절의 운동은 검정선, 노손배관절의 운동은 회색선으로 나타낸다. *출처: Kaufmann, RA., Pfaeffle, J., Blankenhorn, B.D., et al. (2006). Kinematics of the midcarpal and radiocarpal joint in flexion and extension: An in vitro study. J Hand Surg. 31A, 1142.*

노쪽 및 자쪽 치우침 (radial and ulnar deviation)

노쪽-자쪽 치우침의 전체 호는 약 50~60°이며, 노쪽으로 15~20°이고 자쪽으로 35~40°이다(Neumann, 2010). 먼쪽 손목열은 노쪽과 자쪽 치우침 양쪽에서 손가락선을 따르는 반면, 몸쪽 손목열은 자쪽 치우침 동안 큰 운동으로 손운동에 반대 방향으로 활주한다. 노쪽과 자쪽 치우침은 주로 가운데손목관절에서 일어난다. 예를 들면, Kaufman(2005)은 사체 견본 3차원 컴퓨터 촬영기법을 이용하여 알머리 노쪽 치우침 운동에서 22°를 관측했지만, 손배뼈와 반달 노쪽 치우침에서는 각각 4°와 3°로만 관측되었다.

노쪽 치우침 동안 손배뼈는 노쪽 붓돌기의 손상 결과로 굽힘(먼쪽 축의 바닥쪽 돌림)을 겪는다(그림 14-17A). 이 손배운동은 손배반달인대를 통해 첫 열을 가로질러 전이된다. 그래서 노쪽 치우침에서 손배뼈가 굽히고 몸쪽 손목열에서 그러하다. 손배와 몸쪽 손목열의 밀접한 운동은 자쪽 치우침 동안 폄쪽으로 뒤바뀐다(그림 14-17C). 자쪽 치우침 동안 세모뼈는 갈고리뼈의 몸쪽 이동에 의해 바닥쪽으로 치우침된다. 결국 세모뼈의 운동은 반달뼈를 폄시킨다.

이중 V 시스템은 바닥쪽 손목사이인대에 의해 형성되고, 노쪽 반달과 자쪽 반달인대 정제를 노쪽-자쪽 치우침 동안 지원한다(그림 14-18). 몸쪽 V의 정점은 반달뼈에 있고, 먼쪽 V의 정점은 알머리뼈에 있다. 자쪽 치우침의 몸쪽 V의 중간팔 자반달인대는 조금 비스듬히 있고 반달뼈의 노쪽 치우침을 막는다. 가쪽 팔, 노반달인대가 세로로 이는곳되고 반달 폄을 제한한다. V 구성은 이제 L 이다. 또한 먼쪽 V는 L이 되지만 반대 방향이다. 손배뼈(주상골, navicular)와 알머리뼈(유두골, capitatum)를 연결하는 가쪽 고유인대섬유는 이 운동 동안 알머리뼈의 중간 자쪽 이동을 점검하기 위해 조금 비스듬해진다. 세모뼈에서 알머리뼈로 안쪽 섬유는 세로로 이동하고 알머리뼈 굽힘을 조절한다. 노쪽 치우침에서는 반대 구성이 적용된다(Neumann, 2010).

다트 던지기 운동 (dart thrower's motion)

노뼈의 폄에서 자뼈의 굽힘으로의 원호는 다트던지기 운동(DTM)으로 알려져 있고, 기능적 중요성뿐 아니라

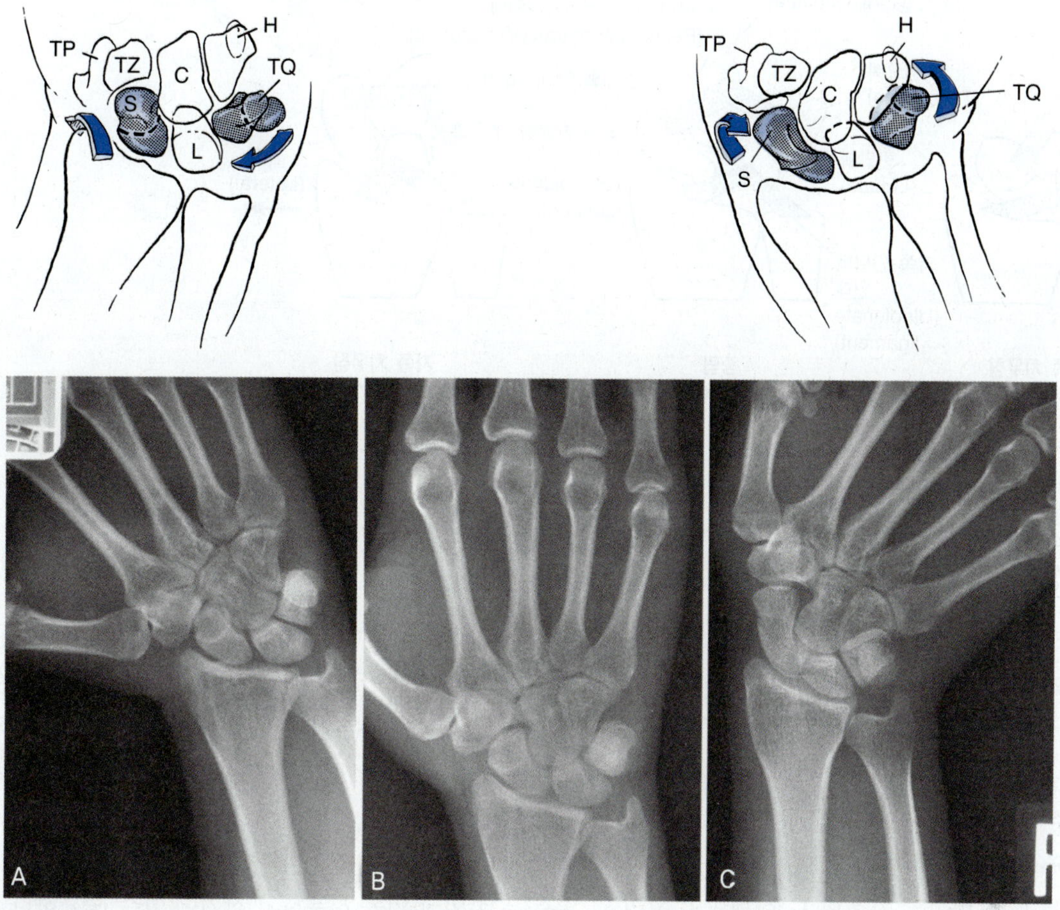

그림 14-17

노쪽 치우침(A), 중립(B), 자쪽 치우침(C)의 손목뼈 위치를 나타내는 오른쪽 손목과 손(등쪽 면)의 방사선 사진. 그림의 *화살표*는 손목운동의 몸쪽열의 뼈 일반운동을 나타낸다. 손배뼈는 단축되어 그려지고, 반달뼈는 삼각형이고, 세모뼈는 갈고리뼈의 몸쪽에 위치한다. 노쪽 치우침에서 몸쪽 열의 뼈는 폄된다. 손배뼈는 폄되어 나타나고, 반달모양은 작은마름뼈로 나타나고, 세모뼈는 갈고리와 연관된 말단이다. *TP*: 큰마름뼈, *TZ*: 작은마름뼈, *C*: 알머리뼈, *H*: 갈고리뼈, *TQ*: 세모뼈, *L*: 반달뼈, *S*: 손배뼈. *출처: Taleisnik, J. (1985). The Wrist. New York: Churchill Livingstone.*

발전성을 가지고 있다. DTM 원호는 공 던지기에서 도끼 휘두르기까지 섬세한 운동조절과 운동요구의 다양한 수준의 과제에 사용된다. 최근 체내 연구는 DTM 동안 손목운동, 노자쪽 치우침과 굽힘-폄의 기본면 운동을 비교, 대조하기 시작했다(예, Crisco, 2005; Moritomo, 2006).

DTM 동안 노손목관절과 가운데손목관절의 운동축은 모이고, 그로 인해 상대적으로 넓은 원호를 통한 시너지 운동을 허용한다(Moritomo, 2006). 더 나아가 손배뼈와 반달뼈 운동은 굽힘-폄 또는 노쪽-자쪽 치우침 중 하나와 비교된 DTM 원호 내내 최소화된다(Crisco, 2005). 그러므로 DTM 동안 몸쪽 손목열은 근력과 기민성 모두 실행하거나 어느 하나를 요구하는 운동의 안정된 기반을 형성한다. Crisco(2005)는 손배뼈와 반달뼈와 관련된 일반 손상이나 수술에 이은 회복노력은 DTM 운동경로를 따라 운동이 일찍 시작되는 경우 이러한 손목뼈를 보호하는 동안 보다 신속히 개선된 기능을 이끌 수 있다.

아래팔 엎침과 뒤침 (forearm pronation and supination)

적합한 손목운동의 일부가 아니지만, 아래팔 엎침과

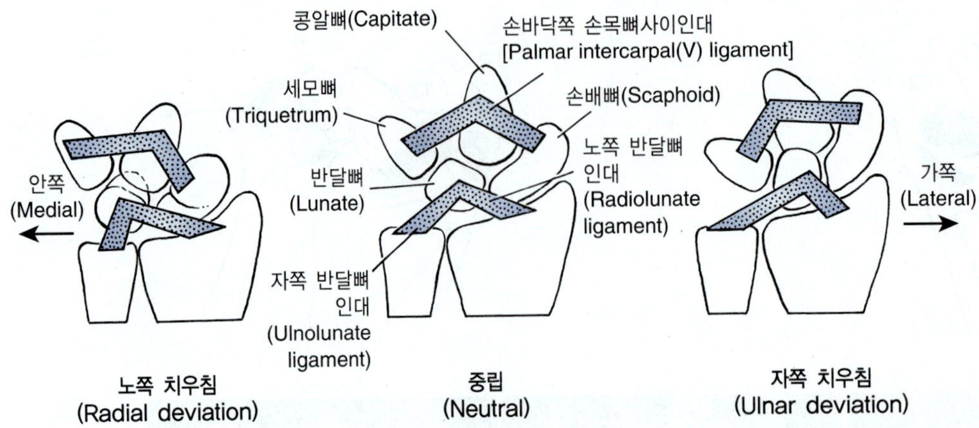

그림 14-18

노쪽 치우침, 중립위치, 자쪽 치우침 손목의 자반달, 노반달인대와 바닥쪽 손목뼈사이(V, 세모)인대에 의해 형성된 이중 V 시스템 배열의 변화를 나타낸 도해(오른손의 바닥쪽 면). *출처 : Taleisnik, J. (1985). The Wrist. New York: Churchill Livingstone.*

뒤침 운동은 손과 손목 기능의 고유한 역할을 한다. 엎침-뒤침의 평균가동범위는 160° 이다(엎침 75°, 뒤침 85°). 엎침-뒤침의 축은 위팔뼈작은머리(상완소골두, capitellum)의 중심과 자뼈머리의 중심점을 관통하는 노쪽과 자쪽 양쪽에 사선으로 놓여 있다(Neumann, 2010). 엎침과 뒤침 동안 노쪽 머리는 자쪽의 노쪽 패임과 고리인대에 의해 형성된 섬유뼈사이고리 안쪽 돌림하고, 가쪽 위팔관절융기 면으로 돌림한다. 먼쪽으로 노뼈는 먼쪽 노자관절에서 자쪽으로 활주한다. 먼쪽 노자관절의 등쪽과 바닥쪽 주머니인대는 엎침과 뒤침의 극한 운동을 각각 제한한다(Neumann, 2010).

손가락 가동범위 (Digital range of motion)

엄지와 손가락의 CMC, MCP, IP관절의 다양한 모양은 이러한 관절에서 자유도 차이를 책임진다. 엄지, 대형 웹공간, 엄지 CMC관절의 특별한 구성 고유방위는 손가락 큰 운동과 다양성에 영향을 준다.

손가락 (fingers)

2번과 3번 손허리는 기본적으로 고정된 단단히 알맞은 관절에 의해 작은마름뼈(소능형골, trapezoid)와 알머리뼈(유두골, capitatum)에 서로 연결되어 있다(그림 14-19). 결과적으로 이러한 손허리와 손목뼈는 손의 "고정단위"를 구성한다. 갈고리뼈의 4번, 5번 손허리관절은 운동의 온건한 정도를 허용한다. 4번 CMC관절에서 굽힘-폄 10~15°, 5번에서 20~30°. 이러한 손허리의 제한된 바닥쪽 치우침이나 경사가 일어날 수 있다. 이 운동은 손의 파임을 허용하고 잡기에 아주 중요하다.

네 번째 손가락의 MCP관절은 벌림-모음으로 결합된 약한 엎침-뒤침(가로면), 벌림-모음(이마면), 굽힘-폄(시상면), 세 면의 운동을 허용하는 단일관절융기 가동관절이다(그림 14-10, 14-19) (Hagert, 1981).

0에서의 MCP굽힘 범위는 약 90° 이지만(그림 14-20A), 이 값은 손가락에 따라 다르다. 5번 손가락은 가장 많이 굽히고(약 95°) 집게손가락은 약 70° 이다(Batmanabane, Malathi, 1985). 0 이상 폄은 상당히 다양하고 관절이완에 달려 있다.

네 손가락의 PIP와 먼쪽 관절은 관절표면의 혀-고랑 맞춤 결과로 양쪽 관절융기 경첩이다(그림 14-10, 14-19). 이러한 표면은 이러한 관절의 가능한 운동인 굽힘-폄 범위 내내 밀접하게 조화된다. 굽힘은 손의 면에서 손가락의 0 위치에서 측정된다. 굽힘의 큰 범위, 110° 이상은 PIP관절에서 일어난다(그림 14-20B). 약 90° 굽힘은 DIP관절에서 일어난다(그림 14-20C). 젖힘이라는 0 이상 폄은 특히 PIP관절 내 인대이완에 주로 의존하지

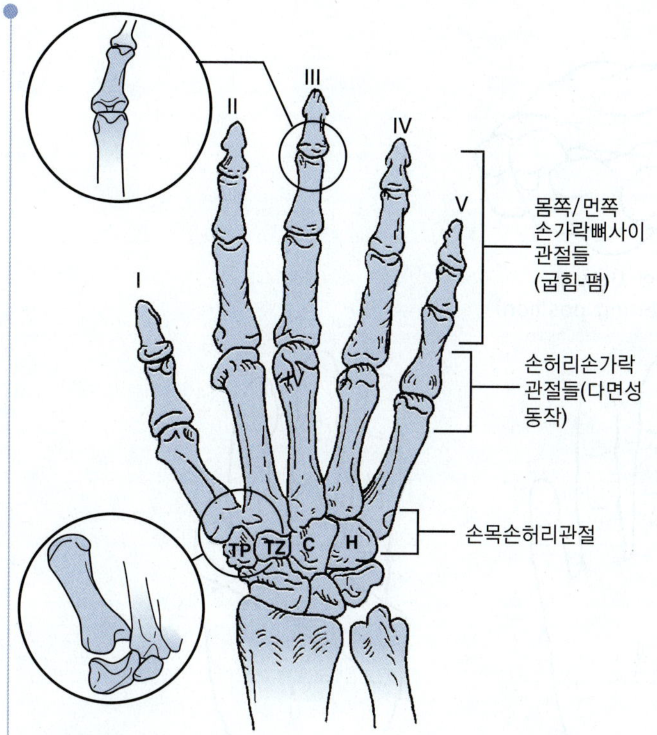

그림 14-19

손가락 선의 관절 그림(오른손의 등쪽이면). CJT 손허리뼈와 큰마름뼈(*TP*) 사이의 CMC관절은 한 팽팽한 볼록이 다른 오목으로 들어간 두 개의 안장형태이다(**삽입그림**은 확대상태). 이 배열은 넓은 원호의 엄지운동을 허용한다. 각각 작은마름뼈(*TE*), 알머리뼈(*C*)와 함께 그리고 서로 2, 3번 손허리를 연결한 팽팽한 관절은 상대적으로 고정적이고 손의 "고정단위" 이러한 네 뼈를 정제한다. 4번과 5번 손허리사이관절과 갈고리뼈(*H*)는 굽힘과 폄의 적절한 양을 허용한다. 네 손가락 MCP관절의 단일관절융기구성은 삼면운동과 그 조합을 허용한다. 대조적으로 손가락 사이 이중관절융기 경첩관절의 혀-고랑 관절윤곽은 한 면의 운동(굽힘-폄)을 제한하고 전단과 돌림힘에 저항하는 이 관절의 안정성에 기여한다(**삽입그림**은 빗면의 전형적 IP관절의 확대).

만 DIP와 PIP관절의 일반 특징이다.

MCP, PIP, DIP관절의 가동범위는 세 관절 각각 개별로 기록된다. 이에 더해 혼합측정 점수는 흔히 기록된다. 능동이나 수동 운동, TAM(총 능동운동) 또는 TPM(총 수동운동)의 총점은 표현된 세 관절 각각에 대한 폄 부족을 뺀 주어진 손가락의 MCP, PIP, DIP관절의 굽힘 전체 가능 정도의 총계를 나타낸다.

엄지 (thumb)

CMC수준에서 엄지 손허리뼈바닥은 큰마름뼈로 안장

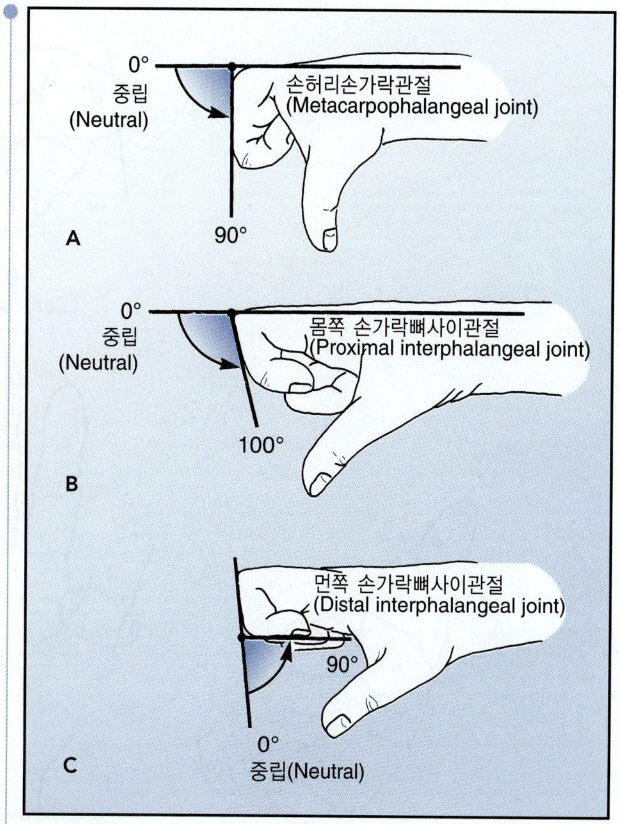

그림 14-20

등쪽 손과 손목의 등쪽 면에 있는 폄된 손가락의 중립위치로 시작되는 손가락 세 관절의 굽힘 **A**. MCP관절의 평균 70~90° 굽힘. **B**. PIP관절의 평균 100° 이상 굽힘. **C**. DIP관절의 평균 90° 굽힘. *출처: Joint Motion Method of Measuring and Recording. Rosemont, IL, American Academy of Orthopaedic Surgeons, 1965.*

관절(saddle joint)을 형성한다(그림 14-19). 이 구성은 손바닥면에서 노쪽 방향으로의 원뿔공간폄을 통해 큰 가동범위를 엄지 손허리에 허용한다. 첫손허리의 운동은 2번째 손허리의 노뼈나 바닥쪽 벌림 정도를 설명하여 손의 면으로 수행하는 운동 면을 정의한다. 엄지의 굽힘과 폄은 MCP, IP관절운동을 보유한다.

기능적으로 엄지의 가장 중요한 운동은 새끼손가락의 패드로 엄지를 이동하는 CMC관절의 돌림으로 결합된 벌림의 반대이다. 그런 다음, MCP, IP관절의 굽힘은 손끝에 엄지를 근접하게 한다(그림 14-21). 엄지의 패드가 5번째 손가락의 패드에 닿을 때 완전 반대로 나타난다. 5번 손가락에 대한 엄지의 가쪽 방위는 패드 대 패드 집

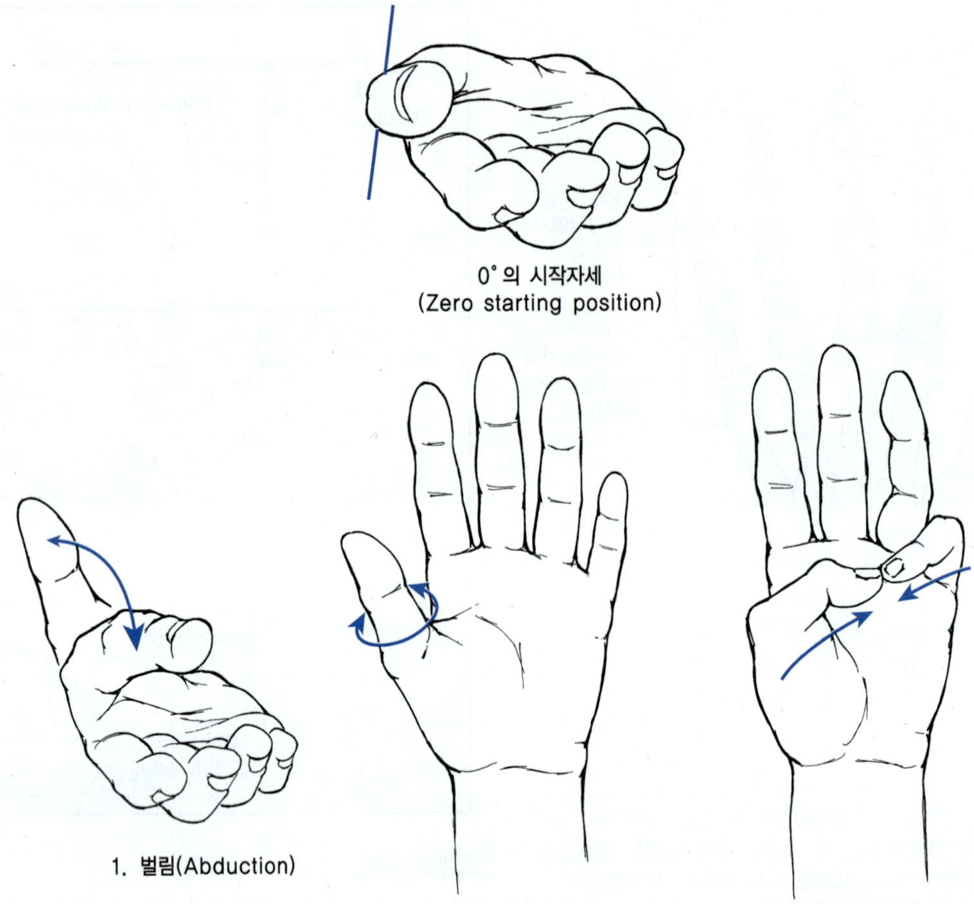

그림 14-21

집게손가락과 나란히 펴된 엄지로 시작되는 엄지의 맞섬은 *CMC*관절의 벌림과 돌림의 조합운동이다. *MCP*와 IP관절의 굽힘은 5번 손가락에 근접한 엄지끝을 가져온다. 4, 5번 손허리의 바닥쪽 치우침이나 하행 그리고 5번 손가락 MCP와 IP관절의 굽힘은 엄지와 5번 손가락 사이 끝 대 끝 접촉을 가져온다. *출처: Oatis, D.A. (2008). Kinesiology: The Mechanics and Pathomechanics of Human Movement. Baltimore, MD: Lippincott Williams & Wilkins, 279.*

기가 있을 때만 완전히 고려되는 엄지 맞섬을 정의하는 반대근육 사용이기 때문에 굽힘과 모음의 사용을 나타낸다.

엄지의 MCP관절은 손가락관절과 닮아 있다. 0 위치에서 굽힘범위는 적게는 30° 많게는 90°까지 개인별로 상당히 다양하다. 0 위치의 폄은 약 15°이다(Batmanabene, Malathi, 1985). 가장 먼쪽 관절인 엄지의 IP관절은 손가락의 먼쪽 관절에 닮아 있고 유사하게 실행한다.

기능적 손목운동 (Function wrist motion)

관절에 가까운 관절은 보상운동을 제공할 수 있기 때문에 손목운동의 상당한 손실에서 조차 일상생활활동으로 상당히 방해받을 수 있다. 손목 굽힘-폄 범위의 근전도 연구는 45° 원호(폄의 10~35°)가 대부분을 실행하는 데 충분한 것으로 보이는 14개 활동 성취에 요구된다(Brumfield, Champoux, 1984). 신체의 다양한 위치에 손을 배치하는데 요구되는 개인 케어의 7개 활동은 굽힘 10° 폄 15° 내 성취되고 대부분은 손목의 약간 굽힘으로 실행되었다. 먹기, 마시기, 전화 사용, 독서와 같은 손목운동 원호가 요구되는 기타 필요활동은 굽힘 5°, 폄 35° 운동으로 성취되었다. 거의 모든 이러한 연속 과제는 폄만 요구된다. 의자에서 일어나기는 거의 63°에 이르는 운동의 가장 큰 원호를 사용했다. 또한 Volz(1980)는 손목 운동의 손실이 일상생활활동의 성취를 심각하게 방해하지 않음을 발견했다. 4개 다른 위치의 손목고정 지원자는 10개 활동의 성취율에 요구되고, 그런 다음 성취평균이 고정의 각 위치에 대해 계산되었다. 결과는 폄의 15°에서 손목고정으로 손기능의 최소 보상을 나타내고(일반성취의 88%) 손목의 가장 큰 불능은 자쪽 치우침의 20°에 있었다(일반성취의 71%). Ryu(1991)는 일상 대부분의 활동이 전체손목운동의 70%로 실행될 수 있다는 사실을 발견했다(굽힘과 폄 각각 40°, 조합된 노쪽과 자쪽 치우침 40°).

손목과 손 운동의 상호작용 (Interaction of Wrist and Hand Motion)

손목운동은 손가락과 손의 섬세한 운동조절을 증대하는데 중요하다. 손가락과 반대 방향의 손목 위치는 손가락 힘줄의 기능을 변경하여 최대 손가락운동을 얻을 수 있다. 폄으로 증가된 굽힘을 허용하면서 손목 폄은 손가락 굽힘에 협력작용하 손가락 굽힘근의 길이를 늘린다(그림 14-22A)(Tubiana, 1984). 반대로 손목의 일부 굽힘은 완전 손가락 폄을 돕고 손가락을 자동으로 열도록 유발하면서 긴폄근에 힘줄을 놓는다(그림 14-22B).

손목폄근의 협력 운동과 보다 강한 손가락 굽힘근은 손목 구조에 의해 조성된다. 손목뼈 활의 심층 내 손목을 가로지르는 손가락 굽힘근은 손목위치에 최소 영향을 주면서 손목 굽힘-폄 축에 근접하여 유지된다. 대조적으로 외재손목 굽힘근과 외재근은 손목 위치에 대해 최대 모멘트 팔을 제공하기 위해 주변부에 넓게 위치한다.

손목은 손가락 굽힘근의 위치와 기능적 길이가 변하면서 손가락의 합력은 쥐기 능력에 영향을 주면서 다양하다. Volz(1980)는 쥐기근력과 손목 위치의 관계를 근전도 검사로 평가했다. 쥐기근력 67, 134, 201, 268 N은 손목의 5개 위치, 굽힘 40°와 20°, 중립, 폄의 20°와 40°에서 평가되었다. 쥐기근력(grip strength)은 손목폄 약 20°에서 가장 크고 손목굽힘 최소 40°에서 가장 작았다. 폄 40°, 중립에서 쥐기근력은 최대값보다 약간 낮았다. 중간과 먼쪽 마디뼈에서 생성되는 힘의 손목위치 영향에 대한 Hazelton(1975) 연구는 가장 큰 힘이 자쪽 치우침의 손목으로 생성되었고 다음 크기는 폄에서 그리고

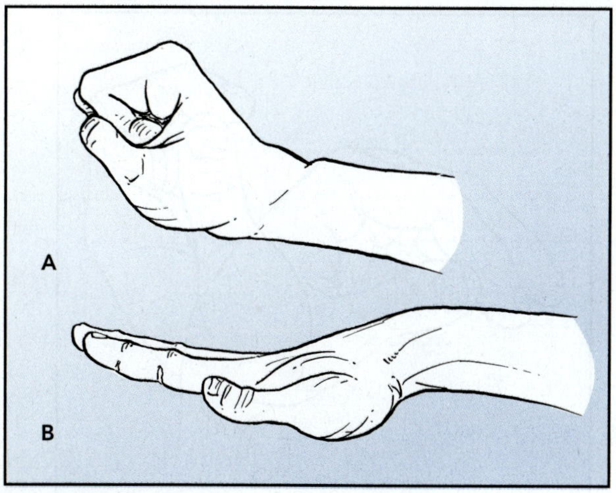

그림 14-22
손가락기능의 손목위치 역할. A. 손목의 약간의 폄은 굽힘근에게 완전굽힘을 허용하는 최대기능길이를 얻도록 허용한다. B. 손목의 약간의 굽힘은 손을 자동으로 열고 완전 손가락폄을 도우면서 손가락 폄근에 놓인다.

손바닥 굽힘에서 가장 작음을 밝혔다. O'Driscoll(1992)은 최적, 자기선택 위치가 최대 쥐기근력은 폄의 35°, 자쪽 치우침의 7°임을 제시했다. Li(2002)는 손목폄 20°와 자쪽 치우침 5°에서 기록된 최대 손가락힘으로 전체 힘 생산뿐만 아니라 개별 손가락힘에 영향을 손목위치가 가지기도 한다는 것을 보여주기 위해 이 발견을 확장했다. 이러한 연구결과는 잡기에 대해 효과적이고 최대힘을 가지고, 손목은 안정적이어야 하고 약간 폄과 자쪽치우침에 있어야 함을 제시한다. 이 결과는 자쪽 TFCC 구조를 통해 부하전달에 관한 발견과 일치한다.

또한 손목의 위치는 엄지와 손가락의 위치를 변경하여 쥐는 능력에 영향을 준다. 손목이 손이완으로 굽힐 때 엄지의 속질은 집게의 DIP 수준에 도달한다. 손목이 폄되면서 엄지와 집게의 속질은 잡기(gripping)나 집기(pinching)에 대한 최적상황을 만들면서 수동적으로 접촉된다(그림 14-23).

잡기에 적합한 손기능 패턴 (Patterns of Prehensile Hand Function)

손은 잡기에 적합한 기능에서 지지, 조정, 고용하기 위해 고유 및 복합 능력으로 우리에게 제공한다. 손은 물

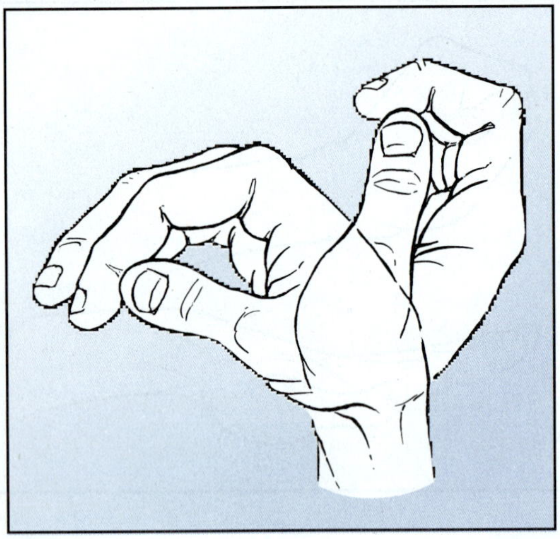

그림 14-23

손목이 굽힐 때 손가락 끝은 집게의 먼쪽 손가락사이관절의 수준에 있다. 폄 내 손목으로 엄지와 집게의 속질은 수동적으로 접촉된다.

체의 능숙한 작용 실행을 위해 다른 손에 기회를 제공하여 물체를 안정화할 수 있다. 우리는 피곤한 머리를 받치기 위해서나 앉기에서 서기로의 이동에 필요한 지지를 제공하기 위해 손의 도움을 구한다. 우리의 손은 가리키기와 같은 잡는 것이 아닌 작용, 긁기나 타자와 같은 반복작업, 클라리넷 연주 또는 필기와 같은 연속 유동작업의 배열에 관여한다(Jones, Lederman, 2006; Neumann, 2010). 손의 잡기에 적합한 운동은 손의 범위 내 부분이나 전체로 물건을 잡거나 쥐는 것이다. 그러한 운동은 모든 형태와 크기의 물건 취급과 관련된 목적 작용의 넓은 범위 내 사용된다. 효율적인 잡기 쉬운 기능은 다음과 같은 가장 중요한 요인들에 달려 있다.

1. 첫 CMC관절의 운동과 4번, 5번 MCP관절의 보다 적은 범위
2. 2번, 3번 CMC관절의 상대적 강체
3. 긴 손가락과 엄지의 활 안정성
4. 긴 외재근과 손 내재근 사이 균형잡힌 시너지와 대항
5. 손의 모든 영역의 적절한 감각 입력
6. 각 손가락 선의 길이, 운동, 위치 사이 정밀 관계

많은 시도가 잡을 수 있는 손기능의 다른 양식을 분류하기 위해 만들어졌다. Napier(1956)는 일반 손의 잡을 수 있는 운동의 악력파악과 정밀파악, 두 개의 뚜렷한 패턴을 인식했다. 안정성 이해에 대한 기본적 요건이 어느 자세에 의해 만들어질 수 있는지를 강조했다.

악력파악(power grip)은 모든 세 관절에서 굽힌 손가락으로 실행된 강제 작용이어서 손바닥으로 안전하게 강제하기 위해 물건을 손바닥면에 위치한 엄지로 손가락과 손바닥 사이에 유지된다(그림 14-24A). 그것은 굽힘근의 근육을 증대하기 위해 약간 손등굽힘하고 자쪽으로 치우침된 손목으로 일반적으로 실행된다.

정밀파악(precision handling)은 섬세히 조절된 방식의 손가락 굽힘면과 엄지 사이 작은 물건의 조정을 포함한다(그림 14-24B). 손목 위치는 다양하여 조정 범위를 높인다. 손가락은 일반적으로 반굽힘 위치 내에 있고 엄지는 바닥쪽으로 벌림되거나 반대로 된다. 특정한 잡을 수 있는 작용은 악력과 정밀파악 모두 포함한다(그림 14-25).

Napier의 분류의 정제로 Landsmeer(1962)는 물건의 강제 잡기(forceful gripping)를 포함하지 않고 정역학적 단계 없이 역학적 과정이기 때문에 정밀파악은 "정밀집기"라 부르기를 제안했다. 악력파악과 정밀집기 모두에서 반지손가락과 새끼손가락에 대한 엄지의 완전대립은 이러한 손가락 손허리의 손바닥 치우침을 통해 얻어진다.

정밀집기의 변형은 엄지손가락, 집게손가락, 가운데손가락이 물건의 정밀잡기에 대한 밀접한 협력작용으로 작용하면서 역동적 작용을 가지고 반지손가락과 새끼손가락은 지지와 정적 조절에 대해 크게 사용되는 부분에 흔히 사용되는 "역동적 삼각대"이다(그림 14-26). 보다 세밀한 설계는 엄지와 집게 사이로 작은 물체집기이다. 이러한 기능은 물건 다루기에 부담이 되는 마디뼈 일부를 따라 끝집기, 손바닥집기, 측면(key)집기, 속질(자쪽)집기로 일반적으로 분류된다(그림 14-27).

악력파악과 정밀집기 사이 다른 중요한 특징은 각 자세에서 엄지의 위치가 기본적으로 다르다는 것이다. 악력파악의 엄지는 모음되고, 정밀집기의 엄지는 손바닥으로 벌림된다(그림 14-24). 또한 아래팔에 대한 손의 관계는 놀랄 만큼 다르다. 악력파악(그림 14-24A)에서

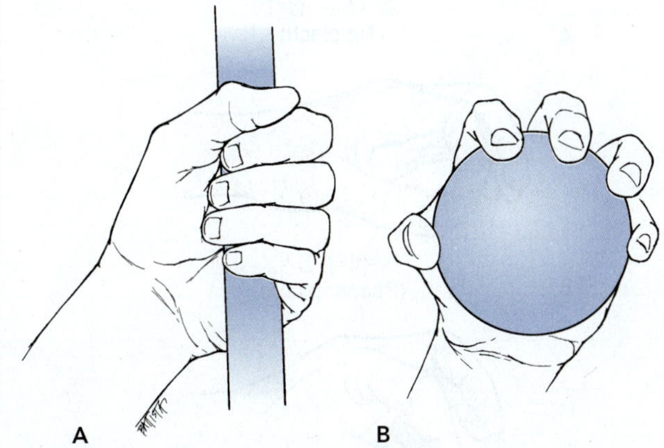

그림 14-24

잡는 방식에 적합한 손기능의 두 기능적 양식. A. 전형적인 악력파악. 모음된 엄지는 부분적으로 굽힌 손가락과 바닥쪽으로 클램프를 형성한다. 손허리 4번, 5번의 바닥쪽 경사와 각각 MCP관절의 부가 굽힘은 손가락을 바닥쪽에 대해 단단히 물건을 잡도록 가능하게 한다. 역압력은 바닥쪽이면 부근에 놓인 엄지에 의해 적용된다. 손목은 굽힘근의 힘줄을 증가하기 위해 약간 손등 굽힘되고 자쪽으로 치우침된다. 비스듬한 긴 축을 따라 물건잡는 방식(바닥쪽 고랑)은 여기서 보여지며, 가로 상의 긴 축을 따라 물체잡기보다는접촉에 대한 더 큰 부분과 조절에 관련한다. B. 전형적 정밀 기법. 물건은 손가락과 엄지 굽힘근면 사이에 집는다. 손가락은 반굽힘되고 엄지는 벌림되고 반대로 된다. 손목은 손등굽힘된다.

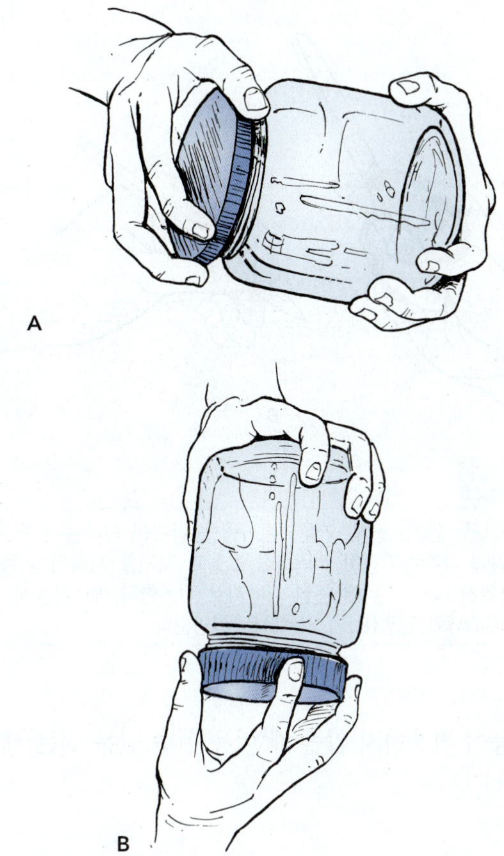

그림 14-25

손기능의 두 기본적 양식은 단단히 닫힌 병두껑을 여는 데 사용된다. A. 운동이 시작되면서 오른손은 악력파악 자세를 취한다. B. 두껑이 헐거워지면서 손은 마지막 여는 단계를 실행하기 위해 정확한 자세를 취한다.

손은 일반적으로 자쪽으로 치우침되고 손목은 중립위치 주변에 유지되어서 엄지의 긴축은 아래팔의 것과 일치한다. 이런 방식에서 엎침과 뒤침은 아래팔에서 물건으로 전달될 수 있다. 정밀집기에서(그림 14-24B) 손은 일반적으로 손목 노쪽 치우침과 자쪽 치우침 사이 중간에 유지되고, 손목은 엄지의 자세에서 놀랍도록 반영된다. 정밀에 대한 요구가 최소이거나 없는 경우 엄지는 손가락 가운데마디뼈의 등 위를 감싸고 강화 기능으로 순수하게 작용한다. 정밀요소가 펜싱잡기와 같은 지배적인 악력파악이 요구되면(그림 14-28), 엄지는 원기둥의 긴 축으로 모음되고 정렬되어서 자세의 작은 조정 수단으로 적용된 힘의 방향을 조절할 수 있다. 악력파악 범위의 다른 극한에서 석탄망치잡기는(그림 14-28B) 엄지가 손가락 클램프 작용을 강화하는 데 전적으로 점유된 잡을 수 있는 기능의 가장 미숙한 형태이다. 빈 손으로 이러한 극한의 예는 주먹쥐기(bunched)이다(그림 14-28C).

반대위치로 엄지 돌림은 강한 파악 또는 섬세한 정밀 파악이 요구되든 거의 모든 손기능의 요건이다. 그러나 일부 예에서 엄지는 손가락이 굽힐 때 갈고리파악(hook grip)에서처럼 전혀 포함하지 않을 수 있어서 그 패드는 갈고리를 함께 형성하는 손바닥에서부터 약간 떨어져 평행으로 놓여 있다. 이 자세는 정밀요건이 최소이고 힘이 장기간 연속으로 발휘되어야 할 때 사용되고 유지하기 위해 상대적으로 거의 근육작용을 요구하지 않는다. 기능적으로 갈고리파악 패턴은 잠재력을 제한하고 아주 빈번히 사용되지 않는다. 그 사용의 예는 그 취급에 의해 가방이나 사원가방을 운반하기 위한 것이다. 반대로 손고유근이 마비되거나 심하게 약화된 개인은 모든 기능적 과제완료에 갈고리파악에 의존한다. 갈고리파악은 손

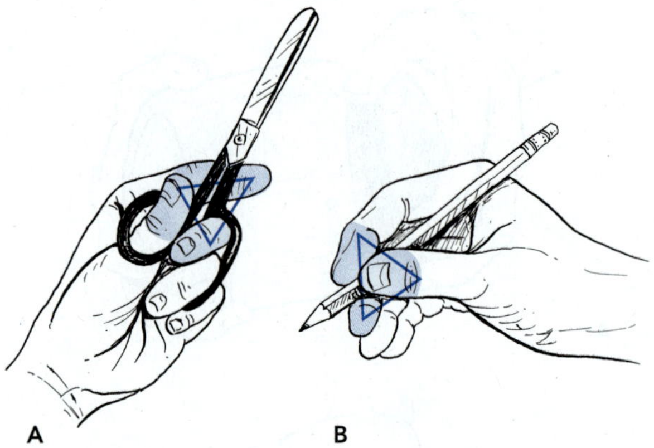

A B

그림 14-26

"동적 삼각대", 엄지, 집게, 가운데손가락을 정확히 다루는 유형은 반지손가락과 새끼손가락이 정역학적 조절과 지지를 제공하는 동안 물건을 정확히 다루기 위해 근접 시너지로 작용한다. 이 기능적 구성은 가위(A)와 연필(B)의 사용으로 설명된다.

A 끝 대 끝 집기 (Tip pinch)

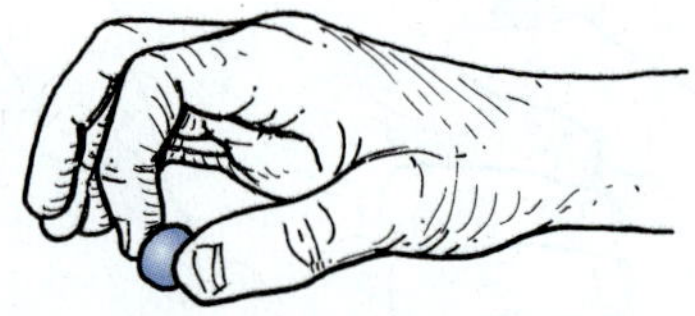

B 손바닥 집기 (Palmar pinch)

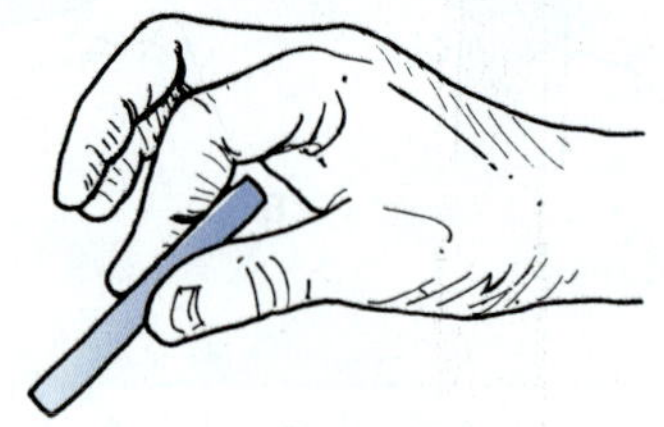

C 측면 집기 [Lateral(key) pinch]

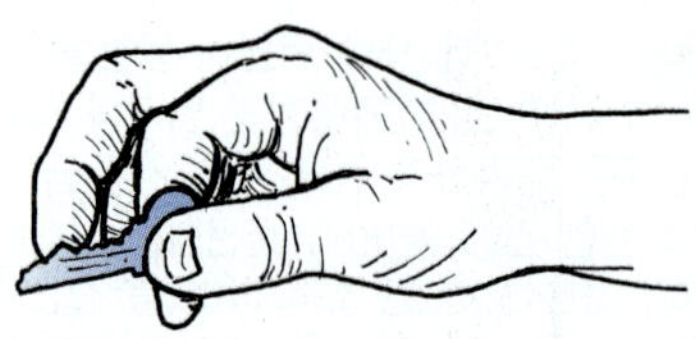

D 속질(자쪽) 집기 [Pulp(ulnar) pinch]

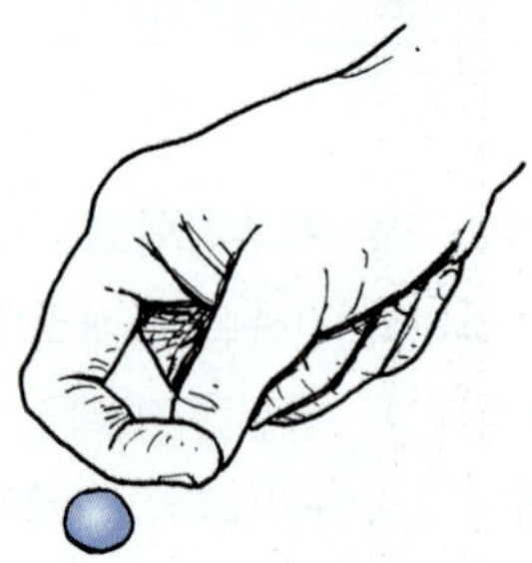

그림 14-27

엄지와 집게 사이 작은 물건 쥐는 방식의 정확한 다룸의 예. 이 쥐는 방식은 물건을 다루는 데 부과된 손가락의 부분에 따라 분류된다. **A**. 끝 대 끝 집기. **B**. 손바닥 집기. **C**. 측면(key) 집기. **D**. 속질(자쪽) 집기.

고유기능이 작용하지 않을 때 이용할 수 있는 쥐는 패턴일 뿐이다.

요약 (Summary)

- 손목은 먼쪽 노뼈, TFCC의 구조, 손허리뼈, 그리고 각각 8개 손목뼈 다중관절의 복잡한 관절복합이다. 손목뼈는 관례적으로 몸쪽과 먼쪽 열로 나뉜다.
- 손목의 운동은 굽힘-폄 그리고 노쪽-자쪽 치우침을 포함한다. 노쪽-자쪽 치우침 동안 안정성은 바닥쪽고유인대와 노반달인대와 자반달인대의 의해 형성된 이중 V시스템에 의해 제공된다.
- 노쪽 폄부터 자쪽 굽힘으로의 원호로 다트던지기 운동은 근육손목열이 악력파악의 기초와 미세운동조절과 제를 형성하는 내내 기능적인 운동활이다.
- 몸쪽과 먼쪽 손목열은 압력 아래 붕괴에 좌우되는 양근육, 양관절 사슬을 형성한다. 안정성은 관절표면의 정밀대립과 복잡하게 얽힌 내재와 외재 인대수축에 의해 제공된다.
- 자손목폄근, 짧은엄지폄근, 긴엄지벌림근은 기능적인 손운동 동안 손목안정성을 제공하기 위해 역학적 측면 시스템으로 작용한다.
- 손목위치는 최대 굽힘과 폄 그리고 효과적 파악을 하도록 손가락 능력에 영향을 준다.
- TFCC는 손목관절을 가로지르는 압력부하 쿠션으로 중요한 역할을 한다.
- 척측수근 굽힘근은 가장 강한 손목운동이고, 굽힘과 자쪽치우침 위치에 손목을 배치하는 경향이 있다.
- 손의 지절가지(finger rays)들은 세 개의 활들에서 배

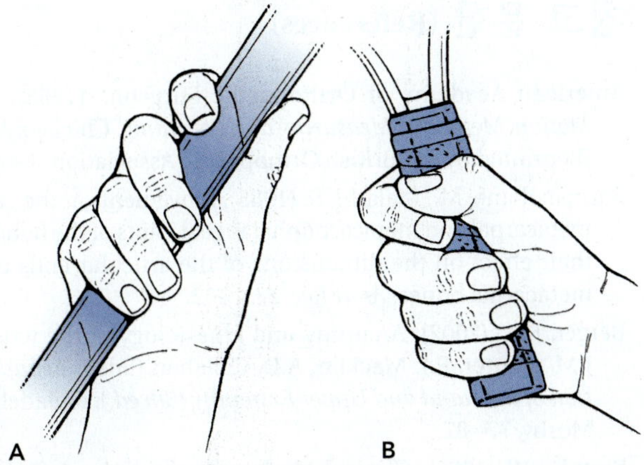

그림 14-28

펜싱 잡는 방식(A)은 정밀요소가 큰 역할을 하는 부분의 악력파악이다. 손가락의 등 위를 감싸는 대신 엄지는 원기둥의 긴축으로 정렬되어 힘이 부과된 방향을 조절할 수 있다. 그렇게 하여 엄지는 손의 노쪽의 강력한 지지대로 영향을 상실한다. 따라서 일부 악력파악은 정밀 관점에서 희생된다. 석탄망치 잡는 방식(B)과 주먹쥐기(C)는 정밀 요소가 없는 강한 악력파악의 예이다. 악력파악의 자쪽 치우침 특성은 양 사례에서 명백하다.

열되어진다. 하나는 세로활 그리고 두 개는 가로활, 뼈손상, 류마티스 질병, 또는 손의 내재근들의 마비의 결과로 활 시스템의 붕괴 또는 교란은 심각한 장애와 변형을 일으킬 수 있다.

- 손은 감각의 주요기관이다. 감성과 운동기능의 조합은 정보와 성취의 기관으로 큰 중요성을 손에 부여한다.
- 작은마름뼈, 알머리뼈, 2번, 3번 손허리뼈는 단단히 맞춰진 관절과 함께 손의 고정단위를 형성한다. 갈고리뼈와 같이 관절에서 4번, 5번 손허리뼈는 쥐기에 대한 중요한 운동, 손바닥 치우침의 적절한 양을 허용한다.
- 엄지의 가장 중요한 운동은 CMC관절에서 돌림으로 결합된 벌림이 새끼손가락 끝으로 엄지를 움직이는 부분의 대립이다.
- 손가락선은 외재근과 내재근 체계의 조합작용에 의해 조절된다. 각 선의 운영은 그 이웃과 완전히 독립적이지 않다.
- 특히 빗지지띠인대에서 손가락폄근 부속장치의 요소는 먼쪽 마디뼈의 이완과 PIP, DIP관절운동의 결합으로 평가된다.
- MCP관절의 고유특징은 손허리뼈머리의 뼈구성, 곁인대의 부착, 뼈사이 배열에서 반영된 비대칭이다.
- MCP관절은 노쪽 곁인대와 자쪽 곁인대에 의해 주로 안정화되고, 서로 바닥판에 연결된 가로손허리사이인대에 의해서도 안정화된다.
- 손가락 굽힘근집 도르래 시스템은 힘줄과 말이집 사이 스트레스 집중부를 최소화하고 손가락굽힘근의 상대적 일정한 모멘트팔을 유지하는 데 중요하다. 2번, 4번 고리도르래는 이러한 관점에서 특히 중요한 역할을 한다.
- 굽힘표면근은 깊은손가락굽힘근보다 전체적으로 큰 운동을 가진다. 굽힘근의 운동은 폄근보다 크고 외재근의 운동은 내재근보다 일반적으로 더 크다.
- 여분의 운동은 먼쪽 관절의 비적절한 운동과 뒤이은 취약으로 인해 도르래시스템의 장애 때문에 어느 한 관절에서 요구된다.
- 손가락굽힘근의 근력은 폄근의 2배 이상이다.
- 효율적으로 잡을 수 있는 기능은 엄지 CMC관절, 4번과 5번 MCP관절, 2번과 3번 CMC관절, 외재근과 내재근 사이 균형잡힌 시너지 대항, 적절한 감각입력의 운동에 달려있다. 전체적인 손가락선과 손허리뼈, 마디뼈의 상대적 길이도 중요하다.
- 엄지의 위치와 손과 아래팔의 관계는 악력파악과 정밀

집기의 가장 중요한 차이점이다.

연습질문(Practice Questions)

1 손은 큰 뻗침 기능을 가지는 예외적 기능 적응의 감각기관이라는 개념으로 빈번히 사용되는 방식이 무엇인지 설명하라.

2 손으로의 세 주요 신경뿌리(정중신경, 자쪽, 노쪽)의 운동신경과 감각신경 기여를 구분하고, 신경성 무결성이 혼합 정중신경 자신경 방해뿐만 아니라, 중하거나 가벼운 손상의 세 중성 근원 각각을 방해하는 경우, 손이 할 수 있는 것이 무엇인지 서술하라.

3 환자가 엄지의 증가된 감각으로 불평을 호소할 때 예리한 치료사는 신경과 관절관련 통증 징후 사이 어떻게 구분하는가?

4 인간 손의 개별 손가락기능이 어떻게 가능한지 설명하라.

5 악력파악과 정밀파악을 구별하고, 양쪽이 필요한 이유 그리고 고유하고 뚜렷한지 설명하라.

6 외재근 수축으로부터 압력 부하 하의 아래팔과 먼쪽 손목 역할 사이 안정성을 제공하는 손목뼈 모양과 고유인대의 역할을 설명하라.

7 세모섬유연골복합의 요소와 기능은 무엇인가?

8 다트던지기 운동 동안 손목뼈의 운동을 설명하고 이 운동의 기능적 중요성을 논의하라.

9 양호한 손기능의 대부분에 일치하는 손목가동범위는 무엇인가?

10 손목위치는 어떻게 쥐는 힘에 영향을 주고, 이러한 영향을 정의하는 기초적인 근육기능은 무엇인가?

참고 문헌 (References)

American Academy of Orthopaedic Surgeons (1965). *Joint Motion. Method of Measuring and Recording.* Chicago: AAOS. [Reprinted by the British Orthopaedic Association, 1966.]

Batmanabane, M., Malathi, S. (1985). Movements at the carpometacarpal and metacarpophalangeal joints of the hand and their effect on the dimensions of the articular ends of the metacarpal bones. *Anat Rec, 213*, 102.

Berger, R.A. (2002). Anatomy and kinesiology of the wrist. In J.M. Hunter, E.J. Macklin, A.D. Callahan (Eds.). *Rehabilitation of the Hand and Upper Extremity (5th ed.).* Philadelphia: Mosby, 77–87.

Brand, P.W. (1985). *Clinical Mechanics of the Hand.* St. Louis, MO: Mosby, 30–60.

Brand, P.W., Hollister, A. (1992) *Clinical Mechanics of the Hand (2nd ed.).* St Louis, MO: Mosby.

Brumbaugh, R.B., Crowninshield, R.D., Blair, W.F., et al. (1982). An in vivo study of normal wrist kinematics. *J Biochem Eng, 104*, 176.

Brumfield, R.H., Champoux, J.A. (1984). A biomechanical study of normal functional wrist motion. *Clin Orthop, 187*, 23.

Caillet, R. (1982). *Hand Pain and Impairment (3rd ed.).* Philadelphia: FA Davis.

Capener, N. (1956). The hand in surgery. *J Bone Joint Surg, 38B*, 128.

Cauna, N. (1954). Nature and functions of the papillary ridges of the digital skin. *Anat Rec, 119*, 449.

Charness, M.E., Ross, M.H., Shefner, J.M. (1996). Ulnar neuropathy and dystonic flexion of the fourth and fifth digits: Clinical correlation in musicians. *Muscle Nerve, 19*, 431.

Crisco, J.J., Coburn, J.S., Moore, D.C., et al. (2005). In vivo radiocarpal kinematics and the dart thrower's motion. *J Bone Joint Surg, 87A*, 2729.

Doyle, J.R., Blythe, W. (1975). The finger flexor tendon sheath and pulleys: Anatomy and reconstruction. In *AAOS Symposium on Tendon Surgery in the Hand.* St Louis, MO: Mosby.

Fess, E.E., Gettle, K.S., Philips, C.A., et al. (2005). *Hand and Upper Extremity Splinting: Principles & Methods.* St Louis, MO: Elsevier Mosby.

Hagert, C.-G. (1981). Anatomical aspects on the design of metacarpophalangeal implants. *Reconstr Surg Traumatol, 18*, 92.

Hakstian, R.W., Tubiana, R. (1967). Ulnar deviation of the fingers. The role of joint structure and function. *J Bone Joint Surg, 49A*, 299–316.

Haugstvedt, J.-R., Berger, R.A., Nakamura, T., et al. (2006). Relative contributions of the ulnar attachments of the triangular fibrocartilage complex to the dynamic stability of the distal radioulnar joint. *J Hand Surg, 31A*, 445.

Hazelton, F.T., Smidt, G.L., Flatt, A.E., et al. (1975). The influence of wrist position on the force produced by the finger flexors. *J Biomech, 8*, 301.

Jones, L A., Lederman, S.J. (2006). *Human Hand Function.* New York: Oxford.

Karnezis, I.A. (2005). Correlation between wrist loads and the distal radius volar tilt angle. *Clin Biomech, 20,* 270.

Kauer, J.M.G. (1979). The collateral ligament function in the wrist joint. *Acta Morphol Neer Scand, 17,* 252.

Kauer, J.M.G. (1980). Functional anatomy of the wrist. *Clin Orthop, 149,* 9.

Kauer, J.M.G., Landsmeer, J.M.F. (1981). Functional anatomy of the wrist. In R. Tubiana (Ed.). *The Hand (vol 1).* Philadelphia: WB Saunders.

Kaufmann, R., Pfaeffle, J. Blankenhorn, B., et al. (2005). Kinematics of the midcarpal and radiocarpal joints in radioulnar deviation: An in vitro study. *J Hand Surg, 30A,* 937.

Kaufmann, R., Pfaeffle, J., Blankenhorn, B., et al. (2006). Kinematics of the midcarpal and radiocarpal joints in flexion and extension: An in vitro study. *J Hand Surg, 31A,* 1142.

Kleinman, W.B. (2007). Stability of the distal radioulnar joint: Biomechanics, pathophysiology, physical diagnosis, and restoration of function. What we have learned in 25 years. *J Hand Surg, 32A,* 1086.

Kucynski, K. (1968). The upper limb. In R. Passmore, J.S. Robson (Eds.). *A Companion to Medical Studies (vol I).* Oxford: Blackwell Scientific Publications.

Landsmeer, J.M.F. (1955). Anatomical and functional investigations on the articulation of the human fingers. *Acta Anat Suppl, 25*(24), 1–69.

Landsmeer, J.M.F. (1949). The anatomy of the dorsal aponeurosis of the human finger and its functional significance. *Anat Rec, 104,* 31.

Landsmeer, J.M.F. (1962). Power grip and precision handling. *Ann Rheum Dis, 21,* 164.

Li, Z.M. (2002). The influence of wrist position on individual finger forces during forceful grip. *J Hand Surg, 27A,* 886.

Minami, A., An, K.-N., Cooney, W.P. 3rd, et al. (1984). Ligamentous structures of the metacarpophalangeal joint: A quantitative anatomic study. *J Orthop Res, 1,* 361.

Moore, K.L., Dalley, A.F. (2006). *Clinically Oriented Anatomy (5th ed.).* Philadelphia: Lippincott Williams & Wilkins.

Moritomo, H., Murase, T., Arimitsu, S., et al. (2008). Change in the length of the ulnocarpal ligaments during radiocarpal motion: Possible impact on triangular fibrocartilage complex foveal tears. *J Hand Surg, 33A,* 1278.

Moritomo, H., Murase, T., Goto, A., et al. (2006). In vivo three-dimensional kinematics of the midcarpal joint of the wrist. *J Bone Joint Surg, 88A,* 611.

Mountcastle, V.B. (1968). *Medical Physiology (vol II, 12th ed.).* St Louis, MO: Mosby, 1345–1371.

Napier, J.R. (1956). The prehensile movements of the human hand. *J Bone Joint Surg, 38B,* 902–913.

Neumann, D.A. (2010). *Kinesiology of the Musculoskeletal System: Foundations for Rehabilitation (2nd ed.).* St Louis, MO: Mosby Elsevier.

O'Driscoll, S.W., Horii, E., Ness, R., et al. (1992). The relationship between wrist position, grasp size, and grip strength. *J Hand Surg, 17A,* 169.

Palmer, A.K., Werner, F.W. (1981). The triangular fibrocartilage complex of the wrist—Anatomy and function. *J Hand Surg, 6,* 153.

Ryu, J., Cooney, W.P., Askew, L.J., et al. (1991). Functional ranges of motion of the wrist. *J Hand Surg, 16A,* 409.

Sarrafian, S.K., Kazarian, L.E., Topouzian, L.K., et al. (1970). Strain variation in the components of the extensor apparatus of the finger during flexion and extension: A biomechanical study. *J Bone Joint Surg, 52A,* 80.

Smith, R.J., Kaplan, E.B. (1967). Rheumatoid deformities at the metacarpo-phalangeal joints of the fingers: A correlative study of anatomy and physiology. *J Bone Joint Surg, 49A,* 31.

Strickland, J.W. (1987). Anatomy and kinesiology of the hand. In E.E. Fess, C.A. Philips (Eds.). *Hand Splinting: Principles and Methods (2nd ed.).* St Louis, MO: Mosby, 3–41.

Tang, J.B., Ryu, J., Omokawa, S., et al. (1999). Biomechanical evaluation of wrist motor tendons after fractures of the distal radius. *J Hand Surg, 24A,* 121.

Taleisnik, J. (1985). *The Wrist.* New York: Churchill Livingstone.

Tubiana, R. (1984). Architecture and functions of the hand. In R. Tubiana, J.-M. Thomine, E. Mackin (Eds.). *Examination of the Hand and Upper Limb.* Philadelphia: WB Saunders, 1–97.

Volz, R.G., Lieb, M., Benjamin, J. (1980). Biomechanics of the wrist. *Clin Orthop, 149,* 112.

Von Lanz, T., Wachsmuth, W. (1970). Functional anatomy. In J.H. Boyes (Ed.). *Bunnell's Surgery of the Hand (5th Ed.).* Philadelphia: JB Lippincott Co.

Wilson, F.R. (1998). *The Hand: How Its Use Shapes the Brain, Language, and Human Culture.* New York: Vintage.

Youm, Y., McMurtry, R.Y., Flatt, A.E., et al. (1978). Kinematics of the wrist: I. An experimental study of radial-ulnar deviation and flexion-extension. *J Bone Joint Surg, 60A*(4), 423–431.

Youm, Y., Yoon, Y.S. (1979). Analytical development in investigation of wrist kinematics. *J Biomech, 12,* 613.

Zancolli, E. (1979). *Structural and Dynamic Bases of Hand Surgery (2nd ed.).* Philadelphia: JB Lippincott, 3–63.

제 3 부

응용 생체역학

(Applied Biomechanics)

제15장

골절고정술의 생체역학

(Biomechanics of Fracture Fixation)

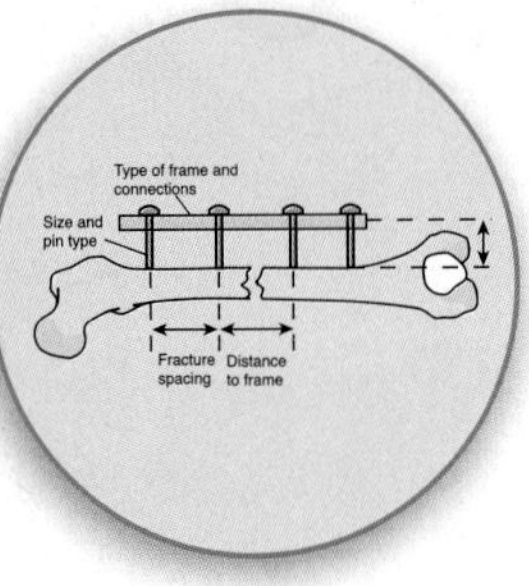

서론 (Introduction)

골절고정술 생체역학 연구는 두 주요 영역 (1) 골절 안정성과 뼈 치유의 증진분야 (2) 역학적 골절 안정화 목적 기법 및 기구의 특성으로 나눌 수 있다. 이러한 영역에 관련된 생체역학적 원리의 이해는 환자의 성공적 결과를 위한 가장 효과적 기법과 기구 선택에서 외과의를 지원하고 이식설계공학을 도울 것이다.

골절의 안정성 및 치유 (Fracture Stability and Healing)

효과적 골절치료의 임상적 목표는 중요한 변형이나 팔다리 단축이 없이 골절이전 수준의 기능으로 환자를 회복시키는 신속한 치유이다. 노년의 빠른 가동화는 침상 안정의 해로운 결과를 막기 위해 중요하다. 치료의 첫 목표는 골절안정화이다. 이것은 골절의 위치와 유형, 이에 작용하는 근육과 신체 힘, 인대와 근막과 같은 다양한 연부조직 구축에 의해 정의된다. 일부 단순골절은 낮은 부하로 본질적으로 안정적이어서 빗장뼈 슬링이나 석고고정 같은 최소 치료가 요구되고, 중간축 세분 넙다리골절과 같은 다른 것은 적절한 고정의 내부 고정기구의 주요 수술적 조정과 삽입이 요구된다. 골절술(변형의 교정을 위한 수술적 생성골절)은 골절말단 밀접이 허용되지만, 전형적인 골절은 흔히 부서지고 일반적으로 본질적인 안정성이 부족하다. 뼈끝의 상호교차는 끝이 가늘어지는 뼈끝이 골수공동으로 삽입되는 것과 같은 안정성을 촉진할 수 있다(그러나 변위변형 생성).

골절치료의 전통적 방법은 외적으로 적용되고, 견인, 캐스트, 버팀대를 포함한다. 부상 입은 팔다리에 적용된 외부 힘이나 수축은(변형으로 이끄는 근육이나 연부조직 힘을 제한하여) 골절 안정화와 팔다리 정렬 유지에 작용한다. 그러나 많은 경우 환자의 상태나 골절의 본질로 인해 뼈에 직접 부착된 내부나 외부 고정기구는 적절한 골절안정화를 성취하기 위해 요구된다. 이러한 고정기구의 설계 및 사용은 사용된 기구에 대한 뼈치유나 부하와 힘의 이해에 의존한다. 뼈에 의해 만들어진 기구에 의해 생성된 생체역학적 힘의 관계는 골절치유와 기구 생존에 영향을 준다(부하부담, 부하분담).

골절 치유 (Fracture healing)

현재 완전히 강체고정이 뼈치유에 대한 최적상태인지에 대한 논쟁이 있다. 미세운동은 치유를 돕기 위해 나타난다. 치유는 갈비뼈골절에서 보이는 것과 같은 전체운동의 경우에서도 일어난다. 강체고정은 치유과정에 필요한 외부자극 부족, 뼈 위축, 지연 치유로 유도될 수 있다.

두 개 이상 뼈골절 사이 전체운동이 유착불능과 섬유연골조직 형성으로 일반적으로 유도되지만, 생물학적 회복과정을 자극하는 역학적 신호를 제공하여 치유에 장점을 나타내는 낮은 수준의 변위(미세운동)가 있다. 치유부분의 지역 스트레인(원래 길이로 나눠진 길이의 변화)이 형성된 조직의 본질을 정의하기 위해 고려된다(예, 섬유연골이나 뼈). 최적 매개변수, 전파형태, 총 주기수가 현재 조사되고 있다. 초음파나 전기자기장으로 골절을 외적으로 자극하여 치유를 촉진하는 여러 방법이 임상적으로 사용된다(사례연구 15-1 참고).

최근 연구는 골절치유를 촉진하기 위해 성장요인과 같은 생물적 인자의 사용을 점검하고 있다(Simpson, 2006). 이러한 것은 골절에 직접 주입되거나 고정기구의 생물분해성 코팅에 사용된다. 특정한 요인(또는 요소들), 양, 전달시간은 주요 의문이다. 또한 고정기구가 역학적 부하의 전부나 대부분을 부담할 때 일어나는 응력차폐의 과정에 관해 존재하여 Wolff의 법칙에 의해 기구 주변 뼈의 합력 비부하의 결과로 지역 골성재흡수가 조장된다. 이것은 부하 대 부하분산으로 언급된다. 그러나 골절판 아래 보이는 최초 골연화증 양은 그 적용 동안 혈관장애에 의해 일어난다고 생각된다(Perren, 2002).

최소운동으로 공백에 존재하는 뼈치유는 수분증가로 인한 역학적 강도의 공존증가로 혈종, 염증, 애벌뼈 형성, 짜여진 뼈에 의한 대체, 박막이나 뼈기둥으로 최종 재형성과 같은 치료의 여러 단계를 지난다. 애벌뼈는 뼈막과 뼈내막으로 형성하고 골절부분의 뼈 직경을 늘릴 수 있다. 애벌뼈가 성장뼈보다 덜 강하고 경직되지만, 이 증가 직경은 증가된 관성 모멘트 결과로 골절부분의 굽힘과 비틀림의 강직성을 증가할 수 있다. 공간에 보이는 최초 치료단계에서 제거되고 최소화된 강체고정의 압력에 의해 일어나는 바른 뼈 연립은 재형성 과정에 의해

사례연구 15-1

골절치유를 위한 초음파치료

40세 여성은 12월 자동차 사고로 왼쪽 정강종아리골절 외부고정치료를 받았다. 골절치유를 조장하기 위해 1월에는 저강도 맥동초음파를 시작했다(사례연구 그림 15-1A). 골절 후 3개월, 초음파적용 후 2개월인 3월에는 조기 치유가 감지되었다(*화살표*, 사례연구 그림 15-1B). 골절 후 5개월, 초음파적용 후 4개월인 5월에는 뼈 치유가 성공적이었다(사례연구 그림 15-1C).

저강도 맥동초음파는 골절회복에 성공적으로 사용되었다 (Frankel, 1998). 초음파는 인간 청력 범위 이상 매개변수의 음파방사선이다. 압력전파형식의 음파방사선은 뼈와 주변조직에 미세역학응력과 힘을 제공한다. 이 역학적 자극은 뼈가 적용된 응력과 그 방향에 적용되기 위해 재형성되고 힘의 양과 방향에 반응하기 때문에 뼈 치유의 주요 역할을 한다(Wolff, 1986).

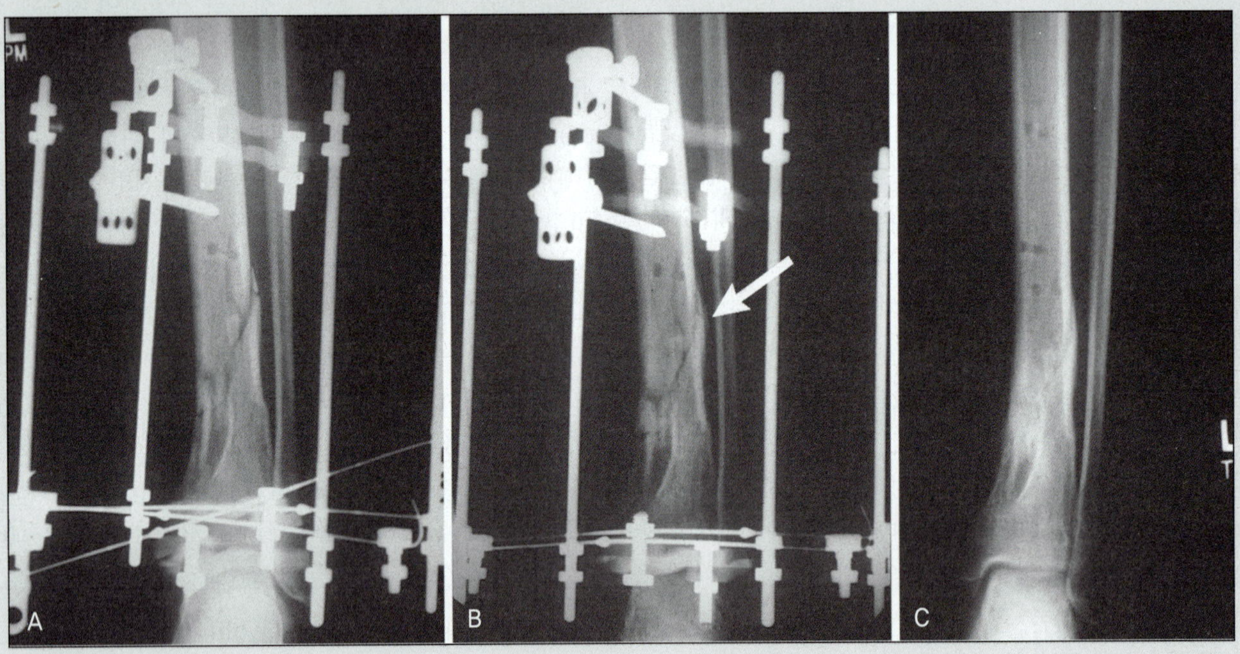

사례연구 그림 15-1

치유되고 혈관이 다시 기반을 잡기 때문에 보다 길어질 수 있다.

치유를 위한 다른 중요 요인은 뼈의 혈관공급(예, 뼈막)을 유지하고 세심한 수술기법에 의해 조기 재혈관 조건을 제공하는 수술에 필요한 적절한 혈액공급이다(예, 연부조직 보존). 수많은 연구가 새로운 뼈의 합력 역학적 속성과 형성력 그리고 치유부분의 미세혈관구조의 양과 질 사이 직접적인 관계를 설명했다.

수술적 요인 (Surgical factors)

다양한 요인이 특정 골절적용에 대한 최적 고정법을 정의한다. 주요 요인은 역학적 부하, 특히 고정대상이 되는 것에 대한 힘의 유형(인장, 굽힘, 그리고/또는 비틀림)과 크기 그리고 이러한 힘이 주기적이든 아니든 가능한 기구피로의 평가를 위한 부가 고정강도가 필요하다(사례연구 15-2 참고). 다른 주요 요인은 고정기구를 지원하기 위해 이용가능한 강도를 정의하는 뼈품질이다. 다른 요인은 예를 들면, 노출(가능한 흉터, 혈관손상), 기구가 연부조직 내 적절히 맞는지 여부, 신경혈관구조

사례연구 15-2

고정판의 파손

노뼈 골절이 있는 25세 남성의 팔에 최신 내부 고정판을 삽입하였다. 20년 후에 판은 약화되어 파손되었다. 물질의 반복부하와 비부하는 부하의 극대 스트레스보다 적은 경우조차 파손을 유발할 것이다(Simon, 1994). 각 부하주기는 물질 파손까지 반복부하로 축적된 미세손상의 순간 양을 생성한다. 고정 대상이 되는 부하의 크기와 반복으로 인한 역학적 고려는 물질의 피로주기를 따라 고려되어야 한다. 이것은 스트레스 곡선 대 주기수로 기록된다. 따라서, 높은 스트레스는 적은 주기의 파괴를 생성하는 반면(최종 스트레스에 대한 부하는 한 주기의 파괴를 생성한다), 낮은 스트레스는 연장주기 동안 허용된다(사례연구 그림 15-2).

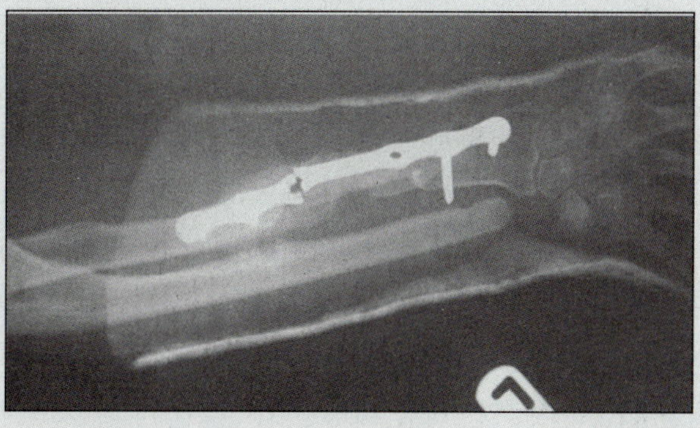

사례연구 그림 15-2

가 위험한 경우인지와 같은 수술적, 해부학적 고려에 관련된다. 또한 처음부상의 본질과 연부조직손상의 양도 치료기법을 정의한다.

고정강도의 평가는 사체(때때로 동물)뼈의 실제 이식실험에 의해 성취될 수 있다. 혼합뼈(우레탄폼과 섬유유리/에폭시)는 시험에 증가적으로 사용되고 있다. 이러한 시험의 한 가지 어려움은 기구의 주기적 힘, 체내의 복합을 시험모델에 적절히 모의실험하는 것이다. 다른 어려움은 시간 경과에 따라 고정을 안정화할 수 있는 생물적 회복과정을 모의실험하는 데 있다. 제한요소분석과 같은 컴퓨터 모델링은 고정방법과 기구설계를 평가하는 최초방법으로 사용될 수 있지만, 정확한 해결에 대해 부족할 수 있는 뼈 계수와 강도의 정량화된 매개변수가 필요하다. 또한 시체연구는 위험 상태 신경혈관 해부학적 구조를 정의할 수 있다.

임상적 시도는 특정고정법의 효율성을 평가하는 데 사용된 다른 주요 방법이다. 그러나 돌봄은 자료를 정량화하고 시도를 설계하기 위한 적합한 기법을 채택하여야 하고(환자의 수, 적합한 후속조치) 따라서 많은 변이가 적절히 분석되고 적합한 통계적 중요성이 정의될 수 있다.

고정기구 및 방법
(Fixation Devices and Methods)

와이어, 스테이플, 핀, 판, 나사는 골절고정에 사용되는 일반이식 기구이다. 이러한 것은 보통 스테인리스강으로 만들어지고(316L), 때때로 티탄 혼합물(Ti-6A1-4V), 또는 코발트크롬 혼합물로 만들어진다. 각 금속은 강도, 계수(강직), 부식저항, 이미지(MRI, CAT) 용이함과 같은 장점과 단점을 가진다. 보통 기구의 피로에 의해 뼈와 골절의 치유 사이 "경주"가 때때로 있다. 폴리아틱산과 같은 생물분해 폴리머의 임상적 적용에 현재 관심이 있다. 생물분해성 물질은 이차운영에서 제거되지 않고 그 역학적 속성은 시간으로 점차 줄어들어 응력차단을 피한다. 그러나, 그 역학적 강도는 금속보다 훨씬 작고 일부 변성제품은 생물적 반응으로 나타난다. 연구는 골절고정술에 대해 다양한 접합제, 접착제의 사용으로 계속되는 데 일부는 생물분해가 가능하기도 하다.

원형 또는 뼈 봉합으로 사용된 와이어고정(고체 또는 케이블)은 일반적인 활용이다. 양 사례에서 다중 와이어는 안정된 3차원 고정을 제공하기 위해 필요하다. 하나 이상 부분의 헐거움이 운동의 유전자 자리를 제공할 수 있고 유착불능 또는 자리잡기 오류를 유발할 수 있기 때문에 단단히 조인 동안 같은 긴장 성취가 요구된다. 와이어골절고정의 문제는 뼈구멍 형성, 와이어 통과, 조임이나 피로로 인한 파괴(주기부하), 뼈 절단의 필요성과 수술적 복합성을 포함한다. 원형 적용을 위해 뼈막혈관 공급의 보상과 재혈관 구성에 필요한 증가된 치유시간 결과에 대한 걱정이 있다.

최근 발달은 매듭 묶임이나 꼬임의 문제를 피하기 위해 와이어 긴장/비틀림 기구와 주름시스템이 사용되고 있다. 또한 같은 정도의 전통적 봉합물질로 늘어나지 않는 새로 나온 폴리머(분광)가 있다. 봉합은 뼈에 대한 봉합 마모와 뼈를 통한 봉합 고리의 어려움을 제거하고 연부조직을 붙이기 위해 봉합 고정시스템으로 사용된다.

스테이플 자체는 일반적으로 영구고정을 위한 충분한 역학적 안정성을 제공하지 않고 그 사용은 스테이플 다리를 위한 사전구멍이 흔히 요구된다. 공압운전 스테이플은 강성고정 이전에 고정못 조각에 급히 사용될 수 있지만 뼈에 대한 다루기 어려운 손상을 막기 위해 힘을 유발하는 삽입의 세심한 조절이 필요하다. 일부 스테이플 디자인은 니티놀 스테이플 제조와 같이 삽입 동안 압력에 영향을 줄 수 있도록 계발되어 왔다(체온에 가열될 때 모양이 변하는 혼합물).

키르쉬너강선(K-와이어)은 강체고정 이전 뼈의 조각을 유지하고 작은 뼈조각의 경피적 피닝에 사용되지만, 일반적으로 체중부하뼈의 주요고정으로 사용되기 위한 충분한 역학적 안정성이 부족하다. 최소 두 와이어는 각 뼈조각에 사용되어야 하고 와이어를 따라 뼈조각의 "피스토닝"을 막기 위해 평행방식으로 삽입되지 않아야 한다(그림 15-1). 나삿니가 있는 핀은 뼈조각의 활주를 최소화하기 때문에 부가 안정성을 제공하지만, 그 제거는 더 어렵다. 흔히 피닝은 핀의 루프를 통해서나 핀끝 주변을 단단히 묶거나 고리로 만든 봉합의 조합에 사용된다. 이 "긴장띠" 기법은 고정의 상당히 증가된 역학적 안정성을 제공한다.

나사의 두 기본 유형은 겉질뼈와 해면뼈(cancellous)이며, 실 설계에 의해 구분된다. 해면뼈나사는 주변 실(pitch) 신체 직경에 대한 외부 실직경의 비율 사이 더 큰 거리를 가진다(그림 15-2). 나사 유지 힘에 영향을 주는 주요 고유요인은 외부 실의 직경, 구성, 길이이다. 외부요인은 뼈 품질, 유형, 나사삽입방위, 유발토크이다(그림 15-3). 나사의 고유 유지력은 뼈와 접촉하는 외부 실직경과 길이를 곱한 기능이다. 두 뼈조각이 함께 유지되기 위해 사용될 때 나사는 일반적으로 나사의 먼쪽이(적합한 지원의 나사머리 아래 와셔 사용이 요구되는 근위 조각의 구멍 확장이나 실 없이 설계된 나사를 이용하여) 한 조각 내 자유로운 뒤쳐진 양식에 사용된다. 삽입토크는 뼈조각을 함께 유지하여 운동을 막는 마찰을 생성하는 힘을 정의한다. 토크조정은 뼈의 벗겨짐이나 나사머리 비틀림 실패를 막기 위해 중요하다. 일반적으로 나사의 사전 암나사깎기는 필요하지 않고 최소영향 유지력을 가지는 것으로 보인다. 선도적인 실의 설계 수정 덕분에 많은 나사는 자동 태핑된다.

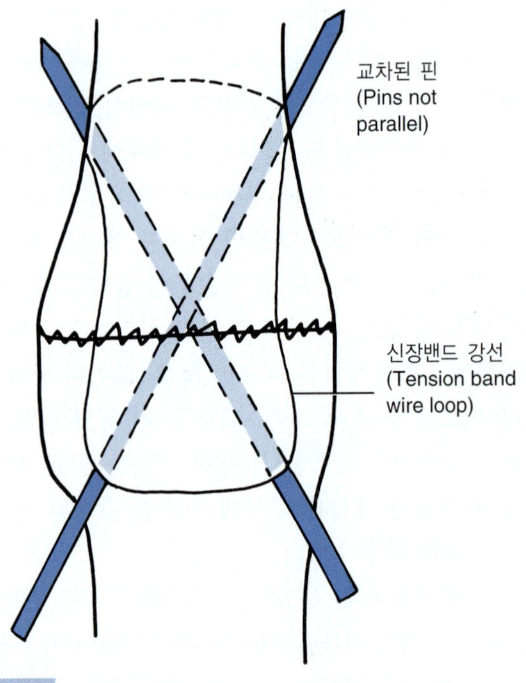

그림 15-1

두 개의 K-강선을 엮은 긴장띠. 고정에 압력을 가하기 위해 강선 조임. K 강선은 안정성을 위해 비스듬하게 되는 형식으로 삽입된다.

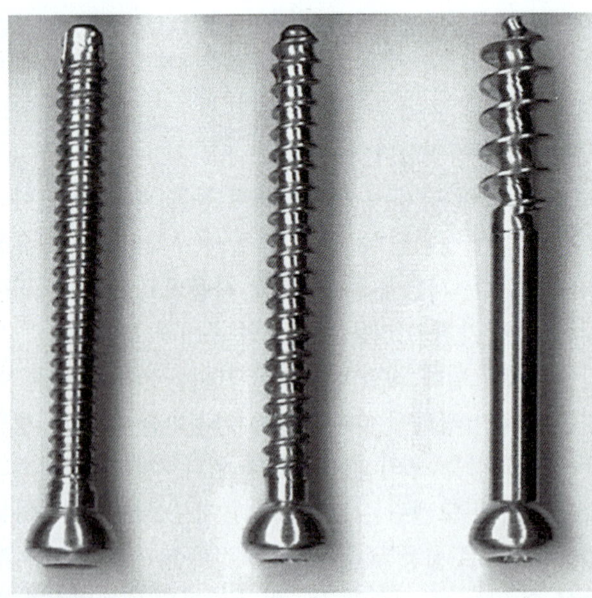

그림 15-2

뼈나사의 유형. **왼쪽~오른쪽**: 겉질뼈, 해면뼈, 해면 외피.

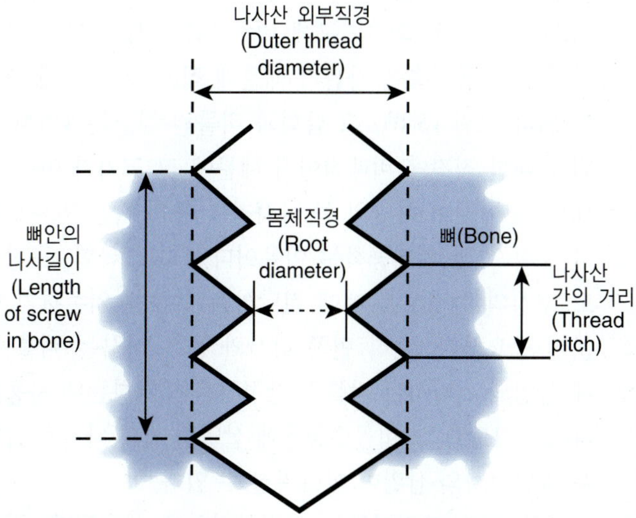

그림 15-3

나사 요소. 나사를 빼기 위해 뼈는 외부직경을 따라 변형되어야 한다(점선).

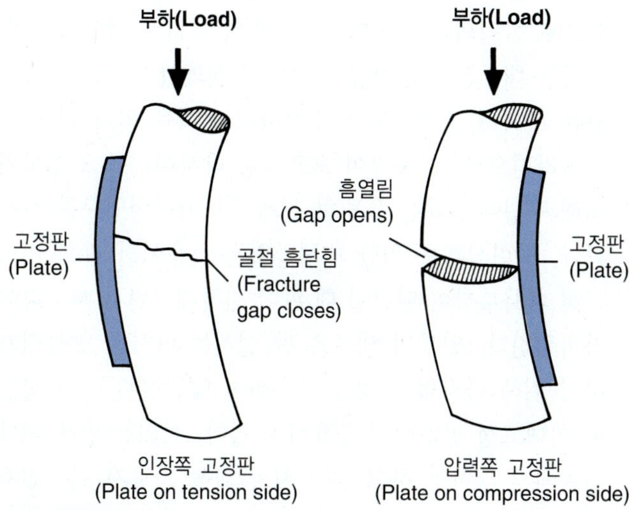

그림 15-4

판 변위의 영향. 금속판을 압박부에 대면 골절부가 부하받을 때 벌어진다.

해부학적 제한 때문에, 수술적 노출, 뼈조각의 끝 방위로 인해 나사는 골절에 항상 직각으로 삽입될 수 없다. 이러한 경우 나사의 유지력은 감소되고 골절배열을 불안정하게 할 수 있는 유지력의 전단요인이 생성된다. 충분한 조각 근접이 이루어지면, 뼈 표면 사이 적절한 마찰을 생성하기 위해 성취되는 경우 한 나사에 일부 적용이 제의되지만, 일반적으로 두 개 이상 나사가 안정화에 요구된다. 또한 뼈의 품질은 나사유지력을 정의한다. 겉질뼈는 해면뼈보다 약 10배 강하다. 겉질뼈의 두께와 뼈감소증의 정도(골밀도)는 고정강도에 아주 중요하고 적합한 안정성에 필요한 나사 수에 영향을 준다. 양겉질뼈 방식의 나사 사용은 고정강도를 상당히 증가시킨다.

해부학적 제한은 주어진 부분에 적용될 수 있는 나사의 수나 크기를 제한한다. 결과적으로 나사는 판과 뼈 사이 마찰에 의해 증가된 고정 강도와 적합한 안정성을 성취하기 위해 판으로 흔히 조합된다. 단일판 적용의 최적부분은 긴장 대상인 뼈의 면에 있다. 일반적으로 두 판은 작용으로 부하방향이 다양한 개선된 고정안정성을 성취하기 위해 적용된다(그림 15-4). 판설계는 관절융기 고정의 연장된 말단과 같은 의도된 위치와 적용으로 다양하다. 연부조직 두께와 같은 해부학적 수축 때문에 흔히 가는 판이 사용되지만(아래팔골절 안정화), 이러한 판은 굽힘부하로 인한 원치 않는 골절운동을 막기 위해 충분한 강직성을 소유한다(판의 넓이와 입방 두께를 곱한 기능) (그림 15-5).

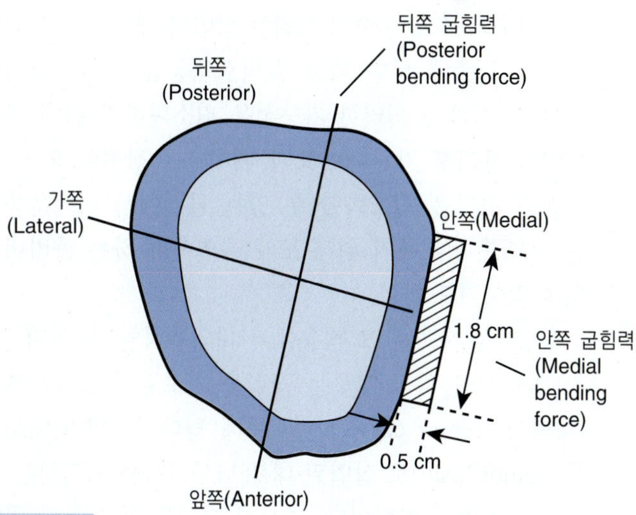

그림 15-5

금속판의 견고성에 대한 부하 방향의 효과. 금속판의 강도는 *EI*이다. 여기에서 *E*는 금속판 물질의 계수이며, *I*는 금속판의 관성 모멘트이다. $I = bh^3/12$ (I_1 = 뒤쪽 굽힘, I_2 = 안쪽 굽힘, $I_1 = 0.5 \times 1.8^3 /12 = 0.243$; $I_2 = 1.8 \times 0.5^3/12 = 0.01875$), 여기서 *b*는 밑면의 뒤쪽 굽힘에서 13배 더 단단하다.

나사는 토크드라이버의 판과 재점검된 모든 나사의 조임으로 삽입되어야 한다. 이렇게 하지 않는 경우 하나의 나사는 대부분의 부하를 부담하여 실패할 수 있다. 일부 판은 나사가 조여지면서 조각사이 압력을 얻기 위해 나사머리면으로 그 중앙이 오프셋된 나사머리를 조정하기 위해 구멍에 묻히는 특별히 설계된 나사구멍입구를 사용한다. 압력성취를 위한 대체방법은 적용이전 판을 미리 굽혀 나사부착이 단단할 때 판이 편평해지면서 뼈조각이 가까워진다. 일부의 새로운 판 설계는 나사를 맞물리게 하기 위해 나사형 구멍을 사용하여 양겉질뼈 나사 삽입은 최대고정 안정성에 중요하지 않다. 이러한 판은 뼈에 접촉되지 않아야 하고, 따라서 골절을 가로지르는 전체 부하는 나사에 의해 운반될 수 있다(고정파괴 부분이 될 수 있다).

또한 판은 심한 골절이나 종양 수술에 의해 만들어지는 잇는 간격에 사용되고 이 적용을 위한 뼈이식으로 빈번히 사용된다. 이식이 정확한 크기가 아닌 경우 판은 결함을 가로지르는 전체부하를 부담할 것이다. 판나사 고정의 굽힘 모멘트는 결함크기에 선형적으로 증가하여 판은 특히, 뼈에 최소 3개 나사가 필요한 아주 높이 부하된 말단에서 적합한 안정성을 요구한다. 긴 다중 구멍판은 나사받침을 위한 최고 지역 선택 가능하게 하고 이식 고정장치에 최소 2개의 추가 나사를 허용해야 한다.

판사용의 주요 수술적 고려는 삽입의 대형노출과 삽입 판이나 노출에 의한 타협 골막혈액공급의 가능성이다(일부 판설계는 이러한 가능성을 최소화하기 위해 아래 발이나 융기를 가진다). 또한 뼈치유에 장점이 되고 스트레스 차단을 최소화할 수 있는 골절에서 미세운동의 큰 정도를 성취하기 위해 보다 유연해야 하는 폴리머판의 이점이기도 하다.

엉덩골절기구는 그 적용에서 내외부적일 수 있다. 가장 일반적인 외적 기구는 골절을 가로질러 넙다리뼈목(대퇴경, femur cervical)을 통해 넙다리뼈머리(대퇴골두, femur head)로 삽입된 내부 나무나사를 지지하는 넙다리에 부착된 옆판이다. 중요한 요인은 치유 동안 골절을 강화하기 위해 활주하는 기구의 능력이다. 이것은 일반적으로 나무나사의 기능이다. 그러나 또한 일부 설계는 활주를 조정하는 판을 가지기도 한다. 고정을 위한 내부 기구는 보통 하나 이상 나무나사의 골수내고정(IM) 나사이다. 외부기구에 비해 IM 나사는 그 위치가 뼈의 중성 굽힘축에 가깝기 때문에 적은 부하 힘에 대상이 된다(그림 15-6). 그 굽힘과 비틀림 강도는 4번째 파워에 대한 직경에 비례적이기 때문에 그 크기가 아주 중요하다. 이것이 하나의 큰 나사가 다중의 작은 막대보다 더 강한 고정을 제공하는 이유이다. 크기, 굽힘, 구멍양도 고정의 안정성이 뼈에 전달하는 부하에 의존하기 때문에 중요하다. 흔히 먼쪽 나사와 몸쪽 나사는 뼈를 통해 삽입되고 나사는 비틀림 안정성을 증가하는데 사용된다(그림 15-7). 굽힘골수공동에 삽입된 결과 나사의 굽힘은 말단나사의 삽입이 어려워질 수 있다.

또한 외부 고정기구는 골절안정화에 사용된다. 다중 피부경유핀은 뼈에 삽입되고 외부 막대나 고리로 안정화된다. 이러한 구조의 역학적 안정과 강도에 영향을 주는 요인은 이러한 핀의 수, 직경, 방위, 길이 그리고 골절면의 관계이다. 그러나 이 요인은 프레임 적용에 대한 신경혈관 구조와 같은 수술적 고려에 좌우된다. 골절에 가깝게 위치한 크고 짧은 핀은 가장 강한 고정을 제공한다(그림 15-8).

나선형 이식은 막대, 와이어, 판, 나사의 다양한 조합으로 구성된 골절고정술의 변형 교정을 위해 사용된다. 이러한 요소 사이 교차는 흔히 주기적 부하로 인한 피로와

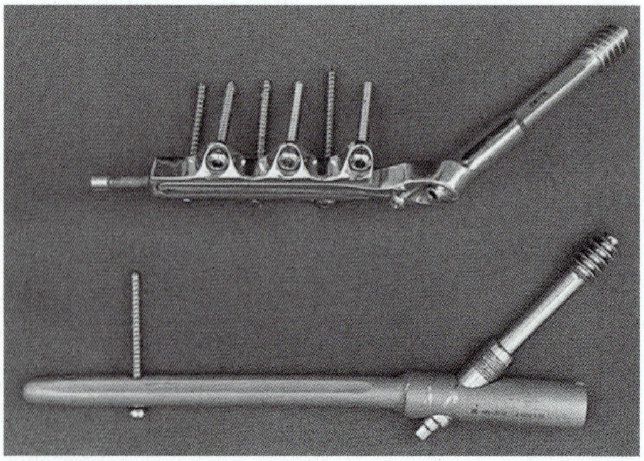

그림 15-6

전형적인 골수내부 고정과 골수외부 기구. **위:** Medoff 활주판, **아래:** 엉덩관절 골수강 내부 나사.

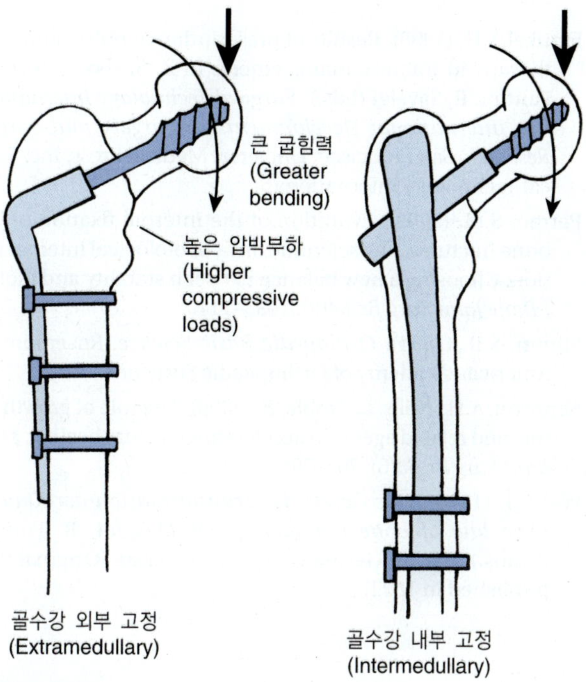

그림 15-7

골수강 외부 기구는 덜 견고하며 부하를 받을 때 더 크게 휘므로 넙다리뼈에 더 큰 내부의 스트레스를 줄 수 있다.

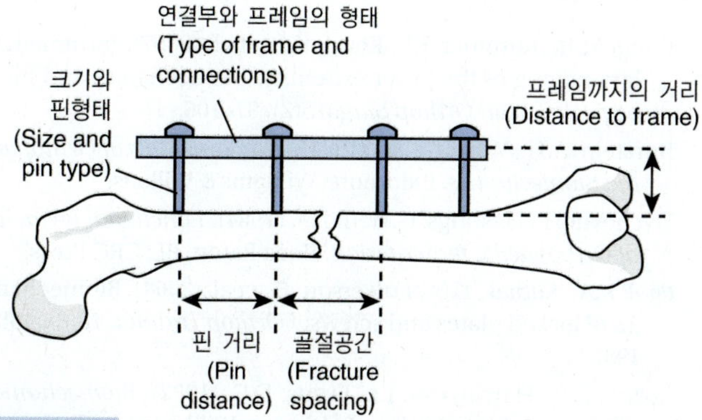

그림 15-8

고정술 안정성에 영향을 주는 변수를 나타내는 전형적인 외부 고정기구.

마모 같은 파괴부분이다. 특정 문제는 기구부착의 적합한 부분의 크기와 위치가 제한된다는 것이다. 이것은 목의 굽힘과 폄 동안 상당한 힘에 좌우될 수 있고 몸통과 고정파괴는 심각한 결과로 일어날 수 있기 때문에 중요하다.

요약 (Summary)

- 새로운 기법이 골절 치유를 촉진하기 위해 연구되고 있지만, 강체기구나 반강체 기구의 일부 유형이 역학적 안정성과 올바른 뼈 방위를 위해 필요하다. 총 운동, 불안정, 부적합 혈액공급은 골절 유착불능으로 이끌어질 수 있다.
- 특정한 골절적용을 위한 최적 고정을 정의하는 요인은 다음과 같다:
- 고정이 대상이 되는 힘의 유형과 크기 그리고 기간과 같은 역학적 고려
- 뼈의 질(강도)
- 수술적, 해부학적, 임상적 고려
- 뼈골절의 유형과 범위 그리고 연부조직 손상의 정도

연습질문 (Practice Questions)

1. 이식 제조사는 티탄의 낮은 계수 평가에 대해 스테인레스 강판보다 25% 두꺼운 티탄판을 만들었다. 이 판들은 유사한 강직성을 가지는가?
2. 하나의 큰 나사가 다중의 작은 막대보다 큰 강체 고정을 제공하는 이유는 무엇인가?
3. 활주나사(그림 15-7 참고)가 골수내부 고정 나사 또는 판에 내부 나사에 의해 고정되는 경우, 일어날 수 있는 것은 무엇인가?

추천 도서 (Suggested Reading)

Bong, M.R., Kummer, F.J., Koval, K.J., et al. (2007). Intramedullary nailing of the lower extremity: Biomechanics and biology. *J Am Acad Orthop Surg, 15*(2), 97–106.

Burstein, A.H., Wright, T.M. (1994). *Fundamentals of Orthopaedic Biomechanics.* Baltimore: Williams & Wilkins.

Dycheyne, P., Hastings, G.W. (Eds.). (1984). *Functional Behavior of Orthopaedic Biomaterials.* Boca Raton, FL: CRC Press.

Egol, K.A., Kubiak, E.N., Fulkerson, E., et al. (2004). Biomechanics of locked plates and screws. *J Orthop Trauma, 18*(8), 488–493.

Gozna, E.R., Harrington, I.J., Evans, D.C. (1982). *Biomechanics of Musculoskeletal Injury.* Baltimore: Williams & Wilkins.

Mow, V.C., Hayes, W.C. (Eds.). (1991). *Basic Orthopaedic Biomechanics.* New York: Raven Press.

Özkaya, N., Nordin, M. (1998). *Fundamentals of Biomechanics* (2nd ed.). New York: Springer-Verlag.

Radin, E.L. (Ed.). (1992). *Practical Biomechanics for the Orthopedic Surgeon.* New York: Churchill Livingstone.

Tencer, A.F., Johnson, K.D. (1994). *Biomechanics in Orthopedic Trauma.* London, UK: M. Dunitz.

White, A.A., Panjabi, M.M. (Eds.). (1990). *Clinical Biomechanics of the Spine.* Philadelphia: JB Lippincott Co.

참고 문헌 (References)

Frankel, V.H. (1998). Results of prescription of pulse ultrasound therapy in fracture management. In Z. Szabo, J. Lewis, G. Fantini, R. Savalgi (Eds.). *Surgical Technology International VII. International Developments in Surgery and Surgical Research.* San Francisco: Universal Medical Press, Inc. Surgical Technology International.

Perren, S.M. (2002). Evolution of the internal fixation of long bone fractures. The scientific basis of biological internal fixation: Choosing a new balance between stability and biology. *J Bone Joint Surg Br, 84*(8), 1093–1110.

Simon, S.R. (1994). *Orthopedic Basic Science.* Rosemont, IL: American Academy of Orthopaedic Surgeons.

Simpson, A.H., Mills, L., Noble, B. (2006). The role of growth factors and related agents in accelerating fracture healing. *J Bone Joint Surg Br, 88*(6), 701–705.

Wolff, J. (1986). *Das Gesetz der Transformation der Knochen [The law of bone remodeling].* P. Maquet, R. Foulong (Trans.). Berlin, Germany: Springer-Verlag [Original work published in 1892].

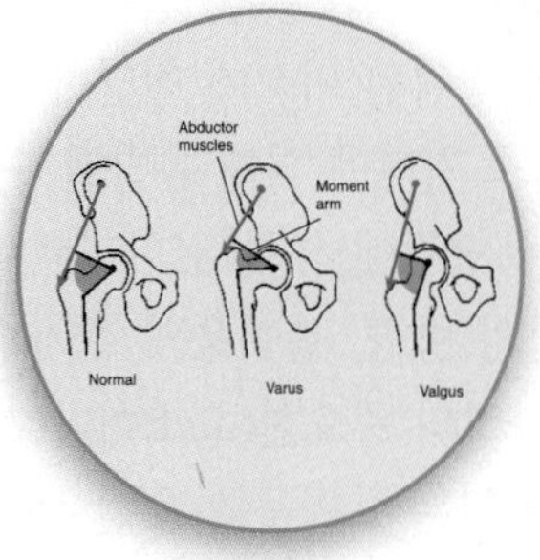

제16장

관절성형의 생체역학

(Biomechanics of Arthroplasty)

서론 (Introduction)

오늘날의 전체 엉덩관절성형술과 전체 무릎관절성형술의 성공은 거의 반세기에 걸쳐 이루어진 생체역학적 지식이 큰 부분이라 할 수 있다. 이식설계, 물질, 고정기법, 수술적 접근의 발달로 인해 엉덩관절 전치환술(THR) 또는 무릎관절 전치환술(TKR)을 받은 수많은 대부분의 환자는 실패율이 감소되어 통증완화와 기본기능 이완을 즐길 수 있다. 그러나 이러한 성공은 수 년간 적절한 수술적 후보를 고려한 환자의 공동관리 확장을 이끌어왔다. 예를 들면, 많은 현대 관절성형 대상은 이전보다 젊고 보다 활동적인 사람들이다.

생체역학적 정보의 범위는 모든 환자의 필요를 충족하기 위해 건강한 기능을 촉진하고 문제를 막으면서 계속 갱신되고 확장된다. 엉덩관절 전치환술과 관련된 역학적 문제는 부담표면의 마모, 이식의 역학적 실패, 뼈로부터 이식해리와 연관된 문제를 포함한다. 이러한 임상적 문제의 일반적 기능은 인공이식에 작용하는 힘의 양식이나 크기에 직간접적으로 연관되어 있는 것이다. 엉덩관절이나 무릎관절에 작용하는 힘은 근육수축에 의해 주로 발생한 안쪽 힘과 팔다리에 작용하는 가쪽 힘에 달려 있다. 관절힘은 전도역학과 분석법을 이용하여 측정되거나 이식된 변환기로 측정된다. 이 장은 관절부하에 영향을 주는 여러 중요한 요인과 전엉덩관절무릎관절성형 이후 이러한 관절힘에 대한 논의에 중점을 둘 것이다.

엉덩관절 (Hip)

엉덩관절의 힘 (Forces at the hip joint)

전체엉덩관절성형(THA)의 이식실패는 무균성 해리가 가장 큰 원인이다(Malchau, 2002). 무균성(전염에 이차적이 아니라는 의미) 해리는 폴리에틸렌 마모와 인공관절주위 뼈손실의 연관 문제와 밀접하게 관련된다. 세 가지 모두는 부분적으로 역학적 병인일 수 있다. 이식해리는 넙다리뼈몸통에 가해지는 힘의 크기와 방향과 연관된다. 폴리에틸렌 마모는 걷기와 다른 활동 동안 넙다리뼈머리가 관골구를 가로지르는 경로를 따라 전달되는 힘에 연관된다(Davey, 2005). 또한 뼈손실은 뼈흡수로 이끌면서 주변 뼈보다 더 경직된 이식에 전달하는 더 큰 힘에 의한 과정과 스트레스 차단에 의해 유발될 수 있다. 넙다리뼈머리의 힘, 근육당김에 의한 넙다리뼈사이를 따라 향한 힘, 적용된 힘의 방향, 힘적용의 주기수는 인공엉덩관절 생체역학적 환경의 중요한 요소이다(사례연구 16-1). 직접 측정될 수 있는 요인들을 우선 논의할 것이다.

엉덩관절 힘의 직접 측정 (direct measurement of hip forces)

엉덩관절 힘은 스트레인 계기나 다른 힘 변환기로 기구화된 이식으로 직접 측정할 수 있다. Rydell은 1966년 처음 이러한 연구를 발표했다. 그런 다음 여러 다른 이들에 의해 체내 엉덩관절힘이 다양한 활동 동안 측정되었다(표 16-1). 평지걷기 동안 체중의 1.8~4.6배의 최대힘이 측정되었다. 힘은 다른 활동 동안 훨씬 높을 수 있다. Bergmann(2004)은 한 대상의 비틀거리며 걷기 동안 체중의 7.2배의 힘을 기록했다. 평지걷기 동안 엉덩관절 힘은 일반적으로 초기단계의 최초 정점과 후기단계의 두 번째 정점에 도달한다(그림 16-1). 이러한 정점은 일반적으로 크기에서 유사하지만, 다른 근육은 보행주기의 두 단계 동안 활발하다. 그러므로 적용에 따라 두 힘 정점 사이 구별을 위해 중요할 수 있다.

엉덩관절힘은 안쪽 구조(주로 근육이지만 주머니와 인대를 포함)와 가쪽 힘에 의해 생성된 힘에 의해 정의된다(예, 걷기동안 지면반응힘으로부터 분절사이힘). 가쪽 힘이 보행분석 동안 측정될 수 있지만, 엉덩관절에 작용하는 안쪽 힘을 직접 측정하는 방법은 없다. 일부 임상이나 연구 적용에 대해 엉덩관절 환경의 보다 자세한 이해가 요구된다. 그러므로 분석모델은 체내힘 자료의 자세한 이용가능성에도 불구하고 엉덩관절 근육과 이식힘 모두 예측하기 위한 중요한 도구로 남아 있다. 수적 모델은 다수의 엉덩관절 전치환술로부터 벗어난 다른 엉덩관절 병리의 대상 또는 전혀 엉덩관절 병이 없는 대상에 적용될 수 있다. 다음 부분은 분석적 엉덩관절 힘 모형을 논의한다.

사례연구 16-1

접착된 엉덩관절 전치환술

65세 여성은 엉덩관절의 변성관절증에 의해 유발된 만성 통증을 나타냈다. 조화 손실로 이끄는 심한 연골변성과 반응 관절주위뼈 변화가 엉덩관절 기능과 보행과 같은 일상활동에 영향을 주었다. 환자병력, 신체검사, 방사선 사진 정보의 세밀한 정보수집 후 접착 엉덩관절 전치환술이 시행되었다(사례연구 그림 16-1).

사진은 수술 후 전체 엉덩관절 성형의 단계를 보여준다. 머리와 목의 각도는 밖굽이 상태이다. 이 밖굽이 자세는 몸통 인공보조물 인공기관의 굽힘 모멘트를 낮추지만 벌림근 역학적 장점의 감소 결과로 관절반응힘을 증가시킨다(지렛팔 감소[*c*]). 사진은 벌림근의 작용선 *A*, 중력선(*흰 선*), 중력선에 대한 돌림중심으로부터 지렛팔선(*b*), 넙다리뼈머리와 관골구 단위(*J*)의 측정된 접촉점에서 반응힘의 작용선으로 표시된다. 또한, 중력선(*흰 선*)은 중력힘 *W*의 작용선으로 표시된다.

체중에 상대적인 벌림근 모멘트팔을 감소시키면서 중력선이 엉덩관절로 이동하는 한 발 서기 동안 만들어진다. 그래서 환자는 다리를 기울여 약간 절듯이 걸어 벌림근의 요구를 감소시키기 위해 보행과 자세에 적응한다.

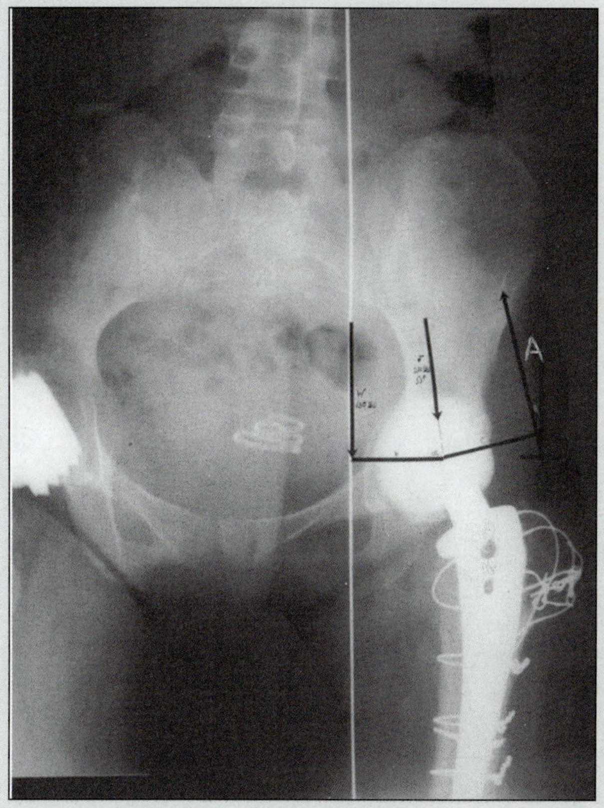

사례연구 그림 16-1

분석적 엉덩관절 힘 모형제작 (analytic hip force modeling)

다른 관절뿐만 아니라 엉덩관절 대부분의 근육힘 모형제작 전략배경의 기본 개념은(직접 측정할 수 없는) 안쪽 힘과 모멘트가 가쪽 힘과 같거나 반대여야 한다. 다시 말하면, 관절은 항상 역학적 평형에 있어야 한다. 그러므로 대부분의 분석적 모델은 한 면이 알려진 가쪽 힘과 모멘트를 나타내고, 다른 면은 알려지지 않은 안쪽 힘과 모멘트를 나타내는 부분에서 평형방정식 시스템을 설정한다. 문제는 방정식보다 엉덩관절을 가로지르는 근육이 더 많이 있다는 것이다. 모멘트 균형문제는 통계적으로 정의되지 않고 무제한 수의 해법을 가지고 있다. 통계적으로 정의되지 않은 문제를 풀기 위해 하나는 알려지지 않은 수를 조금 감소하거나(감소법) 다른 수학적 수축(최적화 방법)을 적용해야 한다(표 16-2).

감소법은 기능과 해부에 기초한 일부 근육집단으로 개별근육을 결합하거나 모델의 근육수를 단순히 줄이는 것을 포함한다. 이러한 방법은 경첩관절로 가깝거나 가까울 수 있는 무릎이나 팔꿈치의 문제에 대한 아주 직관적인 접근이다. 관절은 모든 세 방향의 운동을 허용하는 돌림타원형(절구공이)관절이다. 또한, 엉덩관절을 가로지르는 근육은 한 방향 이상의 상당한 힘 생성을 허용하는 작용선을 흔히 가진다(예, 엉덩관절 굽힘근으로 강한 엉덩관절 밖굽이와 거의 같은 넙다리근막장근). 이러한 복합으로 인해 엉덩관절의 통계적으로 정의되지 않은 문제가 최적화 방법으로 가장 일반적으로 해결된다.

최적화 방법은 중추신경계(CNS)가 어떻게 근육힘을 배분하고 가능한 무한수에서 단일해답을 선택하는 하나 이상의 수학적 분야로 가정을 전환하는지에 대해 논리적인 추측 만들기가 요구된다. 최적화 분야는 보통 물리적

표 16-1
이식물을 장착한 환자 체내에서 측정된 엉덩관절의 접촉힘

활동	최대 접촉힘 (체중)	환자의 수	수술 후 경과 시간(개월)	참고
엉덩관절 부하				
빠른 속도로 일반걷기	2.7~3.6	2	1~2	Kotzar et al., 1991
계단오르기	2.6			
느린 속도로 걷기(목발)	2.6	1	1	Davy et., 1988
계단내려가기	2.6			
걷기	2.7~4.3	2	8~33	Bergmann et al., 1993, 1995
계단오르기	3.4~5.5			
계단내려가기	3.9~5.1			
걷기	1.8~3.3	2	6	Rydell, 1966
천천히 걷기	2.7	1	15	English and Kilbington, 1979
빠른속도로 정상걷기	3.5(전통적)	수술 유형 당	2.3~12	Glaser et al., 2008
	3.2(앞가쪽 최소 수술)	5		
	2.9(뒤가쪽 최소 수술)			
빠른 속도 걷기	3.6	2	36	Stansfield et al., 2003
느린 속도 걷기	2.0	2	36	Stansfield et al., 2003
도움 없이 느린 속도 걷기	2.5	1	2	Brand et at., 1994
도움 없이 일반 속도 걷기	3.2	1	2	Brand et at., 1994
걷기	2.38	4	11~31	Bergmann et at., 2001
계단오르기	2.51	3	11~31	Bergmann et at., 2001
계단내려가기	2.6	3	11~31	Bergmann et at., 2001
느린 속도 걷기	2.42	1	11~31	Bergmann et at., 2001

매개변수의 수학적 형식이다(Heller et al., 2001, 2005; Rhrle et al., 1984; Seireg and Arvikar, 1975). 일부 모델은 허용 가능한 근육 그리고/또는 인대힘, 근육스트레스(Crowninshield and Brand, 1981; Pedersen et al., 1997), 또는 양쪽을 제한하거나(Stansfield et al., 2003) 내구력을 최대화하는 분야를 사용한다(Pedersen et al., 1997).

분야가 주어진 시간의 주어진 사람에 대한 근육힘 "할당"을 위해 CNS에 의해 사용되는 것을 알기가 가능하지 않기 때문에 선택된 구체적인 최적화 분야가 물리적으로 적합한지 여부를 실제로 알기 불가능하다. 대체적 매개변수 접근은 신경근골격계의 고유반복을 이용하기 위해 제안된다(Hurwitz et al., 2003). 이 모델은 측정된 가쪽 모멘트의 결과일 수 있는 근육활동의 모든 심리적 가능결합을 포함한 단일힘 해결이라기 보다 해결공간을 예측한다. 평형방정식 풀이를 위해 근육은 기능에 기초한 세 집단으로 결합되지만 이러한 방정식은 설립된 다음 시도되는 모든 심리학적으로 합리적인 수천 가지로 풀이되고 집단 내 개별 근육의 상대적 기여가 늘거나 줄어든다. 해결공간은 당김 대신 밀기가 요구되지 않는 근육 부분 해결을 허용하지 않기 위해 수축된다. 부가수축은 원하는 대로 적용될 수 있다. 이러한 해결방법은 감소방법의 단순함과 계산속도를 유지하여 그리고 물리적 가능해결을 제거하지 않고 원하는 수학적 수축을 허용함으로써 양 해결접근의 최대 특징을 유지하려 한다. 매개변수와 최적화 접근 모두 일반적으로 체내 측정 내 비교 가능한 힘을 예측하여 최대 접근의 선택은 적용에 달려 있다.

완전을 위해 감소나 최적화를 이용하지 않은 정의되지 않은 문제에 접근한 여러 모델을 주목해야 한다. 이러한 모델은 역학적 해결기법을 이용하여 가쪽 모멘트에 기초한 개별 근육점증을 모델화하여 정의되지 않은 문제를

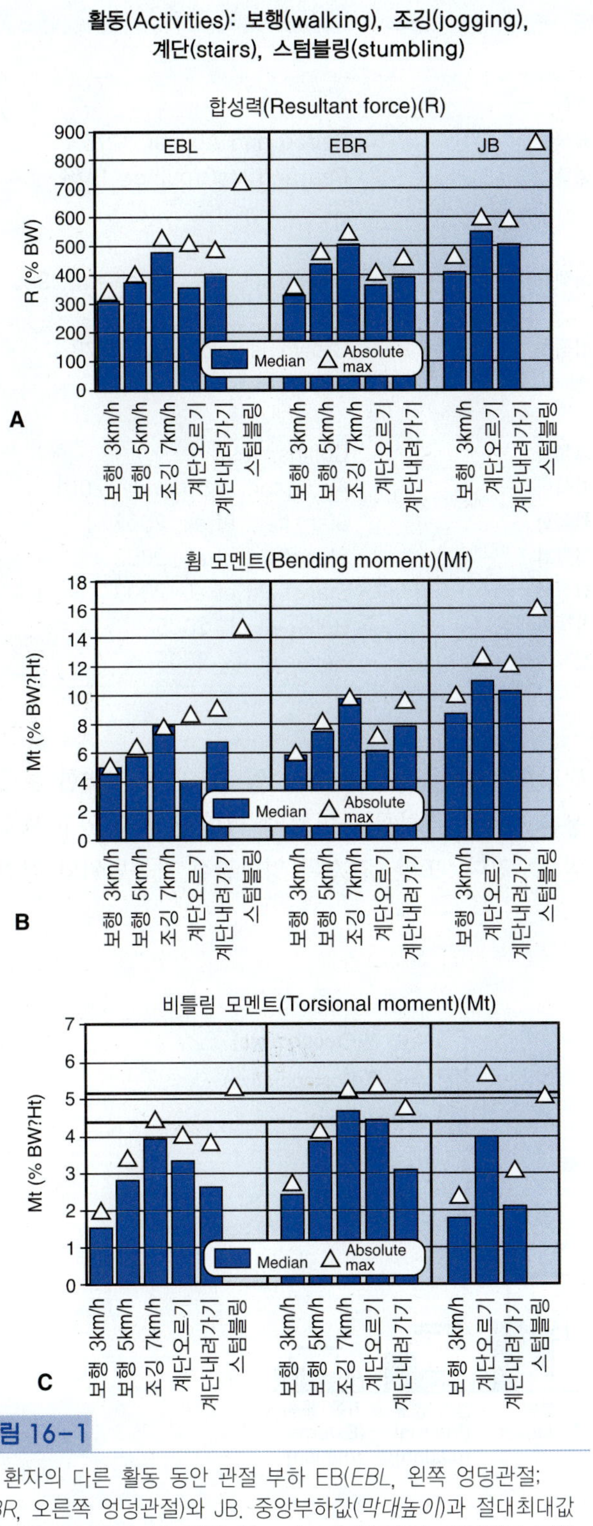

그림 16-1

두 환자의 다른 활동 동안 관절 부하 EB(*EBL*, 왼쪽 엉덩관절; *EBR*, 오른쪽 엉덩관절)와 JB. 중앙부하값(*막대높이*)과 절대최대값(*삼각*)은 주어진다. 합성력은 위 그래프에 있고(**A**), 이마면의 굽힘 모멘트는 중간 그래프이고(**B**), 가로면의 비틀림 모멘트는 아래 그래프이다(**C**). 회색 막대는 접착제 없는 이식물의 고정강도를 나타낸다(14). *출처 : Bergmann G., Graichen, F., Rohlmann, A. (1995). Is staircase walking a risk for the fixation of hip implants? J Biomechanics, 28(5), 535-553.*

풀이한다(Anderson and Pandy, 2001). 또한 역학적 풀이법은 체내측정에 기록된 것과 유사한 접촉력을 일반적으로 예측한다. 그 주요 단점은 상대적 계산 경비이다. 이상 활동 연구에 유용할 수 있지만, 대상 다수의 걷기와 같은 단순 활동 모델에 실질적이지 않다.

엉덩관절 부하환경에 영향을 주는 요인

(Factors that influence the hip loading environment)

엉덩관절 부하의 크기, 위치, 빈도 모두 인공엉덩관절 이식수명에 기여한다. 그러므로 부하의 이러한 면을 정의하는 요인을 이해하는 것이 중요하다. 일부는 외과의사에 의해 영향을 받고 선택될 수 있다(예, 재건된 엉덩관절의 기하학적 구조). 다른 것은 주로 환자의 조정에 속한다(예, 활동수준 및 유형). 엉덩관절부하와 이식수명을 정의하는 요인 이해에 대한 계속적인 진보는 개선된 이식설계와 수술적 기술뿐만 아니라, 개선된 회복관리와 환자추천으로 이끌 수 있다. 이 부분에서는 보행양식의 역할과 관절 구조에 중점을 두고 활동을 간략히 논의한다.

보행 생체역학 (gait biomechanics)

많은 연구자들은 엉덩관절 전치환술 환자는 균형이나 느린 걷기속도로 문제를 포함한 다양한 기능적, 생체역학적 결핍을 흔히 가진다는 것을 발견했다(Majewski et al., 2005: Sicard-Rosenbaum et al., 2002). 또한 THR 환자는 수술하지 않는 엉덩관절이나 일반 대상에 비교하면 운동이나 관절힘, 근육활동양식이나 지면반응힘이 감소할 수 있다(Foucher et al., 2007, 2008; Logn et al., 1993; Shih et al., 1994). 사실 수술 이후 보여지는 생체역학적 결핍 환자는 뼈관절염 환자와 아주 유사하다(그림 16-2). THR은 통증과 기본 불능을 완화할 때 조차 이상엉덩관절 생체역학을 완전히 치료하지 않고 THR 자체 보다 엉덩관절 치환술로 이끄는 질병으로 인해 수술 발생 이후 일부 보행 이상이 나타난다고 제시한다. 대부분의 경우 보행분석을 통해 감지된 기능적 문제가 환자에 의해 현저하지 않지만, 이식수명이나 다른 건강 관절에서 조차 영향이 있는지 여부가 여전히 논의된다.

기본 방식에서 이식의 과잉 힘을 피하기 위해 바람직

표 16-2

최대 엉덩관절 접촉힘 측정 분석법

활동	크기(BW)	방법	참고
걷기	5.5	최적화	Seireg and Arvicar, 1975
걷기	4.8	정복	Pau and McGrouther, 1976
계단오르기	7.2		
계단내려가기	7.1		
지팡이로 낮은 속도 걷기	2.2	최적화	Brand and Crowninshield, 1980
지팡이 없이 낮은 속도 걷기	3.4		
걷기	5.0	최적화	Crowninshield et al., 1978
계단오르기	7.4		
의자에서 일어나기	3.3		
걷기	4.6	최적화	Collins, 1994
걷기	4.0	최적화	Anderson and Pandy, 2001
빠른 속도로 걷기	4.3	최적화	Stansfield et al., 2003
느린 속도로 걷기	3.2	최적화	Stansfield et al., 2003
의자에서 일어나기	2.0	최적화	Stansfield et al., 2003
걷기	5.26	최적화	Heller et al., 2005
계단오르기	8.8	최적화	Heller et al., 2005

하다. 보행동안 가쪽 모멘트는 이식힘과 상관되는 것으로 보인다(Foucher et al., 2009). 그러므로 많은 가쪽 모멘트는 THR 수술 이후 일반보다 적다는 사실은 이식의 전망으로 보는 경우 이익이 될 수 있다. 이러한 보행적용은 이식의 부하를 줄이는 데 역할을 할 수 있고 보호적일 수 있다. 또한, 감소된 엉덩관절 가동범위의 걷기가

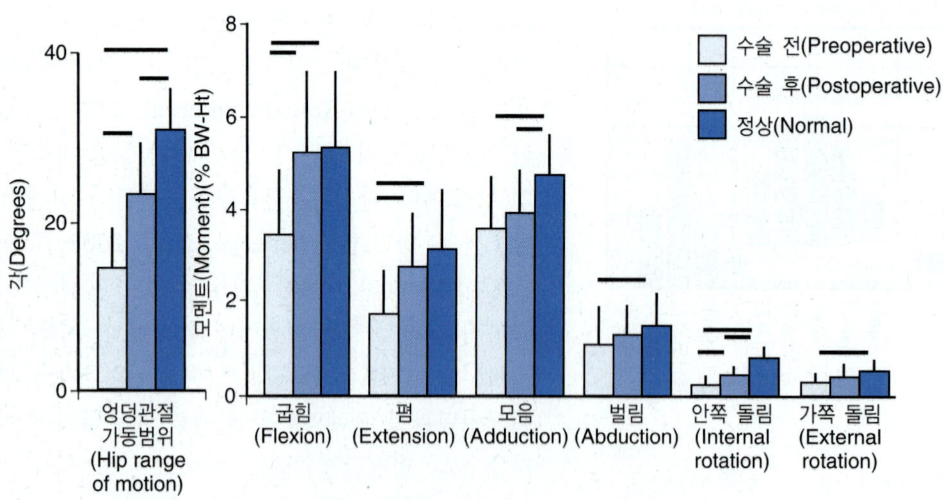

그림 16-2

수술 이후 보행은 수술이전 보행과 유사하고 일반과는 달랐다. 정도의 가동범위와 % 체중 x 키의 가쪽 최대 모멘트는 전수술 THR 환자로 나타낸다. 수술 1년 후 동일한 환자, 그리고 연령, 키, 체중, 유전 일치 일반 대상. *막대*는 각 집단의 표준 편차로 평균을 나타낸다. 위 *선*은 집단 사이 상당한 차이를 나타낸다.

출처: Foucher, K.C., Hurwiti, D.E., Wimmer, M.A. (2007). Preoperative gait adaptations persist one year after wurgery in clinically well-functioning total hip replacement patients. J Biomech, 40(15), 3432-3437.

판 가쪽 힘요소(앞뒤)로 인해 이식줄기의 토크를 최소화할 수 있다. 비틀림 부하는 특히 이식고정의 안정화에 위험할 수 있다. 따라서 엉덩관절 전치환술 환자에서(Foucher et al., 2007; Murray et al., 1972, Stauffer et al., 1974) 종종 보고된 걷기 동안 감소된 시상면 운동은 이식줄기에 대한 돌림모멘트를 줄이면서 이식안정화에 대해 이점이 있을 수 있다.

"이상" 보행양식의 잠재적 이점에도 불구하고 위험이나 단점 없이 될 수 없다. 한 엉덩관절 전치환술(total hip replacement) 환자는 최초 질병 과정이 단일면으로 고려되지 않을 때조차 THR을 하지 않는 환자보다 대체한 반대쪽 무릎이나 엉덩관절을 거의 400배 이상 가지는 것으로 짐작된다(Lazansky, 1967; Shakoor et al., 2002; Umeda et al., 2009). 이러한 이유는 엉덩관절치환 환자가 수술한 엉덩관절에 반대쪽 팔다리 부하의 비례적이지 않은 양을 부과한다(McCrory et al., 2001; Shakoor et al., 2003; White and Lifeso, 2005). 예를 들면, 엉덩관절 전치환술 환자 연구에서 가쪽 무릎 모음 모멘트는 수술한 엉덩관절의 동일한 면 무릎보다 반대쪽 무릎에서 상당히 더 높다(Shakoor et al., 2003). 무릎 모음 모멘트가 무릎 골관절염의 심각함과 진보 모두에서 설립된 생체역학적 표지이다.

또한 수술한 엉덩관절 면의 팔다리 뼈구조가 역할을 하기도 한다. 예를 들면, 엉덩관절 오프셋, 넙다리뼈머리와 넙다리뼈 사이 직각 거리는 THR 수술로 변경될 수 있다. 변화 오프셋은 전체 다리의 배열을 대체한다. 또한 배열은 무릎 뼈관절염(OA) 발달에 기여하는 중요한 요소이다(Hurwita et al., 2002). 두 팔다리가 신체적으로(그에 이어 생체역학적으로) 연결되기 때문에 한 다리의 생체역학적 변화는 다른 것에 필수적으로 영향을 준다. 관절구조의 다른 결함은 다음 부분에서 논의된다.

정복관절의 기하학(reconstructed joint geometry)

골반, 몸쪽 넙다리, 다리의 나머지 사이 구조는 전엉덩관절 성형에 의해 영향을 받을 수 있다. 이러한 관계의 변화는 엉덩관절을 가로지르는 근육의 모멘트 생성력과 관절 사이 힘 전달 선에 깊은 영향을 가질 수 있다. 엉덩관절 구조 고려는 사전운영 수술계획의 핵심 요인을 만든다. 외과의사는 목과 넙다리뼈 사이 각도, 이식의 목 길이, 넙다리뼈머리의 크기를 정의하거나 선택할 수 있다. 오프셋(넙다리뼈머리와 넙다리뼈사이 직각 거리), 벌림근 모멘트 팔, 골반에 상대적인 엉덩관절 중심의 위치는 간접적으로 영향받을 수 있다. 비구컵(acetabular cup)은 거의 기울거나 앞경사(anterversion) 위치에 놓일 수 있다. 모든 이러한 변화는 힘의 양이나 힘전달 위치에 영향을 줄 수 있다.

엉덩관절 중심위치의 변경은 합성력 엉덩관절힘과 근육의 모멘트 생성력에 큰 영향력을 가진다(Doehring et al., 1996; Lenaerts et al., 2008)(그림 16-3). 예측된 관절힘은 관절중심이 안쪽, 아래, 앞으로 이동할 때 최소화된다(그림 16-4). 이 위치는 벌림근의 모멘트 생성력을 최대화하고 발바닥 반응힘의 작용선 부근 엉덩관절 중심을 가져와서 근육힘에 의해 균형잡혀야 하는 가쪽 모멘트를 감소시킨다(Doehring et al., 1996; Johnston et al., 1979). 일반적으로 엉덩관절힘 관절구조 영향의 분석적 실험적 결과는 임상환자 연구와 일치한다. 임상연구는 관절중심 위쪽의 연관된 아래 기능적 성과를 가지고 증가된 목길이와 타협하지 않는 경우, 벌림근 강도의 연관된 감소와 관절중심 상부대체의 수동엉덩관절 굽

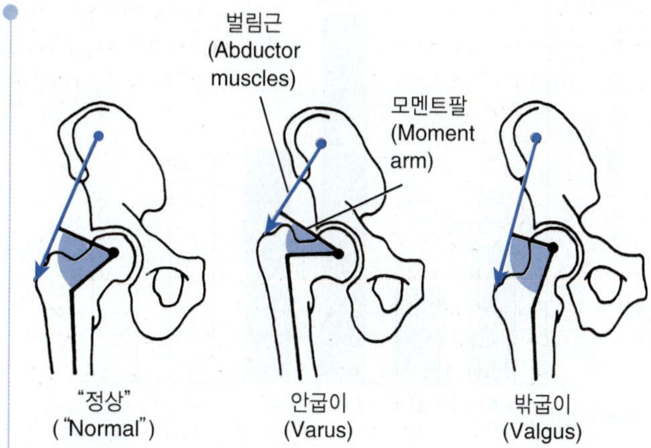

그림 16-3

벌림근 기전은 머리-목 각도나 목 길이로 변한다. 밖굽이목 각도는 모멘트팔을 감소시키는 반면, 안굽이목 각도나 증가된 목길이는 모멘트팔을 증가시킨다. 출처: *Hurwitz D.E. & Andriacchi, T.P. (1998). Biomechanics of the hip. In J. Callaghan, A. Rosenberg, H. Rubash(Eds.), The Adult Hip. New York: Raven Press, 75-86.*

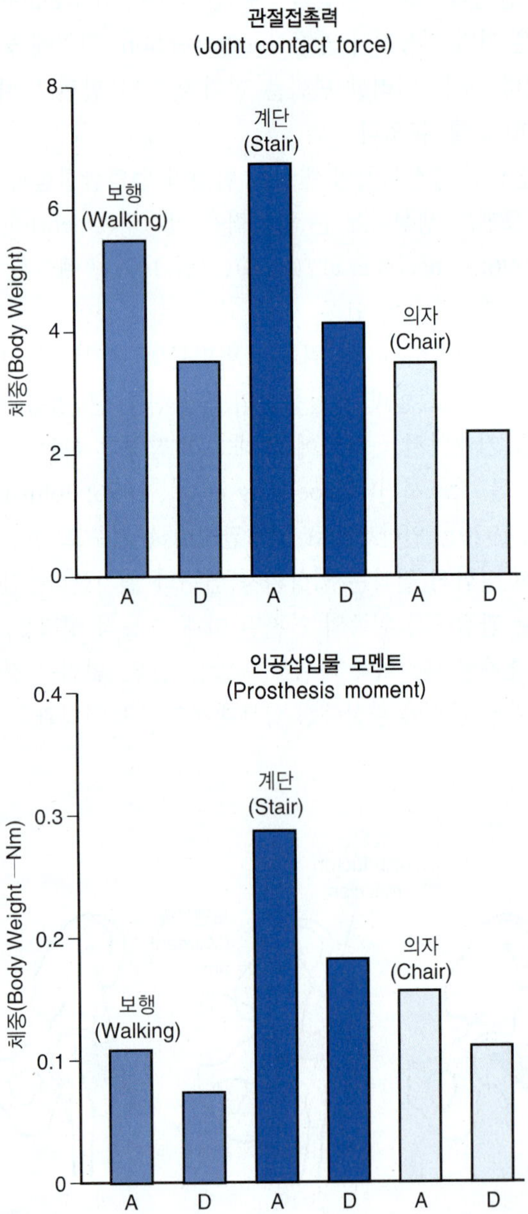

그림 16-4

다음 조건 하에 평지걷기, 계단오르기, 의자에서 일어나기 동안 인공기관의 목줄기 정점에 대한 엉덩관절과 최대 모멘트의 최대 부하. *A*, 엉덩관절 중심의 일반 위치; *D*, 엉덩관절 중심 20 mm 안쪽, 20 mm 아래, 10 mm 앞. 최대 힘은 근육 스트레스를 최소화한 최적접근에 기초한다. *출처: Johnston, R.C., Brand, R.A., & Crowininshield, R.D. (1979). Reconstruction of the hip. J Bone Joint Surg, 61A(5), 646.*

힘운동 손실을 가진다. 보다 높은 넙다리 해리율은 해부학적 위치에 놓인 것과 반대되는 위쪽 가쪽으로 놓인다(Yoder et al., 1988).

큰돌기(대전자, greater trochanter)나 목길이 증가는 근육 모멘트 생성력의 손실을 부분적으로 보상할 수 있다. 그러나 다른 고려가 외과의사의 선택을 제한할 수 있다. 예를 들면, 엉덩관절 전치환술로 이끌 수 있는 병리적 상태는 엉덩관절 중심의 잠재적 위치범위에 영향을 줄 수 있다[예, 뼈관절염이나 엉덩관절형성이상 dysplasia)]. 특정관절 위치가 생체역학적 분석에 의해 추천될 수 있지만, 실제 이러한 위치를 성취하기 위해 실질적이지 않을 수 있다.

엉덩관절 전치환술 환자가 최적관절 구조보다 적게 마감될 때 엉덩관절힘을 최적화하기 위한 다른 생체역학적 전략을 이후에 사용할 수 있다. 보행은 관절구조 고려 이후조차 엉덩관절힘의 독립적 영향을 가짐을 나타낸다(Foucher et al., 2009). 한 연구에서 보행동안 가쪽 모멘트는 방사선 촬영 측정에서 보다 걷기 동안 일반적으로 보다 예측적인 엉덩관절힘이었다(표 16-3). 보행양식은 적절한 회복개입으로 수술 이전이나 이후 변화될 수 있다는 것이 명백하다(Schroter et al., 1999; White and Lifeso, 2005). 잠재적으로 위험한 엉덩관절힘은 THR 수술 이후 환자의 고려인 경우, 보행 유지는 엉덩관절 부하 환경 개선을 위한 방법을 제공하는 반면, 관절구조는 이후 수술 없이 변경될 수 없다.

활동 수준 (activity level)

엉덩관절힘의 크기에 더해 부하주기수는 이식마모와 수명의 중요한 결정요인이다. 젊은이는 수술기법, 이식설계, 물질개선이 각 전엉덩관절 이식의 기대수명을 증가시키기 때문에 잠재적인 THA 후보자 공동관리에 들어간다. 또한 오늘날 노년대상도 상당히 활동적이다. 전엉덩관절 이식은 현대 환자의 요구를 잘 지탱할 수 있어야 한다. 모든 연령 환자집단은 활동적인 생활유형을 유지하기 위해 허용되는 THA를 기대한다. 하루 또는 연간 보행수는 활동의 대리 표지와 체내시험의 부하주기수 유사체로 흔히 고려된다.

마모자극 연구는 THR환자가 연간 백만 보를 걷는다

표 16-3

엉덩관절 전치환술 이후 보행 매개변수, 엉덩관절 접촉힘, 관절 구조 사이 관계

	평균 ± SD *변이 계수*	*첫 번째 접촉* *최대 힘*	*두 번째 접촉* *최대 힘*	*최대 이식* *비틀림 모멘트*
굽힘 모멘트	77.2 ± 30.2 39%	**$R^2 = 0.61$** **$P < 0.01$**	**$R^2 = 0.26$** **$P = 0.006$**	$R^2 = 0.10$ $P = 0.125$
폄 모멘트	39.5 ± 16.1 41%	$R^2 = 0.08$ $P = 0.158$	**$R^2 = 0.64$** **$P < 0.001$**	$R^2 = 0.02$ $P = 0.494$
모음 모멘트	57.0 ± 14.8 26%	**$R^2 = 0.50$** **$P < 0.001$**	**$R^2 = 0.67$** **$P < 0.001$**	$R^2 = 0.07$ $P = 0.189$
벌림근 모멘트	18.1 ± 9.3 51%	$R^2 = 0.13$ $P = 0.063$	$R^2 < 0.01$ $P = 0.557$	$R^2 = 0.06$ $P = 0.244$
안쪽 돌림 모멘트	6.5 ± 3.2 48%	$R^2 = 0.08$ $P = 0.155$	**$R^2 = 0.30$** **$P = 0.003$**	$R^2 = 0.10$ $P = 0.115$
가쪽 돌림 모멘트	6.1 ± 3.9 63%	**$R^2 = 0.24$** **$P = 0.010$**	$R^2 < 0.01$ $P = 0.684$	**$R^2 = 0.52$** **$P < 0.001$**
수직관절중심위치	16.5 ± 6.1 37%	$R^2 = 0.08$ $P = 0.143$	$R^2 = 0.06$ $P = 0.232$	**$R^2 = 0.33$** **$P = 0.002$**
수평관절중심위치	33.1 ± 4.0 12%	$R^2 < 0.01$ $P = 0.909$	$R^2 < 0.01$ $P = 0.888$	$R^2 = 0.06$ $P = 0.241$
벌림근 모멘트팔	50.9 ± 9.7 19%	**$R^2 = 0.27$** **$P = 0.005$**	$R^2 < 0.02$ $P = 0.510$	$R^2 = 0.12$ $P = 0.083$
오프셋	43.9 ± 5.3 12%	$R^2 < 0.01$ $P = 0.748$	$R^2 < 0.01$ $P = 0.714$	$R^2 < 0.01$ $P = 0.948$
키	1.7 ± 0.1 5%	**$R^2 = 0.42$** **$P < 0.001$**	$R^2 < 0.07$ $P = 0.188$	$R^2 = 0.14$ $P = 0.060$
체중	850 ± 155 18%	**$R^2 = 0.30$** **$P = 0.003$**	**$R^2 = 0.17$** **$P = 0.033$**	$R^2 = 0.04$ $P = 0.326$

이러한 매개변수와 엉덩관절부하 사이 상관의 평균, 표준편차(SD), 각 가쪽 모멘트의 변이 계수(Nm), 방사선 측정(mm), 키(m), 체중(N). 굵은 글씨는 통계적 중요성을 나타낸다.
출처: Foucher, K.C. (2009). *J Orthop Res, 27(12)*, 1576-1582.

고 흔히 추정한다. 그러나 여러 최근 연구는 이 수치는 일부 사례의 환자 활동을 극적으로 간과한 것을 제시한다. 대부분의 최근 연구에서는 수술 시간과 평가 방법에 따라 하루 당 5,078~12,288까지 측정된 보행수를 가진다(표 16-4). 최소 외과적인 수술접근(MIS)을 찾는 일부 환자는 여전히 보다 활동적일 수 있다. MIS THR 이후 3주에 최근 평가된 대상집단은 연간 53,290~5,983,080으로 추정되는 하루 당 적게는 146에서 많게는 16,392보까지(6,005±4,175) 걸음을 걸었다. 또한 이 환자집단은 통제집단보다 통계적으로 상당히 활동이 적었다(Foucher et al., 2010).

일부 환자는 이전 생각보다 훨씬 많이 확실히 활동적이지만, 활동수준은 연구 인구 내 그리고 그 사이에서 상당히 다양할 수 있다. 많은 연구는 가장 활동적인 대상과 적은 활동 대상 사이 보행수의 큰 차이를 기록했다. 이완된 이식에서 보이는 마모부피의 차이는 대상의 다양한 활동수준에 의해 설명될 수 있음을 제시한다(Schmalzried et al., 1998). 또한 대부분 마모연구는 걷기만 계산되지

표 16-4
수술 이후 환자의 연구측정 활동

활동	평균 발자국/일수 (표준편차)	시험 환자 수	수술 이후 기간	측정기간	측정방법	참고
정상일상 활동	5,078 (3,156)	100	> 6개월	알려지지 않음	Pedometer	Zahiri et al., 1998
정상일상 활동	5,194 (보고되지 않음)	111	> 6개월	7일	Pedometer	Schmalzried et al., 1998
정상일상 활동	6,878 (3,736)	33	> 2년	4일	Pedometer	Siva et al., 2002
정상일상 활동	10,438 (4,388)	33	> 2년	4일	SAM	Siva et al., 2002
걷기	12,288 (인구에 대해 보고되지 않음)	105	3.4년 (평균)	5~14일	SAM	Kinkel et al., 2009

Zahiri 등은 무릎 또는 엉덩관절 치환술 환자의 집단을 분석하고 연구했다.

만, 단순걷기 외 활동도 중요하게 고려될 수 있음을 주목하는 것이 중요하다.

엉덩관절 힘을 연구하는 이유는? 엉덩관절 생체역학에 의해 영향받는 문제

(Why study hip forces? complications influenced by hip biomechanics)

이 부분에서는 엉덩관절 생체역학 이해의 중요성을 되풀이하기 위해 수술 후 엉덩관절 생체역학에 의해 영향을 받는 엉덩관절 전치환술 문제의 주요 원인을 논의한다: 인공관절주위 뼈손실과 이식마모. 물질과 이식설계의 발달은 뼈손실과 마모 가능성을 줄였지만, 기본적 개념 이해를 위해 중요하게 남아 있다. 인공관절주위 뼈손실과 이식마모는 엉덩관절 전치환술의 파괴와 최종 교정의 주도적인 원인으로 남아 있다(Huo et al., 2009) 또한 뼈손실은 엉덩관절 치환술, 즉 증가적으로 인기 있는 다소 전통적인 수술 재건의 출현 문제이다. 마지막으로 마모저항부담면이 지난 10년 간 소개되었지만, 장기 자료는 출현의 시작일 뿐이다. 초기 보고서에서는 유사한 문제가 작지만 놀이에서 있을 수 있음을 제시한다.

접착되지 않은 넙다리 줄기와 연관된 인공관절주위 뼈손실은 잘 설명되어 있지만(Bryan et al., 1996; Engh et al., 1992; Krger et al., 1998) 이 현상의 장기적인 임상 관련에 대한 우려가 일어났다. 뼈용해, 스트레스 차단, 일반화된 팔다리 비부하는 인공관절주위 뼈손실에 역할을 할 수 있다. 폴리에틸렌과 다른 이식물질의 마모분자는 관절유동 및 인접조직에서 발견된다. 이러한 마모분자는 파골세포를 자극하고 인공관절 주위 뼈손실을 가져오는 증가된 대식세포 활동과 중재 세포사이 분비로 외인체(foreign-body) 반응으로 이끈다(Jasty, 1993).

스트레스 차단은 넙다리와 비교하여 역학적 강도가 크거나 동일한 이식줄기의 존재 결과로 넙다리뼈의 스트레스 분산의 감소를 가져온다. 부하환경의 변화는 뼈모델 제작으로 귀착된다. 뼈내성장이 접착 없는 인공기관에서 일어나면, 부하전달이 뼈부착 영역을 통해 일어날 수 있다. 그러나, 뼈 재형성은 일반 걸질 스트레인 수준의 회복을 가져오지는 않는다(Engh et al., 1992). 줄기의 물질 속성뿐만 아니라(Cheal et al., 1992) 넙다리 도관내 인공기관의 적용은 스트레스 차단양에 영향을 준다(Cheal et al., 1992; Weinans et al., 1992)(그림 16-5).

또한 뼈손실은 팔다리 장애를 가져올 수 있다. 엉덩관절 전치환술 후 대상은 반대쪽과 비교하면 수술한 쪽의

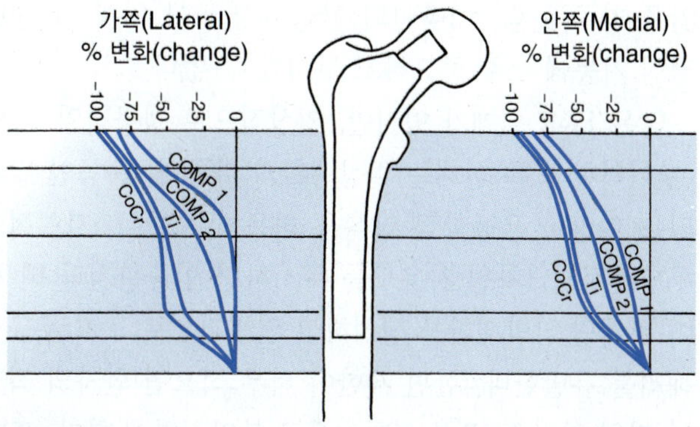

그림 16-5

3차원 제한요소 모델에서 안쪽과 가쪽 겉질의 스트레인 에너지 밀도의 백분율은 변한다. 스트레인 에너지 밀도의 가장 큰 감소는 가장 단단한 이식으로 넙다리뼈에 대해 발견된다(CoCr). 가장 유연한 이식의 넙다리뼈(합성 1)는 스트레인 에너지 밀도의 감소가 가장 작다(*복합 1*과 *2*, 합성물질; CoCr, 코발트 크롬; *Ti*, 티타늄) *(Personal communication. R. N. Natarajan).*

감소된 힘으로 비대칭적으로 계속 걸을 수 있다(Bryan et al., 1996; Long et al., 1993). 정강뼈손실은 이식특징에 영향을 받지 않고 관절부하조건의 비대칭과 연관된 일반 팔다리 장애를 가져올 가능성이 많다. 몸쪽 정강뼈 수분함유의 16% 감소는 장기 엉덩관절 전치환술 대상에서 설명되고, 이러한 감소는 보행동안 정점 수직 분절사이 무릎힘의 비대칭과 관련된다. 엉덩관절 뼈관절염 환자의 수술전 보행작용은 몸쪽 넙다리의 뼈 미네랄 밀도와 상관되는 것으로 나타난다(그림 16-6)(Hurwitz et al., 1998). 수술전 뼈손실이 클수록 넙다리는 적게 경직되고 보다 많이 스트레스 차단되고, 연관된 뼈재흡수는 수술 후 일어날 것이다. 또한 해부 연구에서는 영향받는 면의 인공관절 주위뼈의 감소가 클수록 뼈 미네랄 밀도

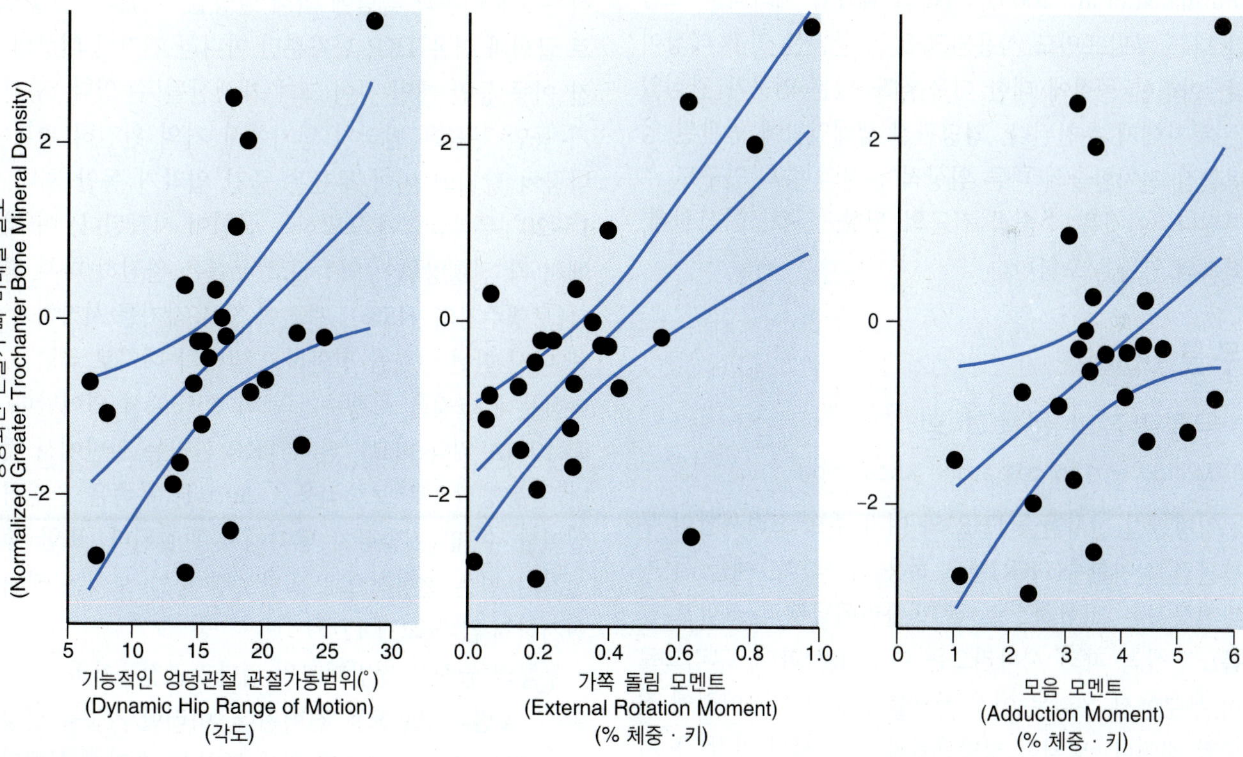

그림 16-6

엉덩관절의 가동범위와 가쪽 모음, 가쪽 돌림모멘트는 엉덩관절 뼈관절염 환자에게 있어 큰돌기의 정상적인 미네랄 밀도를 알려주는 주요인자이다. 벌림근은 모음 모멘트를 균형잡는 주요한 구조이다. 큰돌기 위에 벌림근이 닿기 때문에 감소된 모음 모멘트는 이 부분의 감소된 힘을 반영하고 뼈손실을 가져올 수 있다. 유사하게 가운데볼기근, 작은볼기근의 앞섬유는 주요 안쪽 돌림으로 인식된다. 그래서 입각기 초기 단계의 감소된 가쪽 돌림 모멘트도 감소된 안쪽 근힘의 반영일 수 있다. *출처 : Hurwitz, D.E., Foucher, K.C., Sumner, D.R., et al. (1998). Hip motion and moments during gait relate directly to proximal femoral bone mineral density in patients with osteoarthritis. J Biomechanics 31(10), 919-925.*

나 반대쪽 넙다리의 함유가 낮고, 그것은 수술 전 뼈 미네랄 밀도는 수술 후 뼈손실 정도에 영향을 준다는 것을 의미한다.

또한 host 뼈의 미네랄 밀도와 부하환경에 더해 이식 자체의 물질속성은 뼈손실, 마모, 결과 이식실패와 같은 큰 영향을 가진다. 초기 2000년대 이후 대부분의 전체엉덩관절 관골구 요소는 크게 교차연결된 폴리에틸렌으로 만들어진다. 교차연결은 다양한 환경(McKellp et al., 1999)의 폴리에틸렌을 방사하여 일반적으로 만들어지고 대부분 연구에서 보다 큰 마모저항을 가져온다. 공급 후 처음 10년의 결과로는 아직까지 아주 긍정적이다. 다른 생체역학적 문제가 엉덩관절 성형의 가장 큰 문제처럼 마모를 압도할 가능성이 있다. 예를 들면, 일부 연구는 크게 교차 연결된 폴리에틸렌이 보다 부서지기 쉬워서 형성과 다른 파괴양식을 깨는 데 영향받기 쉬울 수 있다(Furmansi et al., 2009). 금속의 금속과 세라믹을 포함한 다른 부담표면도 사용되고 있는 활발한 연구 대상이다. 이러한 물질에 대한 더욱 심도 있는 연구가 관심있는 독자에게 추천된다. 엉덩관절 생체역학에 연관된 엉덩관절 전치환술의 다른 임상적 문제의 향후 연구도 추천된다. 이것은 수술적 접근의 영향, 전위, 이식설계, 회복의 영향을 포함한다.

무릎 (Knee)

무릎관절의 운동과 힘
(Motion and forces at the knee joint)

엉덩관절 전치환술(THR)의 여러 주요 고려사항이 무릎관절 전치환술(TKR)에도 적용 가능하다. 예를 들면, 관절물질은 전형적으로 같고(폴리에틸렌의 코발트-크롬), 임상적 파괴 시나리오는 아주 유사하다. 그러므로 이 부분에서 우리는 이전 정보를 보충하고 차이점에 집중할 것이다. 명백히 엉덩관절과 무릎 사이 가장 큰 차이 중 하나는 관절운동학인 반면, THR의 엉덩관절은 기능적 절구공이관절로 모형이 되고, 무릎관절의 해부학은 기술적 적용의 직선 유사체 같은 것을 가지지 않는다. 시상면의 굽힘-폄이라 불리는 선호적인 돌림 방향을 가지지만 해부는 복잡하다. 이러한 이유로 그것은 경첩관절로 언급된다. 그러나 시상면의 앞뒤 이동, 가로면의 안쪽-가쪽 돌림, 이마면의 안굽이-밖굽이 역시 그 전반적인 기능에 아주 중요하고 무시할 수 없다.

많은 TKR 설계가 있지만, 임상적으로 성공적일 수 있는 이러한 모든 설계는 일상생활의 다른 활동 동안 발휘되는 다양한 운동학적 양식을 허용해야 한다. 자연적인 무릎관절의 3차원 자유도를 무시하면 인공관절과 뼈 사이 경계면 압박제한을 생성하고 전형적으로 조기 무균성 해리를 유발한다. 한편 제한이 너무 적으면 환자의 적절한 지원 없이 TKR를 역학적으로 불안정하게 한다. 또한 관절의 과잉운동으로 인해 빨리 마모된다. 그러므로 운동과 힘의 주기적 본질과 크기에 대한 지식은 TKR 설계에 아주 중요하다.

무릎의 운동형상학 (knee kinematics)

무릎관절의 상대적 운동은 관절의 6°의 자유도에 기여하는 3개 이동과 돌림에 의해 설명될 수 있다. 전형적으로 굽힘과 폄은 TKR 환자뿐만 아니라 건강한 대상의 인간 이동 동안 개인 사이 크게 재생산될 수 있다. 평지걷기 동안 무릎은 발꿈치 닿기에서 거의 완전히 폄된다. 발꿈치 닿기에 이어 무릎은 중간 입각기 동안 최대 약 15~20° 무릎굽힘에 도달하는 굽힘이 시작된다. 이 지점에서 각 진행방향이 역전되고 무릎은 완전히 다시 폄된다(보행주기의 ~45%). 관절이 전-유각기를 시작하기 위해 다시 한번 방향을 전환하고 발가락 떼기로 굽힘을 계속하는데 그것은 보행주기의 약 63%에서 일어난다(그림 17-4A 위와 비교). 흔히 TKR 환자는 일반에서 벗어난 운동양식으로 보행적응을 보인다. 부족은 완전폄이 일어날 수 없는 발꿈치 닿기에서 관찰된다. 또한 중간 입각기 폄은 전형적으로 일반보행 동안 보이는 것처럼 현저하지 않다(그림 17-5).

무릎의 굽힘은 정강뼈고원 넙다리관절융기의 구르기, 활주, 돌림의 조합으로 진행된다. 이러한 기능을 설명하는 실험은 Weber 형제에 의해 1836년 초기에 실행되었다. 양 표면의 접촉지점에 대응하는 표시를 배치하여 넙다리관절융기와 정강뼈 표면 사이 상대적 운동을 측정했다. 거의 백 년 후 구르기와 활주의 비율이 굽힘과 폄 동안 다양함을 설명했다(Strasser, 1908). 그림 16-7에 묘사된 것처럼 구르기는 굽힘(0~20°) 초기에 우세한 반면,

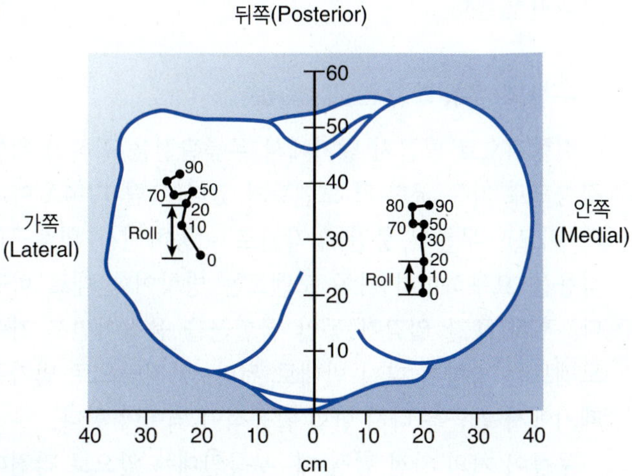

그림 16-7

정강넙다리뼈 접촉은 무릎굽힘으로 뒤로 이동한다. 가쪽 면의 가쪽에서의 접촉은 안쪽 보다 굽힘(0~20°) 동안 훨씬 많이 뒤로 움직이는데 가쪽 넙다리융기가 안쪽 넙다리융기 보다 더 큰 반경으로 돌림하기 때문이다. 20° 이상에서는 활주운동이 두 관절융기에서 시작된다. *출처 : Andriacchi, T.P., Stanwyck, T.S., Galante, J.O. (1986). Knee biomechanics and total knee replacement. Arthroplasty, 1(3), 211-219.*

활주는 30° 이상 굽힘 각도에서 우세하다(Draganich et al., 1987). 이 작용은 넙다리 역행이라 부른다. 작용을 설명하는 모델 중 하나는 Muller(1983), O'Connor, Zavatsky(1990)에 의해 조사된 교차 네 개 막대연결이다. 이 모델에서 양십자인대의 삽입은 넙다리와 정강뼈에 강하게 붙어 있다. 삽입의 해부학적 지점에 연결되어 있지 않지만 단단히 고정되어 있는 두 교차 막대에 의해 나타난다(그림 16-8).

체내에서 연구는 기본적인 각과 선형운동이 일상생활활동 동안 관절의 모든 자유 6각에 대해 일어남을 설명했다. 일반적으로 운동양식은 구체적인 활동이다. Lafortune(1992)의 연구에서 걷기 동안 운동양식은 정강뼈와 넙다리에 삽입된 양핀을 이용하여 특징된다. 명백히 이러한 외과적인 기술은 아주 적은 대상에 제한된다. 그러므로 수많은 연구가 깊은 무릎굽힘, 승압과제, 돌진, 무릎꿇기, 러닝머신 걷기 동안 일반과 TKR 대상의 무릎운동을 추적하기 위해 투시촬영을 사용한다. 그러나 방사선 카메라 시스템의 제한된 관점으로 인해 이러한 기술을

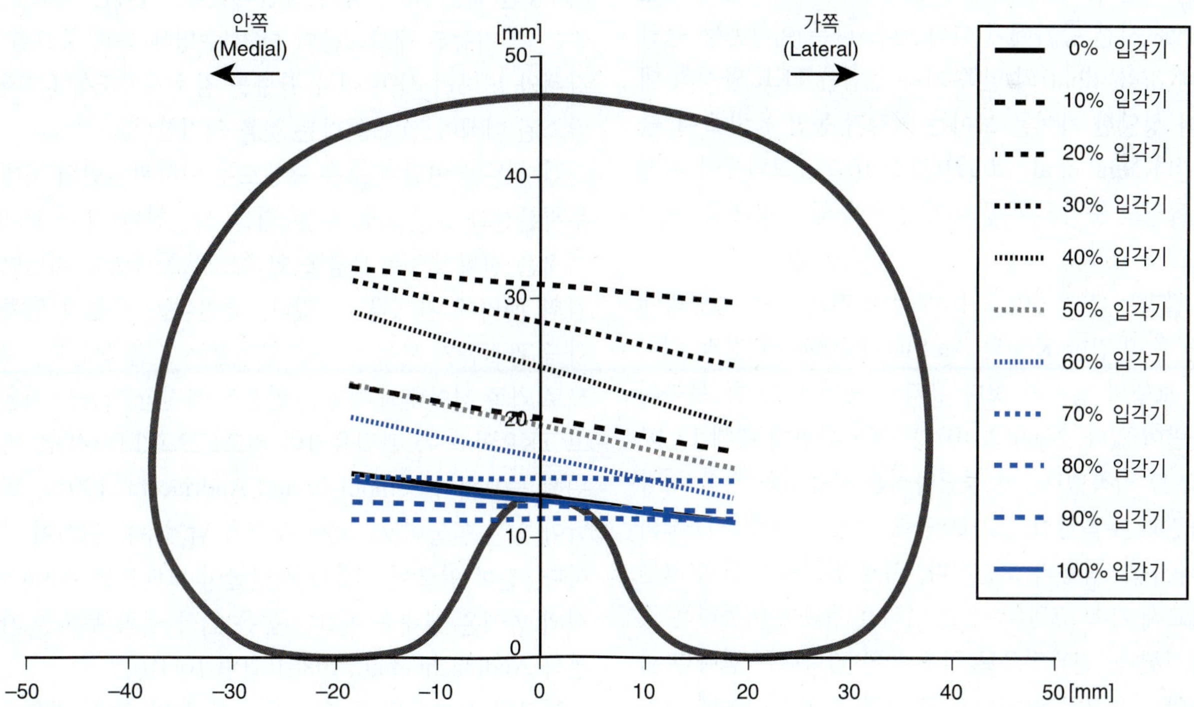

그림 16-8

보행의 서있는 단계 동안 대표적인 대상의 접촉경로. 안쪽과 가쪽 접촉점은 AP 이동을 자극하고 IE 돌림을 겹쳐놓기 위해 선을 통해 연결된다. 발꿈치 닿기의 접촉은 앞 직접활주로 뒤로 일어나고 축의 지점은 서있는 단계 대부분 동안 가쪽면에 있음을 주목하자.

가진 일상생활의 기본적 활동을 연구하기 어렵다.

가장 최근에는 평지걷기가 수렴점기법을 이용하여 연구되었다. 여기에 반영적인 표지가 최소 연부조직 노이즈로 강체(rigid body)운동의 분석을 허용하는 클라우드 포인트로 피부로 부착된다. Lafortune 연구와 유사하게 고정된 정강뼈 참고 프레임에서 넙다리는 발꿈치 닿기에 이어 앞으로 이동되고 뒤로 이동되기 위해 약 15~20% 보행에서 방향을 변경함을 발견했다. 발가락 떼기에서 넙다리는 유각기 단계에 들어가는 앞 이동으로 다시 방향을 변경하고 보행주기 뒤 이동을 끝낸다. 그러므로 한 보행 주기 동안 3번의 AP 이동방향 변경이 있다. 현저하게 이러한 방향은 무릎이 안쪽과 가쪽 힘에 의해 크게 유발되는 것을 제시하는 넙다리 역행이론을 따르지 않는다. 인대와 해부학적 표면특징은 다양한 활동 동안 무릎 운동의 덮개를 정의하는 수축을 제공한다.

적은 수축 인공기관의 TKR 대상은 유사한 운동양식을 보이지만, 입각기 AP 이동의 증가된 범위를 나타낸다(Ngai et al., 2009). 그림 16-8은 대표적 대상의 수축 경로를 보인다. 입각기 내내 안쪽과 가쪽 접촉점의 연결선은 5% 시간 증가에서 나타난다. 다른 이차운동 동안 정강뼈(경골, tibia)의 안쪽-가쪽 돌림은 TKR 환자의 대상마다 상당한 차이를 보이는 입각기 동안 돌림 2~4°를 나타낸다(Ngai et al., 2009)(그림 16-7). 그림에서 지배적인 돌림의 중심은 무릎의 가쪽 면에 있는 것으로 볼 수 있다(그림 16-8).

이 결과는 걷기동안 고유 무릎이 거의 가쪽 돌림축에 나타남을 발견한 Koo와 Andriacci(2008)의 것과 일치한다. 보행의 입각기 보다 유각기 동안 더욱 큰 무릎의 IE 돌림이 있다. Ngai(2010)는 TKR 환자에 대해 13.9° ±1.2°를 기록했다. 이 돌림양식은 무릎폄의 가쪽 정강뼈 돌림과 무릎굽힘 증가로 안쪽 정강뼈 돌림을 구체화한 "나사집" 작용과 모순된다. 시체 연구에서 안쪽 고원에 비교해 가쪽 고원의 더 큰 거리를 무릎이 이동하는 것을 발견했다. 결과적으로 역행 동안 넙다리는 넙다리 굽힘 동안 가쪽으로 돌림되고 폄 동안 반대로 되는데 그것을 "나사집" 작용이라 한다(Shaw and Murray, 1974). 요약하면 이러한 자료는 고유 무릎운동과 대부분 인공관절대체는 활동 의존적이고 무릎 굽힘/폄에 기초해 일반화되지 않는다.

무릎의 운동역학 (knee kinetics)

전형적으로 발꿈치 닿기에서 무릎관절을 펌하기 위한 경향으로 가쪽 굽힘-폄 모멘트가 있다(그림 17-4A 아래와 비교). 무릎이 중간 입각기로 이동하면서 외재근의 작용을 요구하면서 가쪽 모멘트는 방향이 반대로 바뀐다. 후기 중간 입각기 동안 굽힘근을 움직이면서 가쪽 모멘트는 방향이 다시 반대로 된다. 마지막으로 발가락 떼기에서 폄근은 다시 한번 활동적이 되어야 한다.

무릎이 거의 완전 폄될 때, 무릎인대는 앞으로 각진다(Draganich et al., 1987). 인대의 이러한 방위로 인해 네갈래근은 앞십자인대(ACL)의 저항에 반해 앞으로 정강뼈를 당긴다. ACL이 더 이상 없는 환자(대부분의 TKR 환자)는 흔히 네갈래근힘의 감소로 적응된다. 그러한 적응의 이유는 완전히 이해되지 않고 병리학적이나 방어적 본질이 될 수 있다. 접촉 운동학의 영향은 최근 밝혀졌다. 보행의 입각기 동안 아래 최대 굽힘 모멘트는 입각기 동안 높은 AP 이동과 상관되었다. 이러한 새로운 발견은 잘 기능된 네갈래근이 TKR 수명에 특히 중요한 정강뼈와 넙다리 사이 이차 활주를 감소시키도록 (그리고 감소된 이식마모) 돕는다는 것을 의미한다.

걷기 동안 연관된 모음 모멘트는 이마관절면의 비대칭 부하분산과 모음으로 무릎 힘을 생산한다(그림 16-9). 이것은 전형적으로 무릎을 안쪽으로 통과하는 지면반응힘의 벡터에 관계될 수 있다. 곁인대는 무릎의 안쪽과 가쪽 관절융기 사이 부하를 균형잡는 것을 돕는다. 그러므로 가쪽 곁인대의 적합한 인장은 적절한 기능을 허용하고 TKR의 가쪽 관절융기의 리프트오프(lift-off)를 막기 위해 중요하다(Schipplein and Andriacchi, 1991). 또한 남아 있는 안굽이(varus)에 무릎을 남겨두는 위험이 분명하다. 잔여 안굽이는 증가된 안굽이 모멘트를 가져와 이식의 연이은 실패를 이끄는 높은 안쪽 구획 부하를 가져온다(Andracchi et al., 1986)(그림 16-10).

횡단면 모멘트의 돌림은 입각기 동안 가쪽 방향으로 주로 향한다. 크기가 낮지만, 이 모멘트는 무릎관절만의 근육구조에 의해 균형잡기가 어렵고 십자인대와 곁인대의 지원이 요구된다. 양 십자의 부재(TKR의 전형적인)

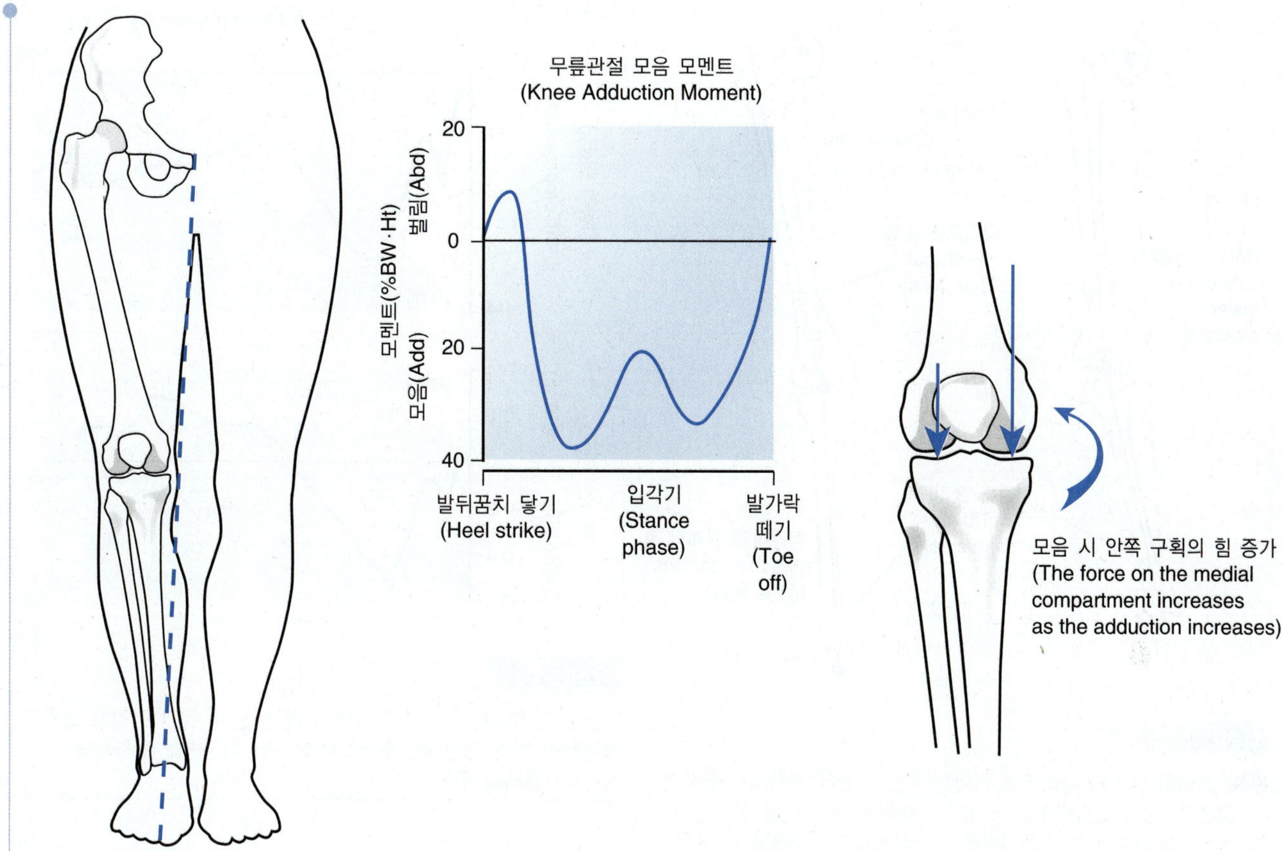

그림 16-9

가쪽 부분과 비교한 무릎의 안쪽 부분을 가로지르는 합성력보다 큰 부하와 걷기 동안 모음 모멘트의 그림. 출처: *Andriacchi, T.P. (1993). Functional analysis of pre-and post-knee surgery: Total knee arthroplasty and ACL reconstruction. J Biomech Eng, 115, 575–581.*

는 환자가 보행에 적응하고 모멘트를 낮출 수 있다.

무릎의 힘 (force at the knee)

수많은 분석적, 수적 모델은 자연관절과 인공관절 인간 무릎 모두에 소개되었다. 가쪽 관절운동역학을 이용한 이러한 모델 뒤 기본 개념은 이미 설명되었다(분석적 엉덩관절힘 모형제작 참고). 모든 이러한 모델은 THR과 고유 무릎의 수용가능한 접근 마찰이 없는 표면을 가정했다. 그러나 TKR은 전단힘이 관절의 실패작용에 중요한 역할을 한다. 전단힘은 폴리에틸렌관절을 손상할 수 있고 기본적인 뼈침대를 압박할 수 있다. 전단힘은 연골에 비해 100배 높을 수 있는 인공관절의 마찰로 인해 일어날 수 있다(Fisher et al., 1994; Unsworth, 1993). 또한, 정강넙다리뼈 접촉 경로는 무릎관절을 가로지르는 근육의 역학적 효율성을 변경한다.

역학적 접근(Wimmer, 1999; Wimmer and Andriacchi, 1997; Wimmer et al., 1998)을 이용하여 그것은 생성된 전단 접촉힘의 보행 운동학과 운동역학의 기본적 영향이 있음을 보여준다. 간략히 모델은 무릎관절 전치환술에 이어 환자의 보행 입각기 동안 취해진 운동학과 운동역학의 측정에서 무릎의 견인(전단)힘과 압력(일반)을 계산하는 데 사용되었다. TKR에 이은 환자에 대한 이전 개발 접근(Schipplein and Andriacchi, 1991)과 보행 운동역학학 일반의 기초로 모델은 넙다리와 정강뼈 사이 이차 운동학(앞뒤방향의 순수 구르기나 활주)을 고려하고 마찰을 소개한다. 접선전단힘은 구르기와 활주 양쪽 동안

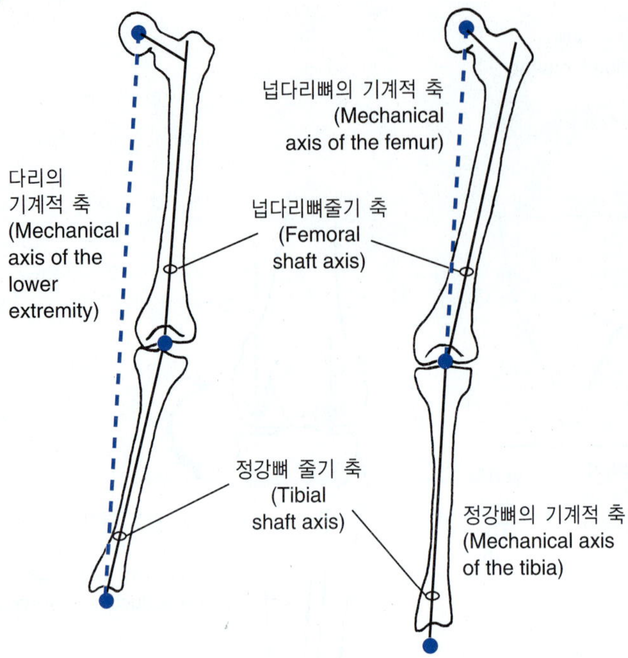

그림 16-10

왼쪽. 안굽이 변형의 다리에서 역학적 축은 무릎에 안쪽으로 통과한다. **오른쪽.** 정렬이 일반적일 때 넙다리뼈의 역학적 축은 정강뼈의 역학적 축과 나란히 있다(정강뼈줄기 축). 넙다리와 정강뼈의 역학적 축에 의해 나타난 선은 이 상황의 다리의 역학적 축과 동시에 일어난다. *출처: Krachow, K.A. 1995. 무릎관절 전치환술의 원리: 배열, 변형, 접근 및 뼈절단. 출처: J.J. Callagan, D.A. Dennis, W.G. Paprosky, et al. (Eds.). Orthopaedic Knowledge Update: Hip and Knee Reconstruction. Rosemont, IL: AAOS, 269-276.*

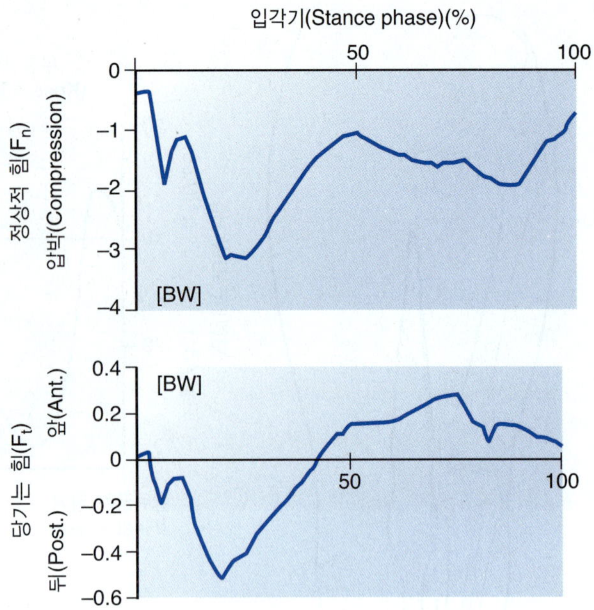

그림 16-11

일반 보행의 대표적 대상의 보행 서있는 단계 동안 정강뼈 고원의 정상적인 힘과 견인 힘. 중간입각기 주변 직접변화 수축력의 양 단계 형태를 주목하라.

발생할 수 있음을 이해하는 것이 중요하다(Johnson, 1987). 일반 운동역학학적 양식의 환자의 계산된 접촉힘은 그림 16-11에 있다. 중간 입각기 동안 최대 접촉의 0.5B W에 가까운 견인력과 발가락 떼기 바로 직전 최대 동안 0.3B W에 이른다. 표 16-2는 문헌에 나온 대로 안쪽 압력과 전단힘의 요약을 제공한다. 많은 기록 값은 이후 논의되는 측정된 안쪽 힘 위에 있다는 것을 주목해야 하고, 연구발견은 직접 측정으로 이용가능한 것을 다시 찾아봐야 한다.

엉덩관절에 대해 이전에 설명한 것처럼 우리 실험은 접촉힘을 측정하기 위해 매개변수 접근을 개발했다. 그러한 접근은 최근 무릎관절에 적용하기도 한다. 또한 정의되지 않은 문제가 각 입각기에서 기능적 집단으로 분류된 근육에 의해 해결된다. 이전 감소법과 달리 각 집단의 근육은 작용선이나 같은 힘을 가지는 데 요구되지 않는다. 각 기능 집단 내 근육의 상대적 작용수준이 다양하게 허용되어 가능한 근육힘의 많은 조합이 평행방정식을 균형잡을 때 시도된다. 매개변수 변이는 심리적 범위 내내 근육작용수준을 위해 측정된 접촉힘의 해결공간 내 있다. 이러한 모델의 세부가 다른 곳에서 발견될 수 있다(Lundber, Foucher, and Wimmer, 2009). 최근 기기삽입 전체무릎의 힘읽기에 대항하는 모델 산출과 비교하기 위해 기회를 가졌다. 매개변수 모델에 대한 입력 운동학 및 운동역학학은 원격측정 힘자료로 동시에 보행분석 동안 측정되었다. 매개변수 모델은 기기삽입 전체무릎산출에 대해 아주 잘 비교된다(그림 16-12).

스트레인 측정기로 기기삽입 이식을 돕는 무릎힘 직접 측정에 대한 최근 활동이 있다. D'Lima(2006)는 2.2~2.8배 BW 범위의 축성 접촉힘을 발견했다. 높은 힘이 보다 강한 작용에 의해 유도된다(Mündermann et al., 2008). 계단오르기와 언덕내리막길 걷기에 대한 축성 힘은 3.5~8 배 BW로 증가되었다. 이러한 첫 세대 기

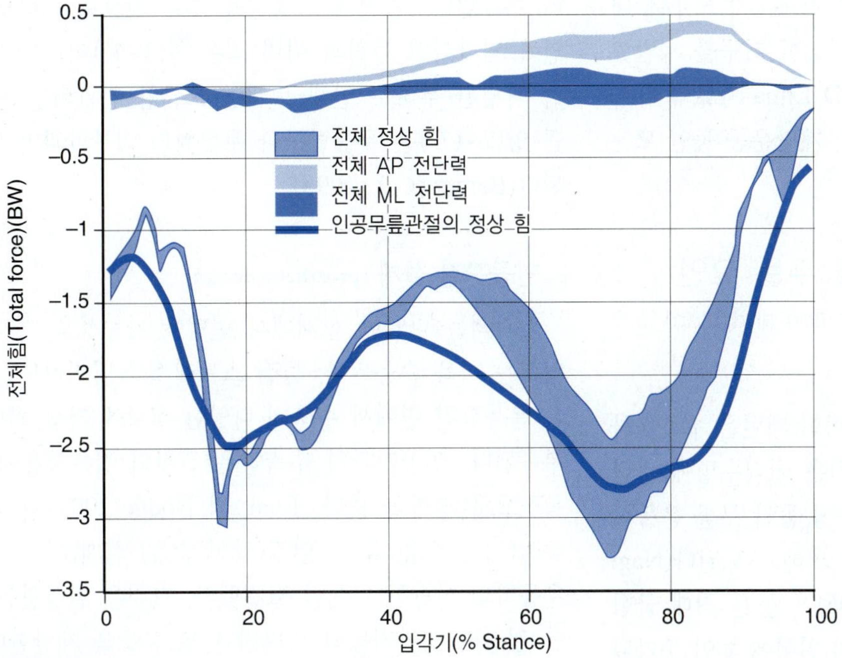

그림 16-12

동일한 입력 자료의 기구 TKR로부터 힘 산출에 대한 매개변수 모형(실선 해결 공간)의 결과 비교.

사례연구 16-2

무릎관절 성형

70세 남자 노인은 심한 무릎안굽이와 점진성 왼쪽 무릎관절변형으로 불능 왼쪽 무릎 통증을 나타낸다. 무릎 안굽이 변형으로 인한 이상부하는 가쪽 왼쪽 정강뼈 고원의 접촉영역의 감소와 안쪽 정강넙다리 구획 점진적 마모의 결과로 안쪽 정강뼈고원 접촉스트레스의 증가에 의해 특징된 부하 불균형을 생성한다(사례연구 그림 16-2).

환자는 손상을 입어 반 마일 이상 걷기가 불가능하다. 그는 일상생활활동을 유지하기 원한다. 전통적 치료의 첫 시도는 성공적이지 않았다. 세심한 검사가 기능적 폄근 기능의 존재를 보장한다. 더구나 완전한 이미지 연구는 심한 관절표면 변성을 증명한다. 무릎 관절경검사 결정은 심한 관절변성을 피하고 환자의 생활유형을 개선하기 위해 만들어졌다.

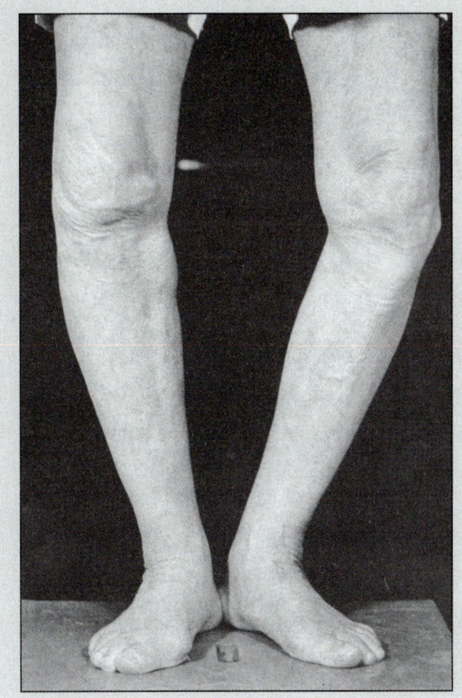

사례연구 그림 16-2

기삽입 무릎 인공기관은 축성 접촉힘 만을 측정할 수 있다. Bergmann과 Heinlein(2009)은 자유 6각 모두에 대한 부하와 모멘트를 측정하는 데 가능한 기구를 계발했다. 평지걷기 동안 축성힘 측정은 D'Lima 자료와 유사했다. 전단력은 약 0.3배 BW 였다. 계단운동 동안 모든 힘 읽기는 약 30%까지 증가되었다.

무릎운동과 부하에 영향을 주는 요인 (Factors that influence knee motion and load)

보행 (gait)

이전 논의 증거로 무릎의 운동역학학 패턴은 수축부하에 영향을 준다. 그러므로 보행패턴은 이식수명에 관련이 있고 영향을 줄 것이다. 또한 보행 동안 무릎 운동학은 최소 일부는 무릎 운동역학학에 의해 유도된다(Nagi and Wimmer, 2009). Hilding(1996)은 높은 최대 굽힘 모멘트로 걷는 환자가 무균성해리의 위험에 놓인 증가된 정강뼈 요소 이동을 설명했다. 그러나, 그러한 관계는 복잡하고 인공관절 설계와 환자집단의 내용으로 평가되어야 한다.

활동 (activity)

TKR의 무릎 운동학과 운동역학학은 구체적 작용에 의해 유도된다. 일상활동의 생체역학적 분석은 따라서 아주 중요하다. 예로, 평지걷기, 계단오르기와 내려가기, 의자에서 앉기와 일어서기, 이동 부엌에서 실행되는 것과 같은 정지-출발의 움직임이다. Orozco와 Wimmer(2010)는 이식마모에 대한 중요성을 최근 지적했다. 걷기 보다 다른 활동의 빈도가 낮지만, 전체 누적부하의 상당한 부분을 가진다(~20%). 또한, 마모가 부하와 운동의 기능이기 때문에 의자와 계단관련 활동은 걷기보다 폴리에틸렌 라이너에 보다 해로울 수 있다(사례연구 16-2 참고).

수술적 요인 (surgical factors)

부정정렬과 부적합한 연부조직 균형은 넙다리와 정강뼈 사이 가중되고 편심된 부하를 일으키는 것으로 알려진다(Dorr et al., 1985). 이것은 흔히 가속화 마모를 가져오는 거대한 폴리에틸렌의 접촉 스트레스를 증가한다. 넙다리와 정강뼈 요인의 돌림오류는 정강넙다리뿐 아니라 무릎넙다리관절에도 영향을 주는 것으로 나타났다. 안쪽 넙다리뼈 돌림의 이미 적은 양(1~4°)이 잘못되거나 과잉된 부하로 인해 트래킹 오류와 연관되는 반면, 큰 양(7~17°)은 무릎탈구나 무릎뼈의 일부파괴와 연관된다(Berger et al., 1998).

인공관절 설계 (prosthetic design)

외과의는 다양한 설계에서 선택할 가능성을 가지고, 일부는 더욱 순응된다. 물질 스트레스에 맞더라도 순응은 운동요건 면에서 수축의 다양한 정도에 가장 빈번히 부속된다. 인공기관의 수축양은 관절의 접촉작용에 기록적으로 영향을 준다. Banks와 Hodge(2004)는 십자유지(적게 순응)와 뒤 안정(많이 순응) 설계 사이 접촉운동학의 상당한 차이를 발견했다. 그것은 일상활동 동안 정강뼈 영향기능의 넙다리 앞뒤 운동을 제한한다고 제시했다. 대량 폴리에틸렌 내 압력에서 나온 스트레스가 높은 순응으로 감소됨을 일반적으로 받아들여지는 동안, 운동의 제한된 자유는 정강뼈고원의 접선(수축)힘을 증가할 수 있어 유익보다 해를 유발한다.

이식실패 이유는? 마모가 주요 원인 (Why do implants fail wear is a primary reason)

정강뼈 삽입의 폴리에틸렌 마모와 합력 역학적, 생물학적 문제는 여전히 남아 있어 장기적인 성공을 제한하는 실패의 이유이다. 마모분자가 인공관절주위 뼈용해를 유도하면서 정밀 작용이 여전히 완전히 설명되지 않고 능동연구 영역으로 남아 있지만, 요인, 크기, 형태, 전체적인 수(특히, 가장 생물학적으로 능동 서브마이크로미터 크기 범위의 것)는 세포 및 조직 반응의 역할을 하는 것으로 알려진다(Jacobs et al., 2006).

Sharkey(2002) 연구에서 폴리에틸렌 마모는 TKR 실패의 원인 중 25%로 평가된다. 여러 요인은 초고분자무게 폴리에틸렌 삽입의 마모에 영향을 줄 수 있다. 이것은 물질적 요인(예, 수지유형, 압밀방법, 시효기간, 위생 방법, 제조과정, 산화수준), 수술기술적 요인(예, 이식정렬, 연부조직균형), 환자요인(예, 환자활동, 보행패턴), 그리고, 가쪽에서 요약된 것으로 분류될 수 있다.

이 부분에서 우리는 무릎 생체역학과 마모의 영향을 반복할 것이다.

이전에 논의한 바와 같이 무릎관절은 굽힘/폄 동작 동안 구르기/활주를 겪는다. 그러므로, 넙다리와 정강뼈 사이 접촉위치는 부담표면에서 움직이는 운동과 스트레스 내에 항상 있다. 복합무릎 운동형상학에서 나오는 파동 스트레스는 패임, 박리와 같은 표면피로 유도 마모작용을 책임진다(사례연구 16-13). 관절의 물질적 속성은 이 영향에 대해 주요 역할을 하고 폴리에틸렌의 산화 약화는 원치 않는 과정이다. 따라서 여러 집단이 시간 상 속성을 안정화하기 위해 비타민 E의 보충이나 교차연결의 폴리에틸렌 조정하기 시작한다(Brach Del Prever et al., 2009)

무릎 운동형상학과 접촉힘은 관찰된 접착과 마찰 마모의 양과 유형에 유사하게 영향을 줄 수 있다. 접착과 마찰 마모작용은 체계적 염증반응을 유발하면서 관절공간에서 인공관절 주위조직으로 이동할 수 있는 마이크론 이하 크기 분자를 생성한다(그림 16-14). 체계적 반응은 인공관절 기구의 뼈용해와 결과적으로 해리를 유발한다(Jacobs et al., 2006). 일반적으로 마모량은 활주거리로 증가한다는 것에 동의한다. 또한, 운동경로의 형태는 폴리에틸렌 마모에 관련된다. 교차전단의 증가, 주 운동 방향에 직각인 운동량은 증가된 마모를 가져온다(Bragdon et al, 1996).

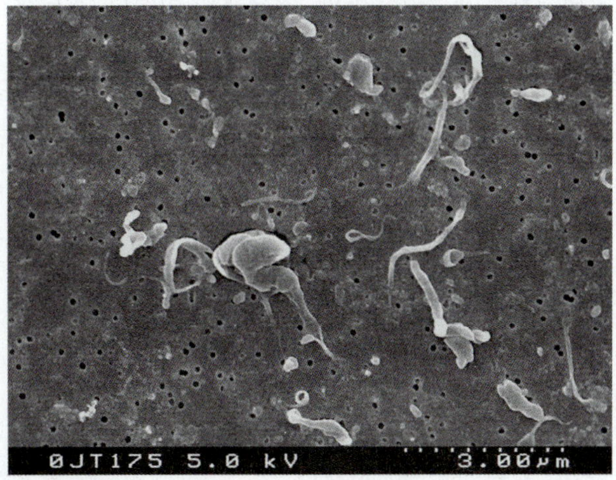

그림 16-14

무릎관절 전치환술로부터 회복된 폴리에틸렌 마모 분자. 작은 크기로 인해 이러한 분자는 염증반응을 일으킬 수 있는 다중단계에 의해 식균된다.

마모와 운동방향의 관계는 비선형적이고 최근 이론적으로 설명된다(Schwenke et al., 2008). 폴리에틸렌표면층의 분자사슬이 전단방향을 따라 정렬되기 때문에 보다 많은 에너지가 직각보다 세로방향의 분자를 파괴하는 데 필요하다. 그러므로, 수학적으로 운동이 주요 폴리에틸렌 섬유 방위를 따를 때 일어나는 0 교차전단 부분에서 그러한 행동은 이중 사인곡선 기능(원형벡터이론에 기초한)으로 설명될 수 있고, 최대 교차전단은 섬유방위에 직각 운동방향에서 일어난다. 즉, 운동형상학과 운동역학 입력은 실제 환자와 관절 모의실험자에 보이는 마모 영향을 나타낸다. 예를 들면, McEwen(2005)은 TKR 마모시험 동안 증가된 변위와 돌림이 마모율의 상당한 증가를 유발함을 제시했다.

요약하면, 접촉부하와 운동경로는 이식마모에 영향을 주고 수술기술, 이식설계, 환자특정 요인에 의해 영향 받는다. 이러한 관계를 탐구하고 이후 감독해야 하는 문헌이 증가하고 있다.

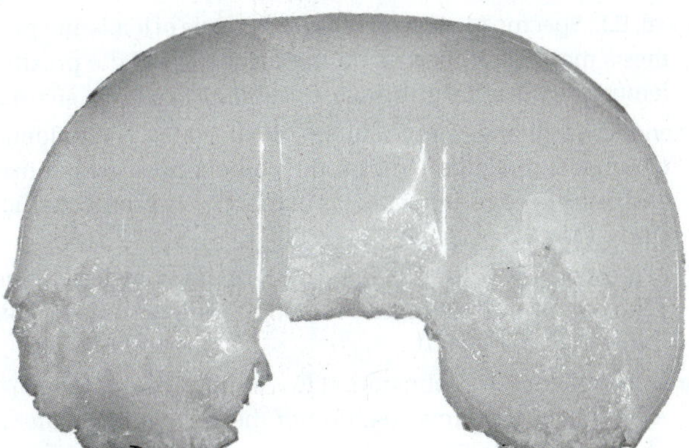

그림 16-13

부정정렬로 인한 것으로 짐작되는 박리손상의 정강뼈 폴리에틸렌 고원.

요약 (Summary)

- 관절 전치환술 안정성에 대한 힘의 영향은 크기만이 아니라, 방위와 적용점에도 달려 있다.

- 관절부하의 크기, 방위, 적용점은 이식의 스트레스, 굽힘 모멘트, 돌림 모멘트에 영향을 주고, 이식안정성, 마모, 수명에 중요하다.
- 일상생활활동 동안 역학적 부하 이해는 이식의 역학적 해리, 마모의 양, 뼈 재흡수, 회복의 선택, 수술의 원형과 같은 임상적 문제를 언급하는 데 임상적 정보를 제공한다.
- 관절 전치환술의 발전은 생체역학적 연구에서 발생한 정보에 의해 보조된다.

연습질문 (Practice Questions)

1 전체엉덩관절무릎관절성형 이후 보행은 정상적인가? 정상적 보행 생체역학은 전체엉덩관절무릎관절성형 이후 목표가 되어야 하는가?

2 전체엉덩관절무릎관절성형 이후 이식해리를 일으키는 세 가지 요인을 기재하고 간략히 설명하라.

3 엉덩관절 또는 무릎 관절힘을 설계할 때 통계적으로 정의되지 않은 평형문제에 접근하는 세 가지 전략을 설명하라. 각 접근의 장점과 단점은 무엇인가?

4 환자활동 수준은 엉덩관절 또는 무릎 이식마모에 어떻게 영향을 주는가?

5 마모와 그 결과는 이식실패의 주요 원인이다. 물질속성 조정을 통해 마모를 줄이는 두 가지 전략을 기재하라.

참고 문헌 (References)

Anderson, F.C., Pandy, M.G. (2001). Dynamic optimization of human walking. *J Biomech Eng, 123*(5), 381–390.

Andriacchi, T.P. (1990). Dynamics of pathological motion: Applied to the anterior cruciate deficient knee. *J Biomech, 23*, 99.

Andriacchi, T.P., Alexander, E.J., Toney, M.K., et al. (1998). A point cluster method for in vivo motion analysis: Applied to a study of knee kinematics. *J Biomech Eng, 120*(6), 743–749.

Andriacchi, T.P., Galante, J.O. (1988). Retention of the posterior cruciate in total knee arthroplasty. *J Arthroplasty, 3* Suppl, S13–19.

Andriacchi, T.P., Stanwick, T.S., Galante, J.O. (1986). Knee biomechanics and total knee replacement. *J Arthroplasty, 1*, 211.

Banks, S.A., Hodge, W.A. (2004). Implant design affects knee arthroplasty kinematics during stair-stepping. *Clin Orthop, 426*, 187–193.

Bartel, D.L., Rawlinson, J.J., Burstein, A.H., et al. (1995). Stresses in polyethylene components of contemporary total knee replacements. *Clin Orthop, 317*, 76–82.

Berger, R.A., Crossett, L.S., Jacobs, J.J., et al. (1998). Malrotation causing patellofemoral complications after total knee arthroplasty. *Clin Orthop, 356*, 144–153.

Bergmann, G., Deuretzbacher, G., Heller, M., et al. (2001). Hip contact forces and gait patterns from routine activities. *J Biomech, 34*(7), 859–871.

Bergmann, G., Graichen, F., Rohlmann, A. (2004) Hip joint contact forces during stumbling. *Langenbecks Arch Surg, 389*(1), 53–59.

Bergmann, G., Graichen, F., Rohlmann, A. (1993). Hip joint loading during walking and running, measured in two patients. *J Biomech, 26*(8), 969–990.

Bergmann, G., Graichen, F., Rohlmann, A. (1995). Is staircase walking a risk for the fixation of hip implants? *J Biomech, 28*(5), 535–553.

Box, G., Noble, P.C. (1993). The position of the joint center and the functional outcome of total hip replacement [abstract]. In *Transactions of the 39th Annual Meeting, Orthopaedic Research Society;* February 15–18, San Francisco, CA.

Brach Del Prever, E.M., Bistolfi, A., Bracco, P., et al. (2009). UHMWPE for arthroplasty: Past or future? *J Orthop Traumatol, 10*, 1–8.

Bragdon, C.R., O'Connor, D.O., Lowenstein, J.D., et al. (1996). The importance of multidirectional motion on the wear of polyethylene. *Proc Inst Mech Eng H, 210*(3), 157–165.

Brand, R.A., Crowninshield, R.D. (1980). The effect of cane use on hip contact force. *CORR, 147*, 181–184.

Brand, R.A., Pedersen, D.R., Davy, D.T., et al. (1994). Comparison of hip force calculations and measurements in the same patient. *J Arthroplasty, 9*(1), 45–51.

Bryan, J.M., Sumner, D.R., Hurwitz, D.E., et al. (1996). Altered load history affects periprosthetic bone loss following cementless total hip arthroplasty. *J Ortho Res, 14*(5), 762–768.

Cheal, E.J., Spector, M., Hayes, W.C. (1992). Role of loads and prosthesis material properties on the mechanics of the proximal femur after total hip arthroplasty. *J Orthop Res, 10*(3), 405–422.

Cheng, C.K., Huang, C.H., Liau, J.J., et al. (2003). The influence of surgical malalignment on the contact pressures of fixed and mobile bearing knee prostheses—a biomechanical study. *Clin Biomech, 18*, 231–236.

Crowninshield, R.D., Brand, R.A. (1981). A physiologically based criterion of muscle force prediction in locomotion. *J Biomech, 14*(11), 793–801.

Crowninshield, R.D., Johnston, R.C., Andrew, J.G., et al. (1978). A biomechanical investigation of the human hip. *J Biomechanics, 11*(1–2), 75–85.

Davey, S., Orr, J., Buchanan, F., et al. (2005). The effect of patient gait on the material properties of UHMWPE in hip replacements. *Biomaterials, 26*(24), 4993–5001.

Davy, D.T., Kotzar, G.M., Brown, R.H., et al. (1988). Telemetric force measurements across the hip after total arthroplasty. *J Bone Joint Surg, 70A*(1), 45–50.

Delp, S.L., Komattu, A.V., Wixson, R.L. (1994). Superior displacement of the hip in total joint replacement: Effects of prosthetic neck length, neck-stem angle, and anteversion angle on the moment-generating capacity of the muscles. *J Orthop Res, 12*(6), 860–870.

D'Lima, D.D., Patil, S., Steklov, N., et al. (2006). Tibial forces measured in vivo after total knee arthroplasty. *J Arthroplasty, 21*, 255–262.

Doehring, T.C., Rubash, H.E., Shelley, F. J., et al. (1996). Effect of superior and superolateral relocations of the hip center on hip joint forces. An experimental and analytical analysis. *J Arthroplasty, 11*(6), 693–703.

Dorr, L.D., Conaty, J.P., Schreiber, R., et al. (1985). Technical factors that influence mechanical loosening of total knee arthroplasty. In L.D. Dorr (Ed.): *The Knee*. Baltimore: University Park Press, 121–135.

Draganich, L.F., Andriacchi, T.P., Andersson, G.B.J. (1987). Interaction between intrinsic knee mechanics and the knee extensor mechanism. *J Orthop Res, 5*, 539.

Engh, C.A., McGovern, T.F., Bobyn, J.D., et al. (1992). A quantitative evaluation of periprosthetic bone-remodeling after cementless total hip arthroplasty. *J Bone Joint Surg, 74A*(7), 1009–1020.

English, T.A., Kilvington, M. (1979). In vivo records of hip loads using a femoral implant with telemetric output (a preliminary report). *J Biomed Eng, 1*(2), 111–115.

Fisher, J., Dowson, D., Hamdzah, H., et al. (1994). The effect of sliding velocity on the friction and wear of UHMWPE for use in total artificial joints. *Wear, 175*, 219–225.

Foucher, K.C., Wimmer, M.A., Moisio, K.C., et al. (2010). Full activity recovery but incomplete biomechanical recovery after minimally invasive total hip arthroplasty. In *Transactions of the 56th Annual Meeting of the Orthopaedic Research Society*, March 6–9, New Orleans, LA, p. 1924.

Foucher, K.C., Hurwitz, D.E., Wimmer, M.A. (2007). Preoperative gait adaptations persist one year after surgery in clinically well-functioning total hip replacement patients. *J Biomech, 40*(15), 3432–3437.

Foucher, K.C., Hurwitz, D.E., Wimmer, M.A. (2008). Do gait adaptations during stair climbing result in changes in implant forces in subjects with total hip replacements compared to normal subjects? *Clin Biomech (Bristol, Avon), 23*(6), 754–761.

Foucher, K.C., Hurwitz, D.E., Wimmer, M.A. (2009). Relative importance of gait vs. joint positioning on hip contact forces after total hip replacement. *J Ortho Res, 27*(12), 1576–1582.

Furmanski, J., Anderson, M., Bal, S., et al. (2009). Clinical fracture of cross-linked UHMWPE acetabular liners. *Biomaterials, 30*(29), 5572–5582.

Glaser, D., Dennis, D.A., Komistek, R.D., et al. (2008). In vivo comparison of hip mechanics for minimally invasive versus traditional total hip arthroplasty. *Clin Biomech (Bristol, Avon). 23*(2):127–34. Epub 2007 Nov 26.

Heinlein, B., Kutzner, I., Graichen, F., et al. (2009). ESB Clinical Biomechanics Award 2008: Complete data set of total knee replacement loading floor level walking and stair climbing measured in vivo with a follow-up of 6–10 months. *Clin Biomech, 24*, 315–326.

Heller, M.O., Bergmann, G., Deuretzbacher, G., et al. (2001). Musculo-skeletal loading conditions at the hip during walking and stair climbing. *J Biomech, 34*(7), 883–893.

Heller, M.O., Bergmann, G., Kassi, J.P., et al. (2005). Determination of muscle loading at the hip joint for use in pre-clinical testing. *J Biomech, 38*(5), 1155–1163.

Hilding, M.B., Lanshammer, H., Ryd, L. (1996). Knee joint loading and tibial component loosening. *J Bone Joint Surg, 78B*, 66.

Huo, M., Parvizi, J., Bal, B.S., et al. (2009). What's new in total hip arthroplasty. *J Bone Joint Surg, 91A*(10), 2522–2534.

Hurwitz, D.E., Foucher, K.C., Andriacchi, T.P. (2003). A new parametric approach for modeling hip forces during gait. *J Biomech, 36*(1), 113–119.

Hurwitz, D.E., Foucher, K.C., Sumner, D.R., et al. (1998). Hip motion and moments during gait relate directly to proximal femoral bone mineral density in patients with hip osteoarthritis. *J Biomech, 31*(10), 919–925.

Hurwitz, D.E., Ryals, A.B., Case, J.P., et al. (2002). The knee adduction moment during gait in subjects with knee osteoarthritis is more closely correlated with static alignment than radiographic disease severity, toe out angle and pain. *J Ortho Res, 20*(1), 101–107.

Jacobs, J.J., Hallab, N.J., Urban, R.M., et al. (2006). Wear particles. *J Bone Joint Surg, 88-A*(Suppl 2), 99–102.

Jacobs, J.J., Roebuck, K.A., Archibek, M., et al. (2001). Osteolysis: Basic science. *Clin Orthop, 393*, 71–77.

Jasty, M. (1993). Clinical reviews: Particulate debris and failure of total hip replacements. *J Appl Biomater, 4*(3), 273–276.

Jasty, M., O'Connor, D.O., Henshaw, R.M., et al. (1994). Fit of the uncemented femoral component and the use of cement influence the strain transfer the femoral cortex. *J Ortho Res, 12*(5), 648–656.

Johnson, K.L. (1987). *Contact Mechanics (2nd ed.)*. Cambridge, UK: Cambridge University Press.

Johnston, R.C., Brand, R.A., Crowninshield, R.D. (1979). Reconstruction of the hip. A mathematical approach to determine optimum geometric relationships. *J Bone Joint Sur, 61A*(5), 639–652.

Kapandji, I.A. (1970). The knee. In I.A. Kapandji (Ed.): *The Physiology of the Joints*. Paris, France: Editions Maloine, 72–135.

Kinkel, S., Wollmerstedt, N., Kleinhans, J.A., et al. (2009). Patient activity after total hip arthroplasty declines with advancing age. *Clin Orthop Relat Res, 467*(8):2053–8. Epub 2009 Feb 27.

Koo, S., Andriacchi, T.P. (2008). The knee joint center of rotation is predominantly on the lateral side during normal walking. *J Biomech, 41*(6), 1269–1273.

Kotzar, G.M., Davy, D.T., Berilla, J., et al. (1995). Torsional loads in the early postoperative period following total hip replacement. *J Ortho Res, 13*(6), 945–955.

Kotzar, G.M., Davy, D.T., Goldberg, V.M., et al. (1991). Telemeterized in vivo hip joint force data: A report on two patients after total hip surgery. *J Ortho Res, 9*(5), 621–633.

Krger, H., Venesmaa, P., Jurvelin, J., et al. (1998). Bone density at the proximal femur after total hip arthroplasty. *Clin Orthop Relat Res*, (352), 66–74.

Lafortune, M.A., Cavanagh, P.R., Sommer, H.J., et al. (1992). Three-dimensional kinematics of the human knee during walking. *J Biomech, 25*, 347.

Lazansky, M.G. (1967). A method for grading hips. *J Bone Joint Surg, 49B*(4), 644–651.

Lenaerts, G., De Groote, F., Demeulenaere, B., et al. (2008). Subject-specific hip geometry affects predicted hip joint contact forces during gait. *J Biomech, 41*(6), 1243–1252.

Long, W.T., Dorr, L.D., Healy, B., et al. (1993). Functional recovery of noncemented total hip arthroplasty. *Clin Orthop Relat Res*, (288), 73–77.

Lundberg, H.J., Foucher, K.C., Andriacchi, T.P., et al. (2009). Comparison of numerically modeled knee joint contact forces to instrumented total knee prosthesis forces. In *Proceedings of the ASME 2009 Summer Bioengineering Conference* (SBC2009-206791); June 17–21; Lake Tahoe, CA.

Lundberg, H.J., Foucher, K.C., Wimmer, M.A. (2009). A parametric approach to numerical modeling of TKR contact forces. *J Biomech, 42*, 541–545.

Majewski, M., Bischoff-Ferrari, H.A., Gruneberg, C., et al. (2005). Improvements in balance after total hip replacement. *J Bone Joint Surg, 87B*(10), 1337–1343.

Malchau, H., Herberts, P., Eisler, T., et al. (2002). The Swedish Total Hip Replacement Register. *J Bone Joint Surg, 84-A*(Suppl 2), 2–20.

McCrory, J.L., White, S.C., Lifeso, R.M. (2001). Vertical ground reaction forces: Objective measures of gait following hip arthroplasty. *Gait Posture, 14*(2), 104–109.

McEwen, H.M., Barnett, P.I., Bell, C.J., et al. (2005). The influence of design, materials and kinematics on the in vitro wear of total knee replacements. *J Biomech, 38*(2), 357–365.

McKellop, H., Shen, F.W., Lu, B., et al. (1999). Development of an extremely wear-resistant ultra high molecular weight polyethylene for total hip replacements. *J Ortho Res, 17*(2), 157–167.

Mündermann, A., Dyrby, C., D'Lima, D., et al. (2008). In vivo knee loading characteristics during activities of daily living as measured by an instrumented total knee replacement. *J Ortho Res, 26*(9), 1167–1172.

Morrison, J.B. (1970). The mechanics of the knee joint in relation to normal walking. *J Biomech, 3*(1), 51–61.

Müller, W. (1983). *The Knee: Form, Function, and Ligament Reconstruction*. Berlin, Germany: Springer-Verlag.

Murray, M.P., Brewer, B.J., Zuege, R.C. (1972). Kinesiologic measurements of functional performance before and after McKee-Farrar total hip replacement. A study of thirty patients with rheumatoid arthritis, osteoarthritis, or avascular necrosis of the femoral head. *J Bone Joint Surg, 54A*(2), 237–256.

Naudie, D.D., Ammeen, D.J., Engh, G.A., et al. (2007). Wear and osteolysis around total knee arthroplasty. *J Am Acad Orthop Surg, 15*(1), 53–64.

Ngai, V. (2010). *Assessment of In Vivo Gait Patterns on Wear of Total Knee Replacements* [Ph.D. Thesis]. Chicago, IL: University of Illinois.

Ngai, V., Wimmer, M.A. (2009). Are TKR Knee Kinematics Influenced by Gait Kinetics? Paper Presented at: 55th Annual Meeting of the Orthopaedic Research Society; February 22–25; Las Vegas, NV.

Ngai, V., Schwenke, T., Wimmer, M.A. (2009). In-vivo kinematics of knee prostheses patients during level walking compared with the ISO force-controlled simulator standard. *Proc Inst Mech Eng H, 223*(7), 889–896.

O'Connor, J.J., Zavatsky, A. (1990). Kinematics and mechanics of the cruciate ligaments of the knee. In V.C. Mow, A. Ratelitte, S. L-Y. Woo (Eds.). *Biomechanics of Diathrodial Joints (vol II)*. New York: Springer, 197–241.

Orozco, D.A., Wimmer, M.A. (2010). Cumulative loading of TKR during activities of daily living: The contribution of chair and stair maneuvers [abstract]. Paper presented at: 56th Annual Meeting of the Orthopaedic Research Society; March 6–9; New Orleans, LA.

Paul, J.P., McGrouther, D.A. (1975). Forces transmitted at the hip and knee joint of normal and disabled persons during a range of activities. *Acta Orthop Belg, 41 Suppl 1*(1):78–88.

Pedersen, D.R., Brand, R.A., Davy, D.T. (1997). Pelvic muscle and acetabular contact forces during gait. *J Biomech, 30*(9), 959–965.

Rhrle, H., Scholten, R., Sigolotto, C., et al. (1984). Joint forces in the human pelvis-leg skeleton during walking. *J Biomech, 17*(6), 409–424.

Rydell, N.W. (1966). Forces acting on the femoral head-prosthesis. A study on strain gauge supplied prostheses in living persons. *Acta Orthop Scand, 37*(Suppl 88), 1–132.

Schipplein, O.D., Andriacchi, T.P. (1991). Interaction between active and passive knee stabilizers during level walking. *J Orthop Res, 9*, 113.

Schmalzried, T.P., Szuszczewicz, E.S., Northfield, M.R., et al. (1998). Quantitative assessment of walking activity after total hip or knee replacement. *J Bone Joint Surg, 80A*(1), 54–59.

Schroter, J., Guth, V., Overbeck, M., et al. (1999). The 'Entlastungsgang'. A hip unloading gait as a new conservative therapy for hip pain in the adult. *Gait Posture, 9*(3), 151–157.

Schwenke, T., Wimmer, M.A., Uth, T., et al. (2008). Experimental determination of cross-shear dependency in polyethylene wear. In *Transactions of the 54th Annual Meeting of the Orthopaedic Research Society;* March 2–5; San Francisco, CA, p. 1890.

Seireg, A., Arvikar, R.J. (1975). The prediction of muscular load sharing and joint forces in the lower extremities during walking. *J Biomech, 8*(2), 89–102.

Shakoor, N., Block, J.A., Shott, S., et al. (2002). Nonrandom evolution of end-stage osteoarthritis of the lower limbs. *Arthritis Rheum, 46*(12), 3185–3189.

Shakoor, N., Hurwitz, D.E., Block, J.A., et al. (2003). Asymmetric knee loading in advanced unilateral hip osteoarthritis. *Arthritis Rheum, 48*(6), 1556–1561.

Sharkey, P.F., Hozack, W.J., Rothman, R.H., et al. (2002). Insall Award Paper: Why are total knee arthroplasties failing today? *Clin Orthop Relat Res*, (404), 7.

Shaw, J.A., Murray, D.G. (1974). The longitudinal axis of the knee and the role of the cruciate ligaments in controlling transverse rotation. *J Bone Joint Surg, 56A*, 1603.

Shih, C.H., Du, Y.K., Lin, Y.H., et al. (1994). Muscular recovery around the hip joint after total hip arthroplasty. *Clin Orthop Relat Res,* (302), 115–120.

Sicard-Rosenbaum, L., Light, K.E., Behrman, A.L. (2002). Gait, lower extremity strength, and self-assessed mobility after hip arthroplasty. *J Gerontol. A Biol Sci Med Sci, 57*(1), M47–51.

Silva, M., Shepherd, E.F., Jackson, W.O., et al. (2002). Average patient walking activity approaches 2 million cycles per year: Pedometers under-record walking activity. *J Arthroplasty, 17*(6):693–7.

Stansfield, B.W., Nicol, A.C., Paul, J.P., et al. (2003). Direct comparison of calculated hip joint contact forces with those measured using instrumented implants. An evaluation of a three-dimensional mathematical model of the lower limb. *J Biomech, 36*(7), 929–936.

Stauffer, R.N., Smidt, G.L., Wadsworth, J.B. (1974). Clinical and biomechanical analysis of gait following Charnley total hip replacement. *Clin Orthop Relat Res,* (99), 70–77.

Strasser, H. (1908). *Lehrbuch der Muskel— und Gelenkmechanik.* Berlin, Germany: Springer-Verlag.

Umeda, N., Miki, H., Nishii, T., et al. (2009). Progression of osteoarthritis of the knee after unilateral total hip arthroplasty: Minimum 10-year follow-up study. *Arch Orthop Trauma Surg, 129*(2), 149–154.

Unsworth, A. (1993). Lubrication of human joints. In V. Wright, E.L. Radin (Eds.). *Mechanics of Human Joints: Physiology, Pathophysiology, and Treatment.* New York: Marcel Dekker Inc, 137–162.

Wasielewski, R.C., Galante, J.O., Leighty, R.M., et al. (1994). Wear patterns on retrieved polyethylene tibia inserts and their relationship to technical considerations during total knee arthroplasty. *Clin Orthop, 299,* 31.

Weber, W., Weber, E. (1836). *Mechanik der menschlichen Gehwerkzeuge,* Göttingen.

Weinans, H., Huiskes, R., Grootenboer, H.J. (1992). Effects of material properties of femoral hip components on bone remodeling. *J Orthop Res, 10*(6), 845–853.

White, S.C., Lifeso, R.M. (2005). Altering asymmetric limb loading after hip arthroplasty using real-time dynamic feedback when walking. *Arch Phys Med Rehab, 86*(10), 1958–1963.

Wimmer, M.A. (1999). *Wear of the Polyethylene Component Created by Rolling Motion of the Artificial Knee.* Shaker Verlag GmbH, Germany.

Wimmer, M.A., Andriacchi, T.P. (1997). Tractive forces during rolling motion of the knee: Implications for wear in total knee replacement. *J Biomech, 30,* 131–137.

Wimmer, M.A., Andriacchi, T.P., Natarajan, R.N., et al. (1998). A striated pattern of wear in ultrahigh-molecular-weight polyethylene components of Miller-Galante total knee arthroplasty. *J Arthroplasty, 13*(1), 8–16.

Yoder, S.A., Brand, R.A., Pedersen, D.R., et al. (1988). Total hip acetabular component position affects component loosening rates. *Clin Orthop Relat Res,* (228), 79–87.

Zahiri, C.A., Schmalzried, T.P., Szuszczewicz, E.S., et al. (1998). Assessing activity in joint replacement patients. *J Arthroplasty, 13*(8):890–895.

제17장

보행의 생체역학 (Biomechanics of Gait)

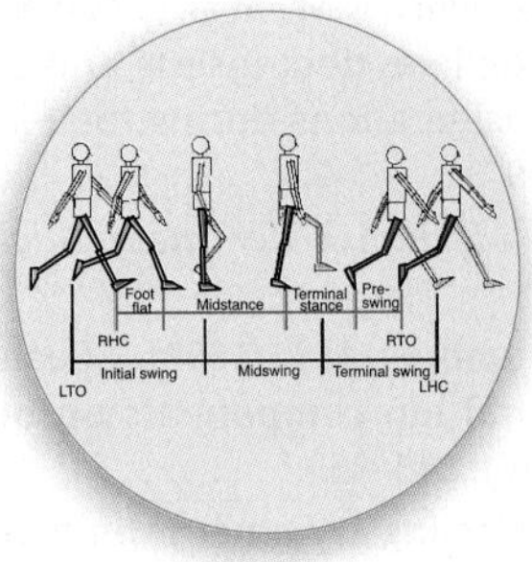

서론 (Introduction)

두 발의 이동 또는 보행은 신체의 대부분의 주요 관절, 특히 다리의 복합 상호작용과 조정을 요구하는 기능적 과제이다. 이러한 기본 과제는 전형적인 신체운동과 병리학적 상태와 치료적 개입 양쪽을 설명한 면으로 여러 세기 동안 과학자에 의해 연구된 주제이다. 하나 또는 다른 형식의 보행분석과 보행훈련은 물리치료 및 회복의료실행의 주요 주제이다. 기술적 진보는 보다 정교해지고 알맞게 되면서 보행의 세부적인 생체역학적 분석은 임상적 설정에서 증가적으로 실행될 수 있다. 보행의 생체역학은 임상의와 연구자 모두에 의해 보다 광범위하게 이해될 수 있다는 것을 의미한다. 따라서 다리와 몸통의 주요관절의 해부학적 특성은 요약되고 건강한 성인의 평지걷기 동안 행동이 설명될 것이다. 관련된 관절과 조직의 보다 자세한 해부학은 이 책의 다른 장에서 찾을 수 있다.

해부학적 고려상황 (Anatomic Considerations)

엉덩관절 (Hip)

보행동안 엉덩넙다리관절(고대퇴관절, coxofemoral) 또는 엉덩관절에 대한 운동, 관절은 3축성이다. 굽힘-폄은 안가쪽 축에 대해 일어난다. 모음-벌림은 앞뒤축에 대해 일어난다. 그리고 안쪽-가쪽 돌림은 세로축에 대해 일어난다. 굽힘-폄 운동은 가장 큰 진폭에 있지만, 다른 두 면의 운동은 개인 내 그리고 개인 사이 모두에 기본적이고 일관적이다. 또한 세 운동면 모두 또는 어느 면의 손상은 엉덩관절과 다른 관절의 전형적인 보행양식의 문제적 변위를 유발할 수 있다.

무릎관절 (Knee)

또한 무릎의 경우 각돌림의 자유도 3°는 보행 동안 가능하다. 주요운동은 안가쪽 축에 대한 무릎 굽힘-폄이다. 세로축에 대한 무릎 안쪽-가쪽 돌림과 앞뒤축에 대한 모음-벌림(안굽이-밖굽이)이 또한 일어날 수 있지만, 이러한 운동에 대한 뼈억제와 연부조직 때문에 건강한 개인간에 적은 일치와 진폭을 가진다.

발목관절과 발 (Ankle and foot)

발목운동은 발바닥굽힘(폄)과 발등굽힘(굽힘)만 허용하는 발목관절의 형태론적 수축에 의해 제한된다. 강체분절로 보행분석의 빈번한 모델이 되지만, 발은 체중을 지원하기 위해 적절한 안정성을 허용하는 반강체 구조(체중이동 동안 스프링처럼 작용하고, 발끝 밀기 동안 지렛팔로 작용한다)와 강체 구조 모두로 작용하기 위해 요구된다.

발목관절, 목말밑괄절(거골하관절, subtalar), 발목뼈(족근골, tarsal), 발허리뼈(종족골, metatarsal), 발가락관절의 운동은 공간을 통해 질량중심의 부드러운 증가에 기여한다. 걸을 때 만나는 다양한 지원 지면과 신체 사이 매끄러운 상호작용을 제공하는 것을 가로지르는 근육의 작용과 지형을 지원하는 특성에 반응하는 이러한 관절의 일정한 조정이 있다. 정상운동의 손실 또는 이러한 관절의 근육기능은 발과 발목뿐만 아니라, 다리관절의 나머지에 직접적인 영향을 가진다.

위 몸통 (Upper body)

골반과 가슴은 개별적으로 또는 문헌의 많은 연구에서처럼 머리, 팔, 몸통(골반과 가슴) 또는 HAT 마디를 구성하는 강체단위로 고려될 수 있다. 팔과 머리는 문헌에서 다리와 몸통처럼 많은 관심을 받지 않았다. 기존 연구는 어깨운동이 오목위팔관절의 굽힘-폄과 안쪽-가쪽 돌림으로 주로 일어나는 것을 나타낸다. 이러한 운동은 능동적인 목적운동이라기 보다 일반적으로 수동적이고 다리운동의 결과로 일어난다. 또한, 상호팔스윙은 몸통의 각 순간을 제한한다. 팔꿉관절 굽힘-폄과 아래팔 엎침-뒤침이 일어난다. 목뼈운동은 환경을 통해 몸이 추진되면서 안뜰눈 반사를 촉진하거나 시각응시를 안정화하기 위해 주로 굽힘-폄과 돌림에 주로 있다.

보행분석 방법 (Methods of Gait Analysis)

이 장에 나타난 정보는 활보(stride) 분석, 각운동형상학 분석, 힘판과 족압력 분석, 근전도 분석을 포함한 보행 특성을 측정하는 데 사용되는 다양한 실험방법의 과학적 임상적 문헌으로부터 요약된다. 분석에서 입각기와 유각기의 임시 연속장면은 스톱워치, 잉크와 종이와 같은 단순 도구 또는 신발삽입에 내재하거나 발의 바닥에 적용된 압력 민감선로와 같은 전자적 기구를 이용하여 정량화된다. 보행 분석자료는 자세히 설명될 수 있는 기본 시간 거리 변이를 측정하는 데 사용된다.

각 운동학 분석은 근전도, 가속도계법, 광전자기법을 사용한다. 근전도는 단일축과 다중축 구성에서 이용할 수 있고, 각 변위의 직접측정에 대해 관심 관절이나 옆 관절의 신체분절에 직접 부착된다. 가속도 계법은 유도되는 마디속도와 변위에서부터 마디 가속도의 직접측정에 대한 관심마디에 부착된다. 광전자 기법은 개별 걷기의 이미지를 포착하기 위해 비디오나 디지털카메라 사용이 포함된다. 그러한 시스템은 보통 관절축의 위치를 측정하고 디지털화를 지원하기 위해 부착된 참고표시 사용을 포함한다. 그러한 카메라시스템은 해부학적 표시를 위치하기 위해 세심한 눈금이 요구되고 흔히 "보행실험"에 흔히 영구 설치된다. 힘판과 족압분석기법은 보행의 입각기 동안 발-지면경계의 정보기록을 포함한다. 힘판은 발 아래 합력 지면반응힘과 표면을 지원하는 면의 적용점의 위치를 측정한다. 힘판 또는 신발안창은 입각기 동안 발 아래 부하분산을 측정한다. 힘판은 관절운동과 같은 운동역학 변이의 측정에 대한 각운동형상학 방법으로 흔히 결합된다.

EMG는 걷기 동안 근육작용을 기록하는 데 사용된다. 표면과 근육 안쪽 인지기법은 보행분석에 사용된다. EMG는 전형적으로 동적근육 활동양식에 대한 정보를 제공하기 위해 각운동형상학 분석이나 활보(stride)로 결합된다. EMG는 보행의 운동형상학과 운동역학적 특정을 기반하는 운동성능 설명을 돕는다.

보행주기 (Gait cycle)

두 발의 운동은 각 다리, 입각기와 유각기의 두 단계로 구성된 주기활동이다. 보행은 다리의 부하반응, 근육작용패턴, 주요관절의 각운동(angular motion)에 관해 상대적으로 대칭적이고(Crenshaw and Richards, 2006; Sdeghi et al., 2000), 결과적으로 운동의 앞방향의 질량중심을 이동하는 데 효율적이다. 완전보행주기나 활보

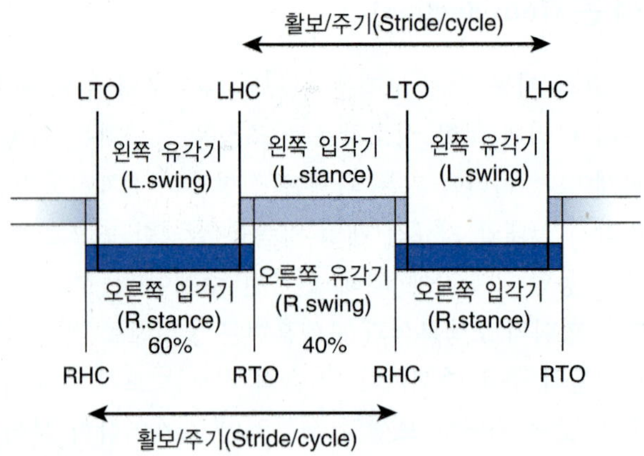

그림 17-1

완전한 오른쪽(음영 막대)과 왼쪽 활보를 나타내는 보행주기의 임시 연속장면 도해. *HC*: 발꿈치 닿기/초기 접지기, *TO*: 발가락 떼기, *R*: 오른쪽, *L*: 왼쪽. *HC*와 *TO* 사이 겹친 영역은 추적다리의 전-유각기 출현과 주도하는 사진의 부하반응기로 동시에 일어나는 이중지지기를 나타낸다. 오른쪽 활보의 경우, 초기이중지지기(지속-보폭의 10%)은 RHC – LTO에서 일어나고, 최종이중지지기(지속-보폭의 10%)은 LHC – RTO에서 일어난다. 출처: *Barr, A.E. (1988). Gait analysis In. J. Spivak & J. Zuckerman (Eds.), Orthopaedics- A Comprehensive Study Guide. New York: McGraw-Hill.*

는 한 다리의 연속적인 입각기와 유각기의 발생에 의해 정의된다(그림 17-1, 17-2). 활보의 제한은 동측 다리 동일행동의 다음 발생에 대한 한 다리의 구체적인 보행활동(예, 초기 접지기)의 발생에 의해 구분될 수 있다. 전형적으로 발꿈치 닿기 또는 초기 접지기는 활보의 제한을 정의하는 활동으로 사용된다.

입각기는 활보(stride)의 60%를 차지하고, 반대쪽 발이 지면에 접촉할 때 이중지지기 그리고 반대쪽 다리가 유각기에 관여할 때 한발지지기의 중간단계의 두 주기로 구성된다(최초와 말기). 자세는 6개 활동과 주기로 분류될 수 있다. 초기 접지기나 발꿈치 닿기(heel strike)는 발이 바닥과 접촉되는 순간으로 정의된다. 부하반응기는 단일 발이 바닥에 접촉하는 동안의 간격이고 체중이 지원하는 다리에 수용된다. 부하반응기는 보폭의 약 10~12%에서 초기 이중지지기의 마지막으로 동시에 일어난다. 중간 입각기는 정강뼈(경골, tibia)가 운동방향의 정지된 발 위로 돌림되는 기간이다. 중간 입각기의

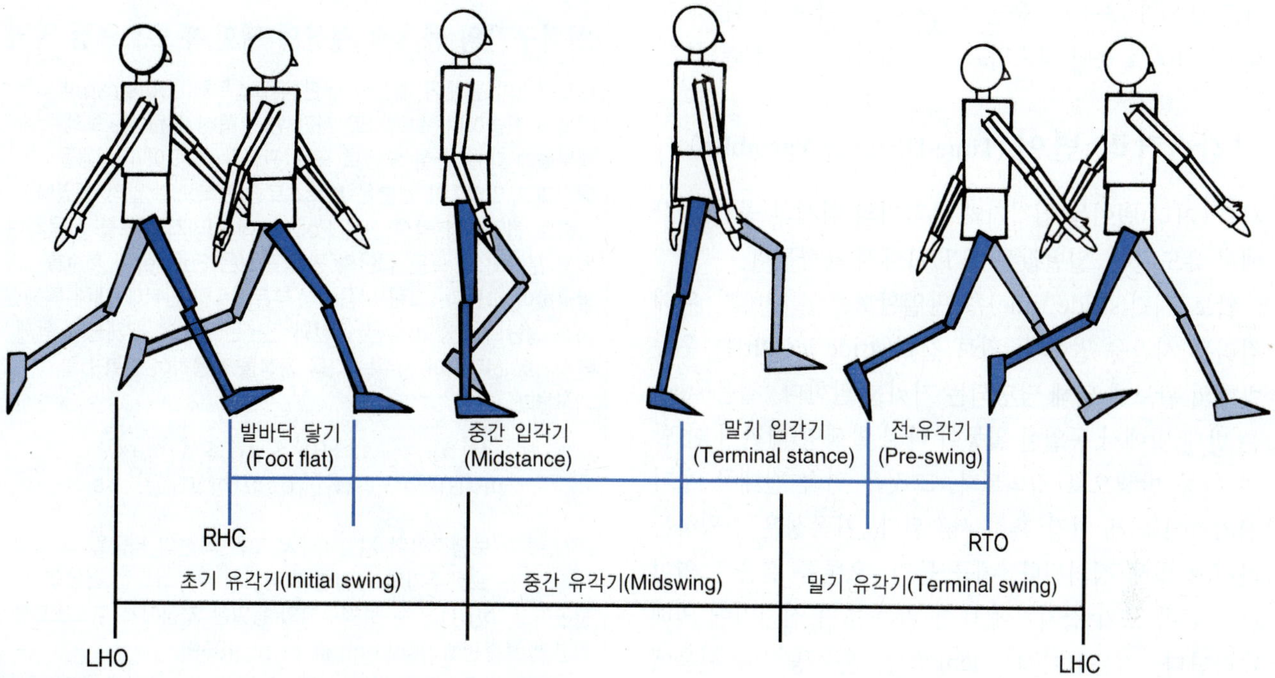

그림 17-2

오른쪽의 입각기와 왼쪽의 유각기를 나타내는 보행주기나 활보의 공간연속장면 도해. *HC*: 발꿈치 닿기/초기접지기, *TO*: 발가락 떼기, *R*: 오른쪽, L: 왼쪽. 입각기는 *HC*와 *TO*, 두 지점에 의해 분리되고, 다음과 같이 4주기로 나뉜다. 부하반응기(편평발)(보폭의 0~10%), 중간 입각기(보폭의 10~30%), 말기 입각기(보폭의 30~50%), 전-유각기(보폭의 50~60%). 유각기는 *TO*와 *HC*, 두 지점에 의해 분리되고, 다음과 같이 3주기로 나뉜다. 초기 유각기(발편평)(보폭의 60~70%), 중간 유각기(보폭의 70~85%), 말기 유각기(보폭의 85~100%). *출처 : Barr, A.E. (1988). Gait analysis in J. Spivak & J. Zuckerman(Eds.), Orthopaedics–A Comprehensive Study Guide. New York. McGraw–Hill.*

시작은 한발지지기로 동시에 일어나고 활보(stride)의 약 10~30% 동안 지속된다. 말기 입각기는 체중이 아래발의 뒤와 중간부분으로부터 이전되는 기간이다. 그것은 보폭의 30~50% 동안 일어나고 말기 이중지지기의 시작으로 동시에 일어난다. 전-유각기는 말기 이중지지기로 동시에 일어나고 보폭의 약 50~60% 동안 지속된다. 전-유각기 동안 체중은 전-유각기에서 반대쪽 다리로 이전된다. 전-유각기의 마지막은 발이 바닥에 접촉을 분리하는 순간의 발가락 떼기에 대응되어 유각기의 시작이 분리된다.

유각기는 보행주기(gait cycle)의 40%를 차지하고 3주기로 분리된다. 초기 유각기는 스윙되는 발이 입각기 발과 반대일 때까지 발가락 떼기로부터 보폭의 약 60~73% 동안 지속된다(유각기의 약 3분의 1). 중간 유

표 17-1

자유 걷기 속도에서 성인보행의 시간-거리 매개변수에 대한 일반값의 범위

활보(stride)시간 또는 주기 시간	1.0~1.2 m/sec[a]
활보 시간 또는 주기 길이	1.2~1.9 m[b]
걸음 길이(step length)	0.56~1.1m[a]
걸음 폭(step width)	7.7~9.6 cm[a]
분당 걸음수(cadence)	90~140 steps/minute[b]
속도(velocity)	0.9~1.8 m/sec[b]

[a]값은 요약된 다중 자원에서 채택. 출처: Craik, R.L, Oatis, C.A . (1995). Gait Analysis: Theory and Application. St Louis, MO: Mosby.

[b]값의 출처: Whittle, M.W. (1991). Gait Analysis: An Introduction. Oxford, UK: Butterworth–Heinemann.

출처: Barr, A.E. (1998). Gait Analysis. In J. Spivak, J. Zuckerman(Eds.). Orthopedics: A Comprehensive Study Guide. New York: McGraw–Hill.

각기는 스윙하는 다리의 정강뼈가 수직으로 향하면 끝이 나고 보폭의 73~87% 동안 지속된다. 말기 유각기는 보폭의 87~ 100% 동안 지속되고 초기 접지기 순간에 끝난다.

시간-거리 변이 (Time-Distance Variables)

시간-거리 변이는 입각기와 유각기의 임시와 공간 순간에서 유도된다. 일반값은 표 17-1에서 제공된다.

활보 시간(stride time)은 단일활보를 실행하기 위해 걸리는 시간을 말한다. 활보 길이(stride length)는 운동방향의 활보에 의해 담당되는 거리를 말한다. 걸음(step)은 반대 발에서 동일한 활동이 다시 발생할 때까지 한 발의 활동 발생으로 정의된다. 그것은 연속 반대쪽 초기 접지기에 의해 가장 흔히 서술된다. 가쪽성은 스윙하는 다리에 의해 정의된다. 예를 들면, 오른쪽 걸음은 연이은 오른쪽 초기 접지기에 대한 왼쪽 초기 접지기에 의해 나타난다. 걸음길이(step length)는 운동방향의 걸음에 의해 포함되는 거리를 말한다. 걸음폭(step width)은 발꿈치의 접촉점에서 측정되는 운동방향에 직각인 걸음에 의해 포함되는 거리를 말한다. 두 연속 걸음은 활보를 구성한다. 걸음변이가 개인의 오른쪽과 왼쪽이 다를 수 있지만, 걸음 변이는 오른쪽과 왼쪽 걸음의 총계로 구성되기 때문에 오른쪽이나 왼쪽 초기 접지기점에 의해 활보가 나타나는지 여부에 관계 없이 일정하게 유지된다.

분속수는 단위시간 당 걷는 걸음 수에 의해 정의되는 걸음 빈도의 측정이고 일반적으로 분당 걸음으로 나타낸다. 속도는 단위시간 당 운동방향에 포함되는 거리로 정의되고 일반적으로 초당 미터로 표시된다.

각 운동형상학 (Angular Kinematics)

이 논의는 평지걷기 동안 주요다리의 운동축과 축마디에 대한 관절각 변위에 중점을 둘 것이다. 그림 17-3에서 17-7은 건강한 성인의 활보 과정에 대한 운동 마디의 각 이동의 예를 나타낸다(계산상자 17-1).

엉덩관절 (Hip)

초기 접지기에서 엉덩관절은 약 30° 굽힌다(그림 17-3A 위). 입각기 동안 엉덩관절은 말기 입각기까지 펴의 약 10°에 이를 때까지 펴된다. 전-유각기와 대부분의 유각기 동안 엉덩관절은 약 35°의 최대까지 굽힌 다음 다리가 지면의 발 변위로 펴되면서 다음 초기 접지기 바로 전에 펴되기 시작한다.

엉덩관절은 초기 접지기(initial contact)의 모음-벌림에 대해 중립이다(그림 17-3B 위). 최초 이중지지기나 초기 중간 입각기(early midstance)의 마지막까지 엉덩관절은 약 5°의 최대 모음 위치를 성취한다. 나머지 입각기 동안 내내 엉덩관절은 약 10°까지 발가락 떼기에서 벌림된 후 다음 초기 접지기의 준비에서 유각기 내내 지속적으로 모음된다.

엉덩관절 돌림운동은 보행 동안 개인에 따라 보다 변

계산상자 17-1

신뢰구간의 통계적 계산에 대한 부트스트랩 방법

신뢰구간의 통계적 계산에 대한 부트스트랩(bootstrap)방법은 반복적 기술이며, 보행자료 시간 변천 곡선 집단(예, 보행주기 백분율에 대한 관절 모멘트 또는 관절각 이동)이 대치용을 예시되고 있다. 이 견본은 부트스트랩 반복으로 알려져 있다.

중요 집단에서 각 곡선은 Fourier에 시리즈 대표를 사용하여 처음 분석되고, 모든 집단의 평균 곡선은 Fourier에 계수를 평균하여 그린다. 그런 다음, 각 부트스트랩 반복에 대해 택해진 곡선 집단의 숫자와 같은 곡선의 견본은 임의로 대체물과 함께 무작위로 선택되며 승수는 다음 공식을 사용하여 반복 b를 계산한다.

$$M[b] = \max\downarrow(0 \le t_{\downarrow}j \le t_{\downarrow}max)$$
$$\alpha\bar{F}(t_{\downarrow}j)_{\downarrow}af - F^{-}(t_{\downarrow}j)_{\downarrow}bs\beta/(\sigma[((t_{\downarrow}j))]_{\downarrow}bs$$

$\bar{F}(t_j)_{af}$ $\bar{F}$가 보행주기의 지점 t_j에서 모든 곡선의 평균일 때, $\bar{F}(t_j)_{bs}$ $\bar{F}$는 보행주기의 동일한 지점에서 부트스트랩 견본의 평균이고, $\sigma[(t]_j)_{bs}$ 는 보행주기의 동일한 지점에서 부트스트랩 견본의 표준편차이다(Lenhoff et al, 1999).

마지막 부트스트랩 반복 이후, 승수M[b]는 크기에 의해 분류되고, *M* 값은 시간의 각 지점에서 바람직한 정확한 제한에 대응하여 선택된다. 예를 들면, 90% 정확한 간격을 원하는 경우, *M* 값은 보행주기의 주어진 지점에서 나머지 *M* 값의 90%보다 큰 것이 선택된다. 그런 다음, 인구평균의 표준편차는 신뢰구간 곡선을 얻기 위해 보행주기의 시간 내 각 지점의 적절한 *M* 값에 의해 증가된다.

신뢰구간의 안정성은 집단크기와 부트스트랩 반복의 수가 증가하면서 부트스트랩 방법에 의해 얻어진다. 그림 17-3에서 17-5에 묘사된 곡선은 부트스트랩 방법을 사용하여 분석된다. 보다 구체적인 계산은 Lenhoff(1999) 참고하기 바란다.

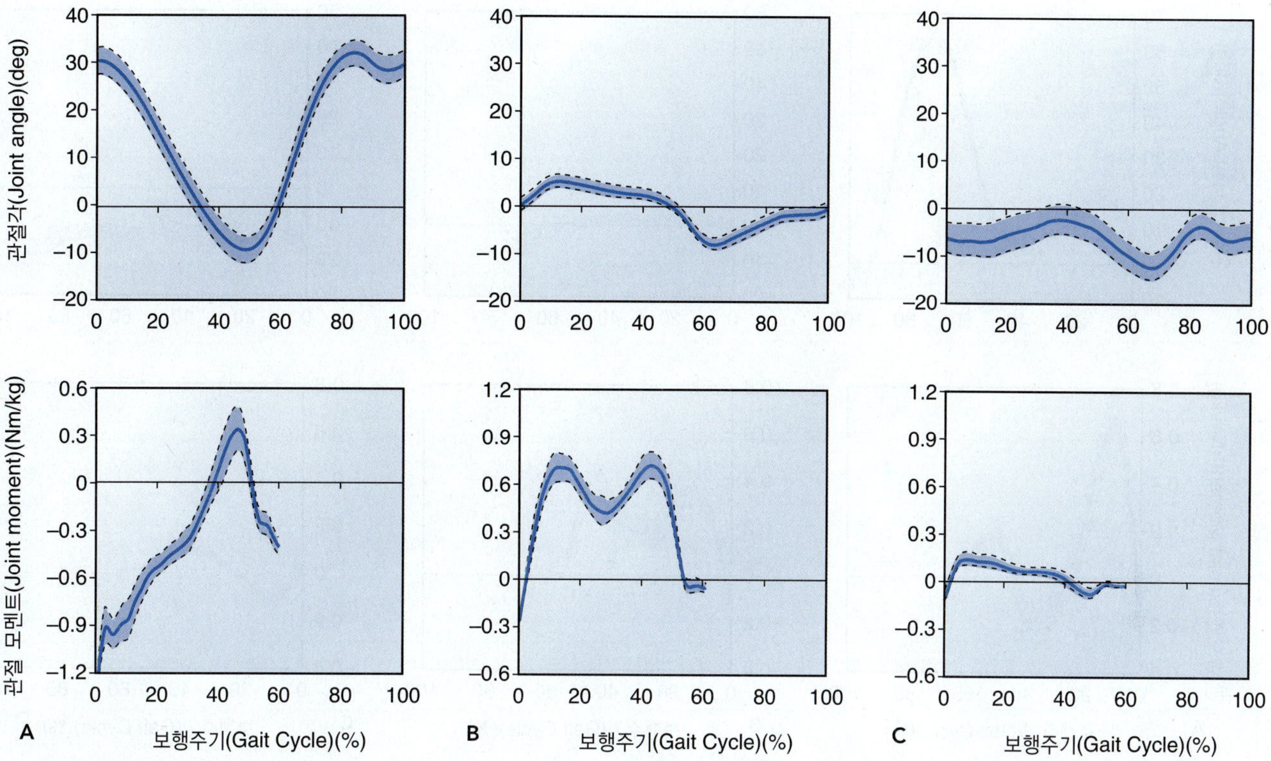

그림 17-3

일반 대상 가운데 자유롭게 선택된 속력의 평지걷기 동안 엉덩관절의 각변위 및 모멘트(남성 25명, 여성 4명, 15~35세). *실선*은 단일 활보(가로좌표)의 과정 위 평균값(세로좌표)을 나타낸다. *점선*은 90% 부트스트랩 신뢰구간을 나타낸다. **A 위**: 엉덩관절 굽힘(<0) 그리고 폄(>0) 위치. **A 아래**: 엉덩관절폄근(<0) 그리고 굽힘근(>0) 모멘트. **B 위**: 엉덩관절밖굽이(<0) 그리고 안굽이(>0) 위치. **B 아래**: 엉덩관절모음근(<0) 그리고 벌림근(>0) 모멘트. **C 위**: 엉덩관절 가쪽 돌림(<0) 그리고 안쪽 돌림(>0) 위치. **C 아래**: 엉덩관절 안쪽 돌림근(<0) 그리고 가쪽 돌림근(>0) 모멘트.

이적이다(그림 17-3C 위). 초기 접지기에서 엉덩관절은 약 5° 가쪽 돌림하고 부하반응기와 초기 중간 입각기 내내 그렇게 남아 있다. 그것은 말기 입각기(terminal stance)의 중간까지 중성돌림 2° 내에 안쪽 돌림하기 시작한 다음, 초기 유각기(initial swing) 동안 가쪽 돌림의 15° 최고점까지 발꿈치가 오르기 시작하면서 방향이 역전되고 가쪽 돌림된다. 다리 스윙이 중간 유각기(midswing) 동안 반대자세다리를 지나면서 그 엉덩관절은 중립 3° 안으로 안쪽 돌림한 다음 말기 유각기 동안 가쪽 돌림의 3~5° 사이에 변동된다. 말기 유각기(terminal swing)와 초기 유각기의 중간 동안 단순 주기를 제외하고는 엉덩관절은 보행 동안 결코 안쪽으로 돌림되지 않는다.

무릎 (Knee)

초기 접지기에서 무릎관절은 거의 완전히 펴된 다음 점차적으로 중간 입각기 초기부분 동안 약 20°의 지원되는 단계적 최대 굽힘으로 굽힌다(그림 17-4A 위). 중간 입각기 마지막 동안 거의 완전히 다시 펴된 다음 전-유각기 동안 약 40°까지 굽힌다. 발가락 떼기에 바로 이어 무릎은 중간 유각기의 60~70° 최대 굽힘까지 굽힘이 계속된 다음, 다음 초기 접지기를 위해 다시 준비한다.

운동의 안굽이-밖굽이면에서 상대적으로 펴된 무릎위치의 뼈와 인대수축의 존재로 인해 입각기 동안 상당히 안정적이다. 개별골격 배열은 무릎 안굽이-밖굽이 운동에서 주요 역할을 한다. 남성이 지배적인(남성 25명/대상 29명) 그림 17- 4B 위에 있는 정상 견본에서 무릎은

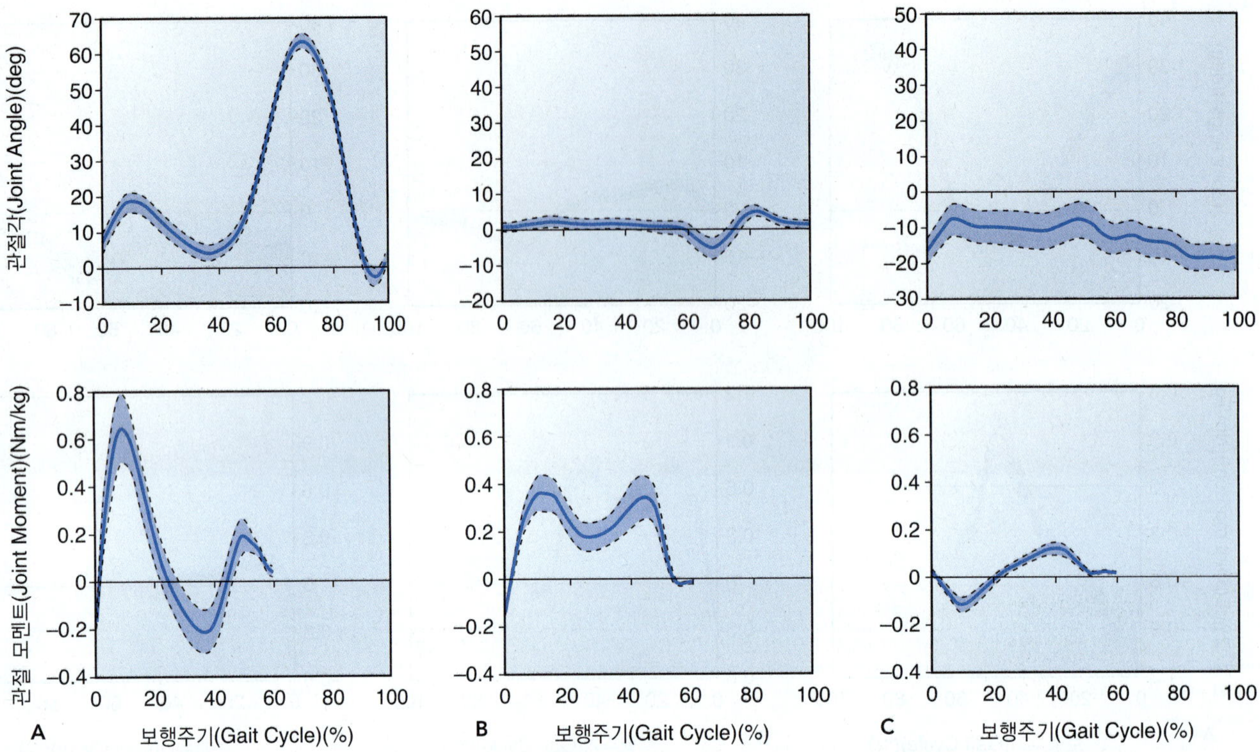

그림 17-4

일반 대상 가운데 자유롭게 선택된 속력의 평지걷기 동안 무릎의 각변위 및 모멘트(남성 25명, 여성 4명, 15~35세). *실선*은 단일 보폭(가로좌표)의 과정 위 평균값(세로좌표)을 나타낸다. *점선*은 90% 부트스트랩 신뢰구간을 나타낸다. **A 위**: 무릎폄(<0) 그리고 굽힘(>0) 위치. **A 아래**: 굽힘근(<0) 그리고 폄근(>0) 모멘트. **B 위**: 무릎 밖굽이(<0) 그리고 안굽이(>0) 모멘트. **B 아래**: 무릎 모음근(<0) 그리고 벌림근(>0) 모멘트. **C 위**: 무릎 가쪽 돌림(<0) 그리고 안쪽 돌림(>0) 위치. **C 아래**: 무릎 안쪽 돌림근(<0) 그리고 가쪽 돌림근(>0) 모멘트.

입각기 내내 내전(모음)위치에 남아 있지만, 중립의 2~3° 이내에서만 변동된다. 전-유각기와 초기 유각기 동안 체중이 반대다리로 이동하면서 무릎은 10°만큼 벌림(밖굽이)될 수 있지만, 그 다음 다시 말기 유각기에 의해 모음된 위치가 된다.

모음-벌림의 경우에서처럼 보행동안 무릎에 대한 안쪽과 가쪽 돌림은 뼈와 인대작용에 의해 주로 정의되고, 개인별로 다양할 수 있다. 또한 광전자 보행분석 동안 참고 표시의 변위가 각 측정으로 특정 오프셋을 소개할 수 있다. 예를 들면, 그림 17-4에 나타난 자료에서 안쪽과 가쪽 복사뼈의 발목표시 변위로 인해 가쪽 돌림 오프셋이 있다. 그러한 기술적 차이는 상대적 변위범위와 운동의 전체패턴이 유사해야 하지만 다른 실험에 의해 보고된 것처럼 무릎의 관절각 위치의 절대값 사이 약간의 차이를 가져올 수 있다.

그림 17-4C 위의 남성이 지배적인(남성 25명/ 대상 29명) 일반 견본에서 무릎은 입각기 내내 가쪽 돌림된 위치를 유지하고 10~20° 사이에서 변동된다. 무릎의 돌림운동은 굽힘-폄 운동으로 강하게 결합된다. 그림 17-4 A~C 위의 비교는 주기 동안 무릎이 굽힐 때 안쪽으로 돌림되기도 한다는 것을 예시한다. 반면, 무릎이 폄될 때 주기 동안 가쪽 돌림되기도 한다. 이 결합은 특히 앞뒤십자인대에 의한 이러한 관절에서 유도되는 변위뿐만 아니라, 넙다리관절융기(대퇴과, femoral condyle)와 정강뼈고원의 뼈 형태에 연관된다.

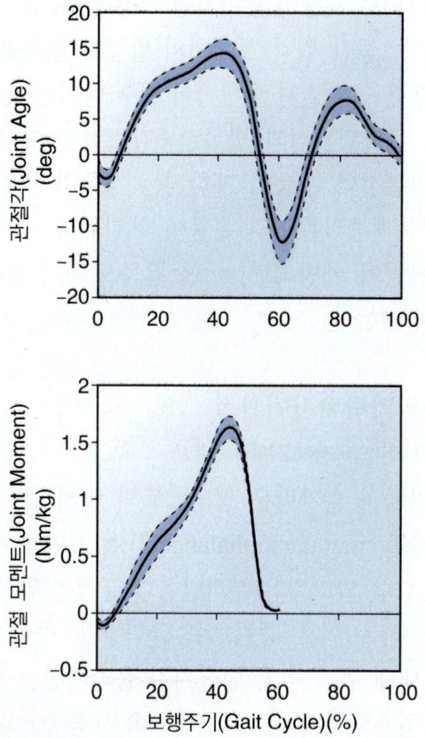

그림 17-5

일반 대상 가운데 자유롭게 선택된 속력의 평지걷기 동안 발목의 각변위 및 모멘트(남성 25명, 여성 4명, 15~35세). *실선*은 단일 활보(가로좌표)의 과정 위 평균값(세로좌표)을 나타낸다. *점선*은 90% 부트스트랩 신뢰구간을 나타낸다. **위**: 발목 발등굽힘(굽힘)(< 0) 그리고 발바닥굽힘(폄)(> 0) 위치. **아래**: 발목관절의 발바닥굽힘근(폄근)(< 0) 그리고 발등굽힘근(굽힘근)(> 0) 모멘트.

발목과 발 (Ankle and foot)

발목관절 (talocrural joint)

초기 접지기에서 발목관절은 중립이거나 약간 발바닥굽힘된 3~5°이다(그림 17-5 위). 초기 접지기에서 부하반응기까지 발목은 발이 지원표면보다 낮아지면서 최대 7°까지 발바닥굽힘(예, 폄)된다. 중간 입각기 내내 아래다리가 지원하는 발 위로 앞과 안쪽 돌림하면서 발목은 최대 15°까지 발등굽힘(예, 굽힘)된다. 말기 입각기와 전-유각기(pre-swing) 동안 체중이 반대쪽 다리로 이전되면서 발목은 약 15°로 발바닥 굽힘된다. 발가락 떼기 바로 다음 발목은 발가락 간격을 얻기 위해 중립위치로 빠르게 발등굽힘된 다음 초지접기를 위한 준비에서 말기 유각기 동안 약간 발바닥 굽힘된다.

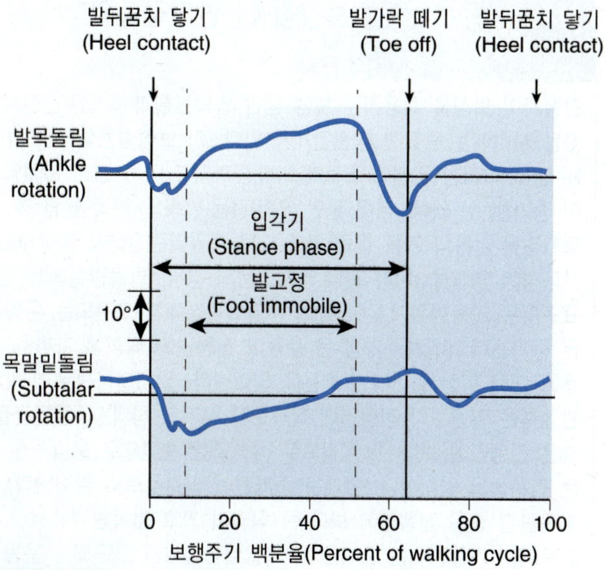

그림 17-6

한 피실험자의 정상 보행 중 발목과 목말밑관절의 돌림.
출처: Wright, D.G., Desai, S.M., & Henderson, W. H. (1964). Action of the subtalar and ankle-joint complex during the stance phase of walking. J Bone Joint Surg, 46A(2), 361–382.

목말밑관절 (subtalar joint)

목말밑관절(거골하관절)은 입각기와 유각기 모두에서 돌림하지만(그림 17-6, 아래), 전체 아래 다리의 체중부담 배열에 영향을 주는 입각기 동안 운동이다. 발목관절처럼 목말밑관절의 운동원호는 무릎관절과 엉덩관절에 비해 적지만, 그것은 다양한 표면에 적응하는 발을 허용하는 관절에서 나타나는 운동이다. 정강뼈로부터 안가쪽 돌림을 발에 대한 돌림(밖굽이와 안굽이)으로 전달하기 위해 보행 동안 연귀이음 경첩으로 목말밑관절이 기능한다. 또한 목말밑관절은 발의 밖굽이와 안굽이를 정강뼈에 대한 안가쪽 돌림으로 전달하기도 한다.

부하반응기 동안 목말밑관절은 최대 밖굽이가 초기 중간 입각기에 의해 도달하기까지 밖굽이를 시작한다(그림17-6, 아래). 최대 밖굽이 평균은 4~6°이다. 이 급속 밖굽이는 전-유각기에 의해 성취된 최대 안굽이로 점차적 안굽이에 의해 이어진다. 발은 보폭의 마지막 20% 동안 최소 안굽이에 의해 이어지는 유각기 동안 중립으로 뒤로 이동한다.

목말밑관절의 밖굽이는 부하반응기와 초기 중간 입각

상자 17-1 관절보상작용: 안짱걸음과 팔자걸음

관절사이 보상을 허용하는 보행 동안 발목관절과 목말밑관절의 운동 사이에는 중요한 상관관계가 있다. 이 보상작용이 실패하는 경우 이러한 관절에 스트레스가 증가되고 이차 변성 관절염이 증가될 수 있다. 예를 들면, 안짱걸음(발목의 안쪽 돌림)과 팔자걸음(발목의 가쪽 돌림)의 정도는 목말밑관절에서 요구하는 운동양에 영향을 준다. 과잉 팔자걸음의 경우, 발목관절에서 요구되는 가동범위가 감소하고, 목말밑관절에서 요구되는 운동은 증가된다. 이것은 가장 큰 운동이 진행면에 직각에 가까운 축에 대해 항상 일어나기 때문에 일어난다. 팔자걸음으로 발목관절축은 일반보다 진행면에 직각보다 적기도 하다. 목말밑관절 축은 진행면에 보다 큰 직각으로 향하고 연속적으로 보다 큰 각운동을 경험한다. 반대는 증가된 안짱걸음으로 일어난다. 발목관절 축은 진행면에 보다 큰 직각이 되고 발목관절에서 요구되는 가동범위는 증가된다. 목말밑관절에서 요구되는 운동은 그런 다음 줄어든다. 보상의 하나는 발목가동범위 손실에 대해 증가된 팔자걸음이 임상적으로 보여 걷기에 요구되는 운동은 목말밑관절에서 일어날 수 있다.

기 동안 발 지원 위로 이전하는 것으로 충격흡수작용 중 하나이다. 목말밑관절 밖굽이는 발꿈치와 초기접지기에 대한 일반 수동반응이다. 발꿈치뼈(종골, calcaneus)가 초기 접지기에서 정강뼈 세로축 가쪽에 있기 때문에 부하가 복사뼈에 적용되면서 목말밑관절의 밖굽이가 일어난다. 목말밑관절의 밖굽이는 상대적 유연 발앞쪽을 생성하기 위해 발목뼈중간관절을 푼다.

질량중심이 자세가 진행되면서 보다 가쪽으로 이동될 때 복사뼈의 발꿈치뼈 지원이 감소되고 발꿈치뼈가 안굽이된다. 이것은 발목관절의 형태에서 가져온 안쪽 정강뼈 돌림으로 결합된다. 목말밑관절의 안굽이는 한발지지기 동안 발의 안정성을 가져오기 위해 돕는다(상자 17-1).

발목뼈중간관절 (midtarsal joint)

발목뼈중간관절(중족근골관절, midtarsal joint)의 가로축에 대한 운동은 발의 세로활에 영향을 준다. 부하반응기 동안 발앞쪽 접촉에 이어 세로활은 한발지지기 동안 편평해진다. 활의 회복은 발꿈치가 일어나면서 발생한다.

발목뼈중간관절 폄은 부하반응기와 초기 중간 입각기 동안 입각기 다리로 체중이 낮아지면서 충격흡수의 기능 중 다른 것이다. 중간 입각기 개시의 발앞쪽 접촉을 동반하는 이 운동은 목말밑관절 밖굽이 이후 일어난다.

마지막으로 목말밑관절과 발목뼈중간관절 사이 상호작용은 목말밑관절의 운동이 제한되는 경우의 것이고, 그런 다음 발목뼈중간관절의 운동이 제한된다. 유사하게 목말발배관절이 예방되면, 어떤 운동도 목말밑관절에서 허용되지 않는다.

앞쪽 발과 발가락뼈사이관절 (forefoot and interphalangeal joints)

초기 접지기에서 발가락은 폄의 25°의 발허리발가락관절(중족지관절, metatarsophalangeal)로 지면에서 떨어진다. 그런 다음 발가락은 부하반응기 끝에 발앞쪽(전족, forefoot) 접촉 이후 중립으로 굽힘한다. 중간위는 중간 입각기 내내 유지된다. 발꿈치가 올라가면서 발가락이 지면과 접촉되어 남아 있고 발뒤쪽은 공중으로 올려지는 동안 말기 입각기 동안 발허리발가락관절(집합적으로 발허리뼈 파괴로 알려진)은 약 21°로 폄된다. 이 발허리발가락관절 폄은 결국 수동 발뒤쪽(발꿈치뼈) 모음 힘을 발휘하는 발바닥널힘줄의 긴장을 만든다. 또한 발바닥널힘줄의 조임은 발의 뒤침과 집중을 초래하고, 또는 발의 세로활을 높인다. 발꿈치뼈에서 발허리뼈 제동으로 발목뼈사이관절(지골간관절, intertarsal joints)의 연속 경직은 전체발의 강직을 나누어주고 밀어내기를 조장한다.

발가락 폄의 최대 58°는 전-유각기 동안 도달된다. 유각기 동안 발가락은 약간 굽지만 나머지는 폄된다. 마지막으로 초기 접지기에 대한 준비에서 발가락폄의 최소 증가가 있다. 일부 활동동안 나타날 수 있지만, 걷기동안 발허리발가락관절에서 굽힘이 거의 또는 전혀 일어나지 않는다.

전-유각기 동안 예외 보행동안 뼈사이관절에서는 거의 또는 전혀 운동이 일어나지 않는다.

몸통과 골반 (Trunk and pelvis)

초기 접지기에서 골반은 약 7° 앞쪽 경사지고(그림 17-7A, 아래), 약 5° 앞쪽 돌림하고(그림 17-7C, 아래),

오른쪽에서 왼쪽으로 위치한다. 부하반응기 동안, 골반은 최대 5°까지 입각기 다리 옆의 위쪽으로 기운 다음 스윙 다리의 다음 초기 접지기에서 중립으로 돌아간다(그림 17-7B, 아래). 입각기 동안 골반은 입각기 다리 옆뒤로 돌림하고 앞으로 기운다(각각 그림 17-7C, B, 아래). 앞뒤 경사의 전체 운동은 약 5°이다. 가쪽 경사는 약 10°, 앞뒤돌림은 약 10°이다.

보행 동안 몸통운동은 방향 또는 단계 외 골반운동에 반대이다(그림 17-7A-C, 위). 예를 들면, 초기 접지기에서 몸통은 약 3° 뒤로 돌림하고, 골반은 약 5° 앞으로 돌림한다. 팔이음뼈 운동에 반영되면서 몸통분절의 각 변위 진폭은 그림 17-7의 아래(골반) 구성에 대해 위(몸통)과 비교하여 쉽게 평가될 수 있는 것처럼 골반운동에 비해 약간 감소된다.

질량중심 (Center of mass)

질량중심은 보행주기 내내 엉치뼈 앞으로 골반 내 위치한다. 수직 방향의 약 3 cm, 가쪽 방향의 4 cm, 앞뒤쪽 방향의 2 cm의 최대-최대운동으로 모든 3면의 굴모양 변위를 겪는다.

분절 운동역학 (Segmental Kinetics)

보행분석에서 인간 신체는 관절에 같이 연결된 해부학적 분절의 역학적 시스템으로 설계된다. 보행분석의 운동역학 측정은 각 운동역학과 힘 자료를 사용하여 만들어진다.

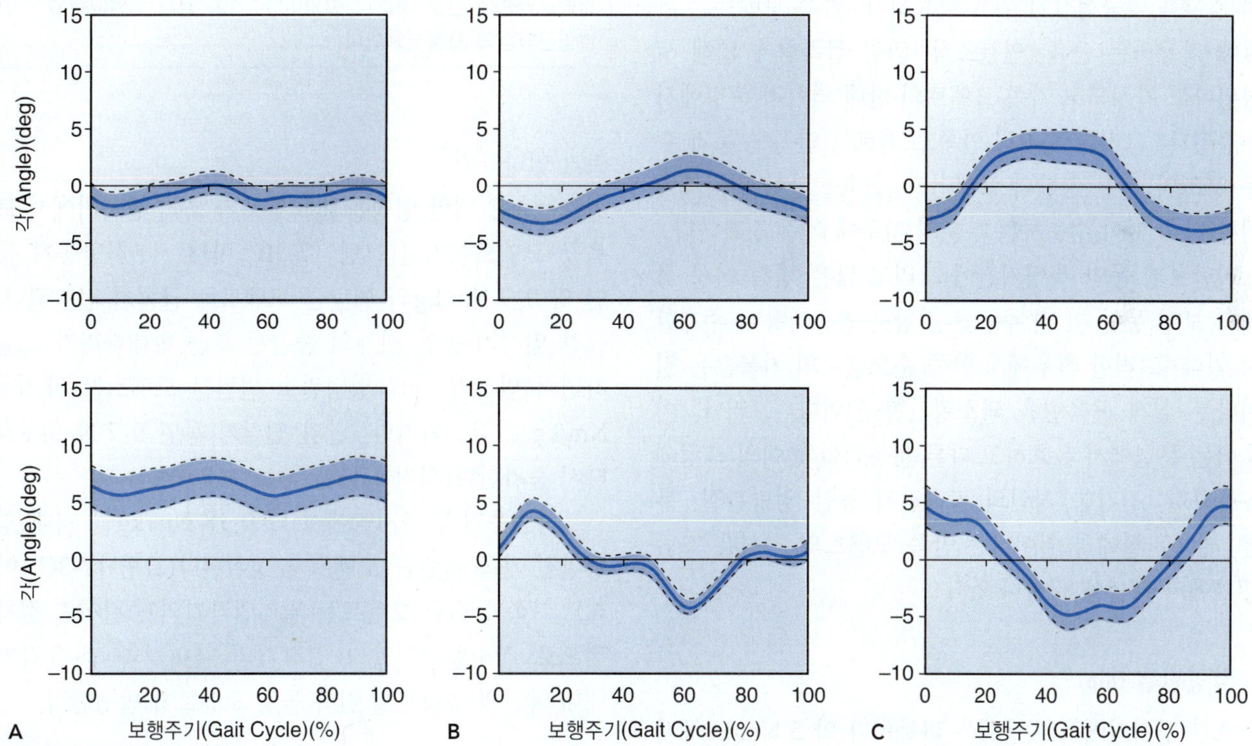

그림 17-7

일반 대상 가운데 자유롭게 선택된 속력의 평지걷기 동안 몸통과 골반의 각 돌림(남성 25명, 여성 4명, 15~35세). *실선*은 단일 활보(가로좌표)의 과정 위 평균값(세로좌표)을 나타낸다. *점선*은 90% 부트스트랩 신뢰구간을 나타낸다. **A 위**: 몸통 뒤(< 0) 그리고 앞(> 0) 기울기. **A 아래**: 골반 뒤(< 0) 그리고 앞(> 0) 기울기. **B 아래**: 입각기 다리의 몸통 아래쪽(< 0) 그리고 위쪽(> 0) 기울기. **B 아래**: 입각기 다리의 골반 아래쪽(< 0) 그리고 위쪽(> 0) 기울기. **C 위**: 입각기 다리의 몸통 뒤쪽(< 0) 그리고 앞쪽(> 0) 돌림. **C 아래**: 입각기 다리의 골반 뒤쪽(< 0) 그리고 앞쪽(> 0) 돌림.

관절 모멘트 (Joint moments)

모멘트는 힘 벡터의 작용선으로부터 관절중심의 직각 거리와 힘벡터의 벡터교차 생산으로 정의된다. 모멘트는 보행분석의 체중의 킬로그램 당 뉴턴미터(Nm/kg)로 흔히 표현된다(예, 체중에 일반화된). 모멘트의 영향은 관절돌림의 경향을 유발하는 것이다. 모멘트는 가쪽이나 안쪽으로 정의될 수 있다. 이 논의에서 모멘트라는 용어는 질문의 관절에 대해 생성되는 안쪽 모멘트로 언급된다. 예를 들면, 무릎폄근 모멘트는 폄 방향의 무릎관절을 돌림하는 경향이 있는 힘의 안쪽 모멘트를 말하고, 정강넙다리 반응힘벡터의 작용선이 무릎굽힘-폄 축 뒤로 통과할 때 일어난다(예, 가쪽 모멘트는 무릎굽힘을 유발하는 경향이 있다). 가쪽 모멘트는 중력, 관성, 지면 반응힘과 같은 분절에 작용하는 모멘트이다. 무릎폄근의 작용은 가쪽 굽힘 모멘트에 의해 유발되는 무릎굽힘의 경향을 맞균형잡기 위해 필요하다. 안쪽 모멘트는 관절에 작용하는 근육, 연부조직, 관절 접촉힘에 의해 생성된다고 가정되고 가쪽 모멘트의 반대 역학적 측정에서 추정된다. 그러한 것처럼 안쪽 모멘트는 안쪽 능동과 수동 구조의 순수 영향의 표현이고, 근육집단이 길항제에 의한 반대 없이 수축하는 부분의 경우에 아주 정확하다.

일반보행 동안 특정기간에 그리고 많은 병적 이상 상태의 보행 동안 더 긴 주동근-길항근 공동작용이 존재할 수 있다. 그러한 경우에서 안쪽 순모멘트의 기록값은 일어나는 실제 근육힘을 과소평가할 것이다. 그러나, 이 용어는 문헌에서 유효하고 다른 운동역학 변이의 측정에 유용하다. 건강한 성인의 평지걷기 동안 엉덩관절, 무릎, 발목관절에서 일어나는 안쪽 모멘트의 구성은 그림 17-3에서 17-5에 나타나 있다.

엉덩관절 (hip)

초기 접지기에서 처음에는 파동하다 약 5 Nm/kg에서 안정되는 엉덩관절에 관한 폄근 모멘트가 있다(그림 17-3A, 아래). 볼기근(둔근, gluteal)의 구심성 활동과 연관된 폄근 모멘트는 초기 중간 입각기를 통해 지속된다. 엉덩관절 모멘트는 중간 입각기의 후반 3번째 굽힘 모멘트로 전환되고, 입각기의 나머지 동안 말기 입각기의 마지막 부근에서 약 1 Nm/kg에서 최대 엉덩관절굽힘 모멘트가 있다.

앞뒤축에 대한 엉덩관절 모멘트가 초기 접지기에서 모음근 모멘트이지만(그림 17-3B, 아래), 부하반응기 동안 약 0.7 Nm/kg의 벌림근 모멘트로 급속히 전환된다. 중간 입각기 동안 신체의 중간선 부근 반대다리가 스윙하면서 입각기 다리 엉덩관절 벌림근 모멘트는 약 0.4 Nm/kg로 감소되지만, 말기 입각기 동안 0.7 Nm/kg로 다시 증가한다(상자 17-2).

부하반응기의 마지막에서 약 0.18 Nm/kg의 최대 엉덩관절 가쪽 돌림근 모멘트가 성취된다(그림 17-3C, 아래). 가쪽 돌림근 모멘트는 말기입각기의 중간까지 점차적으로 감소한다. 말기 입각기의 나머지와 전-유각기 내내 약간의 엉덩관절 안쪽 돌림 모멘트가 발생한다.

> **상자 17-2 보행 변위**
>
> 관절변성으로 인한 엉덩관절 벌림근강도의 손실 또는 엉덩넙다리 관절의 통증은 심한 보행 변위를 가져온다. 하나의 가능한 병리학적 보행패턴은 부하반응기와 말기입각기 동안 충분한 벌림근모멘트를 생성하기 위해 엉덩관절 벌림근의 실패로 일어나는 트렌델렌부르크 보행이다. 이 패턴은 약한쪽 다리로 섰을 때 반대쪽의 골반이 가쪽으로 떨어지는 것이 쉽게 관찰된다. 이 패턴을 설명하는 다른 방법은 입각기 동안 약한 엉덩관절의 과잉 모음이다.
>
> 벌림근 약함 또는 엉덩넙다리 통증으로 보이는 다른 이상 보행 패턴은 가쪽 경사이다. 이러한 패턴에서 몸통은 말기 입각기 동안 남아 있는 부하반응기 동안 영향받는 입각기 다리쪽으로 변위된다. 이것은 영향받는 면쪽으로 몸통의 과잉 가쪽 변위로 관찰된다. 이 보행변위의 결과는 엉덩관절 모음-벌림돌림축에 가까운 질량중심을 변위하여 요구되는 엉덩관절벌림근모멘트를 감소하는 것이다.
>
> 이러한 보행변위 양쪽은 관절통증을 완화하는 엉덩관절 벌림근의 수축힘을 줄이면서 엉덩넙다리 관절을 가로지르는 압력을 효과적으로 줄인다. 트렌델렌부르크 양식은 엉덩관절 벌림근약증의 단순 역학적 결과이다. 가쪽 경사는 엉덩관절 벌림근약증의 보상작용이다.

무릎관절 (knee)

초기 접지기에서 작은 무릎굽힘근 모멘트가 있다(그림 17-4A, 아래). 초기 중간 입각기 동안 약 0.6 Nm/kg의 폄근 최대 모멘트가 일어난다. 말기 입각기 동안 두 번째 낮은 진폭 0.2 Nm/kg의 폄근 모멘트가 일어난다

사례연구 17-1

앞십자인대 결핍환자의 보행적응

앞십자인대(ACL)결핍의 일부는 "네갈래근 회피" 보행패턴이 140%까지 입각기 무릎폄근 모멘트의 감소와 연관되어 있음을 나타낸다. 사례연구 그림 17-1에 묘사된 각운동과 모멘트 자료는 그러한 임상적 견본을 나타낸다.

이러한 분석의 대상은 보행분석이전 약 10년간 오른쪽 ACL의 부분열상을 입은 60세 남성이었다. 부상은 수술로 치료되지 않았다. 대상은 주로 계단 내려가기의 기능적 결핍의 작은 불편을 호소했다.

영향을 받은 오른쪽 무릎의 굽힘-폄 운동설정(세 사례의 평균)은 지지기 최대무릎굽힘의 감소와 편평을 나타낸다. 무릎은 중간 입각기 동안 굽힘은 10~15° 로 유지된다. 이 운동 적응과의 연관은 초기 입각기 동안 무릎 폄근 모멘트의 현저한 감소이다(오른쪽 무릎 모멘트 구성 대응 참고).

이 적용은 네갈래근 운동의 감소를 통해 무릎근에 의해 제한되지 않은 정강뼈의 앞쪽 변이를 막기 위해 가정된다. ACL결핍 연구에서 네갈래근의 EMG분석은 이 가정과 일치한다. 무릎의 역학적 불안정을 감소시키기 위해 효과적인 행동 작용은 손상 대상의 일부 잠재의식으로 짐작된다. 그러나 그것은 ACL 손상에 대한 고전적 관리프로그램의 이러한 적용을 사용하기 위해 개인을 훈련하기는 가능할 수 있다(Andriacchi and Birac, 1993). 이것이 네갈래근 회피 보행패턴이 존재하는 부분의 예일지라도 양식은 ACL 결핍의 모든 개인에게 일관적으로 나타나지는 않는다(Knoll et al., 2004; Lindstrom et al., 2009; Roberts et al, 1999).

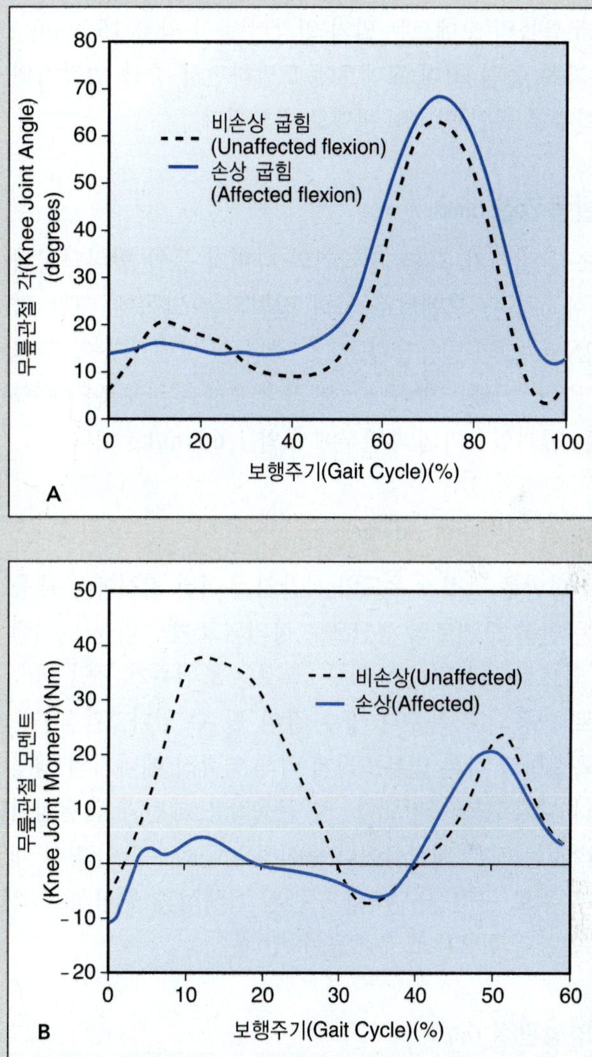

사례연구 그림 17-1 굽힘-폄 축에 대한 무릎운동과 모멘트의 앞십자인대 부상의 영향. 자료는 자유로이 선택된 속도와 평균의 걷기 3개 사례 동안 얻어진다. **A.** ACL-결핍무릎(손상)과 비손상 무릎굽힘 각도 사이 차이. **B.** 무릎폄근 모멘트를 나타내는 0보다 큰 밖굽이로 대응하는 무릎 모멘트와 무릎굽힘 모멘트를 나타내는 0보다 작은 밖굽이.

(사례연구 17-1).

무릎에 대한 모음-벌림의 경우에서와 같이 무릎 모음-벌림 모멘트가 뼈와 연부조직 제한을 통해 주로 조절된다. 그러므로 무릎의 이러한 모멘트의 용어는 근육조절이 아닌 수동제한을 말한다.

모음근 모멘트는 부하반응기와 말기입각기 동안 약 0.4 Nm/kg의 두 정점으로 입각기 내내 무릎에 대해 지속된다(그림 17-4B, 아래). 중간 입각기 동안 무릎 모음 모멘트는 약 0.2 Nm/kg로 감소된다. 무릎의 벌림(밖굽이) 위치에 이른 개인에서 모멘트 도표는 모음근 모멘트 쪽으로 이동될 수 있고 중간 입각기 모음근 모멘트가 일어날 수 있다.

0.18 Nm/kg의 안쪽 무릎 돌림 최대 모멘트는 부하반응기와 중간 입각기 사이 이동에서 일어난다. 그런 다음 무릎돌림 모멘트는 말기 입각기 동안 약 0.15 Nm/kg의 가쪽 돌림 최대 모멘트에 도달하면서 중간 입각기의 후반부분 동안 방향이 반대로 전환된다.

발목관절 (ankle)

초기 접지기 직후, 입각기의 나머지 동안 발바닥굽힘근(예, 폄근) 모멘트로 급히 전환되는 발목에 대한 약 0.2N m/kg의 발등굽힘근(예, 굽힘근) 모멘트가 있다(그림 17-5, 아래). 발바닥굽힘 최대 모멘트는 보폭의 45% 또는 말기입각기의 후반부에서 약 1.6 Nm/kg 이다.

관절힘 (Joint power)

관절힘은 관절각 속도와 시간의 주어진 지점에서 대응하는 안쪽 모멘트의 생산으로 정의되고 체중의 킬로그램당 와트로 표시된다(W/kg). 그것은 보행주기 동안 연속으로 파동되고 음수나 양수 값이 될 수 있다. 관절힘은 근육집단과 다른 연부조직에 의해 역학적 에너지의 생성이나 재흡수를 나타낸다. 양 근육작용 패턴과 관절힘이 알려지는 경우 원심성이나 구심성의 근육수축 유형이 대부분 주로 구심성 수축과 연관된 힘생성과 원심성 수축과 연관된 힘흡수로 추론될 수 있다.

엉덩관절 (hip)

초기 중간입각기를 통한 초기 접지기에서 구심성으로 수축하는 엉덩관절폄근은 약 1 watt/kg의 최대 힘을 생성한다. 중간입각기에서 말기입각기까지 원심성으로 수축하는 엉덩관절 굽힘근에 의한 힘 재흡수는 보폭의 약 50%까지 넙다리 분절의 뒤쪽 가속도를 조절한다. 전-유각기에서 중간 유각기까지 구심성으로 수축하는 엉덩관절 굽힘근에 의한 힘 생성은 입각기 다리를 성취하기 위해 작용한다.

무릎관절 (knee)

부하반응기 동안 원심성으로 수축하는 네갈래근에 의한 힘 흡수는 무릎굽힘을 조절한다. 초기 중간 입각기 동안 구심성으로 수축하는 네갈래근에 의한 힘 생성은 반대쪽 다리가 스윙에 관여되는 동안 무릎을 폄한다. 전유각기 동안 원심성으로 수축하는 네갈래근에 의한 힘 흡수는 입각기 다리가 유각기 준비에서 비부하되고 체중전달이 반대쪽 다리로 이전하는 동안 무릎굽힘근을 조절한다. 말기 유각기 동안 원심성으로 수축하는 뒤넙다리근에 의한 힘 흡수는 유각하는 넙다리 분절, 종아리 분절, 발 분절의 앞방향 가속을 조절한다.

발목관절 (ankle)

중간 입각기 동안 원심성으로 수축하는 발바닥굽힘근에 의한 힘 흡수는 고정된 발 위로 돌림하면서 정강뼈를 조절한다. 전-유각기 동안 구심성 수축하는 발바닥굽힘근에 의한 힘 생성 최대 2~3 watt/kg 크기는 걷기 동안 생성된 총 에너지의 약 3분의 2를 나타내고 보행의 추진력에 상당히 기여한다고 믿어진다.

일과 에너지 이동 (Work and energy transfer)

작용은 시간에 대한 통합힘으로 정의되고 체중의 줄(joules)/kg로 표시된다. 작용은 한 신체마디에서 다른 것으로 역학적 에너지의 흐름 측정이고 보행 동안 모든 역학적 에너지 효율을 정의하는 데 사용된다. 일값이 양수일 때 안쪽 모멘트와 관절각 속도는 같은 방향에서 작용하고, 구심성인 근육수축이 나타나며 역학적 에너지가 생성된다. 일값이 음수일 때 안쪽 모멘트와 관절각 속도는 반대 방향에서 작용하고, 원심성 수축이 나타나며 역학적 에너지가 흡수된다. 에너지 생성주기 동안 근육은 운동 생산에 대한 다리로 작용한다. 에너지 흡수주기 동안 다리는 근육으로 작용하고 그런 다음 근육폄의 경향을 저항하기 위해 수축해야 한다.

근육 조절 (Muscular Control)

근육작용 패턴은 보행동안 주기적이기도 하다(그림 17-8~17-10). 근육수축 유형은 말기 유각기 동안 뒤넙다리 작용과 같이 관절각 가속도의 원심성 조절과 전-유각기 동안 정강뼈 앞작용과 같은 구심성 운동시작 사이 다양하다. 일반 개인의 주동근-길항근 공동작용은 상대적으로 짧은 기간이고 운동형상학적 전이 주기 동안 일어난다(예, 초기 접지기에 대한 말기 유각기). 질병이 있는 개인의 보행동안 주동근-길항근 공동작용 단계 외 또는 연장은 운동조절 결핍뿐만 아니라 뼈대의 불안정을 나타낼 수 있다.

엉덩관절 (hip)

초기입각기 동안 엉덩관절폄근은 엉덩관절벌림근이 엉덩넙다리관절의 가쪽 면을 안정화하는 동안 구심성으로 작용한다(그림 17-8). 큰볼기근(대둔근, gluteus maximus)은 초기 접지기에서 부하반응기 마지막까지 끝이 줄어드는 부하반응기의 중간으로 집중적으로 증가하는 활동을 나타낸다. 중간볼기근(그리고 작은볼기근으로 짐작되는 것)은 부하반응기를 통해 작용 강도를 증가시키고 중간 입각기 마지막까지 끝이 줄어든다(Gottschalk et al, 1989; Wootten et al., 1990). 넙다리근막장근의 뒤섬유는 앞섬유가 나중에 작용하기 시작하고 말기 입각기로 지속되는 동안 부하반응기 개시에서 온전히 작용된다(Gottschalk et al, 1989).

전-유각기와 중간 유각기 개시 동안 특히 걷기 속도가 변할 때 다리를 앞서기 위해 엉덩관절굽힘근이 작용한다. 긴모음근은 말기 입각기의 가장 먼저 작용하고 초기 중간 유각기에 가장 길게 지속된다(Perry, 1992; Winter and Yack, 1987). 넙다리곧은근(대퇴직근, rectus femoral)은 전-유각기 동안 작용하는 두 번째 엉덩관절 굽힘근이고 단시간을 초기 유각기로 작용하게 한다. 엉덩근(장골근, iliacus), 넙다리빗근(봉공근, sartorius), 두덩근(박근, gracilis)은 초기 유각기 동안 지배적으로 작용하는 단시간을 가진다(Perry, 1992).

엉덩관절 모음근은 뒤넙다리근 집단처럼 입각기와 유각기 사이 이동 동안 작용한다(Winter and Yack, 1987; Wootten et al., 1990). 이 작용패턴은 엉덩관절에서 굽힘하고 벌림하는 경향이 있는 스윙하는 다리의 역학적 조절로 해석될 수 있다. 그러한 주기 동안 근육의 기능은 다음 입각기의 기대에서 지원표면 발의 정확한 위치를 보장하기 위해 돌림하는 관절의 가속도를 조절하는 것이다. 이것은 말기 유각기 동안 뒤넙다리근과 모음근

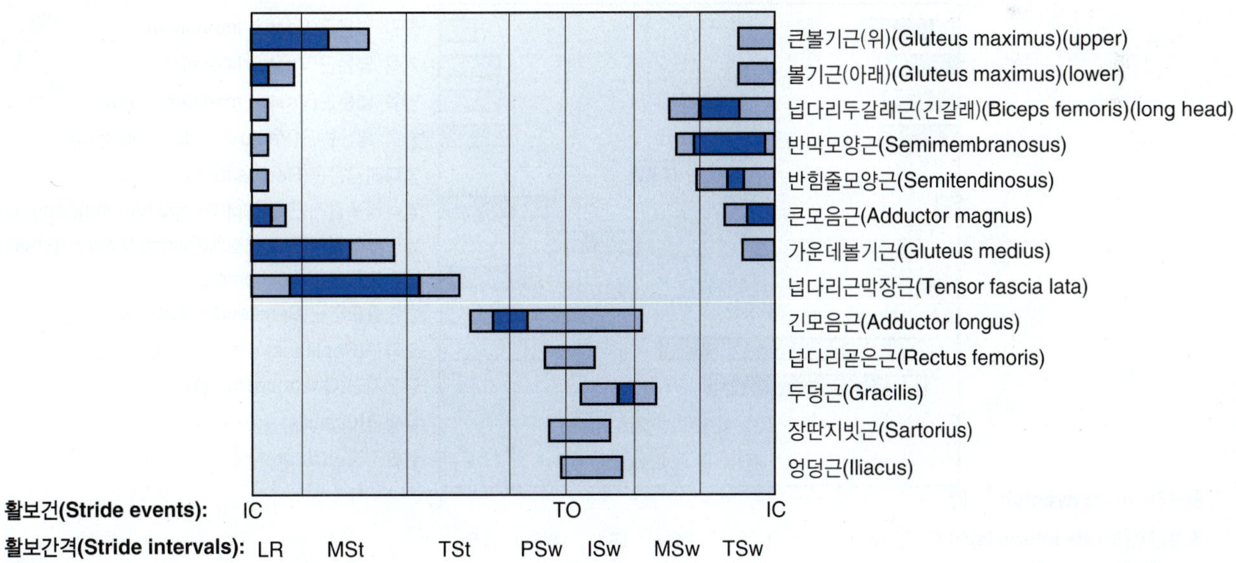

그림 17-8

건강한 성인의 평지걷기 동안 엉덩관절의 근육 근전도검사 작용의 동적 패턴. *옅은색 부분*은 수의적 수축의 20% 이하 활동을 나타낸다. *진한색 부분*은 수의적 수축의 20% 이상 활동을 나타낸다. *IC*: 초기 접지기, *TO*: 발가락 떼기, *LR*: 부하반응기, *MSt*: 중간 입각기, *TSt*: 말기 입각기, *PSw*: 전-유각기, *ISw*: 최초 유각기, *MSw*: 중간 유각기, *TSw*: 말기 유각기. *출처: Perry, J. 1992. (1992). Gait Analysis: Normal and Pathological Function. Thorofare, NJ: SLACK Inc.*

크기작용을 설명한다.

무릎관절 (Knee)

입각기 동안 네갈래근집단(vasti)은 체중수용과 한발 지지기로 무릎굽힘 조절에 대한 경향을 조절하기 위해 의존한다(그림 17-9). 이 근육집단은 말기유각기 동안 작용한 다음 무릎이 초기 접지기에서 완전히 펴된 위치에서 부하반응기 동안 약 20°의 최대 굽힘 지지기까지 돌림되면서 체중수용 동안 원심성으로 작용한다(Winter and Yack, 1987; Wootten et al., 1990). 그 후, 네갈래근은 질량중심이 지지하는 다리의 수직으로 올라오면서 초기 중간 입각기를 통해 무릎을 펴하기 위해 구심성으로 작용하고, 지면반응힘 벡터의 앞방위는 무릎굽힘의 이후 근육조절의 필요를 배제한다.

대부분의 뒤넙다리근은 후반 중간유각기 또는 말기 유각기에서 작용된다(Wootten et al., 1990). 무릎의 그 기능은 무릎폄으로 각 가속도를 조절하는 듯하다. 이것은 엉덩관절의 가정된 작용 또는 다음 입각기 준비의 엉덩관절굽힘 조절과 일치한다. 넙다리두갈래근의 짧은갈래는 초기 중간 유각기에서 다른 뒤넙다리근보다 일찍 작용하고 발 간격을 위해 무릎굽힘에서 지원하는 것으로 짐작된다(Perry, 1992).

두덩근(Perry, 1992)과 넙다리빗근(Perry, 1992; Winter and Yack, 1987)도 후반 전-유각기, 최초 유각기, 초기 중간 유각기 동안 작용할 때 유각기 무릎굽힘에 기여할 수 있다. 그러나 이러한 주기 동안 주요 엉덩관절 굽힘근으로 이러한 근육들은 아주 잘 작용될 수 있다.

발목과 발 (Ankle and foot)

발목관절 (talocrural joint)

발목을 가로지르는 근육의 EMG연구에서 발등굽힘근은 발 간격을 허용하기 위해 유각기 동안 구심성으로 발화되고 발목 발바닥굽힘에 의해 발의 위치를 조절하기 위해 부하반응기 동안 원심성으로 발화되는 것으로 보여

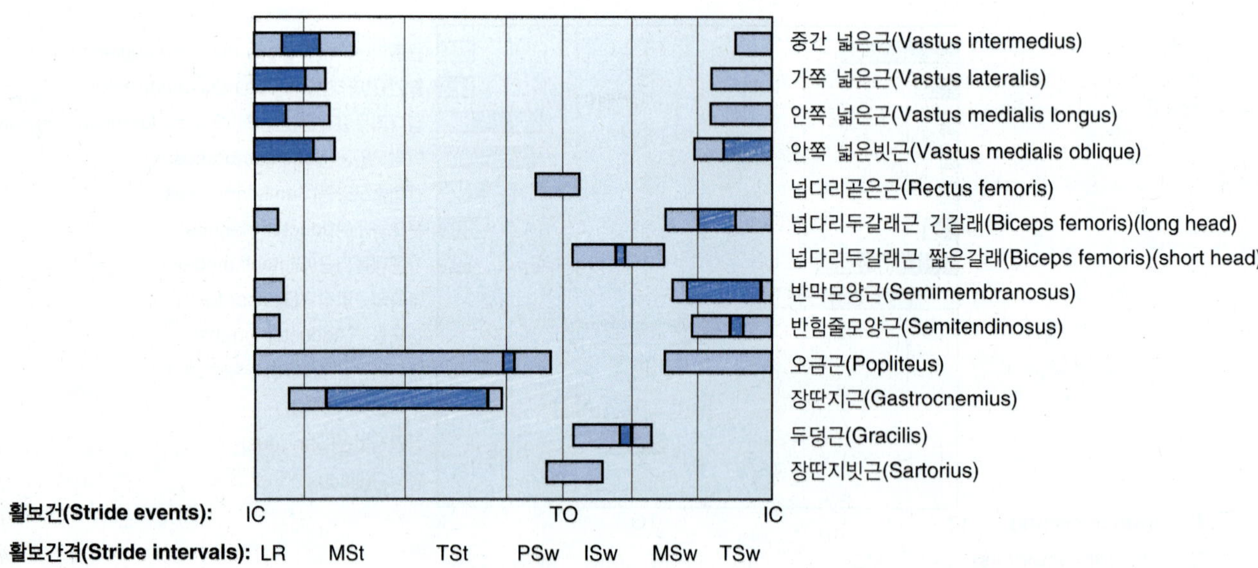

그림 17-9

건강한 성인의 평지걷기 동안 무릎 근육 근전도검사 작용의 동적 패턴. *옅은색 부분*은 수의적 수축의 20% 이하 활동을 나타낸다. *진한색 부분*은 최대 자발수축의 20% 이상 활동을 나타낸다. *IC*: 초기접지기, *TO*: 발가락 떼기, *LR*: 부하반응기, *MSt*: 중간 입각기, *TSt*: 말기 입각기, *PSw*: 전-유각기, *ISw*: 최초 유각기, *MSw*: 중간 유각기, *TSw*: 말기 유각기. *출처: Perry, J. (1992). Gait Analysis: Normal and Pathological Function. Thorofare, NJ: SLACK Inc.*

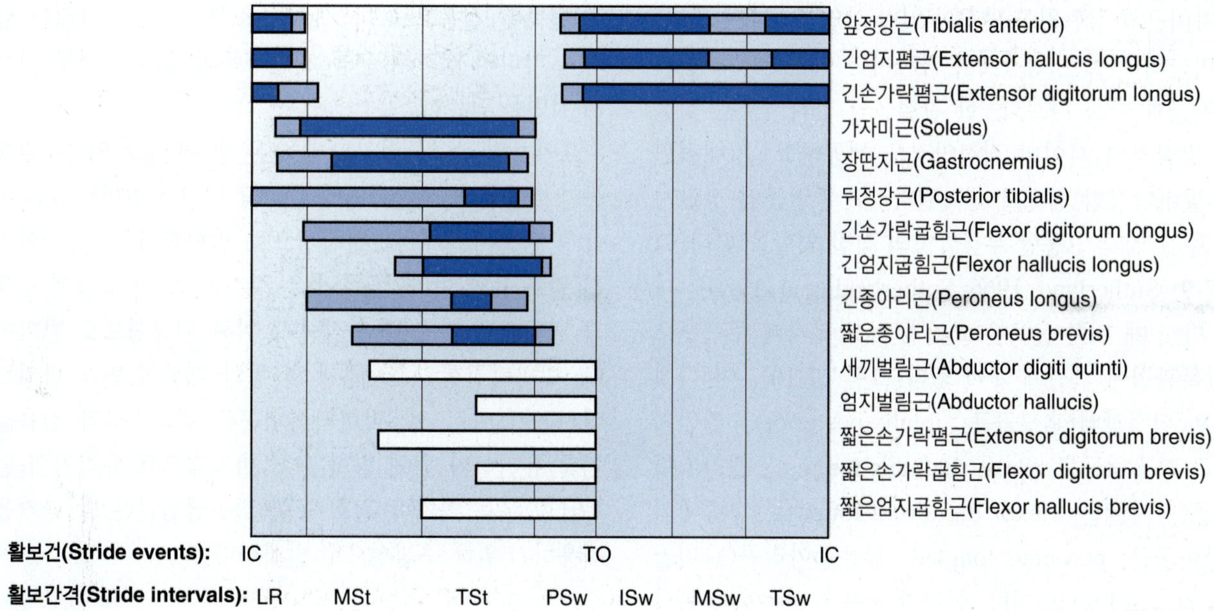

그림 17-10

건강한 성인의 평지걷기 동안 발목과 발의 근육 근전도검사 작용의 동적 패턴. *옅은색 부분*은 수의적 수축의 20% 이하 활동을 나타낸다. *진한색 부분*은 수의적 수축의 20% 이상 활동을 나타낸다. *흰색 막대*는 발의 고유근에 대한 것으로 최대자발수축의 백분율이 나타나지 않음으로 상대적 밀도에 대해서만 동적자료를 나타낸다. *IC*: 초기 접지기, *TO*: 발가락 떼기, *LR*: 부하반응기, *MSt*: 중간 입각기, *TSt*: 말기 입각기, *PSw*: 전-유각기, *ISw*: 최초 유각기, MSw: 중간 유각기, TSw: 말기 유각기. *출처: Perry, J. (1992). Gait Analysis: Normal and Pathological Function. Thorofare, NJ: SLACK Inc.*

진다(그림 17-10). 발바닥굽힘근은 무릎을 안정화하고 발 위 정강뼈의 진보를 조절하기 위해 입각기 동안 원심성으로 그리고 밀어내기를 지원하기 위해 구심성으로 일정하게 발화한다(Sutherland, 1966; Sutherland et al., 1980).

발등굽힘의 근육작용 개시는 전-유각기 동안 발 떼기 직전에 시작된다. Winter과 Yack(1987)는 질량중심에 떨어지는 것을 조절하는데 지지해야 할 때 이러한 근육이 체중수용 동안 보행주기의 처음 15%에서 나타나는 최대 전위적 활동으로 유각기와 부하반응기 내내 작용한다고 기록했다(그림 17-10). 중간 입각기와 말기 입각기 동안 시각적으로 활동하지 않는다(상자 17-3).

장딴지근의 가자미근과 장딴지근의 안쪽 갈래는 한발지지기가 시작되면서 보행주기의 약 10%에서 작용하기 시작한다(그림 17-10). 한발지지기 끝나고 반대발이 지면에 접촉할 때 전-유각기까지 입각기 내내 발화된다. 장딴지근의 가쪽 갈래는 중간 입각기까지 활동을 시작하지 않을 수 있다. 중간 입각기 동안 발바닥굽힘근은 정강뼈의 앞운동을 제한하기 위해 원심성으로 수축한다. 말기 입각기 동안 발꿈치가 올라가기 시작하면서 장딴지근은 능동발목발바닥굽힘을 시작하기 위해 계속 수축된다. 이 단계 동안 넙다리가 앞설 수 있는 위로 안정된 정강뼈를 제공한다. 최대 전기적 작용은 보행주기의 50%에서 보인다(Winter and Yack, 1987).

상자 17-3 보행패턴의 시간영향

체중으로 정강뼈앞 근육의 높은 요구에 반응하는 발등굽힘근의 최대 전기적 활동은 지원하는 발로 이전된다. 이러한 근육은 발목관절 발바닥굽힘의 비율을 감소하기 위해 원심성으로 발화된다. 앞정강뼈근의 수축의 불충분한 힘이나 부적절한 시간이 있는 경우, 하수족 또는 발열상 보행패턴이 존재할 수 있다. 또한 제한된 발목 발바닥굽힘은 부하반응기 동안 일부 충격흡수를 제공한다. 유각기 동안 앞정강뼈근과 발가락 폄근은 발가락 정돈을 위해 발을 발등쪽 굽힘시킨다. 유각기 동안 정강뼈앞근 정상 기능의 손실은 증가된 무릎과 엉덩관절 굽힘 증가나 발처짐걸음 패턴을 가져온다.

가자미근과 장딴지근 양쪽이 일반 삽입을 공유하지만, 가자미근의 역할은 정강뼈의 가자미근 이는곳으로 인해 장딴지근과 다소 다르다. 한 관절근인 가자미근은 정강뼈와 발꿈치뼈 사이의 직접연결을 제공하고, 지배적인 감속 발바닥굽힘 힘으로 생각된다. 두 관절근인 장딴지근은 중간 입각기 동안 무릎굽힘의 직접 역할을 한다(그림 17-9)(Sutherland, 1966; Sutherland et al, 1980). 나머지 다섯 개 뒤쪽 근육은 크기가 적고 복사뼈 주변근으로 발목관절에 가깝게 놓여 있다(그림 17-10). 이 다섯 근육은 뒤정강뼈(후경골근, tibialis posterior), 긴엄지굽힘근(장무지굴근, flexor hallucis longus), 긴발가락굽힘근(장지굴근, flexor digitorum longus), 긴종아리근(장비골근, peroneus longus), 짧은종아리근(단비골근, peroneus brevis)이다. 이러한 근육은 발목보다 목말밑관절과 발에서 더욱 큰 역할을 하지만 발목관절의 발바닥굽힘 힘을 여전히 생성한다.

뒤쪽 종아리 근육은 초기 접지기를 발화하기 시작하고 반대 초기 접지기까지 한발지지기를 통해 능동적으로 남는다(Murley et al., 2009; Semple et al., 2009). 긴발가락굽힘근은 반대쪽 발가락 떼기에서 다음 발화를 시작하고 반대 초기 접지기까지 계속되기도 한다. 긴엄지굽힘근은 보행주기의 25%에서 전-유각기로 작용한다. 짧은종아리근과 긴종아리근 작용은 입각기의 초기에 시작하고 말기 입각기나 전-유각기로 계속된다. 이러한 근육의 작용은 개인의 상당한 변이에 좌우될 수 있음을 주목하라.

뒤종아리근은 집단으로 기능하고 반대 초기 접지기가 일어날 때 보행주기의 50%까지 기능을 중지한다. 발바닥굽힘의 연속은 반대발이 이미 체중을 수용하기 때문에 신체를 균형잡기 위해 역할하는 것으로 짐작되는 이 지점을 지난다. 건강한 성인의 소집단에서 Sutherland (1980)는 보행 동안 특히 가자미근과 장딴지근, 발목 발바닥굽힘근의 역할을 더 설명하기 위해 정강신경에 대한 신경블록을 사용했다. 그것들은 이러한 근육이 전-유각기 동안 추진기능으로 역할하지 않고, 그 대신 앞쪽 진행, 걸음길이, 보행대칭을 유지하는 것으로 생각되어야 한다고 결론내렸다. 발바닥굽힘근이 일반적으로 기능하지 않는 경우, 발목 발등굽힘의 증가는 유각기 다리에 의해 단축된 걸음으로 나타난다. 또한, 유각기 다리는 입각기 다리의 정강뼈 운동 제한부족의 결과로 너무 이르게 지면을 딛는다.

요약하면, 초기 접지기에 이은 발바닥굽힘의 첫 원호 동안 발등굽힘근은 지면에 발바닥 닿기와 발바닥굽힘 비율을 감소하기 위해 원심성으로 발화한다. 발등굽힘의 첫 원호 동안 발바닥굽힘근은 정지된 발 위 정강뼈 진행과 발등굽힘 비율을 조절하기 위해 원심성으로 발화한다. 발바닥굽힘의 두 번째 활 동안 체중이 반대 다리로 이전하기 바로 전, 발바닥굽힘근은 걷기속도와 걸음길이를 유지하기 위해 발화된다. 마지막으로 유각기의 발등굽힘 운동 마지막 원호 동안 발등굽힘근은 발 간격을 허용하기 위해 구심성으로 발화한다.

목말밑관절 (Subtalar joint)

발이 지면에 접촉하면서 목말밑관절의 벌림이 충격흡수 기능으로 일어난다. 변환기는 이 가쪽 번짐(eversion)을 줄이기 위해 발화한다(그림 17-10). 정강뼈앞은 부하반응기 동안 목말밑관절을 제한하기 위해 작용한다. 부하반응기 동안 보이는 가장 큰 활동으로 정강뼈앞은 중간 입각기에 의해 정지된다.

정강뼈앞의 작용 양식이 다른 연구자에 의해 다양한 활동패턴으로 기록되지만, 입각기 근육이라는 것은 일치된다. 부하반응기 동안 활동적이 되고 초기 전-유각기까지 입각기 내내 활동적이다. Perry(199?)는 부하반응기 동안 작용이 초기 목말밑관절 조절을 제공한다고 제안했다. 또한, 이러한 근육의 활동 변이는 발목관절에 의해 조절되는 불충분한 안굽이(varus)를 보충하기 위해 반대힘으로 기능을 나타낼 수 있다.

가자미근 작용은 말기 입각기의 점진적 증가 활동으로 중간 입각기 동안 나타난다. 발목 발바닥굽힘근으로써 주요 기능에도 불구하고 이 근육은 특히 큰 단면적으로 인해 상당한 안쪽 번짐(inversion) 지렛대를 가진다. 전-유각기에 의해 활동의 급속 하락이 있고, 근육은 유각기 동안 조용히 유지된다. 긴발가락굽힘근은 작용을 위한 마지막 변환기다. 긴발가락굽힘근과 긴엄지굽힘근은 중간 입각기 동안 활동을 시작하고 전-유각기 동안 발화를 멈춘다.

목말밑관절의 가쪽 번짐을 책임지는 근육은 긴발가락폄근, 종아리근, 긴종아리근, 짧은종아리근이다. 처음 두 개는 목말밑관절 축에 앞으로 놓여 있고, 마지막 두 개는 목말밑관절 축에 뒤로 놓여 있다. 긴발가락폄근은 부하반응기 동안 작용하고 중간 입각기의 개시로 정지된다. 종아리근의 발화에 대해서는 거의 정보가 없지만, Perry(1992)는 긴발가락폄근으로 유사한 시간을 기록한다.

긴종아리근, 짧은종아리근은 앞쪽발 부하 동안 활동을 시작하고 말기 입각기 동안 그 최대 활동을 나타낸다. 긴종아리근, 짧은종아리근에서 EMG 신호의 시간과 밀도 모두 밀접히 조화된다. 이러한 근육의 작용은 전-유각기의 중간에 정지된다. 짧은종아리근은 밀어내기 동안 보행주기의 50%에서 최대 전위적 작용을 가진다.

발목뼈중간관절 (midtarsal joint)

발목뼈중간관절은 정강뼈 뒤에 의해 주로 지원된다. 긴발가락굽힘근과 가쪽 발바닥내재근의 작용이 발가락굽힘 이전 시작되기 때문에 이러한 근육은 발목뼈중간관절의 지원에 잘 기여할 수 있다.

발앞쪽과 마디뼈사이관절 (forefoot and interphalangeal joints)

긴발가락굽힘근과 긴엄지굽힘근은 중간 입각기 동안 활동을 시작하고 전-유각기 동안 발화를 멈춘다. 이러한 근육은 발허리발가락관절을 안정시키고 발앞쪽 지원을 보충하기 위해 발가락 지원을 더한다. 발앞쪽과 발가락뼈사이관절의 내재근은 엄지벌림근, 엄지모음근, 짧은발가락굽힘근, 짧은엄지굽힘근, 새끼벌림근을 포함한다. 이러한 근육은 보행 주기의 약 20~30%에서 작용하고 발이 지면을 떠날 때 정지한다. 이러한 근육은 발목뼈중간관절의 발가락과 세로활의 안정화를 돕는다(Mann and Inman, 1964; Perry, 1992).

주요관절의 운동형상학, 운동역학, 근육조절이 분리되어 존재하지만, 보행 동안 기능적으로 상관된다. 근육뼈대계는 효율적인 운동이 일어나도록 시간과 크기 모두에서 매우 완전하고 정확하게 공동작용을 해야 한다. 이것은 완전한 근육뼈대계나 신체 뿐만아니라 기능적 신경계나 조절제를 요구한다. 신경계는 다양한 기능적 내용에 적합하게 반응하거나 작용하는 안가쪽 환경의 적절한 측면을 동시에 평가하기 가능해야 한다. 참여관절의 운동 제한 또는 다른 이상은 모든 다른 참여관절의 연속영향을 가진다. 그것은 정상걷기를 허용하는 해부학, 생체역학, 근육조절의 복합통합이다.

요약 (Summary)

- 보행 동안 엉덩관절에 대한 운동은 굽힘-폄, 모음-벌림, 안쪽-가쪽 돌림의 3면 모두에서 일어난다. 안굽이-밖굽이와 돌림운동이 적은 범위로 존재하지만 굽힘-폄은 보행 동안 무릎관절에 대해 일어나는 주요 운동이다.
- 뼈 형태로 인해 발목관절은 보행 동안 발바닥굽힘, 발등굽힘만을 겪는다. 목말밑괄절, 발목뼈관절, 발허리발가락관절, 발가락관절 등의 운동은 추진력의 강성 뿐만 아니라 지지 표면에 적응 제공을 보다 더 지원한다.
- 골반과 몸통을 포함한 상체는 모든 세 기본면의 굴모양 변위를 겪는다. 머리가 일반적으로 안정되게 유지되는 동안 몸통과 골반은 반대방향으로 돌림한다. 팔의 스윙은 어깨 굽힘-폄 그리고 돌림, 팔꿈치 굽힘-폄, 아래팔 엎침-뒤침을 포함한다.
- 보행주기 또는 활보는 동일한 다리의 동일한 활동이 다시 일어날 때까지 하나의 다리활동의 발생으로 정의된다. 그것은 대부분 전형적으로 연속 동측 초기접지기에 의해 분리된다. 입각기는 온걸음의 60%를 차지하고, 초기접지기, 부하반응기, 중간입각기, 말기 입각기, 전-유각기, 발가락 떼기의 6개 활동이나 주기로 분류된다. 유각기는 보폭의 40%를 차지하고, 최초유각기, 중간유각기, 말기유각기 주기로 분류된다.
- 안쪽 관절모멘트는 중력에 의해 일어나는 관절돌림의 경향을 균형잡는 근육, 뼈, 수동 연부조직에 의해 생성된 힘의 순모멘트를 나타낸다.
- 관절힘은 시간 내 주어진 지점의 대응하는 안쪽 모멘트와 관절각속도의 생산물이다. 그것은 근육집단과 다른 연부조직에 의한 역학적 에너지의 생성이나 흡수를 말한다.

- 주동근-길항근군의 공동작용은 관절이 돌림방향을 바꿀 수 있을 때 일반적으로 운동형상학적 이동 주기에 일어난다.
- 다리분절에 영향을 주는 운동제한이나 운동조절의 이상은 보행 동안 모든 다른 관절에서 운동조절과 운동의 패턴을 잠재적으로 변경할 것이다.

연습질문 (Practice Questions)

1. 걸음 길이와 걸음 시간과 같은 개인 보행 변이를 설명할 때 오른쪽과 왼쪽이 다를 수 있는 반면, 활보 길이와 활보 시간과 같은 변이는 그럴 수 없다. 이러한 이유를 설명하라.

2. 보행 주기 동안 질량중심의 위치와 운동을 설명하라.

3. 보행분석에서 각 운동형상학과 지면반발력 값은 변이 가능한 것의 측정에 사용되는가?

4. 부하반응기 동안 무릎에서 일어나는 힘흡수가 있다. 어떤 근육군이 힘흡수에 기여하는지 그리고 어떤 운동(굽힘 대 폄)이 방해되는지 설명하라.

참고 문헌 (References)

Andriacchi, T.P., Birac, D. (1993). Functional testing in the anterior cruciate ligament-deficient knee. *Clin Orthop Rel Res, (288)*, 40–47.

Barr, A.E. (1998). Gait analysis. In J.M. Spivak, J.D. Zuckerman (Eds.). *Orthopaedics: A Comprehensive Study Guide (1st ed.).* New York: McGraw-Hill.

Craik, R., Oatis, C.A. (1994). *Gait analysis: Theory and application (1st ed.).* St Louis, MO: Mosby.

Crenshaw, S.J., Richards, J.G. (2006). A method for analyzing joint symmetry and normalcy, with an application to analyzing gait. *Gait Posture, 24*, 515–521.

Gage, J.R. (1991). *Gait analysis in cerebral palsy.* London, UK: Mac Keith Press.

Gottschalk, F., Kourosh, S., Leveau, B. (1989). The functional anatomy of tensor fasciae latae and gluteus medius and minimus. *J Anat, 166*, 179–189.

Knoll, Z., Kocsis, L., Kiss, R.M. (2004). Gait patterns before and after anterior cruciate ligament reconstruction. *Knee Surg Sports Traumatol Arthrosc, 12*, 7–14.

Lenhoff, M.W., Santner, T.J., Otis, J.C., et al. (1999). Bootstrap prediction and confidence bands: A superior statistical method for analysis of gait data. *Gait Posture, 9*, 10–17.

Lindstrom, M., Fellander-Tsai, L., Wredmark, T., et al. (2009). Adaptations of gait and muscle activation in chronic ACL deficiency. *Knee Surg Sports Traumatol Arthrosc, 18*(1), 106–114.

Mann, R.A., Inman, V.T. (1964). Phasic activity of intrinsic muscles of the foot. *J Bone Joint Surg, 46A*, 469–481.

Murley, G.S., Buldt, A.K., Trump, P.J., et al. (2009). Tibialis posterior EMG activity during barefoot walking in people with neutral foot posture. *J Electromyogr Kinesiol, 19*, e69–e77.

Olshen, R.A., Biden, E.N., Wyatt, M.P., et al. (1989). Gait analysis and the bootstrap. *Ann Stat, 17*, 1417–1440.

Perry, J. (1992). *Gait Analysis: Normal and Pathological Function (1st ed.).* Thorofare, *NJ:* SLACK Inc.

Pontzer, H., Holloway, J.H., 4th, Raichlen, D.A., et al. (2009). Control and function of arm swing in human walking and running. *J Exp Biol, 212*, 523–534.

Roberts, C.S., Rash, G.S., Honaker, J.T., et al. (1999). A deficient anterior cruciate ligament does not lead to quadriceps avoidance gait. *Gait Posture, 10*, 189–199.

Sadeghi, H., Allard, P., Prince, F., et al. (2000). Symmetry and limb dominance in able-bodied gait: A review. *Gait Posture, 12*, 34–45.

Semple, R., Murley, G.S., Woodburn, J., et al. (2009). Tibialis posterior in health and disease: A review of structure and function with specific reference to electromyographic studies. *J Foot Ankle Res, 2*, 24.

Sutherland, D.H. (1966). An electromyographic study of the plantar flexors of the ankle in normal walking on the level. *J Bone Joint Surg, 48A*, 66–71.

Sutherland, D.H., Cooper, L., Daniel, D. (1980). The role of the ankle plantar flexors in normal walking. *J Bone Joint Surg, 62A*, 354–363.

Wexler, G., Hurwitz, D.E., Bush-Joseph, C.A., et al. (1998). Functional gait adaptations in patients with anterior cruciate ligament deficiency over time. *Clin Orthop Rel Res,* (348), 166–175.

Whittle, M.W. (2007). *An Introduction to Gait Analysis (4th ed.).* Oxford, UK: Butterworth-Heinemann.

Winter, D.A., Yack, H.J. (1987). EMG profiles during normal human walking: Stride-to-stride and inter-subject variability. *Electroencephalogr Clin Neurophysiol, 67*, 402–411.

Wootten, M.E., Kadaba, M.P., Cochran, G.V. (1990). Dynamic electromyography. II. Normal patterns during gait. *J Orthop Res, 8*, 259–265.

Wright, D.G., Desai, S.M., Henderson, W.H. (1964). Action of the subtalar and ankle-joint complex during the stance phase of walking. *J Bone Joint Surg, 46A*(2), 361–382.

Lenhoff, M.W., Santner, T.J., Otis, J.C., et al. (1999). Bootstrap prediction and confidence bands: A superior statistical method for analysis of gait data. *Gait Posture, 9*, 10–17.

Lindstrom, M., Fellander-Tsai, L., Wredmark, T., et al. (2009). Adaptations of gait and muscle activation in chronic ACL deficiency. *Knee Surg Sports Traumatol Arthrosc, 18*(1), 106–114.

Mann, R.A., Inman, V.T. (1964). Phasic activity of intrinsic muscles of the foot. *J Bone Joint Surg, 46A*, 469–481.

Murley, G.S., Buldt, A.K., Trump, P.J., et al. (2009). Tibialis posterior EMG activity during barefoot walking in people with neutral foot posture. *J Electromyogr Kinesiol, 19*, e69–e77.

Olshen, R.A., Biden, E.N., Wyatt, M.P., et al. (1989). Gait analysis and the bootstrap. *Ann Stat, 17*, 1417–1440.

Perry, J. (1992). *Gait Analysis: Normal and Pathological Function (1st ed.)*. Thorofare, *NJ:* SLACK Inc.

Pontzer, H., Holloway, J.H., 4th, Raichlen, D.A., et al. (2009). Control and function of arm swing in human walking and running. *J Exp Biol, 212*, 523–534.

Roberts, C.S., Rash, G.S., Honaker, J.T., et al. (1999). A deficient anterior cruciate ligament does not lead to quadriceps avoidance gait. *Gait Posture, 10*, 189–199.

Sadeghi, H., Allard, P., Prince, F., et al. (2000). Symmetry and limb dominance in able-bodied gait: A review. *Gait Posture, 12*, 34–45.

Semple, R., Murley, G.S., Woodburn, J., et al. (2009). Tibialis posterior in health and disease: A review of structure and function with specific reference to electromyographic studies. *J Foot Ankle Res, 2*, 24.

Sutherland, D.H. (1966). An electromyographic study of the plantar flexors of the ankle in normal walking on the level. *J Bone Joint Surg, 48A*, 66–71.

Sutherland, D.H., Cooper, L., Daniel, D. (1980). The role of the ankle plantar flexors in normal walking. *J Bone Joint Surg, 62A*, 354–363.

Wexler, G., Hurwitz, D.E., Bush-Joseph, C.A., et al. (1998). Functional gait adaptations in patients with anterior cruciate ligament deficiency over time. *Clin Orthop Rel Res*, (348), 166–175.

Whittle, M.W. (2007). *An Introduction to Gait Analysis (4th ed.)*. Oxford, UK: Butterworth-Heinemann.

Winter, D.A., Yack, H.J. (1987). EMG profiles during normal human walking: Stride-to-stride and inter-subject variability. *Electroencephalogr Clin Neurophysiol, 67*, 402–411.

Wootten, M.E., Kadaba, M.P., Cochran, G.V. (1990). Dynamic electromyography. II. Normal patterns during gait. *J Orthop Res, 8*, 259–265.

Wright, D.G., Desai, S.M., Henderson, W.H. (1964). Action of the subtalar and ankle-joint complex during the stance phase of walking. *J Bone Joint Surg, 46A*(2), 361–382.

찾아보기
(Index)

ㄴ

ㄷ

ㅅ

ㅇ

ㅊ

ㅋ